国家卫生健康委员会"十四五"规划教材

全国高等学校教材

供八年制及"5+3"一体化临床医学等专业用

麻醉学
Anesthesiology

主　　审	曾因明　刘　进
主　　编	邓小明　赵国庆
副 主 编	李文志　赵　平　左云霞　严　敏

数字主编	邓小明　赵国庆
数字副主编	李文志　赵　平　左云霞　严　敏

人民卫生出版社
·北　京·

图书在版编目（CIP）数据

麻醉学 / 邓小明，赵国庆主编 . —北京：人民卫生出版社，2024.3

全国高等学校八年制及"5+3"一体化临床医学专业第四轮规划教材

ISBN 978-7-117-35881-1

Ⅰ. ①麻… Ⅱ. ①邓… ②赵… Ⅲ. ①麻醉学 – 高等学校 – 教材 Ⅳ. ①R614

中国国家版本馆 CIP 数据核字（2024）第 000351 号

| 人卫智网 | www.ipmph.com | 医学教育、学术、考试、健康，购书智慧智能综合服务平台 |
| 人卫官网 | www.pmph.com | 人卫官方资讯发布平台 |

麻醉学
Mazuixue

主　　编：邓小明　赵国庆

出版发行：人民卫生出版社（中继线 010-59780011）

地　　址：北京市朝阳区潘家园南里 19 号

邮　　编：100021

E - mail：pmph @ pmph.com

购书热线：010-59787592　010-59787584　010-65264830

印　　刷：人卫印务（北京）有限公司

经　　销：新华书店

开　　本：850×1168　1/16　印张：32

字　　数：947 千字

版　　次：2024 年 3 月第 1 版

印　　次：2024 年 4 月第 1 次印刷

标准书号：ISBN 978-7-117-35881-1

定　　价：139.00 元

编 委

数字编委

（数字编委详见二维码）

数字编委名单

融合教材阅读使用说明

融合教材即通过二维码等现代化信息技术,将纸书内容与数字资源融为一体的新形态教材。本套教材以融合教材形式出版,每本教材均配有特色的数字内容,读者在阅读纸书的同时,通过扫描书中的二维码,即可免费获取线上数字资源和相应的平台服务。

本教材包含以下数字资源类型

本教材特色资源展示

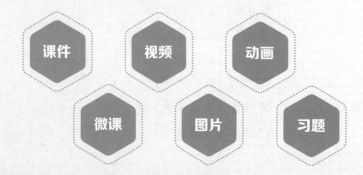

获取数字资源步骤

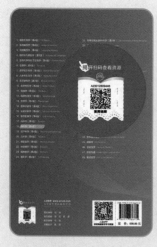

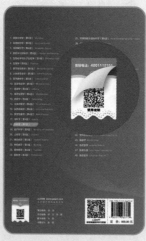

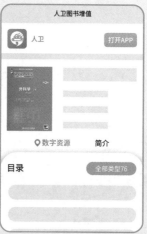

①扫描封底红标二维码,获取图书"使用说明"。

②揭开红标,扫描绿标激活码,注册/登录人卫账号获取数字资源。

③扫描书内二维码或封底绿标激活码随时查看数字资源。

④登录 zengzhi.ipmph.com 或下载应用体验更多功能和服务。

APP 及平台使用客服热线　　400-111-8166

读者信息反馈方式

欢迎登录"人卫e教"平台官网"medu.pmph.com",在首页注册登录(也可使用已有人卫平台账号直接登录),即可通过输入书名、书号或主编姓名等关键字,查询我社已出版教材,并可对该教材进行读者反馈、图书纠错、撰写书评以及分享资源等。

全国高等学校八年制及"5+3"一体化临床医学专业
第四轮规划教材 修订说明

为贯彻落实党的二十大精神,培养服务健康中国战略的复合型、创新型卓越拔尖医学人才,人卫社在传承20余年长学制临床医学专业规划教材基础上,启动新一轮规划教材的再版修订。

21世纪伊始,人卫社在教育部、卫生部的领导和支持下,在吴阶平、裘法祖、吴孟超、陈灏珠、刘德培等院士和知名专家亲切关怀下,在全国高等医药教材建设研究会统筹规划与指导下,组织编写了全国首套适用于临床医学专业七年制的规划教材,探索长学制规划教材编写"新""深""精"的创新模式。

2004年,为深入贯彻《教育部 国务院学位委员会关于增加八年制医学教育(医学博士学位)试办学校的通知》(教高函〔2004〕9号)文件精神,人卫社率先启动编写八年制教材,并借鉴七年制教材编写经验,力争达到"更新""更深""更精"。第一轮教材共计32种,2005年出版;第二轮教材增加到37种,2010年出版;第三轮教材更新调整为38种,2015年出版。第三轮教材有28种被评为"十二五"普通高等教育本科国家级规划教材,《眼科学》(第3版)荣获首届全国教材建设奖全国优秀教材二等奖。

2020年9月,国务院办公厅印发《关于加快医学教育创新发展的指导意见》(国办发〔2020〕34号),提出要继续深化医教协同,进一步推进新医科建设、推动新时代医学教育创新发展,人卫社启动了第四轮长学制规划教材的修订。为了适应新时代,仍以八年制临床医学专业学生为主体,同时兼顾"5+3"一体化教学改革与发展的需要。

第四轮长学制规划教材秉承"精品育精英"的编写目标,主要特点如下:

1. 教材建设工作始终坚持以习近平新时代中国特色社会主义思想为指导,落实立德树人根本任务,并将《习近平新时代中国特色社会主义思想进课程教材指南》落实到教材中,统筹设计,系统安排,促进课程教材思政,体现党和国家意志,进一步提升课程教材铸魂育人价值。

2. 在国家卫生健康委员会、教育部的领导和支持下,由全国高等医药教材建设研究学组规划,全国高等学校八年制及"5+3"一体化临床医学专业第四届教材评审委员会审定,院士专家把关,全国医学院校知名教授编写,人民卫生出版社高质量出版。

3. 根据教育部临床长学制培养目标、国家卫生健康委员会行业要求、社会用人需求,在全国进行科学调研的基础上,借鉴国内外医学人才培养模式和教材建设经验,充分研究论证本专业人才素质要求、学科体系构成、课程体系设计和教材体系规划后,科学进行的,坚持"精品战略,质量第一",在注重"三基""五性"的基础上,强调"三高""三严",为八年制培养目标,即培养高素质、高水平、富有临床实践和科学创新能力的医学博士服务。

4. 教材编写修订工作从九个方面对内容作了更新：国家对高等教育提出的新要求；科技发展的趋势；医学发展趋势和健康的需求；医学精英教育的需求；思维模式的转变；以人为本的精神；继承发展的要求；统筹兼顾的要求；标准规范的要求。

5. 教材编写修订工作适应教学改革需要，完善学科体系建设，本轮新增《法医学》《口腔医学》《中医学》《康复医学》《卫生法》《全科医学概论》《麻醉学》《急诊医学》《医患沟通》《重症医学》。

6. 教材编写修订工作继续加强"立体化""数字化"建设。编写各学科配套教材"学习指导及习题集""实验指导 / 实习指导"。通过二维码实现纸数融合，提供有教学课件、习题、课程思政、中英文微课，以及视频案例精析（临床案例、手术案例、科研案例）、操作视频 / 动画、AR 模型、高清彩图、扩展阅读等资源。

全国高等学校八年制及"5+3"一体化临床医学专业第四轮规划教材，均为国家卫生健康委员会"十四五"规划教材，以全国高等学校临床医学专业八年制及"5+3"一体化师生为主要目标读者，并可作为研究生、住院医师等相关人员的参考用书。

全套教材共 48 种，将于 2023 年 12 月陆续出版发行，数字内容也将同步上线。希望得到读者批评反馈。

全国高等学校八年制及"5+3"一体化临床医学专业
第四轮规划教材 序言

"青出于蓝而胜于蓝",新一轮青绿色的八年制临床医学教材出版了。手捧佳作,爱不释手,欣喜之余,感慨千百位科学家兼教育家大量心血和智慧倾注于此,万千名医学生将汲取丰富营养而茁壮成长,亿万个家庭解除病痛而健康受益,这不仅是知识的传授,更是精神的传承、使命的延续。

经过二十余年使用,三次修订改版,八年制临床医学教材得到了师生们的普遍认可,在广大读者中有口皆碑。这套教材将医学科学向纵深发展且多学科交叉渗透融于一体,同时切合了"环境 - 社会 - 心理 - 工程 - 生物"新的医学模式,秉持"更新、更深、更精"的编写追求,开展立体化建设、数字化建设以及体现中国特色的思政建设,服务于新时代我国复合型高层次医学人才的培养。

在本轮修订期间,我们党团结带领全国各族人民,进行了一场惊心动魄的抗疫大战,创造了人类同疾病斗争史上又一个英勇壮举!让我不由得想起毛主席《送瘟神二首》序言:"读六月三十日人民日报,余江县消灭了血吸虫,浮想联翩,夜不能寐,微风拂煦,旭日临窗,遥望南天,欣然命笔。"人民利益高于一切,把人民群众生命安全和身体健康挂在心头。我们要把伟大抗疫精神、祖国优秀文化传统融会于我们的教材里。

第四轮修订,我们编写队伍努力做到以下九个方面:

1. 符合国家对高等教育的新要求。全面贯彻党的教育方针,落实立德树人根本任务,培养德智体美劳全面发展的社会主义建设者和接班人。加强教材建设,推进思想政治教育一体化建设。

2. 符合医学发展趋势和健康需求。依照《"健康中国 2030"规划纲要》,把健康中国建设落实到医学教育中,促进深入开展健康中国行动和爱国卫生运动,倡导文明健康生活方式。

3. 符合思维模式转变。二十一世纪是宏观文明与微观文明并进的世纪,而且是生命科学的世纪。系统生物学为生命科学的发展提供原始驱动力,学科交叉渗透综合为发展趋势。

4. 符合医药科技发展趋势。生物医学呈现系统整合 / 转型态势,酝酿新突破。基础与临床结合,转化医学成为热点。环境与健康关系的研究不断深入。中医药学守正创新成为国际社会共同的关注。

5. 符合医学精英教育的需求。恪守"精英出精品,精品育精英"的编写理念,保证"三高""三基""五性"的修订原则。强调人文和自然科学素养、科研素养、临床医学实践能力、自我发展能力和发展潜力以及正确的职业价值观。

6. 符合与时俱进的需求。新增十门学科教材。编写团队保持权威性、代表性和广泛性。编写内容上落实国家政策、紧随学科发展,拥抱科技进步、发挥融合优势,体现我国临床长学制办学经验和成果。

7. 符合以人为本的精神。以八年制临床医学学生为中心,努力做到优化文字:逻辑清晰,详略有方,重点突出,文字正确;优化图片:图文吻合,直观生动;优化表格:知识归纳,易懂易记;优化数字内容:网络拓展,多媒体表现。

8. 符合统筹兼顾的需求。注意不同专业、不同层次教材的区别与联系,加强学科间交叉内容协调。加强人文科学和社会科学教育内容。处理好主干教材与配套教材、数字资源的关系。

9. 符合标准规范的要求。教材编写符合《普通高等学校教材管理办法》等相关文件要求,教材内容符合国家标准,尽最大限度减少知识性错误,减少语法、标点符号等错误。

最后,衷心感谢全国一大批优秀的教学、科研和临床一线的教授们,你们继承和发扬了老一辈医学教育家优秀传统,以严谨治学的科学态度和无私奉献的敬业精神,积极参与第四轮教材的修订和建设工作。希望全国广大医药院校师生在使用过程中能够多提宝贵意见,反馈使用信息,以便这套教材能够与时俱进,历久弥新。

愿读者由此书山拾级,会当智海扬帆!

是为序。

中国工程院院士

中国医学科学院原院长　　刘德培

北京协和医学院原院长

二〇二三年三月

主审简介

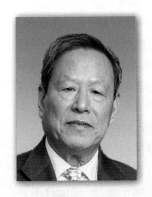

曾因明

男,1936年11月出生于江苏省江阴县(现为江阴市)。现任徐州医科大学终身教授、麻醉学院名誉院长、江苏省麻醉医学研究所所长、江苏省麻醉科医疗质量控制中心名誉主任等。兼任中华医学会《国际麻醉学与复苏杂志》名誉总编辑、中华医院管理协会及中国高等教育学会医学教育专业委员会特邀顾问等职务。

曾因明教授从事教学工作至今已64年,1990年被评为博士生导师;1993年被授予全国优秀教师称号;曾先后两次评为江苏省优秀研究生导师;1996年获江苏省教育厅红杉树园丁奖金奖;1997年获国家级教学成果奖一等奖(排名第一),在人民大会堂受到党和国家领导人接见;2011年获江苏省教学成果奖(高等教育类)(排名第二);2012年获国家发明专利2项(排名第一);2009年荣获第三届中国医师协会"麻醉学终身成就奖"和"中华医学会麻醉学分会突出贡献奖";2014年获国家级教学成果奖二等奖(排名第二);2016年获江苏省"终身医学成就奖";2019年获中华医学会医学教育分会"医学教育终身成就专家"称号。

主审简介

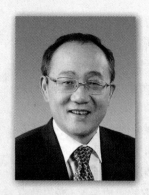

刘 进

男，1956 年 8 月出生于湖北省恩施县（现为恩施市）。医学博士，主任医师。现任四川大学华西医院麻醉手术中心学科主任，麻醉转化医学国家地方联合工程研究中心主任。曾任中国医师协会麻醉学医师分会首任会长，中华医学会麻醉学分会第十一届主任委员，四川省医学会重症医学专业委员会第一届和第二届主任委员。

从事医学教育 34 年，我国现代住院医师规范化培训的倡导者和实践者。国家杰出青年科学基金项目获得者，教育部"长江学者奖励计划"特聘教授。领导的华西医院麻醉学科在复旦大学专科声誉度排名中连续 13 年全国第一，中国医院科技量值连续 3 年麻醉学科全国第一。在中国率先开展并普及"围麻醉手术期床旁超声"。吸入麻醉的研究获国家科学技术进步奖二等奖；围手术期血液保护和麻醉新药创制分别获四川省科学技术进步奖一等奖。主编 *Anesthesiology and Perioperative Science* 英文杂志及《中华输血学》等专著 8 部，发表 SCI 收录论文 300 余篇。在国际上首先提出"4B 通过 4P 实现 4S"的转化医学研究路径；在中国开创"临床医师源头介入，全程领导的创新好药研发路径"。

主编简介

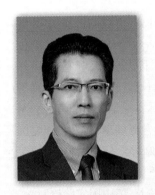

邓小明

男，1963年1月出生于江西省吉安市。教授，主任医师，博士研究生导师。现为海军军医大学附属长海医院麻醉学部名誉主任、学术带头人，任中华医学会麻醉学分会第十二届、十三届副主任委员，中国高等教育学会医学教育专业委员会常委与麻醉学教育学组组长，全国高等医药院校麻醉学专业第四届教材编审委员会主任委员，中华医学会《国际麻醉学与复苏杂志》总编辑与《中华麻醉学杂志》副总编辑和《临床麻醉学杂志》副总编辑，上海市医学会麻醉科专科分会第十届委员会主任委员，世界麻醉科医师协会联盟（WFSA）出版委员会委员等。

从事麻醉学教学工作38年，在疑难复杂高危患者麻醉与围手术期管理方面具有丰富的临床经验，主持国家自然科学基金项目6项以及省部级重点基金项目多项，在脓毒症的基础与临床方面展开了较深入的研究。主编或主译著作或教材50余部，包括《现代麻醉学》（第4、5版）、《米勒麻醉学（中文版）》（第6~9版）以及系列的《麻醉学新进展》和《麻醉学进展》等，以第一作者或通信作者发表论文约500篇，其中SCI收录论文100余篇。获得国家科学技术进步奖二等奖一项（排名第三）、上海医学科技奖二等奖一项、军队医疗成果奖二等奖两项。获得原总后勤部"育才奖"银奖、上海市"曙光学者""仁心医者·上海市杰出专科医师奖"，以及入选上海市领军人才与上海市医学领军人才。培养毕业博士生58名、硕士生70名。

主编简介

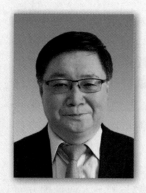

赵国庆

男,汉族,1965年11月出生于吉林省双阳县(现为长春市双阳区)。中共党员,医学博士,主任医师,教授,博士研究生导师。现任吉林大学党委常委、副校长。1989年毕业于吉林大学白求恩医学部(原白求恩医科大学)医学专业,历任吉林大学中日联谊医院麻醉科副主任、麻醉科主任、副院长、院长。曾任中国高等教育学会医学教育专业委员会麻醉学教育学组理事,吉林省医学会麻醉学分会主任委员,吉林省麻醉质量控制中心主任、吉林省医师协会常务理事、吉林省康复医学会会长、长春市麻醉学会主任委员。现任中华医学会麻醉学分会委员、中国医师协会麻醉学医师分会常委、吉林省医师协会会长。担任《中华麻醉学杂志》《临床麻醉学杂志》《国际麻醉学与复苏杂志》《麻醉与监护论坛》《中国实验诊断学》和《医学争鸣》等杂志编委。

从事临床及教学工作30余年。以第一作者或通信作者发表SCI收录文章23篇,中华医学系列杂志论文8篇,核心期刊论文43篇。编写论著6部,获医疗成果奖5项,承担课题12项,经费近200万元。曾获"全国卫生健康系统先进工作者""全国医药卫生系统先进个人""长春市五一劳动奖章"和"长春市白求恩式医务工作者"等荣誉称号。

副主编简介

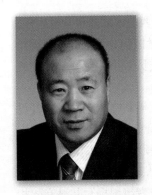

李文志

男,1960年11月出生于黑龙江省拜泉县。教授,博士研究生导师。现任黑龙江省领军人才梯队带头人、黑龙江省麻醉与危重病学重点实验室主任。2002年被评为"卫生部有突出贡献中青年专家",享受国务院政府特殊津贴。兼任中国医师协会麻醉学医师分会常委、中国老年医学学会麻醉学分会副会长、中国高等教育学会医学教育专业委员会麻醉学教育学组副组长,《中华麻醉学杂志》与《临床麻醉学杂志》常务编委,《国际麻醉学与复苏杂志》副总编辑。

从事麻醉学临床、教学工作至今39年,获得黑龙江省优秀教师、省优秀研究生指导教师、省教学名师称号。主编、主讲的"危重病医学课程"为国家级精品课程。获教育部科学技术进步奖二等奖1项、黑龙江省科学技术奖二等奖4项。

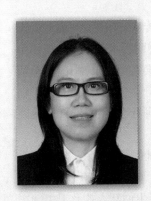

赵 平

女,1966年1月出生辽宁省营口县(现为营口市)。教授,博士研究生导师。现任中国医科大学附属盛京医院麻醉教研室主任。中华医学会麻醉学分会委员,中国医师协会麻醉学医师分会常委,中国医师协会分娩镇痛专家工作委员会副主任委员,辽宁省医学会麻醉学分会候任主任委员、疼痛学分会主任委员等。"兴辽英才计划"科技创新领军人才,辽宁特聘教授,辽宁名医。

从事教学工作30余年。在围手术期脑保护方面取得很大成绩,获得5项国家自然科学基金资助,以第一或通信作者发表学术论文百余篇,其中SCI收录论文80余篇。主编或参编《产科麻醉学》等多种书籍和教材。中华医学科技奖三等奖、辽宁医学科技奖一等奖、辽宁省科学技术进步奖二等奖获得者。

副主编简介

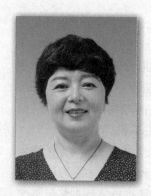

左云霞

女，1963年10月出生于四川省乐山市。四川大学华西医院麻醉科学科主任，曾任亚洲小儿麻醉科医师协会主席，中国医师协会麻醉学医师分会第5、6届委员会常委，中华医学会麻醉学分会第10、11、12届委员会委员兼小儿麻醉学组副组长，《国际麻醉学与复苏杂志》第3、4届编委会副总编辑。

从事教学工作至今37年。在国内率先在五年制、八年制临床医学专业开设麻醉学必修课程，在全国住院医师规范化培训和儿科麻醉专科医师培训标准制定方面做出了一定贡献，积极推广超声可视化技术在麻醉领域的应用，并获得四川省医学科技奖一等奖。培养硕/博士研究生100余名，发表科研论文200余篇。主编/主译、副主编教材和专著8部，参编15部。执笔或者组织撰写儿科麻醉相关指南或专家共识8部。

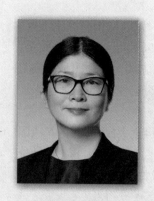

严敏

女，1967年8月出生于浙江省兰溪市。浙江省特级专家，美国加利福尼亚大学洛杉矶分校兼职教授，浙江大学医学院附属第二医院麻醉手术部主任。现任中华医学会麻醉学分会委员、中国医师协会疼痛科医师分会常务委员、中国女医师协会麻醉专业委员会副主任委员、浙江省医学会麻醉学分会主任委员、浙江省临床麻醉质控中心常务副主任、浙江省医师协会疼痛科医师分会会长、浙江省住院医师规范化培训麻醉科专业质量控制中心主任。

从事教学工作30余年。荣获"中国女医师协会五洲女子科技奖"临床医学科研创新奖和浙江省科学技术进步奖一等奖；主持各类课题项目20余项，发表高质量论文100余篇，主编、主译专著5项；入选浙江省卫生创新人才及卫生领军人才。

前　言

麻醉学是临床医学的重要组成部分,它涉及临床麻醉、麻醉重症监护治疗、疼痛诊疗以及麻醉治疗等方面,在医疗机构的舒适化医疗服务以及加速术后康复中起到关键性作用。

本书是一本旨在介绍麻醉学基本理论、基本知识和基本实践的教材。编写本书的指导思想是基于培养医学生的创新潜质和专业技能,为临床医学专业的学生提供最基本的麻醉学知识与技能,提升并完善医学生的临床综合能力,以便他们将来能更好地应对临床实践。

本书主要内容包括麻醉学的基本概念与理论,重要器官系统功能的监测、调控与支持,麻醉风险评估与术前准备,气道管理,主要麻醉方法,围手术期常见并发症,麻醉重症监护治疗,急性与慢性疼痛诊疗概况,药物依赖与戒断以及麻醉治疗学概况等。内容借鉴了国内外最新的麻醉学优秀教材与专著,突出临床实际与需求,努力使本教材系统、全面、教学实用、可读性强,每章都附有简答或病例分析形式的思考题,以帮助学生加深对相关知识的理解,使学生能够在最短的时间内掌握麻醉学的核心理论与技术。

编写本书的原则是以临床实用为导向,注重理论和实践的结合,保持教学内容的科学性和适用性。在2021年5月召开的主审、主编和副主编参加的"主编人会议"上,讨论并确定了本书的二级目录,严格遴选出参加编写的专家团队,并确定了编写总体进度;在2021年7月召开的全体编委与编辑参加的"编写会议"上,确定了本书的三级目录、编写大纲以及编委分工,讨论了每章融合教材的内容,并明确了编写进度。该融合教材稿件经主编与副主编分工交叉审稿后,主编最终对稿件进行了审修。尽管如此,本教材可能仍存有不足之处,欢迎读者指正和批评。

本书主要适用于八年制及"5+3"一体化临床医学专业的学生,也可供医学其他专业的学生以及需要了解麻醉学基本知识的医务工作人员参考。

邓小明　赵国庆

2023 年 2 月

目　录

第一章

绪　论

要点：

1. 麻醉的含义是指用药物或其他方法使患者整体或局部暂时失去感觉，以达到无痛的目的，从而能为进一步的手术或其他检查、治疗等创伤性操作提供良好的条件。

2. 现代麻醉学是囊括临床麻醉学、急救复苏学、重症监护治疗学、疼痛诊疗学等，同时涵盖围手术期医学、麻醉治疗学、人工智能等诸多新兴领域的一门综合性学科。

3. 1842 年 3 月 30 日 Long 首次使用乙醚吸入麻醉成功完成颈部肿物切除手术。1846 年 10 月 16 日，Morton 公开演示乙醚麻醉，标志着现代麻醉学的开端。

4. 麻醉药以及麻醉方法的不断发展与改善使得麻醉学迅速发展，麻醉安全得到极大提高，推动了外科学乃至整个医学现代化的发展。

5. 麻醉与脑功能、麻醉与衰弱、麻醉对患者远期预后的影响、麻醉对重要器官等的影响、麻醉与人工智能等是麻醉学面临的前沿与热点问题。

自人类诞生之日，疼痛便时常伴其左右。人们也在不断寻找能够缓解疼痛的药物和/或方法，以解决由创伤、疾病、手术等带来的痛苦。直到近代，安全且有效缓解疼痛的方法才得以发现，从众多学科中衍生出麻醉学。现代麻醉的发明，对促进人类的健康发展和人类文明社会的进步具有划时代的意义。人们不再惧怕手术、疼痛，也为外科的发展创造了条件。当然，为了能够安全地消除人类所有不期望的疼痛，我们仍需继续努力。

第一节　麻醉学定义

一、麻醉的基本概念

医学是在人类与疾病长期斗争过程中形成的。在这个过程中，由于麻醉的出现，人类不再对疾病及其治疗过程萌生恐惧、遭受折磨、丧失尊严；人类可以用更加安全、有效、舒适的方式开展高品质医疗，治愈自身的疾病。因此"麻醉"的出现是人类社会文明发展的里程碑。

"麻醉"（anesthesia）一词源于 Oliver Wendell Holmes（1809—1894，解剖学教授，曾为哈佛医学院主任）在 1846 年 11 月 21 日写给 William T. G. Morton 的私人信件中的提议。希腊语中 an- 是"没有"的意思，esthesia 是"知觉"的意思。麻醉（anesthesia）的含义是指用药物或其他方法使患者整体或局部暂时失去感觉，以达到无痛的目的，从而为进一步的手术或其他创伤性检查、治疗提供良好的条件。上述作用消退后，这些暂时失去的感觉也能够恢复。

麻醉学（anesthesiology）是运用有关麻醉的基础理论、临床知识和技术方法等建立起来的一类学科的总称，包括：临床麻醉学和围手术期医学、急救复苏和重症监护治疗学、疼痛医学、姑息治疗学、睡眠医学以及麻醉治疗学等。

二、麻醉概念的发展

麻醉和麻醉学的范畴是在近代医学发展过程中逐渐形成的，并且仍在不断地更新变化。随着外科手术及麻醉学的发展,麻醉已远远超越单纯解除术中疼痛的早期目的,工作范围也不再局限于手术室,因而现代麻醉和麻醉学的概念也有了更广的含义。现代麻醉学不仅包括麻醉与镇痛,并且涉及麻醉前后整个围手术期对患者的评估、优化、准备与治疗,麻醉手术过程中重要生理功能与机体内环境稳态的监护、维持与调控,以及为手术提供良好的条件,为患者安全渡过手术和术后顺利康复提供保障;手术或麻醉发生意外时,能够采取及时有效的紧急措施抢救患者。此外,麻醉学科还承担着急救复苏、重症监护治疗、疼痛诊疗等临床重任。随着诊疗技术和理念的更新,日间手术和手术室外麻醉的比例越来越高,麻醉科的医护人员早已走出了手术室,活跃在医院的各个场所,甚至是医院之外的社区或急救现场,不仅保障了患者的安全,也主导着舒适医疗的重任,让更多的患者在安全舒适的环境下接受各种复杂、有创的检查或手术操作。

一些特殊疾病(如银屑病等顽固性皮肤疾病)患者在接受麻醉科特有的技术、方法和药物治疗后,症状得到显著改善,甚至是疾病得到治愈。正在兴起的"麻醉治疗学"作为一种新型亚专业,将会引领麻醉学科的整体发展方向,使得麻醉科医师能够成为真正具有诊断能力和治疗能力的临床医师。

麻醉学科的人工智能(artificial intelligence,AI)也将会是今后 5~10 年内快速发展的一门重要亚专业方向。随着靶控输注(target-controlled infusion,TCI)静脉麻醉的临床应用以及麻醉监测学的逐步完善,将二者相结合,并且通过脑电和其他生理指标监测所建立的闭环自动化麻醉系统是人工智能在麻醉学领域应用的初步实践。在不远的将来,人工智能将会使麻醉更安全,临床医疗品质进一步提升,同时还能节省人力资源,有效缓解长期困扰麻醉学科发展的人力资源紧张问题,从而更有效地将麻醉医疗服务渗透到每个相关学科,促进和支撑医学的整体发展。

总之,现代麻醉学是囊括了临床麻醉学、急救复苏学、重症监护治疗学、疼痛诊疗学等多个传统范畴,同时涵盖围手术期医学、麻醉治疗学、人工智能等诸多新兴领域的一门综合性学科。它既包含基础医学各学科中有关麻醉的基础理论,也需要从业者具有扎实的临床知识、娴熟的操作技能、专业的直觉能力、快速的判断决策智慧,以及知晓和熟悉相关领域的关键成果。中国麻醉工作者通过医疗、教学和科研工作,正在不断地提高麻醉工作的质量,充实麻醉学科的内涵,提升临床医疗的品质,同时支撑兄弟学科的快速发展,从而保障广大患者的安全与舒适。

第二节　麻醉学的发展历程

任何一门学科都有其发展的历史,充分了解其历史发展过程,不但有助于对本学科的认知,更有利于对学科未来发展的探索。麻醉学的发展经历了漫长的古代阶段,在近代形成了完整的体系,进入现代更是得到了长足发展。在我国,很早就有麻醉学的相关记载,但其真正得以发展还是在新中国成立之后,经过几代麻醉人的不懈努力,目前国内麻醉学发展已与世界接轨。

一、古代麻醉学的发展

从史前时期开始,人类在与自然界尤其是与其他物种竞争、搏斗以求生存发展的过程中,逐渐积累了原始的医学概念。古代医学的发展经历了悠久的岁月,人们对麻醉的认识也从盲目无知、依靠巫神到有目的地寻找探索。医学的演进与人类社会文化、哲学、宗教、科学的发展密切相关。古代文化的中心在古埃及、古巴比伦、古印度和中国。古代医学也是在这几个国家起源和发展起来的。在公元前 6000 年,新石器时代人类的头颅上发现了类似现代钻孔引流手术的痕迹。在古代埃及已有截肢术和睾丸切除术。公元前 2250 年的文字中可以看到对亚述及巴比伦人实施手术的叙述,公元前 1400 年到公元前 1000 年,古印度人已在外科手术中应用针、亚麻线或头发缝合组织。公元前 900 年,古希腊及古罗马人已能从伤口中取出异物并进行止血手术。但这期间并未发现用以减轻疼痛的知识和措施。直到公元前 400 年,Hippocrates 描述了鸦片的镇痛作用。公元前 100 年,Pedanius Dioscorides 在其著作《药物学》中描述了曼陀罗的镇痛和记忆遗忘作用,但一直没有引起重视。在西亚古国阿西利亚曾经用压迫颈部血管引起患者昏迷的方法,以实施包皮环切术。1562 年法国医师 Paré 用绑扎四肢的方法,以压迫神经血管减轻手术导致的疼痛。1646 年,Bartholin 在其著作里描述了应用冷冻的镇痛方法,但该方法可能引起肢体坏死。此后又有人采用放血的方法,使患者产生脑缺血引起意识消失后进行手术。中世纪的多份手稿都曾提到"麻醉海绵",即使用浸有各种镇痛或催眠药物如鸦片、莨菪碱等的海绵浸泡热水后给患者吸入或吮吸来进行麻醉的尝试,其中尤以应用含有莨菪碱和其他生物碱成分的曼陀罗为多。在这些药物的影响下,有可能使患者在较长时间的睡眠下接受手术。也有采用饮酒的方式,使患者进入酩酊状态后实施手术。其后还出现过应用鸦片、大麻、曼陀罗等草药镇痛的方法(主要在阿拉伯国家、印度等)。上述方法不论其麻醉效果还是安全性均与现代麻醉应用的药物和方法存在较大距离,属于蒙昧或萌芽状态。

二、近代麻醉学的发展

(一) 吸入麻醉的发展

近代麻醉学的发展是从吸入麻醉开始。早在 1540 年,德国著名的医师与植物学家 Valerius Cordus 就已合成乙醚。在 Paracelsus 的有关著作中也提到乙醚有消除疼痛的作用。1754 年,比利时医师 J. B. von Helmont 发现了二氧化碳,1757 年苏格兰的著名医师与化学家 Joseph Black 将其分离出来。1772 年 Priestley 和 Joseph Black 发现了氧化亚氮(笑气);1799 年,英国年仅 20 岁的 Humphry Davy 证明氧化亚氮有镇痛作用,但是他没有深究该问题。然而吸入"笑气"的娱乐效果却很快广为人知,并传入美洲大陆。1818 年 Michael Faraday 发现乙醚的麻醉作用。1824 年 Henry Hill Hickman 在动物实验中发现吸入高浓度二氧化碳可产生麻醉作用,但未用于人体。1831 年分别由 von Liebig、Guthrie 和 Sanbeiren 发现氯仿。

1842 年 3 月 30 日美国乡村医师 Crawford W. Long 首次使用乙醚吸入麻醉给患者成功完成颈部肿物切除手术。因为地处偏僻,一直到 1849 年该事件才被报道。美国政府为此曾发行了一枚邮票。1993 年,经美国国会绝对多数票通过,时任布什总统签署总统令,将每年的 3 月 30 日作为美国国家医师节(National Doctor Day),以纪念 Long 的发现对促进人类健康发展和社会文明进步所具有的划时代意义,也是为了表彰医师对于人类健康和社会进步所做出的贡献。

1844 年 12 月 10 日,化学讲师 Gardner Colton 在美国哈特福德(康涅狄格州首府)例行演示氧化亚氮吸入效果时,在场的当地牙科医师 Horace Wells 注意到一位年轻人吸入该气体后碰破皮肤出血,并事后声称无痛;Wells 意识到氧化亚氮能实施无痛拔牙。此时,Wells 正遭受自己智齿疼痛困扰,他请求 Colton 次日为其吸入氧化亚氮,并成功拔除了智齿;Wells 苏醒后发出著名的宣告:"拔牙的新时代来到了"。随后,Wells 向 Colton 学习了氧化亚氮的合成方法,并为多名患者实施了氧化亚氮麻醉下拔牙。1845 年,Wells 前往波士顿,在哈特福德牙科曾共事的 William T. G. Morton 介绍下认识了一些马萨诸塞州总医院的外科医师,特别是 John Collins Warren 医师邀请 Wells 在哈佛医学院为其学生演示应用氧化亚氮为患者拔牙;由于麻醉太浅,患者抱怨疼痛剧烈,学生们嘲笑 Wells 是"骗子",并将他嘘出大门。

Morton 目睹 Wells 的失败后,在他的老师化学家与地质学家 Charles T. Jackson 的建议下先后在家犬、两位年轻助手以及自己身上成功地尝试了乙醚麻醉,并改进了给药装置。1846 年 9 月 30 日 Morton 在乙醚麻醉下成功为一例患者拔除病齿,患者声称毫无痛觉,次日《波士顿日报》刊登了这则"无痛拔牙"的消息。在 John Collins Warren 医师支持下,1846 年 10 月 16 日 William T. G. Morton 在马萨诸塞州总医院的一间穹顶手术室(后人称之为乙醚大厅,Ether Dome)内为一例颈部血管瘤患者公开演示乙醚麻醉(ether anesthesia)(图 1-1),Warren 医师顺利切除该肿瘤,患者苏醒后表示毫无痛感。Warren 向观众说"先生们,这可不是骗子"。这次手术麻醉公开演示成功的新闻迅速传遍世界,标志着外科手术新纪元的开始,其在医学发展史上具有里程碑式的重要价值和意义,标志着人类社会文明的进步,标志着麻醉作为外科学发展的支柱,推动外科学乃至整个医学进入安全、文明、人文的时代。

Morton 因为此项贡献入选《影响人类历史进程的 100 名人排行榜》。后人在他的墓志铭上写道:因为他,手术的疼痛得以预防和消除;在他之前,手术极度痛苦;在他之后,科学战胜了疼痛! 以此纪念 Morton 对于开创现代麻醉学的卓越贡献。目前一般将 1846 年 10 月 16 日作为现代麻醉学的开端,美国麻醉科医师协会(American Society of Anesthesiologists, ASA)一般也于每年的这一周举行年会。

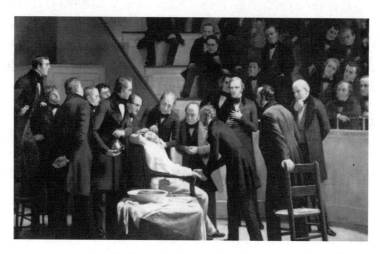

图 1-1　William T. G. Morton 于 1846 年 10 月 16 日公开演示乙醚麻醉

　　1847 年,John Snow 出版了《乙醚吸入麻醉》,这是第一本麻醉学专著。当年英国外科兼妇产科医师 James Simpson 第一次成功地将氯仿用于分娩镇痛。1848 年 Heyfelder 首先在人体使用氯乙烷。1862 年 Clover 氯仿麻醉机问世,但到 1868 年才开始普遍使用。1917 年,Fritz Eicholtz 发现三溴乙醇(阿弗丁)。1918 年 Luckhardt 证明乙烯有全身麻醉作用。1924 年,Howard Wilcox Haggard 发表重要论著《乙醚的吸收、分布和消除》。1926 年 Otto Butzengeiger 将三溴乙醇应用于临床。早在 1882 年 August von Freund 即合成环丙烷,直至 1928 年 Lucas 和 Henderson 才发现环丙烷有麻醉作用,1930 年 Ralph Waters 临床应用环丙烷获得满意效果。1933 年 Gelfan 和 Bell 发现乙烯醚有麻醉作用,可供临床使用。1935 年 Cecil Striker 试用三氯乙烯作为麻醉药,1941 年 Langton Hewer 和 Charles Frederick Hadfield 将其应用于临床。1937 年,Guedel 出版著作《吸入麻醉学》,将乙醚麻醉分为四期,后被临床广泛采用。1946 年就通过小鼠实验发现作为惰性气体的氙气具有麻醉效应,1950 年 Stuart Cullen 和 Erwin Gross 将氙气用于患者的麻醉中。1954 年 Charles Suckling 合成了氟烷,1956 年 Michael Johnstone 将其应用于临床。1963 年 Ross C. Terrell 合成了恩氟烷,经 Krantz 和 Dobkin 等进行动物实验后,于 1966 年由 Virtue 及同事应用于临床。1965 年 Ross C. Terrell 又合成了异氟烷,经 Krantz 和 Dobkin 等进行动物实验后,于 1971 年由 Dubkin 及其同事应用于临床。1968 年 Regan 合成了七氟烷,经临床试验观察后于 1990 年较广泛地用于临床。1990 年 Jones 首先在临床应用地氟烷。

　　(二)静脉麻醉的发展
　　早在 1872 年 Pierre-Cyprien Oré 就曾静脉注射水合氯醛于破伤风患者产生全身麻醉作用。1874 年,法国海军外科医师 Forné 先给患者口服水合氯醛使其入睡后,再使用氯仿麻醉。1903 年 Emil Fischer 和 Joseph Friederich von Mering 合成巴比妥。1932 年 Ernest Henry Volwiler 和 Donalee Tabern 合成了硫喷妥钠,两年后应用于临床,其中 John S. Lundy 在倡导并推广硫喷妥钠静脉麻醉中起到重要作用,他也是平衡麻醉(balanced anaesthesia)概念的始创者。第二次世界大战后约 40 年间研发的许多静脉麻醉药均告失败,这也是硫喷妥钠持续应用于临床 60 年的原因。1971 年 Janssen 及其同事合成了依托咪酯,并于 1973 年由 Alfred Doenicke 及其同事应用于临床。
　　静脉麻醉的重要进步是丙泊酚于 1977 年首次应用于临床;通过剂型的改进,丙泊酚已成为麻醉诱导的主要药物,同时大大地推动了 20 世纪 80 年代开始的"全凭静脉麻醉"(total intravenous

anesthesia，TIVA）以及"靶控输注"（target-controlled infusion，TCI）技术的发展。近年研发的静脉麻醉药环泊酚、磷丙泊酚二钠和瑞马唑仑正逐渐应用于临床。

（三）阿片类药物的发展

1803 年，Freidrich Sertürner 从阿片中分离出吗啡；1836 年，G. V. Lafargue 首次应用皮下注射吗啡。1875 年，Beckett 和 Wright 合成了二乙酰吗啡（海洛因），这是第一个人工合成的具有镇痛作用的阿片类药物，原设想用于控制吗啡成瘾，但是后来发现其成瘾性大于吗啡。1909 年 Hermann Sahli 从粗制阿片中制备出阿片全碱，后来该药在英国普遍应用。

随后一系列全合成的阿片类药物问世。1939 年，德国 Schaomann 和 Eisleb 合成了哌替啶；1962 年，Janssen 及其同事合成了芬太尼和阿芬太尼；1979 年，在 Goldstein 等发现了阿片肽后不久，舒芬太尼问世。这些阿片类药物目前广泛用于临床麻醉与镇痛中。

Pohl 证实烯丙吗啡（纳洛芬）可逆转阿片样呼吸抑制作用，这是镇痛历史上的重要事件；1971 年，阿片受体拮抗剂纳洛酮问世，随后出现长效的纳美芬。

（四）肌肉松弛药的发展

早在 1516 年，Peter Martyr Angherius 即描述过南美箭毒。1935 年 King 从箭毒粗制品中分离出右旋筒箭毒，并确定其化学结构。1942 年 1 月 23 日 Harold Randall Griffith 将静脉注射箭毒成功地用于手术肌松；这是麻醉历史上的重要日子，此后肌松成为全身麻醉的组成要素之一。1948 年，Barlow 和 Ing 合成十羟季胺，有类箭毒作用。1949 年，Daniel Bovet 证明琥珀胆碱为短效肌肉松弛药（肌松药），并在 1957 年获得诺贝尔生理学或医学奖。1951 年瑞典医师 von Dardel 和奥地利医师 Otto Mayerhofer 首先将其应用于临床获得良好效果。随后泮库溴铵、维库溴铵、阿曲库铵等肌松药的陆续问世，对增强全身麻醉的肌松作用和安全性以及呼吸管理发挥了重要作用。20 世纪 70 年代，神经肌肉阻滞的监测技术和设备得到了快速发展，来自美国波士顿的 Hassan Ali 发明了四个成串刺激（train of four stimulation，TOF）监测技术，来自丹麦哥本哈根的 Jørgen Viby-Mogensen 发明了监测深度肌松的强直刺激后单刺激肌颤搐计数（post-tetanic count，PTC）和监测肌松残余效应的双短强直刺激（double burst stimulation，DBS）。罗库溴铵和维库溴铵的特效拮抗药舒更葡糖（sugammadex）2008 年获得欧盟批准，使得临床麻醉中神经肌肉阻滞药物的使用进入了精准医学时代。

（五）局部麻醉药的发展

1856 年，Niemann 发现了可卡因。1884 年，Carl Köller 受到 Sigmund Freud 观察到可卡因（cocaine）治疗的吗啡成瘾患者出现舌头麻木的启示，首次证明了可卡因滴入眼内可产生局部麻醉，从而开始用于眼部手术，这代表着现代局部麻醉的开端；1884 年 9 月在德国海丁堡眼科大会上，Köller 同事 Josef Brettauer 代其宣读了有关论文，这是世界上首次将可卡因用于临床表面麻醉与镇痛的报道，此药随即得到普遍的肯定。次年，William Halsted 和 Alfred Hall 开始将可卡因用于下颌神经阻滞，尽管其并未采用当前经典的经皮穿刺神经阻滞技术，而是手术暴露出神经后直接实施神经注射阻滞，但这仍被视为现代神经阻滞麻醉的开端。同年 James Leonard Corning 在犬身上进行了脊髓麻醉的实验，在未抽出脑脊液的情况下，注射可卡因，意外产生了下肢麻痹的现象，这成为椎管内麻醉的开端。以后随着甲哌卡因（1956 年）、丙胺卡因（1960 年）、布比卡因（1963 年）、罗哌卡因（1995 年）等局部麻醉药不断涌现，相关使用方法不断改进，使局部麻醉包括周围神经阻滞和椎管内阻滞成为临床常用的麻醉方法，并广泛地应用于术后疼痛治疗、分娩镇痛以及其他疼痛医疗工作中。

（六）麻醉方法的发展

最早施行的全身麻醉是将乙醚、氯仿简单地倒在手术巾上进行开放滴定吸入麻醉，随后创造出简单的麻醉工具，如 Esmarch 口罩是由钢丝网上蒙以数层纱布构成，用乙醚滴瓶点滴吸入乙醚挥发气体。1887 年，伦敦麻醉科医师 Frederick Hewitt 设计出第一台使用氧气和氧化亚氮的麻醉机。1910 年美国麻醉科医师、发明家 Elmer Ira McKesson 设计出第一台断续流的麻醉机，可以设定两种气体的百分比。1916 年，Francis E. Shipway 发明了乙醚加温挥发罐。1928 年出现紧闭回路式吸入麻醉装置。

目前已发展出更加精密复杂的多种类型麻醉机。

气管内麻醉方法的出现意义尤为重大。1543 年 Andreas Vesalius 曾给动物实施气管内插管。1792 年 James Curry 首先在人体进行了气管内插管。1880 年 William Macewen 用手引导施行气管内插管。1895 年 Alfred Kirstein 制成喉镜用作明视气管内插管。1907 年,Chevalier Jackson 展示了其发明的手持式喉镜。1909 年,S. J. Meltzer 和 J. Auer 为动物实施了气管内麻醉,次年,C. A. Elsberg 将该技术应用于人类。喉镜设计方面,涌现出 Miller、Guedel、Flagg 型及 Macintosh 弯型喉镜。随后气管内插管逐渐普遍应用于各种全身麻醉及实施复苏术的患者,并出现各种气管内麻醉的导管和不同的操作技术。1973 年,英国医师 A. J. Brain 设计出喉罩的雏形,1983 年喉罩正式面世,随后出现多种喉罩并很快普及应用于临床。近年来,可视喉镜正普遍地应用于临床,大大地提高了气道管理的安全与质量。

这一阶段的特点是许多医学家、化学家乃至医学生等为麻醉药的发现和临床应用做出了贡献,麻醉方法和药物在临床上的应用日益多样化。针对麻醉手术过程中的问题,也从单纯镇痛发展到麻醉期间及麻醉前后比较全面的医疗管理,直到 20 世纪 30—40 年代,在积累了丰富的临床经验的基础上,出现了较多的专职麻醉科医师,并在一些大学附属医院建立了麻醉科,才逐步形成了现代意义上的临床麻醉学。

进入 20 世纪 50 年代,在临床麻醉学发展的基础上,麻醉的工作范围与领域进一步扩展,麻醉学的基础理论和专业知识不断充实,麻醉操作技术也不断改进和完善,麻醉学科和专业进一步发展壮大,由此推动了外科学乃至整个医学现代化的发展。

三、我国麻醉学的发展

我国很早就有关于麻醉的传说和记载,"神农尝百草,一日而遇七十毒",就反映了我国古代人民很久以来就千方百计寻找治病镇痛的良药。战国名医扁鹊以"毒酒"作麻药,为患者"剖腹探心"。公元 2 世纪,我国伟大的医学家华佗发明了"麻沸散",麻沸散又名麻肺散或麻肺汤。公元 652 年孙思邈著《备急千金要方》和 752 年王焘著《外台秘要》,都有用大麻镇痛的记载。1337 年元代危亦林著《世医得效方》记载了草乌散。1578 年李时珍在《本草纲目》中,介绍了曼陀罗花的麻醉作用。1642 年明代张景岳《资蒙医经》记有蒙汗药。关于针灸镇痛,早在战国时期(公元前 475—公元前 221 年)古典医书《黄帝内经》中,在针灸方面就已从经络穴位、针灸法到针灸理论做了比较系统的论述,有针刺治疗头痛、牙痛、耳痛、关节痛和胃痛等记载。在复苏急救方面,公元前 5—公元前 4 世纪,有扁鹊切脉以诊断人之生死,以及用针、砭石和草药进行急救复苏的记载。张仲景《金匮要略方论》载有对自缢者的抢救方法:"徐徐抱解,不得截绳,上下安被卧之,一人以脚踏其两肩,手少挽其发,常弦弦勿纵之;一人以手按据胸上,数动之;一人摩捋臂胫,屈伸之。若已僵,但渐渐强屈之,并按其腹"。说明早在 2—3 世纪,中国即已实施了比较完善的复苏术。以后晋代葛洪《肘后备急方》中亦有关于经口吹气法的最早记录。总之,在我国历代的医药著述中,有关麻醉镇痛、复苏急救等方面的记载内容丰富,经验宝贵,有待我们进一步发掘整理。同时也说明在我国医学发展中,麻醉学方面亦有很大的成就和贡献。

19 世纪中后期,西方医学开始传入我国。最早有 1866 年广州博济医学堂、1879 年上海同仁医院、1883 年苏州博习医院等。1903 年北京协和医学院、1904 年上海震旦学院、1904 年济南齐鲁医学校等相继设立。但这些医院创设之初都没有麻醉科,也无专业人员从事麻醉工作。北京协和医院从 1938 年才有协和毕业生马月青专职麻醉工作。20 世纪 40 年代末,尚德延教授自美国学习麻醉后回国,在兰州国民党陆军中央医院建立了中国第一个麻醉科,并担任麻醉科主任。1947 年上海李杏芳教授自美国学习回国,在上海仁济医院工作。新中国成立初,上海吴珏教授、北京谢荣教授相继从美国学成归国。吴珏教授领导建立了上海医学院中山医院麻醉科和国内第一个血库,谢荣教授则建立了北京医学院第一附属医院麻醉科。此后通过带教进修生、开办学习班,为国内麻醉学科的发展培养了第一批人才。此后谭慧英教授从法国回国，与前述4位教授成为中国麻醉界的奠基者，此外还有天津王源昶教授和原南京军区总医院李德馨教授等，成为对中国麻醉早期发展做出突出贡献的几位教授。此后他们的学生遍布全国各地，完成了中国麻醉的起步和奠基阶段。

回顾新中国成立70多年来中国麻醉事业的发展，按几个重大历史性事件可将中国麻醉学科的发展历程划分为以下三个阶段。

（一）初创与早期发展阶段（1949—1979年）

在20世纪50年代，中国麻醉学科完成了奠基和初创阶段，其标志是在北京、上海及全国各大省会城市的大医院，都有了麻醉科或麻醉组的建制，拥有了专职的麻醉科医师，并通过办培训班、进修班的形式，进一步扩大了麻醉专科人员队伍。但在这个阶段，也出现了学科发展的两种模式，一种是麻醉科以医师为主，北方多循这条模式发展；另一种是少数医师负责，大量工作人员则由护士充任，南方不少医院循此模式发展。在这一阶段，伴随着学科发展和老一辈专家的努力，中国麻醉出现了大发展的局面。以上海为基地，仿制生产了乙醚全身麻醉（全麻）麻醉机、硬膜外与腰麻穿刺针及其导管、喉镜、单双腔气管导管、支气管导管、心电图机、体外循环机等一大批麻醉专用设备、器材。同时生产了各种麻醉药品，包括乙醚、普鲁卡因、琥珀胆碱、箭毒等，基本满足了国内麻醉学科发展的需要。该时期一些重要成果值得提及：天津王源昶教授全球最早报道胸外心脏按压实施心肺复苏成功；谭慧英教授介绍人工冬眠方法；李德馨教授重点研究了脑复苏和血气分析。1964年在南京召开的首届全国麻醉学术会议，对此前麻醉学科的发展做了全面检阅。随后的10多年，主要开展了一些针刺麻醉（针麻）和中药麻醉（中麻）的研究。日常麻醉逐步演变为静脉普鲁卡因全麻+少量乙醚吸入以及椎管内麻醉为主，氯胺酮、芬太尼和氟哌啶醇实现了国产化，使得分离麻醉、神经安定镇静镇痛麻醉一度风行。

（二）正式发展成为独立学科阶段（1979—1989年）

1979年8月中华医学会在哈尔滨召开了第一届全国麻醉学术会议（后改称为第二届，南京会议被追认为第一届），同时正式成立了中华医学会麻醉学分会，由尚德延教授任主任委员，吴珏、谢荣为副主任委员。此后，全国各地相继建立了地方麻醉学分会，相继创刊发行了《国外医学资料（麻醉与复苏）》（先后改名为《国外医学 麻醉学与复苏分册》《国际麻醉学与复苏杂志》）、《中华麻醉学杂志》、《临床麻醉学杂志》等专业期刊，为推动中国麻醉事业的发展做出了重要贡献。此阶段的另一重要发展是以徐州医科大学曾因明教授为代表的创建医学院校麻醉系的工作，在中国麻醉学科发展史上留下了重要的一笔，为中国麻醉界培养了大批麻醉学专业人才。

随着改革开放的不断深入和国民经济的不断增长，国际上先进的麻醉设备和药品器械开始进入中国。与此同时，国外专家也开始逐步进入国内讲学。中国麻醉专家也开始逐步参与国际学术会议，极大地推动了中国麻醉学的进步。1989年，卫生部第12号文件（卫医字〔89〕第12号）（以下简称为"12号文件"）明确了麻醉学科成为独立于外科的临床学科，业务范畴包括了临床麻醉、急救复苏、疼痛治疗与重症监护治疗，为麻醉学科的进一步快速发展奠定了组织结构基础。

（三）快速发展阶段（1990年至今）

进入20世纪90年代，伴随着全国改革开放步伐的加快，麻醉学科也进入了一个快速发展期。第一是现代化麻醉手术系统的建立，为保障患者安全和开展各类心脏手术、移植手术提供了良好的物质基础。第二是各种新型监测设备、麻醉设备大量进入中国，使得中国麻醉学科的装备，尤其是在大城市和沿海开放地区迅速与国际接轨。第三是学科人才梯队建设有了长足的发展。大量本科生、研究生进入学科梯队，使麻醉学科的人才结构逐步趋于合理，梯队层次逐年提高。伴随着医师法的颁布和执业医师制度的执行，麻醉学科已名正言顺地进入了由医师执业的临床学科行列，而非医技科室。近几年开展的住院医师规范化培训工作，也为日后学科水平的进一步提升打下了基础。第四是临床麻醉安全明显改善。随着设备的不断完善，学科人才梯队建设的长足进步，麻醉质量控制工作的逐步开展，麻醉与手术的安全保障有了进一步的提高。目前世界上所能开展的各种复杂手术，中国都已能熟练开展,其中麻醉学科所做的贡献是不言而喻的。第五是麻醉科研工作已迎头赶上。随着中国经济日益走向世界前列,国家对麻醉科研的投入强度也越来越高,麻醉学科已开始向世界麻醉学领域的研究前沿发起了冲击。麻醉相关国家自然科学基金的项目逐年增多,研究论文逐年增多。在国际研究的热门领域,几乎都有中国麻醉学者涉足其中。第六是一大批中青年领军人才已崭露头角,在各种国际学术机构和期刊编委会中,已开始有中国学者的位置。第七是亚专科不断发展,疼痛、ICU/AICU 已成为麻醉学科的重要组成部分,一批在亚专科方面出类拔萃的专家,为这两个亚专科的发展做出了积极的贡献。第八是学会自身的发展。在麻醉学会历任主任委员的辛勤努力下,中华医学会麻醉学分会已发展成中华医学会各分科学会中的佼佼者。1999 年起每年举办一次全国麻醉学术年会。在对外交流方面,麻醉学分会近年来也迎来了全面发展的新局面。中华医学会麻醉学分会正式加入世界麻醉医师协会联盟(World Federation of Societies of Anesthesiologists, WFSA)。

在中国麻醉学科积极推动舒适化医疗,实现学科发展愿景,履行保障人民健康的重要关键阶段,国家对于麻醉学的发展也给予了高度的重视和重点指导,发布了一系列支持我国麻醉学发展的指导性文件。2017 年 12 月 1 日《国家卫生计生委办公厅关于医疗机构麻醉科门诊和护理单元设置管理工作的通知》(国卫办医函〔2017〕1191 号),建议医疗机构开设麻醉科门诊,并确定了麻醉科护理单元的合法性。2018 年 8 月 8 日,国家卫生健康委员会、国家发展和改革委员会、教育部、财政部、人力资源和社会保障部、国家中医药管理局、国家医疗保障局联合发布了《关于印发加强和完善麻醉医疗服务意见的通知》(国卫医发〔2018〕21 号)(以下简称"21 号文件")及《政策解读》。2019 年 12 月 9 日国家卫生健康委员会发布了《麻醉科医疗服务能力建设指南(试行)》的通知(国卫办医函〔2019〕884 号)。

从卫生部 1989 年"12 号文件"到国务院七部委 2018 年"21 号文件",中国麻醉科从临床科室到重要临床专科,历经三十年的发展,凝聚着数代中国麻醉人的集体努力和拼搏。

通过以上简要回顾可以看出,新中国麻醉学科 70 多年的历程,既是国家发展的一个缩影,也是数代麻醉学家努力奋斗的成果。我们有理由相信,在今后的岁月里,中国麻醉学科一定会取得更加辉煌的成就。中国广大的人民群众也一定会从麻醉学科的发展中得到更多、更好的服务。

第三节　麻醉科的组织结构与工作任务

一、麻醉科门诊

麻醉科门诊开展的业务包括:为拟住院实施手术与麻醉患者进行住院前手术与麻醉风险评估、麻醉前准备指导等;为有麻醉需求的患者提供麻醉风险评估、麻醉前准备指导、麻醉预约、麻醉准备、实施麻醉相关治疗和生命体征观察等;为实施麻醉后患者提供术后随访、恢复指导以及并发症的诊治等。

麻醉科门诊的重要性主要体现在能够保障患者及时获得优质的麻醉医疗服务,为患者进行充分的麻醉评估与准备、麻醉知识讲解以及麻醉宣教。麻醉前准备和指导能够让患者全面了解手术、麻醉的过程,解除患者及其家属的疑虑,从而改善其就医体验。麻醉科门诊可更有效地完善麻醉和手术医疗服务流程、提高麻醉和手术的效率。患者在入院后即可安排手术,可缩短住院日、提高床位周转率。避免因麻醉前检查不全或准备不足而延期手术。杜绝手术医师与麻醉科医师因对术前准备意见或观点不一致而发生的争执。随着现代医院对手术运行效率的要求不断提高,麻醉科门诊的有效运行必将成为我国医院提高工作效率的重要环节。

二、临床麻醉学

临床麻醉是麻醉科医疗工作的重要基础,临床麻醉的执业范围主要包括手术室内麻醉和手术室外的麻醉、镇静与镇痛。为手术患者提供镇静、无痛、肌松和合理控制应激反应等必要条件,对生命功能进行监测、调节与控制,对麻醉后恢复期患者进行监护与治疗,预防并早期诊治并发症,保障围手术期患者安全等。

临床麻醉是由麻醉前评估、准备与干预、麻醉管理(麻醉与监护的实施)及麻醉后恢复等各有重点而又相互衔接统一的 4 个阶段组成,其相应的组织结构包括麻醉前评估(一般由麻醉科门诊或评估小组完成)、手术室内麻醉、手术室外麻醉、麻醉后监护治疗室(post-anesthesia care unit,PACU)等。根据医院的规模、手术科室的手术难度和麻醉特异性,临床麻醉可建设亚专业:如小儿、老年、产科、心血管外科、神经外科、胸外科、日间手术和介入诊疗等专科麻醉,麻醉科高年资主治医师到主任医师阶段的资深医师可以相对稳定于某一亚专科,也可专门从事亚专科工作,成为亚专科学术带头人,这对临床麻醉医疗水平与质量的提高和科研病例的积累至关重要。

现代临床麻醉的精髓已转移到对患者的生命功能的监测、调节与控制,因此除提供手术的基本条件外,还须做到:提供为保障患者安全所必需的特殊操作,如气管、支气管插管,困难气道管理,控制性降压,控制性低温,人工通气及体外循环等;对患者的生命功能进行全面、连续、定量的监测,并调节、控制在正常或预期的范围内,以维护患者的生命安全、满足手术的特殊需求和促进术后加速康复;提供规范的手术室外麻醉、镇痛、镇静以及术后镇痛工作。手术室外麻醉包括手术室外手术、内镜检查、介入治疗等领域,隶属临床麻醉管理范围,要严格执行相应的法规、规章制度与技术指南,严密预防并发症和意外;规范日间手术麻醉的实施;促进分娩镇痛技术的实施及其规范化、规模化开展也是麻醉科的重要职责;加强 PACU 的建设与管理,预防并早期诊治各种并发症,以利于术后加速康复。

三、重症医学

麻醉重症监护治疗病房(anesthesia intensive care unit,AICU)的执业范围主要包括术中发生严重并发症和 / 或重要器官功能障碍、心肺脑复苏(cardiopulmonary cerebral resuscitation,CPCR)、围手术期急危重症、重大或疑难手术等患者的急救与加强监护治疗等。

卫生部 1989 年第 12 号文件明确指出麻醉科的工作范围包括重症监护治疗。AICU 属于专科ICU,符合国家卫生部门有关文件要求。鉴于麻醉科工作的精髓已转移到对人体生命功能的监测、调节与控制的围手术期医学,因此,AICU 成为麻醉科工作的重要组成部分。AICU 的执业范围是:围手术期危重患者的诊治,诸如术后不能脱离呼吸机的患者,术中有严重并发症的患者,多发性复合创伤患者以及围手术期 CPCR 患者等,是围手术期危重病诊治、保障重大手术安全、提高医疗质量的重要环节,是对手术科室开展重大及疑难手术治疗的有力支撑,可有效满足术中、术后监护治疗连续性的需要。因此,麻醉科作为一个临床二级学科(一级临床科室),应充分发挥其理论与技术优势,加快人才培养,努力做好 AICU 的建设与规范管理。

四、疼痛诊疗学

加强手术室外麻醉与疼痛诊疗是麻醉科不断面临的新任务。麻醉科在保障手术麻醉的基础上,要积极开展手术室外的麻醉与镇痛,不断满足人民群众对舒适诊疗的新需求。根据麻醉学的理论、方法和技术优势,结合近年来中外麻醉学科和相关学科的临床实践和科学研究成果,国家卫生健康委员会重新定义了麻醉科疼痛诊疗和舒适化诊疗的执业范围:"优先发展无痛胃肠镜、无痛纤维支气管镜等诊疗操作和分娩镇痛、无痛康复治疗的麻醉,开展癌痛、慢性疼痛、临终关怀等疼痛管理。通过医联体将疼痛管理向基层医疗卫生机构延伸,探索居家疼痛管理新模式。有条件的医疗机构可以开设疼痛门诊,提供疼痛管理服务。"

麻醉科疼痛诊疗工作应以急性疼痛为基础,慢性疼痛为特色。同时,麻醉科应把舒适医疗的建设作为己任。二级以上医院应有目的、有规划地开展急慢性疼痛的诊疗工作,建立麻醉科疼痛诊疗门诊与病房,并努力探索开展急慢性疼痛诊疗以外的麻醉学治疗工作。

五、麻醉学教研室

现代医学教育已向终身医学教育体系发展,即学校基础教育(basic education schools,BE)、毕业后教育(postgraduate education,PGE)和继续医学教育(continuous medical education,CME),这是3个分阶段又连续统一的教育体系,医学院附属医院或教学医院均应成立麻醉学教研室。教学和科研是麻醉科的重要工作内容,麻醉学教研室的主要任务是:

1. 承担医学院(校)医学生"麻醉学"等独立开课的讲课与实习任务。
2. 承担医学院(校)医学生的生产实习任务。
3. 承担研究生教学任务。
4. 承担进修医师的教学任务。
5. 承担毕业后教育即住院医师规范化培训与专科医师培训工作。
6. 开展继续医学教育。

医学院(校)宜将其所有的附属医院麻醉科联合组建麻醉学系(院),以能整合并优化教学资源,统筹实施临床医学专业中《麻醉学》独立开课、麻醉学基础教育等教学任务,同时联合进行住院医师规范化培训与专科医师培训等。

六、麻醉学研究室

在麻醉学科学研究中,临床研究与基础研究占有同等重要的地位而且密切相关,基础研究主要在实验室完成,临床研究主要在临床进行,但也包含一些需要在实验室中完成的内容。要树立"临床工作向前一步就是科研"的意识,要在日常诊疗工作中注意思考并发现问题,根据拟解决的问题确定课题进行科研设计、完善记录、积累资料,并统计分析、撰写论文,这是提高临床医疗水平和麻醉科学术地位的重要途径。在有条件的医院,麻醉科可成立麻醉学实验室或麻醉学研究室。

麻醉学实验室是研究生、麻醉科医师进行科学研究的重要场所。实验室技术平台和管理水平的高低在很大程度上代表着实验室建设的整体水平,因此,在有条件的麻醉科,应积极建立并完善与科室规模相适应的麻醉学实验室,这对加强麻醉学人才的培养,推动麻醉学科发展具有重要意义。

七、麻醉科建设

在二级以上综合医院以及开展手术治疗的专科医院中均应设立麻醉科。麻醉科是手术科室开展手术治疗的前提与保障,麻醉科与每个手术科室之间必须相互尊重、充分合作,麻醉科以保障手术安全、为手术顺利进行创造优良条件为己任,而手术科室为更好地让麻醉科知情与协作,常邀请麻醉科医师进行术前会诊或参与术前讨论,就是这种尊重与合作的范例。在手术期间,麻醉科医师的职责则是为手术操作的顺利进行提供条件,并对患者的生命机能进行监控,为患者的生命安全提供保障。

手术室是麻醉科的重要工作场所,麻醉科医师和手术室护理队伍工作在共同的场所,为了更好地统筹协调,手术室作为一个护理单元在行政上接受麻醉科主任领导,在业务上则接受医院护理部的指导。

麻醉科作为一个临床二级学科,同样有繁杂而技术要求较高的护理工作任务,因此,培训并配备麻醉(专)科护士以配合麻醉科医师的工作是非常必要的,麻醉科护士主要配合麻醉科医师开展麻醉宣教、心理护理、物品准备、信息核对、体位摆放、管路护理、患者护送、仪器设备管理等适宜的护理工作。

在人员编制方面各级医院均应以临床麻醉为基础,综合考虑麻醉后监护治疗室(PACU)、麻醉科重症监护治疗病房(AICU)、疼痛诊疗以及教学、科研工作的需求,认真制定麻醉科人员编制,以保障麻醉科工作的规范实施。麻醉科医师与护士等人员的数量需与麻醉科开展业务范围、手术医师数量、手术例数、年手术总量和手术台周转等情况相适应。各级医疗机构麻醉科每台麻醉均应实行主治医师负责制,即每台麻醉(包括麻醉苏醒)至少应有 1 名主治医师或主治医师资质的医师负责;在有下级医师共同参与麻醉工作的前提下,每位主治医师或主治医师以上资质的医师可同时负责手术麻醉 1~3 台(急诊手术麻醉不超过 3 台);二级及以下医疗机构麻醉科至少应有主治医师负责科室临床麻醉的质量和安全。

各级医师应根据各自的岗位及级别完成工作任务,保障患者安全。

不同级别医院对于麻醉技术的要求不同,目前国内能够开展的麻醉相关技术几乎涵盖所有方面,主要包括:各种阻滞麻醉、吸入全麻、静脉全麻和复合麻醉等;各种无创、有创监测;各种专科手术的麻醉管理,包括心血管外科、神经外科、胸外科、产科、小儿及老年患者的麻醉管理等;困难气道的管理;各种危重、疑难患者的麻醉管理;术中超声的应用;心肺复苏;等等。

在仪器设备的配置上麻醉科必须配备下列仪器设备:多功能监护仪[含有心电图(ECG)、无创及有创血压、心率(HR)、脉搏血氧饱和度(SpO_2)、体温等功能],呼气末二氧化碳($P_{ET}CO_2$)监测仪,多功能麻醉机,血气分析及肌松监测仪,各种喉镜,单腔及双腔气管内导管,心脏除颤仪等。对于专科麻醉应配备相应的设备条件,如小儿麻醉机及各种回路等。另外,根据医院手术需要,需配备呼吸功能监测设备,血流动力学监测仪,血气分析仪(含电解质分析),纤维支气管镜,经食管超声(TEE),脑功能监测仪(麻醉深度监测仪)等。

八、麻醉科安全与质量管理

麻醉学是临床医学的重要组成部分,麻醉科是体现医疗机构综合能力的重要临床专科。作为保障手术和医疗操作安全、确保患者舒适的"平台"学科,麻醉的安全和质量管理是麻醉临床工作的核心之一。麻醉学科应通过提升麻醉安全和质量,改善患者术后转归,进一步完善麻醉学科建设,实现麻醉安全和质量的持续改进。

我国麻醉学科的发展令人瞩目。麻醉科的工作平台不断扩大,临床麻醉工作范围早已不再局限于手术室,越来越多的手术室外诊断性或治疗性操作已成为麻醉科医师的日常工作,麻醉学作为围手术期医学的观念正深入人心。麻醉学科也在急救、心肺脑复苏、疼痛的研究与医疗等方面得到扩展。正因如此,作为保障全行业医疗安全的关键学科,麻醉质量管理越来越受到麻醉界、医疗行业乃至社会的关注。

1989 年浙江省率先成立麻醉质控中心,至 2018 年西藏自治区麻醉与手术室质量控制中心正式成立,全国各省、自治区、直辖市均已成立了省级临床麻醉质量控制与改进中心。国家卫生和计划生育委员会麻醉专业质量控制中心(以下简称国家麻醉质控中心)于 2011 年正式成立,并挂靠北京协和医院麻醉科。

在麻醉质量管理过程中,对质量进行的检查和评估必然涉及标准、指南和指标。因此,有关标准、指南和指标的概念及其作用、制定和更新必然成为麻醉质量管理的重要内容。我国麻醉学界借鉴国际麻醉安全与质量管理的发展经验,结合我国麻醉专业的实际情况,经过众多专家的多年努力,目前已经出台的麻醉相关国家卫生行业标准有《麻醉记录单标准》。指南方面,中华医学会麻醉学分会自 2007 年开始组织专家就临床麻醉中一些常见的重要问题编写麻醉指南或者专家共识。由国家麻醉质控中心牵头起草,全国各省级麻醉质控中心专家共同参与制定的《麻醉专业医疗质量控制指标(2015 年版)》已于 2015 年 3 月 31 日正式公布,并于 2022 年更新。该文件是我国麻醉质量控制工作经验的结晶,借鉴了美国麻醉质控中心所关注的麻醉质控指标及其定义,并结合了我国临床麻醉工作的实际情况。这些指标包含结构指标、过程指标和结局指标 3 大类共 26 个指标。结构指标 3 项:麻醉科医护比、麻醉科医师人均年麻醉例次数、手术室外麻醉占比。过程指标 6 项:择期手术麻醉前访视率、入室后手术麻醉取消率、麻醉开始后手术取消率、全身麻醉术中体温监测率、术中主动保温率、术中自体血输注率。结局指标 17 项:手术麻醉期间低体温发生率、术中牙齿损伤发生率、麻醉期间严重反流误吸发生率、计划外建立人工气道发生率、术中心搏骤停率、麻醉期间严重过敏反应发生率、全身麻醉术中知晓发生率、PACU 入室低体温发生率、麻醉后 PACU 转出延迟率、非计划二次气管插管率、非计划转入 ICU 率、术后镇痛满意率、区域阻滞麻醉后严重神经并发症发生率、全身麻醉气管插管拔管后声音嘶哑发生率、麻醉后新发昏迷发生率、麻醉后 24 小时内患者死亡率、阴道分娩椎管内麻醉使用率。这些质控指标的制定是麻醉质量管理工作进入"数据时代"的标志,这些质控指标数据,有助于了解目前麻醉安全与质量工作的具体情况。根据结果评估麻醉服务的质量,为麻醉的结构管理和过程管理提供数据上的证据。

医疗服务质量管理通常分为三个部分:结构管理、过程管理和结果管理。结构是提供医疗服务的各种设置,通常指人员、设备及其组织形式。过程管理是遵循指南或者诊疗常规实施麻醉工作的实际过程,是麻醉安全与质量管理中最为复杂、难度最大,也是最为重要的关键所在。实施结构管理和过程管理是获得令人满意结果的基础。结果是患者在接受医疗服务后健康状况的变化。结果代表着结构管理和过程管理的最后效果。结果管理是对结局指标进行测量、分析、评估和比较,并且经过结果反馈,进一步改进结构管理和 / 或过程管理中存在的问题。

持续质量改进(continuous quality improvement,CQI)的概念是在全面质量管理基础上发展起来的,它是以系统论为理论基础,强调持续、全过程的质量管理,在注重结果质量管理的同时更注重过程管理、环节控制的一种新的质量管理理论。CQI 以质量保证(quality assurance,QA)为基础,通过对服务水平监测、评价和控制活动,不断提高医疗服务质量。QA 需要制定一个质量标准,努力促使工作质量达到和稳定在这个标准水平,其目的是使工作质量保持在预定水平。CQI 是在 QA 的基础上着重解决质量管理中的一些具体问题,在解决现有问题的基础上进一步制定新的制度,以使医疗质量稳定在一个更高的水平。

九、职业相关知识(伦理、法律问题)

德为群育之首,是为人处世的基本品德,是区分正误的标准。医德应作为临床医师从业的行为规范和自律操守。麻醉科医师主要面对的是失去感知的麻醉患者,他们随着意识的消失也丧失自我保护能力,唯有依赖麻醉科医师的保护和关爱,才能安全度过手术期。麻醉科医师的责任心分外重要,为避免一切意外,麻醉科医师应寸步不离地守护在患者身边,观察和监护病情,及时处理骤变。因此,耐心、细致和负责是医德的重要内容。

医德的另一要求是诚信。麻醉工作常是一人独立完成,处于无监督的条件下,故应发扬"不欺暗室"的品德,忠实履行自己的职责。举凡麻醉的各项操作都应一丝不苟。麻醉记录应详尽无误,客观而忠实。这种记录才是病情的真实写照,可以作为以后治疗的参考、临床研究的资料和法律纠纷的依据。故记录必须真实,切忌文过饰非。麻醉科医师应是诚信的模范。

伦理是有关道德的研究,医学伦理学是伦理学的一个分支,处理医疗执业中的道德议题是医学教育中的一项重要内容。医学伦理学来源于医疗工作中医患关系的特殊性质。患者求医时一般要依赖医务人员的专业知识和技能,并常常不能判断医疗的质量;患者常要把自己的一些隐私告诉医务人员,这意味着患者要信任医务人员。这就给医务人员带来一种特殊的道德义务:把患者的利益放在首位,采取相应的行动使自己值得和保持住患者的信任。所以,信托模型刻画出医患关系的基本性质,即基于患者对医务人员的特殊信任,被信任者出于正义和良知会真诚地把前者利益放在首位。医学法学是由国家制定或认可,由国家强制力保证实施的,旨在调整人们在医学发展和保护人体健康的实践中形成的各种社会关系的法律规范总和。

医学伦理与医学法学息息相关。大多数国家都有法律规定医师该如何处理照顾病患和医学研究中的伦理问题。伦理与法律不同,伦理所要求的行为标准往往比法律的要求还高。法律会随国家不同有很大的差异;伦理是可以超越国界的。

　　医学伦理学和医学法学是两门交织在一起的学科。医学伦理领域有四大基本原则,即尊重原则、有利原则、不伤害原则和公正原则,这不仅成为医学伦理学观察医患关系、规范医疗行为的基准,而且成为具体医学法律制度构建的法理基础和指南。

　　我国规制医师的法律位阶较高的法律曾是《中华人民共和国执业医师法》,该法于 1999 年 5 月 1 日起实施,2009 年进行了修正。目前执行的是《中华人民共和国医师法》,该法律共计 7 章 67 条,于 2022 年 3 月 1 日起施行。《中华人民共和国执业医师法》同时废止。

　　与临床麻醉相关的规范,还有由卫生部和中华医学会麻醉学分会组织专家编写的《临床技术操作规范(麻醉学分册)》(2009 年出版)与《临床诊疗指南(麻醉分册)》(2006 年出版)两部权威性技术操作规范。《临床技术操作规范》明确规定了临床麻醉的范畴和各级人员职责、麻醉科准入标准和工作制度、麻醉科十项工作制度(岗位责任制、术前会诊、讨论制度、术后访视制度、交接班制度、疑难危重病例讨论制度、安全防范制度、业务学习制度、药品管理制度、仪器与设备保管制度、麻醉用具保管消毒制度)、PACU 管理规定、麻醉疼痛专科门诊管理制度、麻醉科工作制度执行记录规范、临床麻醉操作规程以及麻醉效果评级标准和医疗事故、并发症的认定等重要内容,其内容科学实用,具有很强的可操作性。这使得进一步指导和规范医务人员的诊断、治疗、护理等业务工作行为,变得有章可循,对规范我国麻醉学技术操作、提高麻醉质量有重要的指导作用。

第四节　临床麻醉的分类

一、按麻醉方法分类

　　按照麻醉方法可分为:全身麻醉(general anesthesia)和局部麻醉(local anesthesia)。全身麻醉是指麻醉药经呼吸道吸入、静脉或肌内注射进入体内,产生中枢神经系统的暂时抑制,临床表现为神志消失、全身痛觉消失、遗忘、反射抑制和骨骼肌松弛。局部麻醉是指在患者神志清醒状态下,将局部麻醉药(局麻药)应用于身体局部(如脊神经、神经丛、神经干或周围神经末梢),使机体某一部位神经传导功能暂时可逆性阻断。

　　全身麻醉包括吸入麻醉(inhalation anesthesia)、静脉麻醉(intravenous anesthesia)以及平衡麻醉(balanced anesthesia)。局部麻醉包括:表面麻醉(topical anesthesia),局部浸润麻醉(local infiltration anesthesia),区域阻滞(field block),静脉局部麻醉(intravenous regional anesthesia),神经阻滞(nerve block)和椎管内麻醉(intrathecal anesthesia)。其中椎管内麻醉又分为硬膜外阻滞(epidural block)和蛛网膜下隙阻滞(subarachnoid block)。

　　临床上将两种或两种以上的麻醉药复合应用,称为平衡麻醉;或将不同的麻醉方法联合应用,称为联合麻醉(combined anesthesia)。其目的均是发扬各自的优点,克服彼此的缺点或不足,取长补短,使麻醉易于控制,效果更为完善,而副作用减少。有时此两名词的应用并无绝对区分,多采用习惯用法。

二、按专科手术的麻醉分类

　　随着外科手术的不断细化以及手术方式的不断发展,临床麻醉也开始专科化。不同专科手术的麻醉要求不同,熟练掌握专科手术麻醉对患者安全具有重要的意义。

　　按照专科手术麻醉可分为:①神经外科手术麻醉;②眼科手术麻醉;③耳鼻喉头颈外科及口腔颌面部手术麻醉;④胸科手术麻醉;⑤心脏手术麻醉;⑥血管手术麻醉;⑦腹部泌尿生殖系统手术麻醉;⑧器官移植麻醉;⑨矫形外科手术麻醉;⑩产科麻醉;⑪胎儿手术麻醉;⑫小儿麻醉;⑬老年患者麻醉;⑭内镜手术麻醉机器人手术麻醉;⑮日间手术麻醉;⑯手术室外患者的麻醉;⑰特殊环境下的麻醉等。

第五节　麻醉学的前沿与热点问题

一、麻醉学与脑科学研究

（一）全身麻醉机制

自现代麻醉学诞生以来,全身麻醉机制研究始终是公认的前沿核心科学问题。100多年来,国内外学者对全身麻醉机制进行了孜孜不倦的探索,先后提出过多种学说,如脂质学说、蛋白学说、网络调控学说等,但绝大多数仍缺乏足够的证据或因相反证据的出现而受质疑。近年来,对于全身麻醉机制的探索性研究包括利用果蝇研究吸入全身麻醉的敏感基因、利用草履虫提出吸入全身麻醉的双向效应学说、利用 PET/fMRI 研究全身麻醉中枢敏感核团、麻醉药对学习和记忆的影响、全身麻醉对脑内神经递质及第二信使的影响等,这些研究仅揭示了复杂的全身麻醉机制的冰山一角。全身麻醉机制仍有很多问题尚未解决:局部脑区或神经环路在全身麻醉效应中发挥多大作用;全身麻醉药引起的意识消失与意识恢复是否通过相同的脑机制;麻醉状态下的慢波振荡是怎样产生的;不同麻醉药引起脑电频谱特征性改变的神经机制是什么;睡眠通路的研究。随着现代物理、电子计算机技术、光遗传学技术等迅速发展,全身麻醉机制的研究有望出现新的突破。

（二）麻醉药神经毒性

随着神经科学的快速发展,麻醉药对学习记忆功能的影响逐渐成为麻醉学领域的重要研究方向。全身麻醉暴露是否损害远期学习记忆功能,是否影响婴幼儿神经系统发育,已经成为临床麻醉科医师最为关切的问题之一。

全麻药是通过作用于脑内不同类型的神经元,进而影响到不同脑区之间的功能连接而产生意识消失效应,但全麻药对不同类型的神经元产生怎样的影响,是否会在某些神经元或某些脑区产生远期的不良效应,抑或增加某些神经/精神系统疾病的易感性尚不清楚。老年患者手术后出现神经/精神系统功能异常较为常见,甚至可持续数月或数年,少数患者可发生永久性认知功能障碍,甚至发展为痴呆。该领域亟待解决的问题:①以海马和学习记忆功能改变为主要研究对象的围手术期神经认知障碍（perioperative neurocognitive disorder,PND）基础研究是否能真正反映 PND 的临床病理生理变化;②不同麻醉药和麻醉深度对衰老脑功能的影响的差异及其远期效应;③ PND 是否具有遗传易感性;④不同脑区或不同类型神经元在 PND 不同临床表现中的作用及其神经生物学机制;⑤能预测或反映治疗效果的特异性生物标志物研究;⑥适合中国人群的风险预测模型;⑦有效防治的新方法和新药物。

（三）围手术期神经认知障碍

关于老年患者 PND 的研究前沿更趋向于多因素和个体化。神经退行性疾病、麻醉、手术、疼痛、睡眠障碍、非生理性刺激（如导尿管和引流管）等多种因素可能通过中枢神经系统炎症等机制影响神经细胞代谢与功能紊乱,从而影响产生学习记忆功能的特定区域的突触可塑性及新蛋白合成等。

在麻醉药的神经毒性引起重视之前,大量研究主要集中在神经保护,无论吸入麻醉药、静脉麻醉药还是阿片类药物,多数在动物研究中表现出了很好的神经保护效应,包括最近由国内学者发表在《柳叶刀》上的关于右美托咪定可减少 PND 的临床研究。由于人体及临床的复杂性,如何在临床中进一步证实和应用这些保护效应的相关转化研究仍是目前研究的重点。

二、衰弱给麻醉学带来的挑战

老龄化是世界人口发展的必然趋势,我国已进入老龄化社会。在世界范围内,每年约超过20%的 65 岁及以上年龄段老年人会经历手术治疗,并且随着这一年龄段人群的增加,未来将会有更多的人进行手术和麻醉。衰弱是一种具有年龄相关性的特征,衰弱的相关研究成为近年来各国学者关注的热点。衰弱综合征（frailty syndrome）是由于老年人多个器官功能和生理储备能力下降而引起功能衰退和患病风险增高的综合征。

相关文献报道,衰弱与许多围手术期并发症和术后不良事件的发生密切相关。尽管近年来外科及麻醉领域的发展突飞猛进,但老年患者发生围手术期并发症、延迟出院、再入院的风险仍在增加。通过衰弱评估预测围手术期可能出现的后果,进而采取措施进行干预,可有效地减少相关不良事件的发生。

国际上目前对衰弱的评估没有一个"金标准",传统的两种衰弱评估方法分别是衰弱表型(Frailty Phenotype,FP)和衰弱指数(Frailty Index,FI)。近年来,改良衰弱指数(modified Frailty Index,mFI)、临床衰弱分级(Clinical Frailty Scale,CFS)、FRAIL 量表和埃德蒙衰弱量表等评估方法同样得到了各国学者的认同和使用。

老年人术前风险评估在手术评估中尤为重要,目前麻醉科医师常用的术前评估方法是 ASA 分级,但其标准仍笼统,不同观察者在运用 ASA 健康状况分级上存在判断上的主观差异和含糊性。衰弱反映的是机体生理储备和承受能力,是对 ASA 分级的一种有效补充。加速术后康复(enhanced recovery after surgery,ERAS)方案可以从多个方面解决衰弱,如术前优化营养和术后尽早开展康复训练等,但 ERAS 无法解决所有衰弱的成分,如认知障碍。此外,对于具有术后谵妄高风险的衰弱患者,围手术期保证充足的睡眠、氧气、液体、疼痛控制以及减少阿片类药物的使用,将有益于避免术后谵妄的发生。

通过麻醉方式的选择以及针对性的术中术后管理,可使衰弱患者平稳度过整个围手术期。目前,国内有关衰弱的研究还属于起步阶段,衰弱评估的应用较为局限。老年衰弱评分量表主要依据国外的研究成果总结归纳,适合国人体质的量表仍有待建立和完善。如何预防衰弱的发生,如何在术前改善衰弱状态,如何通过围手术期麻醉管理使衰弱患者获得良好的预后,如何提高衰弱患者的术后生存率都是亟待解决的问题。

三、临床麻醉方法与药物对恶性肿瘤患者术后转归和预后的影响

全世界每年大约有 1 200 万人被确诊为肿瘤,每年大约有 700 万患者死于肿瘤,目前 2 500 万人处于肿瘤确诊状态。在发达国家,肿瘤已成为人口死亡的主要原因,而在发展中国家,它仅次于心脏疾病位居第二。

手术干预是治疗早期及部分晚期实体肿瘤的主要方案,每年都有大量肿瘤患者需要接受手术治疗。近 20 年来,许多研究者致力于研究围手术期干预如手术本身、麻醉药、镇痛药、β 受体拮抗剂、抗炎药及输血等是否影响肿瘤患者的预后。基础研究表明,手术应激、吸入麻醉药及镇痛药可通过直接作用于肿瘤细胞、激活炎症反应、抑制免疫反应、促进血管生成,甚至改变细胞代谢等作用从而促进肿瘤细胞增殖及浸润。2006 年 Exadaktylos 等发表的回顾性研究发现,乳腺癌手术术后接受阿片类药物镇痛的患者乳腺癌复发率高于接受椎旁阻滞术后镇痛的患者。该回顾性研究将麻醉与肿瘤的关系,尤其是对肿瘤复发的影响再次聚焦在学者们的关注中心,成为炙手可热的前沿课题。

目前研究者们正在跟踪全身麻醉药、阿片类药物、局麻药以及全身麻醉、局部麻醉、术后镇痛、非甾体抗炎药、低温、输血等不同的药物和技术操作对于肿瘤复发和转移的影响。已有研究表明,人体免疫细胞可表达麻醉药作用的受体,如 γ- 氨基丁酸(GABA)受体、N- 甲基 -D- 天冬氨酸(NMDA)受体及阿片受体等,麻醉药与免疫细胞上存在的对应受体结合,引起免疫细胞的结构和功能改变,影响免疫系统功能,从而对肿瘤的发生、发展以及患者的预后和转归产生影响;无论多么精准的麻醉管理及高超的麻醉技术,都不可避免手术创伤带来的应激反应和炎症反应,而炎症反应与人体的免疫系统密切相关,炎症反应程度的变化必然影响到免疫细胞的功能,而免疫细胞功能的改变必将引起肿瘤患者转归和预后的改变;静脉麻醉药、吸入麻醉药、阿片类药物、局麻药乃至非甾体抗炎药等都可影响肿瘤的十大生物学特征。毫无疑问,这些证据表明麻醉药对肿瘤的发生、发展、转归存在影响。目前的研究热点:①不同麻醉药或麻醉方式对不同类型肿瘤究竟有什么作用? 临床如何选

择？②各自机制是什么？

四、精准麻醉与患者远期预后

精准麻醉（precision anesthesia）体现了麻醉医学中"个体化"的医疗特点，兼顾前瞻性和预防性。广义的精准麻醉，即通过靶向监测、目标控制和规范化的管理，调控患者术中的生理机能，实现"理想麻醉状态"，提升临床麻醉管理的内在标准，在保证患者安全的基础上，降低围手术期麻醉相关并发症发生率，最大程度地改善和提高患者的术后转归质量，促进舒适化医学的发展。精准麻醉的临床实施方案是建立完善的临床监测，根据患者和手术特征，设定与麻醉管理和患者脏器功能相对应的靶向监测及目标数值，实现靶向监测的目标控制管理。围手术期循环呼吸管理是精准麻醉的重要组成部分，器官功能保护很大程度上取决于围手术期循环呼吸功能的维护。围手术期循环管理主要是液体管理，液体治疗的目的是通过优化循环容量以改善组织灌注，使患者的血容量与心血管功能相匹配，避免容量不足或容量过负荷。肺保护性通气策略可降低高危患者术后肺部并发症的发生率。呼吸系统管理也是精准麻醉的重要环节且贯穿围手术期全程。有研究结果显示，37.7% 的外科手术患者合并肺部并发症，对于高危患者进行积极干预有助于提高肺功能及对手术的耐受性，明显降低术后肺部并发症的发生率，缩短住院时间。

目前围手术期循环呼吸的管理对患者远期预后的影响越来越受到重视。诸如围手术期血液管理和术中输血对术后肺部并发症和生存率等指标是否有影响；围手术期输入液体类型的选择以及晶胶比例的界定；麻醉期间吸入氧浓度对术后肺部并发症的影响以及是否会影响术后切口感染的发生与转归；特殊手术（肥胖、体位、气腹）围手术期呼吸功能的维护。虽然许多研究也存在争议，但是这些通过麻醉管理策略干预患者术后转归的临床工作已经成为围手术期医学发展与研究的重点内容，受到越来越多临床医师和学者们的关注。

五、麻醉对疾病、免疫与围手术期重要器官损伤及保护

麻醉作为一把"双刃剑"，既可引起重要脏器损伤或毒性效应，也有脏器保护效应，如何扬长避短？研究表明，麻醉深度可直接影响患者死亡率，尽管许多研究报道具有一定局限性，但毫无疑问给从业者敲响了警钟，麻醉科医师不能再局限于麻醉手术期间的短期生命体征监测和调控，更为重要的是建立围手术期管理策略，促进手术患者的术后良好转归，整体提升临床医疗质量。

手术创伤引起的机体应激反应及全麻药或麻醉相关用药直接作用于免疫系统或通过中枢神经系统造成机体内环境和免疫功能失衡，是围手术期感染等并发症发生的主要原因。一般认为，全麻及相关药物和围手术期应激（包括手术创伤、心理、睡眠障碍等）对机体免疫功能影响的机制包括：①一些麻醉用药，如吗啡直接作用于免疫细胞发挥调控作用；②通过作用于下丘脑 - 垂体 - 肾上腺轴调节免疫功能；③通过自主神经系统调节免疫功能；④通过其他中枢神经系统如边缘系统、基底前脑、奖赏系统调节免疫功能。围绕围手术期免疫功能变化及其临床意义仍有大量问题需要解决：①围手术期迷走神经功能调控能否通过提高患者免疫功能从而改善预后？②参与外周免疫功能调节的脑机制及其作为潜在治疗靶点（如深部脑刺激）的可能性；③神经肽、激素和神经递质对细胞免疫功能调节的分子机制和潜在的治疗前景；④奖赏系统增强围手术期免疫功能的神经生物学基础；⑤免疫表型是否可用于预测术后临床转归？⑥麻醉及麻醉相关用药（如阿片类药物）对围手术期免疫功能的影响是否与肿瘤患者长期预后相关？临床上仍需大样本、多中心、前瞻性的研究明确麻醉因素与肿瘤手术患者预后之间的关联，明确不同麻醉方式（如区域阻滞和全麻）对机体免疫功能的影响及与肿瘤手术患者预后之间的关联；⑦免疫功能改变与围手术期重要脏器功能损伤的关系及干细胞免疫调节在治疗围手术期重要脏器功能损伤及脓毒症中的潜在价值；⑧免疫功能低下或缺陷患者围手术期管理策略优化；⑨肥胖尤其是病态肥胖是一种慢性炎症反应状态，与体内免疫系统激活、免疫细胞浸润和炎症介质释放密切相关，也是高血压、冠心病、糖尿病、非酒精性脂肪肝等慢性代谢性疾病的高危因素。病

态肥胖影响机体遭受急重症等打击后启动的免疫炎症反应,增加器官功能损害的风险,导致患者预后不良。开展病态肥胖合并急重症的基础研究,揭示其发生发展的分子机制;围绕病态肥胖合并急重症的液体管理、气道管理、血管活性药应用等开展临床研究,探索更加精确合理的病态肥胖诊断标准,为病态肥胖合并急重症患者的个体化治疗提供依据,具有重要临床意义。

围手术期器官损伤引起的器官功能障碍或衰竭是手术患者术后死亡的首要原因,其总人数仅次于每年死于恶性肿瘤的人数,由此可见,器官保护对于降低患者术后死亡率,降低术后严重并发症发生率,促进患者术后转归,提升医疗质量具有重要价值。围手术期常见的严重器官损伤包括脑卒中、心肌梗死、急性呼吸窘迫综合征、急性肾损伤和急性肠损伤。动物和细胞实验发现全麻药和部分局麻药具有脏器保护功能,尤其是在心、脑、肺等重要脏器,但这些令人兴奋的基础研究成果很难被临床医师所接受,其原因主要是围手术期患者的器官损伤复杂多变,动物模型和其研究结果不能转化到临床,许多临床研究也未能证实基础研究中的保护作用,相关转化医学研究还面临着重重困难。与保护作用相反的是麻醉药的毒性损伤作用,尤其是对中枢神经系统。

总之,围手术期死亡率居高不下的一个主要因素是重要脏器损伤及并发症的发生,而脏器损伤所致的功能障碍影响手术患者的长期转归。因此,围手术期重要脏器的保护非常重要,目前研究的重点包括:①围手术期发生重要脏器损伤的核心机制,手术麻醉相关因素在心、脑、肺、肝、肾、肠等重要脏器损伤发生中的作用以及各器官之间的相互作用,并寻找针对手术患者脏器损伤的干预手段;②通过应用大数据队列研究、新型组学研究等方法,研究围手术期重要脏器损伤高危人群的评估方法与预警标志物,建立风险评估与预警体系;③探索非侵袭性、简便易行的围手术期脏器损伤干预措施,进行大规模临床效果验证,在此基础上建立新的技术标准与临床路径;④围手术期重要脏器损伤防治新型药物研发应关注于靶点特异、起效迅速、效应可控的新型药物,其中蛋白多肽类药物的研发引人注目;⑤围手术期液体管理与重要脏器功能保护。

六、急性术后疼痛与慢性术后疼痛

急慢性疼痛是围手术期患者和临床医师一直关注的问题。大量数据和文献显示,术后重度疼痛患者比例高达30%,而且发展成为慢性疼痛的患者比例为5%~50%,甚至更高。源自麻醉学的疼痛医学发展非常活跃,其前沿也一直热点频频,包括围手术期镇痛和多模式镇痛管理,疼痛的性别差异,急性疼痛慢性化,炎性及神经病理性疼痛的预防和治疗,疼痛对术后认知功能障碍的影响,情绪反应对疼痛感知的干扰作用,疼痛基因的确定,镇痛药物相关基因的探究,疼痛对基因的影响等。

传统的麻醉与镇痛治疗是根据患者的病情、身体状况等信息以及麻醉科医师的临床经验来选择药物、确定剂量与治疗方式等,但是由于个体差异,麻醉与镇痛治疗的效果往往变异较大。精准麻醉与镇痛则要求根据患者的基因型、生物标志物以及其他一些个体化相关因素来优化麻醉与镇痛治疗的方案,选择个体化的药物种类和剂量,使每例患者得到恰当的麻醉和镇痛管理,以达到适宜的麻醉与镇痛效果。药物基因组学是保证个体化麻醉与镇痛的理论基础,一方面需要考虑基因型差异与麻醉相关不良反应和不同种类疼痛的联系,另一方面需要考虑基因型与患者对不同药物有效性和安全性的联系。在这一领域需要重点关注的问题包括:①基因型差异与药物反应性差异之间的相关性;②不同类型的急慢性疼痛相对应的基因型及生物标志物;③麻醉相关不良反应或并发症的发生是否与基因型和表型相关;④基因型与表型如何指导个体化麻醉与镇痛方案的制定;⑤麻醉与疼痛相关的基因组学、蛋白质组学、代谢组学、表观遗传学等研究之间如何相互影响,相互关联。

2016年国际疼痛研究协会(International Association for the Study of Pain,IASP)对疼痛的定义进行了修正,新定义强调了疼痛特别是慢性疼痛状态下,疼痛个体的情感、认知和社会维度的变化,也将引导以往以脊髓为"中心",以疼痛感觉为重点的疼痛理论和临床研究向更加关注疼痛多维度临床表现及脑与脊髓机制研究的转变。

目前疼痛学的重要研究方向包括:①外周感受和调控不同痛刺激(如机械性痛、热痛、冷痛等)的离子通道机制;②疼痛闸门控制学说的微环路机制;③脑对疼痛感觉信号的处理机制;④疼痛感觉与疼痛相关情感相互作用的脑机制;⑤胶质细胞和神经免疫调节在急性疼痛慢性化中的作用及其作为镇痛靶点的可能性;⑥不同类型神经元在疼痛不同阶段的作用差异;⑦急性疼痛慢性化是否具有遗传易感性以及是否有可预测的生物标志物;⑧慢性疼痛与精神／神经系统疾病(如抑郁、焦虑、神经退行性疾病)共病的脑机制;⑨疼痛性别差异的神经生物学机制;⑩物理疗法及安慰剂镇痛的理论基础等。

七、新型麻醉药以及有关技术在围手术期的应用

传统麻醉药(如全麻药、镇痛药等)与麻醉技术(如神经阻滞、全身麻醉等)目前主要应用于手术及介入治疗的患者,以提供完善的镇痛和意识消失为主要目的。然而,随着麻醉药与神经／精神系统疾病相关机制的研究探索,一些麻醉药能够改善一些难治疾病的治疗结局,例如全身麻醉的快速脱毒作用,麻醉药对重要脏器损伤的保护效应,全身麻醉药用于失眠患者的治疗,以及越来越多的证据所提示的全身麻醉药(如氯胺酮、氧化亚氮等)对传统药物无效的抑郁症的治疗价值。与传统的电休克方法相比,全身麻醉药不仅具有相同的治疗效果,更为重要的是不会造成记忆功能的损伤。此外,近年来不同麻醉药及麻醉方法可能对肿瘤手术患者的预后和复发、转移的影响正成为麻醉学科研究的新热点。因此,学术界已经认识到麻醉药与麻醉技术本身具有更大范围的医学应用可能。

纵观麻醉药的发展史,理想的麻醉药应具备以下特性:快速起效、快速代谢、快速平衡(时 - 量相关半衰期);清除不受限于肝肾功能和年龄因素;可靠的剂量、浓度效应;无心血管不良反应和组胺释放效应,无脏器毒副作用;代谢产物无活性和毒副作用;好用、易用、易稀释、易储存;性价比高。目前临床常用的七氟烷、地氟烷、丙泊酚、依托咪酯、瑞芬太尼等基本具备了上述大部分特性而被广泛使用,但离理想的麻醉药仍有距离。因此,新型麻醉药的开发更是所有麻醉从业者的期待。为解决长效镇痛问题,阿片类药物已开发许多缓释、长效型片剂、贴剂等。基于局麻药的各种神经阻滞是重要的镇痛方式,研发出临床实用的超长效局麻药备受关注。舒更葡糖钠拮抗罗库溴铵更是给研究者们提供了一个新的思路。现在的高科技已可清晰地模拟出许多麻醉药分子的立体结构,为设计相应的拮抗剂提供了可能,而分子材料技术的进步更是为药物的研发提供了可能。精准医学的推进和麻醉药基因的研究,同样给未来的药物研发提供了思路和技术方向。既往许多的药物逐渐被淘汰,多与选择性不强、作用位点不单一以及基因多态性等有关,开发高选择性、作用位点单一、基因位点变异性小的药物可能是将来的趋势。

八、麻醉学与人工智能

随着信息化社会和互联网、物联网的迅猛发展,大数据和人工智能在医疗领域的引入,当代麻醉学也已经进入了信息化时代,部分领域实现了自动化,并且朝着日后临床麻醉管理的更高层次 - 智能化的方向发展。

临床麻醉评价指标的量化使其更符合医学信息化的要求,麻醉电子记录软件的涌现以及监测信息的整合,使得麻醉科医师能够更快更便捷地获得患者信息,及时准确地制定对策,提升麻醉管理质量。麻醉和手术室内信息的电子化也是数字化医院建设的关键内容,对提高医疗工作效率,提升医疗品质,降低医疗耗费都具有重要作用。

医学信息的电子化也促进了麻醉科医师工作内容和方式的变化。如随着住院和非住院手术的大量开展,患者的医疗信息能够更方便更快捷地从网络获得,传统的术前访视工作得以在术前评估中心内完成,麻醉科医师更多地在手术室内完成麻醉手术前的访视工作。此外,信息化也促进了远程医学的发展,结合自动化麻醉的新型技术,麻醉科医师能够更多地参与偏远地区或特定区域(如战场复杂环境、宇宙飞船、外太空低氧环境等)的麻醉医疗服务。

自动化医疗已经在麻醉领域的部分技术中获得成功。在操作方面,能够自动完成气管插管及

周围神经阻滞的机器人研究获得进展。如加拿大麦吉尔大学发明的开普勒气管插管系统（Kepler intubation system，KIS）、麦哲伦神经阻滞系统（Magellan robotic nerve block system）。在麻醉管理方面，已经出现了"闭环麻醉"（以前也称之为"伺服麻醉"），以及"闭环输液"等新型技术，并由此衍生出智能化的麻醉机器人，如 McSleep 麻醉机器人系统。

随着人工智能的深度开发，依托于人工智能决策系统的麻醉管理将成为可能。发展方向可能包括：①通过对围手术期医疗大数据、专业文献的采集与分析、数学建模、算法集成、神经网络决策体系的建立，构建基于学习的人工智能麻醉决策系统；②通过围手术期医疗数据采集标准化与规范化，对麻醉设备与检测设备新功能的研发，实现肺功能、循环变异度、脑功能、药物动力学模式、组织氧合及代谢等多个状态的自动化计算与呈现，从而完成人工智能决策体系，以辅助诊断患者围手术期病理生理状态，结合最新研究指南给出适宜的管理建议；③基于人工智能和虚拟现实的模拟教学系统的开发和应用；④麻醉机器人的开发和应用。

人工智能的理论和技术日益成熟，但仍然不能像人类一样去思考及推理，人类大脑是由数十亿个神经细胞组成的器官，完全模拟大脑是很困难的事情。即使人工智能在医学领域的应用越来越广泛，也终究代替不了所有医师。人工智能只是运用人类已有的知识，对于未知的东西没有处理分析能力，因此人工智能的医疗水平可能不能超越现有的最高医疗水平。此外，人工智能系统目前缺乏创造能力，而人类除了会从经验中学习之外，还会创造，这在某些情形下被称为灵感、直觉、顿悟和形象思维的智能。对于临床上的一些复杂操作，人工智能系统更替代不了麻醉科医师，因为操作过程是非常复杂和千变万化的，需要现场的即时分析与判断，这不同于影像学和病理学。人工智能系统不是人类，也没有人类的思维及情感，其所做出的诊断及提出的治疗策略是来源于大数据，给出的可能是客观的，次优化的建议。临床上，医师会与患者及家属有情感上的沟通和交流，会根据患者具体情况给出委婉的解释或适合的治疗选择，这一点是人工智能达不到的。这也体现人工智能医疗缺少灵活性，尚不能因时、因地、因人、因情而区别对待。

随着人工智能在人类医学领域的广泛渗入，也必将引发很多社会伦理问题。规范、监管通常落后于创新，但创新仍会继续，只有不断创新，人类社会才能不断进步。综上，人工智能将是未来人类医疗的一个发展方向及趋势，在医疗领域能否取代医师，我们将拭目以待，但人工智能将会很好地辅佐医师，将在某些方面缓解医疗压力，提高医疗服务质量与效率，促进医学不断地发展与进步。

（邓小明）

思考题

1. 麻醉学是一门综合性学科，其涵盖哪些范畴？
2. 麻醉专业医疗质量控制指标包含哪 3 大类 26 项指标？
3. 目前麻醉学科所面临的前沿与热点问题主要有哪些？

第二章
麻醉手术风险评估与术前准备

要点：

1. 美国麻醉科医师协会患者身体状况分级（American society of anesthesiologists physical status classification）是目前临床麻醉最常用的麻醉风险评估分级方法。

2. NYHA 心脏功能分级和代谢当量可用作术前心脏风险评估工具。高血压、冠心病患者术前风险评估与管理可显著改善患者预后。

3. 伴有呼吸功能、肾脏功能、肝脏功能、中枢神经系统功能、血液系统、内分泌系统或骨骼肌肉系统疾病患者的术前评估是保障该类患者手术与麻醉安全的基础。

4. 实施麻醉专科评估，尤其是气道评估可减少麻醉相关并发症。

5. 患者麻醉前充分准备，尤其是麻醉前禁食禁饮，并调整治疗用药可显著提高患者手术麻醉安全并改善预后。

6. 麻醉前应常规进行各项准备与检查工作。

麻醉手术风险评估与术前准备，是保障麻醉安全的重要环节，也是围手术期管理的临床基础与术前工作流程，是降低围手术期并发症，保障患者安全的重要基石。麻醉前风险评估与准备有利于改善患者身体与心理的不利因素，指导麻醉或手术方式的优化，增强围手术期患者的耐受性与安全性。

患者病情的特殊性、麻醉的风险性和手术的复杂性，对围手术期患者的承受能力产生的影响，是麻醉前评估的重要内容。因此，麻醉前评估与准备（preanesthetic evaluation and preparation）包括：①访视与了解患者的健康情况和具体病情；②明确各器官疾病和特殊病情，评估患者接受麻醉和手术的耐受性，是否需要手术前调整与纠正；③术中可能会发生哪些并发症，需采取哪些防治措施；④选择麻醉前用药和麻醉方法，拟订具体麻醉实施方案和麻醉器械准备。为了切实做好术前病情评估和准备工作，要求：①充分认识手术患者术前病情评估与准备的重要性；②了解麻醉前访视与检查的流程；③了解麻醉前的特殊准备；④掌握麻醉前用药的原则。

第一节　术前访视和麻醉科门诊

一、术前访视

术前访视（preoperative visiting）是麻醉科医师对需要手术患者进行术前评估的第一步，其目的是获取相关资料，与手术医师共同完善术前准备，制定合适的麻醉计划，与患者充分交流，取得信任并签署麻醉知情同意书等。对大多数择期手术的患者，术前访视在手术前一天进行。对于高危和有特殊情况的患者，术前访视可能在麻醉前数日或通过会诊进行，必要时进行多学科术前讨论。急诊患者的术前访视，地点、时间可能与择期手术患者有所不同，根据病情轻、重不同，可在术前数小时或数十分钟，在病房、急诊室或手术室对患者或家属进行简短的访视，迅速对病情进行评估。不论采取何种方式，麻醉科医师在术前应再次核查患者。

　　术前访视的主要内容包括：①复习病历，询问相关病史和进行系统回顾，了解各项术前体格检查、常规检查和专科检查结果等及拟行手术的情况，必要时对重要系统进行功能测试，最后对患者做出麻醉和手术风险评估和判断，完善术前准备并制订合适的麻醉计划，必要时请专科医师会诊，协助评估有关器官功能状态，共同商讨术前准备方案；②与患者进行良好的沟通，介绍麻醉的相关流程，消除患者的焦虑和恐惧，向患者和患者家属告知所选择的麻醉方式及手术和麻醉的风险，并进行必要的术前准备，如术前禁食、禁饮等，签署麻醉知情同意书；③与手术医师沟通麻醉风险及相互配合要点。麻醉科医师在术前访视时如发现患者存在麻醉禁忌证，须建议推迟或暂停手术。

二、麻醉科门诊

　　麻醉科门诊又称为术前病情评估门诊（preoperative assessment clinic），一般由副高级职称以上的麻醉科医师出诊。出诊医师在择期手术前，根据患者病史、体格检查、常规检查和专科检查结果等，对麻醉与围手术期安全情况进行评估，指导麻醉前准备，为麻醉后患者提供术后随访及恢复指导等。对伴有严重并发症的患者，麻醉门诊可指导患者进行针对性检查，有效治疗并控制伴发疾病，确定合适的手术时机，有效避免因伴发疾病控制不良或术前检查结果不全导致的手术暂停，以提高围手术期的安全与质量。

第二节　麻醉风险评估

一、术前病情评估内容

　　术前病情评估主要包括如下方面：①基本情况，包括性别、年龄、体重、自身意愿等；②全身情况，包括体温、呼吸、脉搏、血压、发育、营养、意识状态、精神状态以及各器官功能的综合评估。全身情况对判断患者麻醉耐受性非常重要。美国麻醉科医师协会患者身体状况分级（American society of anesthesiologists physical status classification）是目前临床麻醉最常用的评估分级方法（表2-1），其中Ⅰ、Ⅱ级患者麻醉和手术耐受力良好，麻醉经过平稳；Ⅲ级患者对接受麻醉存在一定的风险，麻醉前需做好充分准备，对围手术期可能发生的并发症，要采取积极有效的预防措施；Ⅳ级患者的麻醉风险性大，充分细致的麻醉前准备尤为重要；Ⅴ级患者病情极危重，麻醉和手术异常危险，随时有死亡的可能，不宜行择期手术；Ⅵ级患者确证为脑死亡，其器官拟用于器官移植手术。③术前并存疾病及器官功能：术前并存疾病可增加麻醉风险，降低麻醉的耐受度，其影响的程度主要取决于重要器官如心血管系统和呼吸系统的功能状态和代偿能力。术前早期评估、会诊并积极干预可降低麻醉风险和围手术期并发症发生率。④手术的复杂性，如手术的目的、部位、方式，预计出血量，手术时间和手术危险程度，以及是否需要专门的麻醉技术（如低温麻醉、控制性降压等）。手术部位特殊、涉及两个器官或系统、时间长、出血量超过1 500ml等因素都显著增加风险性。各种非心脏手术的心脏危险分级如下：高危手术包括急诊大手术、主动脉及其他大血管手术、周围血管手术、预计手术时间较长、液体转移和/或失血较多；中危手术包括颈动脉内膜剥脱术、头颈部手术、腹膜内和胸腔内手术、矫形外科手术、前列腺手术；低危手术包括内镜手术、浅表手术、白内障手术、乳腺手术。⑤术后镇痛管理：综合评估患者体质及手术创伤，制定安全、有效、个体化的术后镇痛方案，并充分告知患者，取得同意，消除疑虑。

二、术前病情评估方法

　　术前病情评估主要依靠麻醉科医师亲自去病房进行术前访视，沟通与交流，让患者了解麻醉过程，消除紧张、焦虑情绪，建立良好的医患关系。术前病情评估也可通过麻醉专科门诊进行统一术前评估，或基于计算机或智能设备的患者自我评估问卷进行初步评估，然后由麻醉科医师审核。

表 2-1　美国麻醉科医师协会（ASA）患者身体状况分级

分级	标准
Ⅰ 级	无器质性生理生化或心理疾病的健康人，能耐受麻醉和手术
Ⅱ 级	伴有轻微系统性疾病，尚无功能受限。如：控制良好的高血压或糖尿病，目前吸烟，社交性饮酒，怀孕，肥胖等。能耐受一般麻醉和手术
Ⅲ 级	伴有严重系统性疾病，已出现功能不全。如：控制不佳的高血压或糖尿病，慢性阻塞性肺疾病，病态肥胖，活动性肝炎，酒精依赖，心脏起搏器置入后，终末期肾病规律透析，3 个月之前的心肌梗死、脑卒中或 TIA、冠心病 / 冠脉支架置入史。对麻醉和手术的耐受较差
Ⅳ 级	伴有严重系统性疾病，经常威胁着生命，机体代偿功能不全。如：近 3 个月内心肌梗死、脑卒中或 TIA、冠心病 / 冠脉支架置入史，重度瓣膜功能障碍，重度射血分数下降，脓毒症，弥散性血管内凝血，ARDS 或终末期肾病不规律透析。手术麻醉风险很大
Ⅴ 级	濒死患者，无论手术与否，随时有生命危险。如主动脉破裂，颅内出血伴颅内高压，多器官 / 系统功能障碍。麻醉和手术风险极大
Ⅵ 级	确证为脑死亡，其器官拟用于器官移植手术

注：如系急诊手术，在评定上述等级前标注"急"或"E"（emergency）；TIA：短暂性脑缺血发作；ARDS：急性呼吸窘迫综合征。

三、各器官系统的术前评估

（一）心血管风险的评估

心血管风险的评估应重点关注有无心血管方面的疾病如心力衰竭、心脏瓣膜病、缺血性心脏病、心律失常、高血压、周围血管病、脑卒中等。关注病史、用药史、症状体征、心电图、心脏彩超、CTA、冠脉造影检查、支架置入等，必要时请心内科会诊。

1. 心脏功能的评估　常用美国纽约心脏学会心脏功能分级［New York Heart Association（NYHA）cardiac functional classification］四级分类法，对心血管疾病患者心脏的功能状态进行分类（表 2-2），Ⅰ、Ⅱ级患者进行一般麻醉和手术的安全性应有保障。

表 2-2　NYHA 心脏功能分级及临床意义

心脏功能	临床表现	心脏功能与耐受能力
Ⅰ 级	活动不受限；日常活动不引起疲劳、心悸、气喘、心绞痛或晕厥	心脏功能较好；麻醉耐受力较好
Ⅱ 级	活动轻度受限；日常活动可引起疲劳、心悸、气喘、心绞痛或晕厥	心脏功能较差；麻醉管理恰当，麻醉耐受力仍较好
Ⅲ 级	活动明显受限；小于日常活动的行为即可引起疲劳、心悸、气喘、心绞痛或晕厥；静息时无症状	心力衰竭；经麻醉前准备与积极治疗，可使心脏功能改善，增加安全性
Ⅳ 级	不能进行任何活动；静息时即有症状	心脏功能显著不全；麻醉耐受力极差，麻醉与手术危险很大，择期手术必须推迟

（1）常用心脏功能评估方法：包括体力活动试验、爬楼梯试验、6 分钟步行试验、起立试验（血压改变 >20mmHg，心率改变 >20 次 /min）、屏气试验（30 秒以上为正常，短于 20 秒代表心肺功能代偿低下，对麻醉耐受力差）。

（2）体能状态测试：心脏功能可以通过代谢当量（metabolic equivalent，MET）来表示（表 2-3）。≥ 4MET 且无症状的患者，可行择期手术；代谢当量无法达到 4METs 的患者，围手术期心脏风险增加。

表 2-3　代谢当量（MET）评价表

代谢当量	活动程度
1MET	平时能照顾自己吗？
2MET	能自己吃饭、穿衣服、使用工具吗？
3MET	能在院子里散步吗？
4MET	能按 50~80m/min 速度行走吗？
5MET	能做简单家务(打扫房间、洗碗)吗？
6MET	能上一层楼或爬小山坡吗？
7MET	能快步走（100m/min）吗？
8MET	能短距离跑步吗？
9MET	能做较重家务(拖地、搬动家具)吗？
10MET	能参加剧烈活动(跳舞、游泳)吗？

注：MET，代谢当量；运动耐量分级：良好（>10MET）；中等（4~10MET）；差（<4MET）。心脏病患者接受非心脏手术时，<4MET 则患者耐受力差，手术危险性大；>4MET 临床危险性较小。

2. 心脏风险评估　Goldman 心脏危险指数（cardiac risk index，CRI）为评估围手术期心脏危险性的依据之一（表 2-4）。CRI 愈高，其心因性死亡危险性愈大（表 2-5）。在总分 53 分中，有 28 分是可以经过积极的术前准备和治疗而得以纠正，如心力衰竭、心律失常、低氧血症等，病情改善后可使麻醉和手术的风险性降低。

表 2-4　Goldman 心脏危险指数

评价项目	分数
1. 病史 （1）年龄 >70 岁 （2）最近 6 个月内出现心肌梗死	5 10
2. 心脏检查 （1）存在舒张期奔马律或颈动脉怒张 （2）明显的主动脉瓣狭窄	11 3
3. 心电图 （1）非窦性心律或房性期前收缩 （2）室性期前收缩 >5 次 /min	7 7
4. 病情危重者(有下列任何一项) PaO_2<60mmHg 或 $PaCO_2$>50mmHg，血清 K^+<3.0mmol/L 或 HCO_3^-<20mmol/L，BUN>17.85mmol/L 或 50mg/dl，Cr>265.2μmol/L 或 3mg/dl，ALT 异常，有慢性肝病征及非心脏原因卧床	3
5. 实施手术 （1）腹内、胸内或主动脉手术 （2）急诊手术	3 4

表 2-5　不同 CRI 分级和死亡率

分级	CRI 评分	心因性死亡风险 /%	分级	CRI 评分	心因性死亡风险 /%
I	0~5	0.3~3	III	13~25	3~30
II	6~12	1~10	IV	26~53	19~75

改良心脏风险指数（revised cardiac risk index，RCRI）简单明了（表 2-6），可广泛用于择期非心脏手术患者的风险评估。心因性死亡、非致死性心肌梗死、非致死性心搏骤停的发生风险分别为：0 个危险因素为 0.4%，1 个危险因素为 0.9%，2 个危险因素为 6.6%，≥ 3 个危险因素为 11%。

表 2-6　改良心脏风险指数（RCRI）评估表

危险因素
缺血性心脏病史
充血性心力衰竭史
脑血管病史（脑卒中或一过性脑缺血发作）
需要胰岛素治疗的糖尿病
慢性肾脏疾病（血肌酐 >176.8μmol/L）
腹股沟以上血管、腹腔、胸腔手术

3. 高血压患者的风险评估　应该了解患者高血压的严重程度和持续时间、目前用药，是否合并高血压并发症如心肌缺血、心力衰竭、脑灌注受影响或周围血管疾病。着重询问是否有胸痛、活动耐受情况、是否有气促（特别是夜间呼吸困难）、下肢水肿、体位变化引起的头晕、晕厥、黑矇、跛行，以及抗高血压药物的不良反应。表 2-7 列出了成人高血压的常用分级标准。原发性高血压患者的心血管风险，取决于高血压分级以及相关危险因素、靶器官损害与临床并发症（表 2-8）。恶性高血压是以重度高血压为特征的临床紧急状态，常伴有视神经乳头的水肿和高血压脑病。

表 2-7　成人高血压分级标准

分级	收缩压 /mmHg	舒张压 /mmHg	分级	收缩压 /mmHg	舒张压 /mmHg
正常高值	130~139	85~89	2 级高血压	160~179	100~109
1 级高血压	140~159	90~99	3 级高血压	≥ 180	≥ 110

注：收缩压与舒张压分属不同级别时，以较高分级为准。

表 2-8　高血压患者心血管风险水平分级

危险因素和病史	1 级高血压	2 级高血压	3 级高血压
无	低危	中危	高危
1~2 个危险因素	中危	中危	极高危
≥ 3 个危险因素，或靶器官损害	高危	高危	极高危
临床并发症	极高危	极高危	极高危

注：危险因素包括男性 >55 岁、女性 >65 岁、吸烟、糖耐量异常、血脂异常、早发冠心病家族史、腹型肥胖、高同型半胱氨酸血症等。靶器官损害包括左心室肥厚、颈动脉斑块、踝臂指数 <0.9、微量白蛋白尿等。临床并发症包括脑缺血、脑梗死、心肌梗死、心绞痛、心力衰竭、糖尿病肾病、肾功能受损、肌酐升高、外周血管疾病、视网膜病变等。

4. 冠心病患者的风险评估　通常基于患者的风险因素、机体器官的功能状态、手术的风险三个基本要素，进行综合评估。患者的风险因素：①高危风险因素：新发心肌梗死（<6 周），不稳定心绞痛，心肌梗死后仍存在的心肌缺血，缺血性及充血性心力衰竭，严重心律失常，近 40 天内接受冠脉再血管化术等。高危患者只适合进行急诊或挽救患者生命的手术。②中危风险因素：近期发生心肌梗死（6 周 ~<3 个月）而未遗留后遗症或处于危险状态的心肌，在药物控制下的稳定型心绞痛（Ⅰ ~ Ⅱ级），既往

发生过围手术期缺血性事件，糖尿病，心室射血分数低（EF<0.35），心力衰竭代偿期。③低危风险因素：年龄≥70岁，高血压，左心室肥厚，6年内施行过冠状动脉旁路移植术（coronary artery bypass grafting, CABG）或经皮腔内冠状动脉成形术（percutaneous transluminal coronary angioplasty, PTCA）且未残留心肌缺血症状。患者的功能状态通常采用代谢当量（MET）进行评估。不稳定型心绞痛或心肌梗死病史的评估，应注意发作的时间和是否合并心律失常、传导障碍或心力衰竭，是否植入埋藏式心律转复除颤器（implanted cardioverter defibrillator, ICD）。了解心肌缺血部位以明确术中心电监测导联的放置位置。根据需要检测心肌酶谱、动态心电图检测（Holter）、超声心动图、运动心电图、药物负荷试验、心肌灌注扫描、冠状动脉造影。择期非心脏手术需推迟到经皮冠脉球囊扩张后2周，冠脉搭桥或金属支架后4周，药物洗脱支架后1年。

（二）呼吸功能的评估

1. 危险因素　术后肺部并发症在围手术期死亡原因中仅次于心血管因素。其危险因素包括：①肺功能损害程度；②慢性肺部疾病者；③并存中至重度肺功能不全，行胸部或上腹部手术者；④ PaO_2<60mmHg，$PaCO_2$>50mmHg者；⑤有长期吸烟史或戒烟时间<8周者；⑥有支气管肺部并发症者。手术部位在胸腔或靠近膈肌、急诊手术、手术时间>3小时、年龄>70岁，近期发生的心肌梗死以及慢性心力衰竭等均是增加肺部并发症的潜在危险因素。上腹部手术后功能残气量和肺活量降低可持续5~7天。

2. 评估方法

（1）一般评估方法：根据相关病史和体格检查，评估困难气道，呼吸道的急慢性感染，哮喘，气道高反应性的可能性；睡眠呼吸暂停综合征常见于肥胖患者，应高度重视气道和呼吸功能的评估。

（2）肺功能的评估：对于并存有慢性阻塞性肺疾病（COPD）患者接受重大手术或手术进一步损害肺功能的患者，术前需通过各项检查如胸部影像学检查、肺功能试验（pulmonary function testing）、血气分析（blood gas analysis）等，以评估患者的肺功能。

麻醉前肺功能检查的适应证有：①肺部疾病史；②有肺通气限制因素，如肥胖（超过标准体重20%）、脊柱畸形和神经肌肉接头疾病；③明显影响肺通气的手术，如上腹部手术、胸内及胸壁手术；④吸烟量大者（每月超过20包）；⑤近期（<30天）上呼吸道感染者。

肺活量<60%、通气储备百分比<70%、第一秒用力呼出气量与用力肺活量的百分比（FEV_1/FVC）<60%，术后有发生呼吸功能不全的危险。当FVC<15ml/kg时，术后肺部并发症的发生率常明显增加。最大自主通气量（MVV）占预计值的50%~60%作为手术安全的指标，低于50%为肺功能较差，低于30%为手术禁忌证。可能行全肺切除者最好能行健侧肺功能测定或分侧肺功能测定。动脉血气分析简单易行，可以了解患者的肺通气功能和换气功能。胸腔周径法、吹火柴试验也是常用的简易评估方法。

（三）肾脏功能的评估

1. 一般评估方法　肌酐是肌肉组织的代谢产物，因为个体的肌肉质量相对恒定，因此血浆肌酐浓度可以较为准确地反映肾小球滤过率。但大量肉类饮食、西咪替丁治疗与酮症酸中毒时，肌酐清除率升高而肾小球滤过率不变。成人血尿素氮（BUN）的正常值是3.2~7.1mmol/L，其降低常见于饥饿和肝脏疾病，升高反映肾小球滤过率的下降和蛋白质分解代谢旺盛，如创伤、感染、血液成分的破坏及高蛋白饮食。尿浓缩和尿稀释实验、尿比重等也有助于了解肾功能。

2. 肾功能评价　主要以肾小球滤过率（GFR）为指标，使用菊粉进行测量，男性GFR正常值为（120±25）ml/min，女性为（95±20）ml/min。虽然肌酐清除率会高估GFR，但仍常用其反映GFR。男性的肌酐清除率=[（140-年龄）×瘦体重/（72×肌酐浓度）]，女性的肌酐清除率需再×0.85以校正。肾功能损害分级根据慢性肾脏疾病（chronic kidney disease, CKD）分为1~5期（表2-9）。

表 2-9　CKD 分期

分级	肾小球滤过率 /[ml·min^{-1}·(1.73m^2)$^{-1}$]
1 期(正常)	>90
2 期(轻度受损)	60~89
3 期(中度受损)	30~59
4 期(重度受损)	15~29
5 期(肾脏衰竭)	<15 或透析

（四）肝脏功能的评估

目前无一项指标能反映肝脏的全部功能,术前风险评估需从肝脏蛋白质合成、胆红素代谢、凝血机制及药物的生物转化等方面进行考虑。目前常用 Child-Pugh 分级（Child-Pugh classification）标准来评定肝脏功能损害程度(表 2-10);计算累计分数:A 级 5~6 分,预后最好;B 级 7~9 分,危险度中等;C 级 10~15 分,预后最差。

表 2-10　Child-Pugh 肝脏功能损害分级标准

临床分化指标	1 分	2 分	3 分
肝性脑病	无	1~2 级	3~4 级
腹腔积液	无	轻度	中重度
总胆红素 /(μmol·L^{-1})	<34	34~51	>51
白蛋白 /(g·L^{-1})	>35	28~35	<28
凝血酶原时间延长 /s	<4	4~6	>6

（五）中枢神经系统功能的评估

术前神经系统评估需要确定意识状态、言语功能、脑神经功能、步态、运动及感觉功能,为发现术后新发神经功能损害提供证据。除颅内疾患和颅脑外伤等涉及患者意识和颅内压的指标外,还需要评估术前认知功能以及抑郁症状态,是否长期服用神经精神类药物以及物质滥用成瘾的情况。

（六）血液系统的评估

贫血是术前常见的血液系统疾病,术前风险评估时需关注患者是否存在心悸、乏力、胸痛、黑便或血便、体重下降、心脏杂音、肝脾大或淋巴结病变等症状,对于严重贫血患者,需推迟择期手术,并根据贫血程度和预计失血量进行血型检验和相关筛查以及对症治疗。术前应了解有无长期服用抗血小板药或抗凝血药及其具体品种与剂量,并常规检查凝血功能,如凝血酶原时间(PT)、活化部分凝血活酶时间(APTT)和纤维蛋白原(Fbg)。着重了解患者有无异常出血的情况,可能的先天性或后天性原因及有无并发症,以便在术前给予相应的对因治疗与全身支持治疗。

（七）内分泌系统的评估

常规询问糖尿病史,了解用药情况及血糖控制情况,重点关注心血管系统和其他器官的继发性损害,警惕糖尿病自主神经病变的表现,如无痛性心肌缺血、直立性低血压、缺乏心率变异性、无汗、阳痿。术前空腹血糖应控制在 8.3~11.1mmol/L,难以控制者至少应降至 13.3mmol/L,尿糖(－),尿酮体(－)。糖化血红蛋白(HbA1c)水平不受空腹影响,可用于诊断血糖控制不良,推荐的控制目标为低于7%。合并糖尿病酮症酸中毒、高渗综合征的患者,应推迟择期手术。对于甲状腺功能亢进患者,应了解其抗甲状腺药物及 β 受体拮抗剂的应用情况,并检测甲状腺功能,有效控制病情、降低基础代谢率,静息心率应 <85 次/min,防止围手术期甲状腺危象的发生。甲状腺功能减退可根据游离 T$_4$ 水平判断,检测 TSH 水平可以鉴别原发或继发甲状腺功能减退。未经治疗的严重甲状腺功能减退水肿昏迷的患者禁忌择期手术,急诊手术术前必须进行甲状腺激素治疗,轻度或中度的甲状腺功能减退不是手

术禁忌证。甲状旁腺功能亢进者,术前应纠正低血容量,血钙浓度需 <3.5mmol/L,并评估心律失常、肌无力、骨折情况。对于嗜铬细胞瘤患者,术前关注肾上腺素受体拮抗药使用和容量治疗是否充分,评估静息时及体位变化时的血压和心率、室性期前收缩、心肌缺血以及电解质情况。盐皮质激素增多(原发性醛固酮增多症)以及糖皮质激素增多产生库欣综合征者,术前警惕低钾性代谢性碱中毒,可术前补钾和给予螺内酯纠正。

(八)骨骼肌肉系统的评估

对于强直性脊柱炎、类风湿关节炎患者,应了解病情及用药情况,建议术前常规行颈部影像学评估(侧位伸屈位片),充分进行气道评估,并建议术前肺功能检查。对于急性脊髓损伤者,仔细了解病史及可能存在的其他伤情,完善检查,明确脊髓损伤节段及程度,在进行任何操作或处理时必须避免二次损伤。对于慢性脊髓损伤者,明确脊髓损伤情况及可能存在的并发症(如呼吸功能受限、肾脏损害、深静脉血栓形成等)。重症肌无力患者术前评估病情最近的进展、受累的肌肉群、治疗药物和伴随疾病。

四、麻醉专科评估

(一)气道评估

术前气道评估的目的是判断患者有无困难气道,包括困难气管插管和困难面罩通气。患者外观可提供一些困难气道的风险因素,如先天性或创伤、感染、肿瘤致口腔颌面部畸形或缺损,烧伤后瘢痕粘连致小口畸形、颏胸粘连,手术或放疗后引起气道附近解剖结构异常,颞下颌关节强直,病态肥胖,颈短,头后仰受限 <35°,头极度后仰闭口时胸颏间距 <12.5cm,小下颌(下颌与舌骨间距 <7cm),上切牙突出,高喉头,巨舌,门齿突起等。采用改良 Mallampati 分级(modified Mallampati test)(表 2-11)、甲颏间距、张口度和各种影像学资料评估患者的气道情况。明确患者牙齿有无松动、断裂、牙冠、牙桥或假牙。对于某些无牙或明显面部解剖异常的患者,应该考虑到面罩封闭不严的可能。

表 2-11　改良 Mallampati 分级

分级	观察到的结构	分级	观察到的结构
Ⅰ级	可见软腭、腭咽弓、腭垂	Ⅲ级	仅见软腭、腭垂基底部
Ⅱ级	可见软腭、腭咽弓、部分腭垂	Ⅳ级	看不见软腭

注：Ⅲ ~ Ⅳ级提示困难气道。

(二)椎管内麻醉评估

对于行下腹、盆腔、会阴部、下肢手术以及分娩镇痛时可根据病情采用椎管内麻醉。术前评估时需特别注意患者穿刺操作部位是否存在脊柱畸形、皮肤外伤和感染等。询问患者是否存在中枢神经系统和周围神经病史,了解出血史、用药史、手术史、过敏史,特别是有无应用抗凝血或抗血小板药,并完善血常规和凝血功能检查。严重低血容量、止血功能异常、全身感染以及脊椎外伤或严重腰背痛患者禁忌椎管内麻醉。

(三)神经阻滞评估

进行神经阻滞前必须评估其是否能够满足手术区域的镇痛以及肌松需求,并完善血常规和凝血功能检查。观察穿刺点及周围皮肤是否存在皮疹、感染或溃烂等异常情况。若术中或术后需要观察运动和感觉恢复情况,不宜行神经阻滞。

(四)血管评估

进行血管内穿刺置管前需观察穿刺部位皮肤是否存在感染、外伤、溃烂等异常情况,询问患者是否存在血管疾病如血管炎等。若患者存在严重凝血功能障碍,可在超声引导下进行穿刺,以减少失败次数。改良 Allen 试验阴性者提示尺动脉供血障碍,掌部组织侧支循环血流灌注不良,不建议行桡动脉穿刺置管。有上腔静脉综合征或安装过起搏器的患者,应避免颈内静脉或上肢静脉穿刺置管,可通过股静脉穿刺置管。

第三节　麻醉前患者的准备

一、麻醉前准备的目的

麻醉前准备的目的是使患者的体格和精神处于最佳状态,以增强患者对麻醉和手术的耐受能力,提高麻醉安全性,避免麻醉意外,减少术后并发症,加快术后恢复。

二、体格和精神的准备

麻醉前应尽力改善患者的全身情况,采取相应措施使各器官功能处于最佳状态。准备要点包括:改善营养状况;纠正贫血和水、电解质紊乱和低蛋白血症;停止吸烟;术前心理和精神状态的准备;增强体力和心肺储备功能,以提高患者对麻醉和手术的耐受能力。

营养不良可导致血浆白蛋白降低、贫血、血容量不足以及某些维生素缺乏,使患者耐受创伤及失血的能力降低。因此,术前应改善营养不良状态,维持血红蛋白 $\geqslant$ 80g/L,血浆白蛋白 $\geqslant$ 30g/L,并纠正脱水、电解质紊乱和酸碱平衡失调。

休克患者应待休克得到纠正后才能进行非急诊手术,但如果手术本身即是消除休克病因的手段或主要措施,可在纠正休克的同时进行手术。对低血容量性休克的患者,在补充血容量、改善循环功能和组织灌注的同时进行手术。对脓毒症休克的患者,围手术期除改善循环功能和组织灌注外,还需积极抗感染治疗。

术前的紧张、焦虑及恐惧等剧烈情绪会引起机体内环境的紊乱,导致患者对手术和麻醉的耐受力下降。麻醉前应消除患者及家属的不良情绪,取得患者及家属的信任,增强患者自信心,指导患者在围手术期如何配合。对于情绪过度紧张无法缓解者,需使用药物治疗。

三、呼吸系统的准备

合并急性呼吸道感染的患者,术后呼吸系统并发症发生率明显增高,因此择期手术应暂缓,一般在感染得到充分控制 1 周后方可手术。对合并有慢性呼吸系统感染者,如肺结核、慢性肺脓肿、重症支气管扩张等,尽可能在感染得到控制后再行手术。气道高反应性常见于有哮喘和 COPD 病史的患者。为了治疗和预防支气管痉挛,术前可应用支气管扩张药、糖皮质激素、β_2 肾上腺素受体激动药或白三烯受体拮抗剂。COPD 患者术前准备的原则包括控制呼吸道感染、清除气道分泌物、治疗支气管痉挛、改善呼吸功能。术前持续使用支气管扩张剂的 COPD 患者推荐维持吸入至手术当日。有明确咳嗽、咳痰者推荐使用祛痰药。COPD 急性加重者,加用抗生素,推荐术前 1 周吸入糖皮质激素及支气管扩张剂。已发展为肺心病的患者,还应注意控制肺动脉高压,减少心脏后负荷。术前戒烟 4 周以上可显著缩短术后住院时间、降低伤口感染率及总并发症发生率。加强术前营养支持,康复训练。维持静息 PaO_2 $\geqslant$ 60mmHg 或 SpO_2>90%,必要时氧疗。

四、心血管系统的准备

心血管系统准备的关键是正确评估和改善心脏功能。应在术前控制心血管疾病的次要危险因素,如糖尿病、吸烟、高脂血症、肥胖,将患者调整至最佳状态。

有明显或疑似冠心病症状者,暂缓手术,请心内科会诊。$\leqslant$ 3 个月的新发心肌梗死者,择期手术需推迟。新诊断心力衰竭的患者,中、高危非心脏手术推迟至心力衰竭治疗 3 个月后。极重度高血压患者建议暂缓择期手术,直至血压控制至 180/110mmHg 以下。如有终末器官损害,术前应尽可能将血压降至正常。围手术期降压,应避免速度过快或血压过低,以免发生心脏、脑缺血。室性心律失常患者,术前继续口服抗心律失常药,偶发单形性室性期前收缩、循环稳定且无症状者可考虑手术,多发或多形性室性期前收缩、有症状且存在循环不稳定者,应延期手术,并请心内科会诊。室上性心律失常和心房颤动者,继续口服抗心律失常药,房颤患者行心脏彩超检查明确是否存在附壁血栓,静息室性心率宜控制在 80 次 /min 以下,左室射血分数良好者,室性心率控制在 110 次 /min 以下。传导阻滞、缓慢性心律失常者,应行动态心电图以及电生理检查;二度及以上房室传导阻滞伴或不伴(多)束支传导阻滞者,应请心内科会诊确定是否为病态窦房结综合征,必要时放置临时起搏器。抗凝药及抗血小板药的停用参照相关章节。

五、胃肠道准备

一般认为,择期手术患者,无论选择何种麻醉,术前都应禁食(fasting),目的在于防止术中或术后发生胃反流(gastric reflux)和误吸(aspiration),避免因误吸而导致的肺部感染或窒息等意外发生。加速术后康复(enhanced recovery after surgery,ERAS)理念与实践已广为接受,缩短术前禁食时间,有利于减少患者饥饿、口渴、焦虑等不良反应,有助于减少术后胰岛素抵抗,缓解分解代谢,缩短术后住院时间。

麻醉前 2 小时饮用的清饮料量应 ≤ 5ml/kg(或成人总量 ≤ 400ml),不会增加反流误吸的风险,还可有效促进康复。清饮料包括清水、高碳水化合物、碳酸饮料、清茶、各种无渣果汁及黑咖啡(不含奶)。新生儿和婴幼儿禁母乳至少 4 小时,易消化固体及配方奶至少 6 小时。提倡成人术前禁食易消化淀粉类固体食物至少 6 小时,油炸含脂肪丰富肉类食物至少 8 小时(表 2-12)。对于存在严重创伤、消化道梗阻、肥胖、困难气道及中枢神经系统疾病的患者有必要延长禁食时间。饱胃急诊患者,术前留置硬质粗胃管行胃肠减压尽可能将胃排空,并给予甲氧氯普胺 10~20mg,西咪替丁 0.4mg 或雷尼替丁 300mg,应采取措施避免发生反流误吸。

表 2-12　麻醉前禁食禁饮时间

食物种类	禁食禁饮时间	食物种类	禁食禁饮时间
清饮料	≥ 2h	淀粉类固体食物	≥ 6h
母乳	≥ 4h	油炸含脂肪丰富肉类食物	≥ 8h
易消化固体及配方奶	≥ 6h		

六、麻醉前治疗用药的调整

(一)抗高血压药

常用的抗高血压药物有利尿药、β 受体拮抗剂、钙通道阻滞剂、血管紧张素转化酶抑制剂(ACEI)和血管紧张素 II 受体阻滞剂。术前评估时应明确患者用药种类和剂量,便于根据其药理特性,与麻醉药的相互作用,以及患者的临床表现进行综合考虑。使用 ACEI 类药物和血管紧张素受体阻滞药的患者,若血压控制较好,手术当天早晨药量减半或暂停服用,以避免麻醉期间严重低血压。其他降压药可常规应用至手术当天早晨。使用利尿剂者,围手术期监测电解质。

(二)β 受体拮抗剂

β 受体拮抗剂广泛用于高血压病、心力衰竭、心律失常和心肌病等心血管疾病的治疗。其通过阻断心脏 β_1 受体,减慢心率,减弱心肌收缩力,使心肌耗氧量减少从而改善心脏功能。对于心肌缺血中高危患者,围手术期应使用 β 受体拮抗剂。对于存在三项或以上 RCRI 危险因素的患者,术前可以使用 β 受体拮抗剂。为避免 β 受体拮抗剂停药造成的心肌收缩力增加和心率加快,术前应继续用药。

另外 β 受体拮抗剂能延缓胰岛素引起低血糖反应,故使用胰岛素治疗的糖尿病患者应慎用。

（三）抗神经精神病类药物

帕金森病、癫痫、精神病患者,避免突然停药,尽量保证按原计划服药,必要时请神经或精神科会诊。帕金森病患者避免使用甲氧氯普胺、丁酰苯类、吩噻嗪类、抗毒蕈碱药物和琥珀胆碱。正在接受司来吉兰治疗的患者,禁止使用哌替啶,明确其他与病情及患者所服药物相关的禁忌药物,必要时请药师会诊。长期服用单胺氧化酶抑制剂(monoamine oxidase inhibitor,MAOI)如苯乙肼、反苯乙肼等、三环类抗抑郁药如丙米嗪(imipramine)、阿米替林(amitriptyline)、地昔帕明(desipramine)、多塞平(doxepin)等以及选择性 5- 羟色胺再摄取抑制药(selective serotonin reuptake inhibitor,SSRI)如氟西汀、帕罗西汀、氟伏沙明、舍曲林等的患者麻醉期间血流动力学可能不稳定,应用血管活性药物时应选择直接缩血管或扩血管药物谨慎地从小剂量开始。长期服用吩噻嗪类药物如氯丙嗪、氟哌啶醇等患者,因该类药物可明显地、不可逆地阻断外周肾上腺素能 α 受体,所以这些患者在全身麻醉或椎管内麻醉下出现低血压时,应谨慎地选用缩血管的纯肾上腺素 α 受体激动药如去氧肾上腺素或去甲肾上腺素。

（四）抗血小板药及抗凝药

抗凝药已成为治疗心血管疾病和预防围手术期静脉血栓的常规疗法,一般情况下,凝血功能异常的患者宜采用全身麻醉,谨慎实施椎管内麻醉及深部神经阻滞。抗血小板聚集药如噻氯匹定、氯吡格雷,建议术前停药至少 1 周,停药期间采用低分子肝素替代治疗;维生素 K 拮抗药华法林,建议术前停药 5 天,直至 INR ≤ 1.4。单纯口服阿司匹林和大蒜、银杏、人参的中草药,一般无须特殊停药。

（五）降糖药物

无须禁食禁饮的短小局部麻醉(局麻)手术可口服降糖药。需要禁食禁饮者,手术当日停用口服降糖药和非胰岛素注射剂,使用普通胰岛素控制血糖。磺脲类和格列奈类药物可能引起低血糖,术前最好停用 24 小时。肾功能不全或使用静脉造影剂的患者术前停用二甲双胍 24~48 小时。如使用中效或长效胰岛素者,手术日早晨皮下注射原剂量的 50%~75%。停用短效胰岛素,根据监测结果应用。使用胰岛素泵者根据血糖调整速度。

七、其他方面准备

一般情况下,轻中度肝功能异常者不是麻醉和手术的禁忌证,但应考虑使用对肝功能影响较小的麻醉方案。重度肝功能不全者不宜行择期手术。肝病急性期禁忌非急症手术,施行急症手术也极易在围手术期出现严重凝血功能障碍等并发症,预后不佳。术前使用糖皮质激素者,围手术期应维持应用。曾长时间使用糖皮质激素而停服一个月内者,术前恢复外源性糖皮质激素直至术后数天,以避免急性糖皮质激素功能不全。

终末期肾病患者应在围手术期适时进行透析治疗,以降低围手术期肺水肿、尿毒症、贫血、药物代谢障碍、凝血异常等发生率。术后急性肾损伤是围手术期死亡的重要原因之一,其危险因素有:①术前肾功能储备降低,如并存有慢性肾脏疾病、糖尿病、高血压、肝功能不全者;②与手术相关的因素,如夹闭主动脉、体外循环、长时间手术、大量失血等;③麻醉和手术中可能造成急性肾损伤的因素,如低血压、低血容量、肾毒性药物等。对肾功能受损患者需做好术前准备,给予适当治疗,并针对上述导致术后急性肾损伤的危险因素制定麻醉方案以保护肾功能。

妊娠并存外科疾病时,手术和麻醉必须考虑孕妇和胎儿的安全。妊娠 3 个月内,缺氧、麻醉药或感染等因素易致胎儿先天畸形或流产,尽可能将择期手术推迟到产后再施行。如系急诊手术,麻醉时应避免缺氧和低血压。妊娠 4~6 个月期间一般认为是手术治疗的最佳时机,如有必要可施行限期手术。

第四节 麻醉选择的原则及麻醉前用药

一、麻醉选择的原则

麻醉选择(anesthesia selection)包括麻醉方式和麻醉药的选择,需在确保麻醉效果、保障患者安全、满足手术需求等前提下选择对患者最有利的麻醉方案。根据手术风险,患者自身意愿,手术部位、术中体位、术者的特殊要求和技术水平,麻醉科医师的业务水平、麻醉设备及药品方面的条件等多方面因素进行综合考虑,尽可能地使麻醉过程平稳舒适。

二、麻醉前用药目的

麻醉前用药(pre-anesthetic medication)的目的包括:镇静,减少恐惧,解除焦虑,稳定情绪,产生必要的遗忘,预防局麻药的毒性反应;镇痛,提高痛阈,减轻术前置管、局麻、搬动、保持体位时的疼痛;抑制呼吸道腺体分泌,保证呼吸道通畅,维护循环系统功能稳定;调整自主神经功能,消除或减弱不利的神经反射活动。

三、麻醉前常用药物

1. 镇痛药(narcotics) 该类药物能与全身麻醉药发挥协同作用,从而减少全身麻醉药的用量。对于手术前疼痛剧烈的患者,麻醉前应用镇痛药可使患者安静合作。椎管内麻醉时辅助应用镇痛药能减轻内脏牵拉痛。常用的镇痛药有曲马多(tramadol)、吗啡(morphine)和芬太尼(fentanyl)等,一般于麻醉前半小时肌内注射。

2. 苯二氮䓬类药物(benzodiazepines) 该类药物具有镇静、催眠、解除焦虑、遗忘、抗惊厥及中枢性肌肉松弛等作用,对局麻药毒性反应也有一定的预防和治疗效果。术前当晚可口服此类药物增加睡眠,消除患者的紧张情绪。常用药物有地西泮、咪达唑仑等。咪达唑仑还可产生顺行性遗忘作用,其特点是即刻记忆完整,事后记忆受损,无逆行性遗忘作用,对预防术中知晓有明显作用。

3. α_2-肾上腺素受体激动药 这类药物具有镇静、抗焦虑、催眠、镇痛和抗交感作用。全身麻醉诱导前缓慢静脉注射右美托咪定(dexmedetomidine)0.5~1μg/kg,还可有效减少其他麻醉诱导药物用量,减轻气管插管过程中的循环波动。常见不良反应有低血压、心动过缓及口干等,重度心脏传导阻滞和重度心室功能不全者禁用。

4. 抗胆碱药 这类药物能阻断节后胆碱能神经支配的效应器上的胆碱受体,主要使气道黏膜及唾液腺分泌减少,便于保持呼吸道通畅。阿托品(atropine)还有抑制迷走神经反射的作用,使心率增快。盐酸戊乙奎醚(penehyclidine hydrochloride)对中枢和外周抗胆碱作用均明显强于阿托品,对 M 胆碱受体的亚型(M_1、M_2、M_3)有明显的选择性,即主要选择作用于 M_1、M_3 受体,而对 M_2 受体作用较弱或不明显,从而具有中枢镇静作用,对心脏无明显影响,不增快心率,无尿潴留、肠麻痹等不良反应。格隆溴铵具有比阿托品更强的抗唾液分泌作用,无中枢性抗胆碱活性,对心脏传导影响小,快速性心律失常的发生率低。但越来越多的证据不主张在麻醉前常规使用抗胆碱药,而应根据具体情况慎用。

5. 抑制胃酸分泌药 H_2 受体阻断药,如西咪替丁(cimetidine)或雷尼替丁(ranitidine)。H^+-K^+-ATP 酶抑制药(proton pump inhibitors,PPI),如奥美拉唑、兰索拉唑、泮托拉唑、雷贝拉唑、艾司奥美拉唑等。术前口服此类药物可提高胃液的 pH,减少胃液分泌量。急腹症患者和临产妇未空腹者,此药可以减少反流误吸的风险。

目前不建议术前常规使用苯二氮䓬类药物和抗胆碱药物,尤其是对老年患者,术前即存在认知功能障碍(如轻度认知功能障碍、阿尔茨海默病等)者。为了使麻醉前用药发挥预期的效果,还需根据病情和麻醉方法作适当的剂量调整:对于一般情况欠佳、年老、体弱、恶病质、休克和甲状腺功能减退的患者,吗啡、巴比妥类等药物应酌减剂量,呼吸功能不全、颅内压升高者或临产妇,禁用吗啡;年轻、体壮、情绪紧张或甲状腺功能亢进的患者,麻醉前用药应适当增加剂量,创口剧痛者应给予镇痛;心动过速或甲状腺功能亢进者,或周围环境温度高时,可不用或少用抗胆碱药;吸入麻醉时,使用适量阿托品可降低迷走神经张力,对抗心率减慢作用;小儿对吗啡较敏感,剂量应酌减;因小儿腺体分泌旺盛,抗胆碱药的剂量应略大;复合给药时,剂量应酌减;急症患者以静脉给药为宜。

第五节　麻醉实施的准备与检查

一、麻醉实施的准备

麻醉实施前的准备与检查至关重要,如有忽视可能导致严重不良后果。根据麻醉计划,确认麻醉设备是否正常工作、麻醉器材准备是否充分、麻醉药(包括急救和辅助药品)准备是否完善。患者进入手术室后,麻醉科医师应与手术医师、手术护士共同完成手术安全核查。首先核对患者基本信息、拟行手术、检查并核对最后一次进食进饮的时间、内容和数量、了解最新的实验室检查结果、询问患者是否将义齿、助听器、角膜接触镜片、首饰、手表带入手术室,明确有无缺牙或松动牙并做好记录、确认手术及麻醉知情同意书的签署情况。核对完成后开始监测患者各项生理指标,建立静脉输液通道,准备开始麻醉。

二、麻醉器械的准备

为确保麻醉和手术能安全顺利进行,麻醉前必须对麻醉设备和器材进行准备和检查。包括麻醉机及相应气源、麻醉器材、吸引装置、监测仪器、液体输注设备和器材等。

（一）气源检查

手术室内的中心供气装置按照国际惯例用不同颜色对应相应的气体管道,蓝色为氧气管道,灰色为 N_2O 管道,黄色为压缩空气管道。高压气瓶也需按如上颜色标识清楚。

（二）麻醉机检查

包括如下内容:麻醉机是否与气源正确连接;麻醉机是否漏气;气流表是否正常转动,吸气和呼气活瓣开启关闭是否正常,快速充氧开关是否灵活;监护和报警设备是否正常工作;钙石灰或钠石灰是否有效;挥发罐内麻醉药品是否正确且充足;设置通气模式、呼吸频率、压力限制、吸呼比、呼气末正压值等通气参数和潮气量、每分通气量的报警阈值;准备呼吸急救管理器械。现代麻醉机一般具备自检功能。

（三）麻醉器材准备

行全身麻醉前需确认气管内插管器材是否齐全、型号是否合适,包括(可视)喉镜、气管内或支气管内导管或喉罩、牙垫、导管芯、空注射器、吸引器、胶布、听诊器等,确保导管套囊不漏气。行经鼻插管前应准备好液状石蜡、插管钳和特殊固定胶布。如果患者为可预测的困难气道,还需准备喉罩和纤维支气管镜等。行局部麻醉应准备麻醉穿刺包和合适的穿刺针。

（四）监测仪的准备

麻醉期间必须监测患者的生命体征,包括血压、呼吸、脉搏血氧饱和度、体温、心电图,全身麻醉患者应监测呼气末二氧化碳分压,必须设置报警值并确保其正常工作。根据病情需要和实际条件,选择性监测麻醉气体浓度、有创动脉血压、中心静脉压、肺动脉压、心排血量、神经肌肉传导功能、脑氧饱和度和麻醉深度等。

（五）液体输注设备

常规准备输液加温装置。考虑有大量快速输血可能时,可根据条件准备快速加温加压输血装置。

三、麻醉药及急救药物的准备

根据选择的麻醉方法,准备好相应的吸入麻醉药、静脉麻醉药、局麻药、镇痛药、肌松药和相应的拮抗药等。急救药物包括血管活性药、抗心律失常药、抗凝药等,行局部麻醉时还需准备脂肪乳剂。所有备好的药物都需做好标注、给药前应再次核对种类、剂量、浓度和有效期,防止发生差错。明确科室内急救设备,如困难气道设备车、除颤仪、心电图机、超声机等特殊设备的位置及处于正常可用状态。

(赵国庆)

思考题

1. 合并糖尿病的重度肥胖患者麻醉前评估要点有哪些?
2. 药物洗脱支架置入 2 年,口服抗凝药的心肌梗死患者,麻醉前准备有哪些要点?
3. 急诊失血性休克患者,麻醉实施前的准备与检查要点有哪些?

第三章
生命功能的监测与调控

要点：

1. 生命功能监测包括基本监测和扩展监测。围手术期监测的选择应考虑患者病情、脏器功能状况、外科情况、监测条件等因素。

2. 基本监测是指麻醉期间所有患者都必须进行的常规监测，主要包括神志、呼吸、循环、体温的监测。

3. 围手术期进行呼吸功能及循环功能的监测与调控至关重要，目的是让呼吸功能和循环功能趋于生理状态，避免各种并发症的发生。

4. 围手术期低体温较常见，尤其是儿童、老人及大手术的患者。低体温对患者有多种影响，其中可引起麻醉药代谢缓慢而导致苏醒延迟。

5. 麻醉期间脑与神经电生理监测手段可反映麻醉深度或早期识别神经损伤，从而可减少麻醉过浅或过深，避免或减轻神经损伤。

6. 神经肌肉功能监测可指导合理使用肌松药，并预防肌松药的残余作用。

7. 所有的监测设备均是医师的辅助工具，任何监测设备都不能取代医师的临床观察和判断。

麻醉风险（anesthesia risk）是指麻醉过程中患者因生理功能受到干扰而危及生命的可能性，高危患者进行复杂手术会显著增加麻醉风险。直接与麻醉相关的死亡率大约为 1∶（200 000~300 000）。为了实施安全的麻醉，麻醉科医师在围手术期应对患者的基本生命功能进行密切监测并仔细调控。围手术期生命功能监测是指通过麻醉科医师的感官（视、触、叩、听等）和借助监测设备在围手术期以数据或图像的形式实时监测患者的生命体征和生理参数变化，为麻醉科医师诊断和治疗提供依据。围手术期多种因素（手术、麻醉等）干扰患者的生理功能，导致患者的生命可能受到威胁，因此我们需要在围手术期对患者的生命功能进行监测。在围手术期监测中，训练有素、敏锐的麻醉科医师起着至关重要的作用。生命功能监测包括基本监测和扩展监测。基本监测是指所有患者在麻醉手术期间都必须实施的常规监测，主要包括神志、呼吸、循环和体温四个方面的监测。扩展监测是指针对某个系统或器官功能状态或伴有严重系统或器官疾病的高危患者手术时用于补充的监测项目。其与基本监测相比除了更加精确与全面，还可提升监测的灵敏度与特异度，有助于麻醉科医师进行准确判断和及时干预，保证手术患者围手术期各器官功能正常和内环境稳定。

第一节　呼吸功能监测与调控

呼吸，是指机体与外界环境之间进行气体交换的过程。人的呼吸过程包括两个相互关联的环节：外呼吸和内呼吸。外呼吸指外界空气与血液间的气体交换过程，包括肺通气和肺换气；内呼吸是指血液与组织细胞间的气体交换。呼吸系统的主要功能是完成通气与换气，为机体提供氧气和排出二氧化碳。围手术期呼吸功能的监测和调控与麻醉的安全实施密不可分。提供安全麻醉的基础是全面了解呼吸功能的监测方法并解读相关监测结果，了解麻醉和手术对呼吸功能的影响，减少各种呼吸系统相关不良事件对预后的影响。

一、呼吸功能基本监测方法

呼吸功能基本监测方法包括观察皮肤黏膜颜色、观察呼吸运动、听诊呼吸音和简易测定呼吸功能几个部分。

(一)观察皮肤黏膜颜色

从黏膜/皮肤的颜色和手术野出血的颜色可以初步判断患者的氧合情况。发绀是指血液中还原血红蛋白增多时皮肤和黏膜等部位出现紫蓝色改变,少数异常血红蛋白衍生物如高铁血红蛋白或硫化血红蛋白也可引起皮肤黏膜发绀。在皮肤菲薄、色素较少和毛细血管丰富的部位(如口唇、甲床等)易于观察。发绀有两种发生机制:全身动脉血氧饱和度下降和/或组织摄氧增加。根据这两种机制将发绀分为中心性发绀和周围性发绀。当全身动脉血中还原型血红蛋白 >50g/L(血氧饱和度 ≤ 85%)时,会出现中心性发绀。但重度贫血患儿的发绀可能不易查见。周围性发绀患者的全身动脉血氧饱和度正常,但因组织摄氧增加导致全身动静脉血氧差增大和静脉侧毛细血管内去氧血增加,摄氧增加是由于毛细血管内血流缓慢引起的,其原因包括血管舒缩功能不稳定、寒冷环境中血管收缩、静脉梗阻、静脉压增大、红细胞增多症和低心排血量。

(二)观察呼吸运动

通过观察保留自主呼吸患者的呼吸运动类型(胸式呼吸或腹式呼吸)、呼吸幅度、呼吸频率和节律等评估呼吸功能。全麻插管保留自主呼吸的患者还需观察呼吸机球囊运动。

呼吸困难时患者主观感觉为通气不足,表现为呼吸费力,严重时鼻翼扇动,张口呼吸,甚至需辅助呼吸肌参与呼吸运动。如上呼吸道梗阻时,吸气相出现胸骨上窝、锁骨上窝、肋间隙向内凹陷的三凹征,吸气时间延长,表现为吸气性呼吸困难。下呼吸道梗阻如支气管痉挛时,呼出气流不畅,呼气用力,呼气时间延长,表现为呼气性呼吸困难。严重呼吸困难可出现端坐呼吸。

(三)听诊呼吸音

采用胸前听诊器或食管听诊器,监听呼吸音的强度、音调、时相以及性质的改变,可鉴别正常呼吸音与病理性呼吸音如呼吸音消失、减弱或增强和痰鸣音、哮鸣音、湿啰音等。在气管插管后应听诊双肺是否有对称的呼吸音,以排除气管导管误入食管或进入一侧支气管。术中出现气道压力增加或氧合下降时,应当进行双肺呼吸音听诊。

(四)呼吸功能的简易测定

呼吸功能的简易测定方法不需要特殊的仪器设备,通过简单的床旁评估可以粗略了解患者的肺功能,方法简单易行,是临床上常用的呼吸功能检查方法。对于术前合并 COPD、哮喘等呼吸系统疾病或心肺储备功能较差的患者建议用简易测定方法进行初筛。

1. **屏气试验(breath-holding test)**　嘱患者先深呼吸数次后,深吸一口气屏住呼吸,正常值大于30 秒,呼吸循环代偿功能差者,屏气时间少于 30 秒。

2. **吹气试验(blow test)**　常用以下方法。

(1)吹火柴试验:将点燃的火柴置于患者口前一定距离,让患者用力将火柴吹灭。如不能在 15cm距离将火吹灭,则估计时间肺活量一秒率 <60%,第一秒用力呼气量 <1.6L,最大通气量 <50L/min。

(2)吹蜡烛试验:与吹火柴试验相似,患者如能将 90cm 以外点燃的蜡烛吹灭,估计呼吸功能基本正常。反之说明可能不正常。

二、通气功能监测与调控

(一)机械通气下肺通气功能的基本监测

所有的机械通气都需要确认人工气道位置后再考虑机械通气参数是否适宜。

(1)潮气量(tidal volume, V_T): V_T 是指平静呼吸时每次吸入或呼出的气体量,正常成年人平静呼吸时的潮气量为 400~600ml。潮气量与年龄、性别、身高、体重和平时运动情况等有关。潮气量下降通常提示存在限制性肺疾病。存在阻塞性肺疾病，尤其是中／重度阻塞时，气流受阻，亦可出现潮气量的下降。全身麻醉期间，患者常常没有自主呼吸。患者的通气和换气由呼吸机提供，呼吸机有不同的通气模式。容量控制模式初始设置潮气量为 6~8ml/kg，根据个体调整以维持 $PaCO_2$ 在 35~45mmHg 为宜。在压力控制通气模式下，持续监测 V_T 非常重要，因为它反映胸腹顺应性的改变。如患者发生气胸时，V_T 就会明显降低。

（2）呼吸频率（respiratory rate）：每分钟的呼吸次数。正常自主呼吸时呼吸频率为 12~18 次 /min，清醒的患者常常能根据机体的需要自动调控呼吸频率。全身麻醉的患者自主呼吸消失后，其呼吸频率常常设置为 10~16 次 /min，婴儿 30~40 次 /min，呼吸机按照设置的呼吸频率进行通气。术中可以通过调整呼吸频率，改变每分通气量，以维持正常 $PaCO_2$。过度通气和通气不足都会造成生理干扰，产生不良后果。在麻醉恢复期，呼吸频率快慢或节律可以帮助判断麻醉药是否残留，如肌肉松弛药残留常常表现为浅快呼吸，阿片类药物残留表现为深慢呼吸。

（3）无效腔量／潮气量（V_D/V_T）：无效腔量（V_D）是指潮气量中没有参加气体交换的气体量。V_D/V_T 反映肺内通气与血流灌注比例是否正常。临床上用 V_D/V_T 反映通气效率，正常值为 0.25~0.3。计算公式为 $V_D/V_T=(PaCO_2-P_{ET}CO_2)/PaCO_2$。$PaCO_2$ 为动脉血二氧化碳分压，$P_{ET}CO_2$ 为呼出气二氧化碳分压。全麻气管插管和人工鼻的使用增加了 V_D/V_T，在儿童中，对 V_D/V_T 较成人影响更大。

（4）每分通气量（minute ventilation，V_E）和肺泡通气量（alveolar ventilation，V_A）：V_E 是指静息状态下每分钟呼出／吸入的总气量，每分通气量 = 呼吸频率 × 潮气量。成人静息时，每分通气量约为 6~8L/min。V_A 指每分钟吸入肺泡的新鲜气量，是真正用于交换的气体量，$V_A=(V_T-V_D)$ × 呼吸频率。由于无效腔量的存在，$V_A<V_E$。只有足够的通气才能提供充足的氧气和排出体内的 CO_2。麻醉期间因为吸入氧浓度一般比较高，即使患者通气量不足，通常也不会缺氧（血氧饱和度正常），但会导致 CO_2 蓄积。因此，不能根据脉搏血氧饱和度调节每分通气量，而应该根据呼气末 CO_2 分压或者动脉血二氧化碳分压进行调整。

V_T 和呼吸频率是决定肺内气体交换的主要参数，而 V_D 是影响通气效率的重要参数。当 V_T 不足时，若 V_D 不变，V_D/V_T 值升高，V_A 下降，为了保证 V_A 量，可通过增加呼吸频率补偿。但当 V_T 下降幅度达到 V_D/V_T 为 0.6 时，提高呼吸频率也不能保证 V_A 量，通气效率下降，同时呼吸功增加。

（二）动脉血二氧化碳分压（arterial partial pressure of carbon dioxide，$PaCO_2$）

$PaCO_2$ 指血液中物理溶解的二氧化碳所产生的张力，可衡量肺泡通气情况，是酸碱平衡中反映通气功能的重要指标。$PaCO_2$ 可通过床旁血气分析测量。$PaCO_2$ 的正常值为 35~45mmHg。$PaCO_2$ 是反映通气是否适当的金标准，可通过调节通气量（呼吸频率和／或潮气量和／或呼气末正压）进行调节。

（三）呼气末二氧化碳分压（partial pressure of end-tidal carbon dioxide，$P_{ET}CO_2$）

CO_2 的弥散能力很强，肺泡毛细血管中的 CO_2 可迅速通过呼吸膜进入肺泡，并保持动态平衡。因此呼出气的 CO_2 浓度能反映呼吸和循环功能，是判断气管导管在气管内最准确的指标，也是心肺复苏时反映自主循环恢复最重要的判断指标。$P_{ET}CO_2$ 监测是通过测定呼出气二氧化碳分压反映全部肺泡二氧化碳的平均值，从而间接估计动脉血二氧化碳分压（$PaCO_2$）。$P_{ET}CO_2$ 的正常值为 35~45mmHg。心肺功能正常者，$PaCO_2$ 和 $P_{ET}CO_2$ 两者相关性良好，一般 $PaCO_2$ 较 $P_{ET}CO_2$ 高 3~5mmHg。两者之间的差异随生理无效腔的变化而变化，各类休克导致心排血量下降、肺栓塞或心内右向左分流增加时均会增加这种差异。当肺内分流或者通气血流比例失调的情况下，$P_{ET}CO_2$ 不能完全代表 $PaCO_2$。

$P_{ET}CO_2$ 监测是采用二氧化碳气体分析仪无创而连续地监测呼气终末部分气体中的二氧化碳分压，同时可显示二氧化碳波形（图 3-1）。二氧化碳波形 II 相上升速度变慢，提示小气道阻力增加，对哮喘／支气管痉挛有诊断价值。

$P_{ET}CO_2$ 值过高，可能的原因包括分钟肺泡通气量不足（如低通气、COPD 等）、通气设备故障（钙石灰或钠石灰失效、回路漏气、活瓣故障等）、机体 CO_2 生成增加（如代谢率增高、给予碳酸氢钠等）、外源

性 CO_2 吸收增加(如二氧化碳气腹手术等)。$P_{ET}CO_2$ 值过低,可能原因包括过度通气、通气设备故障(如呼吸回路断开、气管导管套囊漏气、导管移位、回路梗阻、采样管采样不足等)、CO_2 生成降低(如低体温、麻醉过深)或肺灌注降低(大量失血、心搏骤停和肺栓塞等导致肺循环低灌注的情况)。

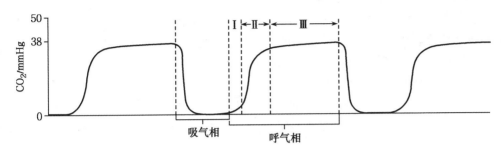

图 3-1 呼气末二氧化碳分压监测

正常的二氧化碳分压波形显示了呼气的三个时相和吸气相。波形的基线部分为呼气的 I 相,即无效腔;波形的上升支为呼气的 II 相,即无效腔和肺泡气的混合;波形的平台段为呼气的 III 相,即肺泡气体平台期。波形的下降支 0 相为开始进入吸气相。

三、氧合功能监测与调控

(一) 吸入氧浓度(inspired oxygen fraction,FiO_2)

FiO_2 即吸入气中的氧浓度。通过调节 FiO_2 可以改变单位时间、单位流量内氧的供应量。FiO_2 从 21%~100% 可调,吸入高浓度氧可引起 COPD 患者 CO_2 蓄积、新生儿晶状体后纤维化、氧中毒及高氧肺损伤。麻醉期间,一般 FiO_2 不宜超过 50%~60%。经鼻导管给氧计算吸入氧浓度的公式为:FiO_2=[21+4× 氧流量(L/min)]/100。

(二) 脉搏血氧饱和度(pulse saturation of oxygen,SpO_2)

脉搏血氧饱和度是一种连续、无创监测脉搏波和动脉血氧饱和度的方法,为临床最常用的评价氧合功能的指标。脉搏血氧饱和度通过测量氧合血红蛋白和还原血红蛋白对特定波长红光和红外线的吸收差异计算而来[朗伯-比尔定律(Lambert-Beer law)]。氧合血红蛋白吸收更多的红外线(940nm),而还原血红蛋白吸收更多的红光(660nm)。动脉搏动周期中光吸收量的变化是进行测量的基础。脉搏血氧饱和度仪通过微处理器分析红光和红外线波段吸收比率计算出动脉血氧饱和度。SpO_2 和动脉血氧分压在 60~100mmHg 之间时相关性很好,且 SpO_2 可以连续、可靠地反映机体的氧合状态,因此 SpO_2 可用于诊断低氧血症。SpO_2 正常应 ≥95%,90%~94% 为失饱和状态,SpO_2<92% 为低氧血症。

脉搏血氧饱和度监测可能受到以下因素影响:患者活动、静脉搏动、血红蛋白异常、亚甲蓝染料、低灌注(如心排血量低、重度贫血、低体温、体循环阻力增高)、感受器位置不准等。

(三) 动脉血氧分压(arterial partial pressure of oxygen,PaO_2)

PaO_2 是指动脉血中物理溶解的氧分子所产生的张力。PaO_2 是反映机体缺氧的敏感指标,主要用于判断机体是否缺氧以及严重程度。PaO_2 是决定氧运输量的重要因素,也是反映肺换气和血液携氧能力的综合指标。健康人在海平面呼吸空气时,PaO_2 正常值为 10.6~13.3kPa(80~100mmHg)。PaO_2 随年龄的增加而降低,预计公式为:PaO_2(mmHg)=102− 年龄(岁)× 0.33。

(四) 氧合指数(oxygenation index)

氧合指数是指 PaO_2(mmHg) 与 FiO_2 的比值[PaO_2(mmHg)/FiO_2],正常情况下大于 500mmHg。氧合指数可用于急性呼吸窘迫综合征(acute respiratory distress syndrome,ARDS)诊断及严重程度分级。轻度 ARDS,200mmHg< 氧合指数 <300mmHg;中度 ARDS,100mmHg< 氧合指数 ≤200mmHg;重度 ARDS,氧合指数 ≤ 100mmHg。

（五）肺泡 - 动脉氧分压差［alveolar-arterial pressure gradient of oxygen，PA-aO₂］

PA-aO₂ 指肺泡气与动脉血之间的氧分压差值，是氧合作用的一种常用测定指标。PA-aO₂ 正常值为 4~10mmHg，其随年龄和 FiO₂ 增加而增加。当 FiO₂ 和通气量不变时，PA-aO₂ 可用于衡量通气血流匹配情况、气体弥散功能及肺内分流情况。

（六）混合静脉血氧饱和度（mixed venous oxygen saturation，S̄vO₂）

S̄vO₂ 指经肺动脉血所测得的血氧饱和度。S̄vO₂ 反映组织摄取了所需要的氧后，回心血液中所剩余的氧，反映了氧供与氧耗之差，是全身氧供应与氧需求平衡关系的重要参数。S̄vO₂ 的正常值为 65%~75%。S̄vO₂ 的降低可能是由氧耗增加（应激、疼痛、高温或寒战）或氧供降低（贫血、心排血量降低、PaO₂ 降低或 SaO₂ 降低）导致。S̄vO₂ 的增高可能是由于氧耗降低（低温或麻醉）、氧供增加（血红蛋白增高、心排血量增加、PaO₂ 增加或 SaO₂ 增加）、动静脉短路（休克）或组织耗氧受损（CO 中毒）所致。

（七）中心静脉血氧饱和度（central venous oxygen saturation，ScvO₂）

ScvO₂ 指经中心静脉所测得的血氧饱和度。通常，ScvO₂ 反映的是局部血液（头部和上身）回流至上腔静脉血的氧饱和度。它与 S̄vO₂ 不同，后者是全身所有静脉血混合后的血氧饱和度，它反映了全身氧供和氧耗的平衡。在正常情况下，ScvO₂ 略高于 S̄vO₂。在血流动力学不稳定的患者中，ScvO₂ 较 S̄vO₂ 高约 7%。在休克状态时，该差值增大，可高达 18%，但绝大部分时间数值趋向相同。

（八）组织氧监测

组织氧监测利用近红外光谱技术，当近红外光穿透人体组织后，氧合血红蛋白和还原血红蛋白对近红外光线有不同程度的吸收作用，通过测量从组织中射出红外线的发光强度，可以区分氧合血红蛋白和还原血红蛋白所占比例。近红外光谱饱和度在很大比例上反映的是静脉内血红蛋白的吸收量，而对动脉内搏动血液成分识别的比例较小。近年来脑氧饱和度、肌肉氧饱和度和肾脏组织氧饱和度均用于临床监测。

（九）通气与血流比值（V/Q）

V/Q 失调是疾病状态下最常见的换气功能障碍。正常成人肺泡通气量（V）约为 4L/min，肺血流量（Q）约为 5L/min，总体通气和血流比值（V/Q）约为 0.8。V/Q 增大意味着过度通气，血流量相对不足，部分肺泡气未能充分与血液气体进行交换，导致肺泡无效腔增大；V/Q 减小表明通气不足，血流量过多，混合静脉血中的气体不能得到更新，犹如发生功能性动 - 静脉短路。

四、呼吸力学监测与调控

（一）机械通气下呼吸力学基本监测

1. 吸气峰压（peak inspiratory pressure，P_peak） P_peak 是指吸气期间产生的最高呼吸回路内压力，其反映了肺的动态顺应性。在肺顺应性正常的患者 P_peak 应低于 20cmH₂O。吸气峰压与气道阻力和胸肺顺应性有关，P_peak 过高可导致肺泡、气道气压伤，严重者可能出现气胸和纵隔气肿。一般行单肺通气的患者吸气峰压限制在 35cmH₂O 以下。

2. 平台压（plateau pressure，P_plat） P_plat 为吸气末到呼气开始前（吸气暂停期间）气道内压力。此时肺内各处压力相等，并无气流，能反映肺静态顺应性。在潮气量不变的情况下，P_plat 只与胸肺顺应性有关，可用于计算静态肺顺应性。P_plat 正常值为 9~13cmH₂O，维持时间约占整个呼吸周期的 10%，P_plat 过高和吸气时间过长可增加肺循环阻力。

3. 呼气末压力（end expiratory pressure） 呼气末压力为呼气末至吸气开始前肺内平均压力。自主呼吸的情况下理论上应该为零。在机械通气和控制通气中可以分别或同时对吸气期和呼气期的气道压力进行设定，如呼气末正压或持续气道正压。当实施腹腔镜手术、患者肥胖或合并 COPD 等疾病时，为了防止呼气相小气道的过早闭合，临床上应根据需要设定呼气末正压（positive end-expiratory pressure，PEEP）以防治肺不张，缓解低氧血症。

（二）气道阻力（airway resistance）

气道阻力是指气流在气道内流动时所遇到的阻力,其大小与气流速度、气道管径与形态、气体黏滞度等有关。气道阻力可用单位时间内推动一定量气体的压力差来表示。气道阻力正常值约为 $1\sim3cmH_2O/(L\cdot s)$。

（三）肺顺应性（lung compliance）

肺顺应性是指单位跨肺压改变时所引起的肺容积改变,反映肺弹性特征。肺顺应性可分为静态肺顺应性（C_{st}）和动态肺顺应性（$C_{dyn,L}$）。肺顺应性大,表示其变形能力强,即在较小的外力作用下可引起较大的变形。静态肺顺应性是指在呼吸周期中,压力与容量改变静止的瞬间测得的肺顺应性,即肺组织的弹性;动态肺顺应性是指在呼吸周期中,动态连续测量压力与容量变化时测得的结果,动态顺应性受肺组织弹性和气道阻力的双重影响。

肺顺应性是反映肺组织弹性的有效指标,对肺功能的评估、肺疾病（肺纤维化、肺水肿、急性呼吸窘迫综合征等）的诊断和治疗具有重要临床价值。机械通气时,还可用于滴定最佳 PEEP。麻醉期间任何导致气道阻力增加的因素都可导致肺顺应性的下降,如呼吸道分泌物、支气管痉挛等。

（四）压力 - 容量环（pressure-volume loop）（P-V 环）

压力 - 容量环是指患者在平静呼吸或接受机械通气时,用肺功能测定仪描绘的一次呼吸周期潮气量与相应气道压力相互关系的曲线环图（图 3-2）。P-V 环也称为肺顺应性环,其表示呼吸肌运动产生的力以克服肺的弹性阻力与非弹性阻力而使肺泡膨胀的压力 - 容量关系。P-V 环反映呼吸肌克服阻力维持通气量所做的功。P-V 环分为吸气相和呼气相。吸气相具有低位和高位转折点,低位转折点表示肺泡开始开放时对应的压力和容积;高位转折点是吸气相在接近肺总容积时出现的转折点,可反映肺泡或胸壁过度膨胀。

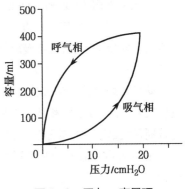

图 3-2　压力 - 容量环

第二节　循环功能监测与调控

循环功能监测是围手术期患者及危重患者诊治过程中不可缺少的监测和指导治疗的手段。循环功能监测可分为无创和有创两大类。无创循环功能监测是指采用对机体组织没有机械损伤的方法,经皮肤或黏膜等途径间接获得有关循环功能的指标,其具有安全、并发症较少的特点。有创循环功能监测指经体表将各种导管或监测探头置入心腔或血管腔内,通过连接监护仪或监测装置后直接测定各项循环功能指标,并通过对所测得的数据进行分析和计算获得相应参数。

一、心电图监测

心电图（electrocardiograph,ECG）监测是指通过在体表的适当部位安放电极,用监测设备采集和记录心脏电活动。ECG 监测是所有麻醉患者的基本监测指标之一。

通过 ECG 监测可提供心脏电活动信息。ECG 可以监测心率、心律,发现和诊断心律失常、心肌缺血、心肌梗死、电解质紊乱以及监测起搏器功能,但 ECG 不能反映心脏的泵血功能和血流动力学改变。

ECG 分为常规 12 导联和特殊导联。常规 12 导联体系包括肢体导联和胸导联。肢体导联中 II 导联是围手术期最常用的监护导联,其可发现左心室下壁的心肌缺血。胸导联中围手术期常用 V_5 监测左前降支及回旋支支配的心肌。同时监测 II 和 V_5 导联,可以使心肌缺血的监测灵敏度提高到 80% 以上。

术中常用的 ECG 监测模式分为三电极系统和五电极系统。三电极系统用三个电极,分别置于右上肢、左上肢和左下肢,记录3对双电极导联间的电势差。通过在监测电极之间的选择,可以监测导联Ⅰ、Ⅱ、Ⅲ,但目前认为这些导联不够精确,不推荐用于监测心肌缺血。五电极系统采用五个电极,即四个肢体电极加一个心前区电极,可以记录六个标准肢体导联(Ⅰ、Ⅱ、Ⅲ、aVR、aVL、aVF)和一个心前区导联。心前区导联可以放置在V_1~V_6导联的任何位置。五电极系统是目前围手术期心肌缺血高危患者的常用监护模式。

二、血流动力学监测

(一)动脉血压监测

动脉血压能够反映组织灌注的驱动力,其数值主要取决于心排血量和外周血管阻力。麻醉基本监测要求至少每5分钟测定一次血压。平均动脉压(mean arterial pressure,MAP)是估计器官灌注(心脏除外)的最有用参数,而舒张压(diastolic blood pressure,DBP)是决定冠状动脉灌注的重要因素。MAP=(SBP+2DBP)/3,SBP为收缩压(systolic blood pressure,SBP)。血压的测量方法分为无创测量法和有创测量法。

1. 无创血压(non-invasive blood pressure,NIBP) 无创血压测量是临床最简便的血压测量方法之一,其可根据袖带充气方式的不同分为手动测压法和自动测压法两类。其基本原理为袖带充气压迫动脉使搏动消失,再缓慢放气,通过听诊或振荡技术等方法达到测量血压的目的。最常用部位为上肢肱动脉。

动脉压数值受测量部位的影响很大。随着脉搏波从大动脉向外周传播,由于波的反射造成压力波形失真,导致收缩压和脉压被放大。无创法测定的血压还受到袖带宽度的影响,袖带宽度通常应比上臂周径大20%。袖带过宽时测得的血压值较实际值偏低,过窄时则较实际值偏高。

无创法测量血压费时且影响因素较多,不适宜用于围手术期血压波动较大且病情变化迅速的患者。

2. 有创动脉血压(invasive arterial pressure) 有创动脉血压监测可直接监测动脉内的压力变化,通过外周动脉(特殊情况下需要置入大血管内)置入导管监测动脉压力,然后通过压力换能器将压力转换为电信号,最后将直观的血压波形显示在监测仪上。有创动脉血压波形示意图见图3-3。

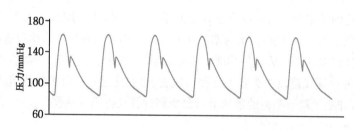

图 3-3　有创动脉血压波形示意图

有创动脉血压监测可提供即时、持续和直观的血压变化,还可以通过观察动脉压力波形预测容量反应性。对于危重、休克患者以及术中血流动力学波动大、可能出现大量失血、需要大量血管活性药支持的患者,需要进行有创动脉血压监测。当患者长时间机械通气、酸碱或水电解质失衡、合并呼吸系统疾病等需要反复动脉血采样时,应选择有创动脉血压监测。

有创动脉血压监测可选择的测压部位包括桡动脉、足背动脉、腋动脉和股动脉等。原则上应选择即使由于插管引起局部动脉阻塞,其远端也不易发生缺血性损害的动脉。桡动脉因其部位表浅、侧支循环丰富,常常作为首选穿刺部位。

有创动脉血压监测是一种有创性的监测方法,穿刺血管可能会发生远端缺血、假性动脉瘤、动静脉瘘、出血、血肿、动脉栓塞、感染和周围神经损伤等并发症,故应严格掌握适应证。与并发症发生率增加有关的因素包括：置管时间过长、高脂血症、反复穿刺、女性、心肺转流、套管过大及使用血管升压药物。降低风险的方法包括：选择比动脉直径小的套管，以 2~3ml/h 的速度间断向套管内滴注肝素盐水、限制套管冲洗次数并注意无菌操作。有创动脉压力监测应参考临床实际情况，且与袖带测定的无创血压进行间断比较以综合评估。

（二）中心静脉压

中心静脉压（central venous pressure，CVP）是右心房或靠近右心房的上、下腔静脉的压力。正常值为 4~12mmHg。CVP 的主要决定因素包括心脏功能、血容量、静脉血管张力、胸膜腔内压、静脉回流量和肺循环阻力等，尤以静脉回流与右心室排血量之间的平衡关系最为重要。中心静脉导管通常经锁骨下静脉或颈内静脉置入，其他可选择的部位包括股静脉和颈外静脉。中心静脉穿刺置管常见的并发症包括血肿、气胸、血胸、空气栓塞、心脏压塞、感染和血栓形成等。测量 CVP 时，中心静脉导管的尖端必须位于右心房或近右心房的上、下腔静脉内，因此置入中心静脉导管后建议行 X 线检查作为导管尖端定位的重要证据。CVP 变化的常见原因见表 3-1。

表 3-1　CVP 变化的常见原因

CVP 增高	CVP 降低
高血容量（静脉回流增加）	静脉回流减少和低血容量
心脏功能降低	静脉血管张力降低，回心血量减少
心脏压塞	
肺动脉高压	
呼气末正压	
血管收缩	

CVP 监测时，选择右心房中部水平线作为标准零点，其在仰卧位时处于腋中线第四肋间水平，侧卧位时位于胸骨右缘第四肋间水平。正常的 CVP 波形如图 3-4 所示，包括 3 个正波（a，c，v 峰）和两个负波（x 和 y）。a 峰由右心房收缩引起，出现在心电图 P 波后的舒张末期。c 峰由右心室等容收缩时三尖瓣关闭凸向心房导致右心房内压力瞬间升高引起。x 负波出现在右心室收缩中期，此时右心房舒张，压力下降。v 峰发生在心室收缩末期，腔静脉血流充盈心房，而三尖瓣仍然关闭所导致的右心房压力升高。当三尖瓣开放，血液从心房流至心室，心房内压力下降产生了 y 负波。影响中心静脉压测定的因素包括导管位置、标准零点、胸膜腔内压和测压系统通畅度。

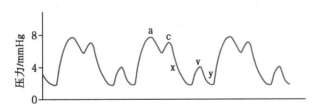

图 3-4　正常中心静脉压力波形

CVP 作为反映心脏功能的指标，连续观察其动态变化比单次的绝对值更有意义。CVP 仅反映右心室的功能，当左心室功能不全出现肺水肿时，CVP 可能仍正常或偏低，因此 CVP 难以准确判断和预防肺水肿。

（三）肺动脉导管

自从肺动脉导管（pulmonary arterial catheter）（Swan-Ganz 导管）在 1972 年问世，临床医师可以通过床旁监护仪和压力传感器监测肺动脉压和肺动脉楔压、抽取混合静脉血液样本、通过热稀释法测定心排血量以及计算多个血流动力学参数。依靠肺动脉导管进行各项指标测定能对合并心脏疾病和休克患者进行准确诊断、治疗、观察病情和评估疗效。肺动脉导管通常由右侧颈内静脉放入右心房,充起球囊后,球囊顺着血流方向漂浮前进,途经右心室、肺动脉,直到楔入肺动脉的末端分支。肺动脉压力正常值为收缩压 15~28mmHg,舒张压 8~15mmHg,平均压 10~25mmHg。若动态平均肺动脉压超过 30mmHg,即可诊断肺动脉高压。肺动脉楔压(pulmonary artery wedge pressure,PAWP)为肺小动脉处测得的压力。由于左心房和肺静脉之间不存在瓣膜,左心房压可逆向经肺静脉传至肺毛细血管,因此,如果没有肺血管病变,肺动脉楔压可以反映肺静脉压、左心房压;如果没有二尖瓣病变,肺动脉楔压可间接反映左心室舒张末期压力,用于判定左心室的前负荷。肺动脉楔压正常值为 6~12mmHg。当肺动脉楔压为 18~20mmHg 时,肺开始充血;21~25mmHg 时肺出现轻至中度充血;26~30mmHg 时肺出现中至重度充血,大于 30mmHg 则会发生肺水肿。肺动脉楔压可用于鉴别心源性或肺源性肺水肿,判定血管活性药物的治疗效果、诊断低血容量以及判定输血输液效果等。

置入肺动脉导管的并发症包括心律失常、气囊破裂、肺梗死、肺动脉破裂和出血、导管打结等,因此需要严格掌握适应证。

(四) 经食管超声心动图

经食管超声心动图(transesophageal echocardiography,TEE)是将特殊的超声探头置入食管,通过超声判断心脏功能的一种监测技术(参阅第四章)。术中 TEE 监测遵循 1996 年美国超声心动图学会(American Society of Echocardiography,ASE)发布的 20 个基本切面。通过对标准化切面的观察和测量,监测患者的心血管形态特征和功能来评估心脏和大血管。TEE 监测还可早期发现心肌缺血、气体栓子等。

TEE 检查的并发症包括:口腔、食管或胃的损伤;危及呼吸或循环的主动脉或气道压迫;气管导管意外脱出或进入右主支气管;心律失常。TEE 检查的禁忌证包括活动性上消化道出血、食管狭窄、食管穿孔和撕裂、食管憩室、近期食管手术史等。

(五) 心排血量监测

心排血量(cardiac output,CO)为单侧心室每分钟的射血量,CO 等于每搏量与心率的乘积。正常成年人静息时的 CO 正常值为 4~6.5L/min。CO 监测方法包括无创监测和有创监测两大类。有创 CO 监测的方法包括温度稀释法、染料稀释法、锂稀释法、连续温度稀释法和动脉压力波形分析法,其中热稀释法最为常用。无创 CO 监测技术包括心脏超声监测、心阻抗血流图和二氧化碳无创心排血量测定。

1. 温度稀释法 CO 监测(Swan-Ganz 导管和经肺热稀释法) 通过 Swan-Ganz 导管将已知体积和温度的液体(室温或冷的生理盐水)快速推注入右心房后,液体随之被血液稀释,同时液体温度由低而升高,此种温度变化由位于 Swan-Ganz 导管尖端的热敏电阻连续监测,记录温度-时间曲线,最后通过计算公式得出 CO。

经肺热稀释法需要一个标准的中心静脉导管,通常放置在上腔静脉区域;以及一个特定的热敏电阻式动脉导管,常通过股动脉置入。计算 CO 时,先通过中心静脉导管弹丸式注射一定量冰盐水,再用热敏电阻监测血液温度的降低幅度,最后使用改进的 Stewart-Hamilton 算法分析热稀释曲线计算。

2. 心脏超声监测 超声多普勒的频谱分析可产生速度-时间曲线。速度-时间曲线下面积是一列血液在规定的时间段内行进的距离,定义为速度时间积分(velocity time integral,VTI)。如果血管 VTI 和血管的横截面积是已知的,则可以通过公式计算 SV。将 SV 乘以心率得出 CO 值。VTI 测定高度依赖操作人员,需要规范培训,数据测定对体位有一定的依赖性。

(六) 血容量监测

维持适宜的血容量是维持血流动力学稳定和保持组织良好灌注的基础。因此,对行大手术及危重患者进行容量监测十分重要。临床上可用心率、血压、尿量、CVP、PAWP、PPV、SVV 等来估计容量状况,围手术期麻醉科医师应对手术患者进行综合监测和评估以做出正确的判断。

1. 尿量监测　尿量是指24小时内排出体内的尿液总量。尿量的多少主要取决于肾小球滤过率、肾小管的重吸收和稀释/浓缩功能。麻醉手术期间抗利尿激素分泌增加,可影响机体排尿;故尿量并不能及时和准确地反映血容量的变化,但可以在一定程度上反映肾脏及内脏器官的灌注情况。成人术中尿量一般维持在 0.5~1.0ml/(kg·h)以上。

2. 失血量监测　失血量累积到一定程度会引发器官灌注不足和血红蛋白携氧能力不足,因此失血量监测必不可少。失血量测定方法主要包括引流量和敷料吸收量总和测定法、血细胞比容测定计算法和血红蛋白测定计算法三种方法。颈静脉充盈度、四肢皮肤色泽和温度也是术中判断血容量状态的指标。

3. 动态前负荷监测指标　根据 Frank-Starling 原理,只有处于曲线上升支时 SV 才随着前负荷的增加而增加。动态前负荷监测指标反映了前负荷改变后 SV 的变化情况,比静态指标更能反映机体对液体的反应。动态指标的变化趋势较其绝对值意义更大。目前常用的动态前负荷指标包括:脉搏灌注变异指数(pleth variation index,PVI)、每搏量变异率(stroke volume variation,SVV)、脉压变异度(pulse pressure variation,PPV)和腔静脉变异率等。

机械通气时,吸气过程使胸腔内压力增加而减少腔静脉回流,并增加右心室后负荷,因此在吸气末右心室每搏量最低。与此同时,由于胸廓内压力增高对肺静脉的挤压作用使左心室回心血量增加,导致吸气末左心室每搏量达峰。吸气末右心室每搏量最低,将减少左心室回心血量,从而使呼气时左心室每搏量达到最低值。因此左心室的每搏量大小在接受机械通气期间发生周期性变化,在吸气时达到最大值,在呼气时达到最小值。这种每搏量随呼吸变化的规律是动态前负荷指标应用于监测容量的基础,因此 PVI、SVV 和 PPV 均推荐用于机械通气的患者。

(1)脉搏灌注变异指数(PVI):PVI 来源于脉搏血氧饱和度监测,脉搏血氧饱和度波形是机体通过吸收红光和红外光后产生,由持续性吸收和搏动性吸收两部分组成。皮肤、骨骼、其他组织及非搏动性血液持续不断吸收探头中的光线称为持续性吸收(direct current,DC);动脉血对光线的吸收随着血液搏动而变化称为搏动性吸收(alternating current,AC)。脉搏灌注指数(perfusion index,PI)是 AC/DC 的比值,PVI 则是通过一个完整的呼吸周期中测定 PI 的最大值、最小值计算,$PVI=[(PI_{max}-PI_{min})/PI_{max}]×100\%$。PVI 与 SVV、PPV 等指标有良好的相关性。PVI 可能的影响因素包括:外科刺激、麻醉药、血管活性药、体温变化、血氧探头处的血管阻力变化等。

(2)每搏量变异度(SVV):SVV 指的是一个机械通气周期内每搏量的变异程度。$SVV=[(SVV_{max}-SVV_{min})/SVV_{mean}]×100\%$。现行的 FloTrac/Vigileo 或 LIDCO 系统可以自行计算出 SVV。SVV 测定时需要考虑到通气模式、心律、潮气量、瓣膜病变的影响。没有心律失常和严重瓣膜疾病的患者进行容量控制通气,潮气量设定为 8~10ml/kg,若 SVV 小于 13% 认为容量反应性为阴性。

(3)脉压变异度:脉压变异度(PPV)指的是一个机械通气周期内脉压的变异程度。$PPV=[(PPV_{max}-PPV_{min})/PPV_{mean}]×100\%$。PPV 来源于外周动脉压力监测波形,部分监护仪可以直接计算并提供 PPV 数值,PPV 与 SVV 相关性较好,也可以用于指导容量管理。

4. 经食管超声心动图(TEE)　术中应用 TEE 除了可以实时提供心脏结构和功能参数外,还可以监测血容量情况。经胃底左室短轴乳头肌平面可以反映机体的容量情况。

三、循环功能的调控

麻醉过程中,麻醉科医师应该认识到以下因素可能影响患者的循环稳定性:麻醉药对心脏泵功能的抑制作用和血管扩张作用、患者术前禁食禁饮导致的循环血容量缺失、患者原发疾病(如心血管疾病)、外科刺激或失血等。因此,麻醉诱导前需适宜地补充容量,必要时术中实施目标导向液体管理个体化地补充容量。高龄、危重患者甚至需要辅助使用血管活性药来维持循环的稳定。循环维持的目标宜根据患者的病情制定个体化标准。麻醉苏醒期常见的循环波动包括高血压、低血压、心律失常等,需要分析其原因后再给予针对性处理。

第三节　体温监测与调控

体温、血压、脉搏、呼吸和疼痛共同构成了五大生命体征。体温恒定是维持机体各项生理功能的基本保证,体温异常可能引起代谢紊乱甚至危及生命。围手术期手术室环境温度,患者内脏、躯体大面积长时间暴露,大量补液以及麻醉药对机体体温调节功能的影响均可引起体温变化。其中低体温更为常见,也可见到体温升高。有效的监测和调控体温是保障患者安全、减少术后并发症的重要措施之一。

一、体温的生理调节

人类正常的核心温度为 36.5~37.5℃。机体的产热和散热在体温调节(temperature regulation)机制的作用下取得动态平衡。传入信号、中枢控制和传出反应三个部分共同组成了机体的体温调节机制。

(一)传入信号

温度的感知是由外周及遍布全身的不同受体和神经完成的。寒冷信号主要由 Aδ 神经纤维传导,温觉信号主要由无髓鞘的 C 纤维传导,有时两者会有重叠。体表皮肤、胸腹深部组织、脊髓、下丘脑以及脑的其他部分,每部分分别占中枢调节系统温度传入总信号的 20%。

(二)中枢控制

下丘脑是最主要的体温调节中枢。下丘脑首先整合来自皮肤表面、神经轴和深部组织等的温度传入信号,再与机体"预设定"的阈值温度进行比较,然后做出体温调节反应,通过散热和产热进行调节温度。某些温度调节反应也可能单独在脊髓控制下就能完成。

(三)传出反应

传出反应是根据体温中枢调节指令,机体通过行为反应和自主反应两种效应调节机体体温。行为反应是机体对热舒适感觉的有意识主动调节行为,包括穿脱衣物、取暖、乘凉、遮阳等。自主反应主要由前毛细血管的收缩或舒张、发汗和寒战三个部分组成。

在清醒状态下,行为反应是主要的效应器;与此同时,自主反应启动,外周温度调节效应器发挥调节反应,如发汗、血管收缩或舒张、寒战等。在麻醉状态下,行为反应被抑制,当温度变化不明显时,主要通过血管舒张或收缩调节血流量以调节皮肤温度;当温度变化明显时,单纯依靠血管变化不能代偿,需要通过发汗来散热或寒战产热。

婴幼儿的体温调节方式较为特殊。新生儿和婴幼儿皮下脂肪较少,单位体重的体表面积是成人的 2~2.5 倍,因此婴幼儿的体温在围手术期更难以维持。婴幼儿主要通过棕色脂肪产热。棕色脂肪位于肩胛骨及大血管周围,由交感神经支配,含有丰富的线粒体。当暴露于寒冷环境中,交感递质释放,棕色脂肪分解产热。

老年人基础代谢较低,体温调节更多的是依赖行为反应,通过寒战、血管收缩等方式调节体温能力较差。麻醉状态下行为反应被抑制,因此老年人围手术期出现低体温的概率更高。

二、围手术期影响体温的因素

围手术期患者的体温受到多种因素影响,包括:麻醉药、麻醉方式、患者年龄、体腔开放及冲洗、手术室低温环境以及输血输液等。

(一)麻醉药与麻醉方式对体温的影响

全身麻醉、硬膜外麻醉、蛛网膜下隙麻醉均可影响体温调节,引起术中低体温。全身麻醉后,行为反应调节消失,只能靠自主反应调节体温。所有全身麻醉药均可抑制下丘脑体温调节中枢,明显降低自主神经系统的体温调节能力。麻醉药还可以降低机体的代谢率,导致围手术期低体温发生率明显增加。

局部麻醉后自主性温度调节功能降低,血管收缩与寒战阈值降低,阻滞区域的温度觉传入被阻断从而影响体温调节反应。局部麻醉后中心性低体温出现时可诱发出寒战反应。

（二）再分布性低体温

对于未实施保温的麻醉患者,麻醉手术期间体温下降可分为三个时相:第一相发生在全身麻醉诱导后,核心体温一般下降约1℃,在随后的1~3小时(第二相)会缓慢下降约0.5~2℃,直到达到一个稳定状态(第三相)。第一相中体温下降的主要原因是麻醉引起血管扩张导致热量由温暖的中心区域向较冷的外周区域转移;第二相体温下降是因为机体热损失大于热产生。

（三）手术室环境对体温的影响

人与环境之间的热交换是以辐射、对流、蒸发和传导四种方式实现的。其中辐射是患者热量丢失的最主要形式,约占热量总丢失量的60%。适当增加手术室内室温可显著降低辐射散热量。一般建议将手术室温度维持在22~25℃为宜。现代层流手术室可能会增加对流散热量,但一般手术室内的空气流速都小于20cm/s,对热丢失的影响可能较小。患者手术切口的蒸发热量随手术类别差异明显。胸腹腔暴露、术野皮肤的潮湿以及大面积的湿性创面均可显著增加蒸发散热量,因此需个体化关注。

（四）输血输液和冲洗对体温的影响

大量输注温度较低的液体或血液制品可降低中心温度。围手术期使用冷消毒液进行广泛的皮肤消毒、冷液体冲洗胸腹腔、冲洗液浸湿手术铺巾、长时间机械通气吸入干冷气体,这些都可导致机体热量丢失增加引起体温下降。

三、围手术期体温异常对机体的影响

围手术期体温异常以低体温最为常见。

（一）围手术期体温升高

围手术期体温升高(perioperative hyperthemia)的原因包括:感染和非感染因素所致的体温调定点升高、热吸收过多或散热障碍、恶性高热等。

围手术期体温升高最常见原因是感染或非感染因素(如输血、输液反应)所致的致热原吸收入血,引起体温调定点上调。这种发热可以是患者原有疾病病程的一部分,也可以由术中手术创伤导致原本局限性感染灶中的病原菌或毒素进入血液循环中所致。

热吸收过多或散热障碍导致发热的情况见于术中过度覆盖和保温、主动式加温的设定温度过高、使用阿托品等抗胆碱药导致患者被动式体温升高,尤其多见于婴幼儿和儿童。此类体温升高患者的体温调定点并未发生改变。

麻醉科医师最需要警惕的是恶性高热(见麻醉并发症章节),虽然罕见,但在缺乏特异性治疗药物丹曲林的情况下,病情进展迅速,死亡率极高。恶性高热是在易感患者中,由麻醉药(主要是各种挥发性麻醉药)和氯化琥珀胆碱诱发的骨骼肌代谢亢进所致的一种以骨骼肌强直、突发性高热和高代谢状态为特征的临床综合征。

（二）围手术期低体温

围手术期低体温(perioperative hypothemia)是指各种原因导致的机体中心温度低于36℃。围手术期低体温虽然在某些方面对机体有利,但意外低体温对机体的影响往往弊大于利。

1. 围手术期低体温的益处 动物研究表明体温每下降1℃,机体组织代谢率降低约8%。体温低于正常值的2~3℃能降低组织器官的氧耗,稳定细胞膜,有利于保护组织器官。

2. 围手术期低体温的不良后果 围手术期低体温可增加手术部位感染发生率、心血管不良事件发生率,引起凝血功能下降、延长麻醉苏醒时间及住院时间。

（1）呼吸系统:低体温时呼吸频率、每分通气量减少,呼吸中枢对低氧和高二氧化碳的通气反应降低。体温下降除了导致寒战、组织耗氧增加,还可引起氧离曲线左移,血红蛋白对氧的亲和力增加,不利于组织摄氧。

（2）心血管系统：低温可抑制窦房结功能、抑制心肌收缩、减慢传导，继而引起心率和心排血量降低。低温还可使外周血管收缩，掩盖血容量不足。低体温患者室性心律失常、心肌缺血和术后心肌梗死等心脏不良事件的发生率显著增加。

（3）凝血功能：低温可使血小板功能减弱、血小板数量减少（血小板滞留于肝脏使循环中的血小板减少）、凝血物质活性降低，凝血功能受到抑制，增加出血量。

（4）代谢功能：低温可抑制生化代谢酶活性导致所有麻醉药代谢和排出时间延长。

（5）免疫系统：体温轻度下降即可抑制免疫功能。低体温可促使体内促炎性细胞因子和抗炎细胞因子平衡失调，降低手术患者的免疫力，增加术后切口感染和肺部感染的发生。低体温使细胞免疫机制尤其是自然杀伤细胞活性受抑制。因此围手术期低体温可能影响肿瘤患者远期预后。

（6）内分泌系统：低体温时胰岛素、垂体抗利尿激素产生减少，促甲状腺激素的产生可能受到抑制。

（7）神经系统：低温可降低中枢神经系统的氧耗和氧需，减少脑血流量，降低颅内压。中心温度在33℃时不影响脑功能，28℃以下意识丧失。

（8）肝肾功能：低体温时肝脏血流量和肝功能下降，可抑制某些药物代谢。低体温可通过增加肾脏血管阻力降低肾血流量，同时抑制肾小管吸收，尿量维持正常。

四、围手术期体温监测

手术过程中通常利用电子温度计测量体温。目前临床上常用的体温监测部位包括腋窝、直肠、鼻咽、食管、鼓膜、膀胱以及皮肤等部位。腋窝是常用的测温部位，由于皮肤灌注的差异，腋窝温度与中心体温的相关性具有可变性。直肠温度主要反映腹腔脏器的温度，为保证测量准确，测温探头的放置部位应超过肛门6cm（成人）。直肠温度对中心温度的快速变化反应较慢。鼻咽温是围手术期监测体温的常用部位，鼻咽温可迅速反映脑的温度变化，但鼻咽探头放置过程中容易引起鼻出血，也容易受到吸入气流温度的影响。食管下段温度可反映心脏、大血管的温度变化。鼓膜温度可精确反映大脑温度，但鼓膜探头置入过程中容易造成损伤，从而影响其常规应用。用尖端带温度传感器的导尿管插入膀胱也可监测膀胱温，用于上腹部或开胸手术，可很好地反映中心温度。

五、围手术期体温管理措施

应当常规记录患者体温，积极采取体温保护措施并贯穿整个围手术期。可以采用的体温保护方法如下。

（一）体表加温

体表加温包括被动隔离和主动皮肤加温两种方法。被动隔离的保温能力与覆盖的体表面积相关，隔离能减少辐射、对流导致的散热。主动加温比被动隔离能更好地维持正常体温。主动加温的方法包括循环水床垫、压力暖风毯等。其中压力暖风毯是安全有效又广泛使用的主动加温方法之一。

（二）内部加温

1. 使用输液加温装置　输液加温装置包括各类隔热静脉输液管道、水浴加温系统、金属板热交换器、对流加温系统等加温设备。但使用输液加温装置难以达到主动复温的效果，只能作为防止输液造成额外体温丢失的辅助手段。

2. 热量－水分交换滤器（人工鼻）　人工鼻可将大量的水分和热量保留在呼吸系统中。但机体仅有不足10%的代谢产热是通过呼吸道丧失的，所以气道加温对保持体温的效率有限。

3. 冲洗胸腹腔的液体应当加温，避免因冷冲洗液带来的低温反应。

第四节　脑与神经功能的监测与调控

一、麻醉下意识的脑电监测

目前临床上能够直接监测脑功能状态变化的是脑电监测,但原始脑电解读较为困难。近年来,随着计算机技术、信号处理技术的发展,产生了很多定量脑电图指标,如脑电双频指数(bispectral index, BIS)、脑电熵指数(entropy index)、Narcotrend 指数(Narcotrend index, NI)等。多数研究证实这些监测指标与镇静程度之间有良好的相关性,但仍然不能明确判断患者意识清醒与意识消失的界限。

(一) 脑电双频指数(BIS)

BIS 是通过傅里叶转换技术处理脑电信号,对脑电图进行频域分析。把脑电图分解成多个不同频率、波幅的正弦波,计算其能量,将 δ 波段的相位锁定能量从 δ 能量中减除,并表示为 0~30Hz 波段双波谱密度的比率,最后统计分析得出一个无量纲参数即 BIS 值。BIS 除了进行脑电频率谱和功率谱的分析外,还加入了对相位和谐波的分析;其既含有线性成分又含有非线性成分,保留了原始脑电的信息,灵敏度和特异度较好,因此是一个涉及时域、频域和双谱域的复合指数。

由于大多数作用于 GABA 受体的麻醉药可引起剂量依赖性脑电波频率减慢,最终达到大脑全皮质抑制。丙泊酚或挥发性麻醉药的用量与演算出来的 BIS 似乎遵循这一原则,因而 BIS 被认为可以预测患者意识状态,其数值变化与镇静水平相关。BIS 值用 0~100 表示,100 代表清醒状态,0 代表等电位脑电信号;从 100 到 0 表示大脑被抑制的程度,反映患者所处的镇静深度。全身麻醉诱导后,这些指标通常由指示清醒状态的高值变为指示麻醉状态的低值。一般认为 BIS 在 60~85 为睡眠状态,40~60 为全麻状态,<40 提示镇静过深。通过调整镇静药物的用量调整 BIS 的范围。

BIS 监测并不能完全避免术中知晓。由于 BIS 受到麻醉药综合作用的影响,因此由不同麻醉方案得到相同的 BIS 值并不意味着相同的麻醉深度。另外,BIS 还受到术中很多因素的影响,包括肌肉松弛药的使用、肌电图的干扰、医疗仪器的干扰、异常脑电图状态、体位、低温、应用血管活性药等。因此,在应用 BIS 监测时应当考虑到以上因素的影响。

(二) 脑电熵指数

熵在信息理论中被定义为一种对不确定性的度量。信息量越大,不确定性越大,熵越大;反之越小。熵指数用于描述脑电图信号的分析技术时,可用来描述脑电图的复杂性或"秩序性"。麻醉深度增加时,脑电图数据变得更可预测或包含更多的"秩序性",表现为复杂性更小,熵指数更低。当麻醉深度减浅时,脑电图数据出现秩序性降低,不规则性增加。熵指数不依赖于脑电图的绝对频率和幅度范围。

熵指数模块有两个指标:状态熵(state entropy, SE)和反应熵(response entropy, RE)。SE 分析的频率范围是 0.8~32Hz,主要包含脑电成分的变化;RE 分析的频率范围是 0.8~47Hz,包含了脑电图和面部肌电活动。SE 的数值是从 0(脑电等电位)到 91(完全清醒时);RE 的数值是从 0~100。麻醉下熵指数的控制范围是 40~60。如果 SE 超出该范围,需要对镇静药的剂量进行调整;如果 SE 在该范围内,但 RE 比 SE 高 10 个数值,则可能是需要补充镇痛药物。

(三) Narcotrend 指数(NI)

NI 是由 Narcotrend 脑电自动分级系统转化为一个范围为 0~100 的无量纲的数值。Narcotrend 监测仪通过计算 NI,对意识状态和麻醉深度进行分级,共分为 A~F 6 个级别,表示从觉醒到深度麻醉再到脑电爆发抑制的连续性脑电信号变化。其中 B、C、D、E 级又各分为 0、1、2 三个亚级别,B、C 级表示镇静,D、E 级表示麻醉。每个级别均对应一定的 NI,从 100 到 0 可定量反映麻醉深度的变化。Narcotrend 分级显示剂量依赖性变化。

(四) 脑状态指数(cerebral state index, CSI)

CSI 是通过测量每秒钟 2 000 次脑电活动,将 EEG 信号通过计算机数字转换处理,把脑电图的子参数结合在自适应神经模糊推理系统,是一种多功能监测综合生理指标的监护仪,可同步记录麻醉深度指数、爆发抑制比、额肌电及信号质量等级指标,常用于麻醉诱导期间及术中镇静深度的监测。CSI值在 90~100 时为清醒状态,80~90 为嗜睡状态,60~80 为浅麻醉状态,适合外科手术的麻醉深度是在 40~60 之间。

（五）脑电意识指数（IoC₁）

IoC_1 是 Angel-6000A 多参数监护仪,直接通过分析脑电波四个基本频段的频率和波幅变化得出的指数之一,用于评估全身麻醉患者的意识。IoC_1 能够反映患者的清醒程度。它是用 0~100 之间的无量纲非线性的数值来表示,0 表示无脑电活动（爆发抑制）,100 表示清醒状态。全身麻醉时 IoC_1 为 40~60 较为适宜。

二、无创脑氧饱和度监测与调控

近红外光谱（near-infrared spectroscopy,NIRS）技术能监测脑组织局部脑氧饱和度（regional cerebral oxygen saturation,$rScO_2$）,无创、实时、连续反映局部脑组织的氧供需平衡,也能间接反映脑血流量。临床上使用的 NIRS 波长为 700~1 000nm,能够穿透包括骨质在内的人体组织。氧合血红蛋白和还原血红蛋白对近红外光有不同程度的吸收作用,通过测量从组织中射出红外线的发光强度,再利用修正的朗伯 - 比尔定律,就可以计算出 $rScO_2$ 值。$rScO_2$ 是由 25%~30% 的动脉血成分、70%~75% 的静脉血成分以及小部分毛细血管血成分加权后得出的混合静脉血氧饱和度。$rScO_2$ 值的大小取决于脑组织氧供和氧耗之间的平衡。影响脑氧供的因素包括脑灌注压、动脉血氧分压、血红蛋白浓度、动脉血二氧化碳分压;影响脑氧耗的因素包括体温、麻醉深度、高颅压等。NIRS 监测传感器只能放置在前额无毛发处,其仅能反映额叶前部皮质的氧合状态。NIRS 监测受颅骨厚度、造影剂、皮下 / 颅内血肿、色素沉着等外界因素的干扰。

$rScO_2$ 绝对值在人群中个体差异较大,变化趋势更有临床意义。建议在为每一例患者监测时先获取麻醉前的基础值,一旦下降幅度超过基础值的 20%,即进行积极干预,改善脑供氧,降低脑氧耗。

三、神经电生理功能监测

神经电生理功能监测可对神经损伤进行早期识别,从而在神经损伤前进行干预,以避免发生永久性损害或启动早期干预治疗以减轻损伤的程度。其目的是在发生永久性神经损伤前能够实时监测到由缺血、占位效应、牵拉、热损伤或直接损伤导致的神经功能障碍;也可用于在神经外科手术中识别和保护重要的神经功能区域。神经电生理功能监测在神经外科手术和骨科矫形手术中应用较多。

1. **体感诱发电位（somatosensory evoked potential,SSEP）监测**　SSEP 是经皮肤刺激（通常使用电流）四肢周围神经的末梢段,如腕部正中神经、尺神经、内踝部胫后神经等,将记录电极放置在感觉神经传导通路的不同部位,记录神经传导通过的信号并转变为波形,通过分析波形幅度和潜伏期的变化判断神经传导功能是否正常。SSEP 可反映脊髓处于危险状态时脊髓感觉通路的完整性,而对于其运动通路则无法监测。麻醉药、组织灌注、温度等因素可能影响 SSEP。监测 SSEP 时推荐使用的吸入麻醉药浓度不超过 0.75 最低肺泡有效浓度（minimal alveolar concentration,MAC）。在排除麻醉和生理因素的情况下,SSEP 波幅降低超过 50% 或潜伏期延长超过 10%,被认为是需要预警并干预的显著变化。

2. **运动诱发电位（motor evoked potential,MEP）监测**　MEP 主要通过经颅电刺激产生,在传出路径或效应器、肌肉记录到的电反应。MEP 有经颅和经脊髓刺激两种方法。MEP 主要监测下行运动神经传导系统功能,可反映脊髓前外侧柱的损伤。麻醉药、神经损伤、低血压等都可能影响 MEP。术中监测 MEP 时应避免肌松药的干扰;监测 MEP 时推荐使用的吸入麻醉药浓度不超过 0.5MAC。一般认为需要增加刺激强度超过 50V,增加刺激次数,或与初始波形比较波幅下降超过 80% 是显著性改变。

3. **脑干听觉诱发电位（brainstem auditory evoked potential,BAEP）监测**　BAEP 是通过听觉

传导通路监测脑干功能状态及听神经功能。其原理是通过声音刺激听神经,听觉传入冲动到达大脑听觉皮质通路中产生的各种反应电位。术中因牵拉、缺血等造成听神经或脑干损伤后,BAEP的波幅、潜伏期会出现相应的变化。BAEP一般不容易受全身麻醉药的影响。体温和电干扰会影响BAEP。BAEP一般包括七个波形,通常Ⅰ波、Ⅲ波和Ⅴ波用于术中监测。

4. 肌电图(electromyogram,EMG)描记 EMG监测支配肌肉活动的脑神经和周围神经运动支的功能。术中EMG监测是通过记录肌肉活动情况,了解支配肌肉的神经功能状态。当EMG反应达到一个电压阈值,可转换为声音信号提示术者将要发生神经损伤。EMG易受肌松药的影响。术中EMG监测主要用于颅后窝手术、腮腺手术等。

5. 脑电图(electroencephalogram,EEG) EEG是记录自发脑电活动而获得的波形图,其反映的是大脑皮质灰质兴奋性和抑制性突触后电位的总和。EEG处理方式包括功率分析和双频谱分析。术中脑电图是有效评估脑功能情况的手段。术中EEG监测常用头皮电极记录,也可将电极放置在大脑表面,或将微电极放置在皮质下记录单个神经元的活动。EEG根据频率和波幅不同,可分为α波、β波、θ波和δ波四种脑电波形。EEG可用于监测脑缺血和在癫痫手术中确定致痫灶的位置。一般认为大于50%的非δ脑电活动的衰减或大于1Hz的δ脑电活动增加是大脑损伤2分钟后出现的显著脑电图变化。麻醉药、缺血、缺氧和温度对EEG会有明显影响。

四、伤害性刺激反应的监测

伤害性刺激指对机体组织细胞产生损伤的刺激。在手术过程中,伤害性刺激通常指麻醉和手术操作所造成的伤害。伤害性刺激可引起疼痛(清醒患者)、躯体反应、自主反应、代谢和内分泌反应等。通过对伤害性刺激的实时监测,可个体化调节镇痛药物来提供较好的镇痛效果,但是伤害性刺激带来的内分泌反应由于目前尚不能有效地实时监测,因此临床监测意义有限。临床上监测伤害性刺激的方法如下。

(一)体动反应

体动反应是指机体对伤害性刺激的逃避反应,常作为判断麻醉深度的标准,典型的是用于定量吸入麻醉药强度,即吸入麻醉药的最低肺泡有效浓度。麻醉中肌松药使用后体动反应消失,但并不意味着麻醉深度已足够。

(二)心血管反应

心血管反应是临床用于判断麻醉深度的常用指标之一。机体受到伤害性刺激引起急性疼痛,导致机体产生应激反应,交感神经-肾上腺髓质系统活动增强,释放一系列内源性活性物质导致患者血压增高和心率增快等反应。全身麻醉后,患者对于疼痛的主观感受消失,肌松药的使用引起体动反应消失,因此心血管反应往往是伤害性刺激的判断指标。

1. 末梢灌注指数(tip perfusion index,TPI) TPI是反映机体应激状态的指标。在伤害性刺激导致应激反应的初始阶段,机体的末梢小动脉可因交感神经缩血管纤维张力增高而发生收缩,导致末梢血流灌注减低。脉搏血氧仪监测可随动脉搏动生成正弦波,其容积波幅代表末梢血管内通过的血容量大小,通过指端光传感器处理后转化为电信号,生成血管容积波,经计算机处理后转化为0~100的指数,即TPI。TPI容易受外界因素的干扰,将其与反映心脏交感神经张力的指标——心率变异性加权综合形成新的指数,能更准确地反映自主神经张力,即手术应激指数(surgery stress index,SSI)。TPI和SSI增加≥20%认为有临床意义。

2. 心率变异性(heart rate variability,HRV) HRV是指逐次心跳之间的微小时间差异。HRV产生于心脏自主神经系统对窦房结律性的调节,反映自主神经系统的张力与均衡性。伤害性刺激可引起HRV变化。因此,理论上HRV可动态、定量评估麻醉药及伤害性刺激对自主神经系统的影响,但围手术期有很多因素可能影响HRV,如药物、创伤等。

3. 镇痛/伤害指数(analgesia/nociception index,ANI) ANI是通过呼吸对心电图R-R间歇的

NOTES

影响,计算出 HRV 指数,定量和定性的分析全身麻醉期间镇痛与伤害性刺激之间的平衡状态。ANI 主要分析的是副交感神经活动的变化。当副交感张力存在时,每次呼吸周期会影响 R-R 间歇,即呼吸性心律不齐。如果副交感神经张力减弱,呼吸周期的影响变小。研究表明手术应激和伤害性刺激影响的副交感神经张力改变与 ANI 相关性很好。临床上满意的 ANI 范围在 50~70。低于 50 说明伤害性刺激增强或麻醉镇痛作用减弱;高于 70 则相反。

4. 伤害敏感指数(IoC$_2$)　IoC$_2$ 是通过 Angel-6000A 多参数监护仪通过分析脑电图四个基本频段的波幅变化计算出的相关指数,用来反映伤害性刺激程度。脑电有四个基本频段,每个频段都有自己的独立变化区间,在计算 IoC$_2$ 时,首先确定脑电的频率区间。IoC$_2$ 反映的是镇静条件下的伤害性刺激指数,数值在 0~100 之间的范围内,0 为机体对伤害性刺激无反应,100 为无镇痛条件下的疼痛感知。IoC$_2$ 推荐维持在 30~50。

第五节　其他功能的监测与调控

围手术期常用的其他监测包括神经肌肉功能监测和肾功能监测。

一、神经肌肉功能监测

神经肌肉阻滞作用残余将增加不良预后的风险。神经肌肉功能监测的目的是合理使用肌松药,同时预防肌松药的残余作用。现在常用的神经肌肉监测方法是基于周围神经刺激的肌松监测仪。

肌松监测仪是用电流(不超过 80mA)刺激周围神经,然后观察该神经支配的肌颤搐反应。临床麻醉中最常用来监测的是尺神经,还可以使用正中神经、胫后神经、腓总神经、面神经。神经肌肉阻滞的程度可以通过不同类型的电刺激来监测。所有的电刺激都是单向的矩形波,时程均为 200μs,电流强度可以从 0~80mA 进行调节。

目前临床上常用的刺激模式有单刺激、强直刺激、四个成串刺激、强直刺激后单刺激肌颤搐计数和双短强直刺激。

(一)单刺激

单刺激引起的肌收缩效应与所用刺激频率有关,常用的频率为 0.1Hz 和 1.0Hz,频率超过 0.15Hz 肌收缩效应会逐渐降低并稳定在一个较低水平,所以 1.0Hz 常用于确定超强刺激强度,0.1Hz 用于肌松药作用监测。

肌松药作用消退过程中,肌颤搐的幅度由 25% 恢复到 75% 的时间称恢复指数,反映肌颤搐恢复速率。肌颤搐抑制 90% 以上可顺利完成气管内插管和大部分腹部手术。术中一般将肌颤搐维持在术前对照值的 5%~10% 以下,超过 25% 临床上会表现为肌紧张。拮抗非去极化肌松药一般应在肌颤搐恢复到 25% 以上后进行。

(二)强直刺激

非去极化肌松药阻滞时,强直刺激引起的肌强直收缩肌力不能维持,称为"衰减"。而强直刺激后立即给予单刺激,肌颤搐幅度增加,此称为"易化"现象。强直刺激用于评价术后肌松残余常用频率为 50Hz,持续刺激时间为 5 秒,如果无衰减,认为随意肌张力恢复。但强直刺激疼痛感强,不适用于清醒患者,现已不单独使用。

(三)四个成串刺激(train of four stimulation,TOF)

四个成串刺激是指在 2 秒内发出 4 个连续的频率为 2Hz 的刺激,可产生四个肌颤搐,分别为 T$_1$、T$_2$、T$_3$ 和 T$_4$。随着非去极化肌松药神经肌肉阻滞作用的加深,TOF 引起的肌颤搐进行性衰减。T$_4$/T$_1$ 的比值是监测非去极化肌松药作用的敏感指标。T$_4$ 消失表示肌肉阻滞了 75%,T$_3$、T$_2$ 和 T$_1$ 消失分别代表肌肉阻滞了 80%、90% 和 100%。目前认为 T$_4$/T$_1$ ≥ 0.9 时肌力完全恢复。

(四)强直刺激后单刺激肌颤搐计数(post-tetanic count,PTC)

PTC 是由强直刺激与单刺激复合组成,其原理是利用强直刺激的衰减和强直刺激后的易化,可用于监测单刺激和 TOF 不出现肌颤搐时更深的肌松程度。PTC 的组成是先由 50Hz 的强直刺激持续刺激 5 秒后,间隔 3 秒再给予 1.0Hz 的单刺激,根据单刺激诱发的肌颤搐计数确定肌松程度。当 PTC 在 1~2 时患者可能还有微弱咳嗽,要使咳嗽完全抑制,则需使 PTC 为 0(极深度肌松)。

(五)双短强直刺激(double burst stimulation,DBS)

DBS 是由两串间距 750ms 的短程强直刺激组成,每串强直刺激各有 3~4 个频率为 50Hz 的单刺激。DBS 的肌收缩衰减较 TOF 衰减更明显。

临床上习惯使用拇收肌监测肌松,因其操作方便且肌收缩效应明显。但值得强调的是不同的肌群对肌松药的敏感性不同,因此使用肌松监测仪监测拇收肌并不能代替膈肌等特定肌肉的结果。而且拇收肌功能的恢复与维持正常呼吸功能的肌肉张力恢复程度并不一致,膈肌、腹直肌、喉内收肌以及眼轮匝肌恢复比拇收肌快。因此在评价神经肌肉阻滞是否充分恢复以及决定拔管时机时,应同时参考患者的临床表现和肌松监测仪的结果。

二、肾功能监测

(一)尿的一般理化检查

1. **尿量监测**　术中由于血容量变化、激素分泌、全身麻醉等因素影响肾小球滤过率(glomerular filtration rate,GFR),因此少尿不能作为术中评价肾损伤的可靠指标。但术前和术后出现明显且时间长的少尿可以预测或诊断肾损伤。

2. **尿比重**　尿比重是指 4℃时同体积尿与纯水的重量比,可反映尿液中所含溶质浓度,正常范围是 1.002~1.030。但尿比重影响因素多,尿比重仅用于估计肾脏的浓缩功能。

3. **尿渗透压**　尿渗透压反映单位溶剂尿中溶质分子和离子的颗粒数。尿比重和尿渗透压都能反映尿中溶质含量,但尿比重易受溶质微粒和分子质量大小影响,故尿渗透压更能反映肾脏的浓缩和稀释功能。尿渗透压波动范围为 600~1 000mOsm/(kg·H$_2$O)。当尿渗透压 >500 mOsm/(kg·H$_2$O)时,60%~100% 可诊断为肾前性氮质血症;当尿渗透压 <350 mOsm/(kg·H$_2$O)时,69%~95% 可诊断为急性肾小管坏死。

(二)肾小球功能监测

1. **血尿素氮**　血尿素氮(blood urea nitrogen,BUN)是蛋白质代谢产物,主要经肾小球滤过随尿排出,当肾实质受损肾小球滤过率降低时,BUN 在血中浓度增加。临床可用于粗略评估肾小球的滤过功能,但不能作为早期肾功能损害的指标。BUN 正常范围为 3.2~7.1mmol/L。消耗性疾病、消化道出血、高蛋白饮食可使 BUN 升高。尿素在肝内合成,当肝脏功能降低时,尿素产生少,BUN 低。BUN 不是评估肾小球滤过率的可靠指标。

2. **血清肌酐(serum creatinine,Scr)**　Scr 是肾功能损害的可靠指标,但其灵敏度不高,不能及时反映肾功能变化。肾小球滤过率降低 75% 时,Scr 才升高到异常水平。目前急性肾损伤的诊断标准为 Scr 在 48 小时内升高 1.5 倍或 0.3mg/dl(≥ 26.4μmol/L)或者少尿[尿量 <0.5ml/(kg·h)]持续时间大于 6 小时。但需要注意,肌酐的产生与肌肉质量有关,在营养不良、有慢性疾病或老年患者中可能出现肾脏功能已经受损,但 Scr 仍然在正常范围的情况。

3. **内生肌酐清除率(creatinine clearance,Ccr)**　Ccr 是指单位时间内将若干毫升血浆中的内生肌酐全部清除出去。Ccr 试验可反映肾小球滤过功能,粗略估计有效肾单位数量,故为测定肾损害的定量试验。计算公式为 Ccr= 尿肌酐浓度 × 每分钟尿量 / 血清肌酐浓度。正常范围为 80~120ml/(min·1.73m^2)。

Ccr 可用于判断肾小球滤过功能损害程度:Ccr 在 51~70ml/(min·1.73m^2)时为轻度损伤,31~50ml/(min·1.73m^2)时为中度损伤,低于 30ml/(min·1.73m^2)时为重度损伤。Ccr 还可以用于指导治疗:Ccr 低于 40ml/(min·1.73m²)时,应限制蛋白摄入;低于 30ml/(min·1.73m²)时,噻嗪类中效利尿药治疗往往无效;低于 10ml/(min·1.73m²)时,呋塞米等高效利尿药疗效也明显降低。

4. 菊粉清除率(inulin clearance,C_{in}) C_{in} 指单位时间内从肾脏排出菊粉总量相当于多少毫升血浆中所含的菊粉量。计算公式为 C_{in}= 尿菊粉浓度 × 每分钟尿量 / 血浆菊粉浓度。参考范围:成年男性 120~138ml/(min·1.73m²);女性 110~138ml/(min·1.73m²)。

(三)近端肾小管功能监测

1. 尿钠浓度   当肾灌注降低时,正常肾可通过自身调节和神经体液调节保钠保水。当尿钠浓度低于 20mmol/L 时,提示肾前性氮质血症;当尿钠浓度高于 40mmol/L 时,提示急性肾小管坏死。但尿钠除受肾功能影响,还受容量、液体等影响,其特异性不强。

2. 滤过钠排泄分数(fractional excretion of filtrated sodium,FE_{Na}) FE_{Na} 是测定肾小球滤过钠和尿排泄钠的百分率,即经肾小球滤过而未被肾小管重吸收钠的百分率。其计算方法是:FE_{Na}=[(尿钠 × 血清肌酐)/(血钠 × 尿肌酐)]×100%。

FE_{Na} 是鉴别肾前性氮质血症和急性肾小管坏死的敏感指标,肾前性氮质血症因肾小管对钠的重吸收相对增高,尿钠排出减少,因此 FE_{Na}<1;急性肾小管坏死,肾小管不能重吸收钠,故尿钠排出明显增多,FE_{Na}>1。

(四)反映急性肾损伤的早期敏感指标

1. 胱抑素 C(cystatin C)   胱抑素 C 在人体内几乎各种有核细胞均可表达,每天分泌量较恒定。原尿中的胱抑素 C 几乎全部被近曲小管上皮细胞摄取、代谢分解,并不回到血液中,尿中仅微量排出。正常范围:成人 0.6~2.5mg/L。

2. 尿 α_1- 微球蛋白(urinary α_1-microglobulin)   当肾小管间质受损或各种重金属中毒时,近端肾小管对正常滤过的蛋白质重吸收受损,导致小分子蛋白质从尿中排出,成为肾小管性蛋白尿。这些蛋白可能包括尿 α_1- 微球蛋白、尿 β_2 微球蛋白等。游离的 α_1- 微球蛋白可自由滤过肾小球,但原尿中 99% 以上的 α_1- 微球蛋白被近曲小管上皮细胞以胞饮方式重摄取并分解,仅微量从尿排泄。正常范围:成人尿 α_1- 微球蛋白 <15mg/24h 尿。尿 α_1- 微球蛋白升高是各种原因所致近端肾小管早期功能损伤的特异性敏感指标。

3. 中性粒细胞明胶酶相关脂质运载蛋白(neutrophil gelatinase-associated lipocalin,NGAL)   正常情况下,肾组织很少表达 NGAL。当发生肾缺血后,缺血的肾小管细胞生成 NGAL。在心脏手术的患者中,若发生肾损伤,2 小时后尿中即可出现 NGAL,早于其他的标志物,且其升高水平可以高度预测术后急性肾损伤。

第六节   监测项目选择和使用的注意事项

一、监测项目选择和使用

(一)ASA 建立的麻醉基本监测标准

ASA 建立的麻醉基本监测标准包括标准 Ⅰ 和标准 Ⅱ。标准 Ⅰ 要求手术室内必须有麻醉科医师;麻醉过程中持续监测;根据临床观察和患者反应,随时调整麻醉策略。

标准 Ⅱ 注重持续评估患者的氧合、通气、循环和体温变化。特别强调以下几点。

1. 全麻时使用具有下限报警的氧浓度分析仪。

2. 任何麻醉管理中都要监测血氧饱和度。

3. 确保所有麻醉管理过程中有足够通气,建议在全麻期间使用潮气量和呼气末二氧化碳监测。

4. 持续监测 ECG。术中至少每隔 5 分钟测量一次无创动脉血压,以确保循环稳定。在全麻中,可以通过电子、触摸和听诊法检查脉搏以评估循环功能。

5. 对进行气管内插管的患者要求定性监测呼出气二氧化碳,提倡在全麻中监测呼气末二氧化碳波形和呼气末二氧化碳分压。

6. 所有的麻醉都可以进行连续体温监测。

（二）中华医学会麻醉学分会《临床麻醉监测指南》

1. 监测基本要求　应实时监测麻醉期间患者生命体征变化,帮助麻醉科医师做出正确判断和及时处理,以维持患者生命体征稳定,保证患者生命安全。

2. 基本监测　包括心电图、无创血压、脉搏血氧饱和度、尿量、呼气末二氧化碳分压（全麻）和体温。

（1）所有患者均应该监测心电图和脉搏血氧饱和度。

（2）所有接受麻醉的患者都应该进行无创血压监测。血压测量的方法和时间间隔取决于患者情况和手术类型,如仅进行无创血压监测,间隔时间不应超过 5 分钟。

（3）全身麻醉患者必须连续监测呼气末二氧化碳分压,有条件的地方对镇静非插管患者可行经鼻咽呼气末二氧化碳分压监测。

（4）有条件的情况下应监测体温。

3. 扩展监测　根据情况选择以下扩展监测:有创血压、中心静脉压、血气分析、麻醉深度、凝血功能、经食管超声心动图、神经肌肉传导功能、心脏功能监测、血容量监测和神经电生理功能监测等。

4. 麻醉科医师　麻醉科医师应加强临床观察和判断,任何监测设备都不能取代麻醉科医师的临床观察和判断。

二、注意事项

机体是一个整体,围手术期发生某个系统生理功能紊乱的同时,往往会伴有其他系统功能的变化,且两者之间可能互为因果。因此需全面地实施监测,以避免顾此失彼。监测的内容和方法多种多样,有的设备精良且价格昂贵,或者需要由专业技术人员来实施。因此在选择监测项目时,需要因地制宜,根据患者的病情、外科情况、麻醉科医师的经验来灵活选择,有时候还需要考虑经济成本。需要注意的是,各系统功能的监测不应该局限于本章节提到的内容,还需要重视病史、症状、体征、其他（病理、免疫等）方面的变化。即使采用了最先进的仪器,也应当考虑到其可能的影响因素,对获得的监测数据进行全面客观的分析,以便做出正确的判断。

（王天龙）

思考题

1. 23 岁男性患者拟行多节段的脊柱矫形手术,患者既往体健,术中需要选择的监测手段包括哪些? 并请陈述选择的理由。

2. 80 岁老年女性患者拟行急诊肠梗阻手术,患者既往有高血压、冠心病、心力衰竭病史,目前血压 90/60mmHg,心率 110 次/min,术中需要选择的监测手段包括哪些? 并请陈述选择的理由。

第四章
围手术期床旁超声

要点:

1. 围手术期床旁超声应用日益广泛,各科医师都开始了解超声的基本原理。

2. 超声引导血管穿刺有三种常用的方法:短轴平面外法、长轴平面内法和斜轴平面内法。

3. 临床常用超声引导下周围神经阻滞技术可用于上肢、下肢、躯干等部位,可单次注射局麻药,也可于阻滞部位置管连续注药,用于围手术期镇痛。

4. 经胸心脏超声可定性观察心脏大小、功能以及进行血流动力学定量分析,已成为心脏手术和危重患者围手术期常规监测的重要内容。

5. 扩展的创伤超声重点评估方案能在短时间内实时动态评估仰卧位的危重患者,获得胸腹腔内出血、气胸、心脏压塞的信息,用于围手术期生命体征不稳定患者的病情评估。

6. 经食管超声心动图已全面应用于心血管手术以及重症患者的围手术期管理,使临床医师可获得更多更全面的信息,并指导临床诊疗。

7. 其他床旁超声包括肺部超声、气道超声、胃部超声和眼部超声,正广泛应用于围手术期。

围手术期床旁超声(perioperative bedside ultrasound)的应用日益广泛,超声通过对解剖结构进行可视化成像,协助疾病诊疗,减少操作并发症,最终改善预后并加速患者的康复。目前围手术期床旁超声不仅广泛应用于血管穿刺、周围神经阻滞等麻醉相关操作,也广泛用于危重症以及心脏疾病患者围手术期的血流动力学监测和管理,因此临床医师了解床旁超声的基本知识和临床应用十分必要。

第一节　超声成像的基本原理

理解超声成像的基本原理对于准确获取和解读超声图像必不可少,本节将阐述超声成像的基本物理原理。

一、超声成像的物理原理

(一)超声波

超声波是高频率的机械波,其声波频率超过了人耳能听到的频率上限(>20 000Hz);医用超声成像通常使用 1.0~20MHz 频率的声波。超声探头通过发射并接收超声回波信号,并把它们按一定的方式显示成像。超声波的波长与频率成反比,频率越低(即波长越长),穿透力越强;频率越高(即波长越短),图像的轴向分辨率越高。超声波在不同介质中传播的速度不同,固体最快,液体次之,气体最慢。

(二)超声波与组织间的相互作用

超声波在均一介质中呈直线传播,在不同介质中其传播方向发生改变。超声波在组织之间可以发生反射、散射、折射和衰减等作用。

1. 反射　声波传播至不同声特性的组织界面时,一部分被反射回探头。反射的强度取决于组织界面的声阻抗差值以及声波与组织界面的角度。声阻抗通常与组织的密度及声速呈正相关,组织界面两侧声阻抗差值越大,反射越强。比如,充满气体的肺组织表面,由于空气与人体组织巨大的声阻抗差值,在此界面发生强烈反射,超声波不能传播入肺组织深部。探头在正对组织的垂直方向,接收到的反射波最强,成像最清晰。

2. 散射　较小的结构可导致声波信号发生散射,导致声波束向各个方向发射,返回至探头的信号减少,超声成像的质量减低。

3. 折射　声波穿过具有不同声阻抗的介质时,传播方向偏离其发射方向,可产生超声伪像。

4. 衰减　超声波在穿过组织时,由于能量被分散和转化为热量而被吸收,导致超声波随传播距离的增加而降低的现象,称为衰减。每种组织有特定的衰减系数,水和液体的衰减系数小,空气及骨的衰减系数大。最大成像深度取决于频率、波长和组织的衰减系数。频率越低、波长越长、穿透组织的衰减系数越低,则超声成像的深度越大。骨的衰减系数高,因此超声波无法穿透骨使其后的组织成像。

(三) 超声探头

超声探头是一种压电换能器,电流激发压电晶体产生超声波,传播入组织,同时接收反射回探头的超声波并将其转换成电信号,再由放大器将信号放大,最后由显示系统显示成像。换能器按声束形状和压电晶片的排列分为线阵、凸阵、相控阵、腔内等。围手术期床旁超声常用的探头包括:高频线阵探头、低频凸阵探头、心脏相控阵探头以及多模式一体化便携式探头。

(四) 分辨率和成像模式

超声图像的分辨率是区分声波轴线上两个目标的能力,通常为 1 至 2 个波长,与频率成正比。高频探头的分辨率高、最大穿透深度小,用于浅表组织成像。低频探头的分辨率低,穿透深度大,用于胸腹腔深部组织成像。超声机中有多种成像模式,各自适用于不同的场景。

二维(two-dimensional,2D)超声:又称 B 超,声束对组织进行区域扫描,多个晶体顺序发射超声脉冲,将反射回来的声波信号以光点形式组成切面图像。光点的强弱代表了组织反射超声波的强度。能传播声波而没有反射的结构,被称为无回声声像,图像上显示为黑色,如尿液、血液。强烈反射声波的结构,被称为强回声声像,图像上显示为明亮的白色,如膈肌和心包。而均匀的实质性脏器或组织,包括:肝脏、脾脏、肾脏、心肌等,在超声下多表现为等回声声像。图像与人体的解剖结构相对应,能直观地显示脏器的大小、形态、内部结构。

M 超:时间 - 运动型(time-motion mode)超声成像模式,获得二维超声图像后,声束沿着采样线发射,采集这条线上组织的运动数据,将其随时间的运动在图像上描绘出来。动态和轴向显像的分辨率高,用于监测运动器官和组织,如心脏的室壁和瓣膜的运动。

三维(three-dimensional,3D)超声:通过矩形声束按一定的空间顺序采集一系列的二维图像、经过图像后处理和三维重建,即可显示三维组织结构图像。三维成像可明显提高图像的时间和空间分辨率。实时动态三维超声心动图可逼真地显示心脏的立体结构与活动规律,具有更大的诊断意义。

(五) 生物效应

临床诊断用超声的生物效应,主要包括热效应和空化效应,可能对组织产生损害。

热效应:超声波束穿过组织时产生的机械能被吸收产生热量,导致局部组织温度升高。

空化效应:声压使组织产生机械性拉伸而引起微泡形成,与较高强度长时间超声暴露有关。

超声机通常提供两个简便评估超声潜在风险的值:机械指数和热指数,两者均小于 1 被认为是安全的。减少超声的输出功率和扫描时间能降低风险。

二、多普勒超声原理

(一) 基本原理

多普勒超声探头发射并接受红细胞反射回的声波信号,红细胞朝向探头移动时回波频率增高,远离探头移动时回波频率降低。这种发射与接收声波频率的差异称为多普勒频移。影响超声束频移大小的因素有:超声束的频率、血流速度、超声束与血流的夹角。频谱分析将多普勒信号呈现为时间-速度图,时间为x轴(水平轴),频移为y轴(垂直轴)。移向探头的频移表现为基线以上的"正向"偏移,远离探头的频移表现为基线以下的"负向"偏移。频谱像素的亮度与信号振幅相关,频谱像素越亮,信号振幅越大。

（二）多普勒模式

常用的多普勒模式包括:彩色血流、连续波和脉冲波多普勒。

彩色多普勒血流成像(color Doppler flow imaging,CDFI):是在二维超声的基础上,使用彩色图像来呈现多普勒频移,通常朝向探头的血流显示为红色,背离探头的血流显示为蓝色,颜色越明亮,提示速度越快。高速血流和湍流呈现明亮的花色血流。彩色血流成像通常用于确定血流的位置和范围。

连续波多普勒:采用两个超声晶片,一个持续性发射超声波信号,而另一个持续性接受超声波信号,频谱波形外轮廓平滑,边界清晰,通常用于测量较高速的血流。

脉冲多普勒:发射一次超声脉冲到达取样点,并由同一晶片接收回波;可以在二维超声的引导下对特定区域(或取样容积)的局部血流采样,用于评估相对低速血流。如果取样区域的血流速度过高,则信号会出现混叠而无法分析。

组织多普勒成像:显示心肌运动产生的低速、高振幅的频移信号图像,用于定量评估组织运动和器官功能。比如通过测定二尖瓣瓣环舒张期运动速度来评估左心室舒张功能。

（三）多普勒血流速度与压差

多普勒超声心动图可测得血流通过狭窄通道处射流的速度(V,单位 m/s),根据伯努利方程计算狭窄两端腔室间的压差(mmHg)数值近似等于$4 \times V^2$,由此可以计算不同腔室及狭窄瓣膜两侧的压力差值,分析血流动力学改变。

第二节 超声在血管穿刺中的应用

血管穿刺是麻醉科常见的有创操作,主要包括中心静脉穿刺和动脉穿刺。动静脉穿刺置管可进行直接动脉压和中心静脉压测量,中心静脉置管还可以用于快速补液、泵注血管活性药等治疗,动脉置管便于反复进行血气分析,有利于及时纠正内环境紊乱。及时有效的动静脉通路建立在抢救各种休克等危重患者中至关重要。采用床旁超声辅助血管穿刺,可减少穿刺次数,提高首次穿刺成功率,降低操作相关并发症发生率。

一、血管超声基础

（一）超声探头及模式

血管穿刺多选用高频线阵探头(5~10MHz),儿童血管穿刺可选用分辨率更高的"曲棍式"探头(10~15MHz),可以更加清晰地显示表浅的血管结构。

应用超声辅助血管穿刺时,常用的超声模式有二维超声、彩色多普勒和频谱多普勒。二维超声可以显示目标血管管腔和毗邻结构的二维图像,彩色多普勒和频谱多普勒可以显示血流方向及速度。超声实时引导进行血管穿刺时,通常采用二维超声模式,通过调整探头,可同时显示目标血管和穿刺针,引导穿刺针以最佳的路径进入血管。

（二）血管的超声影像

二维超声下血管腔为无回声结构。在超声探头与血管走行垂直时,静脉为椭圆形结构,管腔较粗,血管壁薄,受压易变形;动脉为圆形结构,管腔相对较细,血管壁厚,受压不易变形,可见到动脉搏动。彩色多普勒下静脉管腔内收缩期和舒张期均有血流信号且彩色均匀一致,动脉管腔内只在收缩期可观察到血流信号。频谱多普勒下,动脉血流以收缩期为主且流速快,静脉血流呈波浪形持续整个收缩期和舒张期且流速较慢(图 4-1)。

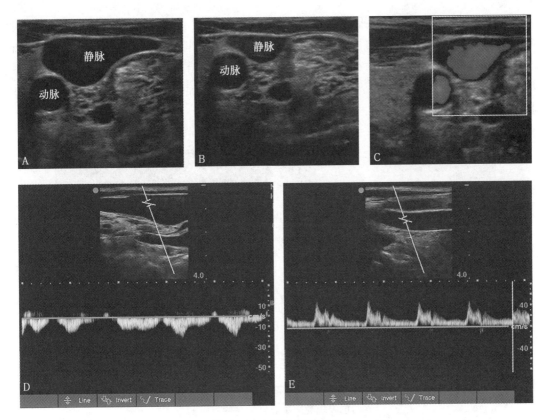

图 4-1　血管的超声图像

A. 正常血管超声图像；B. 受压后血管超声图像：静脉受压变形，动脉无明显改变；C. 彩色多普勒下血管超声图像；D. 静脉多普勒频谱；E. 动脉多普勒频谱。

（三）超声引导血管穿刺技术

超声引导血管穿刺（ultrasound guided vascular puncture）常用的有三种方法，短轴平面外法、长轴平面内法和斜轴平面内法。具体选择何种方法，取决于目标血管解剖特点。

1. **短轴平面外法**　超声探头垂直于血管走行方向放置，可显示血管的短轴横切面视图。平面外法即穿刺针走行于超声切面之外，在进行动态引导血管穿刺时，穿刺针在血管正上方进针，有利于顺利进入目标血管。短轴横切面视图血管及毗邻结构显像清晰，较易定位目标血管位置，但是由于平面外法不易追踪针尖位置，存在毗邻组织损伤和血管后壁穿孔风险（图 4-2）。

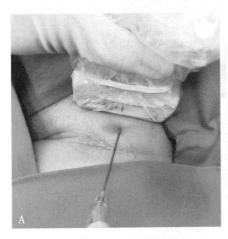
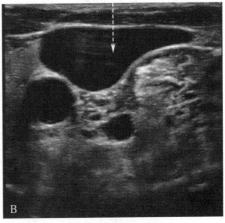

图 4-2　短轴平面外法行颈内静脉穿刺的探头位置（A）和超声图像（B）
白色虚线箭头示意针尖穿刺方向。

2. 长轴平面内法   超声探头平行于血管走行方向放置,可显示血管的走行,即长轴纵切面视图。通常先采用短轴横切面视图定位目标血管,再将探头旋转 90° 获得长轴纵切面视图。平面内法即穿刺针走行于超声切面内,在进行动态引导血管穿刺时,可全程显示血管位置和穿刺针走行,实时观察穿刺路径和进针深度,安全性更高。但是长轴纵切面不利于显示血管毗邻结构,仍有损伤毗邻组织的可能,且较细的血管难以获得图像,操作上有一定难度(图 4-3)。

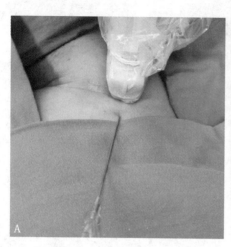
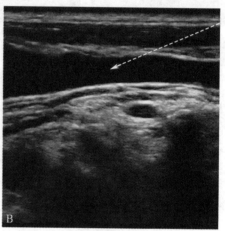

图 4-3   长轴平面内法行颈内静脉穿刺的探头位置(A)和超声图像(B)
白色虚线箭头示意针尖穿刺方向。

3. 斜轴平面内法   获得短轴横切面视图后,将超声探头旋转 45°,即斜轴切面视图。斜轴平面内法结合上述两种穿刺方法的优点,可兼顾穿刺针的显示和毗邻结构的安全。在中心静脉穿刺时,尤其是超声显示静脉在动脉正上方时,优势明显(图 4-4)。

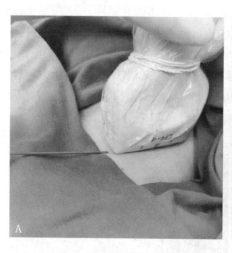
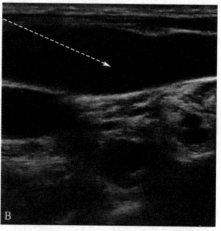

图 4-4   斜轴平面内法行颈内静脉穿刺显示探头位置(A)和超声图像(B)
白色虚线箭头示意针尖穿刺方向。

二、超声引导下中心静脉穿刺置管

(一)穿刺部位

中心静脉穿刺置管的部位主要有颈内静脉、锁骨下静脉和股静脉;而外周静脉穿刺置入中心静脉导管的部位主要有贵要静脉和腋静脉。

（二）超声引导下穿刺要点

中心静脉穿刺应首选动态超声引导下穿刺，尤其是预计会出现穿刺困难的患者，以及血管较细的儿童患者。如未首选动态超声引导下穿刺，在盲穿失败后也应用作补救措施。

在进行静脉穿刺之前，需对目标静脉进行超声二维扫描，确定静脉的位置、深度、走行、内径和通畅性。可调整增益、深度、聚焦区域等参数以获得最佳图像。如有需要可选择彩色和频谱多普勒对血管行进一步评估。

确定穿刺部位后，摆适当体位，消毒皮肤，外科洗手后穿手术衣戴无菌手套，铺巾，准备中心静脉穿刺组件，超声探头表面涂抹耦合剂、套无菌套备用。在动态超声引导下进行穿刺部位局部麻醉。穿刺时，操作者需一手持探头，一手持穿刺针，始终保持目标静脉位于超声图像的正中。在平面内或平面外缓慢进针，在针尖抵达静脉前壁时，静脉会受压变形出现切迹，当针尖进入静脉时，切迹消失，可轻轻抽吸注射器以确认针尖在静脉内。穿刺过程中要时刻关注针尖位置，平面外法穿刺时，常需同时推进探头和穿刺针，以持续显示针尖。难以识别针尖时，须调整探头找到针尖，否则穿刺位置过深，可能造成意外损伤。经穿刺针或套管置入导丝时，可用长轴平面内法确认导丝进入静脉，如导丝置入不畅，需调整进针角度和方向后重新置入。置入导丝后，扩皮置入导管，长轴平面内法确定导管在静脉腔内后，封管固定。穿刺置管完成后，需通过超声评估是否存在组织间血肿，是否有胸膜损伤和气胸等（图4-5）。

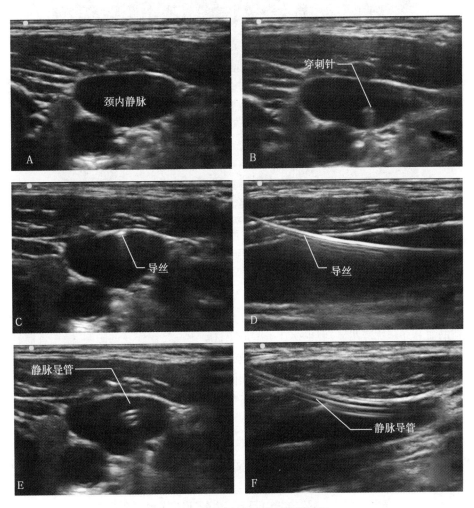

图4-5 超声引导下颈内静脉穿刺

A.平面外示意颈内静脉；B.平面外示意置入穿刺针；C.平面外示意置入导丝；D.平面内示意置入导丝；E.平面外示意置入静脉导管；F.平面内示意置入静脉导管。

NOTES

三、超声引导下动脉穿刺置管

（一）穿刺部位

动脉穿刺的部位主要有桡动脉、肱动脉、腋动脉、股动脉和足背动脉，最常用的为桡动脉和足背动脉。

（二）超声引导下穿刺要点

临床实践中常采用体表触及动脉搏动，作为盲法动脉穿刺的定位依据。当存在解剖异常、过度肥胖、动脉低灌注、动脉痉挛等无法通过动脉搏动来定位动脉，或盲法穿刺失败时，应用超声引导穿刺可提高穿刺成功率，缩短穿刺时间。

与静脉穿刺类似，在进行动脉穿刺前也需要对目标动脉进行评估，确定动脉的位置、深度、走行、内径和通畅性。确定穿刺部位后，摆适当体位，消毒铺巾，超声探头表面涂抹耦合剂，套无菌套备用。穿刺时，始终保持目标动脉位于超声图像的正中，在平面内或平面外缓慢进针，观察到穿刺针进入血管后，将导管沿穿刺针送入血管。对于动脉走行迂曲，存在动脉粥样硬化斑块以及难度较大的动脉置管采用平面内法更有优势（图 4-6）。

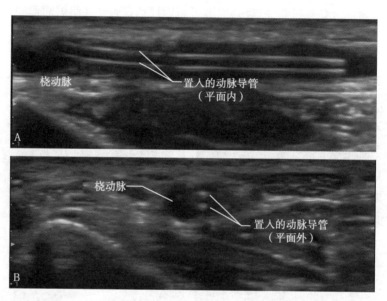

图 4-6　超声引导下桡动脉穿刺置入导管后超声图像

四、局限性及并发症

超声辅助血管穿刺优势明显，但也存在一些局限性。第一是操作者的限制，操作者需经过系统的培训，因为超声引导建立血管通路技术的成功实施有赖于操作者对该项技术的熟练掌握。第二是设备的限制，如高频线阵探头的分辨率随深度增加而降低，病态肥胖患者的血管位置较深可能难以显示清楚。第三是患者本身的限制，穿刺部位存在皮下气肿或者是其他影响超声波传导的情况，会导致结构显示不清，限制超声的使用。

超声引导下血管穿刺，可降低常规穿刺引起的血肿、动脉损伤、神经损伤、气胸、空气栓塞、感染、心律失常、导管进入错误血管、胸导管损伤等并发症的发生率。

第三节　超声在周围神经阻滞中的应用

传统的周围神经阻滞技术多采用的是盲法穿刺，主要依靠体表解剖标志和神经刺激器来定位目标神经,可能发生阻滞不全和神经损伤等并发症。近年来,随着超声技术的发展,图像质量不断提高,大量传统的周围神经阻滞借助超声实现了可视化。超声可清晰地观察目标神经及其周围结构、穿刺针实时的行进路线、局麻药的扩散,从而大大提高了阻滞成功率,减少了神经损伤等并发症的发生。尤其是近年来超长效局部麻醉药的问世,结合超声技术应用于周围神经阻滞,将给临床麻醉与术后镇痛带来革命性变化。

超声引导下周围神经阻滞技术(ultrasound-guided peripheral nerve block technique)的基础是超声图像的获取和组织结构的辨识。需要操作者熟练掌握超声成像的基本原理和超声仪器的使用方法,熟悉扫描部位的解剖结构,并能选择适宜的扫描技术以获得理想的超声影像,同时还要熟练掌握进针技术,使穿刺针能顺利到达目标结构。超声定位与传统的解剖定位、异感定位和神经刺激仪定位结合并灵活运用,能进一步提高神经阻滞的安全性和成功率。

目前临床实践中,在超声引导下可行上肢、下肢、头面部、颈部、脊柱旁区、胸腹壁等部位的神经阻滞,既可单次注射局麻药,也可于阻滞部位置管连续注药,用于围手术期镇痛。

一、神经超声图像特点及与其他结构的鉴别

1. 超声下神经的图像特点　相同个体不同部位的神经和不同个体相同部位的神经在超声下的表现有一定差别(图4-7)。

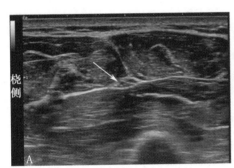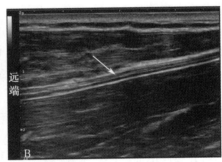

图4-7　尺神经短轴、长轴切面

白色箭头为尺神经,图A示前臂尺神经短轴切面呈现为蜂窝状结构;图B示前臂尺神经长轴切面呈现为束状结构。

超声下周围神经由低回声的神经纤维和高回声的神经内结缔组织构成。臂丛神经由于神经纤维间的结缔组织较少,在超声下常呈单束样低回声影像,而大腿上段坐骨神经富含结缔组织呈明亮的高回声影像(图4-8)。

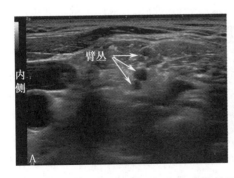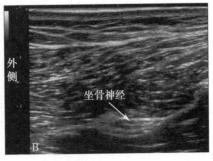

图4-8　不同部位周围神经的超声图像

图A示臂丛神经在肌间沟处的短轴切面,白色箭头所指为低回声的臂丛神经;图B示臀横纹下坐骨神经短轴切面,白色箭头所指为高回声的坐骨神经。

2. 超声下神经和其他结构的区分　周围神经需与血管、肌腱和韧带等鉴别。其中神经和血管常有伴行，故超声下区别神经和血管极为重要。常用以下两种方法，第一种是观察其是否有搏动，能否被探头压扁或压闭：动脉有搏动，静脉能被探头压扁或压闭，而神经不搏动也不能够被压扁或压闭；第二种是用彩色多普勒或频谱多普勒观察：血管有其特征性的频谱，而神经既无彩色也无特征性的血流频谱图。

二、临床常用超声引导下周围神经阻滞技术

(一)超声引导上肢神经阻滞

上肢的感觉和运动主要由臂丛神经支配。臂丛主要由 $C_5 \sim T_1$ 脊神经的前支组成，部分 C_4 和 T_2 脊神经参与其中。臂丛在其走行期间发出的分支主要有胸长神经、肩胛背神经、肩胛上神经、肩胛下神经、肌皮神经、正中神经、尺神经、桡神经、腋神经等。常用的超声引导上肢神经阻滞有肌间沟入路、锁骨上入路、锁骨下入路、腋路四种经典入路的臂丛神经阻滞，以及臂丛各远端分支阻滞等，广泛地用于上肢手术的麻醉和镇痛。根据阻滞部位的不同，神经阻滞覆盖的范围略有差异。肌间沟入路臂丛神经阻滞主要适用于肩部、锁骨远端和肱骨近端手术的麻醉和镇痛，但前臂尺侧阻滞可能欠佳；锁骨上入路臂丛神经阻滞神经纤维比较集中，可用于手至肩部手术的麻醉和镇痛；锁骨下入路臂丛神经阻滞主要适用于上臂到指尖手术的麻醉和镇痛，但上臂手术涉及内侧区域时，应联合肋间臂神经阻滞；腋路臂丛阻滞可用于肘关节以下手术部位的麻醉和镇痛。超声技术的引入增加了操作的安全性并且实施更加灵活，使传统意义上的肌间沟入路和锁骨上入路的区分变得模糊，如将局麻药注入至前、中斜角肌之间阻滞臂丛神经，可以定义为超声引导肌间沟入路臂丛神经阻滞，如将局麻药注入锁骨下动脉前外侧阻滞臂丛神经，则可称为超声引导锁骨上入路臂丛神经阻滞。临床工作中常根据手术或疼痛的部位，结合神经走行解剖特点，来选择所需阻滞的神经及该神经的阻滞部位。

以下以肌间沟入路臂丛神经阻滞为例，说明超声引导上肢神经阻滞的方法和应用。

1. 肌间沟入路臂丛神经阻滞的解剖学基础　在前斜角肌与中斜角肌组成的间隙中，C_5、C_6 脊神经在中斜角肌外侧合并为上干；C_7 脊神经移行为中干；C_8 脊神经和 T_1 脊神经在前斜角肌后合并为下干。颈神经从椎间孔穿出后，沿颈椎横突槽向外从颈椎横突前结节和后结节之间离开颈椎。颈椎横突特有的前后结节形态是超声下辨识颈神经根的重要解剖标志：如 C_6 椎体横突前结节特别粗大，C_7 椎体横突只有后结节。膈神经走行在前斜角肌表面，因解剖位置毗邻，该区域阻滞可能累及膈神经，导致单侧膈肌麻痹；也可能累及颈交感神经节导致霍纳综合征。

2. 超声引导肌间沟入路臂丛阻滞　患者一般取平卧位，患肢紧贴体侧自然伸展，头略微偏向对侧。臂丛位置较表浅，一般选用线阵探头。将超声探头置于颈部正中环状软骨水平，由内向外水平移动，依次可见气管、甲状腺、颈总动脉、颈内静脉、胸锁乳突肌、前斜角肌和中斜角肌等组织结构，臂丛根或干一般位于前、中斜角肌肌间隙内，超声下呈串珠样分布的圆形或椭圆形的低回声声像。

一般可采用平面内外侧入路。平面内外侧入路为穿刺针由探头的外侧垂直于皮肤进针，至皮下调整进针角度，超声下可清晰见到穿刺针在超声平面内经过中斜角肌向臂丛缓慢进针，针尖进入肌间沟内，靠近臂丛处，注入局麻药，注药前确认回抽无血和气体(图 4-9)。注药后超声下可见低回声的局麻药包绕臂丛。

(二)超声引导下肢神经阻滞

常用的超声引导下肢神经阻滞有股神经阻滞、股外侧皮神经阻滞、隐神经阻滞、闭孔神经阻滞、坐骨神经阻滞、腓总神经阻滞、胫神经阻滞、阴部神经阻滞、脚踝入路神经阻滞等，可以总结为腰丛及其分支阻滞和骶丛及其分支阻滞，广泛地用于下肢手术的麻醉和镇痛。如腰丛联合骶旁坐骨神经阻滞可用于髋部或更近端的下肢手术；股神经联合腘窝坐骨神经阻滞可用于小腿手术等，可以依据手术部位的需求来选择单用或联合神经阻滞。

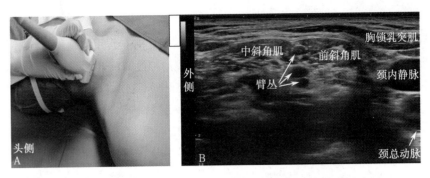

图 4-9 肌间沟臂丛神经阻滞超声探头位置（A）和超声图像（B）

腰丛位于腰大肌间隙内，由 L_1~L_4 脊神经前支组成，可能含有 T_{12}、L_5 脊神经前支成分。腰丛除就近发出分支配腰方肌和髂腰肌外，其他主要分支有股神经、股外侧皮神经、闭孔神经、生殖股神经、髂腹下神经和髂腹股沟神经等，腰丛分支分布于大腿的前部和内侧部，以及腹股沟区。骶丛由 L_4~S_3 神经根前支组成，从骶骨深面穿出，骶丛除直接发出许多短小的肌支支配梨状肌、闭孔内肌、股方肌等外，还发出臀上神经、臀下神经、股后皮神经、阴部神经、坐骨神经，骶丛分支分布于盆壁、臀部、会阴、股后部、小腿以及足部。

下面以股神经阻滞为例，说明超声引导下肢神经阻滞的方法和应用。

1. 股神经阻滞的解剖学基础 股神经起源于 L_2~L_4 脊神经前支，是腰丛最大的分支，股神经在腹股沟韧带下方股动脉外侧髂筋膜深面向远端浅行至大腿前部，在腹股沟韧带下方约 2cm 的股三角处分出数个分支，其中肌支支配缝匠肌、股四头肌和耻骨肌，皮支分布于大腿和膝关节前侧皮肤，并移行为隐神经支配髌骨下方、小腿内侧和足内侧皮肤，股神经还发出分支支配髋关节、膝关节的运动和感觉。

2. 超声引导股神经阻滞技术 患者体位为平卧位，双腿分开，患侧肢体稍外旋。若暴露不佳，可在患侧臀下垫一薄枕，辅助显露腹股沟区。因股神经位置表浅，一般选用线阵探头。

髂前上棘和耻骨结节连线为腹股沟韧带，将探头平行放置于腹股沟韧带上，探头与皮肤垂直，轻移探头至腹股沟韧带内 1/3。超声下可见高回声的阔筋膜和髂筋膜图像，股神经位于低回声的髂腰肌浅面，呈外高内低倾斜状。腹股沟韧带深部可见股动脉和股静脉，在股动脉的外侧可显示高回声的梭形或蜂窝状股神经图像。

多采用平面内进针技术，也可采用平面外技术。平面内技术为穿刺针从探头外侧进针，由外向内缓慢推进穿刺针，至针尖穿过阔筋膜和髂筋膜接近股神经，回抽无血即可注射局麻药。注药后超声下可见低回声的局麻药包绕股神经（图 4-10）。也可采用平面外技术，穿刺针从探头旁开 0.5cm 进针，与皮肤呈 45° 角向探头推进，针尖穿过阔筋膜和髂筋膜，在股神经附近回抽无血无气即可注药。

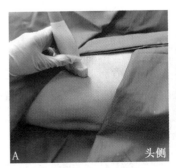
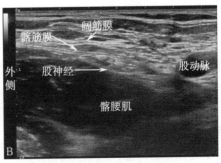

图 4-10 股神经阻滞超声探头位置（A）和超声图像（B）

（三）超声引导躯干神经阻滞

超声引导躯干神经阻滞主要包括腹壁、椎旁和胸壁区域阻滞。常用的超声引导躯干神经阻滞有胸椎旁神经阻滞、腹横肌平面阻滞、髂腹下神经和髂腹股沟神经阻滞、肋间神经阻滞、腹直肌鞘阻滞等。胸椎旁神经阻滞将局麻药注射于胸椎旁和胸椎间孔外侧间隙内，以产生单侧、节段性躯体和交感神经阻滞，临床可应用于开胸手术、乳腺手术、胸壁手术等。腹横肌平面阻滞是为前腹壁皮肤、肌肉提供镇痛的阻滞技术，将局麻药注射于腹内斜肌与腹横肌之间（即腹横肌平面），可以阻滞同侧腹壁神经，产生良好的同侧腹壁皮肤、肌肉甚至部分腹膜的区域镇痛。髂腹下神经和髂腹股沟神经阻滞可用于疝修补术的术中及术后镇痛，也可用于其他下腹部手术。围手术期可以根据手术部位的神经分布特点选择合适的躯干神经阻滞技术，以提供良好的镇痛或辅助麻醉，有利于患者围手术期加速康复。

随着超声引导技术的发展，产生了一些新的以筋膜平面注射局部麻醉药从而间接到达靶神经阻滞的镇痛方法，如腰方肌平面阻滞、竖脊肌平面阻滞、前锯肌平面阻滞等，需要更多的临床实践来验证其有效性和可行性。

第四节　经胸超声心动图和创伤超声在围手术期的应用

经胸超声心动图（transthoracic echocardiography，TTE）是评估围手术期心脏解剖与功能的无创影像学方法。TTE 通过经胸扫描，定性观察心脏大小、功能，也可对血流动力学进行定量分析。TTE 已成为心脏手术和危重患者围手术期常规监测的重要内容。同时，TTE 可以结合心包、胸腹腔及盆腔检查，即扩展的创伤超声重点评估（extended-focused assessment with sonography for trauma，e-FAST），可对外伤急救患者就地进行快速、无创检查评估。本节主要介绍 TTE 以及 e-FAST 基本检查流程、核心切面的获取和围手术期的应用。

一、经胸超声心动图的基础知识

TTE 大多使用频率为 2~5MHz 的相控阵探头，探头一端有凸起（或凹陷、标识等）为标记点，在屏幕显示的扇形图像顶点的一端也有一个标记点与之相对应，标记点一般位于扇形图像的右侧。患者取平卧位或左侧卧位（垫高右肩），左侧卧位可使心脏贴近胸壁，有利于获取更加清晰的图像。

TTE 采用加压、追踪、倾斜、旋转四个基本动作获取图像。加压：探头在皮肤上适当施压；追踪：探头在胸壁表面滑动，寻找目标结构；倾斜：探头表面轻贴胸壁，整体以一定角度倾斜；旋转：探头表面轻贴胸壁，以探头长轴中心线为轴顺时针或逆时针旋转。结合以上四个动作调整探头获取想要的标准切面。

常规的扫描部位和顺序为胸骨左缘第 3 或第 4 肋间、心尖搏动点附近和剑突下，从而获取 5 个核心切面，具体操作方式见本章第五节。

二、经胸超声心动图的核心切面

（一）胸骨左缘左室长轴切面（parasternal long-axis view，PLAX）

将探头置于患者胸骨左缘第 3 或 4 肋间，探头标志点朝向患者右肩，声束与右肩至左肋角连线平行。在二维超声上从前向后显示的解剖结构依次是：右心室前壁、右心室室腔、室间隔（前间壁）、左心室室腔、左心室下侧壁、左心室流出道、主动脉瓣、主动脉窦部、二尖瓣、左心房（图 4-11）。该切面可测量主动脉根部内径、左心室内径、室壁厚度、左心室收缩功能。

（二）胸骨左缘左室短轴切面（parasternal short-axis view，PSAX）

在 PLAX 基础上，顺时针旋转 90°，探头标志朝向患者左肩，倾斜探头得到不同切面。根据探头

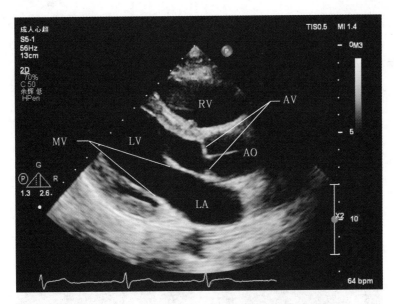

图 4-11 胸骨左缘左室长轴切面

LA:左心房;LV:左心室;RV:右心室;MV:二尖瓣(开放);AV:主动脉瓣(关闭);AO:主动脉。

的倾斜角度不同,可得到 4 个成像切面:①主动脉瓣右心室流出道水平:主要显示三尖瓣、右心室流出道、肺动脉瓣、主动脉瓣、左右心房等;②左心室二尖瓣水平:主要显示左右心室及二尖瓣的前、后瓣叶;③左心室中段乳头肌水平:主要显示左心室中段心肌和乳头肌;④左心室心尖水平:主要显示心尖有无扩张、附壁血栓等。其中,左心室中段乳头肌水平是围手术期 TTE 最常使用的 PSAX,用于评估左心室收缩功能和节段性室壁运动(图 4-12)。

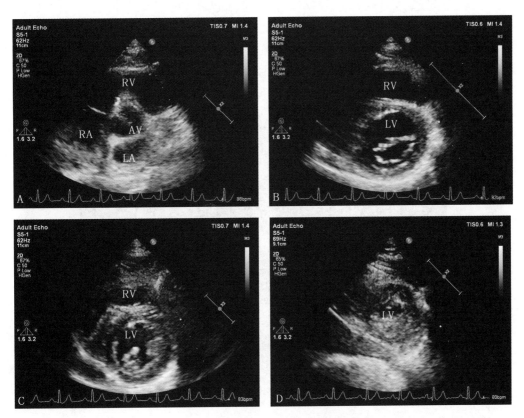

图 4-12 胸骨左缘左室短轴切面

A. 主动脉瓣右心室流出道水平;B. 左心室二尖瓣水平;C. 左心室中段乳头肌水平;D. 左心室心尖水平。

(三)心尖部四腔心切面(apical 4-chamber view,A4C)

将探头置于心尖搏动点或最大搏动点附近(左侧第5肋间锁骨中线内侧1~2cm),稍向上倾斜,方向标志朝向患者左腋窝。如图4-13,可显示右心室、左心室、三尖瓣、二尖瓣、右心房、左心房。此切面可显示真实的心尖,并且可以很好地评估房室瓣及左右心室大小和功能。

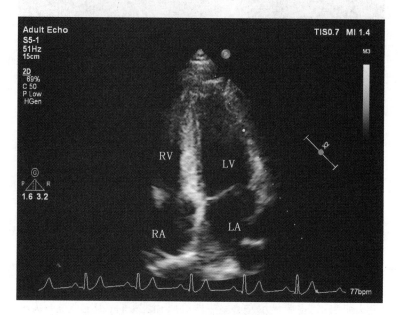

图4-13　心尖部四腔心切面
LA:左心房;LV:左心室;RA:右心房;RV:右心室。

(四)剑突下四腔心切面(subcostal 4-chamber view,S4C)

探头置于剑突下,向下压并向上倾斜探头,方向标志朝向患者左侧。如图4-14,可显示右心房、三尖瓣、右心室、房间隔、室间隔、左心房、二尖瓣、左心室。此切面可用于急性低血压患者排除心脏压塞,还可显示完整房间隔,是房间隔的主要检查切面。

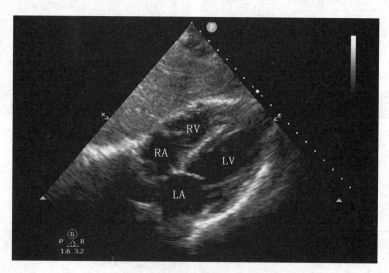

图4-14　剑突下四腔心切面
LA:左心房;LV:左心室;RA:右心房;RV:右心室。

(五)下腔静脉切面(inferior vena cava view)

将探头放在剑突肋缘下,探头标志朝向头端,略偏右向上方倾斜时可得到剑突下矢状切面图。如

图 4-15,可显示下腔静脉(inferior vena cava,IVC)、肝静脉、右心房。IVC 正常直径范围为 12~25mm,根据 IVC 与呼吸的变异率可以评估容量和心脏功能。

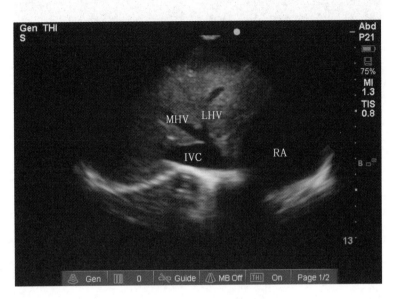

图 4-15　下腔静脉切面

IVC:下腔静脉;MHV:肝中静脉;LHV:肝左静脉;RA:右心房。

三、经胸超声心动图在围手术期的应用

(一) 左心室功能评估

通过心室壁收缩运动和室壁增厚的程度可以评估心室功能,常用的测量方法包括 M 型、二维 Simpson 双平面圆盘法射血分数测量,但对于床旁超声而言,定性的视觉评估可代替定量评估。

常用的切面包括:①PLAX:可观察左心室前间壁和下侧壁,评估左心室壁心肌增厚、心内膜移动和二尖瓣前叶的运动情况;②PSAX:首选左心室中段乳头肌水平,该切面可以显示所有左心室壁,有利于判断左心室整体收缩功能和严重的节段性室壁运动异常;③A4C:该切面可见左心室的下间壁、前侧壁以及心尖部,推荐结合其他切面进行共同评估;④S4C:对于经胸超声获取困难或正在行心肺复苏的患者,紧急情况下可使用 S4C 评估左心室收缩功能。

1. 左心室收缩功能正常　当左心室收缩功能正常时,收缩期心肌增厚,心内膜向中心运动,舒张期二尖瓣前叶尖端靠近室间隔。正常左心室缩短分数(fractional shortening,FS)为 25%~35%,射血分数(ejection fraction,EF)为 50%~70%。

2. 左心室收缩功能过强　左心室收缩功能过强通常见于低血容量和 / 或外周血管舒张,也可见于高心排血量疾病(如甲亢、贫血、使用正性肌力药等)。此时,左心室心肌增厚和心内膜运动增强,收缩末期左心室腔几乎完全消失(图 4-16)。

3. 左心室收缩功能减退　与收缩功能正常时相比,左心室收缩功能减退时心肌增厚程度减弱、心内膜运动减弱,左心室内径增大,二尖瓣前叶尖端不能靠近室间隔。严重减退时二尖瓣开放受限。

4. 左心室舒张功能减退　在充血性心力衰竭患者中,约 30%~40% 患者收缩功能正常而舒张功能减退。视觉评估包括评估左心室厚度和左心房大小。舒张末期左心室壁厚度 >1cm 提示左心室增厚,舒张末期左心房直径 >4cm 提示左心房增大,及左心室舒张功能减退;通常可用超声多普勒测量二尖瓣口血流频谱和肺静脉血流频谱进行定量评估。

(二) 右心室功能评估

右心衰竭主要见于肺动脉高压、肺栓塞、急性呼吸窘迫综合征、心肌梗死、心肌损伤等。右心室结

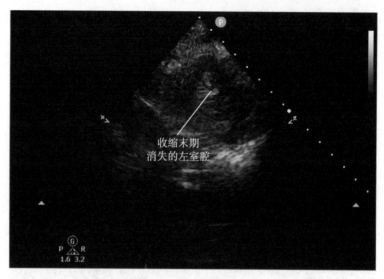

图 4-16　左心室收缩过强

构和功能评估对于危重患者休克和呼吸衰竭的诊断、指导血管活性药使用、指导容量复苏和预测危重患者预后至关重要。

常用的切面包括：①PLAX：可见右心室流出道，可以鉴别严重的右心室大小或功能异常；②PSAX：在左心室中段乳头肌水平，可以通过与左心室大小对比以及室间隔形态改变而评估右心室的大小和压力负荷；③A4C：是获得右心室信息最全的切面，通过并列对比左右心室可评估右心室的相对大小及室间隔的位移，定性或定量评估右心室的收缩功能；④S4C：当 A4C 获取困难时，该切面可用于评估右心室大小、收缩功能和室壁厚度。

1. 右心室功能正常　正常情况下，右心室游离壁比左心室壁薄，厚度小于 5mm，右心室腔大小约为左心室腔大小的 2/3，在 PSAX 中呈新月形，在 A4C 及 S4C 中则呈三角形，在 PSAX 中，室间隔凹面朝向左心室。

2. 右心衰竭　表现为：①右心室大小：右心室负荷过重或衰竭时心室腔极易扩张，右心室室腔大小 >2/3 左心室腔为中度扩张，> 左心室腔为严重扩张，心尖主要为右心室时提示右心室扩张；②右心室及室间隔形状和室间隔运动：在 PSAX 中，右心室扩张时形状变圆，右心室压力升高出现室间隔收缩期的反常运动或室间隔"反弹"，右心室压力进一步升高时室间隔变得扁平，左心室变成"D"字形（图 4-17），在四腔心切面，右心室扩张时呈椭圆形；③右心室壁厚度：舒张末期右心室游离壁厚度超过 1cm 提示慢性右心衰竭，急性右心衰竭时通常 <5mm；④右心室收缩功能：与评估左心室收缩功能

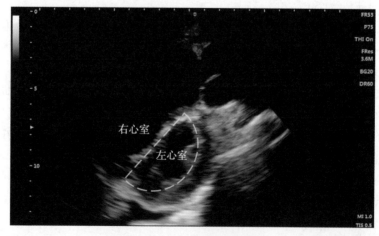

图 4-17　右心衰竭"D 字征"

相类似,可基于主观目测将右心室收缩功能划分为正常、轻度减弱、严重减弱。定量的评估可通过右心室面积变化分数、三尖瓣环收缩期位移、右心室壁应变和应变率等进行。

(三) 容量评估

容量状态和容量反应性评估是容量管理的核心。理论上,当患者血容量不足时,心脏代偿性收缩增强,心腔变小,IVC、颈内静脉塌陷,其随呼吸变化的变异率增大;反之,心脏收缩减弱,心腔增大,IVC、颈内静脉扩张,其随呼吸变化的变异率减小。容量反应性则是指扩容后,每搏输出量或心排血量增加的能力,通常增加 ≥ 15% 提示患者有容量反应性。

1. 左心室舒张末面积和内径评估 在 PSAX 左心室中段乳头肌水平切面,测量舒张末期左心室面积和内径,正常情况下成年人的舒张末期左心室面积为 8~14cm²,<8cm² 则提示血容量不足,>14cm² 则提示容量负荷过重;舒张末期左心室内径为 4~5cm。

2. IVC 直径与容量反应性评估 IVC 对右心房容量和压力变化敏感,自主呼吸患者吸气时胸腔内为负压,IVC 直径减小,正压通气患者则相反,吸气时 IVC 扩张。通常在 IVC 汇入右心房前约 2cm 处测量最大直径和最小直径,亦可联合 M 型超声测量。自主呼吸时,IVC 吸气塌陷率 =(IVC 最大直径 – 最小直径)/IVC 最大直径;正压通气时,IVC 扩张率 =(IVC 最大直径 – 最小直径)/IVC 最小直径。对于自主呼吸患者,IVC 直径 <10mm,呼吸塌陷率 >50%,对于正压通气的患者,IVC 直径为 10~15mm,呼吸扩张率 >18%,均提示患者具有容量反应性;当 IVC 直径 >20mm,随呼吸固定不动时提示无容量反应性。IVC 测量存在干扰,如肥胖、胃肠积气、腹部外伤、手术无菌区等,可以通过测量锁骨下静脉、颈内静脉、股静脉直径及呼吸变异率进行评估。可通过 IVC 直径和呼吸变异率估测右心房压力。此外,心脏压塞时,心包内压力超过右心房压力,导致下腔静脉过度充盈,深吸气仅出现很小程度塌陷或没有塌陷,如果深吸气时下腔静脉塌陷 >50%,则可以有效地排除心脏压塞。

(四) 瓣膜功能评估

围手术期床旁超声对瓣膜的评估重点在于迅速辨别可能影响血流动力学的异常,并与心房、心室大小和功能,以及与前后负荷有关知识紧密结合。应该在多个切面对瓣膜及周围结构进行二维检查,并用彩色多普勒和频谱多普勒来筛查严重的瓣膜反流和 / 或狭窄。

(五) 心包积液

影响危重患者血流动力学的因素除了心室收缩及舒张功能、血容量、外周血管状态以外,还有心包积液(pericardial effusion)。围手术期由于外伤、手术创伤等因素引起的急性心包积液会严重影响患者血流动力学。床旁超声可以快速无创筛查心包积液。

正常时,心包腔内有少量液体(<50ml),在超声下基本无法显像,因此,在大多数切面下,可见到心包为紧贴心肌的一层薄高回声带。心包积液首先积聚于心包腔的低垂部位,仰卧位时通常在心脏后方发现液性暗区将心脏与心包分离。积液量增大时,积液变成环形,在心脏前方及后方均见到液暗区。通常容易观察到心包积液的切面是 S4C、PSAX(图 4-18)。

床旁超声可以检测心包积液并估计积液量。心包内积液超过心包弹性极限时,心包内压力增高,心室腔受到压迫,舒张受限,继而心排血量下降,即可发生心脏压塞。心包积液的容量、积聚速度对于血流动力学影响显著。围手术期由于外伤或者手术创伤因素导致心包内快速积聚液体,即使是 50~100ml 的积液,也可能导致心包内压力显著增加,严重影响血流动力学。发生心脏压塞时,不仅可用超声来直接观察心包积液,也可结合前述用超声来测量下腔静脉的直径和可塌陷性等间接方法来共同评估。

四、创伤超声在围手术期的应用

创伤超声重点评估(focused assessment with sonography for trauma,FAST)是一套用超声评估创伤后腹腔、心包内出血的标准方案,继之发展出 e-FAST 方案,是由临床医师在短时间内评估仰卧位的危重患者,获得胸腹腔内出血、气胸、心脏压塞信息的一套方案。

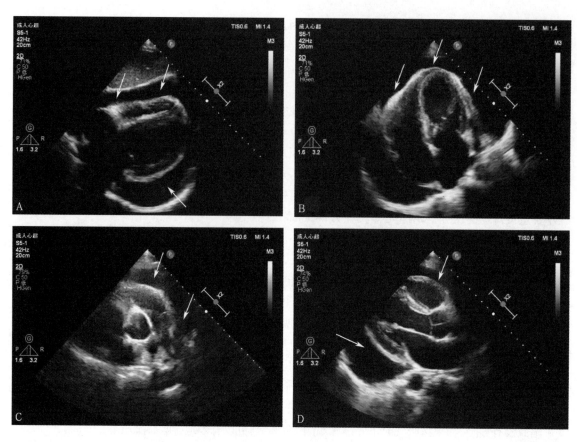

图 4-18　心包积液

A. 为剑突下四腔心切面；B. 为心尖部四腔心切面；C. 为胸骨左缘左室短轴切面；D. 为胸骨左缘左室长轴切面，白色箭头所指为心包积液，将心脏与心包分离。

　　e-FAST 检查的主要目的是明确是否存在病理性心包、胸腹腔内游离液体以及是否存在气胸。检查方法是使用特定的超声切面来评估心包腔、腹腔和胸腔。重力使液体容易积聚于腹腔的低垂部位，仰卧位时腹腔最低的部位为肝肾隐窝，盆腔最低的部位为膀胱直肠陷凹（男性）或直肠子宫陷凹（女性）。标准的评估顺序如下：剑突下、右上腹、左上腹、盆腔、胸腔，分述如下：

　　（1）剑突下：用于评估心包积液，此切面能看到心包及四个心腔，可选用低频凸阵探头或者相控阵探头，心包积液图像见前述。

　　（2）右上腹：选用低频凸阵探头或者相控阵探头，探头放置在右侧第 10 肋腋中线位置附近，调整探头，重点观察肝肾隐窝的超声图像，正常时肝脏跟肾脏的图像紧贴在一起，当他们的图像之间出现游离液体时，则检查为阳性（如图 4-19）。也应注意膈下、肝脏周围、右肾下极有无游离液体。在此区域，探头向头端移动，可看到膈肌，观察膈肌上方有无液性暗区，胸腔积液时有时可见到压缩的肺组织在液体中摆动（如图 4-20）。

　　（3）左上腹：探头放置在左侧第 8 肋腋后线位置附近，调整探头，重点观察脾肾隐窝有无游离液体，同时注意膈下、脾周、左肾下极区域。探头向头端移动，观察左侧胸腔是否有液性暗区（如图 4-21）。

　　（4）盆腔：在膀胱充盈时，膀胱边界清晰，导尿的患者可经导尿管注入适量生理盐水建立超声窗，探头放置紧邻耻骨联合上方的矢状位或横位，在男性中探查膀胱后方是否存在液体积聚，在女性中探查子宫后方是否存在液体积聚（图 4-22）。

　　（5）胸腔：如前述，在腹部扫查时可一并扫查胸腔，以评估胸腔积液的状况。气胸的诊断和评估详见后面"肺部超声"章节。

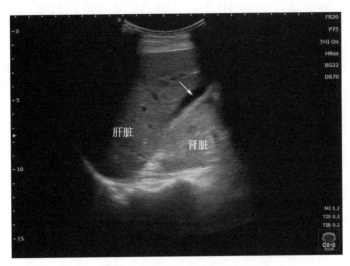

图 4-19　右上腹超声切面
白色箭头所指为肝肾隐窝内出现游离液体。

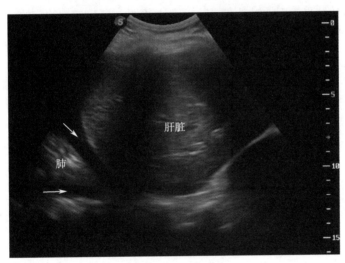

图 4-20　胸腔积液
白色箭头所指为右侧胸腔积液,内可见被压缩的肺组织。

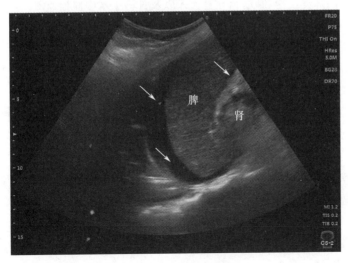

图 4-21　左上腹超声切面
白色箭头所指为膈下脾周游离液体,脾肾隐窝出现游离液体。

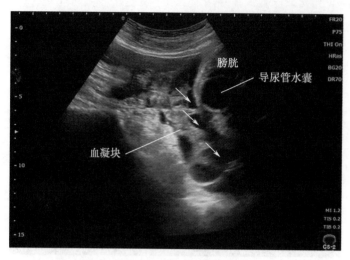

图 4-22　盆腔超声切面

白色箭头所指为膀胱后方出现大量液体积聚,并混有大量血凝块。

当 e-FAST 检查的结果为阳性时最有帮助,可缩短开始进行确定性治疗的时间,帮助临床医师及时做出正确决定。当临床情况高度怀疑而 e-FAST 检查阴性时,可重复检查动态观察,或者行 CT 等其他检查辅助诊断。

第五节　经食管超声心动图在围手术期的应用

一、概述

经食管超声心动图(transesophageal echocardiography,TEE)于 20 世纪 80 年代首次应用于心脏手术,之后便成为心脏麻醉领域发展最迅速的一项技术。目前,TEE 已经广泛应用于临床,使麻醉科医师和手术医师在围手术期获得了更多更全面的信息,并指导临床诊疗。

（一）TEE 适应证、禁忌证与并发症

适应证几乎包括了所有成人心脏手术。在所有成人直视心脏手术、胸主动脉手术、经导管心内手术中应常规应用,在冠状动脉旁路移植术中也应考虑应用;另外,可应用于建立机械辅助循环支持(如体外膜氧合)、主动脉内球囊反搏、肺动脉导管置入以及骨科手术中血栓监测。重症监护治疗病房中,在 TTE 或其他检查手段无法获取足够的诊断信息时,也可应用 TEE 辅助诊疗。

绝对禁忌证包括食管切除术、近期上消化道手术史、严重食管 - 胃病变如急性出血、穿孔等。相对禁忌证包括吞咽困难、纵隔放疗史、胸主动脉瘤,以及食管狭窄、肿瘤、憩室、静脉曲张等食管病变。相对禁忌证患者需要考量 TEE 检查的获益和风险后再决定是否行 TEE 监测。

并发症包括口咽黏膜和牙齿损伤、喉部功能障碍、婴儿气管或支气管压迫,食管 - 胃底静脉曲张患者可能会出现静脉破裂大出血等,食管穿孔的发生率约为 0.01%~0.1%。

（二）探头的操作

将食管超声探头前端的换能器涂上足够的耦合剂后,经口咽部插入食管。当探头进入胸段食管(约 30cm)时,即可显示出心脏结构。放置时可将下颌前移,以便探头置入,麻醉患者还可以使用喉镜来确认食管开口。全程动作须轻柔,不可使用暴力,以免造成损伤。退出探头时,若遇到阻力,应确认探头是否处于前端弯曲状态并被卡锁固定,此时若卡锁固定,则先解除卡锁,再将探头轻柔送入胃内,调直探头重新退出。

TEE 操作有五种方式,分别为前进和后退(直接操作探头);左转和右转(直接操作探头);前屈和

NOTES

后伸(操作探头的大转盘);左移和右移(操作探头的小转盘);换能器角度调整(操作探头尾端的角度操控按键),范围为 0°～180°,其中,与探头方向垂直为 0°,与探头方向一致为 90°(图 4-23)。

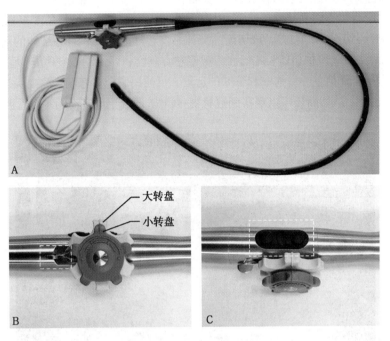

图 4-23　经食管超声探头

A. 示经食管超声探头;B. 示大转盘、小转盘,白色虚线框内示转盘锁开关;C. 白色虚线框内示换能器角度调整按钮。

二、TEE 的核心切面

TEE 的操作和培训都强调全面而系统地采集并使用 TEE 图像的重要性。目前绝大多数的指南提出 TEE 有 20 个标准切面,其中 11 个核心切面为围手术期基本检查内容,以下分别介绍 11 个核心切面。

1. 经食管中段四腔心切面　将 TEE 探头深入至距门齿 30~35cm 深度,探头晶片角度调整至 0°,可获得经食管中段四腔心切面(图 4-24)。该切面可以观察到的结构包括:左心房、右心房、房间隔、

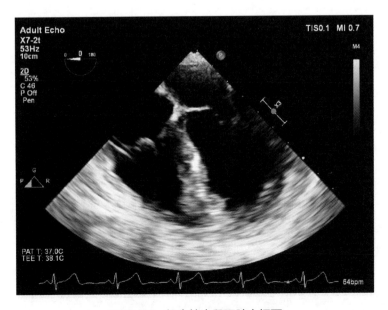

图 4-24　经食管中段四腔心切面

二尖瓣、三尖瓣、左心室、右心室和室间隔。该切面主要用于评价各腔室的大小和功能,二尖瓣和三尖瓣的功能,室间隔及左心室侧壁的局部室壁运动情况;体外循环手术时还可用于观察聚集于心室腔的气体。另外,该切面还可以使用彩色多普勒观察二尖瓣和三尖瓣情况,检测是否存在关闭不全或者狭窄。

2. 经食管中段两腔心切面 从经食管中段四腔心切面调整探头晶片角度至 60°~90°,即可获得经食管中段两腔心切面(图 4-25)。该切面的特征是左心耳的出现和右心结构的消失,可见结构包括左心房、二尖瓣、左心室和左心耳。此切面为观察左心血栓和评估左心室功能(尤其是心尖部运动)的最佳切面,也可用于评估左心室前壁和下壁的运动。可使用彩色多普勒观察二尖瓣情况,检测是否存在关闭不全或狭窄。该切面还可以观察到冠状窦(短轴),即位于房室沟的一个管腔型结构。

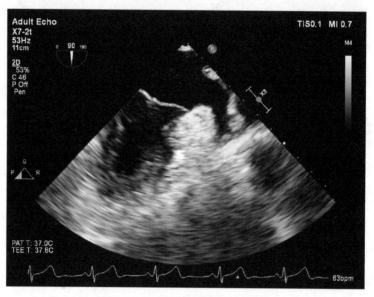

图 4-25 经食管中段两腔心切面

3. 经食管中段左室长轴切面 从经食管中段两腔心切面调整探头晶片角度至 120° 左右,直至显示左室流出道和主动脉瓣即得到经食管中段左室长轴切面,该切面下可见结构包括:左心房、二尖瓣、左心室、左室流出道、主动脉瓣和近端升主动脉(图 4-26)。该切面可用于评估左心室容量、二尖瓣与主动脉瓣功能,观察左室流出道是否存在病理改变,以及评估前间隔和左室下侧壁局部室壁功能。

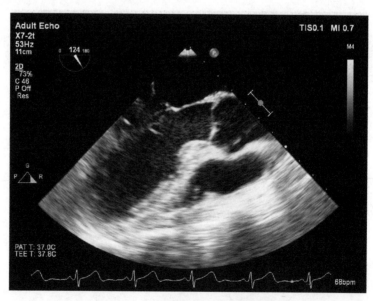

图 4-26 经食管中段左室长轴切面

使用彩色多普勒观察二尖瓣、左室流出道和主动脉瓣,检测是否存在关闭不全或狭窄/梗阻。

4. 经食管中段升主动脉长轴切面　从经食管中段左室长轴切面回退探头可见升主动脉长轴切面。右肺动脉在升主动脉后方紧邻食管,将其置于图像中央(图 4-27)。该切面可用来确认近端主动脉的夹层或粥样斑块,冠脉搭桥手术时观察桥血管情况等。

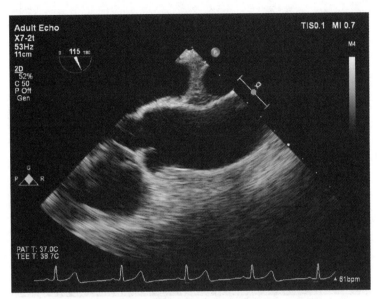

图 4-27　经食管中段升主动脉长轴切面

5. 经食管中段升主动脉短轴切面　在经食管中段升主动脉长轴切面基础上调整探头晶片角度至 10°~40°。主肺动脉分叉得以显示,升主动脉位于图像正中,此时右肺动脉位于升主动脉后方,与近端主动脉垂直,即为经食管中段升主动脉短轴切面(图 4-28)。该切面下可见结构包括:近端升主动脉、上腔静脉、近端主肺动脉和右肺动脉。此切面可用于确定肺动脉漂浮导管的位置,也可用于观察肺动脉血栓。

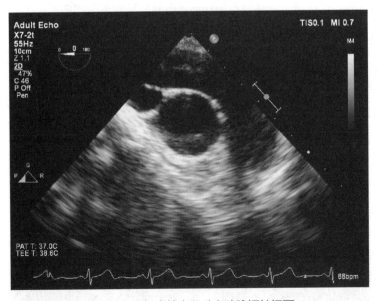

图 4-28　经食管中段升主动脉短轴切面

6. 经食管中段主动脉瓣短轴切面　由经食管中段左室长轴切面调整探头晶片角度至 40°~60°后将探头后退,直到主动脉瓣叶显示清楚即为经食管中段主动脉瓣短轴切面(图 4-29)。此切面主要用于观察主动脉瓣的形态,可显示主动脉瓣叶的大小,瓣叶数量(二叶畸形还是三叶),瓣叶的运动,有无瓣叶的钙化等。使用彩色多普勒观察主动脉瓣,检测是否存在主动脉瓣反流,以及换瓣后是否存在瓣周漏。除此之外,此切面还可观察房间隔的形态(房间隔缺损、卵圆孔未闭及因心房压力升高引起的房间隔偏移)。

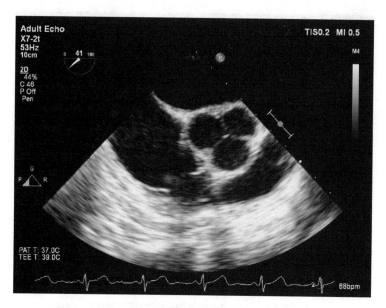

图4-29　经食管中段主动脉瓣短轴切面

7. 经食管中段右心室流入－流出道切面　从经食管中段主动脉瓣短轴切面,右转探头,调整晶片角度至60°~90°,直至显示三尖瓣、右心室流出道和肺动脉瓣,即为经食管中段右心室流入-流出道切面(图4-30)。可见结构包括:左心房、右心房、三尖瓣、右心室、肺动脉瓣和近端主肺动脉。该切面主要用于评估右心室室腔、流出道及肺动脉瓣环的大小,并对肺动脉瓣进行评价。使用彩色多普勒观察三尖瓣和肺动脉瓣,检测是否存在反流与狭窄。在该切面应用多普勒测量三尖瓣口血流往往优于食管中段四腔心切面,还可用于测量三尖瓣环的最大径。

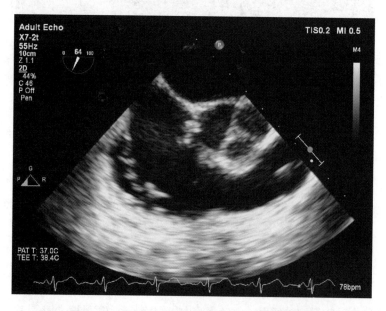

图4-30　经食管中段右心室流入－流出道切面

8. 经食管中段双房腔静脉切面　从经食管中段右心室流入 - 流出道切面,调整探头晶片角度至 90°~110°。往右旋转探头即得经食管中段双房腔静脉切面(图 4-31)。该切面可见左心房、右心房、上腔静脉、下腔静脉、右心耳以及房间隔;该切面主要用来检查增大的心房腔,以及检测房内残余气体。使用彩色多普勒观察房间隔,检测是否存在卵圆孔未闭和房间隔缺损。

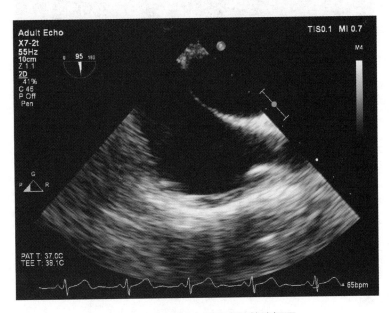

图 4-31　经食管中段双房腔静脉切面

9. 经食管中段降主动脉短轴切面　在经食管中段四腔心切面,向患者左侧旋转探头即可见降主动脉短轴切面(图 4-32)。首先,降低图像深度,可放大降主动脉图像,并聚焦于近场区。其次,增加近场时间增益可优化图像质量。将降主动脉置于图像中央区,通过前进或回退探头可以检测整个胸段降主动脉。回退探头,当降主动脉横断面由圆形变为椭圆形时,即代表探头已位于主动脉弓水平。此外,如果患者出现左侧胸腔积液,该切面可以在远场发现胸腔积液,还可以通过进一步向右转动探头去检测右侧胸腔,判断是否存在胸腔积液。

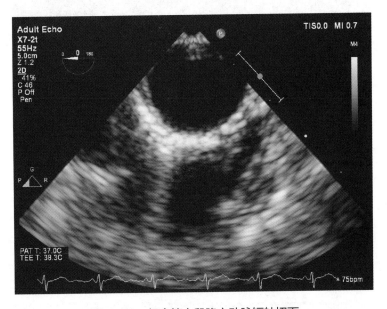

图 4-32　经食管中段降主动脉短轴切面

10. 经食管中段降主动脉长轴切面 完成经食管中段降主动脉短轴切面后,探头晶片角度调整为 90°,可获得降主动脉长轴切面(图 4-33)。略向左右旋转探头可扫描主动脉壁的钙化、扩张、夹层和其他病变。

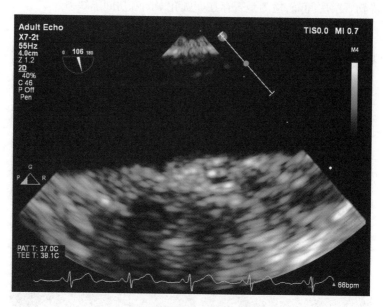

图 4-33 经食管中段降主动脉长轴切面

11. 经胃左室中段短轴切面 经胃左室中段短轴切面自经食管中段四腔心切面调整探头晶片角度为 0°,推进探头并前屈接触胃壁可获得经胃左室中段短轴切面(图 4-34)。该切面关键结构除了显示前内侧和后外侧乳头肌,还要显示该处的左心室壁和心室腔,两个乳头肌大小接近一致即为完美的左室短轴横断面。该切面可以提供极为重要的诊断信息:左心室容积、收缩功能和左心室局部室壁运动,以上指标对于评估患者容量状态和心脏功能十分重要,对于血流动力学不稳定或者冠脉病变的患者尤为有价值。

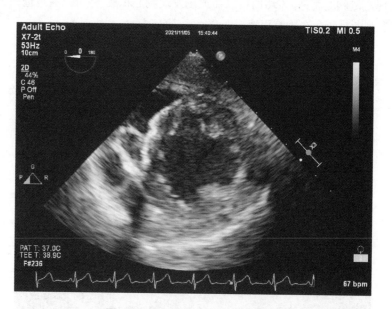

图 4-34 经胃左室中段短轴切面

除上述 11 个核心切面外,TEE 的 20 个标准切面还包括:经食管中段二尖瓣交界区切面、经食管中段主动脉瓣长轴切面、经食管上段主动脉弓长轴切面、经食管上段主动脉弓短轴切面、经胃两腔心切面、经胃左室长轴切面、经胃右室流入道切面、经胃左室基底部短轴切面及经胃深部左室长轴切面。

三、TEE 在围手术期的应用

(一) TEE 在心血管手术围手术期的应用

1. 心脏瓣膜手术　术中 TEE 不仅可进一步评估瓣膜情况,给外科医师提供精准的信息,协助手术决策,评价手术效果,还可为围手术期管理提供依据,减少并发症,保障手术的成功。

(1) 二尖瓣病变:TEE 可通过多个切面对二尖瓣及其瓣下结构进行评估,如经食管中段四腔心切面、二尖瓣交界区切面、两腔心切面、左室长轴切面、经胃左室基底部短轴切面和经胃两腔心切面等。多个切面从不同方位及角度,对二尖瓣及瓣下结构进行全面细致的定性评估。也可进一步应用脉冲多普勒、连续多普勒和彩色多普勒、三维超声等对二尖瓣反流、狭窄进行定量评估,进而指导手术的决策,评价手术的效果及预后。根据二尖瓣的病变不同,TEE 的评估要点和围手术期管理目标也不相同。

通过测量二尖瓣反流的缩流颈宽度、反流容积、反流口面积、反流面积与左室流出道面积之比等指标,将二尖瓣反流程度分为轻度、中度、重度。其次,应评估其反流的原因和病变的具体位置。二尖瓣反流的原因可能有瓣环扩张但瓣叶正常、腱索断裂瓣叶脱垂或瓣叶活动受限等。通过对二尖瓣瓣叶进行详细检查后,可为外科医师做出正确的手术决策提供依据。二尖瓣反流的常用评估参数见表 4-1。

表 4-1　二尖瓣反流程度的常用评估参数

评估参数	轻度	中度	重度
缩流颈的宽度 /mm	<3	3~6.9	≥7
反流容积 /ml	<30	30~59	≥60
反流口面积 /cm²	<0.2	0.2~0.39	≥0.4
反流面积 / 左室流出道面积 /%	<20	20~39	≥40

而二尖瓣狭窄常见原因是风湿性心脏病,TEE 首先要评估瓣叶增厚和钙化的程度、瓣下结构、瓣叶活动度以及心腔形态和功能的变化。其次,要评估二尖瓣狭窄的严重程度。对瓣膜狭窄程度的判断取决于瓣口面积的测量及计算。二尖瓣狭窄的评估主要依据连续多普勒描记舒张期二尖瓣瓣口前向血流频谱,获得跨瓣平均压差、前向峰值流速等。另外,还可通过压力半降时间、连续方程、瓣口面积法和 PISA 法等测量或计算二尖瓣瓣口面积。二尖瓣瓣口面积小于 1.0cm² 为重度狭窄。二尖瓣狭窄可导致左心房扩大,引起心房颤动;也可导致血流淤滞,从而引起左心房尤其是左心耳发生血栓。因此,TEE 除了基本评估外,还应该重点评估左心房尤其是左心耳血栓情况。

在手术操作完毕至体外循环结束后,还应再次评估二尖瓣的结构和运动情况,并利用彩色多普勒等评价手术效果。如果发现较大的瓣周漏或残余反流,应立即与手术医师沟通,及时处理,必要时可再次在体外循环下进行处理。

(2) 主动脉瓣病变:主动脉瓣位于主动脉根部,由三个半月形的瓣叶构成。收缩期时,主动脉瓣叶开放,血液从左心室流向体循环;舒张期时,主动脉瓣叶闭合,可阻止血液逆流回左心室。冠状动脉开口于主动脉瓣根部,根据与左右两侧冠状动脉开口的关系,三个瓣叶分别命名为左冠瓣、右冠瓣和无冠瓣。

主动脉瓣评估同样应在二维超声下对瓣膜的形态、活动度、是否存在增厚钙化、穿孔、赘生物等进行检查,将病变类型分为主动脉瓣反流或狭窄。主动脉瓣的相邻结构如左室流出道、主动脉窦、升主动脉起始部等也应一同评估。

主动脉瓣反流的定量评估,一般在经食管中段主动脉瓣长轴切面,利用彩色多普勒,测量反流束

NOTES

宽度与左室流出道宽度的比值来进行评估。也可在食管中段主动脉瓣短轴切面,用反流口面积与左室流出道横截面积的比值进行评价。通过测量缩流颈的宽度,也能反映主动脉瓣反流的程度(表4-2)。

表4-2　主动脉瓣反流程度的常用评估参数

评估参数	轻度	轻-中	中-重	重度
反流束宽度/左室流出道宽度/%	<25	25~45	46~64	≥65
反流口面积/左室流出道横截面积/%	<5	5~20	21~59	≥60
缩流颈的宽度/mm	<3	3~6	3~6	>6

主动脉瓣狭窄的严重程度常用跨瓣压力梯度和主动脉瓣口面积进行定量评估。测定跨瓣压力梯度,可在经胃主动脉瓣长轴切面,用连续多普勒测定跨瓣流速,从而计算出跨瓣压力梯度。可利用连续方程法估算主动脉瓣口面积。连续方程是指通过左室流出道的每搏输出量等于通过主动脉瓣的每搏输出量,即主动脉瓣口面积=左室流出道的横截面积×左室流出道的速度时间积分/主动脉瓣口血流速度时间积分。常见的主动脉瓣狭窄严重程度的评估参数见表4-3。

表4-3　主动脉瓣狭窄程度的常用评估参数

评估参数	轻度	中度	重度
主动脉瓣口血流峰速/(m·s⁻¹)	2.6~2.9	3.0~4.0	>4.0
平均压力梯度/mmHg	<20	20~40	>40
主动脉瓣口面积/cm²	>1.5	1.0~1.5	<1.0

左室流出道狭窄患者也可能出现二尖瓣前叶的收缩期前向活动(systolic anterior motion,SAM),因此,在体外循环开始前对可能导致SAM征的危险因素进行评估,术前术后进行对比,及时发现由于SAM征而导致的血流动力学改变。同时,围手术期持续监测左心室容积、主动脉瓣狭窄病理机制相关的改变。在手术完成后,对瓣膜再次进行全方位的评价,主要观察是否存在瓣周漏。

2. 冠状动脉旁路移植手术　冠状动脉分为左、右冠状动脉,分别开口于主动脉窦部的左冠窦和右冠窦。左冠窦发出左冠状动脉主干,并分成前降支和回旋支。冠状动脉对整个心脏供血,不同的血管供给心脏不同的节段。相应的血管缺血,则可能造成其灌注的心肌出现节段性室壁运动障碍。

目前应用最广泛的左心室17节段应用模型是将左心室分成基底部、中部、心尖部和心尖帽四部分,其中左心室基底部和中部均再细分成六个节段(前壁、前间隔、下间隔、下壁、下侧壁、前侧壁),心尖部分成四个节段(前壁、间壁、下壁、侧壁),心尖帽即左心室的最尖端部分,分别对应冠状动脉的不同分布区域(图4-35)。使用TEE检查室壁运动异常的节段,可推测发生病变的冠状动脉血管。

术中心肌缺血是术后发生心肌梗死的独立危险因素,因而在冠状动脉旁路移植术中对心肌缺血进行监测是必不可少的。TEE可在术中动态评估左右心室收缩与舒张功能、节段性室壁运动、前负荷状态、可能存在的瓣膜病变,以及心肌梗死机械性并发症如乳头肌断裂、室间隔穿孔、室壁瘤等,并可根据左心室17节段模型准确评估运动异常的室壁节段,确定冠脉病变部位,持续监测心肌缺血,及早发现处理。

3. 先天性心脏病手术　先天性心脏病的心脏结构紊乱,可导致一系列心内血流改变。因此,在先天性心脏病患者中,TEE不能简单地用某一个或多个标准切面进行探查。先天性心脏病进行超声评估时,须判断心脏的方向和位置,确定心房、心室、动脉等结构,确定房室连接和心室动脉连接,以及确定其他合并的畸形,如间隔缺损、梗阻病变、瓣膜异常等。

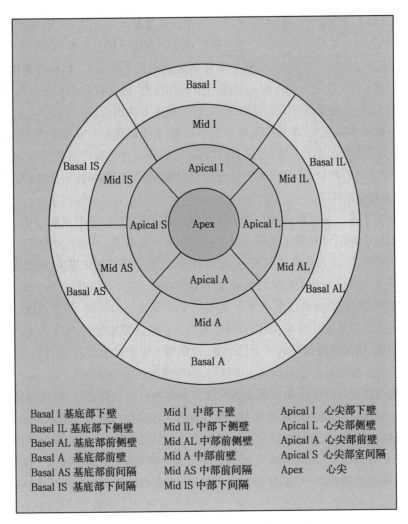

图4-35　左心室17节段应用模型示意图

Basal I 基底部下壁　　　Mid I 中部下壁　　　Apical I 心尖部下壁
Basel IL 基底部下侧壁　　Mid IL 中部下侧壁　　Apical L 心尖部侧壁
Basel AL 基底部前侧壁　　Mid AL 中部前侧壁　　Apical A 心尖部前壁
Basal A 基底部前壁　　　Mid A 中部前壁　　　Apical S 心尖部室间隔
Basal AS 基底部前间隔　　Mid AS 中部前间隔　　Apex 心尖
Basal IS 基底部下间隔　　Mid IS 中部下间隔

　　TEE 可在术前对心脏进行完整而全面的检查,例如,TEE 可提供房缺和/或室缺的位置、数量、边缘长度、毗邻关系等明确信息,帮助术者最终确定行封堵或修补的手术方案。在手术期间,TEE 在任何阶段均可提供有益的信息。在体外循环前可对患者进行再次检查,修正诊断,指导手术,并评估患者的血流动力学状态及心脏功能,指导血管活性药和正性肌力药的使用。在手术结束前,也可及时评价手术效果,避免不正确的手术修复;探查其他可能的畸形,避免出现残余缺损而影响患者预后;并评估手术后血流动力学状态和心脏功能,指导术后治疗,避免重返体外循环等不良后果。

　　4. 心肌病手术　心肌病指不同原因引起的心肌疾病,伴有心电异常或心脏机械活动障碍,可表现为异常心室肥厚或扩张。在心肌病变中,TEE 可以直观地检查心脏结构,与其他心脏疾病相鉴别,并量化心脏大小、形状、室壁厚度等,评估疾病进程及治疗效果。

　　约三分之二的肥厚型心肌病患者合并左室流出道梗阻,表现为肥厚的室间隔和乳头肌前移,更加靠近二尖瓣,使左室流出道缩窄,即梗阻性肥厚型心肌病。室间隔部分心肌切除术是最常见的术式。术前,TEE 可测量左心室室壁和室间隔厚度,评估左室流出道狭窄程度,检查二尖瓣、主动脉瓣与室间隔的具体位置,协助手术医师确定左室流出道疏通的具体范围,并持续监测前负荷、左心室功能和心室壁运动,以免心肌氧供需失衡导致心肌缺血的发生。术后 TEE 可评估手术效果,如测量左室流出道流速等,并检查是否存在 SAM 征等。

　　5. 经导管心内手术　随着医疗技术的发展,多种心内缺损在 TEE 或 X 线引导下,可在不进行体外循环、不开胸的情况下完成手术,如房间隔缺损封堵术、卵圆孔封堵术、室间隔缺损封堵术、动脉导

NOTES

管未闭封堵术等。TEE 主要在多个切面精准评估缺损的位置及大小,评估缺损的边缘长度,根据缺损大小选择封堵伞的型号。在经食管中段双房腔静脉切面中直接引导手术医师进行经导管房间隔缺损封堵。在封堵完成后可评估手术效果,用彩色多普勒探查有无残余分流。值得注意的是,对于先天性心脏病患者,在术前,术中需应用 TEE 对心脏进行全面的探查,检查有无合并其他类型的先天性心脏病,如肺静脉异位引流等,必要时应及时改变手术方式,避免不良预后。

此外,由于开胸手术风险大,术后并发症发生率较高,对于高龄或有基础疾病的患者,经导管进行非体外循环下瓣膜置换术也成为一种较好的替代方式。超声可评估瓣膜情况,确定植入的瓣膜尺寸,引导进入合适的位置进行释放,术后评价瓣膜功能,检查瓣周漏、毗邻结构的关系和冠状动脉开口等,并监测是否发生室壁运动障碍。

6. 主动脉疾病手术　主动脉病变会导致主动脉形态上的改变,围手术期应用 TEE 可以充分全面地评估升主动脉、主动脉弓和降主动脉。从主动脉瓣叶开始探查,评估主动脉瓣病变情况,检查各段主动脉直径、内膜性质,是否存在动脉瘤、夹层、钙化以及动脉粥样硬化斑块,并检查有无心包积液、胸腔积液,注意升主动脉远端和主动脉弓近端位于 TEE 探查盲区。探查结果应及时与手术医师进行沟通,协助手术。例如,主动脉夹层患者术中使用 TEE 明确夹层的诊断、累及范围、Stanford 分型,检查有无心脏压塞、有无累及主动脉瓣及冠状动脉、有无心肌缺血等并发症,确定手术方式,寻找内膜破口,分辨真腔与假腔,指导体外循环的主动脉插管,避免插入假腔。术后应用 TEE 动态评估心室的充盈和收缩功能,同时仔细检查升主动脉和主动脉弓,排除医源性主动脉夹层。

7. 其他手术　TEE 可以很好地观察纵隔内结构和各种心内装置,因此在放置各种医疗装置时,可用 TEE 进行引导,如主动脉内球囊反搏术的导管置入。主动脉内球囊反搏术是将一个充气导管从股动脉置入胸段降主动脉。它在舒张期充气,增加冠状动脉的灌注压力,收缩期前迅速排气,减少心室后负荷。行主动脉内球囊反搏前,可通过 TEE 评估左心室功能、主动脉瓣及主动脉粥样病变等情况;放置时,可在降主动脉长轴、短轴等切面看到导丝、导管的位置;放置后,可再次评估左右心前负荷、左右心室功能、球囊是否正常工作等。TEE 在各种心室辅助装置的安放及评估、体外循环管道插管、心脏移植等特殊情况下均可发挥其作用。

（二）TEE 在危重症患者围手术期的应用

TEE 高频探头成像分辨率高,且不受肺气肿、肺水肿、胸骨、肋骨、手术后敷料、体位等因素的影响,因此可为危急重症患者的管理提供各种诊疗信息。

1. 对休克的鉴别　根据血流动力学的特点,可将休克分为四类:低血容量性休克、分布性休克、心源性休克和梗阻性休克。TEE 可以评估患者心脏功能及血容量,监测血流动力学,结合临床迅速判断休克类型,指导精准治疗。

低血容量性休克,常见于失血、失液、烧伤、外伤等患者,血流动力学特点为"低排高阻"。血容量急剧减少,导致心排血量下降,机体通过代偿性心率增快及外周血管阻力升高来维持心排血量和循环灌注压,若引起休克的原因未及时去除,可能导致血压下降、微循环障碍、组织细胞缺氧损伤。分布性休克最突出的血流动力学特点是血管的收缩和舒张调节异常,使循环容量分布在异常的部位,且常合并有体循环阻力下降。常见于脓毒症、严重感染、过敏、神经节阻断或过深麻醉等情况。与低血容量性休克不同的是,分布性休克的循环内容量并没有丢失到机体或者血管外,而仍然保留在血管内,其血流动力学特点为"高排低阻"。这两种类型休克均表现为有效循环血量减少。在 TEE 下各切面,尤其是经胃左室中段短轴切面的扫查,可见心脏及大血管结构及心脏收缩功能正常,但前负荷降低,上腔静脉呼吸变异度增大,可用各类指标定量评估,结合临床即可准确鉴别。

心源性休克,指心脏泵血功能障碍所致的休克,常见于各类心脏瓣膜病、急性心肌梗死、心肌病、心包炎、严重心律失常等疾病。不同疾病导致心源性休克的病理生理机制不同,比如左冠脉主干或前降支阻塞引起左心室前壁心肌梗死导致心源性休克,表现为左心衰,左心室前负荷增加,肺循环淤血。

右心衰引起的心源性休克表现为右心室前负荷增加、体循环淤血,而此时左心室前负荷可能处于不足状态。TEE常可见心脏相关结构发生改变,室壁运动异常,左右心室收缩功能明显减弱等。

梗阻性休克,导致血流通道受阻的因素均可引起梗阻性休克。心外梗阻性休克常见于心包缩窄、心脏压塞、腔静脉梗阻、张力性气胸、肺动脉栓塞等。心内梗阻性休克常见于瓣膜狭窄、心室流出道梗阻等。其血流动力学表现为"低排高阻"。TEE可以通过各种切面快速查找梗阻性休克原因,评估心腔大小、室壁舒缩、瓣膜功能、动静脉血流等。

在合并多种机制的休克治疗中,TEE可迅速、明确鉴别低血容量、血管麻痹、心力衰竭、心内外梗阻等病理生理机制,提出适当的治疗方案,指导复苏。

2. 评估容量状态 TEE操作简单且显像稳定,对容量的评估具有更高的准确性。测量左心室舒张末容积,可估算其容量状态;测量左心室流出道峰速变异度和下腔静脉呼吸变异度,可评估患者容量反应性。

3. 不明原因低氧血症 当患者出现低氧血症又排除其他诸如肺栓塞、肺水肿等原因时,可行TEE检查心内是否存在右向左分流。

4. 心搏骤停的指导治疗 TEE在心肺复苏过程中可以进行持续监测,无须中断胸外按压,从而明确心搏骤停原因,帮助临床医师决策。心搏骤停时主要评估三个标准切面:经食管中段四腔心切面、经食管中段左室长轴切面和经胃左室中段短轴切面,以最短的时间获取信息。胸外按压时,可实时观察胸外按压的效果,提高心肺复苏质量。

5. 体外膜氧合的全程管理 在体外膜氧合治疗过程中,TEE可实现全程监测、指导与管理。治疗之前,可评估患者基础病情,判断体外膜氧合的应用指征。治疗中,可指导置管、监测流量、对心脏结构、心脏功能、容量等进行评估,并监测是否有并发症的发生。减低流量后,再次评估心脏功能等情况,判断撤机时间并指导撤机。

第六节 床旁超声在围手术期的其他应用

一、肺部超声在围手术期的应用

很长一段时间曾认为肺部是超声医学检测的禁区,因为肺是充满空气的器官,超声波会在气体与其他组织的交界面上产生大量的反射,形成伪影,不利于超声穿透到组织深部。直到1992年法国医师Daniel A. Lichtenstein教授("世界肺部超声之父")将肺部超声带入了临床医学领域。现在肺部超声已经从传统胸腔积液的有无及定量评估,逐渐走向了肺实质成像检查,被证实对多种急慢性疾病的评估有较大的意义。

(一)探头选择

成人肺部超声最好选用低频凸阵探头(2~5MHz),对新生儿和婴幼儿患者进行肺部检查时首选线阵探头,它可以提供较高的分辨率,若配有小凸阵探头也可以选择小凸阵探头。

(二)检查方案

肺部超声检查时,患者取仰卧位或者半卧位,每侧胸壁分前、外、后外三区,每区分为上下两个区域,双侧胸壁分为12个区域进行检查,依次按肋间隙纵向扫查。而对于呼吸困难的急诊患者,可运用急诊床旁肺超声检查(bedside lung ultrasound in emergency,BLUE),依照BLUE方案扫查流程,可快速判断呼吸衰竭的原因(急性肺水肿、肺炎、气胸、胸腔积液以及慢性阻塞性肺疾病急性加重等),准确率高达90%。

(三)正常肺部超声的影像

胸膜线是由脏层胸膜和壁层胸膜的界面回声反射所形成的,在超声下呈规则、光滑的线状高回声,位于上下两根肋骨之间。行超声纵向扫查时上肋骨、胸膜线和下肋骨形成标志性的蝙蝠征图像

（图 4-36）。胸膜线处,脏层胸膜可以随呼吸运动而移动,形成与壁层胸膜在水平方向的相对滑动,即胸膜滑动征。而 M 型超声下的胸膜滑动征呈"海岸征"。此外,正常肺组织还能在胸膜线下看到一系列平行于胸膜线的高回声 A 线,各 A 线之间的距离等于皮肤到胸膜之间的距离。

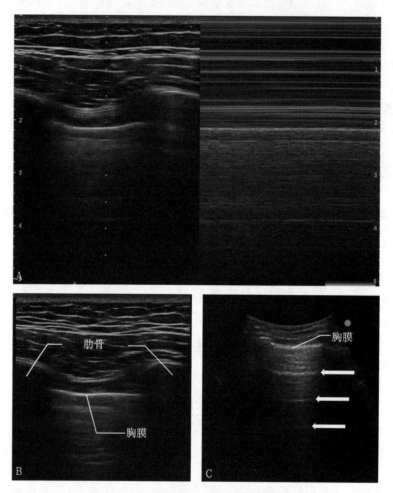

图 4-36　常见的正常肺部超声影像

A. 正常肺部超声影像及"海岸征";B."蝙蝠征";C. 白色箭头所指为 A 线。

（四）围手术期常见肺疾病的超声影像学特点

1. 气胸的超声表现　气胸主要依赖于观察壁层、脏层胸膜的相对移动来判定,使用高频线阵探头能更清晰观察胸膜滑动征。探头呈矢状位放置在胸前区最高处,通常是锁骨中线第 2 或 3 肋间隙,仔细观察胸膜滑动征,气胸时脏胸膜被气隔开,不能见到其随呼吸运动滑动,M 超声下图像呈"条码征"。若同一区域同时存在胸膜滑动和不滑动,其交界处称为"肺点",被认为是气胸的标志图像,代表气胸的边缘。

2. 肺不张的超声表现　肺不张是围手术期引起低氧血症和术后肺部并发症的常见原因。超声可选用低频凸阵探头进行扫查,主要表现为:①程度较重的大面积肺不张,实变区域边缘多较为清晰、规则、锐利,且肺滑动征消失,可见肺搏动。②小范围局限性的肺不张,实变区域边缘与周围肺组织可能界限不明显,可见碎片征。③实变区域胸膜线异常及 A 线消失。④实变区域伴有支气管征。

3. 肺水肿的超声表现　肺水肿的超声表现主要为前胸部和侧胸部或者后胸部(仰卧位)所扫描到的"火箭征"。选用低频凸阵探头进行超声扫查,当在两肋间发现 3 条及 3 条以上垂直于胸膜并呈激光束样直达屏幕边缘的线样高回声的 B 线时,称为"火箭征"。

二、气道超声在围手术期的应用

气道管理是麻醉、急诊、重症监护治疗病房日常面临的临床工作之一。近年来床旁超声在气道管理中的应用日益广泛,气道超声(airway ultrasound)可准确定位甲状软骨、环状软骨、环甲膜、气管等呼吸道结构。床旁超声的可视性大大提高了围手术期及各种临床场景气道操作的安全性和气道管理的精准性。

(一)呼吸道相关解剖及超声特点

围手术期与麻醉密切相关的气道结构,从上至下分别是舌体、会厌、舌骨、甲状软骨、环甲膜、环状软骨和气管软骨环,此外有气道毗邻的甲状腺、颈内外动静脉、食管等。浅表结构如甲状软骨、环甲膜、气管软骨环,在高频线阵探头下表现为高回声的空气组织边界和低回声的软骨本身。深部的舌体、会厌、环状软骨和声带等多采用低频凸阵探头。

1. **口咽部** 舌体为实质性、中回声器官,背部与空气接触,二者的分界线超声下显示为高回声的黏膜-空气线。会厌在超声下呈现低回声的线状结构,其与空气接触面则呈现高回声的黏膜-空气线。

2. **喉部** 甲状软骨在超声横断面上呈现左右对称的"人"字形连续双线状高回声,中间为均匀一致的低回声的软骨。"人"字形后方可以看到同样对称的三角形的声带和环状软骨。而将探头置于正中矢状位时,甲状软骨显示为连续的双线状高回声,往下延续的高回声的线为环甲膜。环状软骨是唯一完整的软骨环,在横断面上,环状软骨表现为低回声(软骨)和高回声(黏膜-空气线)构成的马蹄形 C 结构。

3. **气管** 位于环状软骨下方的气管软骨环,在超声上呈现低回声结构。探头采用正中矢状位时,则为一串珍珠状的低回声椭圆形的结构,最大的为环状软骨,朝尾端更小的为气管软骨环(图 4-37)。

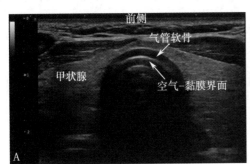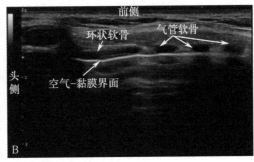

图 4-37 气管超声图像
A. 气管横切面;B. 气管左矢状旁切面。

4. **食管** 在胸骨上切迹处,横断面超声图像上食管位于气管的后方或者侧后方(多在左后方),呈圆形的无回声的环状。因结构较深且回声弱,可以要求患者做吞咽动作来提高识别成功率(图 4-38)。

(二)气道超声的禁忌证

床旁超声无创且无辐射,在气道管理中的应用无绝对禁忌。如患者有一些特殊因素如颈部巨大皮下气肿,可能超声无法探查气道相关结构导致使用受限。

(三)气道超声的临床应用

1. **预估困难气道** 利用超声技术,有不同临床研究分别提出测量舌体宽度,舌根厚度,颈前软组织厚度,会厌与声门夹角,皮肤和舌骨、会厌、声带的距离,甲状舌骨膜长度,颞下颌关节活动度等指标来预测困难气道和困难插管。

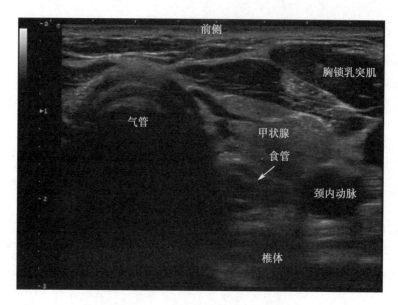

图 4-38　食管斜横切面超声图像

2. 辅助气管插管和定位　超声能对气管导管的置入深度精确定位(采用充气放气,动态的示踪套囊位置,或者利用生理盐水注入套囊以获得更清晰的图像),且不受循环的干扰,超声能观测气管插管的过程。采用超声测量环状软骨的直径,能够更加准确得到所需气管导管的尺寸,特别适用于儿童患者。

3. 定位环甲膜穿刺　尤其是在重度肥胖、穿刺路径有肿块,或肿块导致气管移位等情况时,使用超声引导下行环甲膜穿刺,能大大提高其准确性和安全性。

4. 辅助经皮扩张气管切开　超声能够更准确地计数气管软骨环,从而为气管切开选择合适的间隙;超声可显示气管前壁帮助避开颈前血管。通过测量皮肤至气管前壁的深度预估穿刺深度,尤其适用于肥胖、水肿、凝血功能异常、解剖标志不清晰的患者。

5. 辅助清醒气管插管的局部麻醉　超声引导下舌咽神经分支和喉上神经阻滞,完成口咽部麻醉,从而辅助清醒气管插管。

6. 其他　超声可以帮助评估声带功能、确定压迫环状软骨的方向。超声还能用于辅助定位喉罩位置是否正确,预测能否成功拔除气管导管等方面,并且在辅助诊断气道狭窄、气道异物、气管周围脓肿等呼吸道病变有一定指导意义。

三、胃部超声在围手术期的应用

床旁胃部超声(gastric ultrasound)可以直观动态地判断患者胃内容物状态,麻醉前若能实时、准确且简便地对可疑饱胃患者进行胃内容物评估,对于降低特殊人群的误吸风险有重要意义,可以提高围手术期的安全性。

(一)胃部超声扫描技术

多数成人胃部超声常选用低频凸阵探头,儿童或消瘦患者常选用高频线阵探头。胃窦是超声下评估误吸风险的主要观察部位。检查可分别在仰卧位和右侧卧位两个体位进行,右侧卧位时胃内容物在重力作用下向胃窦移动,更容易探及低容量胃内容物,增加超声检查的敏感性。将超声探头置于剑突下,沿矢状位扫描并左右移动探头,可观察到胃窦和胃体。通常在正中线偏右处可观察到胃窦,胃窦区毗邻肝脏和胰腺,肝左叶、腹主动脉和肠系膜上动脉可作为定位胃窦的解剖标志。胃窦因不同胃内容物性状在超声下呈现不同的形态。比如,在空腹时,胃窦平坦未扩张,且胃窦区前后胃壁并列,在矢状面上无论是仰卧位还是右侧卧位均呈圆形或椭圆形,即"牛眼征";当胃内存在清水、果汁、胃液等无渣清亮液体时,胃窦扩张变圆,胃壁变薄,表现为低回声或无回声的超声影像,当液体混合气泡时,低回声液体混合高回声气泡,表现为"星空征",气液分离,"星空征"消失;当胃内存在牛奶、稀饭等黏稠液体时,超声影像呈现为均质的高回声;进食即刻,固体食物与吞咽时进入的气体混合,超声下呈现"磨玻璃征",胃窦前壁内膜出现高回声线性区域,呈现多发"环晕伪像",胃后壁难以显像(图 4-39)。

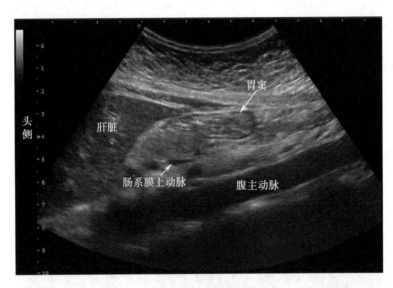

图 4-39　排空胃的胃窦部超声图像

胃窦横截面积(cross-sectional area,CSA)与胃容量(gastric volume,GV)相关性强,可以通过测量 CSA 来估算 GV,右侧卧位时估算最准确。非妊娠成人患者该值达到 340mm² 临界值时误吸风险较高。此外,Perlas 等建立了胃窦三级分级法用来半定量评估胃内容物的情况,仰卧位和右侧卧位均无胃内容物,为胃窦 0 级,提示空胃;若仅右侧卧位时可见胃内容物为胃窦 1 级;若两个体位均可见明显胃内容物存在,则为胃窦 2 级。临床上可两种方法联合应用,可以更准确地评估胃内容物容量。

(二)胃部超声的临床应用

1. 判断误吸风险　一般非妊娠期成人超声下空胃(胃窦 0 级),或少量清亮液体(胃窦 1 级,且 CSA ≤ 340mm²),误吸风险低。胃内容物为大量清亮液体时(胃窦 2 级或 CSA>340mm²),或胃内容物为黏稠液体或者固体时,误吸风险高。在特殊人群中如有胃排空障碍的危重患者、肥胖患者、妊娠期患者、肾功能衰竭患者、儿童患者、糖尿病患者等尤为重要。

2. 胃部超声在确定胃管位置方面也具有较高的诊断价值,特别是在儿科患者,其判断正确率较高。超声对于评估和干预重症监护治疗病房患者的胃潴留状态,也具有较高的应用价值。

总之,床旁胃部超声的应用对于改善麻醉管理、降低围手术期饱胃相关风险及促进患者术后加速康复具有积极的指导意义。

四、眼部超声在围手术期的应用

眼是位于体表充满液体的器官,便于超声诊断。眼部超声(ocular ultrasound)很容易明确眼球及其内部结构如视神经、视网膜动脉、视网膜静脉等相关性疾病。在围手术期可以使用眼部超声评估颅内压。

(一)相关解剖

视神经是胚胎发生过程中间脑的一种外向形式。它被神经鞘包裹,神经鞘由硬膜、蛛网膜及软膜包围,这三层脑膜与颅内相应脑膜相延续,并向眼眶突出。因此,脑脊液在颅内和眶内蛛网膜下隙之间自由流动。眶内蛛网膜下隙环绕视神经,其压力变化与颅内蛛网膜下隙相同。当颅内压升高时脑脊液经蛛网膜滤出,可使包裹视神经周围的这些间隙持续扩张,血流量减少,血液循环受限,静脉淤血,使视神经鞘直径(optic nerve sheath diameter,ONSD)增宽,且与颅内压增高呈时一致性。运用超声测定 ONSD 可为早期无创快捷诊断颅内压增高提供依据。

(二) 超声检查技术

眼部超声常用高频(≥ 7.5MHz)线阵探头,使用二维超声模式。患者仰卧位,如患者无法耐受完全平躺,可将床头升高。超声检查时,患者眼睑紧闭,贴透明膜,应用耦合剂将探头横跨眼睑在横切面进行扫描,不能对眼球施加压力。正常的眼部结构从前到后依次是:眼睑、角膜、前房、虹膜、晶状体前囊、晶状体、晶状体后囊、玻璃体、眼球后壁、视神经鞘和视网膜中央动脉等。

ONSD 测量具体操作方法为测量眼球后壁后方 3mm 处的 ONSD。以视神经起点处中点作为测量起点,沿视神经走行方向做一直线,于 3mm 处做该直线的垂直线,如图 4-40 所示,以灰度变化最大处作为视神经鞘的边缘,测量该垂直线到视神经鞘边缘的长度即 ONSD。大多数临床研究推荐视神经鞘直径的临界值为 5.0~5.9mm,一般视神经鞘直径大于 5.0mm,提示患者颅内压增高。

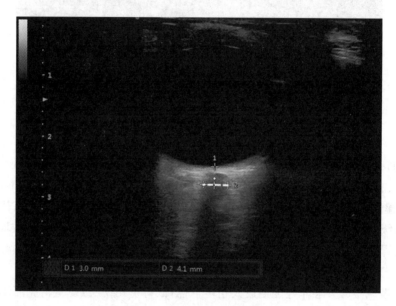

图 4-40　ONSD 的测量

(王　锷)

思考题

1. 男性,22 岁,因"多发伤 1 小时"急诊入手术室,术前诊断为:"多根多处肋骨骨折,双侧胸腔积液,脾破裂?"入室时血压 90/60mmHg,HR 120 次 /min,SaO_2 89%,此时床旁超声可进行哪些检查,其顺序如何?请陈述其理由。

2. 经胸超声如何评估左心功能?

扫码获取
数字内容

第五章
围手术期液体管理

要点:

1. 人体体液由细胞内液与细胞外液组成。细胞内液以 K^+ 为主,细胞外液以 Na^+ 为主,细胞外液主要功能是维持细胞营养和为电解质提供载体。

2. 全身麻醉和椎管内麻醉均可抑制交感神经,继而引起血容量的相对不足。严重脱水、使用抗高血压药和利尿药患者,麻醉后易出现血压下降。

3. 应根据患者临床表现以及监测指标综合判断血容量,其中每搏量变异度(SVV)正常值8%~13%,若患者 SVV>13%,提示循环血容量不足。

4. 应根据血气分析等实验室检查与临床表现来诊断治疗水、电解质和酸碱平衡紊乱。

5. 术中输液目的是维持组织灌注和保证细胞有氧代谢,维持水、电解质和酸碱平衡。目标导向液体疗法有助于重症患者或大手术患者的液体管理。

6. 液体制剂可分为晶体和胶体,各有其优缺点。补液治疗一般首选等渗平衡晶体液如乳酸林格液和醋酸林格液;血容量明显不足,羟乙基淀粉或明胶液体可作为首选。

7. 白蛋白不适合作为容量补充的选择,但是适用于低蛋白血症和肝移植手术患者。

第一节 围手术期体液的病理生理变化

不同年龄、不同性别和不同组织部位,体液所占比例各不相同(表 5-1)。譬如,新生儿水分占体重约 85%,婴儿水分占体重约 80%,学龄前儿童水分占体重约 75%。成年男性水分占体重约 60%,成年女性水分占体重约 50%,因为女性脂肪较多而肌肉较少。年龄超过 60 岁,老年男性水分占体比约 52%,而老年女性水分占比约 46%。人体肌肉组织水分可高达 75%,而脂肪组织水分仅占 10%。

表 5-1 不同年龄人体总体液量

年龄段	水分百分比 /%	体重 /kg	总体液量 /L
新生儿	~85	3	2.55
1 岁婴儿	~80	13	10.4
5 岁儿童	~75	20	15
青壮年	~60(男),~50(女)	70	42(男),35(女)
老年人	~52(男),~46(女)	60	31.2(男),27.6(女)

人体总体液(total body fluid,TBF)可分为细胞内液和细胞外液(表 5-2)。细胞内液(intracellular fluids,ICF)占 TBF 的 2/3,占体重的 40%。细胞外液(extracellular fluids,ECF)占 TBF 的 1/3,占体重的 20%。细胞外液包括循环血容量(即血浆,plasma,PF)和组织间液(interstitial fluid,ISF),前者约占体重 5%,后者约占体重 15%。细胞外液的主要功能是维持细胞营养和为电解质提供载体。细胞内液以 K^+ 为主,细胞外液以 Na^+ 为主,其中 Na^+ 是形成细胞外液晶体渗透压的主要物质(表 5-3)。维持细胞内液、外液的平衡是液体治疗的关键,具体包括容量、渗透压和电解质等,维持有效循环血容量对

稳定围手术期循环极其重要。

表5-2　人体体液分布(以70kg男性为例)

体液组成	占总体重百分比/%	体液容量/L
总体液(TBF)	60	42
细胞内液(ICF)	40	28
细胞外液(ECF)	20	14
组织间液(ISF)	15	10.5
血浆(PF)	5	3.5

表5-3　细胞内外的电解质和蛋白量

组分	细胞内液	细胞外液	血浆
$Na^+/(mmol \cdot L^{-1})$	10	142	145
$K^+/(mmol \cdot L^{-1})$	140	4	4
$Ca^{2+}/(mmol \cdot L^{-1})$	<1	3	3
$Mg^{2+}/(mmol \cdot L^{-1})$	50	1	1
$Cl^-/(mmol \cdot L^{-1})$	4	117	104
$P^+/(mmol \cdot L^{-1})$	75	2	2
$HCO_3^-/(mmol \cdot L^{-1})$	10	27	24
总蛋白/(g·L⁻¹)	160	20	70
白蛋白/(g·L⁻¹)		10	40

　　人体血液由血细胞和血浆组成,其中有形成分为红细胞、白细胞和血小板,占比约40%,而血浆占比约60%。血浆含有多种电解质(主要为Na^+和Cl^-)和大分子有机物(白蛋白、球蛋白、葡萄糖和尿素)。白蛋白是维持细胞外液胶体渗透压的主要物质,与体液转移和药物代谢密切相关。

　　组织间液分布于血管与细胞之间,人体代谢产物在其间充分交换,过多的组织间液通过淋巴管回流至血管内。正常毛细血管内皮允许水分子和小分子物质(比如Na^+和Cl^-)自由通过,但可限制大分子物质(比如白蛋白或人工胶体)通过,从而使其保留在血管内。

$$J_v = K_h A [(P_{m\xi} - PT) - \delta(COP_{M\xi} - COPT)]$$

　　上述Starling-Lardis公式,提示影响血管内液体向血管外流动的主要因素。其中,J_v代表单位时间通过毛细血管壁的净液体量。K_h代表水的液压传导率,即毛细血管壁对液体的通透性,普通毛细血管动脉端K_h值比静脉端高4倍。A为毛细血管表面积,$P_{m\xi}$代表毛细血管静水压。PT为组织静水压。δ为血浆蛋白反应系数,δ为0时血浆蛋白分子可自由通过细胞膜,δ为1时血浆蛋白分子不能通过细胞膜。多数器官内血浆蛋白在微血管中δ值超过0.9,但该值在低氧血症、炎症和组织损伤等病理状态下会明显降低。$COP_{m\xi}$代表毛细血管内胶体渗透压。COPT为组织中的胶体渗透压。

　　人体可自行调节水分的摄入量和排出量,并在总体上保持平衡。正常成年人平均每日摄入液体量约2 500ml,包括能量最终代谢产物内生水约300ml,平均每日丢失液体量约2 500ml,具体包括:①显性失水量:主要为尿量800~1 500ml;②隐性失水量:肺呼吸250~450ml,皮肤蒸发250~450ml,汗液100ml;③消化系统体液丢失量:粪便含水量100ml,呕吐、腹泻和肠道准备另算。

一、术前体液的变化

　　术前患者因原发疾病、禁食禁饮、胃肠道准备等常出现低血容量、电解质异常和严重脱水,可引发患者围手术期各类风险,故在手术前应积极调整。电解质异常具体包括:低钠血症、高钠血症、低钾血症、高钾血症、低钙血症、高钙血症、低镁血症、高镁血症等。根据渗透压不同,脱水分为低渗性脱水、等渗性脱水、高渗性脱水。

(一)低血容量

原因、诊断、评估及治疗(详见本章第二节、第三节内容)。

(二)电解质异常

低钠血症、高钠血症、低钾血症、高钾血症、低钙血症、高钙血症、低镁血症、高镁血症(详见本章第二节内容)。

(三)脱水

1. 低渗性脱水 伴有细胞外液量减少的低钠血症为低渗性脱水,其特征是失钠大于失水,血浆渗透浓度降低。按照病因可分为:①肾性丢失(利尿剂、肾衰竭、肾小管间质疾病、盐皮质激素缺乏);②非肾性丢失(胃肠道丢失、皮肤蒸发丢失、第三间隙丢失、饮食中限钠且饮水过多等)。若不及时纠正细胞外液低渗状态,水分将从细胞外液向渗透压较高的细胞内液转移,使细胞外液容量继续减少,从而加重低血容量。此类患者因循环血容量不足容易发生休克,可表现为动脉血压降低、颈内静脉塌陷、脉搏细速、四肢厥冷、尿量减少和氮质血症。治疗原则是恢复循环血容量,同时解除失钠原因。

2. 等渗性脱水 水和钠按血浆比例丢失,表现为细胞外液容量减少,有效循环血量不足,肾脏灌注量减少而出现少尿,但血清钠和渗透压均在正常范围。等渗性脱水初期,口渴不明显,可有尿量减少、厌食、恶心和乏力,随着脱水加重,患者出现口舌干燥、眼球下陷、皮肤松弛,伴有脉搏细速、肢端湿冷和血压下降,甚至出现休克、代谢性酸中毒、肾衰竭。等渗性脱水常见经消化道丢失(如腹泻、呕吐、胃肠减压、肠梗阻和肠胰胆瘘),经皮肤丢失(如大面积烧伤、剥脱性皮炎等大创面渗液)和液体进入第三间隙(大量放胸腹水、弥漫性腹膜炎)。治疗原则是先处理原发性疾病,以解除引起脱水的根本原因,减少水钠继续丢失。根据脱水程度进行补液,前期输注等渗盐水或平衡盐溶液恢复循环血容量,后期适当补钾,并处理由脱水引起的其他器官功能障碍。

3. 高渗性脱水 伴有细胞外液量减少的高钠血症为高渗性脱水,其特征是低渗液的丢失,主要原因包括:①摄入水量不足,如外伤、昏迷、吞咽困难导致不能进食,危重症患者给水不足,鼻饲高渗饮食或输注高渗溶液;②水丧失过多,未及时补充,如高热、大量出汗、大面积烧伤、气管切开、胸腹手术长时间暴露内脏和糖尿病昏迷。患者表现为皮肤黏膜干燥、口渴难耐、少尿和发热等,严重时可出现低血压。若大脑细胞脱水,患者可出现躁动、震颤、动作笨拙、腱反射亢进、肌张力增高,甚至惊厥,也可表现为意识障碍、木僵、昏睡和昏迷。治疗原则是首先处理原发病,解除引起脱水的原因,根据脱水的严重程度补液。补液以葡萄糖溶液为主,先糖后盐,同时治疗由脱水引起的其他器官功能障碍。

二、术中体液的变化

(一)麻醉及手术对体液平衡的影响

1. 麻醉引起容量血管扩张 麻醉引起的生理变化对液体平衡的影响不可忽视。全身麻醉和椎管内麻醉均可抑制交感神经,继而引起血容量相对不足。因此,若患者严重脱水、使用抗高血压药和利尿药,麻醉后经常出现血压下降。有些学者主张麻醉前输注一定量的液体,称为补偿性血管内扩容(compensatory intravascular volume expansion,CVE)。必要时可辅助应用血管收缩药(如麻黄碱、去氧肾上腺素等),以缓解交感神经阻滞诱发的血流动力学紊乱。吸入麻醉药不直接引起液体丢失,但可降低机体对低血容量的调节能力,比如麻醉可抑制由手术刺激引起的抗利尿激素释放增多。静脉麻醉药或吸入麻醉药对心脏功能、血管张力和静脉回流量均可能产生影响。机械通气可降低心房钠尿肽的释放水平,增加抗利尿激素的释放,继而引起水钠潴留。

2. 体液丧失 手术创伤和局部炎症可使细胞外液转移分布到损伤区域或感染组织,可引起局部水肿,内脏血管淤血,体液淤滞于体腔内。譬如,患者肠麻痹或肠梗阻时,大量体液积聚于胃肠道内。外科操作可导致失血、失液和组织间液积聚。如上腹部胃部或胆囊手术,功能性细胞外液丢失可达 1~2L;选择性盆腔肿物根治术,血容量可减少 0.5~1.0L,而组织间液丢失可达 2L。手术操作刺激和组织创伤可使体液积聚在伤口、肠壁和腹膜等部位。虽然这部分液体来源于细胞外液,但在功能上与第一间隙和第二间隙无直接联系,继而产生体液潴留,这部分被隔绝体液的所在区域也称为第三间隙。

3. 术中失血　麻醉科医师需要持续监测和仔细评估患者术中失血量。尽管评估创口处的隐形失血量或沾染在纱布上的失血量有一定难度。然而,准确评估失血量对指导输液和输血治疗是极其重要的。评估术中失血量的常用方法是测量吸引器内液体量,以及手术中使用纱布和纱垫含血量。完全浸湿的纱布(40cm × 40cm)含有失血量约 10ml,完全浸湿的纱垫含有失血量约 100~150ml。更精确的测量方法是测量纱布和纱垫使用前后重量(尤其适用于小儿外科),其差值即是准确失血量。此外,术中冲洗液量也应记录清楚,并将其从吸引器内液体量减掉,以免影响评估失血量。血红蛋白浓度和血细胞比容反映血液红细胞与血浆比值,它跟血容量丢失程度不完全一致,快速液体再分布和静脉内液体替代会影响测量值。测量血细胞比容适用于较长时间手术或者术中失血量难以评估。除术中失血外,还有被动体液丢失,主要指非显性蒸发和液体再分布。蒸发引起的液体丢失与手术创面、暴露皮肤面积和手术时间密切相关。

（二）特殊手术相关体液异常

麻醉科医师需要注意一些容易引起体液失衡的特殊手术类型,比如泌尿外科经尿道前列腺切除术(transurethral resection of prostate,TURP)患者发生 TURP 综合征,即冲洗液快速吸收入血导致血管内容量负荷过重,继而出现低钠血症,患者表现为低血压、心动过缓、中心静脉压升高,甚至癫痫样发作。动脉血气和电解质分析即可基本明确诊断。颅内手术患者可能发生尿崩症,见于垂体瘤、颅咽管瘤和第三脑室肿瘤。患者术中出现多尿伴高钠血症,血浆高渗和低渗尿。若患者意识状态清晰,可增加饮水进行代偿,否则需要经静脉补充。

（三）术中输液基本原则

手术中输液目的是维持组织灌注和保证细胞有氧代谢,维持人体的水、电解质和酸碱平衡在正常范围内。术中输液量计算公式为:输入液体总量 = 累积缺失量 + 生理需要量 + 补偿性扩容 + 继续损失量 + 第三间隙缺失量。

临床实践中,麻醉科医师不单纯依靠计算公式来指导补液,而根据患者和手术实际情况实施精准化和个体化液体治疗策略,即目标导向液体疗法。在明确输液目标后,详细制定输液的种类、数量和输注方式。手术中影响患者液体需要量的因素包括:患者情况、麻醉方法、手术类型和具体过程。这些因素可能会随时变化,麻醉科医师需要整合患者信息:组织氧合状况、器官功能储备、对液体反应性和血流动力学参数。麻醉科医师应该充分熟悉各种监测手段的优缺点,建议综合分析而非过分依赖某种方法。

三、术后体液的变化

术后液体治疗的目的是恢复机体循环血容量、保护器官功能、改善组织灌注和维持细胞氧供。随着近些年加速术后康复(enhanced recovery after surgery,ERAS)理念广泛推行,术后液体治疗应综合考虑患者围手术期机体血容量的动态变化,根据患者血流动力学参数指导补液,从而减少术后并发症。

ERAS 理念不仅提倡缩短术前禁饮禁食时间,也鼓励根据患者麻醉苏醒程度及手术类型尽早口服液体,尽量缩短静脉输液时间。以往为减少术后恶心呕吐和误吸等并发症,临床医师要求以患者肛门排气作为开始饮食的时机。临床研究显示,参考患者术后恢复情况,尽早恢复饮食可促进肠道功能恢复、加快伤口愈合、减少感染机会和缩短住院时间。因此,非胃肠道手术患者在麻醉苏醒后,若无特殊禁忌,应该在术后 4 小时内尽早饮清水,胃肠道手术患者则在术后 24 小时内允许进饮。对需要静脉输液患者,术后应输注平衡盐溶液,并密切评估患者体液平衡状态,必要时采取有创监测或请麻醉科医师辅助评估。

第二节 体液平衡的评估

临床医师需要连续监测和综合评估患者,才可掌握其循环血容量状况,继而实施液体治疗。术前访视阶段,熟悉患者病史、采取适当体格检查和明确实验室检查结果,可初步判断患者血容量状态,继而为液体治疗提供参考。

一、循环血容量的评估

(一)患者病史

患者的年龄、性别和体重,合并基础疾病,手术拟行方式和术前禁食时间,均可影响其循环血容量。禁食时间越长,机体缺水越严重。若成人禁食时间超过 12 小时,其水分丢失量可达 8~10ml/kg。幼儿基础代谢率较高,其水分丢失量每小时可达 1.5~2.0ml/kg。若患者体温升高,需要考虑由皮肤蒸发加快引起的水分丢失增加。术前肠道准备,也会加重水失衡和电解质紊乱。高血压患者长期服用降压药,可损害电解质平衡。此外,临床医师需掌握患者饮食、饮水、出汗、尿量、失血量,以及呕吐或腹泻病史。

(二)体格检查

临床医师密切关注体液丢失对患者中枢神经系统、循环系统、消化系统、肾脏和外周灌注的影响。

1. 心率和血压 当循环血容量相对不足时,患者交感神经系统兴奋,其周围血管收缩,心肌收缩力加强,可表现为代偿性心率升高,伴或不伴有低血压。当循环血容量减少超过体重的 30% 时,患者可表现为显著性血压降低。临床采用脉率/收缩压来计算患者休克指数,当休克指数小于 0.5 时,表示患者无休克;当休克指数大于 1.0 时,提示患者存在休克,即循环血容量显著减少。

2. 颈静脉充盈 颈静脉塌陷提示患者循环血容量不足。颈静脉怒张伴球结膜水肿,提示患者水钠潴留。

3. 意识状态 反映脑组织血流灌注和脑细胞功能状况。严重脱水患者可表现为嗜睡、表情淡漠、意识丧失。脑水肿患者可出现头痛、呕吐和抽搐,甚至昏迷。

4. 皮肤 反映外周组织灌注情况。严重脱水患者可表现为皮肤干燥、无光泽、弹性差。四肢厥冷反映患者末梢循环较差,凹陷性水肿提示患者水钠潴留。

5. 尿量 少尿或无尿提示循环血容量不足、肾血流量减少,肾灌注压降低。

(三)实验室检查

1. 血气分析 患者循环血容量偏低和组织灌注不足时,需要密切关注动脉血气、电解质、血糖和乳酸水平,以及胃黏膜 pH。人体 pH 对维持细胞生存的内环境稳定有重要意义,动脉血二氧化碳分压($PaCO_2$)是反映呼吸性酸碱平衡的指标。标准碳酸氢盐(SB)和实际碳酸氢盐(AB)是反映代谢性酸碱平衡的指标,其差值反映呼吸对碳酸氢根(HCO_3^-)的影响程度。电解质和血糖,以及肾功能指标如肌酐和尿素氮的变化也需要及时监测。血乳酸和胃黏膜 pH 监测,是评估全身及内脏组织灌注的重要指标,其对麻醉手术患者的液体治疗具有重要的参考价值。

2. 血常规 失血量较多或液体转移量较大时,应该考虑监测血红蛋白(haemoglobin,Hb)和血细胞比容(hematocrit,HCT)。人体在贫血状态下的代偿机制包括:①心排血量增加;②全身器官血流重新分布;③增加部分组织摄氧量;④调节 Hb 与氧结合能力。对大手术患者应常规监测血红蛋白和血细胞比容,以便及时了解机体的氧供情况。

3. 止血功能 大量输液以及手术创面渗血较多时,应密切监测止血功能。具体包括:血小板计数、凝血酶原时间(prothrombin time,PT)、活化部分凝血活酶时间(activated partial thromboplastin time,APTT)、国际标准化比值(international normalized ratio,INR)、血栓弹力图(thromboelastography,TEG)等。

(四)术中监测

1. 无创监测

(1)心率(HR):术中患者心率突然升高,可能是循环血容量减少的早期表现,但需要排除手术伤害刺激、麻醉深度偏浅、注射血管活性药和心脏功能异常等因素。治疗脓毒症休克患者,血压尚未恢复至正常时,若其心率逐步下降乃至接近正常,且肢体温暖,提示循环血容量增加,其休克状况获得改善。

(2)无创血压(NIBP):术中血压应该控制在动脉收缩压 >90mmHg 或平均动脉血压 >60mmHg;针对高龄、高血压和脓毒症患者,建议将血压调控在适当偏高水平。手术患者出现血压下降,若排除掉麻醉过深或手术操作影响,优先考虑循环血容量不足。

(3)尿量:术中患者尿量是反映肾血流灌注和人体微循环状况的重要指标,应该维持在每小时0.5~1.0ml/kg 以上。手术中抗利尿激素分泌增加可影响排尿,尿量不一定能准确反映循环血容量状况,还需结合其他指标综合判断,比如颈静脉充盈、皮肤色泽和肢体温度。

(4)脉搏血氧饱和度(SpO₂):SpO₂ 是手术麻醉患者的基本监测指标。当周围组织灌注良好时,若 SpO₂ 波形随呼吸节律出现明显变化,提示循环血容量不足。然而,SpO₂ 波形未随呼吸节律发生变化,也不能排除循环血容量不足。

(5)经食管超声心动图(transesophageal echocardiography,TEE):TEE 可有效评估心脏充盈程度,辅助判断心脏前负荷和心脏收缩力,已成为危重症患者常用监测项目。

2. 有创指标

(1)动脉血压(arterial blood pressure,ABP):有创动脉血压是术中应用广泛且可靠的监测指标。连续动脉血压波形与呼吸运动关联变化可有效指导临床输液策略,若动脉血压随呼吸变化超过 13%或收缩压下降超过 5mmHg,则提示循环血容量不足。

(2)中心静脉压(central venous pressure,CVP):中心静脉压可反映右心压力及右心功能,它是判断循环血容量的重要监测指标。对危重症患者或大手术患者,均应连续监测患者中心静脉压。患者平卧位时,压力传感器应放置在腋中线与右第四肋间交叉处。患者侧卧位时,压力传感器则应放置在胸骨右缘与右第四肋间交叉处。无论患者自主呼吸或正压通气,应在呼气末期准确记录中心静脉压。临床医师需要动态观察中心静脉压变化,必要时进行液体负荷试验。

(3)每搏量变异度(stroke volume variation,SVV):在一个呼吸周期内(潮气量 >8ml/kg),机械通气患者心脏每搏量的变异程度称为每搏量变异度。SVV 正常值为 8%~13%。若 SVV>13%,则提示患者循环血容量不足。该指标用于判断患者的循环血容量具有较高的灵敏度(79%~94%)和特异度(93%~96%)。通过动脉压波形面积可计算出每搏量变异度:$SVV=(SV_{max}-SV_{min})/SV_{mean}$。

(4)肺动脉楔压(pulmonary artery wedge pressure,PAWP):肺动脉楔压反映左心室充盈情况和左心室收缩功能,危重症患者或大手术患者放置 Swan-Ganz 导管可连续监测肺动脉楔压的变化,辅助判断左心室的充盈和排空情况。PAWP 正常值为 6~12mmHg。若患者 PAWP>18mmHg,提示心脏容量超负荷和左心室功能衰竭。若患者 PAWP<6mmHg,提示循环血容量不足。

二、电解质与酸碱平衡的评估

(一)概述

体液是以水为溶剂和以特定电解质和非电解质为溶质所组成的溶液。对外界自然环境(即机体外环境)而言,存在人体细胞周围的体液环境就称为机体内环境。内环境的稳定与体液的容量、电解质的浓度比、渗透浓度和酸碱度等有关。患者体液容量、电解质浓度和成分等的变化,对其脏器功能稳定及其术后康复可产生重要影响。麻醉科医师应掌握有关体液的基础知识、失衡机制、诊断要点和

NOTES

治疗原则,能够有效地纠正体液紊乱,维护人体内环境稳定,从而保护患者围手术期安全。

对围手术期患者而言,水、电解质紊乱和酸碱平衡失调比较常见。积极防治水、电解质紊乱与酸碱失衡,可有效减少麻醉过程乃至围手术期各种并发症。

手术患者容易发生水、电解质紊乱和酸碱平衡失调,尤其合并多种基础疾病者和老年衰弱患者。如不及时纠正,就会对人体生理功能产生不良影响。相关临床并发症包括:①心律失常:电解质异常和酸碱失衡,可导致心脏电活动包括兴奋性与传导性异常,甚至心脏衰竭;②血流动力学不稳定:电解质紊乱和酸碱失衡可导致低血压;pH<7.2 时,肾上腺素受体失活,儿茶酚胺类递质作用不明显;③酶活性降低:大多数酶活性依赖生理性 pH 环境,人体周围组织在强碱性环境对氧的解离和摄取减弱。pH 变化会影响血红蛋白解离曲线,临床称为波尔效应;④呼吸功能不全:高钾血症、低钾血症、低钙血症和低磷血症,均可导致呼吸肌乏力或麻痹。

(二)电解质紊乱

1. 低钾血症(hypokalemia) 血清钾离子浓度 <3.5mmol/L。

(1)常见原因:经胃肠道丢失,比如剧烈呕吐、频繁腹泻、胃管引流、药物导泻或血管活性肠肽瘤;通过肾脏丢失,由于代谢性酸中毒引起肾小管钾离子和碳酸氢根吸收减少;原发性或继发性醛固酮增多症;其他原因引起的血钾排泄增多(常伴发低镁血症)。

(2)临床症状:四肢肌肉乏力;呼吸肌麻痹导致呼吸衰竭;肌肉痉挛、感觉异常、手足抽搐;肠麻痹和肠梗阻。当血钾 <2.5mmol/L,可引起横纹肌溶解。心电图表现:房性期前收缩、室性期前收缩、窦性心动过缓、阵发性房性或交界性心动过速;房室传导阻滞;室性心动过速甚至心室颤动;特征性 U 波。患者同时发生低镁血症和低钾血症,可能导致 QT 间期延长和尖端扭转型室性心动过速。

(3)治疗方案:口服或静脉补钾。静脉推注氯化钾可引起致死性心律失常,静脉输注含钾溶液可刺激外周静脉,建议采用中心静脉补钾,输注速度每小时不超过 20mmol。通常静脉补充 10mmol 氯化钾(相当 0.745g),血钾升高约 0.1mmol/L。

2. 高钾血症(hyperkalemia) 血清钾离子浓度 >5.5mmol/L。

(1)常见原因:人体含钾总量正常,但细胞内钾离子向细胞外转运;静脉注射琥珀胆碱,引起神经肌肉接头去极化(通常血钾升高 0.5mmol/L);去神经支配性损伤,引起神经肌肉接头异常增生;脊髓损伤;中重度烧伤;脑血管意外事件;ICU 患者长时间制动;大量输注库存红细胞;严重酸中毒或糖尿病酮症酸中毒;横纹肌溶解或溶血;肾功能不全或肾衰竭;药物(ACEI 类或螺内酯)。

(2)症状和体征:患者血钾升高缓慢,一般很少出现症状。如果血钾升高迅速,尤其超过 7.0mmol/L,由于肌肉乏力可导致患者弛缓性麻痹,甚至呼吸肌麻痹。心电图表现:T 波高尖和 QT 间期缩短,PR 间期和 QRS 间期延长;P 波消失和 QRS 波增宽,导致正弦波;室性心律失常。

(3)治疗方案:当血钾 >7.0mmol/L,可危及患者生命,需要紧急处理,具体包括:静脉注射氯化钙或葡萄糖酸钙 1 000mg;输注碳酸氢钠负荷量 45mmol(相当 3 780mg);将 10U 胰岛素加入 50% 葡萄糖 50ml 静脉注射,接着输注 10% 葡萄糖;使用 β- 肾上腺素受体激动药,促进钾离子向细胞内转运;紧急情况可采取血液透析。当血钾 <7.0mmol/L,推荐使用袢利尿剂或噻嗪类利尿剂,或采取低钾饮食。血钾介于 6.0~7.0mmol/L,考虑口服阳离子交换树脂(聚磺苯乙烯钠)。特别提醒,对肠梗阻或胃动力减低的患者,降钾树脂可结合肠黏膜而引起肠坏死。

3. 低钠血症(hyponatremia) 血清钠离子浓度 <135mmol/L。

(1)常见原因:过度出汗、呕吐、腹泻;大面积烧伤,噻嗪类利尿药,引起循环血容量减低,从而导致 ADH 分泌增加和水潴留;静脉输注低渗性溶液;心因性烦渴;抗利尿激素分泌异常综合征;高蛋白或高血脂状态引起水和电解质占循环血容量比例降低,从而造成假性低钠血症。输注甘露醇或血糖过高引起高渗血症,使水分子向血管内转运而造成稀释性低钠血症。

(2)临床表现:如果低钠血症伴随低渗血症,患者可出现脑水肿、颅内压升高,并伴随心动过缓、高血压和神经系统症状(恶心呕吐、意识模糊和昏迷)。当血钠水平 <120mmol/L,患者会出现心

动过速和高血压等心血管抑制症状。当血钠水平 <115mmol/L,患者可出现严重心动过缓、QRS 波增宽、ST 段抬高、室性异位搏动和 T 波倒置。当血钠水平 <110mmol/L,患者出现呼吸暂停和心搏骤停。

（3）治疗方案:低钠血症并不代表总体钠的不足,需要分析全身性水分相对增多引起血清钠浓度降低。对循环血容量减少引起的低钠血症,首先治疗血容量减少的病因,切勿单纯限制输液或用利尿药。低容量性低钠血症多由呕吐、瘘管引流或腹泻引起,应该补充电解质含量较多的等渗性溶液。正常容量性低钠血症,应该输注含钠的等渗液,而不宜使用利尿药。高容量性低钠血症,应该静脉输注高渗性氯化钠溶液和使用呋塞米利尿。对抗利尿激素分泌异常综合征和心因性烦渴,主要是限制水分摄入。临床实践中,对诱发癫痫或昏迷症状的低钠血症,需要输注高渗性盐水（3% NaCl）直至症状消除。然而,纠正血钠速率不能太快,前 24 小时内不超过 12mmol/L。因为快速输注高渗性盐水可能诱发脑桥中央髓鞘溶解症(亦称渗透性脱髓鞘综合征)。

4. 高钠血症(hypernatremia)　血清钠离子浓度 >145mmol/L。

（1）常见原因:主要是医源性因素,输注高渗性氯化钠溶液或丢失掉大量水分,比如尿崩症、不显性失水增加、机体摄入水不足。尿崩症多见于垂体手术、颅骨骨折、严重头颅外伤后 ADH 缺乏所致的多尿。糖尿病患者由于大量渗透性物质从尿中丢失可引起多尿。任何影响肾小管功能的疾病,无论是肾脏本身还是全身性疾病,也可致肾源性高钠血症。

（2）临床表现:低血压、心率加快、中心静脉压降低、少尿、体温上升。

（3）治疗方案:高钠血症多伴血浆渗透压升高,机体含钠量可升高、正常或降低,所以在补充水分时需要考虑渗透压。如果患者既有水分丢失又有钠溶质丢失,需要经口服或静脉输液途径补充等渗性溶液。如果患者仅水分丢失而钠储备正常,可以经口服或经鼻饲管途径自由地补充水分。

参考公式:自由水缺失（L）=0.6× 体重（kg）×（［当前钠浓度 /140］−1）。

5. 低钙血症(hypocalcemia)　血清钙浓度 <2.0mmol/L 或离子钙浓度 <1.0mmol/L。

（1）常见病因:大量输血,由于库存血制品含枸橼酸盐,钙离子可与枸橼酸发生螯合;各类危重症,包括脓毒血症、烧伤、急性肾功能衰竭、胰腺炎相关;低白蛋白血症,钙与白蛋白结合减少,患者总钙浓度降低,但离子钙浓度可维持正常;代谢性碱中毒,钙与白蛋白的结合增多,使离子钙浓度降低;甲状旁腺切除术后或甲状腺切除术后,由于甲状旁腺激素（PTH）异常,患者表现为慢性低钙血症;先天性甲状旁腺功能减退或维生素 D 缺乏症,引起甲状旁腺激素不足。

（2）临床表现:低钙血症影响中枢神经系统,患者可出现肢体麻木、口周感觉异常、意识模糊,甚至诱发癫痫发作;患者可出现低血压和左心室充盈压力升高;心电图表现为:多见 QT 间期延长,少见 ST 段延长、压低或抬高,罕见心律失常,比如尖端扭转型室性心动过速;乏力和疲惫、骨骼肌痉挛、喉痉挛。

（3）治疗方案:静脉注射 500~1 000mg 氯化钙或葡萄糖酸钙,检测离子钙水平,必要时可反复静脉注射氯化钙,以纠正低钙血症。避免过度通气,呼吸性碱中毒会增加钙与血红蛋白的结合。必要时可考虑检测磷酸盐和镁离子水平。对甲状旁腺功能减退引起低钙血症,同时补充钙剂和维生素 D 或钙三醇;若合并低镁血症,需要静脉补充镁剂。

6. 高钙血症(hypercalcemia)　血清钙离子 >2.6mmol/L。

（1）常见原因:与甲状旁腺相关的,包括原发性甲状旁腺功能亢进症、家族性甲状旁腺功能亢进症等;与维生素 D 相关的,包括维生素 D 中毒、结节病、特发性婴儿期高钙血症;与恶性肿瘤相关的;与骨转换增多相关的,包括甲状腺功能亢进、长时间制动(增加骨质钙释放)、使用噻嗪类药物(增加肾小管钙吸收)或维生素 A 中毒;肾脏衰竭;其他类,包括继发性甲状旁腺功能亢进症、铝中毒、乳碱综合征。

（2）临床表现:神经肌肉系统表现为全身性乏力、近端肌无力、疲惫、情绪低落和意识模糊;肾脏系统表现为肾结石伴绞痛、多尿、脱水和肾功能不全;心血管系统可出现 QT 间期缩短和 PR 间期延长,对地高辛的敏感性增强。胃肠道系统表现出食欲减退、便秘、恶心和呕吐;其他症状包括骨质脱钙、关节痛、骨痛、瘙痒。血钙浓度 >3.25mmol/L,引起组织钙化和肾功能不全;血钙浓度 >3.75mmol/L,患者可能存在昏迷和心搏骤停的风险。针对这种紧急情况,首先输注生理盐水 2.4~4.0L,然后考虑静脉注射呋塞米进行利尿。

（3）治疗方案:检测总钙、离子钙、白蛋白、甲状旁腺激素的水平以明确诊断。补充盐溶液,伴或不伴使用袢利尿剂;使用二膦酸盐(比如依替膦酸和帕米膦酸);使用降钙素;使用糖皮质激素,每日剂量为 40~100mg,以增加尿液钙排泄和减少肠道钙吸收;血液透析治疗;使用硝酸镓,抑制骨吸收和肾毒性作用;使用普卡霉素,以抑制骨吸收,需注意血小板减少和肝细胞坏死;口服或静脉注射二膦酸盐,需注意异位钙化;对原发性甲状旁腺功能亢进,可采取甲状旁腺手术。

7. 低镁血症（hypomagnesemia）　血清镁离子 <0.75mmol/L。

（1）常见原因:镁摄入不足,包括长期肠外营养,长期饥饿;镁丢失过多,包括长期腹泻、胃肠减压、利尿剂、胰腺炎、酒精中毒、醛固酮增多症、甲状旁腺功能亢进症。

（2）临床表现:神经肌肉系统表现为手足抽搐、全身痉挛和肌纤维震颤;精神系统表现为情感淡漠、抑郁、谵妄和人格改变;心电图出现室性心律失常、室上性心律失常,甚至尖端扭转型室性心动过速;伴发其他电解质紊乱(低钾血症、低钙血症)。

（3）治疗方案:口服氯化镁治疗,每日 1~2g,分次服用。在麻醉或手术期间,低镁血症可增加患者围手术期心律失常的风险,可造成呼吸肌无力。针对这种情况,需要静脉滴注硫酸镁 1g 并密切监测电解质。镁中毒可以抑制心血管系统和神经系统,因此应在治疗中严密监测动脉血压、腱反射和检测血镁浓度。

8. 高镁血症（hypermagnesemia）　血清镁离子 >1.25mmol/L。

（1）常见原因:镁摄取与吸收过多,比如镁剂、泻药、抗子痫药、含镁抗酸药、高镁透析液、甲状腺功能减退、甲状旁腺功能亢进和肾上腺功能不全;镁排出障碍,比如慢性肾功能不全和尿毒症;镁重新分布,比如溶血、酸中毒、急性肝炎、细胞坏死、白血病。

（2）临床表现:对中枢神经、周围神经和心血管系统的抑制表现。

（3）治疗方案:联合应用补液和利尿药;必要时考虑透析治疗,静脉注射钙剂可临时逆转镁中毒表现,但高镁血症和高钙血症并存时,应谨慎使用钙剂。

（三）酸碱平衡失调（acid-base disturbance）

人体的酸碱平衡是体液内稳态的重要组成,与患者脏器系统功能密切相关。手术中需要根据患者血气分析结果,及时调整酸碱平衡状况。动脉血气分析主要用于评估:①酸碱平衡失调及原因;②通气是否充足;③氧合是否充足。

1. 评估酸碱平衡失调

（1）第 1 步,评估 pH。

1）正常值 pH=7.35~7.45。

2）酸中毒 pH<7.35。

3）碱中毒 pH>7.45。

（2）第 2 步,评估 $PaCO_2$。

1）正常值 $PaCO_2$=35~45mmHg。

2）原发性呼吸性酸中毒,$PaCO_2$>45mmHg。

3）原发性呼吸性碱中毒,$PaCO_2$<35mmHg。

（3）第 3 步,评估 HCO_3^-。

1）正常值 HCO_3^-=22~26mmHg。

2）原发性代谢性碱中毒,HCO_3^->26mmHg。

3）原发性代谢性酸中毒,HCO_3^-<22mmHg。

（4）第 4 步,计算血浆阴离子间隙（plasma anion gap,SAG）,以帮助明确原因。

1）计算公式：$SAG=Na^+-(Cl^-+HCO_3^-)$。

2）正常阴离子间隙酸中毒，$SAG=8\sim12mmol/L$。

3）高阴离子间隙性酸中毒，$SAG>12mmol/L$。

（5）第5步，综合评定酸碱平衡状态及其代偿类型。

2. 评估通气是否充足

计算Bohr无效腔方程式：$(P_{A}CO_2-P_{ET}CO_2)/P_{A}CO_2$。

（1）正常值<0.3。

（2）提示升高>0.3。由于血流灌注减少，需要鉴别诊断：低血压、心排血量减少、肺栓塞、呼气末正压（PEEP）、水泡或囊肿。

3. 评估氧合是否充足

计算氧合指数：(PaO_2/FiO_2)。

（1）正常值为$400\sim500mmHg$。

（2）比值越小，氧合越差。

氧合指数$<300mmHg$，提示急性呼吸窘迫综合征。

（3）A-a梯度。

第1步，计算$P_{A}O_2$（肺泡氧分压）。

$P_{A}O_2=(P_B-47)\times FiO_2-(PaCO_2/R)$，

其中，P_B为大气压，47为水蒸气压，R为呼吸商0.8。

第2步，计算A-a梯度。

$P_{A}O_2-PaO_2$（从血气分析中获得动脉氧分压）。

由于存在分流或无效腔，梯度会扩大。

第3步，判断对增加吸入氧气的反应。

如果是无效腔原因，增加氧气吸入，PaO_2将会改善。

如果是分流原因，增加氧气吸入，PaO_2不会改善。如肺不张、肺水肿、气管插管误入支气管等。

4. 代谢性碱中毒　常见原因如下。

（1）呕吐导致胃酸（HCl）丢失。

（2）浓缩性碱中毒。

（3）过度换气后。

5. 代谢性酸中毒　明确阴离子间隙是否异常。

$SAG=Na^+-(Cl^-+HCO_3^-)$。

$SAG>12mmol/L$，表示存在阴离子间隙性酸中毒。

（1）调整低白蛋白血症。

（2）血浆白蛋白水平每下降$10g/L$，使AG增加$2mmol/L$。

（3）白蛋白的作用，相当于未测定的阴离子。

6. 治疗呼吸性酸中毒和乳酸酸中毒，需要考虑病因。

（1）如果$pH<7.2$，需要使用碳酸氢钠快速纠正，以免血流动力学衰竭。

（2）静脉输注$NaHCO_3$ $2mmol/kg$，时间大于15分钟，定时复查血气。

（3）根据公式（$CO_2+H_2O=H_2CO_3=HCO_3^-+H^+$），

如果患者通气不足，其体内HCO_3^-对应的H^+未被清除。

若存在低灌注引起乳酸酸中毒，细胞内酸中毒情况会变得更严重。

（4）治疗呼吸性酸中毒，使用$NaHCO_3$无任何获益。

通气不足是呼吸性酸中毒的病因，输注$NaHCO_3$很难去除CO_2，反而加重乳酸酸中毒，因此应增加每分通气量。

第三节 液体治疗原则

一、麻醉手术期间液体需要量

(一)液体需要量的传统计算方法

液体治疗目标是为器官系统和组织细胞能发挥正常生理功能提供必需条件。手术患者液体需要量分为:生理需要量、术中失血量和麻醉引起容量血管扩张。其中,生理需要量包括:①术前禁食导致液体缺失量;②手术前非正常性体液丢失;③每日基础生理需要量;④术中体液重新分布(即第三间隙液)。通常手术患者每小时生理维持量可采用4-2-1法则进行估算(表5-4)。例如:患者男性60岁,体重70kg,禁食12小时,拟行小肠切除术,术中失血量100ml。

1. 估算术前液体缺失量:
(1)每小时缺失量 $4\times10+2\times10+1\times50=110ml$。
(2)禁食总缺失量 $110\times12=1\ 320ml$。
(3)肠道准备丢失量约800ml。

患者术前液体缺失量 $1\ 320+800=2\ 120ml$,建议补液速度:

第1小时补液1 060ml,第2小时补液530ml,第3小时补液530ml。

2. 估算手术中容量血管扩张(表5-5):6~8ml/(kg·h),本例患者约500ml。

3. 计算麻醉期间的生理维持量,继续4-2-1法则,本例患者每小时110ml。

4. 计算不显性和第三间隙丢失量,本例患者每小时 $4ml/kg\times70kg=280ml$。

5. 估算失血量,本例失血约100ml,就按1:3补充晶体,本例患者约300ml。

6. 查看尿量,本例患者尿量约100ml。

7. 计算第1小时输液量:$1\ 060+500+110+280+300+100=2\ 350ml$。

表5-4 采用4-2-1法则估算液体基础需要量

体重分层	单位补液量	分层补液量	5kg	10kg	15kg	25kg	50kg
第1个10kg	4ml/kg	40ml	20ml	40ml	40ml	40ml	40ml
第2个10kg	2ml/kg	20ml	—	—	10ml	20ml	20ml
其余 kg	1ml/kg	R ml	—	—	—	5ml	30ml
	总补液量/ml		20	40	50	65	90

表5-5 估算术中液体的蒸发和重新分布

组织创伤程度	手术类型举例	额外液体需要量/(ml·kg⁻¹·h⁻¹)
轻度组织创伤	疝气修补术	0~2
中度组织创伤	胆囊切除术	2~4
重度组织创伤	小肠部分切除术	4~8

(二)液体状态评估

围手术期液体治疗,首先估计患者生理需要量和术中丢失量,然后计算出液体需要量,这属于开放式输液策略。实际上,这样计算出输注液体量可能远超手术中液体丢失量。与限制性输液策略比较,开放式输液策略可能增加患者心肺负担,还可能导致其他器官并发症,继而促使临床医师谨慎选择液体管理方式。

20世纪50年代,Moore指出手术刺激使患者抗利尿激素和醛固酮分泌增加,从而导致水钠潴留。

他主张采取限制术中输注液体量,提出所谓"偏干"(dry side)理论。具体措施:手术当天输注不超过 500ml 等渗性氯化钠溶液,再根据术中失血量补充等量生理盐水。20 世纪 60 年代,Shires 提出不同见解,他认为手术或创伤刺激抗利尿激素和醛固酮分泌亢进与细胞外液减少有关,也就是部分细胞外液被隔绝在局部损伤组织间隙和滞留在特定体腔内(即第三间隙)。为纠正这种非正常生理状态,必须在术中或术后补充这部分的细胞外液量,才能稳定血液循环和恢复组织灌注。

对严重脱水、使用抗高血压药和利尿药患者,麻醉效应可引起患者血压下降,因此在麻醉前就应该充分扩充循环血容量,并适时辅以血管收缩药(如麻黄碱或去氧肾上腺素),以对抗交感神经阻滞引起的容量血管扩张及血流动力学紊乱。吸入麻醉药不直接引起液体丢失,却降低机体对循环血容量下降的自主反应能力。当然,术中补液需要综合考虑患者实际情况,并结合上述指标动态调整。一旦患者中心静脉压或尿量持续增加,就应该适当放慢输液速度。相反地,如果患者存在进行性心动过速和少尿等情况,就应该考虑适当加快补液速度。

液体治疗需要补充术前液体丢失量、正常生理需要量和术中液体丢失量(比如失血、蒸发或体液重新分布)。关于经静脉输注液体的类型,取决于手术具体过程和大体失血量。对于手术创伤较小、术中失血量较少和体液渗出量有限的患者,仅需维持生理需要量,建议输注乳酸林格液。

(三) 术中失血的替代治疗

术中失血,可优先考虑输注晶体或胶体溶液,以维持血管内容量。如果术中失血引起急性贫血,优先考虑输浓缩红细胞纠正血红蛋白水平或血细胞比容。对绝大多数患者,临床输血指征是血红蛋白浓度 <70~80g/L(或 HCT<21%~24%)。当血红蛋白浓度低于 70g/L,机体会增加心排血量以维持正常氧供。对老年或心肺功能不全的患者,血红蛋白浓度应不低于 100g/L。临床实践中,麻醉科医师通常按照失血量 3~4 倍输注晶体溶液或等体积胶体溶液。麻醉科医师需要综合考虑失血情况和输血指征,谨慎输注浓缩红细胞。

(四) 液体蒸发和再分布的替代治疗

液体蒸发和再分布与手术范围、创伤大小和手术操作密切相关,可根据手术伤害性刺激程度来制定液体治疗策略。ASA 分级 I 级或 II 级的患者代偿能力较强,即便其生命体征参数维持在正常范围内,也不能反映其准确失血量和不显性丢失情况。液体治疗除计算输注液体量,还要考虑输注液体的渗透压。尽量不选择 0.45% NaCl 或其他低渗性液体,以免组织间隙液体增加,不利于有效增加循环血容量。

总之,传统方法计算的液体需要量是液体治疗的粗略估计,值得参考但不建议盲从,否则容易导致输液量过多,继而引发肺水肿和心力衰竭。除合理选择晶体或胶体溶液,还应该谨慎考虑输注液体的时机、速度和总量。

(五) 液体治疗监测

诸多因素会影响液体治疗效果,有必要采取监测手段以指导调整方案。

1. 症状体征 皮肤弹性、眼球内压、口腔黏膜干湿度及婴儿囟门下陷或饱满。

2. 精神状态 表现:①精神症状,见于低钠血症或低镁血症;②口渴感,见于脱水或高钙血症;③嗜睡或神志不清,见于低钠血症或酸中毒;④木僵,见于水中毒或代谢性碱中毒;⑤肢体麻木,多见于高钙血症。

3. 肌力改变 表现:①手足搐搦提示低钙血症或低镁血症;②肌无力提示低钾血症、高钙血症或低镁血症;③肌麻痹提示低钾血症或代谢性碱中毒。患者在麻醉状态下不能表现出肌无力或肌麻痹,长时间自主呼吸不恢复或长时间运动肌麻痹,应考虑电解质失衡。

4. 实验室检查 若术中大量输液或输血,应采取相关实验室检查,密切监测血气分析和凝血功能等。

5. 呼吸系统的监测 包括:①患者出现呼吸急促,乃至呼吸肌麻痹,考虑高镁血症;②患者过度通气,应注意碱血症;③患者通气不足,考虑酸血症;④患者肺部广泛湿啰音,甚至咳泡沫样痰,是肺水肿的典型征象。

6. 循环系统的监测　包括：①颈静脉怒张提示补液过多，而颈静脉塌陷提示输液不足。②心率进行性增快提示脱水或低钠血症，但需要与手术刺激、麻醉偏浅、缩血管药物和心脏功能异常进行鉴别。③持续性低血压，多见于高镁血症或低钠血症，建议术中维持收缩压 >90mmHg 或平均动脉血压 >60mmHg。④低钾血症、高钾血症、高钙血症和低镁血症，均可诱发房室传导阻滞、心律失常，甚至心搏骤停。⑤脉搏血氧饱和度（SpO_2）是围手术期基本监测项目之一，在组织血流灌注良好时，SpO_2 波形随呼吸变化则明确提示血容量不足，不随呼吸变化也不能排除血容量不足。⑥尿量可反映肾脏灌注和微循环灌注状况，术中尿量应维持在 >1.0ml/（kg·h）。鉴于患者抗利尿激素分泌增加也会影响排尿，尿量不能及时而准确地反映血容量变化。其他监测手段也逐渐用于监测液体治疗，比如经食管超声心动图（transesophageal echocardiography，TEE）和脉搏指示连续心排血量（pulse indicated continuous cardiac output，PICCO）。

二、液体治疗原则

临床医师在液体治疗过程中，必须熟悉手术进展和患者情况变化，依据其血流动力学参数、血气分析和组织氧合相关指标，随时调整输液种类、输液速度和输液量，从而维持患者循环稳定和组织灌注。液体治疗总原则如下。

1. 保证重要器官和组织氧供，维持有效循环血容量，维持水、电解质和酸碱平衡，维持止血功能正常。

2. 围手术期液体治疗，首先选择等渗晶体溶液作为基础输液。若患者存在明显循环血容量不足，可补充输注胶体溶液。若患者血红蛋白水平过低，可适当考虑输注血制品。

3. 根据生理需要量、术前液体丢失量、术中液体丢失量和患者病理生理状态决定输注液体量，并根据监测结果进行反馈性调整。对危重症患者和大手术患者，尽量采用目标导向液体疗法。

4. 关于输液时机，麻醉即刻输液效率较高，预输晶体溶液扩容效果较差。

三、目标导向液体疗法

临床医师通常会考虑两种液体治疗方案：开放性补液和限制性补液策略。有些学者主张限制性补液策略，认为这样避免大量液体进入组织间隙，继而降低心肺并发症和伤口感染发生率，并且促进胃肠道功能恢复。另有学者主张开放性补液策略，认为手术患者术前禁食、胃肠道准备、非显性蒸发和手术创伤造成的体液重分布（第三间隙）等原因，手术患者循环血容量其实相对偏低。因此需要在围手术期积极补充体液，即通过输注晶体和胶体补充缺失体液量。临床采用"4-2-1 法则"其实是基于开放性补液理论。限制性补液策略是根据临床调查研究结果提出的，有学者否认存在第三间隙，认为这个虚构概念不能用来解释围手术期液体转移，禁食和非显性蒸发引起的血容量缺失可忽略不计。

开放性补液引起术后体重增加与患者死亡率上升或有联系。根据限制性补液策略制定的输液方案，患者所需补液量明显减少。临床研究表明，对小儿外科、腹部外科和血管外科手术，采用限制性输液方案患者预后更好。由于能有效降低术后肺水肿发生率，限制性输液方式在胸科手术中已达成共识。对身体情况良好和手术相对简单的患者，开放性输液策略的治疗效果更好。

液体治疗的目标，既需要避免输液不足引起循环血容量偏低和组织灌注不足，也需要防止输液过多引起心力衰竭和周围组织水肿。长期以来，开放性与限制性液体治疗的优缺点争论不断，它涉及患者个体、疾病种类和手术方式，以及实施准则、判断标准和临床监测指标诸多因素。液体治疗应该采取个体化原则，准确评估，而不是依赖猜测。因此目标导向液体疗法（goal directed fluid therapy，GDFT）应运而生，以期避免血容量不足或过量，从而改善手术患者的转归。

目标导向液体疗法指应用循环特异性指标来实现个体化液体治疗，依据血流动力学参数的动态调整进行靶向输液，并结合晶体和胶体溶液维持血容量稳定，以便最终控制输液量。它涉及多种血流动力学参数和实验室指标,既包括无创循环指标(如无创血压和尿量),也包含有创循环指标(如中心静脉压、每搏输出量和每搏量变异度)及实验室指标(乳酸、胃黏膜 pH)。研究报道,目标导向液体疗法可减少一些重大手术或危重患者围手术期并发症、缩短住院时间和节省医疗成本。临床上,医师可采用每搏量变异度(SVV)、动脉脉压变异度(PPV)等实现目标导向液体疗法(表 5-6)。每搏量变异度产生的原因:呼吸运动可对患者动脉血压产生影响。正常情况下,自主呼吸引起心脏每搏量变异范围为 5%~10%,机械通气(潮气量 >8ml/kg)时患者心脏每搏量变异范围为 8%~13%。SVV 依据 Frank-Starling 曲线预测患者心脏对容量负荷的反应,临床上比较适合机械通气患者。值得注意,SVV 是一个动态参数,需要连续监测。

表 5-6　采用 SV 和 SVV 实现目标导向液体疗法

步骤	监测和措施
第 1 步	建立有创动脉血压,监测心排血量
第 2 步	输液速度 1.5ml/(kg·h),补充晶体溶液
第 3 步	当 SV 下降时,输注 200~250ml 胶体溶液或晶体溶液
第 4 步	当 SVV>10%~15%,追加输注 200ml 液体,继续观察指标
第 5 步	当 SVV<10%,停止补液试验,仅进行基础性补液

第四节　常用液体制剂

根据分子量大小,液体制剂可分为晶体和胶体。晶体液的溶质分子 / 离子 <1nm,光束通过无反射现象,常用晶体溶液(crystalloid solution)有葡萄糖溶液和电解质溶液。胶体液的溶质分子 / 离子为 1~100nm,光束通过可出现反射现象,常用胶体溶液(colloidal solution)有白蛋白、右旋糖酐、明胶和羟乙基淀粉。液体制剂根据与血浆渗透压的比较,可分成等渗液、高渗液和低渗液;根据是否有缓冲体系分为平衡液和非平衡液。

一、晶体溶液

理想晶体溶液的标准:首先,电解质成分及晶体渗透压应与血浆或组织液相近,从而维持有效循环血容量和晶体渗透压。其次,存在缓冲体系,能够缓冲组织细胞代谢产生的 H^+,并保持细胞外液及内环境 pH 稳定;此外,大量输注不易引起低钠高氯血症;不容易干扰凝血功能;不容易引起组织细胞水肿、加剧无氧代谢或细胞凋亡;理化性质稳定,可采用高温高压灭菌,便于储存和运输,价格低廉。然而,临床上常用的晶体液各有优点和缺点,还没有完全达到理想晶体溶液的标准。常用的晶体液制剂见表 5-7。

平衡晶体溶液是手术患者的首选,也是首袋液体的主要选择,可以作为基础性输液和维持性输液的主要液体。即使失血或低血容量也可以补充晶体溶液。传统观念认为,失血量达 1L,就相应补充 3~4L 晶体(相当于 1L 胶体)。容量动力学研究表明在低血容量或低血压时输注晶体液有更好的扩充效率。

(一)生理盐水

生理盐水(normal saline,NS)具有较低的 pH,渗透压与血浆接近,但没有缓冲体系,含氯量高于血浆氯离子水平。若血液里氯离子浓度增加,则碳酸氢盐浓度相应减少。大量输注生理盐水(>2~3L),可导致高氯性代谢性酸中毒。对急性或慢性肾衰竭患者,需要数小时乃至数天才能恢复正常。临床实践中,可少量输注生理盐水,以补充细胞外液缺失和扩充循环血容量,特别对神经外科手术具有一定的优势。另外,生理盐水也是稀释麻醉药和冲洗各种管道的常用液体。

NOTES

表 5-7　常用晶体溶液与血浆成分对比

项目	血浆	生理盐水	林格液	乳酸林格液	醋酸林格液
Na^+	142	154	147	130	140
K^+	4.5	0	4	4	4
Ca^{2+}	2.5	0	2.2	2.7	1.5
Mg^{2+}	1.25	0	0	0	1
Cl^-	103	154	156	109	115
HCO_3^-	24	0	0	0	0
乳酸根	1	0	0	27.7	0
醋酸根	0	0	0	0	25
葡萄糖酸根	0	0	0	0	3
枸橼酸根	0	0	0	0	2
理论渗透压	291	308	312	273	304

单位:电解质 mmol/L,渗透压 mOsm/L。

(二) 乳酸林格液

外科手术中丢失的液体大多是细胞外液,通常可补充等渗性平衡晶体溶液。乳酸林格液(Ringer lactate solution)就是最常用的平衡晶体液,其渗透压也接近血浆。乳酸林格液含有的乳酸成分,经肝细胞迅速转化为丙酮酸,并穿梭于三羧酸循环。对严重肝功能不全、肝脏衰竭或重度乳酸性酸中毒患者,这种生物转化可能变慢或减少。此外,乳酸林格液含少量钾离子,对需要外源性补充氯化钾的患者,需要综合考虑氯化钾的剂量。

(三) 醋酸林格液

醋酸林格液(Ringer's acetate solution)以醋酸盐代替乳酸盐,以避免乳酸蓄积的不良反应。该溶液优点包括:pH 等于 7.4,渗透压接近血浆,Na^+ 和 Cl^- 浓度接近血浆,K^+ 和 Mg^{2+} 浓度接近细胞外液;碳酸氢盐前体物质(醋酸根和葡萄糖酸根)为正常血浆的两倍,缓冲能力更大;不含乳酸,也不升高血糖,故不会加重肝脏负担,尤其适用于休克、肝功能不全乃至肝衰竭患者。

国外的醋酸林格液不含 Ca^{2+},而国产醋酸林格液添加了 Ca^{2+}。醋酸林格液含有多种电解质,禁用于高钾血症、高钙血症、高镁血症或甲状腺功能减退患者,慎用于肾功能不全和高渗性脱水症患者。糖尿病酮症酸中毒和肝脏切除的患者,其体内醋酸代谢将减少到 1/3 且代谢不完全。此外,醋酸具有一定扩血管效应,建议输注速度不超过 15ml/(kg·h),若大量或快速输醋酸钠溶液可抑制心血管系统功能,引起轻度血压降低、心电图 ST 段降低和心律不齐。

(四) 其他混合性晶体

1. **含 1/2 NS 的各类混合液**　可加入 5% 葡萄糖溶液,适用于补充以水分为主的液体丢失。混合溶液中的葡萄糖初期可维持一定张力,且提供一定能量,尤其适用于麻醉期低血糖的患者。鉴于患者术前禁食时间较长,其在麻醉期可能出现低血糖,比如,儿童禁食 4~8 小时就可能发生低血糖(<3.6mmol/L)。与男性患者比较,女性更加容易发生低血糖。此外,由于这些低渗溶液产生的血管内容量效应极小,故主要用于术前或术后,而很少用于术中。

2. **等渗性碳酸氢钠(300mmol/L)**　加入 5% 葡萄糖溶液及 N-乙酰半胱氨酸后,主要用于预防造影剂诱导的肾病,其优势胜于盐水加 N-乙酰半胱氨酸。

3. **3% 或 7.5% 高渗盐水**　主要用于降低颅内压,以治疗脑损伤。这种高渗性溶液,通过渗透压原理促使大脑间质液流出。其效果比甘露醇更好,安全性也较好。高渗盐水可经中心静脉输注,每次 250ml,根据需要每 6 小时可再次输注。需要注意的是,逐渐增加血钠浓度,每 14 小时不宜超过

NOTES

10~20mmol/L。

4. 23.4% 高浓度氯化钠   该溶液可紧急逆转小脑幕切迹疝,为实施侵入性干预(颅骨切除术)争取时间。其作用机制也是利用了渗透性原理。一般来说,输注初始量后可能引起短暂性低血压,但是心率、平均动脉压和大脑灌注压比较稳定。颅内压持续性降低,最多可维持 24 小时。该溶液需要经中心静脉输注,每次 30~60ml,输注时间 >15~20 分钟。

二、胶体溶液

胶体溶液含有大分子量物质,胶体渗透压可将液体保留在血管内,其血管内半衰期大约 3~6 小时,胶体溶液适用于以下情况:①患者血管内容量严重不足,如失血性休克;②麻醉期扩充循环血容量以提升血压;③严重低蛋白血症或大量蛋白丢失,如烧伤。胶体溶液是将大分子物质溶解于生理盐水配制而成,大量输注胶体溶液也会导致高氯血症。临床上使用胶体分为天然胶体和人工胶体。天然胶体包括白蛋白和血浆。人工胶体包括右旋糖酐、明胶和羟乙基淀粉。

1. 白蛋白(albumin)   白蛋白浓度有 5%、20%、25%。每克白蛋白大约能够扩容 13~14ml。临床上即便输注大量白蛋白,却极少引起肝炎或其他血源性病毒感染,也很少发生过敏性休克或凝血病,最多能引发轻微血液稀释效应。白蛋白扩容效果较好,但价格比较昂贵。因此,低蛋白血症是输注白蛋白的临床适应证,而不适合仅用于补充容量。

2. 明胶(gelatin)   明胶是从牛体中提炼出来经改良处理的胶体溶液,可产生明显的扩容效能,持续扩容时间 3~6 小时。明胶包括尿联明胶、交联明胶及琥珀酰明胶。尿联明胶和交联明胶副作用较多,故临床上多采用 4% 琥珀酰明胶。其分子量为 35 000kD,在血管内停滞时间为 2~3 小时,略短于中分子右旋糖酐和羟乙基淀粉。琥珀酰明胶可以反复使用,但需要维持血细胞比容不低于 25%,高龄患者不低于 30%。明胶对凝血系统干扰较小,适用于低血容量患者扩容、血液稀释和人工心肺机预充液。输注明胶溶液后,患者偶可出现类过敏样反应,如荨麻疹或低血压。

3. 右旋糖酐(dextran)   右旋糖酐扩容效果较好,但对凝血功能影响较大,并且容易引发过敏反应,故目前麻醉实践中很少将其用于液体复苏。该溶液多用于烧伤整形科手术,可改善微循环和防止微血栓。

4. 羟乙基淀粉(hydroxyethyl starch,HES)   HES 含有改良的天然多糖类物质。羟乙基化作用可使淀粉更稳定,并减慢水解速度,且显著增加亲水性。目前国内常用 6% 羟乙基淀粉,属中等分子量 200kD,取代基 0.5,其诱发过敏率较低。相对传统羟乙基淀粉,研发者将分子量从 200kD 降低到 130kD,取代级从 0.5 降低到 0.4,取代方式(C_2/C_6)从 5/1 升至 9/1,从而推出了新一代羟乙基淀粉,该制剂可提供更可靠扩容效应和持续时间。其峰值血浆容量效力为 100%,维持时长达 4~6 小时。此外,它可经肾脏快速清除,组织蓄积明显减少,24 小时最大用量达 50ml/kg,从而体现更好的药理特性和临床安全性。

近 10 年来,国际上有关羟乙基淀粉临床应用的争议不断,多国药品监督管理部门针对羟乙基淀粉临床应用发出过相关的黑框警告或通告。一般认为,在成人危重症患者,包括脓毒症患者中,羟乙基淀粉的使用会增加死亡和肾脏替代治疗的发生率;对于成人危重症患者,包括脓毒症、肝肾功能不全以及凝血功能不全患者,禁止使用羟乙基淀粉。

对于大多数手术患者,羟乙基淀粉总体上是很安全的。目前尚未见文献支持术中应用羟乙基淀粉溶液会增加患者肾损伤风险。大剂量输注羟乙基淀粉(如 24 小时输注量 >20ml/kg),可使部分患者发生特异性抗凝血效应。其潜在机制可能是结合凝血因子Ⅷ、v-W 因子和纤维蛋白原,继而导致凝血因子功能降低和血小板聚集力下降。

三、合理使用晶体和胶体

对于大多数手术患者,晶体溶液不但价格便宜,而且安全性好,应视为补液治疗的首选。晶体溶液的种类也很多,等渗平衡晶体液仍然是首选,最常用的有乳酸林格液和醋酸林格液。最近推出的碳酸林格液和苹果酸林格液都是对缓冲体系进行了改变,虽然在理论上具有一些优势,但临床实际效果尚不清楚。

对术中出血或循环血容量明显偏低的患者,胶体溶液可作为首选。不同的胶体种类扩容效果不尽相同,低分子量羟乙基淀粉溶液扩容效果较好,过敏反应少,但肾功能不全及感染患者应该慎用。琥珀酰明胶溶液分子量小,扩容效果比羟乙基淀粉稍差,且副作用较少,可以重复使用。白蛋白不适合作为容量补充的选择,但是适用于低蛋白血症和肝移植手术患者。

（嵇富海）

思考题

　　1. 患者男性,23 岁,既往体健,拟在全身麻醉下行多节段脊柱矫形术,手术中需要选择哪些监测手段？请陈述选择的理由。

　　2. 患者老年女性,80 岁,术前诊断为急性肠梗阻,拟在全身麻醉下行急诊开腹探查术。患者既往高血压、冠心病和心力衰竭病史。入手术室血压 90/60mmHg,心率 110 次 /min,手术中需要选择哪些监测手段？请陈述选择的理由。

第六章
围手术期血液管理

要点：

1. 贫血是各种原因引起的人体外周血红细胞容量减少，血液携氧不足而导致的临床综合征。

2. 慢性贫血多是由于缺铁、感染、炎症及肿瘤等疾病引起；急性失血往往继发于外伤、消化道出血、DIC 等原因，通常需要对症处理。

3. 严格手术操作、优化止血技术、改进止血工具、开展微创手术是减少围手术期失血的关键，术中控制性降压、自体血回输等可减少患者对异体血的需求。

4. 围手术期凝血功能障碍的主要病因包括手术因素、大量输血输液、低体温、体外循环等。血栓弹力图可直接反映各个凝血成分对凝血功能的影响，指导成分输血策略。

5. 围手术期红细胞输注指征为：血红蛋白大于 100g/L，可以不输；血红蛋白小于 70g/L，应考虑输；血红蛋白在 70~100g/L 之间，依据患者病情决定。

6. 自体输血技术根据血液采集方式可分为回收式自体输血、稀释式自体输血和贮存式自体输血。

7. 大量输血可能的并发症包括：凝血功能障碍、输血相关性急性肺损伤、输血相关性循环超负荷、酸碱平衡紊乱、低体温、低钙血症、高钾血症等。

血液是人类珍贵的资源，输血曾是促进现代外科技术发展的三大要素（麻醉技术、无菌技术和输血技术）之一，临床上约 2/3 的异体血应用于手术患者。围手术期输血是一把双刃剑，一方面可以在手术大出血时保障患者生命安全，另一方面也伴随着诸多风险与安全隐患，甚至可能危及生命。目前大量临床研究证实，异体红细胞输注是预测患者死亡和并发症发生的独立危险因素。患者血液管理（patient blood management，PBM）作为一项综合性的临床管理策略，覆盖整个围手术期，指的是以循证医学为基础，以促进患者输血疗效为目的，使输血患者获得最优的医疗管理并且确保临床血液输注效果，所采取的一系列综合措施的统称。多项研究表明，实施 PBM 有利于降低并发症发生率和死亡率，并能减少住院天数。迄今为止，PBM 对于国内外医学界已经产生了深远的影响。

第一节　围手术期慢性贫血和急性失血的危害

贫血不是一种独立的疾病，而是由许多因素或不同疾病引起的一组临床综合征。世界卫生组织将贫血的定义为：人体外周血红细胞（red blood cell，RBC）容量减少，低于正常范围下限，血液携氧能力无法满足自身的生理需求。血红蛋白浓度低于 130g/L（男性）或 120g/L（女性，非孕妇）为贫血（anemia）。国内依据贫血的程度不同，分为轻、中、重和极重度四类。轻度贫血的血红蛋白浓度为 90~100g/L，中度贫血为 60~90g/L，重度贫血为 30~60g/L，极重度贫血为 <30g/L。围手术期贫血十分常见，术前贫血发生率为 25%~75%，创伤较大的手术患者术后贫血发生率可高达 90%。贫血患者通常恢复缓慢，住院时间延长，生活质量下降。轻、中度术前贫血即是术后不良事件发生率和 30 天死亡事件的独立危险因素。

围手术期贫血的原因主要分为慢性贫血和急性失血两种。慢性贫血多是由于缺铁、感染、炎症及肿瘤等疾病引起,急性失血往往继发于外伤、消化道出血、DIC 等原因,通常需要对症处理,在保证生命体征平稳的前提下同时对引起贫血的病因进行处理,从而确保脏器组织的氧供。可通过病史、红细胞平均容积、网织红细胞计数鉴别急性失血和慢性贫血。网织红细胞是成熟红细胞的前体,当网织红细胞增加时,提示骨髓造血反应充分,考虑贫血原因为急性失血;反之,当网织红细胞下降时,提示骨髓造血无反应,考虑贫血原因为慢性疾病。

一、慢性贫血的病理生理特点

动脉血氧含量与心排血量共同决定了心脏向外周组织的氧输送水平,动脉血氧含量是血红蛋白携带氧与物理溶解氧的总和。正常状态下,体内 99% 以上的氧是以结合血红蛋白的状态在血液中运输。危重患者氧运输过程中任何环节的改变(如气道和肺疾病、心力衰竭及微循环灌注不全等)都可能引起组织缺氧。

贫血影响了机体氧供,从而导致组织氧运输量下降。此时,机体通过增加对氧气的摄取来维持正常的氧供;但是当贫血程度进一步加重,超过了组织的代偿能力时,氧供需平衡失调,可导致严重的组织缺氧。贫血还可导致肾上腺素能神经紧张性增加,增加心肌氧耗,进而造成心肌氧供需失衡。此外,贫血还增加了出血相关并发症的风险,相较于血红蛋白水平正常的患者,贫血患者出血相关并发症的发生率要增加两倍以上。

慢性贫血时,全身血管阻力增加,激活了肾素 - 血管紧张素 - 醛固酮系统和交感神经系统,肾脏重吸收增加导致血容量增加,从而增加心脏负荷,进而造成心室重塑,心室肥厚和扩张,最终导致心室功能减退。此外,贫血可引起肾小球滤过和肾小管重吸收功能减退,出现多尿、低比重尿,甚至蛋白尿。

贫血还与一系列炎症反应相关,包括诱导细胞因子和促红细胞生成素释放,引起内皮细胞功能异常,促红细胞生成素可激活血小板,诱导纤溶酶原激活物抑制剂 -1 生成,导致凝血功能障碍。

二、贫血的处理原则

对于任何围手术期患者,在诊疗过程中都需动态监测是否存在贫血。当怀疑贫血时,需进一步检查以明确病因,在实施病因治疗的基础上,通过改善氧供需平衡提高机体对贫血的耐受。合理应用铁剂、叶酸、促红细胞生成素等支持性造血,必要时以客观临床指征为依据进行输血治疗,是提高手术安全的必要措施。

《欧洲麻醉协会围手术期严重出血管理指南》对贫血的处理给出以下建议:

1. 建议有出血倾向的患者在术前 3~8 周评估是否存在贫血(1C)。
2. 如果存在贫血,建议明确贫血的原因(缺铁性,肾性还是炎症性贫血)(1C)。
3. 建议缺铁性贫血患者术前补铁(1B)。
4. 建议静脉补铁(1C)。
5. 未知原因或经治疗无效的贫血,建议使用促红细胞生成素(2B)。
6. 如果患者在术前进行了自体血捐献,建议补铁或使用促红细胞生成素以防止术前贫血的发生,降低整体输血率(2C)。
7. 术前贫血的非癌症患者行择期大手术,建议贫血纠正后再进行手术(1C)。
8. 手术后贫血患者,建议静脉补铁(2C)。

三、急性失血的机体应答

突发急性失血时,对患者最大的威胁是血管内容量的急性丢失,从而导致重要器官功能衰竭。因此,在临床救治过程中,需要充分了解急性失血患者的病理生理改变。

循环系统的改变和体液转移是急性失血病理生理改变的主要表现形式。

循环系统的改变是指:急性失血时血红蛋白水平在短时间内显著下降,可导致组织器官缺氧。为保证重要器官,如脑、心脏的血流灌注,机体会通过增加心排血量进行快速代偿,表现为正性肌力、正性频率和每搏量增加;同时,急性失血导致血液稀释和血液流速增快。这两个机制均可改善组织氧供。并非所有失血的患者都需要输血,盲目地输血反而会增加血黏度、影响血液流速,干扰机体自身的代偿机制。

体液转移:急性失血时,机体可发生体液分布的变化,表现为体液从第一间隙(即组织间液)转移至第二间隙(循环系统中快速循环的血浆)。此外,急性失血还会出现第三间隙效应,是指在创伤、感染等病理情况下,毛细血管通透性增高,血浆白蛋白可由循环血浆进入组织间液,使组织间液增多及胶体渗透压增高。第三间隙虽源于第一、第二间隙但与其暂时隔离,交换较为困难。此时补液应先以晶体液为主,因其不会造成血浆胶体渗透压增加,并且可转移至血管外,从而及时增补细胞内液和细胞外液容量,有利于维持细胞功能稳定,之后可再根据患者病情变化输注血制品、血浆代用品等。

四、失血性休克与输血

输血是失血性休克常用的治疗方法,输血治疗成功与否和时机的把握密切相关。临床上根据失血量将失血性休克分为 4 个阶段。

1. **休克初期**　患者失血量≤总血容量 15% 或成人失血量≤ 750ml,机体的代偿机制尚可维持正常的心排血量,表现为心率增快,血压正常或轻度升高,呼吸频率也无明显变化。血容量在 24 小时之内可自行恢复,一般不需要补液。

2. **代偿期**　患者失血量为总血容量的 15%~30% 或成人失血量为 750~1 500ml,可出现心动过速(>100 次 /min)、脉压减小、呼吸急促、皮肤潮湿冰凉、毛细血管灌注差和轻微焦虑。此时,可以进行补液治疗,但一般不需要输注血液制品。

3. **进展期**　患者失血量为总血容量的 30%~40% 或成人失血量为 1 500~2 000ml,可出现较为明显的心动过速(>120 次 /min)、收缩压下降、呼吸急促、少尿,可出现精神症状(如意识模糊或躁动)。止血是该时期治疗中的关键,一般可根据情况输注少量血液制品。

4. **失代偿期**　失血量 >40% 或成人 >2 000ml,患者可出现明显的心动过速(>140 次 /min)、收缩压下降、脉压差减小、少尿或无尿、皮肤厥冷、意识丧失。该时期需要立即进行快速补液和相应外科治疗,并需要紧急输血。

第二节　围手术期血液保护

围手术期血液保护(perioperative blood preservation)的目的不是如何避免输血,而是改善患者的预后。其具体实施需要多学科的联合参与,协商确定每例患者在围手术期贫血、出血和输血的特定风险,制订针对性的优化治疗方案。

一、外科技术的提高与改进

外科技术的提高和改进,是减少术中失血的关键。可通过多种方式来实现,包括应用各类止血技术和开展微创手术。

（一）严格手术操作

减少术中出血首先要求手术医师具有熟练、细致的操作手法。进行手术操作时,采用锐性解剖技术,尽量避免误伤血管导致的出血,同时及时止血以减少血液损失。

（二）优化止血技术

结扎和缝扎是最简便、最有效的止血措施。对确切的小动静脉出血,结扎后可立即止血。如果出血血管较粗,需要贯穿缝扎以避免结扎线脱落而再次出血。金属或塑料夹可使血管结扎相对容易,吻合器可以用于深部血管的止血。

(三) 改进止血工具

选择合适的电凝止血工具,合理使用止血带可以有效减少术中出血。新型的彭氏多功能解剖器能使术野中解剖更清晰,并能更好止血。结扎速血管闭合系统应用实时反馈和智能技术输出的高频电能,联合血管钳夹力,使人体组织内胶原蛋白和纤维蛋白溶解变性,形成永久性闭合管腔,适用于张力大和位置深的部位止血。超声刀是一种借助高能超声振动产生高频机械能,将两层组织加热到一定温度后使其融合,同时使血管封闭、凝固和切割的新型刀具。它能够安全凝结直径 3mm 以下的动静脉,可以使得手术视野更清晰,减少对周围组织的损伤、缩短手术时间。此外,临床上还有等离子刀、高频氩气刀、喷水刀、红外接触凝固器等各类先进的止血工具,可以选择性地应用于不同手术和不同组织,减少术中出血,保证手术安全。

(四) 微创手术的开展

与传统的手术相比,腔镜手术、机器人辅助操作技术等微创外科技术可明显减少手术出血,降低围手术期输血率。这些新技术已经应用于多种手术中,包括腹腔镜胆囊切除术、腹腔镜肾上腺肿瘤切除术、腔镜下食管癌根治术、胸腔镜下肺癌根治术、前入路脊柱矫形术等。

腔镜手术是在患者手术部位建立微小或隐蔽的切口,经此切口置入摄像头和特制的加长手术器械,通过注入二氧化碳气体建立手术操作空间,在视频直视下完成手术。此类手术切口小、术野清晰,同时采用如超声刀、氩气刀等能量设备,可显著减少围手术期失血。

放射介入技术是指依赖放射图像引导(如 X 线透视、超声、CT 或 MRI),精确靶向治疗的一系列技术。适应证包括血管性病变如血管破裂出血、动脉瘤、动静脉瘘、动静脉畸形、静脉曲张等,也可用于止血,特别是动脉性出血,还用于富血管性肿瘤、肿瘤样病变以及器官功能亢进等疾病的治疗。禁忌证为心血管系统疾病(如血管硬化性高血压),高龄体弱或恶病质患者,对造影剂过敏的患者,既往行颈外动脉结扎的患者应慎用。

机器人手术集智能化工程技术、现代远程信息技术与微创外科技术等多项高端技术于一体。主要由控制台和机械臂组成。手术医师能够坐在远离手术台的控制台上,通过三维立体成像系统及操作手柄控制机械臂完成手术。与腔镜器械相比,机械臂可以提供几乎与人手相媲美的灵活度以及更大的操作角度、维度,这在重要脏器、血管及神经的剥离和处理时,保障了精确性,显著减少机体损伤,减少失血量,减轻术后疼痛,缩短住院时间。

二、麻醉技术的合理应用

麻醉技术在围手术期血液管理中的作用不可忽视,其内容包括术前评估、术中及术后监测以及减少失血等各个方面,不仅有助于减少患者对异体血的需求,缓解血制品紧缺带来的压力,更能在术中发生大出血等紧急情况下发挥重要的作用。

(一) 控制性降压

控制性降压(controlled hypotension)是指在手术期间保证重要脏器氧供的前提下,为减少术中出血,提供更清晰的手术视野,应用降压药物及技术等措施,选择性地降低平均动脉压或者中心静脉压的技术。

适应证:血供丰富区域的手术,血管手术,创面较大且出血可能难以控制的手术,区域狭小的精细手术,麻醉期间血压、颅内压和眼压过度升高,可能导致严重不良后果者,患者拒绝输血治疗,大量输血有困难或有输血禁忌证的患者。

禁忌证:重要脏器实质性病变者,血管病变者,低血容量或严重贫血患者,有明显机体、器官、组织氧运输障碍的患者。当患者出现神经传导信号改变、尿量减少、心肌缺血心电图改变、贫血或酸中毒等情况时,需放弃控制性降压。

目前,临床有多种技术和药物可用于控制性降压,常见的有以下几种。

1. 椎管内麻醉　椎管内麻醉可以抑制交感神经兴奋,减少血管张力和胸腔内压力,从而减少失血,这种作用甚至可以持续到术后。多项研究证实,与全身麻醉相比,椎管内麻醉可以明显地降低平均动脉压、平均肺动脉压、右心房压力以及外周静脉压,但对于不同类型的手术患者而言,减少出血或输血的效果有所差异。

2. 控制性降压的药物   围手术期常用于控制性降压的药物包括可单独或辅助性使用的降压药、挥发性麻醉药及阿片类药物。

单独使用的降压药有硝普钠、硝酸甘油、咪噻芬、前列地尔(前列腺素 E1)和腺苷;既可单独使用也能作为辅助性药物的包括钙通道阻滞剂、β 受体拮抗剂和非诺多泮;辅助性降压药有血管紧张素转换酶抑制剂和可乐定。

异氟烷、七氟烷是理想的具有降压作用的挥发性麻醉药,可单独用于控制性降压,也可使用其他辅助性药物以控制心动过速及反射性血压升高。此外,阿片类药物作为强效镇痛药物,也会引起血压降低。有研究报道,瑞芬太尼可将血压降至理想水平,减少中耳的血流量和保持术野无血,且没有任何代谢并发症或对耳微循环自身调节的损害。

(二)自体血回输技术

自体血回输(autologous blood transfusion)技术已越来越受到医护人员及患者的认可。符合适应证的择期手术患者尽量输注自体血,"我血我用",可大大缓解当前的"用血紧张"。研究证明,自体血回输在降低感染率、减少异体红细胞输注量与输注率以及改善患者临床结局等方面意义重大。自体血回输技术包括储存式自体血回输、稀释式自体输血和回收式自体血回输三种。内容详见本章第四节。

(三)腹主动脉球囊阻断技术

腹主动脉球囊阻断技术是近年来发展起来的一种控制出血的有效技术手段,主要应用于骨盆、骶尾部肿瘤手术或下腹部、盆腔、下肢严重创伤、失血性休克患者。通过 C- 型臂 X 线机或超声确定球囊的位置,将其置于腹主动脉远端、左右髂总动脉分叉上方 1~2cm、肾动脉分叉以下处,必要时充盈球囊,阻断肿瘤部位的血供,使得术野清晰,明显减少术中出血量、缩短手术时间,使肿瘤切除更彻底,也为患者节省大量治疗费用。

(四)应用血栓弹力图监测围手术期凝血功能

血栓弹力图是一项近年来广泛应用于围手术期即时检验患者止血全貌的监测技术,一些大型医院将其作为手术室内床旁即时监测手段,麻醉科医师可实时监测手术患者从凝血到纤维蛋白溶解的全过程,对患者凝血因子、血小板功能及数量、纤维蛋白原水平以及纤维蛋白溶解等情况进行全面检测和评估。内容详见本节"凝血功能监测"。

三、凝血功能监测

凝血过程可以大致划分为凝血酶原激活物形成、凝血酶原转化为凝血酶、纤维蛋白原转化为纤维蛋白 3 个阶段。凝血酶原激活物形成有内源途径和外源途径两类不同的机制,这两套机制最终汇总于共同途径,即凝血酶形成和纤维蛋白形成。由于出血需要紧急处置,因此,正常情况下,机体的凝血过程非常迅速。凝血机制内部采取级联机制逐级放大凝血信号,并通过多次正反馈环节增强凝血过程。与此同时,凝血机制与其他止血机制(特别是血小板血栓形成机制)相互作用,彼此增强和促进。此外,为了预防血栓形成,机体还通过抗凝机制和纤溶机制来对抗凝血机制。

围手术期遇到不明原因的活动性出血或术野广泛渗血时,应考虑到凝血功能障碍的发生或原有凝血功能障碍性疾病的加重。其影响因素包括手术因素、大量输血输液、低体温、体外循环等几个方面。

1. 手术因素   围手术期出血常由手术原因如手术创伤、各种原因导致的活动性出血等造成。手术期间血浆纤溶活性升高,凝血因子消耗并引起凝血功能障碍,进而可导致围手术期出血或渗血增加。除Ⅷ因子外,大部分凝血因子都是由肝脏合成,故复杂肝脏手术如肝移植期间应特别注意凝血功能监测,并根据监测结果及时补充各种凝血因子。

2. 大量输血输液　大量失血患者,血浆凝血因子严重丢失,大量输血输液后,由于输入的红细胞制品不含血浆或缺乏凝血因子,即使输注全血,库存血中不稳定的凝血因子如因子V、Ⅷ含量也很少,此外,库存血缺乏有活性的血小板,因此大量输血患者可能会发生稀释性凝血因子及血小板缺乏,加重出凝血功能障碍。既往对严重创伤患者的观察发现,输血量达到血容量 2~3 倍时,输血越多,越易发生微血管出血。根据数学模型计算,输血量达到 1 倍血容量时,患者自身血液成分(包括血小板、血浆凝血因子等)减少 65%,而达到 2 倍血容量时,自身成分减少 85%。因此,在手术中或术后出现原因不明的出血倾向如手术创面或伤口渗血不止、胃肠道黏膜出血、皮肤瘀斑等,应考虑凝血功能异常。

3. 低体温　围手术期任何影响体温调节系统的因素均可导致低体温,这些危险因素包括患者自身因素、手术因素、麻醉因素(包括药物因素)、环境因素以及是否有保温措施等。体温过低不仅影响参与止血的血管、血小板和凝血因子的功能,还会影响血凝块形成的速度。中心体温低于 35℃称为低体温。一般将中心体温 32~35℃称为轻度低体温,28~32℃为中度低体温,低于 28℃为重度低体温。轻度低体温时,血小板黏附和聚集异常,凝血酶活性和血小板激活作用无明显下降。但体温低于32℃时,凝血酶的活性和血小板功能均受到影响,进而引起凝血异常。体外研究发现,中度和重度低体温通过激活血小板膜糖蛋白Ⅱb-Ⅲa受体而增强血小板与纤维蛋白原的连接。进一步的研究发现低体温时凝血酶级联反应减弱,并导致循环中具有类肝素作用的抗凝物质释放。这些结果提示,对血小板内在功能的抑制并不是这种凝血异常的原因,低体温通过改变血小板激活因子的可用性而导致凝血异常。

4. 体外循环　体外循环对凝血的影响较复杂,引起出血的原因也是多方面的。主要与血小板减少或破坏、纤溶活性增强、凝血因子消耗、肝素中和不足以及鱼精蛋白过量或不足等因素有关。

体外循环心内直视手术时,应动态监测活化凝血时间(activated coagulation time,ACT),调整肝素用量,维持 ACT 在 500~600 秒。若手术结束时仍出血严重或术后数小时内出血停止、随后却再次出血增多,且 ACT>130 秒,则提示血循环中残留肝素,应追加鱼精蛋白直至 ACT<130 秒,或采用 TEG 肝素酶对照监测来评估肝素用量及肝素中和情况。若体外循环手术后发生异常出血,还可能系血小板因素所致,可进行血小板计数和功能监测,当血小板计数 <50×10⁹/L,可输注血小板。虽然体外循环常规预充通常使凝血因子稀释 30%,但人体内凝血因子浓度只要达正常水平的 25%~30% 即可维持凝血功能正常,不会影响正常凝血。一旦体外循环后出现失血,导致明显的凝血因子丢失,影响凝血功能,从而可导致术后胸腔、心包腔的引流液增多,同时伴切口渗血和/或动静脉穿刺处弥漫性渗血,此时应考虑出凝血功能异常并进行凝血功能检验,随后根据凝血因子减少的情况,予以输注新鲜血浆、新鲜全血、新鲜冰冻血浆、纤维蛋白原等制剂进行针对性的补充。此外,体外循环还可使机体发生纤溶亢进,导致术后异常出血。

及时发现和处理凝血功能障碍是预防难治性出血的关键。常规的凝血功能检测包括凝血酶原时间、活化部分凝血活酶时间、国际标准化比值、纤维蛋白原和血小板计数,通过监测以上血液指标,能间接反映凝血过程,但难以对凝血障碍或术中大出血及时地进行鉴别诊断。临床实践中,常规凝血功能检测存在诸多局限性:检验时间较长,从抽血、运送、检验到结果报告常需 30 分钟甚至更长时间;无法区分创伤相关凝血病和术中大量失血等复杂情况下出血的主要发病机制;无法评估低体温对患者凝血功能的影响;凝血酶原时间和活化部分凝血活酶时间仅评估纤维蛋白形成的速度,无法评估随着时间推移,血凝块的机械和功能的变化。围手术期的复杂多变,需要更加迅速而准确的凝血检测手段。

即时检验(point-of-care testing)可显著降低围手术期输血的需求。临床常用的方法为血栓弹力检测,包括血栓弹力图(thromboelastogram,TEG)和旋转血栓弹力检测(rotational thromboelastometry,ROTEM)。以 TEG 为例,其可测定血凝块随时间变化的强度,直接反映各个凝血成分对凝血功能的影响,展示凝血块发展变化的全过程,监测结果更加接近体内凝血发生、发展的实际过程,能准确有效地指导凝血管理,优化成分输血策略。与常规凝血试验相比,TEG 的结果基于整个凝血过程,部分数据可在 10 分钟内获得。

TEG 的参数包括:①凝血时间,即 R 值,从血标本开始检测到初始血凝块形成所需的时间,反映了凝血系统启动的时间,正常值为 5~10 分钟。②血凝块形成时间,即 K 值,指从凝血开始至 TEG 描记图振幅达 20mm 所需时间,正常参考范围为 1~3 分钟。③纤维蛋白原水平,即 α 角,指从血凝块形成点至描记图最大曲线弧度作切线与水平线的夹角,正常参考范围为 53°~72°。④最大血块强度,即 MA 值,是曲线两侧最高点距离的直接测量值,反映了患者血液中血小板和纤维蛋白之间相互作用、交联的最大动力学特性,正常参考范围为 50~70mm。⑤综合凝血指数,即 CI 值,反映了血液标本整体的凝血状态,正常参考范围为 -3~3。⑥凝血 30 分钟时的纤溶百分比,即 LY30 值,指最大振幅后30 分钟的振幅衰减率,它表现了血液溶解,若 LY30>7.5%,提示纤溶亢进。⑦30 分钟内血凝块将要溶解的百分比,即 EPL 值,作用同 LY30,正常参考范围为 0~15%(图 6-1)。

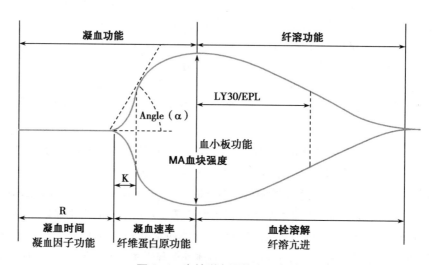

图 6-1　血栓弹力图的主要参数

术前应用血栓弹力图能完善术前评估,预测术中出血风险,同时判断患者是否存在高凝状态,指导抗凝治疗,预防术中血栓栓塞事件发生。术中应用血栓弹力图可准确诊断患者止血异常的类型(图6-2),准确区分血小板功能不良、凝血因子缺乏、纤溶亢进等原因,评估体外循环后是否存在肝素残留,指导围手术期合理用血,有效地减少血液制品的不合理使用。术后应用血栓弹力图监测凝血功能,可识别高出血风险的患者,指导成分输血,避免不合理用血,减少术后出血并发症,最大程度地减少输血带来的风险。大量研究证实,与常规凝血功能检测比较,在大手术(如心脏手术、肺移植手术、肝移植手术等)、创伤、烧伤或产后出血等紧急临床诊治过程中,TEG 指导的输血策略能显著降低输血率并改善患者的预后。一些国家已将 TEG 指导下的输血策略纳入凝血监测、PBM 相关指南中。

四、围手术期患者血液管理多学科联合模式

围手术期血液管理涵盖多种医疗实践的进步以及各种设备和技术的革新,同时还需要多团队的协作,包括外科、麻醉、检验、输血、护理及其他相关科室的合作。

术前详细的病史采集和体格检查是实施围手术期合理用血的关键。临床医师应着重关注贫血、出血性疾病的家族史和既往史,以及是否服用影响止血功能的药物,辨别贫血和出血的高风险患者,由此采用能够减少输血的策略(如术前停用影响止血的药物或调整其剂量)。制定缜密的个体化治疗方案,纠正术前贫血、用微创手术代替开放手术等方法,尽可能预防和减少出血。

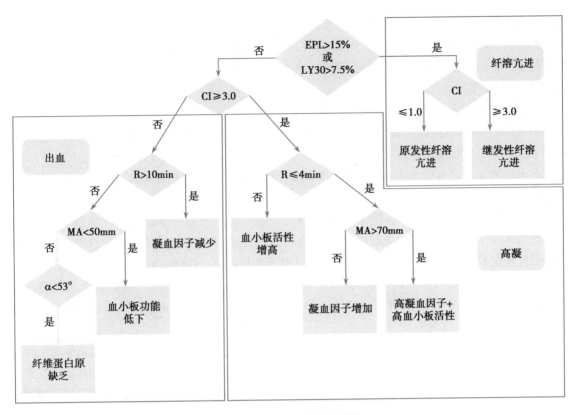

图 6-2　TEG 快速诊断图

术中 PBM 强调选择损伤最小的手术方式,谨慎地分离组织,仔细止血,尽量减少术中出血、尽可能收集术中失血,并实施血液回输,严密监测生命体征,避免低容量及心动过速等因素导致血流动力学不稳定。氩气电凝刀、超声刀等先进的手术止血方法、微创手术技术可显著减少手术出血和输血率。可通过抬高手术部位、使用止血带、使用局部血管收缩药物等多种途径减少手术部位的血供以减少出血。选择可以减少出血的麻醉技术,严密监测及控制血压,以保障重要脏器的血供。局部止血剂含有凝血酶、纤维蛋白原等物质,可起到局部止血的作用。全身性使用凝血物质(如凝血因子Ⅶ、凝血酶原复合物、凝血因子ⅩⅢ等)可减少术中失血。此外,低体温可能导致血小板功能障碍,增加术中出血,术中保温避免低体温也能减少术中失血。

术后 PBM 强调严密观察术后失血,尽可能减少非必需采血。如果存在持续性出血,需立刻返回手术室探查。如果必要且符合指征,术后引流管收集的血液可以通过过滤、洗涤而回输。通过营养支持、铁剂和重组人促红细胞生成素促进红细胞生成;对术后失血较多的患者,如需异体输血,要严格把握指征,合理实施输血治疗。

第三节　围手术期成分输血

成分输血(blood component transfusion)是输血技术发展的必然趋势,也是输血现代化的重要标志之一。成分输血是将全血用物理或化学方法分离为不同的成分,制备成各种高纯度、高浓度的血液制品,分别储存在特定的条件下,然后输给需要补充某种血液成分的患者。成分输血具有诸多优势,包括有效成分浓度高,疗效好,节约血液资源,避免输入不必要成分所致的不良反应,使输血更安全等。

一、概述

血液成分包括血细胞成分和血浆成分。血细胞成分有红细胞、白细胞、血小板;血浆成分制品有新鲜冰冻血浆、单采新鲜冰冻血浆、病毒灭活新鲜冰冻血浆、冰冻血浆、病毒灭活的冰冻血浆和冷沉淀等；血浆蛋白成分包括白蛋白、正常人免疫球蛋白、特异性免疫球蛋白、各种凝血因子制剂和凝血酶原复合物等。临床上最常用的血制品包括悬浮红细胞、洗涤红细胞、血小板、去白细胞血液成分、新鲜冰冻血浆、冷沉淀等。

悬浮红细胞（suspended red blood cell）是指在全封闭条件下，将采集到多联袋全血的大部分血浆分离后，加入红细胞添加剂从而制成的红细胞成分血。每单位包含 200ml 全血的全部红细胞以及 50ml 的添加剂。血细胞比容为 0.50~0.65。保存条件为 2~6℃。保存期由于添加剂的配方不同而异，我国常采用的配方为 MAP 液（由枸橼酸、枸橼酸钠、葡萄糖、磷酸二氢钠、腺嘌呤、氯化钠和甘露醇组成），保存期为 35 天，适用于大部分贫血患者。

洗涤红细胞（washed red blood cell）是一种将保存期内全血、浓缩红细胞、悬浮红细胞等血液制品用生理盐水洗涤，除去绝大部分非红细胞组分，并将红细胞悬浮在生理盐水中制成的红细胞制品。其制备后应该在 6 小时内使用，不宜长期保存。若不能及时输注时，只能在（4±2）℃条件下保存 24 小时。该制品血细胞比容约 0.70，白细胞清除率 ≥ 80%，血浆蛋白清除率 ≥ 98%（或上清蛋白质含量 <0.5g/200ml 全血），红细胞回收率 ≥ 70%。对血浆蛋白有过敏反应或有输血发热反应的贫血患者可选用洗涤红细胞。

去白细胞红细胞（leukocyte-depleted red cells）是使用白细胞过滤器去除悬浮红细胞中几乎所有的白细胞，或使悬浮红细胞内残留的白细胞数量低于一定数值，或使用带有白细胞过滤器的多联袋采集全血，去除几乎所有的白细胞，并将血小板及大部分血浆分离出去，然后加入红细胞添加剂制成去除白细胞红细胞成分血。通常每单位去除白细胞的红细胞总量约 120ml，其中包含红细胞 60~80ml，生理盐水 50ml。若患者存在由白细胞抗体引起的输血发热反应、长期输血以及器官移植等情况，推荐使用去除白细胞的红细胞制品。

目前临床使用的血小板制品包括全血制备的浓缩血小板和单采血小板。全血分离的浓缩血小板是将室温保存的多联袋内的全血，于采集后 6 小时内于 20~24℃的全封闭条件下分离出血小板，并将其悬浮在血浆内制成。我国规定由 200ml 全血分离的血小板为 1 单位，每单位 ≥ 2.0×10^{10} 血小板，pH 6.7~7.4，红细胞混入量 ≤ 1.0×10^9/ 单位。1 单位浓缩血小板通常悬浮于 25~35ml 血浆中，最长保存期为 5 天。单采血小板是应用血细胞分离机从单个献血者采集的血小板。我国规定单采血小板的 1 个治疗量（1 袋）≥ 2.5×10^{11} 血小板，相当于浓缩血小板 10~12 单位，其 pH 6.7~7.4，白细胞混入量 ≤ 5.0×10^8/ 袋，红细胞混入量 ≤ 8.0×10^9/ 袋。1 个治疗量单采血小板通常悬浮于 180~250ml 血浆中。

新鲜冰冻血浆（fresh frozen plasma，FFP）指在全血采集后保存在酸性枸橼酸盐 - 葡萄糖保存液中 6 小时以内或枸橼酸盐 - 磷酸盐 - 葡萄糖 - 腺嘌呤保存液中 8 小时内，于全封闭的条件下将血浆分离并冻结制成的成分血液制品，其几乎包含所有凝血因子和血浆蛋白，浓度与活性同采集后 6~8 小时内的全血相近。以 200ml 规格的新鲜冰冻血浆为例，其中血浆蛋白浓度为 60~80g/L，纤维蛋白原浓度为 2~4g/L，其他凝血因子为 0.7~1.0U/ml。在 -18℃以下保存 1 年，除了凝血因子 V 和凝血因子 Ⅷ外，其他凝血因子在新鲜冰冻血浆解冻后仍可稳定存在 5 天。新鲜冰冻血浆适用于凝血因子缺乏或伴有凝血障碍的需要大量输血的患者。

冷沉淀（cryoprecipitate）为新鲜冰冻血浆的部分凝血因子浓缩制品，主要含有凝血因子Ⅷ、凝血因子ⅩⅢ、血管性血友病因子、纤维蛋白原和纤维结合蛋白。国内 1 个单位的冷沉淀通常以 200ml 新鲜全血的血浆制备而成，其中Ⅷ因子 ≥ 40U，纤维蛋白原 ≥ 75mg，血管性血友病因子约等于 100ml 血浆内的含量，还含有一定量的纤维结合蛋白及其他共同沉淀物（包含了各种免疫球蛋白、抗 -A、抗 -B 及变性蛋白等）。在 -18℃以下，冷沉淀自制备之日起可保存 1 年，主要用于纤维蛋白原缺乏症以及血友病 A（甲型血友病）患者。

二、围手术期红细胞的合理输注

围手术期输注红细胞制品主要目的是提高机体携氧能力。20世纪末开始,对于围手术期红细胞的合理输注,强调基于循证医学证据,临床医师应严格把握输血指征,判断输血阈值及预计输血可以达到的目标。

围手术期急性失血时,血容量丢失导致的重要脏器功能障碍,是最大的生命安全威胁,此时主要的治疗策略是提高组织氧供,而不是单纯恢复血容量。通常情况下,绝大部分无基础疾病的患者可以耐受1 000ml以内的急性失血,对这类患者可通过输注晶体液或胶体液进行容量替代治疗。因此,临床上不应单纯依靠失血量和血红蛋白水平来确定是否需要输注红细胞,而应结合患者的临床状态进行综合判断。

我国卫生行政部门在2000年颁布的《临床输血技术规范》中规定围手术期红细胞输注指征为:

1. 血红蛋白大于100g/L,可以不输。

2. 血红蛋白小于70g/L,应考虑输。

3. 血红蛋白在70~100g/L之间,依据患者的贫血程度、心肺代偿功能、有无代谢率增高以及年龄等因素决定。

术前心脏功能Ⅲ~Ⅳ级、心脏病患者特别是充血性心力衰竭和心绞痛患者、对铁剂、叶酸和维生素B_{12}治疗无效者、心肺功能不全者和代谢率增高的患者应保持血红蛋白>100g/L以确保足够的氧输送。

目前越来越多的研究表明,在氧供/氧耗监测下输注红细胞,更有利于改善组织缺氧,纠正患者的氧供与氧耗失衡。常用的监测可分为全身氧供/氧耗的监测和特异性组织氧供/氧耗监测。全身氧供需平衡的监测指标包括呼气末二氧化碳分压、混合静脉血氧饱和度、血乳酸水平等;特异性监测包括组织氧含量监测、组织二氧化碳监测、活体显微镜检查等技术,可计算出组织氧供需代谢的参数以判断氧供/氧耗情况。

红细胞输注量应根据病情决定。一般认为一位体重60kg、血容量正常的成年患者输注2单位红细胞可以提高血红蛋白浓度约10g/L,血细胞比容提高约0.03;儿童剂量的推算公式为:增加血红蛋白浓度1g/L所需要的血量(ml)=0.6×体重(kg);新生儿每次输注10~20ml/kg;早产儿每次输注5~15ml/kg。应该在输血前和输血后24小时检测患者的血红蛋白或血细胞比容,依据检验结果调整红细胞的输注剂量。

红细胞输注前应充分混匀,并用标准输血器进行输注。通常情况下,为预防输血引起的循环负荷过重,红细胞的输注速度不宜太快。一般成年人,可按1~3ml/(kg·h)速度输注;对心、肝、肾功能异常、年老体弱、儿童及新生儿患者,输注速度宜更慢或按不超过1ml/(kg·h)速度输注。输注开始阶段的前10~30分钟应严密观察病情变化,观察呼吸、脉搏、血压、体温等生命体征和是否出现输血相关不良反应。在急性大量失血的情况下,红细胞输注速度可以较快,甚至必要时可进行加压输注。

三、围手术期血小板的合理输注

血小板输注的目的是减少或预防出血。围手术期科学合理地使用血小板应基于两条原则:一是手术患者存在血小板数量减少;二是存在血小板功能缺陷。

《临床输血技术规范》中规定围手术期血小板输注指征为:

(1)血小板计数大于$100×10^9$/L,可以不输。

(2)血小板计数小于$50×10^9$/L,应考虑输。

(3)血小板计数是$(50~100)×10^9$/L,根据是否有自发性出血或伤口渗血决定。

(4)如术中出现不可控渗血,确定血小板功能低下,输注血小板不受上述限制。

临床医师需要更加关注血小板功能,如继发于术前抗血小板药治疗等引起的血小板功能低下对出血的影响。手术类型和范围、出血速率、控制出血的能力、出血相关并发症以及诸如体温、体外循环、肾衰竭、严重肝病等影响血小板功能的相关因素都是决定是否输注血小板的重要指标。

血小板输注剂量需要综合考虑患者输注前的血小板计数和预期要达到的血小板数以及其是否有出血或同种免疫等情况。通常输注 10 单位浓缩血小板可提升成人患者血小板计数 36×10^9/L,实际升高情况还因所输注血小板质量、病情状况和个人体表面积不同而存在差异。若患者正在使用化疗药物或合并脓毒症休克、脾亢、血小板自身抗体,期望值应有所下降。关于单采血小板,成人每次输注 1 个治疗剂量(1 袋),体型较大的患者可能需要适当增加剂量。儿童则按照其体重或体表面积来确定血小板输注剂量。

输注血小板时需使用孔径 170μm 的标准输血器,并以患者能够耐受的最快速度输注,以便迅速达到止血水平。但当血小板输注无效的患者发生活动性出血或存在高出血风险,血小板计数 $<(5\sim10) \times 10^9$/L 时,可以考虑小剂量持续输注血小板。即使未观察到血小板计数升高,这种小剂量持续输注血小板的方法也可能有助于止血。在即将输毕时,用生理盐水 30ml 冲洗血袋,使黏附在血袋内壁的血小板都输进患者体内。

四、围手术期血浆的合理输注

围手术期应用血浆的目的是预防和治疗由于凝血因子缺乏引起的出血,而不是用于营养治疗、扩容治疗或者体外循环术后的常规治疗。

血浆输注除了用于手术中难以控制的出血,还可用于治疗单个凝血因子缺乏且没有安全的替代产品的情况,以及继发于肝功能衰竭或弥散性血管内凝血的多种凝血因子缺乏,血栓性血小板减少性紫癜,溶血尿毒症综合征,逆转华法林作用和大量输血或容量替代治疗后引起的稀释性凝血病。输注血浆制品有增加循环血容量的作用,如果单纯输注血浆,绝大部分患者血容量能够快速调整,通常数小时内就会恢复正常,最长持续 24 小时。但在某些特殊患者如患有慢性肾脏疾病,可能需要更长的时间才能恢复。对于心力衰竭、婴幼儿和老年等患者,输注血浆容易造成循环负荷过重,因此需严格控制血浆输入量。

《临床输血技术规范》中规定围手术期血浆输注指征为:

1. PT 或 APTT 大于正常值 1.5 倍,创面弥漫性渗血。
2. 患者急性大出血输注大量库存全血或红细胞后(出血量或输血量相当于患者自身血容量)。
3. 病史或临床表现有先天性或获得性凝血功能障碍。
4. 紧急对抗华法林的抗凝血作用(新鲜冰冻血浆:5~8ml/kg)。

每单位新鲜冰冻血浆含有 200ml 新鲜全血中的血浆量,可使成人的凝血因子增加约 2%~3%。若输注血浆的剂量为 10~20ml/kg,则患者凝血因子水平将提升 25%~50%。因为多数凝血因子于较低水平就能起到止血作用,所以使用血浆的剂量无须过大,以避免发生循环超负荷的风险。通常首次剂量为 10~15ml/kg,维持剂量需根据患者的临床状况和实验室检查结果来决定,一般为 5~10ml/kg。

新鲜冰冻血浆应放入 37℃恒温水浴中快速融化,融化后于 24 小时内用标准输血器输注,通常输注速度控制在 5~10ml/min。

五、围手术期全血的合理输注

传统观念错误地认为,全血中含有各种血液成分,因此紧急大量输血时应首选输注全血。事实上,大量输注全血可能导致循环超负荷,加重患者的代谢负担,容易产生同种免疫等不良反应;此外,全血所含成分较为复杂,浓度较低,临床疗效较差,因此,全血输注在临床上的应用已越来越少。目前主要应用于急性大出血可能发生低血容量性休克的患者,或者患者存在持续活动性出血,估计失血量超过全身血容量 30%。回输患者自身全血不受本指征限制,应根据患者血容量决定。

六、围手术期血浆衍生物的合理输注

血浆衍生物是指从血浆蛋白中分离纯化出的物质,围手术期常见的血浆衍生物包括人血清白蛋白、纤维蛋白原浓缩剂、纤维蛋白胶及血小板胶等。

(一)人血清白蛋白的合理应用

血浆白蛋白的水平降低可能继发于肾病引起的白蛋白大量丢失或肝脏合成减少,白蛋白水平降低常提示预后不良。人血清白蛋白制剂是用物理和化学方法从混合血浆中提取而得,适用于伴有水肿和其他临床症状的低白蛋白血症,例如难治性腹水的肝硬化患者,利尿剂治疗无效的外周水肿或肺水肿的肾病综合征患者或者大面积烧伤患者。

拟输注的白蛋白剂量,应根据适应证和目的不同而有所调整。当需要升高血浆白蛋白水平时,所需人血清白蛋白剂量可按下列公式估算:

$$白蛋白剂量(g)=[白蛋白期望值(g/L)-目前白蛋白值(g/L)]\times 2\times 血浆容量(L)$$

评价白蛋白用量是否合适,应根据血清白蛋白水平、血压、血细胞比容、静脉和肺的充血程度等多项指标综合判断。美国规定,标准的成人白蛋白起始剂量为25g,根据患者的反应,可在15~20分钟后重复输注,48小时内可输注150g。

白蛋白在使用前应检查其浑浊度,推荐使用标准输血器进行输注。白蛋白不宜与氨基酸混合使用,易引起蛋白沉淀,也不宜和红细胞混合使用。关于白蛋白溶液的最佳输注速度,尚无明确规定,应视患者临床状况、治疗目的和治疗反应而定,当患者血容量正常或轻度降低时,5%白蛋白输注速度为2~4ml/min,而25%的白蛋白不能超过1ml/min,儿童输注速度是成人的1/2~1/4。

(二)纤维蛋白原浓缩剂的合理应用

纤维蛋白原在肝脏中合成,正常血浆含量为2.0~4.5g/L。纤维蛋白原是凝血级联反应的关键蛋白,在血浆中通过凝血酶转化为组织损伤部位的纤维蛋白网,以减少失血并启动组织修复。纤维蛋白原浓缩剂主要用于治疗先天性或获得性纤维蛋白原缺乏。研究提示,纤维蛋白原缺乏和功能降低早于血小板计数减少和其他凝血因子缺乏,在创伤和围手术期出血的患者中早期使用纤维蛋白原浓缩剂能够恢复纤维蛋白原的功能,改善纤维蛋白的结构,有利于逆转稀释性凝血病,降低围手术期输血需求。

纤维蛋白原浓缩剂的使用剂量应根据患者出血情况来确定,通常首次用量为30~60mg/kg,每天1次。维持剂量应根据纤维蛋白原水平检测(例如血栓弹力图)的结果调整。但当患者出现弥散性血管内凝血合并急性低纤维蛋白原血症时,如没有配合肝素治疗,禁忌输注纤维蛋白原浓缩剂。如患者纤溶系统亢进,应先治疗纤维蛋白溶解异常。对于原发性纤溶系统亢进的患者,联合使用纤维蛋白原浓缩剂和6-氨基己酸更为有效。

输注前,将1g或2g巴斯德灭菌的纤维蛋白原浓缩剂分别用50ml或100ml的灭菌水复溶为浓度20mg/ml的溶液,溶解后的纤维蛋白原溶液不稳定,应立即经有过滤装置的输血器静脉输注。由于没有防腐剂,不宜长时间放置以免细菌生长。

(三)纤维蛋白胶和血小板胶的合理应用

纤维蛋白胶是一种新型的凝血产品,用于促进伤口愈合,主要成分包含凝血酶、氯化钙和纤维蛋白原,还包含因子ⅩⅢ和抗纤溶制剂。目前广泛应用于心血管外科、神经外科、显微外科、泌尿科、耳鼻喉科、眼科和妇科等领域。所需剂量应根据手术创面的大小而异。市售的纤维蛋白胶通常为冻干制剂或冻凝制剂。冻干制剂通常储存在2~8℃冷藏箱内,在重新组合前加温到室温。这些组分重新组合后在室温可以存放24小时。冻凝制剂储存在-18℃,使用前解冻。纤维蛋白胶采用双注射器法直接注射在伤口上,使各种组分到达组织前同时混匀。

自体血小板胶是由自体富含血小板的血浆与氯化钙和凝血酶(人源或牛源)混合获得,其性能与血小板的生理特性及其活化后所释放的多种生长因子密切相关。激活后的血小板具有黏附、聚集及释放等生理特性,在止血及凝血途径中发挥着重要的作用。目前,自体血小板胶多用于外科止血,软组织损伤、移植物(腱,软骨,皮肤,肌肉)、慢性非愈合伤口及骨内植入物等。在使用前,自体富含血小板的血浆需要与激活剂(由凝血酶与 10% 氯化钙配制而成)按 5∶1 比例混匀 14~18 秒,从而制成具有黏性胶状样的自体富含血小板血浆凝胶。

第四节　围手术期自体输血

血源紧张是全球范围的一大难题,异体输血难以满足现有的供血需求。同时,异体血制品输注虽然是一种传统的临床治疗手段,但对人体各个系统都会产生影响,尤其是对创伤、手术患者,其特殊的病理生理状态,手术应激和术后疼痛刺激等,使得这些因输血造成的影响在围手术期更为突出。自体输血指利用患者自体的血液或血液成分满足患者本人输血需要的一种输血方法。随着人们对异体输血危害性的认识逐渐深入,自体输血(autotransfusion)已越来越多地应用于围手术期,能显著减少异体血的输注,而且与异体输血相比,自体输血降低了输血相关风险。

自体输血技术根据血液采集方式可分为回收式自体输血、稀释式自体输血和贮存式自体输血。

一、回收式自体输血

回收式自体输血(salvaged autotransfusion)是指在严格无菌操作的条件下,利用专业的自体血回收机将手术过程中的手术野出血、体腔内无污染的血液或术后引流液回收,经过过滤、洗涤及浓缩等处理后再回输给患者的输血方法,也是临床上最常用的一种自体输血方法。回收血经过滤、洗涤、离心、浓缩后,其血细胞比容可达到 0.50~0.60,同时大多数的杂质如组织碎片、抗凝剂、D- 二聚体、激活的补体产物及微聚体等已被清除,血小板及血浆亦被清除。目前的研究显示,回收血中红细胞的携氧能力优于库存血。

(一)实施流程

回收式自体输血的大体原理虽然一致,但根据自体血回收机型号的区别,其操作流程略有不同。此处以美国某公司生产的自体血回收机为例说明其流程。

1. 将 20 000U 肝素注入 500ml 生理盐水中,并作好适当标记,悬挂于血液回收机上备用。

2. 安装储血罐并夹闭输出管路。

3. 将一次性使用无菌吸引 / 抗凝管路分别连接储血罐和吸引器,将吸引器的负压调至 150mmHg以下,用可接受的最小流速进行吸引,以避免引起溶血。完成连接后,所有管路须预先以含抗凝剂的生理盐水冲洗抗凝处理。出血迅猛时可增加吸引管路的负压。

4. 预先向储血罐内注入 100~200ml 抗凝剂,调节抗凝剂滴速。若抗凝剂为肝素,则将滴速调至抗凝剂与回收血之比为 1∶7。若为枸橼酸盐溶液,则将滴速调至抗凝剂与回收血之比约为 1∶5~1∶10。

5. 待手术出血基本停止或储血罐内容量超过离心杯容量的 3 倍时启动血液回收机,将回收血液经过洗涤、离心并泵入储血袋内。洗涤液的量至少为离心杯总量的 3 倍,当洗涤后流出的液体经肉眼观察为清澈时,表明已充分洗涤。离心杯中的血液一旦被排空即可开始下一个自体血回收循环。

(二)适应证

回收式自体输血的适应证包括:①预计手术失血量达到或超过患者血容量的 20%;②预计术中出血 >1 000ml 的择期手术,如骨科大手术、心脏大血管手术、肝脏手术等;③急诊手术,如动脉瘤破裂、肝脾损伤破裂等大出血手术;④器官移植手术;⑤因特殊原因无法输注异体血的患者,如稀有血型患者、特殊宗教信仰患者。

(三)禁忌证

回收式自体输血的禁忌证主要是各种血液污染。一般来说,在患者的回收血可能存在污染时,不宜进行回收式自体输血。此外,某些可导致溶血的因素也会影响回收式自体输血的安全性。包括:①回收血中可能含有导致溶血的物质,如灭菌水、过氧化氢、酒精等;②镰状细胞贫血和地中海贫血等血液系统疾病患者;③手术野可能被细菌污染;④恶性肿瘤手术患者;⑤回收血可能受到羊水污染;⑥回收血可能含有外科材料或其他污染,如嗜铬细胞瘤切除术,不能完全清除回收血内的儿茶酚胺,易导致高血压。

（四）并发症

回收式自体输血的并发症包括:①凝血功能异常,主要原因是回收的自体血中清除掉了血小板和血浆,如果大量输注,且没有及时补充血小板和血浆,可能出现不同程度的凝血功能障碍;②输血后感染,常见于回收过程中未严格执行无菌操作所引起;③空气栓塞,可能是由于输血袋中的空气误入患者静脉引起。

（五）注意事项

1. 在自体输血的任何操作过程中,医务工作者必须严格遵守无菌操作原则。

2. 术野仍出血时,一般不建议进行回输,避免浪费。这一点和输注异体血的原则一致。但如果术中病情危急,患者不能耐受缺氧时,应及时把自体血液回输给患者。

3. 自体血经过洗涤离心后可造成血浆蛋白丢失,因此若大量回输后应补充适量的胶体液以维持胶体渗透压,避免组织水肿。

4. 回收的血液应经由双人核对,清楚标明以下信息:患者姓名、病案号、血型、回收时间、操作人员,并醒目标示仅供自体输血专用。自体血回输时的管理及操作流程和输注异体血一致。

5. 回收的血液不可远离患者,经过离心、洗涤等处理后应尽快在有效期内输注完毕。室温下保存时间不能超过 4 小时,若不能马上回输,应储存在 1~6℃的环境中,保存时间不超过 24 小时。

6. 为减少溶血,在自体血回收过程中应提醒手术医师尽量将吸引器头置于血液底层。有研究显示将吸引器置于血液表面抽吸是引起红细胞破坏的主要因素,而负压和吸引器的直径对红细胞破坏的影响较小。

二、稀释式自体输血

稀释式自体输血(hemodilution autotransfusion)多指急性等容血液稀释(acute normovolemic hemodilution,ANH),是指手术大出血之前抽取部分自体血,同时补充相等容量的液体(晶体液或胶体液)以维持正常的血容量。这样,一方面术中失血被稀释,失血时丢失的红细胞数量下降,另一方面收集的血液可储存在手术室中,在手术结束或任何需要输血的时候回输患者体内。目前临床上应用最广泛的仍是急性等容血液稀释。该方法具有减少术中失血和异体输血、相对提高携氧能力、花费成本低及降低局部缺血风险等优点。

血液稀释的病理生理基础是,尽管由于采血量的不同,ANH 会引起不同程度的贫血,但机体可以对其产生一定范围内的代偿,包括维持足够的组织氧供,降低血液黏稠度,增加心排血量,维持组织间液平衡,调节凝血功能障碍等。

血液稀释的主要观察指标为血细胞比容。根据目标血细胞比容的不同,可将血液稀释分为:①轻度稀释,血细胞比容 >0.30;②中度稀释,血细胞比容 0.25~0.30;③重度稀释,血细胞比容 <0.20;④极度稀释,血细胞比容 <0.10。一般认为维持血细胞比容 >0.25 的 ANH 较为适宜。

（一）实施流程

1. **采血**　ANH 通常选择在麻醉诱导后、手术主要出血步骤开始前进行。常规消毒后,一般选择桡动脉或股动脉进行采血,同时输注等量的血浆代用品进行扩容。与晶体液相比,胶体可快速有效地恢复血容量,较少引起肺水肿或全身水肿,因此在 ANH 中的使用更为广泛。采血速度应控制在能够维持血压及心电图正常范围内。成人以 20~40ml/min 的速率采集。边采血边用振荡器轻摇血袋,使储血袋内的保存液与血液充分混合,防止血液凝集。采血量应根据手术预计失血量、患者年龄、全身

状况综合判断,可用下列公式进行计算:

$$V = EBV \times (H_0 - H_F)/Hav$$

其中 V 为目标采血量,EBV 为采血前预计血容量,H_0 为初始血细胞比容,H_F 为目标血细胞比容,Hav 为平均血细胞比容,是 H_0 和 H_F 的平均值。EBV 可根据患者体重评估,一般按早产儿 100mg/kg、新生儿 80ml/kg、成年男性 70ml/kg、成年女性 65ml/kg 计算。

2. 监测　在 ANH 中监测心肺功能对于保持组织氧供十分重要。术中需密切监测动脉血压、脉搏、心率,必要时监测中心静脉压、动脉血气、凝血功能等,还可行经食管超声心动图、经外周动脉连续心排血量监测、脉搏指示连续心排血量监测或肺动脉导管等技术评价心脏功能、氧供需平衡。

3. 储存自体血　采集的血液如可在 6 小时内回输,可将血液储存在含有枸橼酸钠葡萄糖的储血袋内,并在储血袋上清楚标明患者姓名、病案号、血型、手术间号、采集时间、采血者姓名,予双人核对签字后置于室温下储存备用。若手术时间长,估计 6 小时内不能回输完毕,则需将储血袋储存在 4℃冰箱内冷藏备用。

4. 自体血回输　待手术出血步骤完成或即将完成后,将采集的血液经双人核对后再回输给患者。最先采集的血液相对富含红细胞、血小板、凝血因子,故回输血的顺序应与采集时相反,即最先采集的血液最后回输,从而减少因术中止血尚不完全而导致的血液丢失。ANH 往往在麻醉诱导后即刻开始,采集血中可能含有一定浓度的麻醉诱导药,如神经肌肉阻滞剂,当这些血液回输时可能出现再箭毒化,应引起警惕。

（二）适应证

ANH 可以用于不同类型的择期手术,也可用于血流动力学稳定的急诊手术患者。临床适应证包括:①预计失血量 >1 500ml;②患者身体情况良好,且血红蛋白 ≥ 110g/L(血细胞比容 ≥ 0.33);③手术要求减低血液黏稠度,改善微循环灌流时;④部分由于宗教信仰而拒绝异体输血者;⑤真性红细胞增多症和慢性缺氧所致红细胞增多症患者。

（三）禁忌证

ANH 的禁忌证包括:①心、肝、肾功能不全,如充血性心力衰竭、肝衰竭、肾衰竭等;②急性或慢性肺部疾病;③贫血,血红蛋白 <110g/L,血细胞比容 <0.30;④低蛋白血症;⑤未纠正的休克;⑥颅内高压(血液稀释可能增加脑水肿风险);⑦感染性发热或菌血症;⑧凝血功能障碍;⑨引起血小板消耗增加的疾病,如脾功能亢进;⑩血小板计数 $<50 \times 10^9/L$。

（四）并发症

ANH 的并发症包括:①采血速度过快,补液不及时导致低血压,严重时可引起冠脉供血不足,导致心肌缺血、心律失常甚至低血容量性休克;②输液过快,可因循环超负荷发生急性肺水肿;③血浆代用品的使用可能增加过敏或凝血功能障碍的风险。

（五）注意事项

1. 有研究者支持冠心病患者可以实施轻度 AHN,并建议维持血细胞比容在 0.30 以维持良好的心肌功能,因为其需要维持较高的血细胞比容来避免心肌缺血。不过,临床医师对冠心病患者施行 ANH 前应充分权衡利弊。操作前需仔细评估左心功能、冠心病发生的可能性和严重程度,实时评估机体的氧供需平衡和患者的耐受程度,在合理的监护措施下把握血液稀释的程度。

2. 70 岁以上高龄患者,重要脏器存在退行性改变时,实施 ANH 可能导致重要器官发生缺血性损害,故不建议使用。但如果老年患者既往无心脑血管、肺、肝、肾等疾病,术中能很好地耐受血液稀释引起的血容量及血红蛋白降低时,在完善监护下,可以酌情考虑施行 ANH。

3. 小儿由于体重小、血容量少,一般不适合行 ANH。但近年来有研究显示 ANH 可适用于行较大肿瘤切除、肝脏切除和心脏手术的小儿患者,但术中必须严密监测生命体征和机体氧供需平衡,了解患者的耐受程度,及时调整血液采集和补液速度,必要时终止采集血液。

三、贮存式自体输血

贮存式自体输血（predeposited autotransfusion）是指对于出血风险大的患者，在术前 3~5 周，根据拟定的预存血量，每周或隔周采血一次，直至术前 3 天为止，贮存采集的血液在手术时回输给患者。研究显示，贮存式自体输血能有助于减少异体输血，还避免了输血相关疾病的传播、红细胞同种免疫以及其他异体血输注的不良反应。此外，对稀有血型的患者来说，贮存式自体输血可以有效提供血源。

（一）实施流程

1. 患者评估　制定采血方案前，应详细询问患者的疾病史和药物使用情况，以明确有无行贮存式自体输血的适应证。常规体格检查包括脉搏、血压、心率等，若有高血压或心率过快者则需请相关科室医师评估风险后再行采集。常规辅助实验室检查包括血常规、肝肾功能、心电图、胸片等，重点关注血红蛋白水平、血型、凝血功能等。

2. 采血前准备　采血前向患者详细讲解自体输血的益处，如避免输血传播性疾病、节约医疗费用等，消除患者的紧张情绪，并取得患者的理解和积极配合，确保采血顺利完成。同时，需充分告知患者贮存式自体输血的相关风险，如：血肿、感染、晕厥、恶心及手术可能延迟或被取消的风险，并由患者本人或被授权的家属签字同意。

确定采血后，予以患者口服铁剂、维生素 C 及叶酸以促进红细胞生成，预防术前贫血，可在术前使用静脉或口服途径补充铁以纠正缺铁性贫血，或与促红细胞生成素（erythropoietin）联合使用。采血前 24 小时不能饮用含有酒精的饮料，采血前一天起不进食油腻食物。

3. 采血方案的制定　输血科（血库）医师及患者主管医师根据患者一般情况、术前时间长短、术中预计失血量等，共同商定采血方案，根据预估术中出血量决定预存血量和采血次数。通常于术前 3~5 周开始采血，每次采血量为 1~2 单位（1 单位为 200ml 全血），不超过 500ml 或患者自身血容量的 10%，每次采血前血红蛋白应维持在 110g/L。采血可持续到手术前 3 天，且两次采血间隔时间至少为 3 天。

4. 采血操作　患者取坐位或平卧位，建立两路静脉通路，一路采血，一路补充液体，边采血边用振荡器轻摇血袋，使储血袋内的保存液与血液充分混合，防止血液凝集。采血时应严格无菌操作，以免细菌污染。采血过程需密切观察患者生命体征。采血前后均应双人核对患者的姓名、病案号、血型、采血日期和失效日期并签名。每袋采集血均应贴上醒目的标签并写明"仅供自体输血"。

5. 自体血储存　对于近期将行择期手术的患者可选择液态储存方式，储存过程中需要使用保存液和添加液，不同保存液和添加液的保存期限也有所不同，一般来说，枸橼酸 - 磷酸盐 - 葡萄糖保存液（citrate-phosphate-dextrose solution，CPD）保存血液的保存期限为 21 天；枸橼酸 - 磷酸盐 - 葡萄糖 - 腺嘌呤保存液（citrate-phosphate-dextrose-adenine solution，CPDA）的保存期为 35 天；应用氯化钠 - 腺嘌呤 - 葡萄糖（saline-adenine-glucose solutions，SAG）、AS-1（Adsol）、AS-3（Nutricel）和 AS-5（Optisol）等添加剂后可使保存期限延长至 42 天。对于择期手术时间推迟，储存血有效期将过的患者，可选择冰冻储存，冰冻红细胞可以储存多年。

（二）适应证

贮存式自体输血的适应证包括：①择期手术患者血红蛋白 >110g/L 或血细胞比容 ≥ 0.35；②估计术中出血量 >1 000ml 或 >20% 血容量；③凝血功能正常，血小板计数 >100×10⁹/L 且功能正常；④有严重输血反应史者；⑤稀有血型患者；⑥血型鉴定和交叉配血有困难者。

（三）禁忌证

贮存式自体输血的禁忌证包括：①有严重心脏疾病（如不稳定型心绞痛、冠心病）的患者，近 6 个月有心肌梗死或脑血管意外的患者，有需要行心脏手术的心血管疾病患者；②肝、肾功能障碍患者；③血细胞比容 <0.33 或严重贫血患者；④凝血功能异常患者；⑤妊娠相关性高血压、子痫前期产妇；⑥胰岛

素依赖型糖尿病患者;⑦细菌感染或潜在细菌感染的患者。

(四)并发症

贮存式自体输血的并发症包括:①采血本身造成的贫血;②血管迷走神经反应引起的低血压和心动过缓;③采血部位的血肿、采血部位消毒不严格引起的各类炎症反应等;④回输过程中可能出现的溶血反应;⑤输注过多、过快引起循环超负荷;⑥无菌操作不严格引起的菌血症等。

(五)注意事项

1. 采血前应严格掌握适应证,术中出血较少或输血可能性很小的手术无须进行术前采血。

2. 采血前与患者进行有效、充分的沟通,告知患者此项操作的流程,消除患者的紧张及恐惧心理。

3. 采血部位应进行严格消毒,执行规范的无菌操作流程。

4. 若预计术中需血量超过预存自体血,则需在手术前申请足够的异体血以保证患者的用血需求。

第五节 围手术期输血并发症

输血是一把"双刃剑",一方面可以挽救危重患者的生命,另一方面也可能导致严重的不良反应。全面地了解围手术期输血的相关并发症,有助于临床医师在充分权衡利弊之后,做出最有利于患者转归的输血决策。

一、一般输血并发症

一般输血并发症可分为感染性和非感染性两大类风险。尽管随着医疗水平的不断进步,围手术期经血液传播感染性疾病的风险已越来越低,但因输血而引起的免疫功能下降,使得这类患者即使接触效价较低的病原体,也存在发生感染的风险。输血相关非感染性风险由于缺乏特异性检验,更加难以预防,应根据其临床表现、病理生理变化、治疗原则进行早期识别、正确诊疗,改善患者预后。

(一)感染性风险

1. 细菌感染 输血传播的细菌性感染是一个全球性问题,主要特征包括发热、畏寒、寒战,甚至发展为脓毒症休克。与其他血液成分相比,血小板制品受细菌污染导致后果远较红细胞和其他血液成分严重。主要原因是血小板需要在室温保存,尽管理论上可以储存 5 天,但与需要冷藏储存的红细胞相比,其储存环境的温度更适宜细菌的快速生长。因此,在采血、成分血制备、运输、储存及输血等任何环节均需要防范细菌污染的可能,坚持严格的无菌操作技术,并首选健康献血者。

2. 病毒感染 输血传播的病毒感染包括肝炎病毒、人类免疫缺陷病毒、巨细胞病毒及其他病毒等。

肝炎病毒感染后可导致人体肝细胞损伤,其传播途径分为两类:主要通过粪口途径传播(包括甲型和戊型肝炎病毒)和主要通过体液途径传播(主要包括乙型、丙型肝炎病毒及其他)。其中乙型和丙型肝炎病毒是典型的与输血后肝炎相关的病毒。

输血传播是人类免疫缺陷病毒的主要传播方式之一。人类免疫缺陷病毒进入人体后将细胞表面 $CD4^+$ 分子作为受体,选择性地侵犯带有 $CD4^+$ 分子的细胞,包括 T 淋巴细胞、单核巨噬细胞、树突状细胞等。人类免疫缺陷病毒囊膜蛋白 gp120 与细胞膜上 $CD4^+$ 结合,导致细胞破坏,引起的获得性免疫缺陷综合征,是至今无有效疗法的致命性传染病。

巨细胞病毒属于疱疹病毒科 DNA 病毒,能广泛感染多种类型细胞,是输血相关感染的重要病原体。早期的巨细胞病毒感染多无症状或仅有轻度自限性的传染性单核细胞增多症表现,所有感染病例都有病毒潜伏在细胞内,终生反复感染发作。巨细胞病毒感染的胎儿、早产儿和免疫抑制的患者,多个器官和系统发生广泛改变,并伴有较高的发病率和病死率。

输血传播的其他病毒还包括人T淋巴细胞病毒、登革热病毒、人疱疹病毒、朊毒体及其他新型病毒,对人类健康都是潜在的威胁。为减少这些病毒的传播,需要加强献血者的筛查,研制新的灵敏度更高与特异度更强的检验手段。

3. 其他感染风险　输血传播的最常见的寄生虫有疟疾、美洲锥虫病、巴贝克虫病。其他病原体感染风险包括梅毒螺旋体、多种原虫感染等。

（二）非感染性风险

1. 溶血性输血反应（hemolytic transfusion reaction）　患者接受免疫不相容的红细胞或有同种抗体的供者血浆,使供者红细胞或自身红细胞在体内发生破坏、溶解而引起的反应称为溶血反应（hemolytic reaction）。根据发生时间,溶血性输血反应分为急性溶血反应和迟发性溶血反应。通常认为发生在输血结束后24小时内为急性溶血反应,发生在24小时后则为迟发性溶血反应。

最常见的急性溶血原因是误输了ABO血型不合的红细胞,只要输入5~20ml,甚至有报道称0.7ml,即可出现明显临床表现,输血量超过200ml将会造成严重后果。常见的临床表现为突发血管内溶血造成的发热、寒战、面部潮红、疼痛、低血压、呼吸困难、肾衰竭甚至弥散性血管内凝血。麻醉状态下的患者,如果在输血过程中或输血后出现不明原因的面部潮红、难以解释的术野严重渗血、低血压、酱油色尿或无尿,应注意鉴别是否发生了急性溶血反应。一旦怀疑发生溶血反应,应立即停止输血,建立大口径的静脉通路,加强生命体征监测,实时监测血压、尿色、尿量及体温;核对血袋标签和受血者的身份及血型,发现或排除人为差错;尽快抽取抗凝及不抗凝血标本各一份,连同血袋剩余血送输血科（血库）,按“三项基本检查”（发现或排除人为差错、肉眼观察血浆或血清游离血红蛋白、直接抗球蛋白试验）的步骤进行检查和诊断。如仍不能明确排除急性溶血反应,应进行溶血的其他实验室检查（如尿血红蛋白或含铁血黄素检测、血清胆红素测定、血清结合珠蛋白浓度测定及血常规检查）及系统的血型血清学检查;同时积极防治并发症如抗休克及保护肾功能（迅速补充血容量、应用利尿剂和血管活性药、碱化尿液等）、防治弥散性血管内凝血（抗凝、输注血小板或血浆等）、维持水电解质平衡等处理;对于急性溶血反应的其他治疗包括应用糖皮质激素及大剂量静脉注射免疫球蛋白;输入大量不相容血液导致多脏器严重并发症的患者,应尽早实施换血疗法。

迟发性溶血反应通常发生在输血后2~10天,一般认为由输入未被发现的抗体所致继发性免疫反应,或由先前的输血诱导的抗红细胞抗体（致死病例被发现多为抗c或抗Jk抗体）引起。迟发性溶血反应症状相对较轻,多表现为不明原因的无症状的血红蛋白降低、低热和轻度黄疸等。迟发性溶血反应重在预防,大多无须治疗,少数严重者如出现类似急性溶血反应症状则按急性溶血反应处理。

2. 非溶血性发热性输血反应　非溶血性发热性输血反应（non-hemolytic febrile transfusion reaction）是指输血时或输血后1小时内发生的体温上升超过1℃,并排除脓毒症、溶血反应及严重过敏等原因的输血反应。其发生的主要原因是受血者体内存在白细胞同种抗体,对输注血制品中的淋巴细胞、粒细胞或血小板相应抗原产生反应,继而释放内源性致热原作用于下丘脑体温调节中枢,引起体温升高。还有一个原因是输注的储存血制品（尤其是常温下保存的血小板）中的细胞因子,如白细胞介素-1、白细胞介素-6、肿瘤坏死因子等输入体内后,作用于下丘脑,引起发热反应。临床上主要表现为发热、寒战,伴颜面潮红、心率增快,通常血压变化不明显。发热呈自限性,持续时间少则数分钟,长则数小时不等,一般不超过8~10小时。一旦发生非溶血性发热性输血反应,首先停止输血、保持静脉通路、把受血者血样及献血者剩余血样送检,以排除溶血反应,应用解热镇痛药物、保暖、降温、缓解寒战、补液等对症支持治疗。

3. 过敏反应（anaphylactic reaction）及类过敏反应（anaphylactoid reaction）　过敏反应是最常见的输血不良反应,通常认为,过敏反应特指IgE介导的抗原抗体反应,可同时激活肥大细胞和嗜碱性粒细胞,需二次接触致敏物质才可能发生。类过敏反应与过敏反应的临床表现相似,但非IgE介导,不涉及免疫球蛋白,一般仅有嗜碱性粒细胞被激活,首次接触致敏物质即可发生,其诊断主要依靠排除法。过敏及类过敏反应的即刻反应一般在输血后的1~15分钟内出现,延迟反应可在输血20分钟后出现。如未能及时识别、正确处理,严重时很可能导致致命性后果。根据临床症状可分为 4 级:Ⅰ级,仅表现为皮肤潮红、出现斑丘疹和荨麻疹等皮肤症状;Ⅱ级,出现明显的但尚无生命危险的症状,除皮肤症状外,合并低血压、心动过速,呼吸困难和胃肠道症状;Ⅲ级,出现威胁生命的症状,除皮肤症状外,合并心动过速或心动过缓,心律失常,支气管痉挛及胃肠功能紊乱等严重并发症;Ⅳ级,心搏骤停。

手术中的患者,由于麻醉和全身被敷料覆盖难以观察,其皮肤反应常难以被及时发现,所以当出现不明原因且难以被纠正的低血压、气道阻力增加、心律失常等情况时,应考虑过敏及类过敏反应的可能。Ⅰ级反应症状较轻微,对少数荨麻疹或瘙痒等一般无须特别处理,肠外应用抗组胺药物具有良好的疗效,经处理后可以继续输血。如果患者出现Ⅱ级反应,如严重皮疹、明显的局部水肿、呼吸道及胃肠道症状,则应停止输血。对于Ⅲ~Ⅳ级严重过敏反应,应立即停止输血,维持静脉通路通畅并补充循环容量,吸氧,给予肾上腺素、氨茶碱及抗组胺药,喉头水肿严重者应及时气管插管甚至气管切开。对于过敏性休克者应积极维持血压、尿量,抗休克治疗。

4. 输血相关性急性肺损伤　输血相关性急性肺损伤是指输注 1 个单位及以上全血或成分血后 6 小时内发生的急性肺损伤,是引起输血相关性死亡的重要原因之一。临床表现为急性起病、呼吸困难、呼吸频率增加、低氧血症($PaO_2/FiO_2 \leqslant 300mmHg$)、胸片上双侧肺透亮度降低,排除心源性因素及其他急性肺损伤危险因素(肺炎、误吸、败血症、多发骨折、液体过负荷及胰腺炎等)。

输血相关性急性肺损伤的危险因素包括慢性酗酒史、吸烟史、输血前存在休克、白细胞介素 -8 水平升高、肝脏手术、机械通气期间高气道压、输注来自女性献血者的血浆或全血及输注血制品中的人类白细胞抗原(human leukocyte antigen, HLA)- Ⅱ型抗体含量。

约 80% 的输血相关性肺损伤患者在输血后 96 小时内能够缓解,但约 5%~10% 的病例仍可发生致命风险。其治疗与急性呼吸窘迫综合征类似,总原则是立即停止输血、改善氧合、维持循环稳定。糖皮质激素的治疗作用目前尚缺乏随机对照研究的数据支持。

5. 其他非感染性风险　一般输血相关的其他非感染性风险还包括输血相关移植物抗宿主病、输血后紫癜等。输血相关移植物抗宿主病是一种罕见但后果严重的输血并发症,其主要原因是输注了含献血者免疫活性淋巴细胞(特别是 T 细胞)的异体血,这些具有免疫活性的淋巴细胞在受血者体内激活并扩增,产生全血细胞减少及严重感染等一系列类似骨髓移植引起的抗宿主病的临床表现,发病率约为 0.01%~0.1%,主要见于合并严重免疫抑制的受血者。

输血后紫癜也是一种不常见但后果较严重的输血并发症,多发生于有妊娠史或 60~70 岁中老年女性,具有免疫性、自限性,一般 7~48 天内可自行缓解。典型症状为输注血制品 5~10 天后发生血小板减少(往往血小板计数 $<10 \times 10^9/L$),表现为全身皮肤及黏膜广泛出血点、紫癜、瘀斑、鼻出血、消化道出血及月经量增多等不同程度的出血表现,可伴有发热、畏寒或寒战等症状。治疗方法主要为静脉输注免疫球蛋白,辅以糖皮质激素、血浆置换等。

二、大量输血并发症

大量输血是在短时间内输注高容量血液制品的统称,一般认为,成年患者 24 小时内输注 10 单位悬浮红细胞,或者在 1 小时内输注 4 单位的悬浮红细胞并且需要进一步使用血液制品,或者在 3 小时内替换全身血容量的 50% 为大量输血。对于儿童或新生儿患者,全身血容量随着年龄的不同而迥异,因此需要根据患儿的体重计算全身血容量,一般以 3 小时内全身血容量被替换 50% 或者 24 小时内被替换 100%,或者每分钟丢失 10% 的全身血容量而进行的输血作为大量输血的定义。

大量输血后,约 10% 的患者可能发生输血相关并发症,包括急性溶血性输血反应、凝血功能障碍、输血相关性急性肺损伤、输血相关性循环超负荷、酸碱代谢紊乱、低钙血症、高钾血症、低体温、过敏反应、经血传播性疾病等。

1. 凝血功能障碍　大量输血可致凝血功能障碍,术中或术后可出现原因不明的出血倾向,主要

NOTES

表现为手术创面或伤口渗血不止、皮肤瘀斑、胃肠道黏膜出血等,此时应考虑存在凝血功能障碍。

由于输注的红细胞仅含少量血浆,较新鲜全血所含的凝血因子更少;另外,在 1~6℃下保存超过 24 小时的血液,其血小板活力几乎丧失;加之输注非血液制品(晶体液或胶体液)的稀释效应,均可致凝血功能障碍。输注冷的库存血和其他复苏液可进一步加重酸中毒和低体温,若同时伴有颅脑损伤,发生凝血功能障碍的风险则进一步增加。因此,输入大量库血和复苏液时应加温至 37℃左右,并对患者进行外部加温,常规监测和纠正潜在的酸中毒和低体温。根据凝血功能监测结果早期使用新鲜冰冻血浆和浓缩血小板,早期手术止血,第一时间预防凝血功能障碍的发生。

2. 输血相关性急性肺损伤　输血相关性急性肺损伤是在输血过程中或输血后 6 小时发生的非心源性肺水肿,主要表现为发绀、呼吸困难、低氧血症、发热及低血压等。X 线片示双侧对称性肺水肿(肺浸润),而无心力衰竭的表现。大出血的患者在输血治疗时常使用大量新鲜冰冻血浆,若新鲜冰冻血浆的献血者为多次妊娠的女性,则有可能诱发输血相关性急性肺损伤。一旦怀疑本病应立即停止输血,吸氧,气管插管行机械通气,甚至体外膜氧合治疗。给予血管活性药纠正低血压,可适当应用糖皮质激素治疗,一般不建议使用利尿剂。选用无输血史的男性献血者的新鲜冰冻血浆,以预防输血相关性急性肺损伤的发生。

3. 枸橼酸盐中毒　输入大量新鲜冰冻血浆后,由于血液保存液中过量的枸橼酸盐可与受血者血液中的钙形成螯合物,使血钙水平降低而导致低钙血症。其临床表现为:恶心、焦虑、口周及肢端发麻、颤抖、全身抽搐等,严重者可出现惊厥及心律失常。

肝脏可将枸橼酸盐迅速代谢成为碳酸氢钠,因此目前普遍认为体温正常及肝功能良好的患者在接受大量输血时一般不容易发生低钙血症。对于大量输血后出现枸橼酸盐中毒的患者可静脉缓慢推注 10% 葡萄糖酸钙治疗,症状通常很快缓解。

4. 酸碱平衡失调和电解质紊乱　保存血液时,由于红细胞在代谢过程中进行无氧酵解,产生大量的乳酸,以及血液保存液中含有枸橼酸盐,因而储存血液呈酸性。大量输血后,患者可能发生一过性酸中毒。临床实践中还发现,尽管保存液中血液 pH 呈酸性,但大量输血后常常发生碱中毒,这是因为血液抗凝剂中含有的枸橼酸钠在肝脏中转化为碳酸氢钠。大量输血后如果常规补充碳酸氢钠则更易造成碱中毒或使碱中毒加重。一般认为肝功能良好的患者酸碱平衡失调常无须特殊治疗。重度碱中毒患者可给予氯化铵、精氨酸等药物治疗。严重代谢性酸中毒患者,可使用碳酸氢钠治疗。

库血中的枸橼酸盐可与钙离子结合,可能导致低钙血症,常见于大量输血和输血速度过快时。钙离子在凝血过程中发挥重要作用,因此大量输血过程中应严密监测钙离子水平,必要时补充钙剂。大量输入储存时间较长的红细胞可使其内的钾离子发生转移,导致受血者发生高钾血症,或诸多因素作用下也可能出现低钾血症。为避免此类情况的发生,建议大量输血时使用较为新鲜的红细胞,同时应密切监测钾离子水平,并及时纠正。

5. 输血相关性循环超负荷　输血相关性循环超负荷表现为大量输血中或输血后 1 小时内,患者突然出现呼吸困难、端坐呼吸、发绀、烦躁不安、恐惧、大汗淋漓、面色苍白、咳粉红色泡沫痰、脉搏加快、心音减弱、颈静脉怒张、中心静脉压升高、肺部听诊湿啰音等。如果收缩期血压快速增加 50mmHg 以上,迅速在四肢扎上止血带阻止静脉血回流后数分钟内症状改善,肺部啰音减少,则进一步证实该诊断成立。如出现以上症状或体征,应立即停止输血并积极抢救,保持端坐体位、高流量吸氧、使用速效利尿剂和强心药物,必要时可采用放血疗法,放血量相当于输入的全部或部分血量。

6. 低体温　快速或经中心静脉输注大量库存血,可使患者体温降低。当体温下降至 30℃以下时,可致心律失常、心排血量减少、室性心律不齐甚至心搏骤停,外周血管阻力增加,血红蛋白氧解离曲线左移,氧释放减少从而导致组织缺氧。同时低体温也会影响凝血功能,血小板和凝血酶活性下降,即使凝血因子和血小板计数正常,也会出现凝血障碍。当患者体温低于 35℃时,APTT 延长,当体温低于 33℃时,PT 延长。

为预防大量输血所致的低体温,以下情况应在输血前或输血过程中将血液适当加温:①大量快速输血超过 2 000ml;②输注速度超过 50ml/min;③换血治疗,特别是小儿换血治疗。临床上通常使用输血加温器加温,这一方法方便、快捷、安全,但应注意避免温度过高导致红细胞热损伤,引起急性溶血。

7. 其他并发症　大量输血还会引起过敏反应、免疫抑制、非溶血性发热反应等其他并发症。另外,输血导致的病毒传播仍偶有发生,可能由人为差错及病毒变异等因素造成,且大量输血时血源来自多个献血者,使病毒传播的概率增加。

对大量输血患者必须严密观察生命体征,随时调整液体和血液制品的输注量和输注速度,维持循环功能稳定。一旦发生输血不良反应,应立即积极治疗,以改善患者预后,努力做到科学、合理、安全输血。

（严　敏）

思考题

1. 65 岁女性患者,身高 158cm,体重 66kg,既往无高血压、糖尿病、冠心病史,行"肝脏巨大肿瘤切除术",手术过程中出现手术野广泛渗血,目前血压 85/53mmHg,心率 115 次 /min,考虑什么原因? 需选择哪些检测手段? 如何处理?

2. 18 岁女性患者,既往体健,拟行多节段脊柱侧弯矫形手术,如何实施围手术期血液保护策略?

第七章
气道管理

要点:

1. 建立和维持完整而通畅的气道是保证患者正常通气和氧合的前提。

2. 影响患者气道通畅的常见原因包括分泌物、血液或异物阻塞,舌后坠,喉痉挛,支气管痉挛以及麻醉药残余作用等。

3. 面罩通气是一项辅助或控制通气的重要技术,也是气管插管和其他技术失败时的救命技术。喉罩在自主呼吸患者中使用最佳,也广泛应用于控制通气,但不能防止反流。

4. 气道评估的一般检查包括体型、颈部、下颌、牙齿等;特殊检查包括张口度、头颈活动度、甲颏间距和胸颏间距、改良 Mallampati 分级和喉镜暴露分级等。

5. 气管内插管是临床麻醉最常用、最可靠的气道管理方式,其并发症包括:组织损伤、高血压及心律失常、导管误入食管和误吸以及导管梗阻、导管脱出、导管过深等。

6. 气管切开的适应证包括急性上呼吸道梗阻、口腔颌面部严重外伤、气管内插管无法进行或失败、下呼吸道痰液或分泌物潴留或阻塞、需较长时间人工气道和机械通气等。

7. 对可疑或预测困难气道患者,建议使用辅助工具检查和评估,遵循困难气道处理流程,以最大限度地减少紧急气道,特别是"既不能插管又不能氧合(CICO)"的发生。

气道管理(airway management)是麻醉管理中非常重要的内容,其目的在于保持患者呼吸道通畅、维持氧分压与二氧化碳分压在安全范围内、防止误吸等原因导致的肺损伤,以保证患者的生命安全。气道可分为上呼吸道和下呼吸道,多种因素会影响气道的通畅。建立和维持完整而通畅的气道是保证患者正常通气和氧合的前提,可通过声门上或声门下的气道管理策略实现。临床医师术前应评估患者的气道情况,对已知有困难气道的患者提前做好相应措施,减少气道意外事件的发生。

第一节　影响气道通畅的原因及处理原则

一、气道的解剖结构

呼吸系统由气道和肺两部分组成。气道又可分为上呼吸道和下呼吸道,两者以声门结构为界。临床上将口、鼻、咽和喉部称为上呼吸道(图 7-1),口和咽也是上消化道的一部分,喉部结构可在一定程度上预防误吸;将气管、支气管及其肺内各级支气管称为下呼吸道。上述解剖结构中的任一环节出现问题,都可能造成气道梗阻。

1. 颌面及口部　颌面部的解剖结构与面罩辅助通气时的气密性和气管内插管操作等有着密切的联系。张口度过小、下颌的退缩、颊部的消瘦凹陷以及突起的大鼻等都可能增加操作难度。口腔和牙齿的解剖异常也与插管困难密切相关,如舌体过大、口腔内的增殖体或肿瘤、缺齿、残齿、门齿过长或前突、全口无牙等,都可增加面罩通气和气管内插管的难度。

2. 鼻　鼻是呼吸道的起始部分,吸入的气体通常经鼻被湿化和加温;鼻毛和黏液还可起到过滤作用,以阻挡空气中的粉尘和细小颗粒。平静呼吸时,2/3 的气道阻力是气流通过鼻腔时所产生的。

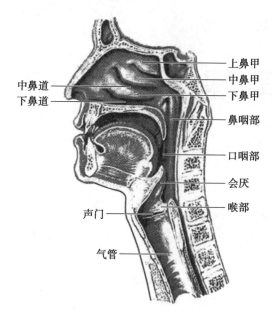

上鼻甲
中鼻道
下鼻道
中鼻甲
下鼻甲
鼻咽部
口咽部
会厌
喉部
声门
气管

图 7-1   上呼吸道解剖图

经鼻呼吸时的气道阻力几乎是经口呼吸时的 2 倍,这亦是剧烈运动时人类通常选择张口呼吸的重要原因。鼻腔顶部,尤其是鼻中隔前下部的黏膜,具有来自上颌动脉分支极丰富的血管丛分布,该区域亦称为鼻易出血区(即 Little 区)。与置管损伤相关的鼻出血 90% 以上都发生在该区域。经鼻置管时,严禁气管导管或胃肠引流管等进入上鼻道,以免造成难以控制的损伤和出血。鼻部气道梗阻的常见原因包括:鼻息肉、鼻中隔扭曲、炎症引起的黏膜水肿和分泌物增加等。

3. 咽   咽腔为呈漏斗状的肌性管道,上接鼻后孔,下至食管上端、梨状窝附近。以软腭下缘和会厌软骨上缘为界,可将咽腔人为地区分为鼻咽腔、口咽腔和喉咽腔。鼻咽部和口咽部引起气道梗阻的主要原因分别是扁桃体肿大和颏舌肌松弛引起的舌后坠。

4. 喉   喉位于第 3 颈椎至第 6 颈椎之间,主要作用是发声和保护下气道。喉由肌肉、韧带和软骨组成。软骨包括甲状软骨、环状软骨、会厌软骨以及三对成对的软骨(杓状软骨、小角状软骨和楔状软骨),其表面由黏膜覆盖。喉部的肌肉非常活跃,主要由迷走神经的分支支配。插管刺激或喉部的操作刺激可引起喉痉挛,这也是气道梗阻的常见原因。

5. 气管和主支气管   如图 7-2 所示,气管通常由 12~20 个马蹄形软骨环组成,一般为 15~16 个。成人气管长度为 10~15cm,平均约 10.5cm。上部起始于环状软骨(相当于第 6 颈椎水平),下部止于隆嵴处(相当于第 4 胸椎下缘,胸骨角水平),向下气管分为左、右主支气管。气管和支气管黏膜表面有丰富的迷走神经纤维末梢分布,尤其是隆嵴部位,遇刺激后易引起剧烈的咳嗽和支气管痉挛。

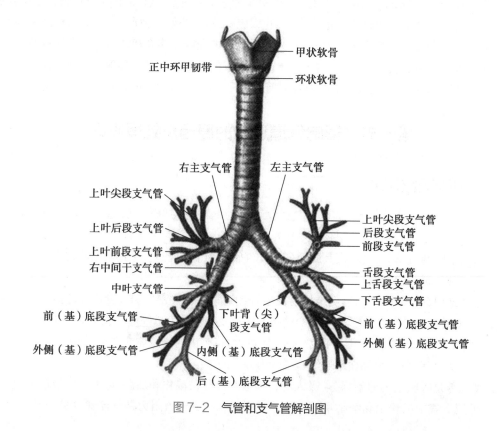

甲状软骨
正中环甲韧带
环状软骨
右主支气管
左主支气管
上叶尖段支气管
上叶后段支气管
上叶前段支气管
右中间干支气管
中叶支气管
前(基)底段支气管
外侧(基)底段支气管
下叶背(尖)段支气管
内侧(基)底段支气管
后(基)底段支气管
上叶尖段支气管
后段支气管
前段支气管
舌段支气管
上舌段支气管
下舌段支气管
前(基)底段支气管
外侧(基)底段支气管

图 7-2   气管和支气管解剖图

NOTES

引起气管和支气管梗阻的主要原因为：气道分泌物或异物等阻塞、颈部巨大肿瘤侵犯或压迫以及严重支气管痉挛等。

二、影响气道通畅的常见原因及处理原则

相对于气管导管等人工气道而言，人体自身的气道属于解剖气道。临床上，凡是能引起上至口咽部，下至支气管等部位的气道狭窄或梗阻的因素，都是影响解剖气道通畅的原因。常见原因如下。

1. 分泌物、出血、血凝块以及异物阻塞 这是急诊患者气道梗阻的常见原因，在意识不清的患者中更容易出现。咽喉部分泌物多或有异物时，常引起不完全性气道梗阻，主要表现为吸气性呼吸困难，听诊时可听到患者喉头部和/或胸部有痰鸣音和高调的哮鸣音。

处理原则：首要原则是尽快清除分泌物或异物。在气道通畅前，应力争保留患者的咳嗽反射和自主呼吸，防止分泌物或异物向下呼吸道移行，以致造成气道的完全性梗阻。分泌物过多或咽喉部有血液时，应及时以负压吸引器吸除；当异物或血凝块阻塞气道时，可将患者舌体拉出，用手或其他辅助器械将其清理干净；当暴露或操作困难时，可在直接喉镜下吸引或将异物取出，以恢复气道通畅。

2. 舌后坠（glossoptosis） 这是上呼吸道梗阻的最常见原因，常见于意识不清、全身麻醉诱导期与苏醒期患者以及非全身麻醉患者辅用镇静镇痛药时。患者仰卧位时，在重力作用下下颌骨和颏舌肌松弛，可造成舌体坠向咽后壁而阻塞气道。当舌后坠引起不完全性气道梗阻时，最明显的表现为随呼吸发出的强弱不等的鼾声以及喉头拖曳征；当舌后坠引起完全性气道梗阻时，鼾声消失，患者早期即出现明显的胸腹反常呼吸、吸气三凹征和口鼻部的呼吸气流完全中断，随即出现 SpO_2 进行性下降和发绀等，此时必须紧急处理。

处理原则：可采用单手抬下颏法或双手托下颌法，或放置口咽或鼻咽通气管。

3. 喉痉挛（laryngospasm） 喉痉挛是喉上神经受刺激导致喉部肌群不自主的强有力的收缩。多发生在全麻诱导插管或术后苏醒拔管期，特别是在浅麻醉或低氧和 CO_2 蓄积时，进行喉部操作更容易诱发喉痉挛。临床表现为吸气性呼吸困难，可伴有干咳及典型的高调吸气性喉鸣音。轻度喉痉挛时仅假声带挛缩，声门变窄，吸气时出现喉鸣；中度喉痉挛时，真假声带均发生挛缩，但声门未完全关闭，吸气和呼气时都出现喉鸣音；重度喉痉挛时，声门紧闭，呼吸道完全梗阻，呼吸音消失，SpO_2 迅速下降，患者发绀。

处理原则：应强调预防为主，可通过在深麻醉下拔管或让患者完全清醒后再拔管来预防喉痉挛。轻度的喉痉挛一般在刺激解除后可自行缓解；中度者需以面罩加压给氧，必要时以短效的麻醉药加深麻醉，并辅助通气；对于重度喉痉挛必须迅速地加深麻醉，甚至加用肌松药以解除痉挛，必要时行紧急气管内插管以解除梗阻；当情况更危急或麻醉药和器械不具备时，可用粗针头等锐器紧急行环甲膜穿刺，然后再准备行气管内插管或气管切开术。

4. 支气管痉挛（bronchospasm） 常因过敏、呕吐物反流误吸、分泌物过多以及气管内插管或异物刺激气管黏膜而引起反射性的支气管痉挛。浅麻醉的患者气道反应性高，更容易发生支气管痉挛。临床表现以呼气性呼吸困难为特征，患者的呼气期延长且费力，听诊两肺满布哮鸣音，常伴有窦性心动过速甚至更严重的心律失常。最严重的情况下，患者肺部的呼吸气流完全中断，听诊肺部哮鸣音反而消失，出现"寂静肺"。机械通气时，最显著的特征为气道压显著升高，甚至难以通气。

处理原则：轻度支气管痉挛通过吸氧或以面罩加压给氧即可缓解。中重度时一般需用药物治疗，如沙丁胺醇或异丙托溴铵气雾剂吸入、静脉注射或雾化吸入糖皮质激素等。围手术期出现急性支气管痉挛者，往往为有哮喘病史或气道高反应性的患者，麻醉过浅是最常见的诱因，因此，及时加深麻醉常能起到事半功倍的效果。

5. 药物残余作用所致通气障碍 除了神经肌肉系统的病变可导致限制性通气功能障碍外，能抑制中枢神经系统的麻醉药以及肌松药的应用过量、蓄积或残余作用等，也可造成患者的通气功能障碍，表现为低氧血症和高碳酸血症。

处理原则：轻者可应用简易呼吸器或麻醉机面罩辅助呼吸，重者宜气管内插管辅助/控制呼吸。同时，可针对性地应用麻醉药和肌松药的特异性拮抗药，如氟马西尼、纳洛酮和新斯的明等。

第二节　声门上气道管理方法

建立和维持气道通畅是全身麻醉的重要目标，声门上气道管理可用于日常麻醉气道管理以及气道急救等多种情景。几乎所有的全身麻醉诱导后均需要使用面罩通气维持气道，一些国家 60% 以上的全身麻醉会使用声门上气道工具（supraglottic airway device，SAD）维持术中气道。此外，临床上需要紧急气道处理的患者在手术室外时，如果仅仅被动等待麻醉科医师到场会使患者丧失宝贵的抢救时机。因而，掌握声门上气道管理方法可以帮助手术室内外患者维持气道通畅、辅助通气以及建立人工气道，甚至挽救生命。当然在处理气道问题时，应遵循个体化原则，选择最简便、安全、有效而又被操作者所熟悉的方法。

一、维持上气道通畅的基本方法

（一）单手抬下颌法和双手托下颌法

大部分患者可通过调整体位和简单的气道操作解除气道梗阻。单手抬下颌法和双手托下颌法是解除舌后坠造成的气道梗阻最简捷有效的方法。

1. **单手抬下颌法**　如图 7-3A 所示，患者取仰卧位，操作者立于患者的头端，将患者的头略后仰，操作者单手托举并前移患者下颌，尽量使患者舌体与咽后壁分离，以解除因舌后坠造成的气道梗阻。

2. **双手托下颌法**　如图 7-3B 所示，患者取仰卧位，使其头略后仰，操作者双手的示指或中指置于患者下颌角的后支，向前、上方托举下颌，尽量使患者下门齿的高度超过上门齿（俗称为"地包天"）。

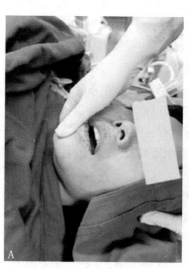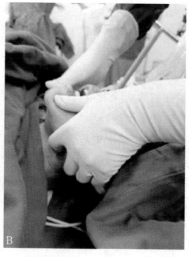

图 7-3　手法维持气道通畅
A. 单手抬下颌法；B. 双手托下颌法。

（二）口咽、鼻咽通气管的使用

如需较长时间解除梗阻或手法托举无效时，可在口、鼻咽腔分别放置口咽或鼻咽通气管，用以克服气道塌陷或梗阻，维持气道通畅。

1. **口咽通气管（oropharyngeal airway）**　口咽通气管是用金属、硬橡胶或硬塑料制成的、外观类似 J 形、中空的人工气道，作用是开口以及将舌抬离下咽部使气道通畅（图 7-4）。口咽通气管有七种不同的型号,操作时通过测量患者门齿到下颌角的距离来选用合适型号的通气管,插入通气道的型号错误可能导致气道梗阻、喉痉挛或反流。

（1）操作方法:对成人患者,可以将口咽通气管翻转180°置入,到软腭后旋转180°推进至咽腔,尖端放置在口咽部。该技术可将插入口咽通气管时出现舌翻转的风险降到最低。对儿童患者,在压舌板或喉镜直视下放置口咽通气管是首选方法,也可用于成人。

（2）注意事项:清醒或浅麻醉患者使用口咽通气管时,可出现恶心呕吐、呛咳、喉痉挛和支气管痉挛等反射,因此只适用于非清醒或麻醉深度恰当的患者;通气管位置放置不恰当时,反而会将舌根推向咽腔深部而加重梗阻或引起喉痉挛、舌及咽部损伤等;如患者不能开口,又不宜使用鼻咽通气管时,可先将2个压舌板分别置入双侧上下后臼齿之间,利用杠杆作用撬开口腔,再置入口咽通气管。

2. 鼻咽通气管（nasopharyngeal airway）　鼻咽通气管是用橡胶或塑料等制成的软质中空导管,长度约15cm,外形与气管导管相似,其前端斜口较短而钝圆,不带套囊(图7-5)。鼻咽通气管在全身麻醉时使用较少,多用于镇静或昏迷的患者,主要用于解除舌后坠等所致的上呼吸道梗阻,尤其是咬肌痉挛的患者。患者对其耐受性好,较少发生恶心、呕吐和喉痉挛。鼻咽通气管的长度估算是从鼻尖到耳垂的距离,比口咽通气管大约长3cm。剪短的气管导管也可以当作鼻咽通气管使用,选用的型号比气管导管约小1mm较为合适。

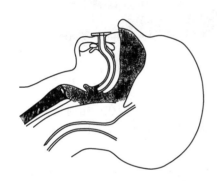 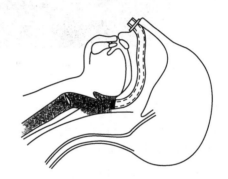

图7-4　放置口咽通气管　　　　　图7-5　放置鼻咽通气管

（1）操作方法:选择通畅侧鼻孔,插入前在鼻腔内滴入适量血管收缩药(如麻黄碱、盐酸赛洛唑啉等)以减少鼻腔出血的风险,并于通气管表面涂以含局部麻醉药的医用润滑剂(如导管乳膏或凝胶)。将通气管沿下鼻道插入,经软腭背面,尖端到达口咽部,保持插入方向与面部完全垂直。通气管的插入深度一般为鼻尖至外耳道的距离,此时通气管前端恰好位于会厌的上方。

（2）注意事项:由于鼻咽通气管是由患者的鼻孔插入,且管径较大,易致出血,因此对于凝血功能异常、颅底骨折、鼻咽腔感染或鼻中隔外伤移位等患者禁忌使用;严禁指向鼻顶部方向插入鼻咽通气管,以免造成损伤出血;鼻咽通气管插入时应轻柔、缓慢,遇有阻力不应强行插入,可稍稍旋转导管直至无阻力感后再继续推进,尽量避免造成患者鼻腔出血。

二、面罩通气

面罩通气（mask ventilation）设备要求简单、操作方便、通气效果确切、患者耐受性好,临床中应用较广。面罩通气是一项辅助或控制通气的麻醉基本技能,也是气管插管和其他技术失败的救命技术。标准面罩由塑料或橡胶制成,呈锥形,可盖住口鼻,充气的边缘与面部形成密封。麻醉面罩有多种型号,适用于从婴儿到大体格的成人。

操作方法:

（1）单人技术:有经验的医师可以用一只手抬起下颌并保持面罩密封,另一只手挤压储气囊实现通气。操作者拇指和示指按压面罩,中指和环指向上提拉下颌骨,小指则钩住下颌角向前提拉

NOTES

（图 7-6A）。即使是最有经验的医师应用这种技术也可能失败，此时需要采用双人技术。

（2）双人技术：适用于医师手小，患者体壮以及有胡子的小下颌患者（一种常见组合）。一人用双手前推下颌保持气道通畅，双手的三个手指前推下颌并上提下颌骨接触面罩，拇指和示指向下加压面罩形成有效密封（图 7-6B）。整体用力的方向保持下颌上提和上颈部伸展，向下过度用力将导致上颈椎前屈，可能出现气道阻塞。另一人挤压储气囊。

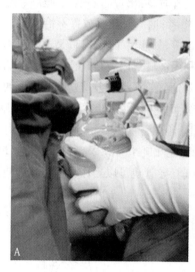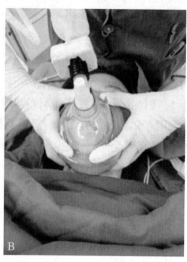

图 7-6　面罩通气的手法

注意事项：操作前必须彻底清除气道内的分泌物、血液和异物等，否则在正压通气下，有加重气道梗阻的风险；面罩通气时，气体有可能进入胃肠道，使患者发生反流误吸的风险增加；对于下呼吸道梗阻，面罩通气往往效果差或无效。

并发症：较长时间面罩通气引起的口、眼或鼻周围软组织压伤是最为常见的并发症，而胃内容物反流误吸是其最严重的并发症。保持患者镇静和 / 或配合、控制通气压力和潮气量等是防止反流误吸最有效的措施。

三、喉罩通气

喉罩（laryngeal mask）在自主呼吸患者中使用最佳，同时也广泛应用于控制通气，可以替代无反流误吸风险的手术麻醉中的面罩或气管导管。近年来，越来越多的研究显示：随着喉罩设计的改进与技术的不断成熟，在保障气道安全的前提下，喉罩在妇科腹腔镜和胸腔镜手术中应用得越来越多。

经典喉罩的设计历经 40 余次演变，喉罩由一个透明的硅胶管和位于远端的椭圆形硅胶罩组成，喉罩前端有套囊与指示球囊相连，背面加强防止喉罩打折，通气管的远端有两条软性孔栅，防止舌头阻碍喉罩插入和置入后会厌的梗阻（图 7-7）。通气罩主要靠两侧的咽括约肌和下面的环咽肌维持在一个稳定的位置，通气罩套囊的膨胀使喉周密封并获得较低的密封压；套囊充气后，其大小恰好能盖住喉头，从而将人工气道与患者的自然气道相连。根据患者的体重，从新生儿到成人共有八种型号的喉罩可供选择。对于特定的患者，使用大一号的喉罩效果可能更佳。

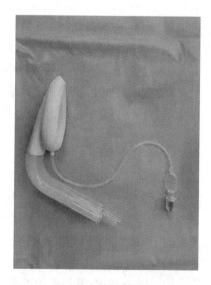

图 7-7　喉罩

　　操作方法：因喉罩种类众多，放置方法略有差异。仅以经典喉罩为例，简要介绍喉罩的放置方法。由于喉罩不进入气管内，故对患者的刺激性较小，可在适度镇静加咽喉部表面麻醉下置入，不能配合者也可应用肌松药后置入。喉罩插入时的最佳体位是"嗅花位"。操作前应该确定口腔内有无异物、喉罩是否抽空。若喉罩不能保持抽空状态表明套囊已经漏气，在置入喉罩时医师应根据临床需求和不同品牌喉罩的特点选择是否需要抽空喉罩套囊后将喉罩沿口腔缓慢滑入环状软骨后方。通气罩的背面必须充分润滑，以"执笔式"插入气道，示指放在通气管和罩体连接处的前端，张开口插入喉罩，喉罩的背部贴于硬腭上，示指继续向前推向枕后部，引导喉罩沿口腔顶部到达咽部，并继续平稳向下推进，直至遇到阻力到达环咽肌。插入时另一只手固定头部防止屈曲。助手上抬下颌或前推下颌有助于喉罩的置入，喉罩置入到位后固定通气管，并退出插喉罩的手指。喉罩扭转、尖端向后翻转、会厌折叠或尖端误入声门均可导致喉罩的位置不正确，仔细操作可以减少喉罩位置不正确的发生率。喉罩置入的正确位置是正对前方的气道开口，尖端位于食管的起始部，套囊包绕喉入口，套囊的侧面正对梨状窝而套囊的上方位于舌底部（图 7-8）。喉罩插入后要进行手法通气评估，气道压力低于 20cmH₂O 且无可闻及的漏气声表明通气合适，如通气不满意应考虑更换另一型号的喉罩或其他气道工具。出现气道杂音或储气囊膨胀不佳时提示喉罩位置不正确，需要进一步检查或重新定位。使用胶布或线绳固定喉罩减少脱出或移位的发生，建议使用牙垫直到喉罩被拔除，这在苏醒期尤为重要。

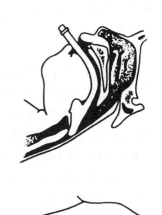

图 7-8　喉罩置入的正确位置

　　注意事项：喉罩不能防止胃内容物的反流，未禁食、腹内压过高或饱胃等有反流误吸高风险的患者禁忌使用；张口度过小（小于 2.5~3.0cm）的患者禁忌使用；咽喉部感染、水肿、活动性出血、血管瘤和组织损伤等严重口腔或咽喉疾病的患者禁忌使用；在气道压过高或置管位置不佳时，喉罩有致胃扩张或漏气的风险，通气压力需大于 25cmH₂O 的气道狭窄和慢性阻塞性肺疾病患者等禁忌使用。

　　并发症：常见拔管后口咽、喉部不适和疼痛，多可自行恢复；长时间留置、套囊压力过高或喉罩位置不佳时，可引起暂时性的构音障碍、喉头水肿、声门梗阻等；胃内容物反流误吸是最严重的并发症，多与喉罩漏气及气道压力过高有关。

第三节　声门下气道管理方法

　　声门下气道管理（subglottic airway management）是相对于声门上气道管理来定义的，是指通过将声门下气道工具置入气管或支气管内来保证患者呼吸道通畅的气道管理方式。声门上气道管理具有很多的优点，但是主要适用于临时、短时和辅助性的气道管理，不能满足临床上更多复杂情况的气道管理。声门下气道管理能保证可靠有效的通气并适宜长时间使用，这种气道管理方式更加安全。因此，声门下气道管理才是临床最常用和最可靠的气道管理方式，主要用于上呼吸道梗阻患者、需要呼吸道保护以防误吸的患者、需要反复吸痰的患者以及各种原因需要长时间机械通气的患者。声门下气道管理主要包括气管内插管术、支气管插管术、食管 - 气管联合导管和气管切开术。临床医师应根据患者的具体情况，选择不同的声门下气道管理方式。

一、气管和支气管插管术

　　气管插管（endotracheal intubation）和支气管插管（endobroncheal intubation）是将人工气道与解剖气道连接的最可靠的方法，是最常用的声门下气道管理手段。气管内插管是通过口腔或鼻腔把特制的气管内导管经喉插入气管内，如把导管插入单侧支气管即称为支气管内插管。

（一）插管前的准备及麻醉

插管前必须准备好所有设备和器材，人员到位，相关药品（麻醉药、血管活性药等）准备齐全。插管前准备不足或对困难气道预计不够，不仅可导致插管失败，更可能威胁患者的生命安全。

1. 插管前对患者的检查和评估　插管前应常规对患者进行有关检查和评估，从而决定插管的途径、插管的型号、适于插管的麻醉方法以及是否存在插管困难等。

（1）病史：复习气道病史的目的是及时发现可能存在困难气道的内科、外科和麻醉因素，对判断插管的难易度有重要参考价值，如颈椎骨折、下颌外伤、睡眠呼吸暂停综合征、类风湿关节炎、强直性脊柱炎、退行性骨关节炎、特雷彻·柯林斯综合征、皮埃尔·罗班综合征、唐氏综合征、声门下狭窄、舌甲状腺或扁桃体肥大等影响气道开放的病史。

（2）一般检查：应特别关注体型、颈部、下颌、牙齿情况。过度肥胖、颈粗短、颈周径大于68.5cm、下颌骨短缩伴下颌角圆钝、上门齿外露过多、上下齿列错位、义齿都提示有插管困难的可能。颈部异常隆起、气管偏移、头颈部瘢痕都可能影响插管。无牙患者在应用面罩时，可能密闭不严，给加压给氧带来困难。

（3）特殊检查

1）头颈活动度：自患者的口腔至气管之间可以人为地划出三条解剖轴线：口轴线为口腔至咽后壁的轴线（OA），咽轴线为咽后壁至喉头的轴线（PA），喉轴线为喉腔至气管上段的轴线（LA）。检查寰枕关节及颈椎活动度是否影响头颈前屈后伸，对插管所需的口、咽、喉三轴线接近重叠的操作至关重要（图7-9）。从上门齿到枕骨粗隆之间画连线，取其与身体纵轴线相交的夹角，正常前屈为165°，后仰大于90°。如果后仰不足80°，提示颈部活动受限，插管可能遇见困难。常见于类风湿关节炎、颈椎结核、颈椎半脱位或骨折、颈椎椎板固定术后等；烧伤和放射治疗的患者导致颈胸粘连使颈部活动受限。个别肥胖患者颈短粗或颈部脂肪过厚也可影响头后伸。

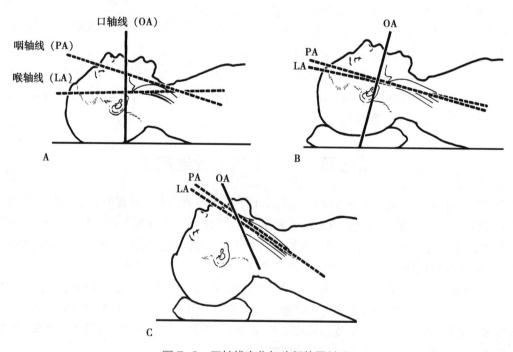

图7-9　三轴线变化与头部位置关系

2）甲颏间距和胸颏间距：甲颏间距是头在完全伸展位时甲状软骨切迹上缘至下颏尖端的距离（图7-10），甲颏间距小于6cm或小于检查者三横指的宽度，提示气管插管可能困难。若甲颏间距小于6cm并打鼾可提示重度面罩通气困难。胸颏间距是指胸骨上窝到颏突的距离，小于12cm可能会遇到插管困难。

3）口齿情况：张口度是指最大张口时上下门齿间距离，成人正常值在 3.5~5.6cm。若张口度小于 3cm 或小于检查者两横指时，无法置入喉镜，可导致困难喉镜显露。有活动性义齿的患者应在术前取下，如老年人常有松动的牙齿，儿童常有新长出来的乳牙或恒齿，其缺乏周围组织的有力支持易被碰落。某些患者存在异常牙齿，如上门齿外突或过长、上下齿列错位、缺牙等，面罩通气或气管插管时存在困难。异常牙齿容易在喉镜操作时松动或脱落，应注意避免，一旦发生需仔细寻找，及时取出，以防进入气管和食管。

4）改良的 Mallampati 分级（图 7-11）：这是目前最常用的判断咽部暴露程度的分级方法。患者保持坐位，最大限度张口伸舌发"啊"音，同时观察口咽部。根据观察到的结构将暴露程度分为四级：Ⅰ级可见软腭、腭咽弓和腭垂；Ⅱ级可见软腭、腭咽弓和部分腭垂；Ⅲ级仅见软腭、腭垂基底部；Ⅳ级未见软腭。咽部结构分级愈高预示喉镜显露愈困难，Ⅲ~Ⅳ级提示困难气道（表 7-1）。

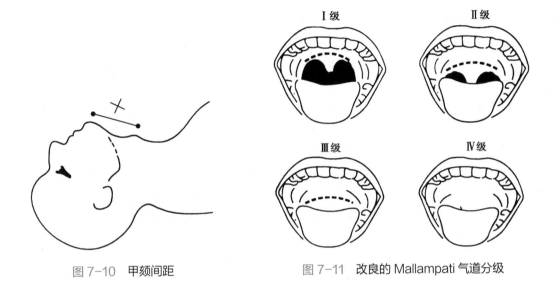

图 7-10 甲颏间距　　　图 7-11 改良的 Mallampati 气道分级

表 7-1 改良的 Mallampati 分级

分级	观察到的结构	分级	观察到的结构
Ⅰ级	可见软腭、咽腔、腭垂、腭咽弓	Ⅲ级	只能看到软腭、腭垂基底部
Ⅱ级	仅见软腭、咽腔、腭垂	Ⅳ级	看不见软腭

5）上唇咬合试验：上唇咬合试验是由 Khan 等引入的一项单独的预测困难气道的因素。比改良 Mallampati 分级法更具特异性和精确性。患者坐直，下颌尽量前倾，用下切牙咬上嘴唇。下切牙超过上唇线为Ⅰ级；下切牙低于上唇线为Ⅱ级；不能咬住上唇为Ⅲ级；Ⅱ~Ⅲ级提示声门暴露困难，插管可能遇到困难。

6）喉镜暴露分级：Cormack 和 Lehane 将喉镜显露声门的难易程度分为四级（图 7-12 和表 7-2）。该喉镜显露分级为直接喉镜显露下的声门分级，Ⅰ级能完全显露声门；Ⅱ级能看到杓状软骨（声门入口的后壁）；Ⅲ级仅能看到会厌；Ⅳ级看不到会厌。Ⅲ~Ⅳ级提示插管困难。

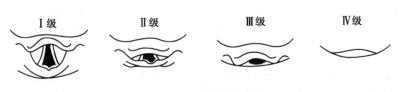

图 7-12 喉镜暴露分级

NOTES

表 7-2　Cormack-Lehane 分级

分级	观察到的结构
Ⅰ级	能完全显露声门
Ⅱ级	能看到杓状软骨(声门入口的后壁)和后半部分的声门
Ⅲ级	仅能看到会厌
Ⅳ级	看不到会厌

（4）辅助检查

1）喉镜检查：如果患者患有气道肿瘤或上呼吸道严重感染如咽后脓肿，则应行间接喉镜或纤维喉镜检查。

2）放射学检查：有些患者通过检查颈椎 X 线、CT 或 MRI 来评估头颈活动度或头面部畸形情况。X 线颈椎正位片检查可以确定是否存在气管偏移及偏移的程度。

3）超声检查：当评估喉镜检查有困难时，可以用超声来评估颈部脂肪的厚度。

上述评估方法预测困难气道都具有一定的灵敏度和特异度，但单一方法还不能预测所有的困难气道，在临床上应综合应用。

2. 插管用具的准备　插管前应准备的基本设备有：①给氧及通气装置；②适当大小的面罩、口咽通气管、鼻咽通气管；③气管内导管(适当大小)；④管芯；⑤麻醉药及肌松药；⑥吸引装置及吸引管；⑦插管钳；⑧喉镜及适当的喉镜片；⑨听诊器；⑩监护仪。

（1）喉镜的选择和检查：临床上可供选择的直接喉镜种类较多，其用途和使用方法也各不相同，应根据操作者使用习惯及患者情况加以选择。常用的是最传统的 Macintosh 喉镜(弯喉镜片)。成人气管内插管多选择 3 号或 4 号 Macintosh 喉镜。使用前须检查喉镜电池的电量是否充足、喉镜片前端的灯泡或光纤是否明亮。目前多采用可视喉镜。

（2）气管导管的选择和检查：成人一般选择内径 7.0~7.5mm 的气管导管，小儿气管导管内径(mm)可根据经验公式进行选择，即导管内径(mm) = 患儿年龄(岁)/4+4。选择好导管后，应另外再备两根分别大于和小于该导管内径 0.5mm 的导管，以备插管过程中根据患者的实际情况及时调整气管导管的型号。检查导管套囊是否漏气，并将导管前端用医用润滑剂或生理盐水润滑；将导管芯置于气管导管腔内，根据患者的喉部位置情况，将气管导管保持合适的弯曲度，以便提高插管的成功率。导管芯前端不能超出气管导管。所有的操作均应保持气管导管的无菌状态。

（3）插管前麻醉：除了呼吸、心搏骤停者不需要麻醉即可进行气管内插管外，通常需要有良好的麻醉让患者舒适、安全地耐受气管插管，减轻心血管反应。最常用的是静脉全麻药辅以肌松药快速诱导插管，但对预测有插管困难、饱胃、有窒息危险的患者采用清醒表面麻醉，保持自主呼吸下进行插管较为安全。麻醉期间所用药品，必须经过核对后方可使用。

（二）气管内插管

气管内插管根据径路可分为经口腔或经鼻腔插管，按插管是否显露声门分为明视或盲探插管法。经口或者经鼻均可采用明视或者盲探插管法。

1. 气管内插管的适应证与禁忌证

（1）适应证：气管内插管可保持患者的呼吸道通畅，防止异物进入呼吸道，便于及时吸出气管内分泌物或血液；进行有效的人工或机械通气；便于吸入全身麻醉药的应用。因此，需要保障上呼吸道开放的手术，如头颈部手术，俯卧位或坐位手术、呼吸道畸形患者；避免胃内容物误吸，如腹内压增高频繁呕吐(如肠梗阻)或饱胃全麻患者；需要反复吸除气管内分泌物，如湿肺全麻手术；需要长时间正压通气，如开胸手术、需要用肌松药的患者、呼吸功能衰竭的患者；某些特殊的麻醉，如并用降温术、控制性降压等；以及因各种原因需要进行机械通气者、心肺复苏以及新生儿严重窒息时，都是气管内插管的适应证。

（2）禁忌证：绝对禁忌证如喉水肿、急性喉炎、喉头黏膜下血肿；相对禁忌证如呼吸道不全梗阻者禁忌快速诱导插管，主动脉瘤压迫气管者、合并出血性疾病（如血友病）。鼻咽部纤维血管瘤、鼻息肉或反复鼻出血者禁忌经鼻插管。但当气管内插管作为抢救患者生命所必须采用的抢救措施时，均无绝对禁忌证存在。

2. 气管内插管方法　根据插管时是否需要显露声门分为明视插管和盲探插管；根据插管路径分为经口插管和经鼻插管；根据插管前麻醉方法分为慢诱导插管、快诱导插管和清醒插管等。

（1）经口明视气管内插管术

1）预充氧去氮：患者插管前以面罩吸纯氧至少 3 分钟，以排出患者体内的氮气，增加肺内的氧气储备，延长插管的安全时限。

2）插管的体位：患者仰卧时，三轴线彼此相交成角，并不处于一条直线。如果在患者枕下垫一薄枕，使患者的头部垫高约 10cm，麻醉者右手推患者前额，使头在枕寰关节处尽量仰伸（"嗅花位"）（图7-9C），这个体位可以使患者咽、口、喉三轴线接近重叠，插管径路接近为一条直线，利于显露声门。

3）插管操作方法：操作者左手持喉镜柄，右手提颏张口并拨开上下唇。从患者右侧口角置入喉镜片，沿患者的舌背面向下滑行，在将喉镜片逐渐移至口正中部的同时，将舌体略压向左侧。显露腭垂后，继续沿舌背部的曲线轻柔地将喉镜片向下滑入，直至看见会厌软骨。使用弯喉镜片时，在明视下将喉镜片的前端伸入舌根与会厌软骨根部之间的会厌谷，再向上、略向前方上提喉镜，使会厌向上翘起紧贴喉镜片，以显露声门（图 7-13）。如果使用直喉镜片（如 Miller 喉镜）时，在暴露会厌软骨后，将镜片置于会厌软骨的喉面，直接向前上方挑起会厌，即可显露声门。注意上提喉镜时，用力的方向应与喉镜柄的方向一致，即朝向患者脚部上方天花板的方向，大致为前上方 45°。这时注意不要弯曲自己的腕部或将喉镜片在患者的牙齿上撬动，以免损伤牙齿或软组织。

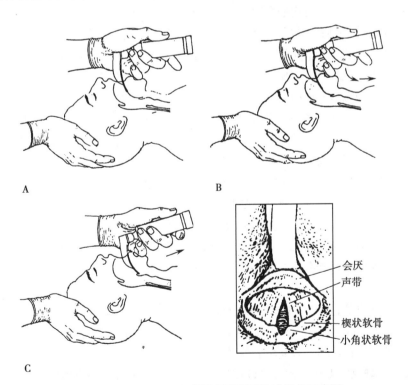

会厌
声带

楔状软骨
小角状软骨

图 7-13　Macintosh 喉镜（弯型喉镜片）操作示意图

置管时右手以持笔式持气管导管，在明视声门的情况下将气管导管沿患者的右口角置入，避免导管阻挡操作者的视野，亦不要使牙齿刮破导管套囊。气管导管进入声门后，将导管内的导芯拔出，继续置管,直到气管导管的套囊进入声带下 3~4cm 的位置。然后将牙垫置入患者的门齿之间,退出喉镜。使用注射器将导管套囊充气,最佳充气标准是使套囊内压力为手控呼吸下套囊周围无漏气时的最小压力。成年人置管平均深度(即气管导管前端至门齿距离)为 20~24cm。

4)气管导管插入气管的确认:导管插入气管的间接征象:①听诊双肺呼吸音对称,可见双侧胸廓对称起伏;②胃内无气流声,胃无充气膨胀;③吸气时肋间隙饱满;④呼气时导管壁出现"白雾",吸气时"白雾"消失;⑤按压胸廓时能从气管导管听到气流排出;⑥如有自主呼吸,可见呼吸囊随呼吸有相应的张缩,并且呼出较大的潮气量;⑦脉搏血氧饱和度良好。

导管插入气管的直接征象:①明视导管在声带之间;②纤维支气管镜明视气管环及气管隆嵴;③监测呼气末二氧化碳分压($P_{ET}CO_2$),显示 CO_2 呼吸波。目前认为呼气末 CO_2 分压的监测是判断气管插管成功最可靠的方法。

理想的导管位置其前端应位于气管的中段,隆嵴上 3~7cm。确定导管插入气管后记录导管在门齿处的刻度,供术中出现疑问时进行核对。

5)气管导管的固定:最好采用专用的导管固定器来固定导管;也可采用胶带或气管导管固定带固定导管。ICU 患者插管后应用适当的镇静药物,并限制患者上肢的活动,以防患者自己意外拔管。

(2)经鼻气管内插管术

1)适应证与禁忌证:适应证与经口气管内插管相似,尤其适于一些不适合经口气管内插管的特殊患者选用,如颈椎不稳、下颌骨骨折、口咽部感染、需较长时间带管者等。此操作的创伤程度大于经口气管内插管,主要禁忌用于凝血功能障碍、面部中段创伤、颅底骨折以及可能有颅内压升高等患者。

2)经鼻插管的准备:插管前应用生理盐水棉签清洗鼻腔内的分泌物,给鼻黏膜滴入数滴血管收缩药(如 3% 麻黄碱)和液体石蜡,减少出血风险。气管导管使用医用润滑剂充分润滑。如果清醒插管还应滴入表面麻醉药。选择患者通气较好的一侧鼻孔作为鼻插管入口。

3)操作要点:经鼻明视气管内插管时,基本上与经口明视插管法相同。注意以下几点:①掌握导管沿下鼻道推进的操作要领:必须将导管与面部作垂直的方向插入鼻孔,沿鼻底部出后鼻孔至咽腔,切忌将导管向头颈方向推进,否则极易引起严重出血。②鼻翼至耳垂的距离相当于鼻孔至咽后腔的距离。当导管推进至上述距离后,用左手持喉镜显露声门。右手继续推进导管进入声门,如有困难,可用插管钳夹持导管前端送入声门。

经鼻盲探气管内插管术是在保留患者自主呼吸下,导管置入鼻腔后,通过患者呼吸气流的导引而盲探置管的一种方法,以往多用于张口度小、喉镜暴露困难或不适于喉镜暴露而需气管内插管的患者。与经鼻明视插管不同之处有:①宜在较浅的全麻或清醒状态下插管,必须保留较大通气量的自主呼吸;②需依靠导管内呼吸的气流声的强弱或有无,来判断导管斜口端与声门的位置和距离,导管口越正对声门,气流声越响,当调整至声响最强时,缓慢推进导管入声门,插管成功后导管口有连续呼吸气流;③如推进导管受阻,同时呼吸气流声中断,提示导管前端触及梨状窝、误入会厌谷或误入食管。

该方法要求操作者具备丰富的插管经验,成功率也难以保障,并不适合初学者使用。近年来,随着纤维支气管镜等辅助插管技术日益成熟和推广,该方法在临床上的使用日渐减少。

(三)支气管插管术

随着胸腔手术的发展,要求术中将两肺分隔并能进行单肺通气。支气管内插管通常可以选择三种器具:双腔气管导管(double-lumen endotracheal tube,DLT)、单腔支气管导管(endobronchial tube)、单腔支气管导管堵塞导管(如 Univent 单腔管系统)。

1. 适应证及优缺点　支气管插管可以使健侧肺和患侧肺的气道隔离通气,适应证包括:①大咯血、肺脓肿、支气管扩张痰量过多或肺大疱有明显的液面的湿肺患者,可避免大量血液、脓汁或分泌物淹没或污染健侧肺;②支气管胸膜瘘、气管食管瘘;③拟行肺叶或全肺切除术的患者;④外伤性支气管断裂及气管或支气管成形术时,可防止患侧漏气;⑤食管肿瘤切除或食管裂孔疝修补;⑥分侧肺功能试验或单肺灌洗治疗;⑦胸主动脉瘤切除术;⑧主动脉缩窄修复术;⑨动脉导管未闭关闭术等。

支气管插管的优点有:①可使健侧肺和病肺隔离通气,避免大量血液、脓汁或分泌物淹没或污染健侧肺;②防止患侧支气管漏气;③显著改善开胸条件,便于手术操作。缺点有:①单肺通气易致动脉低氧血症。麻醉者必须考虑使用双腔支气管导管单肺通气使开胸侧肺萎陷可能引起的低氧血症,因为开胸后肺内分流大小决定于缺氧性肺血管收缩程度及手术侧肺萎陷的程度。试图升高通气侧肺泡内压以改进动脉血氧合,反而可使通气侧肺血流转移至非通气侧而增加肺内分流。有时对非通气侧应用一定的持续气道正压,使其血流转向通气侧肺,才能恢复满意的动脉氧分压。②支气管内径较细,如 Carlens 双腔管 F39 和 F37 号内径分别相当于普通气管导管 F30(ID7.0)和 F28(ID6.5),明显增加通气阻力,应辅用肌松药进行控制呼吸。

2. 双腔气管导管插管 双腔气管导管插管可使左、右肺通气隔离,并可独立地进行一侧或双侧通气及分别吸引两侧肺内分泌物,所以是目前最常用的支气管内插管方法。

(1)双腔导管种类:过去最常用的为卡伦(Carlens)双腔管(图 7-14),其左分支导管附有套囊斜向左侧便于进入左主支气管,在其套囊根部有一舌状小钩称卡伦钩,插管后正好骑跨在隆嵴上,同时在小钩上方有右管腔的开口正对右主支气管,近端还有充气套囊。怀特(White)双腔导管(图 7-14)类似卡伦双腔管,但其分支导管斜向右侧,并有开口,不致堵塞右肺上叶支气管。现常用的 Robertshaw 双腔管,类似卡伦双腔管及怀特双腔管,取消了卡伦钩,便于插管操作。右分支的双腔管仍有阻塞右主支气管不严(漏气)或有阻塞右肺上叶支气管开口的危险。由于不具备卡伦钩,导管位置不易固定牢靠,翻身后应再次确认导管位置。

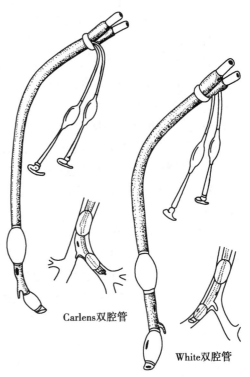

Carlens双腔管

White双腔管

图 7-14 支气管双腔导管

(2)双腔导管的插管和定位方法:插管方法基本类似气管插管,插管前充分吸氧,尽可能用喉镜显露声门,右手握导管使分支端向上(前),一旦分支端进入声门立即将导管向所需插入的支气管方向旋转 90°角(顺时针或逆时针均可)继续推进导管。一般男性插入 29~30cm,女性插入 27~29cm。先将蓝色或红色支气管的套囊充气,再经"白"色充气套囊将主气管的套囊充气,然后在两侧分别通气时用听诊器听诊两侧肺呼吸音,或用纤维支气管镜确定导管位置。吸痰时应预先确定吸痰管与导管同长的标记,以免插入过深损伤组织。同时应备左右吸痰管,避免交叉使用造成感染。

(3)双腔支气管插管并发症:除单肺通气影响动脉氧合外,导管本身也可引起一些严重的并发症。包括气管支气管树破裂、创伤性喉炎、肺血管与双腔管意外缝合。气管支气管树破裂的主要原因是支气管套囊压力过高所致。为减少气管支气管树破裂并发症的发生,应注意:在气管壁异常的患者中应该谨慎使用双腔管;选择合适型号的塑料双腔管;保证导管位置正确;防止导管套囊过度膨胀;转换体位时放松支气管套囊;缓慢给支气管套囊充气;吸入氧化亚氮时,选用液体或利多卡因给套囊充填;转换体位时防止导管活动。

(4)双腔支气管插管的相对禁忌证:由于插管困难或者危险,有些情况下双腔管是相对禁忌的。饱胃患者;双腔管行进途中气道有病灶的患者;身材小的患者(35F 太粗,而 28F 太细);患者上呼吸道解剖提示插管困难,如内收的下颌、前凸的门齿以及颈短粗、喉前移;特别危重的患者,如已行单腔插管,不能耐受短时间的无通气和停用 PEEP;或者患者并存有上述情况,都是双腔气管插管的相对禁忌证。

3. 单腔支气管堵塞导管　此技术是将气管导管与支气管堵塞结合,以获得有效的肺隔离;其单腔管口径大,以便于吸引和通气。可应用于选不到合适型号双腔管的儿童。最小的双腔管是 26F,适应 8~12 岁、体重 25~35kg 的患者。最常用的是 Univent 导管。

（1）单腔支气管堵塞导管的特点:①Univent 导管的放置容易,速度更快,同样能达到单肺通气的目的,尤其适用于困难插管和抗凝治疗的患者;②放置支气管堵塞管时患者可持续通气,侧卧位患者也很容易放置;③Univent 导管术后可以留在原位行机械通气,避免了换管(由双腔管换为单腔管);④如果患者术中从仰卧位转为俯卧位,Univent 导管的位置不会改变;⑤由于支气管堵塞管具有可移动的特点,可选择性地堵塞部分肺,有利于避免单肺通气的低氧血症;⑥支气管堵塞期间可通过支气管堵塞管的管腔对萎陷的肺实施持续气道正压通气(CPAP)。

其临床应用存在的问题有:①影响全肺切除的操作,在切开结扎支气管残端前,必须将内套管缩至气管,否则在切开缝扎支气管时有漏气;②不能对任意单侧肺行间歇性正压通气和吸引功能,所以不适于湿肺患者的手术;③内套管移位及阻塞不全的发生率较高。

（2）适应证:预计术后必须行机械通气的患者,可避免术后换管带来的危险。胸椎手术术中需变换体位,应用单腔支气管堵塞导管可避免导管移位。如果支气管严重变形,可能会影响双腔管的放置,而对支气管堵塞导管的影响则很小。如果双肺都需要阻塞,最好选用单腔支气管堵塞导管。

4. 单腔管支气管内插管　在咯血的患者,应用单腔管进行支气管插管是有效实现肺分隔的最容易、最快速的方法,尤其是对于左肺出血。当条件有限又必须对小儿行单肺通气时,可选择单腔管支气管内插管。

（四）插管的注意事项

具体如下:①插管时患者应处于适当的麻醉深度,以使咬肌松弛、张口满意,并抑制咽喉反射;②暴露过程中如发现咽喉反射活跃,宜暂停插管,在辅助通气下适当加深麻醉,清醒插管者可行喉部表面麻醉;③喉镜的着力点应始终位于喉镜片的顶端,并采用上提喉镜的手法,严禁将上门齿作为支点,以防损伤牙齿;④导管插入声门时必须动作轻柔,避免使用暴力。

（五）气管、支气管内插管的并发症

随着插管操作日益熟练,插管用具不断改进及肌松药的应用,气管插管的并发症也显著减少。临床上发生的并发症多为麻醉者对并发症的原因不够熟悉,以致操作或管理不当所致。

1. 气管插管即时并发症

（1）牙齿及口腔软组织损伤:多为操作粗暴所引起如:①喉镜置入不当,误将下唇或舌尖挤在喉镜片和下切牙之间,造成下唇或舌尖切伤血肿。喉镜置入过猛过深,可能损伤咽后壁黏膜引起出血,偶尔挑破梨状窝发生颈部皮下气肿,应取粗针在颈部皮下气肿处穿刺吸引。如上提喉镜不当,误将上切牙作为杠杆支点,用力向后旋压,常造成上切牙松动或脱落。脱落牙必须即时找到并置于生理盐水中以备再植。如找不到时应紧急做胸腹透视,务必找到其下落;②插管粗暴也可引起软组织损伤,但极为少见。临床上曾有鼻插管经鼻孔后误向头顶猛插,造成黏膜出血。过鼻后孔后暴力探插误入咽后间隙,造成术后咽后壁血肿。早期还有暴力插管刺破气管的个案。发现插管后不通气,同时在颈部皮下触到导管前端,甚至并发纵隔气肿,虽属少见,但应完全杜绝。

（2）高血压及心律失常:置入喉镜、气管插管或套囊充气时均可能并发一过性血压升高,多与血中去甲肾上腺素浓度增高有关,与应用直喉镜片或弯喉镜片无关。喉镜及气管插管引起的一过性循环反应对正常循环功能的患者影响轻微。不应为减轻此反应采取加深麻醉,静脉注射利多卡因、神经抑制药或扩血管药等处理,反而会导致更大的不良反应。但这类循环反应对原先高血压的患者确可加重升压反应,还可危及冠状动脉硬化的患者及瓣膜疾病、颅内压升高的患者。对这类危重患者,应预先用药物处理以减轻置喉镜时的升压反应。如置喉镜前 90 秒,静脉注射利多卡因 1~1.5mg/kg 或置喉镜前 2~4 分钟静脉注射适量芬太尼或舒芬太尼,均可减轻此循环反应。

浅麻醉下插管约有 5%~15% 的患者发生窦性心动过速或心动过缓,在充分给氧情况下多不严重,也不持久。成人插管前给纯氧面罩通气 1 分钟,则插管时不呼吸 2~3 分钟,动脉血氧分压仍高于清醒时水平。

（3）气管导管误入食管:气管导管滑入食管通常不难及时发现,也不致引起窒息意外。但临床上确有误插入食管未能及时发现,甚至出现窒息死亡。由于插管前给肌松药和纯氧吸入,自主呼吸消失,误入食管也不迅速出现发绀体征。尤其肥胖患者通气时胸廓运动不显著,外加腹壁脂肪丰满,误入食管加压给氧,腹壁膨隆也不明显,通气时腹壁听诊也不清晰,从而混淆了窒息体征。如压迫胸壁时气管导管无气体喷出或呼气囊不见呼气时膨胀,通气时胸廓听诊无呼吸音,同时听诊胃内有"咕噜"声传导,则应警惕导管误入食管的可能。除了直接看到导管通过声门、纤维支气管镜定位和检测 $P_{ET}CO_2$ 之外,其他临床常用定位方法都不可靠,包括听诊双肺呼吸音和观察胸廓运动、压迫胸廓时导管内有气体呼出、胃部听诊、观察储气囊的充盈和运动以及胸片等。

（4）误吸:指胃内容物受重力作用,或因腹内压增高,胃内容物逆流进入咽喉腔及气管内。饱胃患者和预先没有估计出困难气道的患者,发生误吸的风险增加。快速诱导和清醒插管是防止患者误吸的方法。当导管放置正确,并且套囊膨胀时,仍有发生误吸的可能,但概率大大降低。

2. 留置气管内导管期间的并发症　气管插管容易保持气道通畅,只有极个别情况下出现导管梗阻、脱出等并发症。

（1）气管导管梗阻:常见的为导管斜口与气管壁相贴梗阻,如左卧位垫枕过高使头位过度右偏,或气管受压变形气管壁易与导管斜口相贴。套囊厚薄不均,充气后畸形膨胀阻塞斜口或将斜口压向气管壁。此外导管内附着干枯黏痰、血块,均可造成导管梗阻。一旦出现完全或不完全梗阻,必须寻找原因,迅速纠正,也可用吸痰管插入试探梗阻部位或套囊放气、移动导管等措施纠正,通常来不及用纤维支气管镜确诊梗阻原因。

（2）导管脱出:多为管理不当所致,如导管固定不牢或插入过浅,变动俯卧位或头位过度后伸或前屈,呛咳动作均可能使导管脱出声门外。特别在小儿更为多见。必须妥善固定导管及抑制呛咳。

（3）导管误入单侧主支气管:气管导管插入太深,或移动导管易误入一侧支气管,特别在小儿插管更易发生,一般进入右侧主支气管。有怀疑时应迅速听诊左肺上叶呼吸音是否消失及快速使套囊充气,同时触摸胸骨上窝,视套囊膨胀感是否消失。确诊后应及时将导管退至气管内。

（4）呛咳动作:麻醉过浅、未用肌松药进行气管插管,常出现剧烈的变相"咳嗽",称为"呛咳动作",即插管后声门不能关闭,而胸壁及腹壁肌肉仍可持久出现类似咳嗽的阵发性收缩动作,增加耗氧量又妨碍通气,易产生动脉低氧血症,颅内压及血压增高和缝合创口撕裂。杓状软骨的用力内收,夹闭导管还可使喉创伤或使导管脱出。足量的肌松药、静脉注射适量芬太尼或利多卡因 50mg 均可防治呛咳动作。

（5）支气管痉挛:在浅麻醉下进行气管插管或插管后肌松药的作用消失偶尔出现支气管痉挛。患者出现发绀,而储气囊难以向肺内挤入气体。听诊有明显的喘鸣音,可能为导管插入过深刺激隆嵴或误吸反流胃酸所致。应排除原因,吸入强效吸入麻醉药或静脉注射氯胺酮均有效。

（6）吸痰操作不当导致的不良反应:如导管内无分泌物及湿啰音,不宜常规用吸痰管吸痰,以免逆行感染。但术中痰量过多或肺切除血液流入气管内,必须及时多次吸痰。如延迟吸引,血性液体可能凝成支气管状凝块,吸出困难,必要时随吸痰管向外一起拖出。此外,切忌持续吸痰时间过长,以免引起严重低氧血症,导致心动过缓甚至心搏骤停。新生儿吸痰时间过久,负压过大还可发生肺萎陷及上腔静脉、主肺动脉及心脏横径增大,增加静脉回流,使缺氧心脏负担加重,有发生突然死亡的危险,应引起高度警惕。

二、食管 - 气管联合导管

食管 - 气管联合导气管（esophageal-tracheal combitube,ETC）简称联合导管,具有食管阻塞式通气管和常规气管内插管的联合功能的一种新型双腔、双囊导管。适用于需要快速建立气道的患者,尤其是在喉镜暴露不佳使插管困难的情况下。在院前急救、心肺复苏和困难气管插管时,ETC 比食管阻塞通气管、喉罩能更加迅速、有效地开放气道,并且减少胃内容物误吸等致命性的并发症发生。1993 年美国麻醉科医师协会(ASA)将 ETC 列为困难气管插管的解救措施之一。

（一）结构

联合导管是双腔软塑料导管,类似两个气管导管并在一起。一个腔类似于传统的气管导管,其远端开放,称为气管腔;另一个腔类似于食管阻塞通气管,其远端封闭,在近端于咽喉水平有侧孔,称作食管腔。每个腔通过短管与各自的衔接器相连,气管腔衔接器短,食管腔衔接器长。联合导管远端外径为 13mm,远端套囊为白色,可充气 10~15ml 用来保持食管或气管与导管壁的气密性;近端套囊为蓝色,可充气 100ml,充气后可以压迫舌根和软腭,从下咽部封闭口、鼻气道并且有助于固定导管。导管近端套囊上缘大约 8cm 处有一标记线,该线正对上、下门齿时表示插管深度合适。

（二）适应证、优点、禁忌证及常见并发症

联合导管适用于紧急或非紧急状态、正常或困难气道的经口通气或插管患者以及呼吸心搏骤停、无意识没有咽反射、气管导管插管失败的患者。

联合导管在急救、复苏和困难气管插管时有许多优点:①可以快速、有效地开放呼吸道,不论是导管插入食管还是气管都能进行有效通气;②操作简便,不需要借助喉镜;③在不活动头颈的情况下可以成功地置入联合导管,对颈椎损伤的患者尤为重要;④置入时不受患者体位的限制;⑤咽喉部套囊充气后可以固定导管以免脱出,在患者转运途中安全、方便;⑥ETC 食管段较短,对食管无损伤;⑦导管位于食管位时,气管内无异物刺激,黏膜血液供应不受影响。

该导管只有 41F(13.5mm 外径)和 37F(12mm 外径)两种尺寸,因而不适合于儿童。不适合于咽反射存在、有意识、呼吸均匀以及怀疑颈椎损伤或需要颈椎制动的患者,禁用于患有食管上段病变或食管静脉曲张、上呼吸道肿瘤以及服用腐蚀剂的患者。常见并发症包括:软组织损伤和出血、食管撕裂甚至穿孔、声带损伤等,极少数甚至出现动脉破裂、气胸和窒息死亡等严重后果。若病例选择不当或操作粗暴也可能发生皮下气肿、纵隔气肿和气腹等并发症。因此,在操作中应强调动作轻柔,遇有置管困难时,应及时改用其他方法,以避免严重并发症的发生。

（三）插管方法

1. 使用前准备　仔细检查食管-气管联合导管,以确保无损伤。将套囊充气,检查两个套囊是否漏气、损伤或套囊部分凸起等;检查完毕后,尽量抽尽套囊内气体;以导管胶充分润滑导管外壁。

2. 操作方法　患者取去枕平卧位,头适当后仰。操作者以左手上提下颌张口并拨开上下唇;右手以持笔式握住 ETC 导管,沿口腔正中线舌体表面将导管插入口内;顺势推进 ETC 导管直到标志线与患者门齿水平平齐,停止置管。分别为近端套囊和远端套囊充气约 100ml 和约 15ml。

3. 导管位置的测试　先将 ETC 导管的食管腔与麻醉机相连,手法行间歇正压通气,以听诊或监测 $P_{ET}CO_2$ 的方法,来确定导管的位置。听诊双肺呼吸音和上腹部的胃内气过水声。如双肺呼吸音清晰、对称,胸廓起伏良好,上腹部未能闻及气过水声,且可监测到正常的 CO_2 波形,说明此时 ETC 导管的气管腔位于患者的食管内,即可以以食管腔进行机械通气。若未听到双肺呼吸音,也未监测到 CO_2 波形,则应将气管腔与麻醉机相连进行正压通气,若可听到双肺呼吸音,并能监测到 CO_2 波形,说明导管的气管腔进入到气管内,可经气管腔进行机械通气。

三、气管切开术

气管切开术(tracheotomy)是通过切开颈段气管开放下呼吸道,并置入金属或硅胶气管切开套管,以解除上呼吸道梗阻的临床技术。这是建立通畅人工气道的一种常见手术操作,是临床医师尤其是麻醉与重症医学专业医师应掌握的急救技能之一。

当"不能插管、不能通气"的场景出现时或在选定的患者中预计可能出现此种情形时,需要"有创"气道。"有创"气道包括:环甲膜切开术、环甲膜穿刺术和经皮扩张气管造口术(percutaneous dilational tracheostomy,PDT)。其主要的适应证包括:①各种原因所致的急性上呼吸道梗阻,如急性喉炎、严重喉痉挛和上呼吸道异物阻塞等;②口腔颌面部严重外伤,无法行气管内插管者;③各种原因所致的气管内插管失败,尤其是出现非预见性的困难气道时;④下呼吸道痰液或分泌物潴留或阻塞,为便于及时清理气道、维持下呼吸道通畅时;⑤需较长时间保持人工气道和机械通气等。

气管切开术常见的并发症主要包括:皮下气肿、气胸、纵隔气肿、出血、气道梗阻、喉部神经损伤、食管损伤甚至气管食管瘘、声带损伤、声门下狭窄以及气管狭窄等。

(一) 常规气管切开术

1. 术前准备及麻醉

(1) 术前准备:除需准备气管切开包外,还应准备好氧气、负压吸引器、气管切开套管、简易呼吸皮囊或呼吸机以及各种急救药品等。对于非紧急气管切开的患者,还可考虑先行气管内插管和氧疗,待呼吸困难缓解后,再行气管切开术。

(2) 体位:一般取仰卧位,肩颈部适当垫高,使头后仰、气管尽量接近皮肤,便于手术的暴露和操作。颈部常规消毒、铺单或洞巾。

(3) 麻醉:对于全麻状态下或严重意识障碍的患者,可不必麻醉。其他多选用局部浸润麻醉,阻滞范围上自甲状软骨下缘,下至胸骨上窝。

2. 操作方法 一般为双人操作,作颈部正中直切口,自甲状软骨下缘至接近胸骨上窝处切开皮肤及皮下组织。以血管钳沿正中线钝性分离胸骨舌骨肌和胸骨甲状肌,暴露出甲状腺峡部。向上牵引甲状腺峡部,或切断并缝扎峡部,以暴露出气管环。一般于第2~4气管环处用尖刀片自下向上切开两个气管环;以弯血管钳撑开气管切口,置入适当大小的气管切开套管;拔出管芯,吸净术野及气管内的血液和分泌物,并确定无明显出血。将气管切开套管与呼吸机连接行机械通气或维持开放气道自主呼吸。以套管上的系带环绕颈部将切开套管固定,注意避免固定过紧或过松,以免压迫颈部血管或切开套管意外脱出。皮肤切口一般不须缝合,以无菌纱布垫覆盖皮肤切口与套管之间即可。

(二) 环甲膜穿刺术

该方法是仅在急性严重上呼吸道梗阻情况下采取的急救措施。一般尽量选用大口径的静脉套管针或金属针头,经环甲膜穿刺。穿刺时,针体与患者皮肤成30°角,针尖指向患者足端,当感觉到明显落空感、回抽有空气,表明针尖进入气管,即可退出针芯将套管针留在气管内。通过套管针可进行高频喷射通气或接麻醉机行小潮气量手法快速通气。该方法只能作为困难气道的紧急处理措施,应同时准备和尽快施行常规气管切开或气管内插管。

(三) 环甲膜切开术

与环甲膜穿刺术相似,环甲膜切开术通常也是作为一种解除上呼吸道梗阻的紧急措施,应同时准备和尽快进行常规气管切开或气管内插管。操作时尽量将患者置于与常规气管切开术相同的体位,于甲状软骨和环状软骨间作一长约2~4cm的皮肤横切口,于接近环状软骨处切开环甲膜,以弯血管钳撑大切口。此时即可解除上呼吸道梗阻,经环甲膜切口置入适当大小的气管切开套管或气管导管,与呼吸机或麻醉机连接可行机械通气。

(四) 经皮扩张气管切开术

目前国内大多数医院中,传统的气管切开术仍需要专科医师(如耳鼻咽喉科医师)进行,且需要特殊的手术器械和导管,从而极大地限制了其在紧急困难气道处理中的应用。为了适应麻醉与重症医学发展的需要,近十余年来,已研制了多种可供临床选择的微创经皮扩张气管切开套件。

取颈前正中第1~2或第2~3气管环间隙处作一长约1cm的皮肤横切口;以穿刺套管针在切口正中垂直向下穿刺入气管内;当穿刺针有明显落空感且注射器回抽见空气后,退出针芯并经套管针置入导引钢丝至气管内;退出套管针并将导引钢丝留在气管内;使用不同管径的扩张器经导引钢丝依次从小到大钝性扩张穿刺径路;退出扩张器,经导引钢丝置入气管切开导管并留置在气管内。确认气管切

NOTES

开导管进入气管内后拔出导引钢丝,将导管套囊充气。清理气道和导管固定方法与气管切开术相同。有的经皮扩张气管切开套件是在置入导引钢丝后,采用特制的弯血管钳沿导引钢丝钝性扩张,然后置入气管切开导管。对于操作熟练者来说,该方法能更迅速地建立人工气道。

经皮扩张气管切开术由于无须切开气管软骨环,亦无须逐层手术分离颈前组织,因而具有操作更简单、迅速、安全且创伤小的优点。术后发生声带损伤、严重出血、气道狭窄和食管损伤等并发症的风险亦显著降低。

四、气管拔管术

气管导管拔除(tracheal tube extubation)是全身麻醉患者麻醉恢复过程中一个非常关键的阶段,可以在深麻醉或几乎完全清醒的条件下进行。如管理不当可造成严重后果甚至死亡。

(一)气管拔管流程

拔管主要包括四个阶段:①初步计划;②拔管准备;③实施拔管;④拔管后处理。

1. 初步气管拔管计划　初步气管拔管计划应该在麻醉诱导前制定。该计划包括对气道及其危险因素的评估。气管拔管大体上可粗略分为"低风险"和"高风险"两大类。"低风险"拔管:指常规拔管操作,患者气道在麻醉诱导期间无特殊,手术过程中无气道相关风险增加,再次气管插管较容易,患者常规禁食且不存在一般危险因素。"高风险"拔管:指患者存在术前判断为困难气道、术中气道管理风险增加、术后再插管受限、饱胃、合并一项或多项拔管危险因素,拔管后可能需要再次插管且再次插管困难的情况。

2. 拔管准备　拔管准备是检查并优化拔管条件、选择气道和全身情况的最佳时机,以降低拔管风险,减少并发症。拔管后有上呼吸道梗阻的可能性,故拔管前需要考虑面罩通气的可行性。"高风险"拔管患者可使用普通喉镜、可视喉镜、可视插管软镜,检查气道有无水肿、出血、血凝块、外伤或气道扭曲等。需要注意的是,气道水肿可在拔管后快速进展而造成严重的上呼吸道梗阻。套囊放气试验可用来评估气道有无水肿。以套囊放气后可听到明显的漏气声为标准,如果合适的导管型号下听不到漏气的声音,常需延迟拔管。如果有临床症状提示存在气道水肿,即便套囊放气后能听到声音,也需要警惕。下呼吸道因素也会限制拔管的实施,例如下呼吸道外伤、水肿、感染、气管软化以及大量分泌物等。胃胀气可能压迫膈肌而影响呼吸,在实施面罩正压通气或声门上工具正压通气时,建议进行经鼻或经口胃管减压。

3. 实施拔管　麻醉科医师在拔管前要制定一套方案来应对拔管失败的突发性状况,确保在最短时间内对患者进行有效通气或再插管,保证拔管安全。

"低风险"拔管和"高风险"拔管时,都需注意以下问题:①氧储备:拔管前需建立充分的氧储备;②体位:拔管前可将患者从仰卧位置于半卧位,以增加功能余气量,改善氧合;③吸引:口咽部非直视下吸引可能会引起软组织损伤,理想情况应该在足够麻醉深度下使用喉镜辅助吸引;④肺复张措施:保持一定的 PEEP 及肺活量呼吸等肺复张措施,可暂时性减少肺不张的发生;⑤牙垫:牙垫可防止麻醉中患者咬闭气管导管导致气道梗阻;⑥拔管时机:根据拔管时机可将拔管分为清醒和深麻醉下拔管。清醒拔管总体上来说更安全,患者气道反射和自主呼吸已经恢复。深麻醉拔管能减少呛咳以及血流动力学波动,但会增加上呼吸道梗阻的发生率。

尽管所有的拔管都有风险,但对二次插管并无困难的"低风险"拔管患者,可以选择常规拔管。常规清醒拔管指征:①患者完全清醒,呼之能应;②咽喉反射、吞咽反射、咳嗽反射已完全恢复;③潮气量和每分通气量完全恢复正常;④必要时让患者呼吸空气 20 分钟后,测定血气指标达到正常值;⑤估计拔管后无引起呼吸道梗阻因素存在。术中患者通气良好,也无呕吐危险时,可在麻醉状态下拔管,以减少咳嗽和喉痉挛。麻醉状态下拔管的优点是减少导管刺激引起的咳嗽、减少喉气管损伤、减轻心血管反应。"高风险"拔管的关键在于拔管后患者是否能保证安全。如果考虑能安全拔管,清醒拔管或其他高级技术可以克服绝大多数困境;如果考虑无法安全拔管,则应延迟拔管或实施气管切开。任何技术都可能存在风险,熟练程度和经验至关重要。

4. 拔管后处理 拔管后可能导致生命危险的并发症,并不仅局限于拔管后即刻发生。拔管后仍应持续管理监测,并注意下述问题。患者气道反射恢复、生理情况稳定前,需要专人持续监测与护理。将患者转运至恢复室或相关 ICU 时,必须进行口头及书面交接。拔管后监测意识、呼吸频率、心率、血压、脉搏血氧饱和度、体温和疼痛。使用特制的 CO_2 监测面罩能早期发现气道梗阻。预警信号包括拔管后气道相关并发症危险因素,喘鸣、血性痰液、阻塞性通气症状和躁动常提示气道问题,而引流量、游离皮瓣血供、气道出血和血肿形成常提示手术方面问题。

(二) 气管拔管时的并发症

1. 喉痉挛(laryngospasm) 浅麻醉下拔管时偶尔并发喉痉挛而"挟住"导管,使拔管困难。在颈部可见到喉结被拽动而不能将导管拔出。应再加深麻醉,充分给氧后即可拔管,个别需要用肌松药协助拔管。也有在拔管后出现喉痉挛窒息,应立即用双手托起下颌,用密闭面罩加压给氧,多能自行缓解。

2. 误吸(aspiration)和呼吸道梗阻(airway obstruction) 饱食或肠梗阻患者,拔管时易发生呕吐导致误吸,应待患者完全清醒后拔管较妥。如拔管前即有呕吐,应待患者吐尽呕吐物及清除口咽呕吐物后,再放开套囊拔管,必要时可在侧卧或俯卧位下拔管。此外,口腔颜面手术,遗留在咽喉部的血块、组织或纱布条等,如术终未清除干净,拔管后也有可能堵塞声门。下颌手术后钢丝固定不能开口,应让术者用尼龙丝穿透舌体牵引至口边,以防拔出鼻导管后舌后坠窒息,必要时还应插入并留置可供氧的导引管后再拔管,以防出现窒息时,可再用经鼻气管导管沿该导引管引导插管。

3. 拔管后气管萎陷(tracheal collapse) 颈部肿瘤或胸骨后甲状腺肿压迫气管过久,容易引起气管软化。切除肿瘤后气管失去周围组织的支持,拔管后吸气时即可产生气管塌陷,出现完全窒息意外。所以拔管时应预置可供氧的导引管,以便拔管后出现窒息时重新引导插管或气管造口。

(三) 拔管后并发症

1. 咽炎、喉炎 气管拔管后发生咽炎多为咽部黏膜上皮受损,发病率为 5.7%~90%,女性较男性多见。主诉为咽痛,不需治疗。48~72 小时即可自行消失。咽痛发病率可能还与琥珀胆碱的肌震颤及套囊压迫气管范围增宽有关。喉炎发病率更少,仅 3%。自诉咽喉发紧,声音嘶哑,也可自行恢复。

2. 喉头水肿(laryngeal edema)或声门下水肿(subglottic edema) 多发生在婴幼儿,拔管后逐渐发生呼吸困难,因为婴幼儿轻度喉水肿,即可显著缩小喉腔孔径,如新生儿喉黏膜水肿 1mm,即可减少喉腔横断面积 65%,而成人水肿 1mm 仅声音嘶哑而已。小儿喉水肿的发生机制主要为婴幼儿喉头黏膜下组织脆弱,疏松,易受插管及导管过粗损伤。并且婴幼儿喉头呈漏斗状,更易出现声门下水肿。此外,导管不洁或感染,消毒液如苯扎溴铵(新洁尔灭)的化学刺激也易引起水肿。导管留置时间与水肿的发生率似无关联。插管前应用甲基泼尼松龙也未见有效。一旦出现喉水肿,即应使病儿镇静安定,局部用雾化吸入或并用地塞米松 5mg 及麻黄碱 30mg 雾化吸入。严重阻塞时还应做气管造口急救。

3. 声带麻痹(vocal cord paralysis) 单纯因气管插管引起的两侧声带麻痹极为少见,偶尔出现单侧声带麻痹,发生机制不清。可能为套囊不规则膨胀压迫喉返神经分支于甲状软骨上。左侧声带麻痹比右侧多 2 倍,男性又比女性多 7 倍。主要症状为声音嘶哑及说话困难,间接喉镜可确诊单侧声带麻痹。一般 7~8 周多可恢复声带功能或为对侧声带所代偿。无症状的喉返神经麻痹也可能在插管前已存在,而被误认为插管所致。

4. 杓状软骨脱位(arytenoid cartilage dislocation) 多为喉镜片置入过深直达环状软骨后上提喉镜所致,拔管后声嘶或不能出声,持久不愈。间接喉镜可见到杓状软骨脱向侧位或后位。环状软骨脱位,受损声带外展,内收受限,使声带不能正常震颤而发声。治疗上应及早行脱臼整复,也可行环杓关节固定术。

5. 上颌窦炎　多发生在经鼻插管后。经鼻插管亦可引起全身性菌血症，主要是鼻腔内细菌随导管带入气管或经损伤鼻黏膜入血所致。临床上多在术后数天出现脸痛、鼻闷胀感、流脓性分泌物及发热。7~8 天后 X 线片即显示上颌窦影像模糊，有时有气液面，应选用敏感抗生素及鼻腔滴麻黄碱收缩鼻黏膜血管，以利脓汁引流，约数周才能痊愈。

6. 肺部感染　不一定由气管插管引起，口咽鼻腔内细菌一般并不存在于气管内，良好的口腔卫生及治好龋齿确可减少肺部感染。

7. 气管狭窄（tracheal stenosis）　这是最严重的延迟并发症。随着机械通气的应用，气管插管及充气套囊的滞留时间也日益延长。套囊压力过高，超过毛细血管小动脉压，即可使受压气管壁黏膜缺血。如置管时间过久（超过 48 小时），并用高频通气使气管不断移动与套囊壁摩擦，细菌感染或持久低血压，可进行性使气管黏膜坏死，直至破坏气管软骨环，溃疡愈合形成环状瘢痕挛缩，使部分气管狭窄。成人气管内径小于 5mm 时才出现呼吸困难症状。某些患者可进行气管扩张治愈，但严重狭窄多需进行狭窄段气管切除成形术。现临床上多尽量采用高容低压套囊，减轻了气管黏膜受压，该并发症已少见。长时间插管，应定时放松套囊以恢复局部黏膜血流，避免缺血坏死。

随着科技的发展，插管用具不断升级，可视化程度越来越高，可视喉镜、纤维支气管镜、软镜和光棒的使用，以及可视化气管导管、可视双腔支气管导管等的出现，显著降低了困难气道和插管相关并发症的发生率，明显提高了气管插管的安全性和舒适性。

第四节　困难气道的管理

困难气道的管理与麻醉质量、安全密切相关，是麻醉科医师最关注的问题。术前评估可发现约 90% 以上的困难气道患者，对这类患者提前做好相应措施有助于减少气道意外事件的发生。掌握困难气道管理有助于麻醉科医师规范管理困难气道问题，降低因困难气道所致的麻醉并发症的发生率及死亡率。

一、困难气道的定义与分类

（一）困难气道的定义

1. 困难气道（difficult airway）　经过专业训练的有五年以上临床麻醉经验的麻醉科医师发生困难面罩通气或困难插管，或二者兼具的临床情况。

2. 困难面罩通气（difficult mask ventilation，DMV）　有经验的麻醉科医师在无他人帮助的情况下，经过多次或超过一分钟的努力，仍不能获得有效的面罩通气。根据通气的难易程度将面罩通气分为四级（表 7-3）：1~2 级可获得良好通气，3~4 级为困难面罩通气。喉罩的应用可改善大部分困难面罩通气问题。

表 7-3　面罩通气分级

分级	定义	描述
1 级	通气顺畅	仰卧嗅花位，单手扣面罩即可获得良好通气
2 级	轻微受阻	置入口咽和 / 或鼻咽通气管单手扣面罩；或单人双手托下颌扣紧面罩同时打开机械通气，即可获得良好通气
3 级	显著受阻	以上方法无法获得良好通气，需要双人加压辅助通气，能够维持 $SpO_2 \geqslant 90\%$
4 级	通气失败	双人加压辅助通气下不能维持 $SpO_2 \geqslant 90\%$

3. 困难喉镜显露　直接喉镜经过三次以上努力仍不能看到声带的任何部分。

4. 困难气管插管（difficult intubation，DI）　无论存在或不存在气道病理改变，有经验的麻醉科医师气管插管均需要三次以上努力。

5. 困难声门上气道工具（supraglottic airway device,SAD）置入和通气 无论是否存在气道病理改变，有经验的麻醉科医师均需三次以上努力；或置入后不能通气。

6. 困难有创气道建立 定位困难或颈前有创气道建立困难，包括切开技术和穿刺技术。

（二）困难气道的分类

1. 根据有无困难面罩通气将困难气道又分为非紧急气道和紧急气道。

（1）非紧急气道：仅有困难气道内插管而无困难面罩通气的情况。患者能够维持满意的通气和氧合，能够允许有充分的时间考虑建立气道的其他方法。

（2）紧急气道：只要存在困难面罩通气，无论是否合并困难气道内插管，均属困难气道。患者容易陷入缺氧的状态，需要紧急建立气道通气，其中少数患者既不能插管也不能通气，可导致气管切开、脑损伤甚至死亡等严重后果。

2. 根据麻醉前的气道评估情况将困难气道分为已预料的困难气道和未预料的困难气道。

（1）已预料的困难气道：已明确的困难气道和可疑的困难气道，前者包括明确困难气道史、头颈部烧伤后严重瘢痕、重度阻塞性睡眠呼吸暂停综合征等，后者为仅评估存在困难危险因素者。两者的判断可依据患者实际情况和操作者自身水平而定，对已预料的困难气道患者最重要的是维持患者的自主呼吸，预防发生紧急气道。

（2）未预料的困难气道：评估未发现困难气道因素的患者，其中极少数于全麻诱导后有发生困难气道的可能，需常备应对措施。

二、困难气道的预测和评估

对患者进行充分的气道评估有助于麻醉科医师及时发现困难气道，并针对患者情况提前做好准备及处理方案。研究表明年龄大于 55 岁、BMI 大于 $26kg/m^2$、打鼾病史、无牙及蓄络腮胡是面罩通气困难的独立危险因素。

1. 病史 术前访视患者以了解患者一般情况、现病史及既往史，有助于困难气道的识别，有气管插管困难的患者或曾患过可能会导致困难气道疾病的患者要特别重视气道问题。某些疾病例如类风湿关节炎、强直性脊柱炎、退化性骨关节炎、睡眠呼吸暂停综合征、肢端肥大症、病态肥胖、Goldenhar 综合征（下颌骨发育不全）以及 Klippel-Feil 综合征（颈椎融合）等都提示可能存在气管插管困难。

2. 体格检查

（1）头颈活动度：见第三节。

（2）甲颏间距与胸颏间距：见第三节。

（3）口齿情况：见第三节。

（4）咽部结构分级：改良的 Mallampati 分级是目前最常用的判断咽部暴露程度的分级方法（图 7-11 和表 7-1），见第三节。

（5）喉镜暴露分级：以 Cormach-Lehane 分级最常用（图 7-12 和表 7-2），见第三节。

（6）鼻腔：拟行经鼻插管的患者应通过病史及检查了解鼻腔通畅程度，并分别阻塞单侧鼻腔测试呼吸，根据患者鼻腔情况选择合适的气管导管型号，严重凝血功能紊乱、鼻内病变、颅底骨折及脑脊液漏是经鼻插管的禁忌证。

3. 辅助检查 当对患者进行一个整体评估后，怀疑有困难气道的患者可进行辅助检查协助诊治，超声、X 线、CT 和 MRI 等有助于识别气管偏移、颈椎疾病等导致困难气道的疾病。

三、处理困难气道的用具和方法

用于困难气道的工具很多，可根据非紧急气道和紧急气道，选择不同的工具和方法。处理非紧急气道的目标是无创，处理紧急气道的目的是挽救生命。麻醉科医师应遵循先无创后有创的原则建立气道。

（一）非紧急无创工具和方法

非紧急无创工具和方法主要分为喉镜、经气管导管和声门上气道工具三类。

1. 喉镜类　分为直接喉镜和可视喉镜。

（1）直接喉镜：包括弯型镜片（Macintosh）和直型镜片（Miller）。选择合适的尺寸类型非常重要，必要时需更换不同尺寸类型的镜片和不同型号的喉镜柄。

（2）可视喉镜：常用的可视喉镜可以通过显示器或者目镜看到声门，不需要口、咽、喉三轴重叠，可提供更宽广的视角，有效改善声门显露，属于间接喉镜。但一般需借助管芯，以防显露良好却插管失败。

2. 经气管导管类　包括管芯类、光棒、可视管芯、可视插管软镜四类。

（1）管芯类：包括硬质管芯、可弯曲管芯以及插管探条（gum elastic bougie，GEB）。需喉镜辅助，方法简便，可提高插管成功率。插管探条能减少气道损伤。

（2）光棒：光棒利用颈前软组织透光以及气管位置比食管更表浅的特性，当光棒前端进入声门后即可在甲状软骨下出现明亮光点，部分患者还有光线向下放射。优点是快速简便，可用于张口度小和头颈不能运动的患者。存在上呼吸道解剖异常（肿瘤、息肉、会厌和咽后壁脓肿等）者禁用，显著肥胖等颈前透明性差者慎用。

（3）可视管芯：可视管芯能通过目镜看到声门。既可模仿光棒法结合目镜观察辅助插管，也可模仿纤维气管镜法辅助插管。优点是结合了光棒和纤维气管镜的优势，快捷可视。

（4）可视插管软镜：包括纤维支气管镜和电子软镜。此方法能适合多种困难气道的情况，尤其是清醒镇静表面麻醉下的气管内插管，并可吸引气道内的分泌物；但一般不适合紧急气道，操作者需经一定的训练。

3. 声门上气道工具　包括引流型喉罩、插管型喉罩、喉管以及其他声门上气道工具，见第二节。

（1）引流型喉罩：引流型喉罩是应用最广泛的声门上工具。置入成功率高，密封压高，可以引流胃内液体。既可改善通气，也可代替气管插管维持气道。

（2）插管型喉罩：插管型喉罩的优点是可同时解决困难通气与困难气管插管，可用于各种困难气道患者，亦可用于颈椎损伤患者，插管成功率高，但可受患者张口度限制。

（3）喉管（laryngeal tube，LT）：套囊封闭咽腔与食管开口从而进行通气，置入简便，损伤较轻。

（4）其他：SLIPA等免充气型声门上工具，置入成功率高。

4. 其他方法　经鼻盲探气管插管也是临床可行的气道处理方法。优点是无需特殊设备，适用于张口困难或口咽腔手术需行经鼻气管插管者。

（二）非紧急有创工具和方法

1. 逆行气管内插管　适用于普通喉镜、喉罩、可视插管软镜等插管失败，颈椎不稳、颌面外伤或解剖异常者可根据情况选择使用。

使用 Touhy 穿刺针或静脉穿刺针行环甲膜穿刺后，采用导丝或硬膜外导管可以实现逆行气管内插管。亦可采用引导导管先穿过导丝然后引导气管内插管。逆行气管内插管技术的平均插管时间是2.5~3分钟。并发症较少见，常见的有出血、皮下气肿等。

2. 气管切开术　气管切开术有专用工具套装，创伤虽比手术切开小，但仍大于建立气道的无创方法且并发症较多，用时较长，只用于必须气管切开的患者，如喉肿瘤、上呼吸道巨大脓肿、气管食管上段破裂或穿孔以及其他建立气道方法失败又必须手术的病例。

（三）紧急无创工具和方法

发生紧急气道时要求迅速解决通气问题，保证患者的生命安全，为进一步建立气道和后续治疗创造条件。常用的紧急无（微）创气道工具和方法包括以下几种。

1. 双人加压辅助通气　在嗅花位下置入口咽和/或鼻咽通气管，由双人四手，用力托下颌扣面罩并加压通气。

2. 再试一次气管插管　有研究报道了 77 例无法通气的患者,58 例采用直接喉镜气管内插管容易,8 例采用直接喉镜多次努力后成功插管,7 例采用可视喉镜、光棒等工具完成插管,2 例唤醒患者后采用纤维支气管镜清醒插管成功,仅有一例唤醒患者后行气管切开术,另 1 例行紧急环甲膜切开术。基于以上研究结果,再试一次气管内插管是仍然可以考虑的方法,但应注意麻醉深度和肌松程度。

3. 喉罩(laryngeal mask airway,LMA)　既可以用于非紧急气道,也可以用于紧急气道。紧急情况下,应选择操作者最熟悉和最容易置入的喉罩。

4. 喉管(LT)　同 LMA 一样,既可以用于非紧急气道,也可以用于紧急气道。

5. 食管 – 气管联合导气管(esophageal-tracheal combitube,ETC)　联合导管是一种双套囊和双管腔的导管,无论导管插入食管还是气管均可通气。

(四) 紧急有创工具与方法

1. 环甲膜穿刺置管和经气管喷射通气(transtracheal jet ventilation,TTJV)　环甲膜穿刺是经声门下开放气道的一种方法,用于声门上途径无法建立气道的紧急情况。经环甲膜穿刺后留置套管固定到高压供氧源或高频喷射通气机,每次喷射通气后必须保证患者的上呼吸道开放,以确保气体完全排出。优点是微创、迅速、操作简单,对喷入气体能呼出者有效。缺点是气道缺乏稳定性,必须尽快采用后续方法,且紧急情况下并发症发生率较高,如皮下和纵隔气肿、高碳酸血症等。

2. 经环甲膜穿刺通气　采用环甲膜穿刺套件,导管直径为 4mm,可直接进行机械和手控通气。

3. 经环甲膜切开通气(简称手术刀技术)　这是紧急气道处理流程中的最终解决方案。操作虽然简便,但必须事先在模型上接受过训练才能迅速完成。

四、困难气道处理流程

困难气道处理流程是根据麻醉前对气道评估的结果判断气道的类型,再依据气道类型选择麻醉诱导方式;根据面罩通气分级和喉镜显露分级决定通气和建立气道的方法,无创方法优先;在处理过程中判断每步的效果并决定下一步方法,直到确保患者安全。按照困难气道处理流程图有目的、有准备、有步骤地预防和处理将显著增加患者的安全性(图 7-15)。

(一) 充分的气道评估

通过了解病史、体检和辅助检查进行充分的术前气道评估,关注患者发生反流的风险(包括饱胃状态、食管反流病史、胃排空延迟相关疾病等),以早期采取措施预防反流误吸的发生。具体气道评估方法见本章第二节。

(二) 明确气道分类与术前准备

明确气道分类、进行充分的术前准备,可疑困难气道患者进行可视喉镜或插管软镜检查评估。

1. 气道的分类　通过麻醉前的气道评估情况将困难气道分为已预料的困难气道和未预料的困难气道。气道分类的意义在于理清气道处理思路,针对不同气道类型选择针对性的处理流程并做好相关的准备,以提高患者在气道处理过程中的安全性。

(1)已预料的困难气道:包括明确的困难气道和可疑的困难气道,前者包括明确困难气道史、严重烧伤瘢痕、重度阻塞性睡眠呼吸暂停综合征、严重先天发育不良等,后者为仅评估存在困难危险因素者。两者的判断根据患者实际情况及操作者自身的技术水平而定,具有一定的主观性。可疑困难气道可通过在手术室内麻醉诱导前行可视喉镜或可视插管软镜等工具检查,进一步明确是否为困难气道。对已预料的困难气道患者,最重要的是维持患者的自主呼吸(氧合),预防发生紧急气道。

对于已预料的明确困难气道,处理方法包括:①采用清醒镇静表面麻醉下实施气管插管,推荐使用可视插管软镜等(如纤维支气管镜和电子软镜)等可视工具;②改变麻醉方式:可采取椎管内麻醉、神经阻滞和局部浸润等局部麻醉方法完成手术;③建立外科气道:可由外科行择期气管切开术。

第一步 气道评估
- 了解病史
- 体格检查（张口度、改良 Mallampati 分级、甲颏距离、下颌骨发育和前伸能力、头颈活动度)
- 辅助检查（对可疑困难气道，行可视喉镜/可视插管软镜检查和评估[1]）

第二步 气道分类

未预料的困难气道　　已预料的困难气道
- 清醒镇静表面麻醉下实施气管插管，推荐使用可视插管软镜等可视工具
- 改变麻醉方式（局部麻醉[2]）
- 建立外科气道

第三步 气管插管通气
- 优化头颈部体位
- 完善预充氧合
- 全麻常规诱导/快速序贯诱导
- 保证充分的肌松和麻醉深度
- 直接/可视喉镜（3+1 次[3]）
- 喉外按压手法[4]
- 探条/光棒/可视管芯

成功 →
确定气管插管成功
①呼气末二氧化碳波形
②双肺听诊
③可视插管软镜

宣布插管失败 ↓

第四步 面罩通气
- 口咽/鼻咽通气道辅助通气
- 双人面罩辅助通气
- 维持氧合
- 如果无法面罩通气，保证充分肌松

成功 →

停下来思考
- 唤醒患者
- 非紧急气道：采用无创插管技术
  ①可视喉镜
  ②可视插管软镜
  ③继续 SAD 通气
  ④经 SAD 引导气管插管
  ⑤使用管芯或换管器
- 建立外科气道

宣布面罩通气失败 ↓

第五步 SAD 通气
- 置入 SAD[5]，推荐二代 SAD[6]
- 更换种类或型号（最多 3 次）
- 维持氧合

成功 →

宣布 SAD 通气失败，宣布 CICO[7] ↓

第六步 紧急有创气道通气或支持
- 经环甲膜穿刺喷射通气
- 经环甲膜穿刺通气
- 经环甲膜切开通气[8]
- ECMO[9]

术后监护与随访
- 保证插管安全
- 随访并发现和处理术后并发症
- 记录并告知患者
- 讨论并总结困难气道病例

困难气道拔管注意事项 ↓

第七步 拔管
- 资深人员在场协助
- 选择合适的拔管时间和地点
- 评估快速再插管的可行性
- 辅助给氧

图 7-15　困难气道处理流程图

1. 有条件时，可行头部 X 线 /CT/MRI/ 超声检查。

2. 局部麻醉包括：椎管内麻醉、神经阻滞麻醉、局部浸润麻醉等。

3. 喉镜插管尝试的次数应限定在 3 次以内，建议尽早使用可视喉镜，第 4 次尝试只在更换另一位经验丰富的高年资麻醉科医师的情况下可进行。

4. 喉外按压方法：通过按压甲状软骨有助于暴露声门，该手法被称为 BURP（向背、向上、向喉检查者的右侧按压）。

5. SAD：声门上通气工具，包括喉罩、插管喉罩、喉管。

6. 二代 SAD：胃食管引流型喉罩（双管喉罩）。

7. CICO：既不能通气，又不能氧合。

8. 经环甲膜切开通气：指刀片 + 探条 + 气管导管法环甲膜切开通气。

9. 如果选择的方法失败或不可行，在适合和需要的情况下启动 ECMO。

（2）未预料的困难气道：评估未发现困难气道危险因素的患者，其中极少数于全麻诱导后有发生困难气道的可能，需常备应对措施。

2. 应对困难气道的准备 当怀疑或预测患者会出现困难气道后，应做好充足的准备，使困难气道能够得到规避和及时的处理。具体准备工作包括：

（1）困难气道管理用具和设备的准备，每个麻醉科均应具有一系列的气道管理工具，包括：①无创工具：直接喉镜（含不同尺寸和形状的喉镜片）、可视喉镜；经气管导管类：包括管芯类、光棒、可视管芯、纤维支气管镜和电子软镜；SAD（二代喉罩、插管喉罩、喉管等）；②有创工具：非紧急处理工具（逆行气管插管）和紧急气道处理工具（如环甲膜穿刺管和经气管喷射通气 TTJV、经环甲膜穿刺通气、颈前外科气道建立装置等）。具体应用可结合科室情况与操作者的技术和偏好等具体情况选择。

（2）患者及家属知情同意：告知患者及家属：麻醉过程中困难气道发生的可能，并解释遇到困难气道后的具体处理方案，让患者及家属有良好的心理准备并能积极配合，保证其知情权。

（3）人员准备：对于已预料的困难气道应进行术前讨论，在有经验医师或助手在场的情况下进行插管操作，出现非预料困难气道时，应立即求助，有专业人员能够立即赶到现场协助。

（4）反流误吸高风险患者的准备：应在手术前常规禁食、禁饮；使用药物降低胃液 pH。对于严重的胃排空延迟或肠梗阻的患者，应放置胃管，麻醉处理同饱胃患者。

（三）做好充分准备的气管插管

优化体位下的充分预充氧合，使用常规诱导或快速序贯诱导达到完善的肌松与适当的麻醉深度，首选可视喉镜或最熟悉的工具使首次插管成功率最大化。在喉外按压手法与探条、光棒等辅助下，均不能插管成功时，应限定插管次数，及时呼救，进行面罩通气。

1. 优化头颈部体位的预充氧合 患者适当的体位能够增加直接喉镜置入和气管插管的成功率。大多数患者采用直接喉镜时，最好的体位是颈部仰伸，头以寰枕关节为轴后仰，即鼻嗅花位。体位对于肥胖患者更为重要，应常规使用轻度头高脚低斜坡位，以保证外耳道水平齐平胸骨上切迹，这样能够在直接喉镜中提供更好的视野，改善气道开放和呼吸动力，促进呼吸暂停时的被动氧合。20°~25°头部抬高体位和持续正压通气能够延缓肥胖患者出现缺氧的时间。

所有患者全麻诱导前均需预充氧合，通过吸入适当流量的纯氧来增加患者体内的氧储备，健康成人仅呼吸空气的情况下，$SpO_2 \geq 90\%$ 的呼吸暂停时间（安全无呼吸时间）仅为 1~2 分钟，而经过预充氧合安全无呼吸时间可延长至 8 分钟。安全无呼吸时间对于保证麻醉诱导或无呼吸患者的插管安全尤为重要。对于大部分患者，新鲜气流（氧气）应超过静息每分通气量（大约 5L/min），以正常潮气量吸入纯氧 3 分钟或 8 次 /min 的深呼吸，即可达到预充氧合的效果。理论上，最佳预充氧合是指呼气末氧浓度达到 0.87~0.9。20°~25° 头高位和正压通气有助于提高预充氧合的效果。对于危重和困难气道患者，推荐持续使用高流量温湿化鼻导管给氧（15~70L/min）来改善预充氧合的效果。

2. 麻醉与诱导 主要包括清醒镇静表面麻醉气管插管、全麻常规诱导、快速序贯诱导等。依据气道类型而定，已预料的困难气道应选择清醒镇静表面麻醉气管插管，未预料的困难气道患者往往已选择快速序贯诱导或全麻常规诱导。

（1）清醒镇静表面麻醉气管插管：清醒状态下纤维支气管镜辅助插管在困难气道的患者中成功率高达 88%~100%。清醒镇静表面麻醉包括患者准备、镇静镇痛和表面麻醉等环节。镇静镇痛的理想目标是使患者处于闭目安静、不痛、降低恶心呕吐敏感性和遗忘，同时保留自主呼吸、能被随时唤醒又高度合作的状态。右美托咪定、咪达唑仑、芬太尼和舒芬太尼是常用的药物。

（2）全麻常规诱导：常用的诱导药物丙泊酚与芬太尼或舒芬太尼能够抑制喉反射，相较于其他药物能够提供更好的气道插管条件。肌松药有助于改善面罩通气，对于气道评估 Ⅰ~Ⅱ 级的患者和不能合作的患者，可以不常规测试面罩通气而直接全麻常规诱导。在尝试重复插管时确保患者已充分麻醉是非常重要的。如果出现插管困难，在没有充分肌松的情况下不应进行下一步的插管尝试。

（3）快速序贯诱导：尽可能缩短从意识消失到气管插管的时间间隔。适用于：非困难气道的饱胃和急诊患者,也适用于面罩通气困难但插管不困难的患者。推荐使用芬太尼、丙泊酚和琥珀胆碱或罗库溴铵;在患者意识消失前,给予环状软骨向上向后方向的加压(10N),意识消失后为 30N,如面罩通气困难或置入 SAD 困难时,可以松开环状软骨加压;快速序贯诱导期间,通常不需要面罩通气,对于老年危重患者和儿童,可以采用面罩通气;对于困难插管患者,宜首选可视喉镜。

3. 气管插管　插管工具和方法的选择取决于外科手术、患者情况、麻醉科医师技能和偏好以及科室设备供应。合适的体位能够增加插管成功率,大多数患者插管最好的体位是嗅花位,肥胖患者则适宜斜坡位。插管过程中采用喉外按压手法能够改善喉镜的显露,该手法被称为 BURP 手法(麻醉科医师的右手可在颈部进行喉部按压的操作,向患者背部、向上、向喉镜检查者的右侧按压,以增加喉镜下声门的显露)。

在充分的麻醉深度和肌松条件下进行初次插管,推荐初次插管直接使用可视喉镜或操作者最熟悉的工具,以达到首次插管成功率的最大化。插管过程中可同时辅助喉外按压手法、探条、光棒、可视管芯等工具,以提高插管成功率。

喉镜置入口腔即为一次喉镜尝试。每次尝试都应该在麻醉深度与肌松状态最优的情况下进行,因为反复尝试喉镜置入或气管插管与不良结局或发展为 CICO 的风险相关。不论麻醉科医师的经验水平如何,如遇困难,均应立即尽快寻求帮助。

插管过程中应注意操作动作轻柔,尽可能第一次插管尝试即成功。如果遇到插管困难,应改善一些利于成功的因素(包括患者的体位、插管工具、插管方法、肌松程度、人员等)。喉镜插管尝试的次数应限定在 3 次以内,第 4 次尝试(即:3+1 次)只能在更换为另一位经验丰富的高年资麻醉科医师的情况下才可进行。应尽早使用可视喉镜。

目前认为呼气末二氧化碳浓度监测是判断气管插管成功最可靠的方法。直视下气管导管进入声门、双肺听诊、可视插管软镜检查等也都是临床常用的判断方法。尽管有学者质疑双肺听诊的准确性,但此方法依然是我国目前最为普遍使用的判断方法,且可以通过此方法判断导管是否置入过深。

推荐行 3+1 次气管插管,期间需要根据患者的情况行面罩通气,保证氧合;如 3+1 次气管插管失败,则宣布插管失败,暂停插管,立即面罩通气,保证患者的氧合。

（四）插管失败后的面罩通气

当气管插管失败时,立即行面罩通气维持氧合。口咽(鼻咽)通气道或双人加压辅助面罩通气,维持氧合,在充分肌松下进行面罩通气。大部分的患者经单手扣面罩即可获得良好通气。"CE"手法是临床上最常用的一种单手扣面罩的方法。对于单手扣面罩不能获得良好通气的患者,可采用口咽和/或鼻咽通气管配合单手扣面罩的方法,或采用双手托下颌扣面罩同时机械通气的方法。有研究证实双手托下颌较单手托下颌更为有效。如果以上方法仍不能维持良好通气,需要立即请求帮助,在嗅花位下置入口咽和/或鼻咽通气管,由双人四手,用力托下颌扣面罩行双人加压辅助通气,嗅花位能够增加喉部空间,更易面罩通气。当麻醉不充分或者肌松不足时会增加面罩通气的难度,所以即使是面罩通气时也应特别注意麻醉深度与肌松状态。

如果面罩通气可以维持患者氧合,则此时为非紧急气道,操作者应停下来认真思考:是否可以采用其他无创插管技术再次尝试(包括可视喉镜、纤维支气管镜辅助下气管插管、经 SAD 通气或引导气管插管、使用管芯或换管器等);是否需要唤醒患者;或恢复患者自主呼吸,建立外科有创气道。

如果双人加压辅助通气仍不能维持氧合,则继续寻求帮助,并立即宣布面罩通气失败,使用 SAD 通气,维持患者氧合。

（五）声门上通气工具（SAD）的置入和通气

SAD 的使用以维持氧合为目的,限定置入次数不超过 3 次,推荐使用二代 SAD。

当双人加压辅助通气仍不能维持氧合,则立即宣布面罩通气失败,置入 SAD 进行通气,维持患者氧合。一项观察性研究显示,喉罩可使 94.1% 既不能插管也不能面罩通气的患者恢复通气。研究已证实第二代 SAD 在困难气道管理中的重要性,其不仅可以改善大多数患者的通气情况,而且可以胃内减压,减少反流误吸的风险,推荐所有麻醉科均应常规配备此类工具,且所有麻醉科医师都应该接受使用第二代 SAD 的培训。理想的 SAD 应该容易置入、密封性好、有通向食管和胃的引流管、可经 SAD 引导气管插管。快速序贯诱导时可解除压迫环状软骨以保证 SAD 的顺利置入。SAD 置入困难时可更换型号或产品种类,但置入次数建议不超过 3 次。

成功置入 SAD(方法包括双侧胸廓起伏,双肺听诊,呼气末二氧化碳监测等),患者氧合得到保障时,应该停下来思考:①是否可以使用 SAD 通气,保障患者整个手术过程中的氧合并完成手术? ②是否可通过 SAD 完成气管插管? ③是否需要唤醒患者? ④是否需要患者恢复自主呼吸后建立外科气道? 患者因素、急诊手术、操作者的技巧都会影响最终的选择,但基本原则是保证通气,维持患者氧合,减少误吸风险。如果为非紧急手术,唤醒患者是第一选择。通过 SAD 插管仅适用于临床情况稳定、可通过 SAD 给氧、麻醉科医师熟练该项操作的情况,且气管置入的次数也需限制。研究表明,在困难气道的患者中,通过插管型喉罩进行插管的成功率达 74.1%~100%。随着二代喉罩等 SAD 的不断普及,越来越多的手术可直接在喉罩全麻下完成而无须气管插管;但在特殊或紧急危及生命的情况下,用 SAD 维持麻醉被认为是一个高风险的选择。此时,气道已经被多次不成功的插管损伤,且在手术的过程中可能因为气道工具的移位进一步恶化,胃反流,气道肿胀或手术因素也可带来危险。在某些特殊情况下,即使 SAD 可以维持患者通气,但也可能需要建立外科气道。

如果置入 SAD 已 3 次仍不能进行通气,维持患者氧合,则立即宣布 SAD 通气失败,患者处于既不能插管也不能氧合(CICO)状态,迅速建立紧急有创气道,进行通气,确保患者氧合。

(六) 紧急有创气道的建立

当无法进行通气与保证氧合时,应建立紧急有创气道通气以确保氧合。

当患者宣布 CICO 时,如不立即处理将会出现缺氧性脑损伤甚至死亡,应立刻建立紧急有创气道。这项技术的成功运用取决于决定的时间、计划、准备及技术的掌握。麻醉科医师必须定期反复培训紧急有创气道建立的技术。充足的肌松有助于该技术的顺利完成。紧急有创气道通气包括:环甲膜穿刺置管和经气管喷射通气(TTJV)、经环甲膜穿刺通气、经环甲膜切开通气。

1. 环甲膜穿刺置管和经气管喷射通气(TTJV) 采用套管针(13G 或 15G,长度 5cm 或 7.5cm)行环甲膜穿刺置管,将 TTJV 装置连接套管针,通过套管针行喷射通气;在使用过程中,要确保上呼吸道开放,可置入口咽通气管或鼻咽通气管,同时托起下颌骨。有学者认为使用手术刀操作会延误下决定的时机,选择套管针能够更快地进行气道干预。但环甲膜穿刺置管和 TTJV 存在一些局限,例如需要高压气源,且可能造成气道创伤;因为犹豫、位置不当或者套管针移位均会造成穿刺失败;另外高压气源并非在任何情况下都可以获得,且大部分麻醉科医师也不常规进行此操作。

2. 经环甲膜穿刺通气 经环甲膜穿刺,置入直径为 4mm 的导管(如 Quicktrach 套装),可直接进行机械或手控通气。使用时首先确定环甲膜位置,右手持穿刺套件由环甲膜处斜向后下方穿刺入气管。固定穿刺针芯,将外套管向前推入,拔出针芯,套囊充气后接麻醉机手控或机械通气。

3. 经环甲膜切开通气(简称手术刀技术) 指刀片 + 探条 + 气管导管法环甲膜切开通气技术。2015 年困难气道学会(DAS)推荐使用手术刀环甲膜切开技术。首先喉外手法确认环甲膜位置,刀刃朝向操作者,在环甲膜作横切口,切开环甲膜,顺时针旋转刀片使刀刃朝向尾侧,探条贴刀片下缘潜入气管,气管导管(ID 5.0mm)顺探条导入气管,通气、套囊注气、通过呼出气二氧化碳波形确认导管位置,固定导管。在肥胖或者解剖变异的患者中推荐采用纵切口。

五、注意事项和总结

完整的困难气道处理过程包括气道的建立、患者自主呼吸的恢复以及后续的随访与处理。麻醉科医师要制定一套方案来保证拔管时的安全,理想的拔管方法应该是待患者自主呼吸完全恢复,在可控、分步且可逆的前提下拔出气管导管。麻醉科医师应评估、随访并处理经过困难气道处理后可能发生并发症的患者,应该在麻醉记录单中记录患者出现困难气道,并对其特征进行描述;同时有必要将以上信息告知患者和家属,为今后气道处理提供指导。任何一次困难插管、困难面罩通气、紧急有创气道、未预料的困难气道处理都应该认真复习、讨论和总结。

气道管理不仅要求熟练掌握各种困难气道工具的使用,更重要的是要有冷静处理困难气道的正确思路:①麻醉与气道管理前对患者进行详尽的评估与充分的准备,对可疑困难气道患者,建议使用辅助工具检查,在床旁或手术室内使用可视喉镜或可视插管软镜等工具进行评估,目的是最大限度地减少紧急气道,特别是"既不能插管又不能氧合(CICO)"的发生;②强调了处理困难气道的准备,包括气道管理工具、患者的准备和寻求帮助;③强调预充氧合以及整个气道管理过程中通气的重要性,以维持氧合为第一要素;④每次操作前均应保证充分的肌松和麻醉深度;⑤严格控制操作次数;⑥及时识别和宣布气道处理遇到的困难或失败;⑦在保证氧合的基础上,停下,思考是进是退;⑧对麻醉科医师反复、定期、规范地进行培训。需要说明的是,不同专科患者的病理生理改变具有不同的特殊性,如产科、儿科、胸科。专科患者困难气道的具体操作细节还需根据患者的特点及手术需求进一步完善,但可遵循总的处理原则。

总之,只有对患者进行充分的气道评估,准备好必备的气道管理工具,对困难气道有计划、有准备、有步骤地判断和处理,方可在处理困难气道时更加得心应手,使患者更加安全。

(夏中元)

思考题

1. 简述影响解剖气道通畅的常见原因和处理原则。

2. 患者,男性,45 岁,车祸伤,颈 6 椎体滑脱,股骨干骨折,目前意识清楚,颈托固定,四肢肌力感觉无异常,血流动力学平稳,拟行股骨干骨折闭合复位内固定术,请问该患者可选择何种插管方式,为什么?

3. 患者,男性,35 岁,高处坠落致颈椎骨折,既往体健,现行颈椎骨折复位内固定术,请选择合适的气管插管方式,并陈述选择的理由。

第八章

局部麻醉

要点:

1. 局部麻醉是指在患者神志清醒的状态下,用局部麻醉药暂时地可逆地阻断神经(丛)的传导功能,使该神经(丛)支配的相应区域产生麻醉作用。

2. 局麻药由芳香基团、中间链和胺基团三部分组成。局麻药可分为酯类和酰胺类两大类,也可分为短效、中效和长效三类。

3. 局麻药的作用机制尚不明确,通常认为局麻药通过阻止 Na^+ 内流发挥局部麻醉作用。

4. 局麻药全身毒性反应发生时,中枢神经系统多表现为先兴奋后抑制,心血管系统的毒性反应表现为心率减慢、血压下降、传导阻滞直至心脏停搏。

5. 狭义的局部麻醉一般包括表面麻醉、局部浸润麻醉、区域阻滞和静脉局部麻醉,而广义的局部麻醉还包括神经阻滞,后者可分为神经干阻滞、筋膜间隙阻滞、硬膜外阻滞和蛛网膜下隙阻滞。

局部麻醉(local anesthesia),指在患者神志清醒状态下,用局部麻醉药暂时地可逆地阻断神经(丛)的传导功能,使该神经(丛)支配的相应区域产生麻醉作用。广义的局部麻醉包括表面麻醉、局部浸润麻醉、区域阻滞(field block)、静脉局部麻醉和神经阻滞,而神经阻滞可分为神经干阻滞、筋膜间隙阻滞、硬膜外阻滞和蛛网膜下隙阻滞或脊髓麻醉,前两者称为周围神经阻滞,而后两者称为椎管内麻醉。区域或部位麻醉(regional anesthesia)一般指椎管内麻醉和神经干阻滞。狭义的局部麻醉一般包括表面麻醉、局部浸润麻醉、区域阻滞、静脉局部麻醉。由于椎管麻醉的特殊性,本章节仅讨论狭义上的局部麻醉以及周围神经阻滞。

局部麻醉简便易行,可以单独使用或联合全身麻醉,为患者提供满意的术中和术后镇痛效果,降低患者围手术期恶心呕吐的风险,有利于早期康复锻炼。麻醉科医师必须在熟悉周围神经解剖和局麻药药理特性的基础上,正确实施局部麻醉技术,从而避免产生局麻药的不良反应。

第一节　局部麻醉药

局部麻醉药(local anaesthetics)简称局麻药,是一类能暂时地、可逆性地阻断神经冲动的发生和传导,在意识清醒的条件下,使相关神经支配的部位出现感觉和/或运动丧失的药物。最早应用的局麻药是从南美洲古柯树叶中提取的生物碱可卡因(cacaine)。

一、分类和构效关系

(一) 按化学结构分类

局麻药分子由芳香基 - 中间链 - 胺基三部分组成(图 8-1)。芳香基是决定局麻药分子亲脂疏水性的主要结构。胺基团决定局麻药的亲水疏脂性,主要影响药物分子的解离度。中间链为羰基,可分为酯键和酰胺键,依其不同,局麻药可分为两大类,前者为酯类局麻药,后者为酰胺类局麻药。

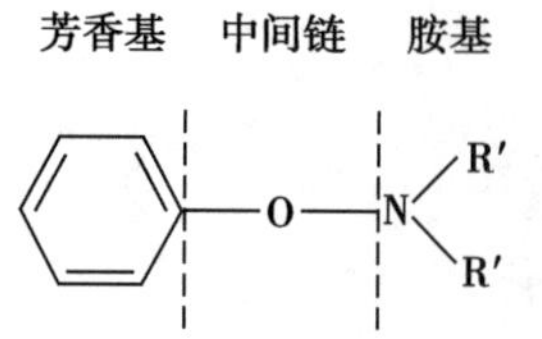

芳香基　中间链　胺基

图 8-1　局麻药的化学结构

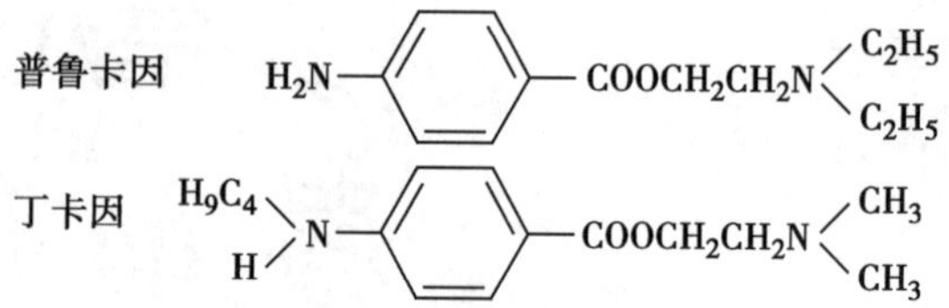

普鲁卡因

丁卡因

图 8-2　酯类局麻药

1. 酯类局麻药　此类局麻药的酯键可被血浆胆碱酯酶裂解，代谢产物为对氨基苯甲酸。临床上常用的酯类局麻药包括普鲁卡因、氯普鲁卡因、丁卡因、可卡因等（图 8-2）。

2. 酰胺类局麻药　此类局麻药主要在肝脏内代谢，其酰胺键通过水解和脱羟基过程得以裂解。严重肝病患者使用酰胺类局麻药容易发生不良反应。临床上常用的酰胺类局麻药包括利多卡因、甲哌卡因、布比卡因、罗哌卡因等（图 8-3）。

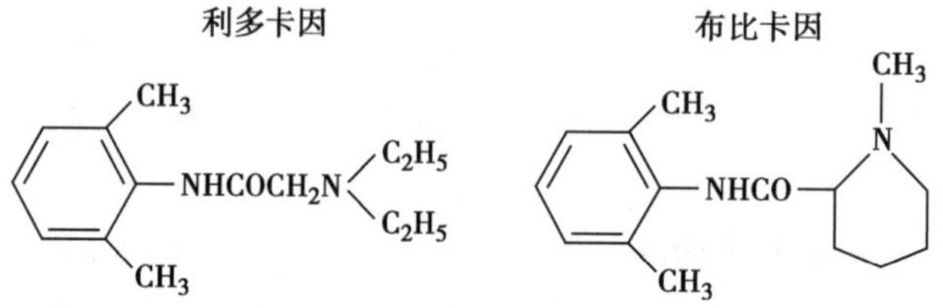

利多卡因

布比卡因

图 8-3　酰胺类局麻药

（二）按作用时间分类

依据临床上局麻药作用时效的长短也可将其分为三类：短效局麻药主要有普鲁卡因和氯普鲁卡因；利多卡因和甲哌卡因属于中效局麻药；丁卡因、布比卡因、左旋布比卡因和罗哌卡因则属于长效局麻药。

（三）构效关系

局麻药的分子结构决定其理化特性和药理特性。局麻药的理化特性可影响其麻醉效能，较为重要的是解离常数、脂溶性和血浆蛋白结合率。常用局麻药的理化特性和麻醉效能见表 8-1。

表 8-1　常用局麻药的理化性质和麻醉效能

局麻药	pKa	脂溶性	蛋白结合率 /%	强度	起效时间 /min	持续时间 /h	分子量 /kD
普鲁卡因	8.9	0.6	66	1	1~3	0.75~1	273
丁卡因	8.5	80	76	8	5~10	1~1.5	300
利多卡因	7.9	2.9	70	2	1~3	2~3	271
甲哌卡因	7.6	1.0	77	2	1~3	1~2	285
布比卡因	8.1	28	96	6	5~10	1~2	324
依替卡因	7.9	141	94	8	5~15	4~8	312

1. 解离常数（pKa）　pKa 是指 50% 局麻药处于非带电情况下的 pH。在局麻药水溶液中含有未解离的碱基（B）和已解离的阳离子（BH⁺）两部分。而解离程度取决于溶液的 pH，pH 愈低［BH⁺］愈多，pH 愈高则［B］愈多。在平衡状态下，$Ka = ［H^+］\times［B］/［BH^+］$，$Ka$ 一般多以其负对数 pKa 表示，故 $pKa=pH-\log［B］/［BH^+］$。当溶液中［B］和［BH⁺］浓度完全相等，即各占 50% 时，$pKa=pH$，故此时溶液的 pH 即为该局麻药的 pKa 值。不同局麻药各有其固定的 pKa 值。当它们进入组织后，由于组织液的 pH 接近 7.4，故药物的 pKa 愈大，则非离子部分愈小。普鲁卡因、丁卡因、布比卡因和利多卡

因的 pKa 值分别为 9.0、8.5、8.1 和 7.9。在组织液 pH 为 7.4 时四种药物的非离子部分依次为 2.5%、7.4%、16.6% 和 24%。故普鲁卡因、丁卡因和希比卡因在神经阻滞时起效较利多卡因慢。普鲁卡因的弥散性能较差,利多卡因的弥散性能最好。

2. 脂溶性　脂溶性是决定局麻药麻醉强度的重要因素,脂溶性越大,麻醉性能越强。由于神经细胞膜基本上是脂蛋白层,含脂类 90%,蛋白质 10%。因此脂溶性高的局麻药较容易穿透神经细胞膜,易于发挥阻滞作用。

3. 蛋白结合率　局麻药注入体内后,一部分呈游离状态可发挥麻醉作用,另一部分与局部组织的蛋白结合,或吸收入血与血浆蛋白结合,结合状态的药物将暂时失去药理活性。

二、局部麻醉药的作用机制

局麻药在体内以离子化和非离子化的自由基形式存在。非离子化的自由基脂溶性强,更易到达神经轴突。局麻药直接作用于细胞膜上的电压依赖性钠通道,抑制钠离子内流,从而降低动作电位的上升速度,使其不能达到阈电位(图 8-4)。最近研究提示钾通道和钙通道也可能参与了局麻药的作用机制。通常,周围神经完全阻滞的顺序如下:交感神经阻滞→痛温觉消失→本体觉消失→触压觉消失→运动神经麻痹。

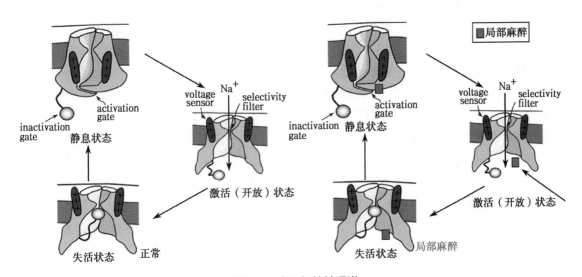

图 8-4　电压门控钠通道
该通道有三种状态:静息、激活(通道开放)和失活。局部麻醉药与细胞膜内部的电压门控通道结合,并阻滞该通道,干扰大量瞬时钠离子流入引起的膜去极化。

三、局部麻醉药的临床药理学

(一) 体内过程

1. 吸收　局麻药自作用部位吸收后,进入血液循环,其吸收的量和速度决定了血药浓度。影响因素包括:①药物剂量;②注药部位:局麻药血管外给药时,血药浓度呈下列递减顺序:气管内注射 > 肋间神经阻滞 > 骶管阻滞 > 宫颈旁注射 > 硬膜外间隙阻滞 > 臂丛神经阻滞 > 坐骨 - 股神经阻滞 > 皮下注射;③局麻药的性能:普鲁卡因、丁卡因能使注射区血管明显扩张,能加速药物的吸收;而罗哌卡因和布比卡因易与蛋白结合,故吸收速率较慢;④血管收缩药:如在局麻药液中加入适量肾上腺素,可使血管收缩,延缓药液吸收,延长作用时间,并可减少毒性反应的发生。

2. 分布　局麻药吸收入血液后,首先分布到血液灌流丰富的器官如心、脑和肾。然后以较慢的速率再分布到血液灌流较差的肌肉、脂肪和皮肤。蛋白结合率高的药物,如布比卡因和罗哌卡因,均不易透过胎盘屏障分布至胎儿。

3. 生物转化和清除　局麻药进入血液循环后,其代谢产物的水溶性更高,并从尿中排出。酰胺类局麻药由肝细胞内质网微粒体酶代谢,故肝功能不全患者用量应酌减。酯类局麻药主要被血浆假性胆碱酯酶水解,普鲁卡因水解速率很快,是丁卡因水解的 5 倍。如有先天性假性胆碱酯酶质量的异常,或因肝硬化、严重贫血、恶病质和晚期妊娠等引起该酶数量减少者,酯类局麻药的用量都应减少。一般认为,酯类局麻药所含的对氨基化合物可形成半抗原,以致引起变态反应;酰胺类则不能形成半抗原,故引起变态反应者极为罕见。

（二）对全身脏器的作用

1. 对中枢神经系统的作用　局麻药对中枢神经系统的作用取决于其血药浓度。局麻药误入血管或大量血液吸收对中枢神经系统的作用往往是先兴奋后抑制。初期表现为眩晕、惊恐不安、多言、震颤和焦虑,甚至发生神志错乱和阵挛性惊厥。之后中枢过度兴奋可转为抑制,患者可进入昏迷和呼吸衰竭状态。

2. 对心血管系统的作用　局麻药对心肌细胞膜具有膜稳定作用,吸收后可降低心肌兴奋性,使心肌收缩力减弱,传导减慢,不应期延长。多数局麻药可使小动脉扩张,血压下降,因此在血药浓度过高时可引起血压下降,甚至休克等心血管反应,偶有突发心室颤动导致死亡。

3. 对呼吸系统的作用　局麻药可松弛支气管平滑肌,静脉给予利多卡因（1.5mg/kg）可抑制气管插管时引起的支气管收缩反射。但对于气道高反应患者,利多卡因喷雾也可诱发支气管痉挛。

（三）影响局麻药药理作用的因素

1. 局部组织的 pH　局麻药常制成盐酸盐使用,使溶解度和稳定性增加。在体内呈离子型（BH⁺）和非离子型（B）两种形式存在。这两种形式含量多少,取决于该药的解离常数（pKa）及体液的 pH。多数局麻药的 pKa 在 8.0~9.0 之间,故当细胞外液 pH 7.7 时,B 约占 2%~5%。

2. 血管收缩情况　局麻药与神经接触时间的长短决定了药效维持时间的长短。为了减少局麻药的吸收,延长局麻药在作用部位滞留时间,应用局麻药时,可加入微量肾上腺素以收缩血管。但在手指及足趾等末梢禁止加肾上腺素,否则容易引起局部组织坏死。

3. 体位与比重　腰麻时患者体位与药液比重可影响药液的水平面。加入适量适当浓度的葡萄糖或注射用水来增加或减少药液的比重,使药液下沉或上浮,并利用体位控制药物的扩散方向,可避免药物向头侧扩散进入颅腔危及呼吸而发生意外。

4. 药物的剂型　通过将局麻药制成各种控释剂或是缓释剂,使药物在给药局部缓慢地稳定释放,可显著延长药物作用时间,减慢局麻药的吸收。

5. 不同神经纤维的类型　周围神经依据尺寸和功能分为三类:无髓的 C 纤维,有髓的 A 和 B 纤维（图 8-5）。传统意义上认为,较细的神经纤维更易于阻滞;然而临床上也发现了相反状况。有髓神经纤维与无髓纤维相比更容易被阻滞。痛觉、温觉和运动神经纤维能够产生差异阻滞,这主要是由于不同神经纤维上 Na⁺ 通道组成结构不同,因而对局麻药敏感性不同所致。

6. 全身性病理生理学因素　心排血量降低时,血浆及组织对局麻药清除减少,血药浓度增加使得药物发生毒性反应的概率增大;在严重肝脏疾病患者中,酰胺类局麻药的作用持续时间延长;胆碱酯酶活性较低的患者（新生儿和孕妇）和非典型胆碱酯酶缺乏症的患者,酯类局麻药中毒可能性增高;酸中毒能增加局麻药胎盘通过率和药物吸收率,易发生胎儿局麻药中毒。

四、辅助用药

肾上腺素是局麻药中最常见的辅助用药,常用浓度为 1∶200 000。主要作用包括:①局部的缩血管效应,能减慢局麻药吸收入血的速度,延长局麻药作用时间,减轻全身毒性反应;②有助于早期发现血管内给药或血管吸收引起的心律改变或全身性血管收缩,具有“警示”作用。

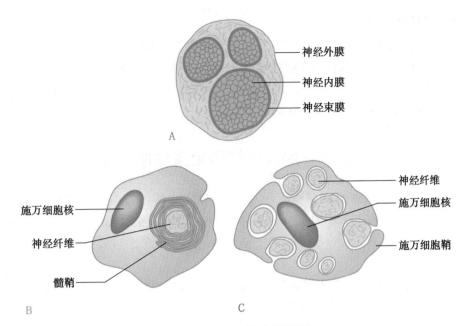

图 8-5 不同神经纤维类型

A. 周围神经横切面：最外层为神经外膜，内层为神经束膜（包绕神经束），神经内膜（包绕每条有髓纤维）；B. 有髓纤维：外表由单个施万细胞形成的多层膜性髓鞘包绕，髓鞘之间的狭窄连接即郎飞结；C. 无髓纤维：以 5~10 根轴突成为一束，每条轴突均由施万细胞膜紧密包绕但只形成一层膜性结构。

在手指、脚趾等外周末梢神经阻滞中应避免使用肾上腺素。局部血管收缩可减少末梢神经血液供应，容易发生神经阻滞缺血性损伤。对于患有心肌缺血、微血管病或神经病变的高风险患者需谨慎使用肾上腺素。

现有的研究发现，可乐定、阿片类药物、碳酸氢钠和右美托咪定等也可作为辅助用药，能增强局麻药阻滞效果和延长其作用时间。

五、局部麻醉药常见不良反应

局麻药的不良反应包括全身性的不良反应和接触性不良反应。其中全身性的不良反应包括过敏反应、特异质反应、高敏反应、毒性反应；接触性不良反应包括局部神经毒性、组织毒性、细胞毒性反应。本节仅介绍过敏反应和局部神经毒性反应。全身性的毒性反应、高敏反应、特异质反应将在本章第二节作详细介绍。

（一）过敏反应

1. 病因及临床表现 临床罕见局麻药的过敏反应。应用小剂量或远低于常用量的局麻药即发生毒性反应者，应考虑为变态反应。通常涉及 I 类（过敏反应）或 IV 类（细胞免疫）变态反应。酯类局麻药代谢产物对氨基苯甲酸可能产生变态反应，故以酯类局麻药过敏者较多，酰胺类极少。临床表现为注药局部表现（红斑、荨麻疹或皮炎）和 / 或全身表现（广泛荨麻疹、咽喉水肿、支气管痉挛、低血压或血管神经性水肿），甚至危及患者生命。局麻药变态反应罕见。一旦出现可疑症状，临床医师必须立即停药，进行快速鉴别诊断（如血管迷走神经反射、局麻药误入血管毒性反应等），并给予对症支持治疗。

2. 过敏反应的治疗 首先中止用药，保持呼吸道通畅并进行氧治疗。维持循环稳定主要是适当补充血容量，紧急时可适当选用血管加压药，同时应用糖皮质激素和抗组胺药。在非过敏反应人群中，局麻药过敏反应假阳性率达 40%。因此不必进行常规局麻药皮试，如果患者有酯类局麻药过敏史，可选用酰胺类局麻药，因为对两类局麻药都过敏者更为罕见。

（二）局部神经毒性反应

局麻药可直接对中枢与周围神经系统造成浓度依赖性神经毒性损伤,可表现为疼痛、运动或感觉缺陷、肠道或膀胱功能障碍。这些临床症状可能与局麻药诱发施万细胞损伤、抑制快速轴突传递、破坏血脑屏障或神经血流减少相关。鉴于局麻药潜在的神经毒性,临床医师必须根据不同的手术需求和注药部位,严格掌握局麻药的临床应用浓度和剂量。

第二节　局部麻醉药全身毒性反应

血液中局麻药浓度超过机体的耐受能力,引起中枢神经系统和/或心血管系统兴奋或抑制的临床症状,称为局部麻醉药的全身毒性反应(systemic toxic reactions of local anesthetics)。

一、常见原因

引起毒性反应的常见原因有:①麻醉药用量超过限量;②误注入血管内;③注药部位血供丰富,未酌情减量,吸收入血过快;④患者因体质衰弱等原因而导致耐受力降低。应用小量局麻药即出现毒性反应症状,称为高敏反应(hypersusceptibility);⑤特异质反应是指在身体状况正常的患者中,极小量局麻药也会引起严重的毒性反应,这种情况极少见,可能与遗传因素有关。

二、临床表现

（一）中枢神经系统毒性反应

大量局麻药迅速通过血脑屏障可引起中枢神经系统毒性反应。轻度毒性反应时,患者常有嗜睡、眩晕、多语、唇舌麻木、寒战、耳鸣、惊恐不定、定向障碍、躁动等症状。如继续发展,则可神志丧失。也有的患者无上述症状而神志突然消失,相继出现面部和四肢的肌肉震颤,继而发生抽搐或惊厥。患者心率增快、血压上升,同时可因呼吸肌痉挛、缺氧导致呼吸心搏骤停而致死。

（二）心血管系统毒性反应

心血管系统对局麻药的耐受性强于中枢神经系统,然而一旦发生往往提示后果不佳。临床上常表现为心肌收缩力下降、难治性心律失常和周围血管张力下降,最终导致循环衰竭。高碳酸血症、低氧血症和酸中毒可加重心血管毒性反应。与罗哌卡因和左布比卡因相比,效价相似的布比卡因更容易引起心血管虚脱,而且抢救极其困难,孕妇较非孕妇对布比卡因的心血管毒性更为敏感。

三、预防和治疗

（一）毒性反应的预防

毒性反应的预防措施包括:①在安全剂量内使用局麻药;②在局麻药液中加入血管收缩药,延缓吸收;③注药时注意回抽,避免血管内意外给药;④使用小剂量分次注射方法来完成阻滞(如每次注射5ml药液);⑤警惕毒性反应先兆,如突然昏睡、多语、惊恐、肌肉颤搐等;⑥麻醉前尽量纠正患者的病理状态,如高热、低血容量、心力衰竭、贫血及酸中毒等,术中避免缺氧和CO_2潴留。必须强调的是,上述预防措施不能完全杜绝局麻药毒性反应的发生。麻醉科医师必须提高警惕,早期发现并及时正确处理毒性反应。

（二）毒性反应的治疗

毒性反应的治疗包括:①首先应停止继续给药,保持患者呼吸道通畅,并给氧。轻度的毒性反应多为一过性,一般无须特殊处理即能很快恢复;②如遇到患者极其紧张甚至烦躁可给予苯二氮䓬类药物,但苯二氮䓬类药物有封顶效应,如不能制止烦躁或惊厥,不应一味增加剂量,而应联合使用巴比妥类药物或丙泊酚;③如惊厥发生,除吸氧或人工呼吸外,应及时控制惊厥的发作,如给氧后使用丙泊酚、短效肌松药并给予气管插管人工通气;④应注意循环系统的稳定患者体温的变化,因严重长时间惊厥导致缺氧可引起中枢性高热,后者提示缺氧性脑损伤。发生低血压应给予及时有效的对症处理,一般先静脉注射麻黄碱 10~30mg,如效果不好,改用多巴胺 1~5mg 或间羟胺 0.5~5.0mg,必要时可加大剂量。如发生心搏骤停,立即心肺复苏,并建议肾上腺素初始剂量为小剂量(成人每次 10~100μg);不建议使用血管升压素,避免使用钙通道阻滞剂和 β 受体拮抗药;采用电复律、胺碘酮或 20% 脂肪乳剂治疗室性心律失常。

第三节 局部麻醉方法

一、表面麻醉

(一) 概念及适应证

表面麻醉(topical anesthesia)指将穿透能力强的局部麻醉药施用于黏膜表面,使其穿透黏膜作用于黏膜下神经末梢而产生的局部麻醉作用。该麻醉方式主要适用于眼睛、耳鼻咽喉、气管尿道等部位的浅表手术或内镜检查术。近年有经皮肤透入的贴膜剂型用于穿刺注射等技术操作的局部皮肤麻醉。黏膜吸收局麻药迅速,特别是在黏膜有损伤时,其吸收速度接近静脉注射,故用药剂量应减少。

(二) 操作方法

1. 眼科手术 角膜的末梢神经接近表面,结合膜囊可存局麻药 1~2 滴,为较理想的给药途径。具体方法为患者平卧,滴入 0.25% 丁卡因 2 滴,嘱患者闭眼,每 2 分钟滴药 1 次,重复 3~5 次即可。

2. 鼻腔手术 筛前神经及鼻神经进入鼻腔后部,位于黏膜之下,可被表面麻醉所阻滞。具体用小块棉布先浸入 1:1 000 肾上腺素中,挤干后再浸入 2%~4% 利多卡因或 0.5%~1% 丁卡因中,挤去多余局麻药,然后将棉片填贴于鼻甲与鼻中隔之间约 3 分钟。在上鼻甲前庭与鼻中隔之间再填贴第二块局麻药棉片,待 10 分钟后取出,即可行鼻息肉摘除、鼻甲及鼻中隔手术。

3. 咽喉、气管及支气管表面麻醉 咽喉及声带处手术,施行喉上神经内侧支阻滞的方法:用弯喉钳夹浸渍局麻药的棉片,慢慢深入喉侧壁,将棉片按入扁桃体后梨状隐窝的侧壁及前壁 1 分钟,恶心反射即可减轻,可行食管镜或胃镜检查。

咽喉及气管内喷雾法(图 8-6)是施行气管镜、支气管镜检查,或施行气管及支气管插管术的表面麻醉方法。先令患者张口,对咽部喷雾 3~4 下,2~3 分钟后患者咽部出现麻木感,将患者舌体拉出,向咽喉部黏膜喷雾 3~4 下,间隔 2~3 分钟,重复2~3 次。最后用喉镜显露声门,于患者吸气时对准声门喷雾,每次 3~4 下,间隔 3~4 分钟,重复 2~3 次,即可行气管镜检或插管。

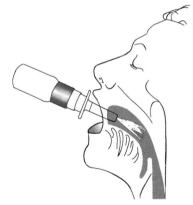

图 8-6 咽喉及气管内喷雾法

(三) 注意事项

1. 浸渍局麻药的棉片填敷于黏膜表面之前,先挤去多余的药液,以防吸收过多产生毒性反应。

2. 不同部位黏膜吸收局麻药速度不同。一般来说在大片黏膜上应用高浓度及大剂量局麻药易出现毒性反应,重者足以致命。

3. 表面麻醉前可注射阿托品,使黏膜干燥,避免唾液或分泌物妨碍局麻药与黏膜的接触。

二、局部浸润麻醉

(一)概念及适应证

局部浸润麻醉(local infiltration anesthesia)指将局部麻醉药注射于手术部位的组织内,分层阻滞组织中的神经末梢而产生麻醉作用。该麻醉方式主要适用于体表短小手术、有创性检查和治疗术。局部浸润麻醉是将局麻药沿切口线由表及里、由浅入深注入,其范围依据手术局部的解剖特点而定,沿手术边逐层注入局部麻醉药,使局麻药的注入和吸收时间分散,避免单位时间内一次注入药量过大而产生毒性反应。可根据手术时间长短,选择应用于局部浸润麻醉的局麻药,详见表 8-2。

表 8-2　局部浸润麻醉常用麻醉药

药物	普通溶液			含肾上腺素溶液	
	浓度 /%	最大剂量 /mg	作用时效 /min	最大剂量 /mg	作用时效 /min
普鲁卡因	1.0~2.0	500	20~30	600	30~45
氯普鲁卡因	1.0~2.0	800	15~30	1 000	30
利多卡因	0.5~1.0	300	30~60	500	120
布比卡因	0.25~0.5	175	120~240	225	180~240
罗哌卡因	0.2~0.5	200	120~240	250	180~240

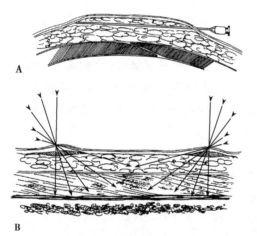

图 8-7　局部浸润麻醉

(二)操作方法

先用 24~25G 皮内注射针刺入皮内,推注局麻药液形成橘皮样皮丘,然后用 22G 长 10cm 穿刺针经皮丘刺入皮下,分层注药。注射局麻药液时应适当加压,使其在组织内形成张力性浸润,达到与神经末梢的广泛接触,从而提高麻醉效果(图 8-7)。

(三)注意事项

1. 注药时要逐层浸润,腹膜、肌膜下颌骨膜等处神经末梢丰富,且常有粗大神经通过,所需局麻药液量也大,必要时可提高局麻药浓度。肌肉组织中痛觉神经末梢较少,只需少量局麻药即可。

2. 穿刺针进针应缓慢,改变穿刺针方向时,应先退针至皮下以避免针干变曲或折断。

3. 每次注药前应常规抽吸注射器,以防局麻药液注入血管内。

4. 手术部位有感染及癌肿不宜使用局部浸润麻醉。

三、静脉局部麻醉

静脉局部麻醉(intravenous regional anesthesia)是指经手术区域静脉注射局部麻醉药而达到麻醉效果的方法。通常应用于肢体末端手术的麻醉,麻醉前对手术区域进行驱血,然后应用气囊止血带防止血液回流并保证局部麻醉药停留在手术区域,以达到良好的麻醉效果和防止局麻药中毒反应。该方法首次由 August Bier 于 1908 年介绍,故又称 Bier 阻滞,适用于四肢骨骼复位、骨骼以及软组织的短小手术。松止血带后大量局麻药进入全身循环,可引起程度不等的局麻药毒性反应,故应切忌在局部静脉麻醉后 15 分钟内松开止血带,且放止血带时最好采取间歇放气法,并观察患者神志状态。主要应用于成人四肢手术(图 8-8),常用药物是利多卡因,为避免药物达到极量又能使静脉系统充盈,可采用大容量稀释的局麻药。静脉局部麻醉方法,目前临床已经较少使用。

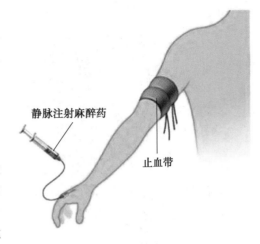

图 8-8　静脉局部麻醉

四、神经干与神经丛阻滞

(一)概述

1. 概念　神经阻滞(nerve block)是指将局麻药注射到周围神经干(丛)附近,通过暂时阻断神经冲动的传导,使该神经所支配的区域达到手术无痛的方法。由于神经干(丛)是混合性的,所以阻滞部位不仅有感觉神经的阻滞,且也有不同程度的运动神经和自主神经阻滞。神经阻滞同其他所有麻醉方法一样,术前要访视患者,并签署麻醉知情同意书。神经阻滞时,须对患者进行必要的监测、准备供氧及复苏设备和抢救药品。

2. 适应证与禁忌证　神经阻滞的适应证主要取决于手术范围、手术时间、患者的精神状态和合作程度。只要手术部位局限于某一或某些神经干(丛)所支配范围,并且阻滞时间能满足手术需要的患者均可行神经阻滞麻醉。小儿或有精神疾病等不合作的患者,可在基础麻醉下或全身麻醉后行神经阻滞。凝血功能异常,穿刺部位感染、肿瘤、严重畸形和对局麻药过敏者为神经阻滞的禁忌证。

3. 神经定位方法

(1)异感定位:当穿刺针直接触及神经时,在其支配的区域可出现异感,此时注射局麻药可获得满意的效果。但有时即使穿刺中出现异感,麻醉效果并非一定完善;由于神经分布的部位、患者的状态等原因,可能无法引出异感,这时就不能完全依赖异感来定位。

(2)神经刺激仪定位:神经刺激仪的原理为利用电刺激器产生脉冲电流并传送至绝缘穿刺针,当针尖接近混合神经时,就会引起混合神经中的运动神经去极化,并引起其所支配的肌肉颤搐,这样就可以通过肌肉颤搐反应来定位。通常将刺激器的正极通过表面电极与患者的皮肤相连,负极连于穿刺针,设置初始电流为 1~1.5mA;逐渐将针尖向拟阻滞的神经方向推进,直至诱发该肌肉的收缩;然后将电流调至小于 0.5mA,如仍有收缩反应则注入局麻药,在注射局麻药 1~2ml 后这种收缩反应可很快消退。该方法的优点是定位准确,提高神经阻滞成功率,也便于教学。但需要专用设备,费用较高。

(3)超声定位:将超声探头扫描神经区域,使神经在轴平面成像,穿刺针在探头纵轴侧方进针,沿着超声声束方向进入组织;在超声显像的导引下,调整穿刺针方向直达神经阻滞点。当针尖接近神经,并穿破神经周围呈高回声的纤维鞘时注入局麻药。超声影像定位技术可直观地了解穿刺部位的肌肉、神经及血管的位置,引导穿刺针准确进针,从而提高定位的准确性,避免神经和血管的损伤;同时还可观察到局麻药注射后的扩散规律,如药液紧密围绕神经分布则表示穿刺位置恰当,从而减少药物用量,提高了穿刺的安全性。

(二)颈神经丛阻滞(cervical plexus block)

1. 解剖　颈神经丛由 C_{1-4} 脊神经的前支组成,除第 1 颈神经以运动神经为主外,C_{2-4} 神经后根均为感觉神经纤维。每一支神经出椎间孔后,从后方越过椎动、静脉在各自横突间连接成束至横突尖端。颈神经离开横突尖端后分为浅支和深支:浅支在胸锁乳突肌后缘中点穿出颈筋膜,向前、上和下方走行,分别为枕小神经、耳大神经、颈横神经和锁骨上神经,分别支配枕部、颈外侧区、肩部前侧和外侧的皮肤;深支支配颈部肌肉和深层结构,并参与形成膈神经(图 8-9)。

NOTES

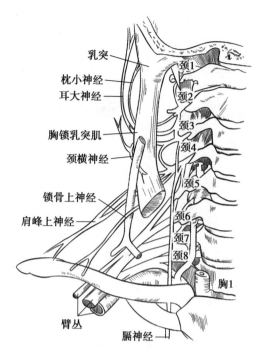

乳突
枕小神经
耳大神经
胸锁乳突肌
颈横神经
锁骨上神经
肩峰上神经
臂丛
膈神经

颈1
颈2
颈3
颈4
颈5
颈6
颈7
颈8
胸1

图 8-9　颈神经丛的组成及分布示意图

2. 适应证　颈浅神经丛阻滞仅适用于颈部和肩部的浅表手术。颈深神经丛阻滞适用于甲状腺手术、颈部淋巴结活检或切除、气管造口术等。对于难以维持上呼吸道通畅的患者应禁用颈神经丛阻滞。

3. 阻滞方法

（1）颈浅神经丛阻滞：患者仰卧，去枕，头偏向对侧。取胸锁乳突肌后缘中点为穿刺点。常规消毒皮肤，使用 22G 穿刺针垂直缓慢进针直至出现落空感，注射 10ml 局麻药即完成浅丛阻滞。

（2）颈深神经丛阻滞：患者仰卧，去枕，头偏向对侧。从乳突尖至锁骨中点做一连线，此连线中点即为第 4 颈椎横突位置（相当于成年男性喉结上缘）。乳突尖下方 1~1.5cm 处为第 2 颈椎横突。第 2、4 横突之间为第 3 颈椎横突。在第 2、3、4 横突处分别做标记。常规消毒皮肤，使用 22G 穿刺针垂直进针直至抵达颈椎横突，回抽无血及脑脊液，即可注射局麻药 3~5ml。深丛阻滞一般只需阻滞 1~2 点。也可应用改良颈丛阻滞法，即以第 4 颈椎横突为穿刺点，当针尖抵达第 4 颈椎横突，回抽无血及脑脊液后，一次注入局麻药 10~15ml。

4. 并发症

（1）全脊麻和硬膜外麻醉：颈深丛阻滞时，局麻药误入蛛网膜下隙或硬膜外间隙所致。预防措施包括：使用短针，针尖一定要触及横突骨质，注药前回抽无脑脊液，分次少量注药观察有无呼吸困难。

（2）局麻药毒性反应：局麻药误入颈动脉或椎动脉是主要原因。此外，颈部血管丰富，局麻药吸收过快，也可导致中毒。因此，必须严格控制局麻药用量，必须反复回抽无血后再缓慢注药。

（3）膈神经阻滞：为最常见的并发症。对于肺储备功能低的患者，应慎用颈神经丛阻滞。双侧颈深神经丛阻滞时，可阻滞双侧膈神经和喉返神经，引起呼吸抑制。因此，应避免行双侧颈深丛阻滞麻醉。

（4）喉返神经阻滞：患者常出现声音嘶哑，甚至呼吸困难。

（5）霍纳综合征：颈交感神经节被阻滞所致，临床表现为阻滞侧眼睑下垂、瞳孔缩小、眼结膜充血、鼻塞、面部发红及无汗。药物半衰期过后症状可自行缓解。

（6）局部血肿。

（三）臂丛神经阻滞（brachial plexus block）

1. 解剖　臂丛神经主要由 C_5~C_8 及 T_1 脊神经前支组成，并常有 C_4、T_2 脊神经前支参与。脊神经根从椎间孔发出后，在前斜角肌外侧缘组成神经干，C_5~C_6 组成上干，C_7 为中干，C_8~T_1 组成下干。在相当于锁骨中段水平处，每一干又分成前、后两股，分别组成神经束，即：上干与中干的前股组成外侧束，下干的前股组成内侧束，三干的后股组成后束。各神经束在喙突平面分出神经支，外侧束分出肌皮神经和正中神经外侧头，后束分为腋神经和桡神经，内侧束分出尺神经和正中神经内侧头。5 条上肢神经的主要运动功能如图 8-10 所示。熟记各神经在皮肤上的分布（图 8-11）和支配的肌肉收缩所引发的运动反应有助于理解和掌握神经电刺激定位技术。

（1）正中神经（C_6~T_1）：屈肘、屈腕（掌长肌和桡侧腕屈肌）、前臂旋前（旋前圆肌）。

（2）桡神经（C_5~C_8）：伸肘（肱三头肌）、伸腕（桡侧腕长肌）和伸指（指伸肌）。

（3）尺神经（C_8、T_1）：屈腕和屈指（尺侧腕屈肌和指深屈肌）。

（4）肌皮神经（C_5、C_6）：屈肘（肱二头肌）、肩关节屈曲（喙肱肌）。

（5）腋神经（C_5、C_6）：肩外展（三角肌）。

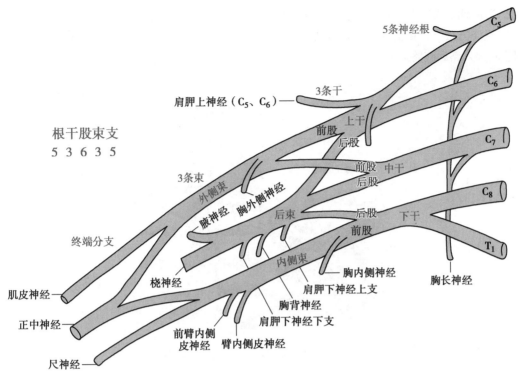

图 8-10 臂丛神经的组成及分布示意图

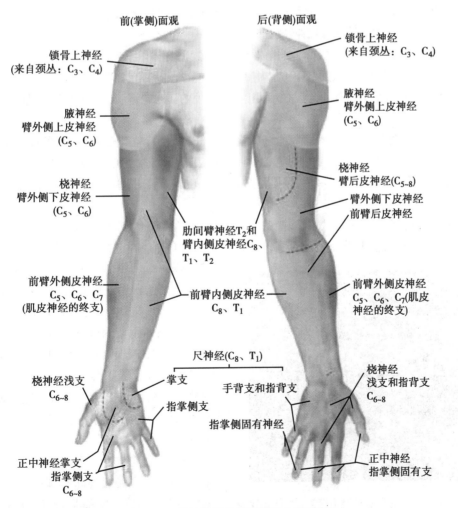

图 8-11 臂丛神经分支在皮肤上的分布

2. 适应证　适用于肩关节以下的上肢手术。

3. 阻滞方法　常用的臂丛神经阻滞入路包括肌间沟、锁骨上、锁骨下和腋路(图8-12)。本章只介绍肌间沟入路和腋路。

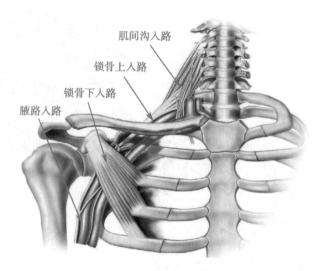

图8-12　臂丛神经阻滞方法的不同径路

（1）肌间沟入路（interscalene approach）

1）适应证：可阻滞颈丛神经及臂丛神经，最适用于肩部和肱骨近端手术。因为尺神经阻滞不全，所以前臂和手部手术时必须联合尺神经阻滞。

2）解剖定位：患者仰卧，去枕，头偏向对侧，手臂紧贴身体。嘱患者抬头，识别胸锁乳突肌外侧缘。前斜角肌位于胸锁乳突肌后缘下方。用手指向后滑过前斜角肌，即可触及前中斜角肌间沟。此肌间沟在环状软骨水平与肩胛舌骨肌(锁骨上约1cm处的横向走行肌肉)的交叉点，即为此入路的穿刺点。

3）神经电刺激定位：常规皮肤消毒。使用25~50mm 22G神经阻滞针，在穿刺点以45°角向尾侧进针。电流刺激神经干可引起三角肌、肱二头肌和胸大肌的收缩，表现为肩外展和屈肘运动。固定针尖，回抽注射器确认无血及脑脊液后，缓慢注射25~30ml局麻药。指压注射点远端可有助于颈丛神经阻滞。

4）超声直视定位：使用高频线阵探头（5~12MHz）以锁骨上窝为起点辨认臂丛神经结构。再将探头向头侧移动直至能够清楚地看到包绕神经丛的斜角肌。在超声图上，神经干呈暗的低回声结节状结构，位于前中斜角肌之间(图8-13)，将该神经干结构置于屏幕中央，选择紧邻探头外侧作为进针点。常规皮肤消毒和局部浸润麻醉后，使用50mm阻滞针进针至目标神经干，采用平面内技术保持针体在超声束平面内。回抽注射器确认无血及脑脊液后，缓慢注射15~20ml局麻药。根据局麻药的扩散情况微调阻滞针，必要时结合神经电刺激定位技术共同完成神经阻滞。

5）并发症：与颈丛神经阻滞并发症相同，包括全脊麻、颈段硬膜外麻醉、膈神经和喉返神经麻痹、霍纳综合征、局麻药毒性反应等。

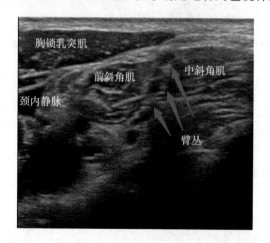

图8-13　肌间沟入路臂丛神经阻滞的超声图像定位

（2）腋路入路（axillary approach）

1）适应证：适用于肘关节以远部位的手术,可提供满意的尺神经阻滞。

2）解剖定位：患者仰卧,患侧上肢肩部外展90°,肘部外旋屈曲。在腋窝下扪及腋动脉搏动。此处臂丛神经形成终末支围绕在腋动脉周围,被神经血管鞘包绕并被筋膜分隔成多个部分。因此在该水平需要多点注射才能获得满意的阻滞效果。

3）神经电刺激定位：常规皮肤消毒。使用 25~50mm 22G 神经阻滞针,以腋动脉搏动作为定位标志。在腋动脉上方 1cm 向腋窝顶部 30° 进针,引出肌皮神经支配的肱二头肌收缩(屈肘);紧贴腋动脉上方垂直进针,引出正中神经支配的旋前圆肌(前臂旋前)和掌长肌(屈肘)收缩;向腋动脉后下方进针,引出桡神经支配的桡侧腕长肌(伸腕)和指伸肌(伸指)收缩;在腋动脉下方进针引出尺神经支配的指深屈肌收缩(屈指)。每次注药前必须反复回抽确认无血,缓慢注射 30ml 局麻药。

4）超声直视定位：嘱患者手臂外展并屈肘。将高频线阵探头（5~12MHz）放置在腋窝褶皱处,并与上臂长轴垂直。将腋动脉图像置于显示屏中间,在血管周围可见高回声的神经结构。由于此处臂丛神经解剖变异较常见,可联合使用神经电刺激定位技术,用来判断目标神经。肌皮神经位于喙肱肌和肱二头肌之间,呈高回声的椭圆形或三角形结构。常规皮肤消毒和局部浸润麻醉后,使用 50mm 阻滞针,采用平面内或平面外技术进针至目标神经束。回抽注射器确认无血后,缓慢注射 20~25ml 局麻药。

5）并发症：局麻药误入腋动脉是最常见的并发症。

（四）下肢神经阻滞

1. 解剖 支配下肢的两个主要神经丛是腰丛和骶丛。临床医师只有熟知这两个神经丛的解剖结构,才能为不同的患者选择最佳的下肢神经阻滞方案。

（1）腰丛：位于腰大肌和腰方肌之间的腰大肌间隙内。腰丛主要由 L_1~L_4 脊神经前支组成,部分 T_{12} 和 L_5 脊神经也参与组成。上位腰丛（T_{12}~L_1）形成髂腹下神经、髂腹股沟神经和生殖股神经。这三支神经前行穿过腹部肌肉,支配臀部和腹股沟区域。下位腰丛（L_2~L_4）形成股外侧皮神经、股神经和闭孔神经。这三支神经主要支配下肢腹侧面的感觉和运动。

（2）骶丛：主要由 L_4~L_5 和 S_1~S_3 脊神经前支组成。坐骨神经和股后皮神经是骶丛中两支最大的神经。坐骨神经进入腘窝后,分出胫神经和腓总神经。后者在腓骨颈下方分为腓深神经和腓浅神经。骶神经丛主要支配大腿背侧部的运动和膝关节以下的感觉。

（3）5 支主要的下肢神经的运动功能如下所示,熟记各神经支配的肌肉收缩所引发的运动反应有助于理解和掌握神经电刺激定位技术。

1）股神经（L_2~L_4）：伸膝(股四头肌)、屈髋和屈膝(缝匠肌)。

2）腓总神经（L_4~S_2）：屈膝(股二头肌短头)。

3）胫神经（L_4~S_3）：跖屈、足内翻(腓肠肌和比目鱼肌)。

4）腓浅神经（L_5~S_2）：跖屈、足外翻(腓骨长/短肌)。

5）腓深神经（L_4~S_1）：跖背屈、足内翻(胫骨前肌)、足外翻(长伸肌)。

2. 适应证 适用于髋关节以远部位的手术麻醉和术后镇痛。

3. 阻滞方法 常用的下肢神经阻滞有腰大肌间隙腰丛阻滞、"三合一"腰丛阻滞、坐骨神经阻滞等。

（1）腰大肌间隙腰丛阻滞（psoas compartment block）

1）适应证：适用于单次下肢手术的术中麻醉和镇痛,需要联合坐骨神经阻滞。

2）解剖定位：患者侧卧,屈髋,术侧向上。取髂嵴连线头侧 3cm、正中线旁开 4~5cm 为穿刺点。

3）神经电刺激定位：常规皮肤消毒。使用 100mm 22G 神经阻滞针垂直进针。当针尖触及 L_4 横突时,调整针尖偏向头侧,直至电流刺激引出股神经支配的股四头肌收缩(伸膝)。注药前必须反复回抽确认无血和脑脊液后,缓慢注射 30~40ml 局麻药。若引出缝匠肌收缩(屈髋和屈膝)时注药,阻滞效果往往不满意。

4）超声直视定位：腰丛位于腰大肌间隙内，其位置较深。使用超声直视定位得到的图像质量往往较差，这限制了超声在此项阻滞技术中的广泛应用。一般都需要联合使用神经电刺激器才能使阻滞完善。

5）并发症：硬膜外阻滞、血肿、感染、局麻药中毒反应。

（2）坐骨神经阻滞（sciatic nerve block）

1）适应证：坐骨神经阻滞有经典后路法、截石位法和胸窝阻滞等多种阻滞入路。根据手术需求，选择不同的入路，联合股神经阻滞，为膝关节及以下手术提供完善的手术麻醉和术后镇痛。本章仅介绍经典后路坐骨神经阻滞技术。

2）解剖定位：患者采用 Sims 体位（侧卧，阻滞侧向上，屈髋，屈膝）。经髂后上棘与大转子连线中点做一垂直线，该垂直线与大转子 - 骶管裂孔连线的交点即为穿刺点。

3）神经电刺激定位：常规皮肤消毒。使用 100mm 22G 神经阻滞针垂直进针，直至引出足部运动（跖屈、背屈、内翻或外翻）。若引出臀部收缩，说明针尖靠近臀上或臀下神经，需要重新调整阻滞针。固定针尖，经回抽无血后缓慢注入局麻药 20~30ml。

4）超声直视定位：将低频凸阵探头（2~5MHz）垂直于大腿长轴，从大腿近端的后面向臀肌远端移行。以坐骨结节和股骨大转子作为解剖骨性标志（明亮的高回声结构）。坐骨神经位于两者之间，呈扁平状结构。常规皮肤消毒和局部浸润麻醉后，使用 100mm 阻滞针，采用平面内或平面外技术进针至坐骨神经。回抽注射器确认无血后，远端加压缓慢注射 20ml 局麻药。

5）并发症：血肿、感染、局麻药中毒反应。

（于泳浩）

思考题

1. 简述局部麻醉的定义。
2. 简述局麻药的全身毒性反应的临床表现和处理原则。

第九章

椎管内麻醉

要点:

1. 椎管内麻醉包含硬膜外阻滞和蛛网膜下隙阻滞,后者也称为脊髓麻醉,简称脊麻或腰麻。骶管阻滞是一种硬膜外阻滞。

2. 局麻药注入硬膜外间隙或蛛网膜下隙后,分别作用于硬膜外间隙或蛛网膜下隙的脊神经根产生感觉、交感及运动阻滞作用。

3. 椎管内麻醉的主要生理反应是交感神经张力减弱和/或副交感神经张力失去对抗所致,可引起不同程度的血压降低,伴有心率减慢,需要加强监测,控制阻滞平面。

4. 成人 L_2 以上及小儿 L_3 以上部位不应行蛛网膜下隙穿刺,避免造成脊髓损伤。局麻药剂量与比重以及患者体位是调节脊髓麻醉阻滞平面的最重要因素。

5. 硬膜外阻滞中使用试验剂量目的是能够及时发现局麻药是否注入蛛网膜下隙。骶管阻滞是常用于小儿的一种局部麻醉技术,也可用于成人下肢及会阴部手术。

6. 蛛网膜下隙与硬膜外间隙联合阻滞兼具两种阻滞的优点,常用于分娩镇痛以及下腹部与下肢手术。

7. 椎管内麻醉的并发症与穿刺置管、椎管内阻滞、药物毒性等有关,应规范操作,并加强管理。

椎管内麻醉(intrathecal anesthesia)是指将局部麻醉药注射入椎管内不同的腔隙,可逆性地阻断或减弱相应脊神经的功能,产生不同程度的交感神经、感觉神经及运动神经阻滞的效应。椎管内麻醉包含硬膜外阻滞和蛛网膜下隙阻滞。将局部麻醉药注入硬膜外间隙作用于节段性脊神经根,称为硬膜外阻滞(epidural block);将局部麻醉药注入蛛网膜下隙作用于脊神经与脊髓表面,称为蛛网膜下隙阻滞(subarachnoid block),也称为脊髓麻醉(spinal anesthesia),简称脊麻或腰麻。将局部麻醉药经骶管裂孔注入骶管硬膜外间隙产生的节段性脊神经根阻滞,称为骶管阻滞(caudal block),是一种硬膜外阻滞方法。

椎管内麻醉从 19 世纪 90 年代开始应用于临床,经过一个多世纪的实践与发展,已成为现代麻醉技术的重要组成部分,广泛用于无痛分娩、剖宫产手术、骨科手术、泌尿外科手术、围手术期镇痛以及急慢性疼痛诊疗。

第一节　椎管内麻醉的基础知识

一、椎管内麻醉相关的解剖

1. 脊柱　脊柱是人体的中轴,为身体提供结构支撑。脊柱位于躯干背部中央,由 7 节颈椎、12 节胸椎、5 节腰椎、1 块骶骨、1 块尾骨及其连接部分组成。侧面观,成人脊椎有颈曲、胸曲、腰曲和骶曲四个生理弯曲,颈曲和腰曲向前凸起,呈双"C"形(图 9-1)。

脊柱由椎骨和椎间盘组成。椎骨由椎体和椎弓两部分组成,椎体与椎弓共同围成椎孔,各节椎孔相连形成椎管。椎弓为弓形骨板,紧邻椎体的缩窄部分称为椎弓根,相邻椎弓根的上下切迹形成椎间

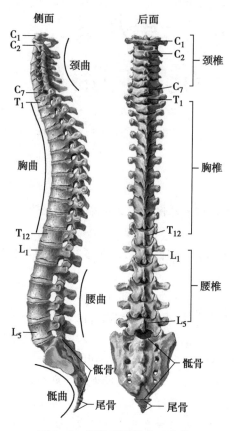

图 9-1   脊柱及脊柱生理弯曲

孔,内有脊神经和血管通过。由椎弓发起 7 个突起(图 9-2):1 个棘突,伸向后方或下方,体表可扪及,位于上下棘突的间隙是椎管内麻醉常用的穿刺路径;1 对横突,伸向两侧;2 对关节突,在椎弓根与椎弓板结合处分别向上方及下方突起,相邻关节突形成关节突关节。

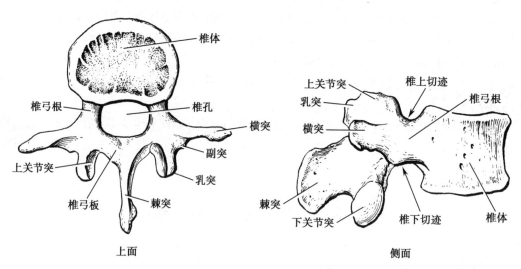

图 9-2   典型的椎体结构(腰椎)

骶管裂孔是骶管下后面的斜行三角形裂隙,是硬膜外间隙的骶骨部分,内含硬膜囊末端。骶管裂孔为尾骨上方的一个可扪及的沟或凹陷,位于两个骨性突起(骶角)之间(图 9-3),与髂后上棘形成一个等边三角形,其解剖结构在婴幼儿容易摸到。

2. 脊髓   脊髓起源于胚胎时期神经管末端,从胚胎第 4 个月起,脊柱的生长速度快于脊髓,致脊髓的长度短于椎管,而脊髓上端连于延髓,位置固定,导致脊髓节段的位置高于相应的椎骨;下端形成脊髓圆锥,约平对第1腰椎下缘(新生儿可达第3腰椎下缘)。由于脊髓的相对升高,腰、骶及尾部的脊神经根在穿经相应椎间孔合成脊神经前,在椎管内几乎垂直下行。这些脊神经根在脊髓圆锥下方,围绕终丝聚集成束,形成马尾(cauda equina)。因此,在进行蛛网膜下隙穿刺时不应在第2腰椎(小儿第4腰椎)以上部位进行,避免造成脊髓损伤。

脊髓在构造上保留着节段性,与脊神经相连。脊神经共有31对,其中颈神经8对、胸神经12对、腰神经5对、骶神经5对、尾神经1对。每对脊神经前根和后根的根丝附着处即为脊髓节段,前根由运动性神经根丝组成,后根由感觉性神经根丝组成。有31对脊神经,故有31个脊髓节段。由于成人脊髓的长度与椎管的长度不一致,所以脊髓的各个节段与相应的椎骨不在同一高度。成人上颈髓节段(C_1~C_4)大致平对同序数的椎骨体,下颈髓节段(C_5~C_8)和上胸髓节段(T_1~T_4)约平对同序数椎骨的上1块的椎骨体,中胸髓节段(T_5~T_8)约平对同序数椎骨的上2块的椎骨体,下胸髓节段(T_9~T_{12})约平对同序数椎骨的上3块的椎骨体。腰髓节段(L_1~L_5)约平对第10~12胸椎体,骶髓、尾髓节段约平对第1腰椎体(图9-4)。各节段脊神经支配躯干皮肤感觉区域存在一定的规律,椎管内麻醉时借助躯体皮肤感觉消失范围来确定阻滞平面(图9-5)。

3. 椎管内腔隙及脑脊液　脊髓被脊膜包绕,脊膜由3层膜结构构成,从内到外依次是:软脊膜、蛛网膜、硬膜(图9-6)。软脊膜紧密覆盖于脊髓和脑实质表面,富含血管。软脊膜与蛛网膜间的腔隙称为蛛网膜下隙,内有脑脊液流动,上端与脑室相通,下端终于第2骶椎。脑脊液为无色透明液体,比重为1.003~1.009,成人总量为120~150ml,其中脊髓蛛网膜下隙含有25~35ml。婴幼儿脑脊液每公斤体重含量约为成人2倍,可达4ml/kg;随着年龄的增加,老年人的脑脊液量减少。成人仰卧位腰骶部脑脊液压力为7~18cmH₂O,平均约15cmH₂O;侧卧位脊髓麻醉穿刺后测得的脑脊液压力,成人为8~20cmH₂O,儿童为4~10cmH₂O,新生儿为1.0~1.4cmH₂O。

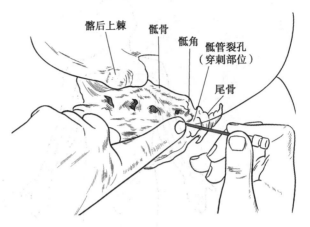

图9-3　骶管裂孔定位

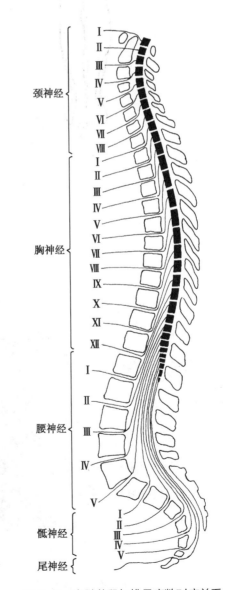

图9-4　脊髓节段与椎骨序数对应关系

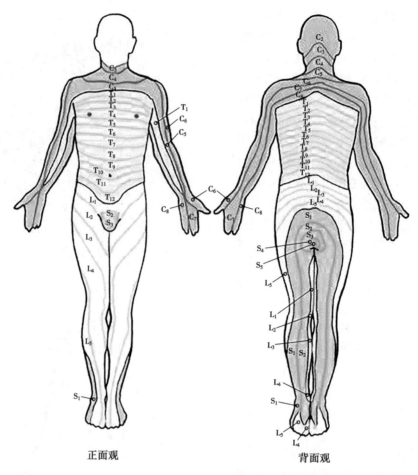

图 9-5　脊神经的体表定位

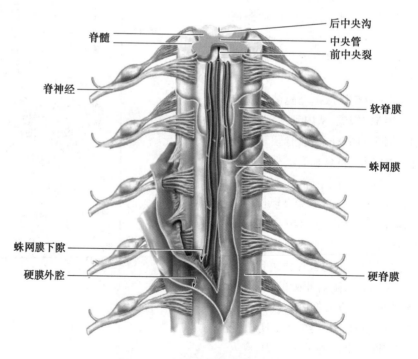

图 9-6　脊髓、脊膜及椎管内腔隙

硬膜由致密的结缔组织组成,上端附着于枕骨大孔,下端终于第2骶椎。蛛网膜与坚韧的硬膜贴合在一起,二者之间的潜在腔隙称之为硬膜下隙。硬膜周围由后纵韧带、黄韧带、椎间孔及椎弓根围绕,构成硬膜外间隙。硬膜外间隙从枕骨大孔延伸至骶管裂孔。硬膜外间隙的内容物有神经根、脂肪、疏松结缔组织、淋巴管和静脉丛在内的血管。硬膜外间隙略呈负压,可作为判断穿刺针进入穿破硬膜的标志之一。

二、椎管内麻醉的机制及对机体的影响

1. 椎管内麻醉的机制　目前认为,局部麻醉药注入硬膜外间隙或蛛网膜下隙后,分别作用于硬膜外间隙或蛛网膜下隙的脊神经根产生感觉、交感及运动阻滞作用。

蛛网膜下隙阻滞中,局部麻醉药进入脑脊液后,药物充分包绕裸露的脊神经根,产生药物分布平面以下的阻滞作用。神经阻滞作用起效的快慢与神经纤维有无髓鞘、粗细、神经纤维与局部麻醉药接触的面积和时间及局部麻醉药的浓度等因素有关。后根多为无髓鞘的感觉神经纤维及交感神经纤维,对局部麻醉药敏感性较高;前根多为有髓鞘的运动神经纤维,对局部麻醉药敏感性较差。局部麻醉药阻滞顺序依次是交感神经、感觉神经、运动神经、本体感觉;消退顺序则相反,运动功能最先恢复,随后触觉和痛觉依次恢复,交感神经支配的血管舒缩功能最后恢复。一般来说,交感神经阻滞平面比感觉消失的平面高两个节段,感觉消失的平面比运动神经阻滞平面高两个节段。临床麻醉中所说的麻醉平面,是指患者对针刺痛感觉消失的平面,因此不能反映交感神经及运动神经阻滞的平面。

局部麻醉药注入硬膜外间隙后,沿穿刺点部位在硬膜外间隙上下扩散,产生药物分布脊髓节段神经根的阻滞作用;少部分药物渗出椎间孔,产生椎旁阻滞;还有少部分药物直接渗透硬膜及蛛网膜,进入脑脊液中,产生"延迟性"蛛网膜下隙阻滞。

2. 椎管内麻醉对机体的影响　无论是蛛网膜下隙阻滞还是硬膜外阻滞均作用于脊神经根,阻滞交感、感觉、运动神经纤维而产生生理学效应。支配机体的交感神经从胸腰段脊髓发出,而副交感神经则来自颅内第 X 对脑神经(迷走神经)和骶丛,椎管内麻醉不能阻断迷走神经。因此,椎管内阻滞的生理反应是交感神经张力减弱和 / 或副交感神经张力失去对抗所致。

(1)对循环系统的影响:椎管内麻醉对心血管系统的影响主要表现为血压降低、心率减慢,影响的幅度和阻滞平面与范围、患者基础状态等因素相关。机制主要是椎管内麻醉阻滞了外周交感神经和支配心脏的交感神经。阻滞外周交感神经,引起外周静脉和动脉扩张,导致回心血量减少(前负荷)和外周阻力(后负荷)降低,分别降低前负荷(静脉回流)和后负荷(外周血管阻力),导致心排血量减少。由于动脉平滑肌保留相当程度的自主神经张力,故静脉扩张效应起主要作用。

广泛的外周交感神经阻滞时,静脉血淤积于外周静脉系统,静脉回流减少和右心房充盈压降低导致位于右心房和大静脉内的牵拉感受器发放冲动减少,从而引起迷走神经张力明显增强,导致心率下降。支配心脏的交感神经来源 T_{1-4},当高位椎管内麻醉阻滞支配心脏交感神经可导致不同程度的心率减慢,特别是阻滞平面达到 T_1 水平时,由于无法对抗副交感神经活动,会导致严重的心动过缓,甚至心搏骤停,在低血容量患者更容易发生。

冠脉血流与心肌氧供直接相关。冠状动脉灌注压为舒张压与左心室舒张末压差。当冠脉灌注压在 50~120mmHg 时,冠脉可自我调节维持冠脉血流,当超出此范围时,冠脉血流呈压力依赖性。椎管内麻醉时,虽然平均动脉压降低与冠脉血流减少相关,但由于心率减慢和左心室后负荷降低,导致心肌氧耗减少,大多数情况下不会直接导致心肌缺血。

(2)对呼吸系统的影响:椎管内麻醉对呼吸功能的影响,取决于阻滞平面的高度,特别是运动神经阻滞平面。健康患者甚至老年患者在椎管内麻醉时,引起严重肺功能改变的情况较少。高平面蛛网膜下隙阻滞或上胸段硬膜外阻滞时,可导致肋间肌麻痹,影响呼吸肌收缩,可使呼吸受到不同程度的抑制,表现为胸式呼吸减弱甚至消失;同时肋间肌麻痹削弱咳嗽能力,使痰不易咳出,有阻塞呼

NOTES

吸道的可能。若腹肌也被麻痹,则深呼吸受到影响,呼吸储备能力明显减弱。但只要膈神经未被麻痹,膈肌和其他功能未发生改变的辅助呼吸肌可保持基本的肺通气量。由于椎管内麻醉阻滞肋间肌和腹肌的麻痹很常见,因此椎管内麻醉应慎用于严重呼吸疾病患者。

（3）对胃肠道的影响:支配胃肠道内脏交感神经多来自 T_6~L_1,椎管内麻醉阻滞平面涉及此范围时,导致交感神经阻滞,副交感神经(迷走神经)张力相对增强,促进内脏收缩和蠕动,产生恶心和呕吐症状。20% 的患者发生的恶心和呕吐与椎管内麻醉有关。胸段硬膜外阻滞时,小肠的灌注与平均动脉压正相关。

（4）对泌尿系统的影响:肾脏血流量可通过自身调节保持稳定,椎管内阻滞对肾功能储备较好的肾功能的影响较少。虽然肾脏血流减少,但一般没有临床意义。椎管内麻醉使膀胱内括约肌收缩及膀胱逼尿肌松弛,使膀胱排尿功能受抑制导致尿潴留,患者常常需要留置导尿管。

第二节　蛛网膜下隙阻滞

把局部麻醉药注入蛛网膜下隙的脑脊液中,由脊髓发出并经过蛛网膜下隙的脊神经前后根受到药物阻滞,使脊神经所支配的相应区域产生麻醉作用,称为蛛网膜下隙阻滞(subarachnoid block),也称脊髓麻醉(spinal anesthesia),简称脊麻或腰麻。

一、适应证与禁忌证

某一种麻醉方法的适应证与禁忌证都是相对的。选用蛛网膜下隙阻滞时,除参考其固有的适应证与禁忌证外,还应根据患者的基础状况、麻醉科医师自己的技术水平、医疗环境是否具备相应条件等因素综合考虑。

1. **适应证**　基本适用于对患者不产生有害结果的阻滞平面下完成外科操作。

（1）下腹部、盆腔手术:如阑尾切除术、疝修补术、膀胱及前列腺手术、子宫及附件手术等。

（2）肛门及会阴手术:如痔切除术、肛瘘切除术等。

（3）下肢手术:如骨折或脱臼复位固定术、截肢术等。

（4）下腹部、盆腔、会阴部、下肢的疼痛治疗:如分娩镇痛等。

（5）上腹部、腰背等部位手术:也可在蛛网膜下隙阻滞下进行,但由于安全性与舒适性较差,目前在这些部分手术中较少单纯采用蛛网膜下隙阻滞。

2. **禁忌证**

（1）绝对禁忌证:穿刺部位感染,患者拒绝,凝血功能障碍或者其他出血倾向,血容量严重不足,颅内压升高。

（2）相对禁忌证:脓毒症,患者不能合作,既往存在神经功能障碍,狭窄性心瓣膜病,左心室流出道梗阻(梗阻性肥厚型心肌病),严重脊柱畸形。

二、蛛网膜下隙阻滞穿刺技术

（一）体位

蛛网膜下隙穿刺一般取侧卧位或坐位,以前者更为常用。侧卧位时应注意脊柱的轴线是否水平,女性的髋部常比双肩宽,侧卧时脊柱水平倾向于头低位,男性则相反。因此应通过调节手术床保持脊柱轴线水平。使用重比重局部麻醉药溶液时,手术侧向下;使用轻比重溶液时,手术侧向上。双手抱膝,大腿尽量贴近腹壁,头向胸部屈曲,使腰背部向后弓成弧形,以使棘突间隙张开(图 9-7),便于穿刺。鞍区麻醉一般取坐位。臀部与手术台边缘平齐,双足踏于凳上,低头,尽量抱膝,使腰背部向后弓出(图 9-7)。此体位常需助手扶助,以保持体位不变及预防摔倒。

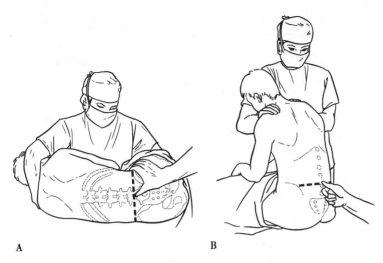

图 9-7 蛛网膜下隙阻滞穿刺体位

(二) 穿刺部位和消毒范围

蛛网膜下隙穿刺常选用 L_{3-4} 或以下的棘突间隙,此处的蛛网膜下隙最宽(终池),脊髓至此已形成终丝,故无穿刺损伤脊髓的风险。取两侧髂嵴的最高点作连线,与脊柱相交处,即为 L_4 棘突或 L_{3-4} 棘突间隙,首选此间隙穿刺。若该间隙较窄,可上移一个间隙或下移一或两个间隙作为穿刺点。通过体表标志定位棘突间隙常不准确,也可使用超声进行精确定位。

穿刺前须严格消毒皮肤,消毒范围应上至肩胛下角,下至尾椎,两侧至腋后线。消毒后铺无菌单或孔巾。

(三) 穿刺方法

穿刺点可用 1%~2% 利多卡因作皮内、皮下和棘间韧带逐层浸润。常用的蛛网膜下隙穿刺术有以下两种(图 9-8)。

1. 直入穿刺法 用左手拇指、示指固定穿刺点皮肤。穿刺针在棘突间隙中点,与背部皮肤垂直,针尖稍向头侧缓慢进入,并仔细体会针尖处的阻力变化。当针尖穿过黄韧带时,常有阻力突然消失的"落空"感,继续推进常有第二个"落空"感觉,提示针尖已穿破硬膜与蛛网膜而进入蛛网膜下隙。如果进针较快,常将黄韧带与硬膜一并刺穿,此时只有一次"落空"感觉。

2. 侧入穿刺法 于棘突间隙中点旁开 1.5cm 处作局部浸润,穿刺针与皮肤成 75° 角对准棘突间孔刺入,经黄韧带和硬膜而到达蛛网膜下隙。本法可避开棘上韧带及棘间韧带,特别适用于韧带钙化的老年患者,或脊椎畸形或棘突间隙不清楚的肥胖患者。另外,当直入法穿刺不成功时,也可改用本法。进行超声实时引导蛛网膜下隙穿刺时,常使用侧入法进针。

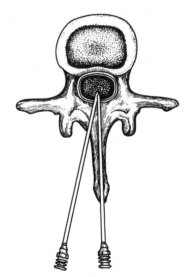

侧入穿刺　直入穿刺

图 9-8 蛛网膜下隙阻滞穿刺径路示意图

针尖进入蛛网膜下隙后,拔出针芯即有脑脊液流出,这是穿刺成功的重要标志。如未见流出可旋转穿刺针,或用注射器缓慢抽吸。如仍无脑脊液流出者,应重新穿刺。

三、蛛网膜下隙阻滞常用药物

蛛网膜下隙阻滞常用的局部麻醉药有利多卡因、布比卡因、左布比卡因和罗哌卡因,其常用浓度、剂量、起效时间与持续时间见表 9-1。

NOTES

表 9-1 蛛网膜下隙阻滞常用局部麻醉药剂量、起效及维持时间

药物名称	常用浓度	剂量 /mg		起效时间 /min	持续时间 /min
		到 T_{10} 平面	到 T_4 平面		
利多卡因	2%~5%	40~75	75~100	3~5	60~150
布比卡因	0.5%~0.75%	10~15	12~20	4~8	130~230
左布比卡因	0.5%	10~15	12~20	4~8	140~230
罗哌卡因	0.5%~1%	12~18	18~25	3~8	80~210

1. 利多卡因（lidocaine） 为中效局部麻醉药,缺点是易弥散,导致麻醉平面不易控制。

2. 布比卡因（bupivacaine） 目前蛛网膜下隙阻滞最常用药物。

3. 左布比卡因（levobupivacaine） 布比卡因左旋对映体,蛛网膜下隙阻滞剂量与布比卡因相同,阻滞效果也相当。理论上全身毒性反应较布比卡因小。

4. 罗哌卡因（ropivacaine） 与布比卡因相比心脏毒性较小,安全性高,运动阻滞相比感觉阻滞轻,可产生感觉运动分离阻滞。

四、影响麻醉平面的因素

麻醉平面是指皮肤感觉消失的界限。局部麻醉药注入蛛网膜下隙后,须在短时间内主动调节和控制麻醉平面达到手术所需的范围,又要避免平面过高。这不仅关系到阻滞的成败,且与患者安危关系密切,是蛛网膜下隙阻滞技术中的重要环节。

药物、患者和操作等因素均可影响局部麻醉药在蛛网膜下隙的分布。其中,局部麻醉药的剂量与比重、椎管形状和注药时患者体位是影响脊髓麻醉扩散(即阻滞平面)的最重要因素,而患者体位和局部麻醉药比重是调节麻醉平面的两个主要因素。

1. 药物因素 局部麻醉药溶液可调整的因素包括剂量、比重、容量、浓度和温度。

成人脑脊液总量约为 120~150ml,其中蛛网膜下隙含有 25~30ml。正常脑脊液透明澄清,比重 1.003~1.009,存在一定的个体差异。按照局部麻醉药溶液的比重与脑脊液比重的差别,可将局部麻醉药液分为重比重、等比重和轻比重液。重比重液一般是在局部麻醉药液中添加适量 50% 葡萄糖溶液加以配制,使混合后最终局部麻醉药溶液的比重达 1.020 以上,但葡萄糖的终浓度不得超过 8%。轻比重液是以无菌注射用水稀释局部麻醉药液而成。

局部麻醉药注入脑脊液中后,重比重液向低处移动,轻比重液向高处移动,等比重液停留在注药点附近。脊柱的四个生理弯曲在仰卧位时,L_3 最高,T_6 最低。例如如果经 $L_{2\sim3}$ 间隙穿刺注药,患者转为仰卧后,重比重药物将受重力影响向头端移动,易使麻醉平面偏高;如果经 $L_{3\sim4}$ 或 $L_{4\sim5}$ 间隙穿刺注药,重比重局部麻醉药将向足端移动,易使麻醉平面偏低(图 9-9)。体位的影响主要在 5~10 分钟内起作用,超过此时限,药物已与脊神经充分结合,体位调节的作用就会消失,因此麻醉科医师需要在此时限内通过调节手术床倾斜角度,以获得满意的阻滞平面。

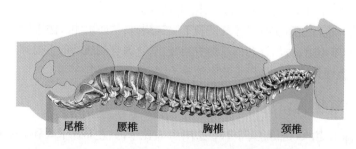

尾椎　　腰椎　　　胸椎　　　颈椎

图 9-9 脊柱的生理弯曲与药物移动的关系

尽管局部麻醉药的剂量、浓度和容量存在不可分割的联系(剂量 = 浓度 × 容量),但是轻比重和等比重局部麻醉药溶液的阻滞平面更多地取决于剂量,重比重局部麻醉药溶液主要受比重与剂量的影响。

2. 患者因素　影响麻醉平面的患者因素包括身高、体重、年龄、性别、妊娠、脊柱的解剖形态和脑脊液的特性(容积和成分)。在正常身高范围的成人中,患者的身高并不影响腰麻麻醉平面,因为成人的身高主要受下肢长骨的影响而不是椎管。

3. 操作因素　患者体位、穿刺针类型和方向、注药的速度等每个操作相关因素均可影响阻滞平面。

五、连续蛛网膜下隙阻滞

连续蛛网膜下隙阻滞是通过放置于蛛网膜下隙的导管间断注射小剂量局部麻醉药或镇痛药物产生和维持蛛网膜下隙阻滞的方法。其优点如下。

1. 可以逐渐增加局部麻醉药的剂量,可以使用滴定法给药以达到合适的阻滞平面,所用药物剂量明显减少,效果确切。

2. 缓慢分次给药对呼吸循环干扰小,血流动力学稳定,尤其适用于老年患者和心血管呼吸系统高风险患者的麻醉。

3. 可广泛应用于术后镇痛、癌痛及其他慢性疼痛的治疗。

4. 随着细套管针等技术的应用,脑脊液外漏减少,硬膜穿破后头痛发生率明显降低。

进行连续蛛网膜下隙阻滞时要特别注意无菌操作,严密观察导管留置情况,以避免导致中枢神经系统感染等并发症的风险。

第三节　硬膜外阻滞

将局部麻醉药注入硬膜外隙,阻滞脊神经根,使其支配的躯体区域产生暂时性麻痹,称为硬膜外阻滞(epidural block)。硬膜外阻滞有单次法和连续法两种。单次法是穿刺后将预定的局部麻醉药全部陆续注入硬膜外间隙以产生麻醉作用。此法缺乏可控性,易发生严重并发症,故已罕用。连续法是在硬膜外间隙置入导管,根据病情、手术范围和时间,分次给药,使麻醉时间得以延长,并发症明显减少。目前临床上主要采用连续硬膜外阻滞。

一、适应证与禁忌证

硬膜外穿刺上至颈段、下至腰段,通过给药可阻滞这些脊神经所支配的相应区域,理论上讲,硬膜外阻滞可用于除头部以外的任何手术。但出于安全考虑,硬膜外阻滞主要用于腹部及其以下的手术,包括泌尿、妇产科、骨盆及下肢手术等。硬膜外应用局部麻醉药或与阿片类药物联合应用可有效缓解急性手术后疼痛和严重慢性癌性疼痛等的治疗。硬膜外阻滞的禁忌证与蛛网膜下隙阻滞相似。

二、硬膜外阻滞穿刺及置管技术

硬膜外阻滞穿刺时一般要求患者穿刺过程中处于清醒状态。穿刺体位有坐位、侧卧位(图 9-7)及俯卧位(多用于骶管阻滞)。穿刺点应根据手术部位选定,一般取支配手术范围中央的相应棘突间隙。穿刺入路可以采用正中或旁正中入路。

腰段和低位胸段硬膜外麻醉时穿刺针的角度应该略偏向头部。因为中位胸段棘突向下成角显著,故此处穿刺时穿刺针向头侧偏向的角度更大,穿刺难度较腰段硬膜外阻滞大,意外穿破硬膜导致脊髓损伤的潜在危险也大于腰段硬膜外阻滞。硬膜外穿刺针需从皮肤开始直至穿透黄韧带。硬膜外麻醉时,穿刺针必须在硬膜前停止进针。判断穿刺针尖是否进入硬膜外间隙有两种常用方法:"阻力消失法"和"悬滴法"。

大多数医师更喜欢采用"阻力消失法"。操作时,穿刺针带管芯穿过皮下组织直至棘间韧带,此时会感到组织阻力增加;然后去除管芯或引导器,并在穿刺针座接带无菌注射用水或生理盐水的玻璃注射器。如果穿刺针针尖位于韧带内,则轻推注射器时会遇到阻力而无法注入。缓慢地推进穿刺针,同时持续或间断轻推注射器试注射。当穿刺针尖端进入硬膜外间隙时,可有突然的阻力消失感,回抽无脑脊液或血液后注液毫无阻力,表示针尖已进入硬膜外间隙。

"悬滴法"要在穿刺针进入棘间韧带并去除针芯以后,将穿刺针座充满液体并溢出一滴悬于外口处,然后再缓慢推进穿刺针。当穿刺针尖端位于韧带组织中,水滴会保持"悬吊"状态。一旦穿刺针尖进入硬膜外间隙,就会形成负压,此时液滴会被吸入到穿刺针内。如果此时穿刺针因组织碎片阻塞,液滴未被吸入到穿刺针内,可能会意外刺穿硬膜。

在腰段行正中入路法穿刺时,正常体态成人皮肤至黄韧带的距离约为4cm,大多数(80%)患者为3.5~6cm。在肥胖或体形瘦小的患者中,此距离分别为更长或更短。旁正中入路法尤其适用于中、高胸段硬膜外麻醉,穿刺针应该在相应棘突旁1~2cm进针,并沿着水平方向进入直至椎板,然后向正中和头侧方向进入硬膜外间隙。当确认穿刺针进入硬膜外间隙时,应该记录穿刺针进入皮肤的深度。然后移除注射器,轻柔地将导管置入15~18cm,以保证有足够长的导管进入硬膜外间隙。小心拔出穿刺针,在拔针的过程中不要随意改变针尖的斜口方向,以防斜口割断导管。针拔出后,调整硬膜外导管的深度。硬膜外导管留置于硬膜外间隙的长度通常为4~6cm,当长度小于4cm时可能会增加导管移位和镇痛不全的风险,而导管留置过长可能会导致导管位置不正或导管打结等并发症。

硬膜外阻滞需要局部麻醉药的剂量和浓度都明显大于蛛网膜下隙阻滞,如果将硬膜外阻滞的全剂量局部麻醉药意外注入蛛网膜下隙,将导致异常高平面甚至是全脊麻。因此,硬膜外阻滞首次应给予试验剂量,试验剂量是最小脊麻剂量,一般是2%利多卡因2~3ml(即40~60mg),观察5分钟,不出现脊麻的征象后,再分次给予硬膜外阻滞剂量,给药期间注意回抽,以确认无回抽脑脊液或血液。给予试验剂量的目的是能够及时发现局部麻醉药是否注入蛛网膜下隙。

三、常用药物

无论是将硬膜外阻滞作为主要的麻醉方法或全身麻醉的补充,还是作为镇痛的手段,其药物的选择均取决于所需的临床效果。根据所使用的药物种类不同和局部麻醉药添加剂的使用,在硬膜外间隙单次给予局部麻醉药可以提供45分钟到4小时的外科手术麻醉。将硬膜外导管留置在合适的位置,可以追加局部麻醉药来维持基本麻醉或镇痛,并使常规术后镇痛的时间得以延长。外科手术一般采用短到中效的药物,包括利多卡因、氯普鲁卡因和甲哌卡因;长效药物包括布比卡因、左布比卡因和罗哌卡因。

在每节段应用1~2ml局部麻醉药(分次应用)初始剂量后,经硬膜外导管重复给药时,既可以根据操作者对药物的经验按照固定的时间间隔注射(单次剂量或者持续的输注),也可以在阻滞平面出现一定程度的消退时,安全地给予初始剂量的1/3~1/2。

氯普鲁卡因(chloroprocaine)是一种超短效的酯类局部麻醉药,常用浓度为2%和3%,均可用于硬膜外注射,但前者肌松作用较弱,故后者更适用于手术麻醉。3%氯普鲁卡因10~15分钟起效,持续时间60分钟,添加肾上腺素后持续时间可达90分钟。早期的氯普鲁卡因含有防腐剂,特别是重亚硫酸盐和乙二胺四乙酸(EDTA),当意外地在鞘内大剂量注入时,含重亚硫酸盐的氯普鲁卡因制剂可产生神经毒性,而EDTA则与剧烈背痛有关(可能是局部低钙血症所致)。目前使用的大多数氯普鲁卡因制剂不含防腐剂。氯普鲁卡因会影响硬膜外阿片类药物的镇痛作用,可能是阿片受体被氯普鲁卡因或其代谢产物拮抗所致。

利多卡因(lidocaine)可用浓度为1%和2%,10~15分钟起效,持续时间120分钟,添加肾上腺素后作用时间可延长至 180 分钟。甲哌卡因常用剂型为 1%、1.5% 和 2% 无防腐剂溶液。2% 甲哌卡因的起效时间与利多卡因相似,作用时间稍长于利多卡因(添加肾上腺素后可达 200 分钟)。

布比卡因(bupivacaine)临床可用浓度为 0.25%、0.5% 或 0.75% 的无防腐剂溶液,约 20 分钟起效,持续时间达 225 分钟,添加肾上腺素后作用时间稍延长(达 240 分钟)。0.5% 和 0.75% 布比卡因溶液可用于手术麻醉。0.75% 布比卡因不推荐用于产科麻醉。低浓度(0.125%~0.25%)的布比卡因可用于镇痛。

罗哌卡因(ropivacaine)可用浓度为 0.2%、0.5%、0.75% 和 1.0% 的无防腐剂溶液。0.5%~1.0% 的罗哌卡因用于外科手术,0.1%~0.2% 的罗哌卡因用于镇痛。与布比卡因相比,罗哌卡因的安全性更高,其在保持满意的感觉阻滞的同时对运动阻滞较轻。

四、影响阻滞平面的因素

硬膜外间隙是一个具有一定伸缩延展性的间隙,药物在其内可以通过扩散、血管转运和渗漏进行扩散和清除。麻醉药在硬膜外间隙的扩散和阻滞平面与多种因素有关,包括药物因素、患者因素、操作因素等。

1. 药物因素　硬膜外间隙给药后,药物的容量和注射总剂量是影响阻滞平面最重要的药物相关因素。在成人,一般认为阻滞一个节段需要 1~2ml 局部麻醉药。例如,在 L_{4-5} 间隙注入局部麻醉药,要产生 T_4 水平的感觉阻滞就需要局部麻醉药 12~24ml。虽然麻醉添加剂(如碳酸氢盐、肾上腺素和阿片类药物)可以影响麻醉起效、麻醉效果和麻醉与镇痛持续的时间,但不影响药物的扩散。

2. 患者因素　随着年龄的增长,获得相同麻醉平面所需的局部麻醉药剂量呈下降趋势,这可能与硬膜外间隙的大小和顺应性随年龄增长而不断下降有关。患者的体重和硬膜外间隙所需剂量之间的关系不大,但身高对局部麻醉药在硬膜外间隙的扩散有影响。身材矮小者每节段可能只需 1ml 局部麻醉药,而身材较高者每节段则需要 2ml。孕妇对局部麻醉药的需要量减少,这可能与其腹压增高导致的硬膜外淤血有关。

3. 操作因素　注药的间隙水平对硬膜外阻滞平面起到很重要的作用。在高位颈段区域注药时,药物主要朝尾侧扩散;在中胸段注药,药物同时向头侧和尾侧扩散;在低位胸段注药时,药物主要向头侧扩散;在腰段注药时,药物向头侧扩散比尾侧多一些。患者的体位对腰段硬膜外间隙局部麻醉药的扩散有一定影响,侧卧位时药物在低位侧更容易扩散并起效更快,坐位和仰卧位对硬膜外阻滞平面没有影响,但是头低位可以增加产妇的药物扩散平面。

五、骶管阻滞

骶管阻滞(caudal block)是小儿常用的一种局部麻醉技术,通常与全身麻醉联合实施,用于术中麻醉的辅助或术后镇痛。常用于横膈以下手术,包括泌尿生殖系统手术、直肠手术、腹股沟手术和下肢手术。骶管阻滞也用于成人的会阴、肛门和直肠手术的麻醉,在慢性疼痛和癌性疼痛的治疗中也很常见。

骶尾韧带(黄韧带的延续)位于两侧骶角间的骶裂孔之间。骶管麻醉就是将穿刺针或导管穿过覆盖于骶管裂孔(由未融合的 S_4 和 S_5 椎板构成)的骶尾韧带。骶管裂孔为尾骨上方的一个可扪及的沟或凹陷,位于两个骨性突起(骶角)之间。其解剖结构在婴儿和小儿容易摸到。成人可以先定位髂后上棘,然后通过双侧髂后上棘与骶管裂孔的连线形成等边三角形来定位骶管裂孔。

穿刺体位成人常采用俯卧位,儿童由于常常是全麻诱导后穿刺,为了方便管理气道则常用侧卧位。定位好骶管裂孔后,消毒皮肤,穿刺针或静脉导管针(18~23 号)以 45° 向头侧进针,直至穿过骶尾韧带出现突破感。然后将穿刺针放平,继续进针少许,回抽无血或脑脊液后,先注入试验剂量,再给予治疗剂量的局部麻醉药。

成人硬膜囊在骶管内延伸到第一骶椎,而小儿则延伸至约第三骶椎,因此,小儿鞘内意外注射更为常见。超声技术用于骶管阻滞,可提高穿刺成功率并减少意外注射的并发症。

骶管阻滞可以应用加或不加肾上腺素的 0.125%~0.25% 布比卡因(或罗哌卡因)0.5~1.0ml/kg。也可加入阿片类药物(如吗啡 30~40μg/kg)。骶管阻滞的镇痛作用可持续数小时,并一直延续到术后。在接受肛肠手术的成人中,骶管阻滞可以提供完善的骶部感觉阻滞,而头部扩散有限。通常注入 1.5%~2.0% 利多卡因(含或不含肾上腺素)15~20ml 即可获得满意效果,也可加入芬太尼 50~100μg。

第四节　蛛网膜下隙与硬膜外间隙联合阻滞

蛛网膜下隙与硬膜外间隙联合阻滞(combined spinal and epidural anesthesia,CSEA),简称腰 - 硬联合麻醉,是将蛛网膜下隙阻滞和硬膜外间隙阻滞两种麻醉方法联合应用,兼具蛛网膜下隙阻滞起效迅速、阻滞完善、局部麻醉药用量小和硬膜外阻滞可持续性、平面易于控制和可术后自控疼痛的优点。

一、适应证与禁忌证

1. 适应证　CSEA 适用于分娩镇痛、剖宫产手术以及其他下腹部与下肢手术。

2. 禁忌证　凡有脊髓麻醉或 / 和硬膜外阻滞禁忌证的患者均不适合选用 CSEA。

二、蛛网膜下隙与硬膜外间隙联合阻滞的常用技术与用药方案

(一) CSEA 的常用技术

患者穿刺体位同蛛网膜下隙阻滞。穿刺间隙依据手术部位和阻滞平面的不同,主要穿刺点有 L_{2-3}、L_{3-4} 或 L_{4-5}。CSEA 应用正中入路或旁正中入路穿刺均可。由于腰椎棘突接近水平状排列,故多推荐正中入路。

CSEA 技术主要有两种:两点穿刺法与单点穿刺法。两点穿刺法是在腰段脊柱不同间隙分别实施硬膜外穿刺置管和蛛网膜下隙阻滞,目前已很少使用。单点穿刺法指硬膜外穿刺针进入硬膜外间隙,脊髓麻醉穿刺针从硬膜外穿刺针内进入蛛网膜下隙实施脊髓麻醉,而后经硬膜外穿刺针置入硬膜外导管。该技术从 1982 年开始用于临床,沿用至今,是目前实施 CSEA 的通用方法。

(二) CSEA 的用药方案

CSEA 局部麻醉药的选择和剂量取决于手术的要求。CSEA 中脊髓麻醉用药方案基本同单一脊髓麻醉,但是剂量宜略小。当脊髓麻醉 15 分钟或阻滞平面固定以后,若阻滞平面未达到手术要求的平面,或脊髓麻醉阻滞平面消退而不能满足手术的要求或考虑硬膜外镇痛时,则需要经硬膜外导管给药。CSEA 时硬膜外开始注入药物包括以下步骤。

1. 试验剂量,在蛛网膜下隙阻滞平面固定后给予,一般用 2% 利多卡因 1.5ml,严密观察阻滞平面、血压、心率、呼吸等指标,排除硬膜外导管置入蛛网膜下隙或血管。

2. 逐渐增加剂量,直至麻醉平面到达手术需要。

3. 术中维持阻滞平面,一般在蛛网膜下隙阻滞平面消退 2~3 个节段时,可考虑追加硬膜外阻滞。

(三) CSEA 注意问题

1. 如果脊髓麻醉平面能满足整个手术要求,则无须经硬膜外导管给药。

2. 启用硬膜外麻醉或镇痛时必须给予试验剂量,排除硬膜外导管经脊髓麻醉穿刺孔误入蛛网膜下隙或血管的可能;每次经硬膜外导管给药时均须回抽确认有无脑脊液或血。

3. 蛛网膜下隙给药后短时间内从硬膜外导管注入局部麻醉药,可引起脊髓麻醉平面扩散更广。可能与局部麻醉药渗透入蛛网膜下隙或挤压蛛网膜下隙有关。

4. 蛛网膜下隙给药后置入硬膜外导管需要一定的时间,可能导致脊髓麻醉后恢复仰卧位体位延

迟,结果可能出现单侧脊髓麻醉或脊髓麻醉平面过高或过低。因此,蛛网膜下隙注药后应尽快完成硬膜外间隙置管。

5. 脊髓麻醉或硬膜外阻滞的并发症在 CSEA 中均可能出现,应引起重视。

第五节　椎管内麻醉的常见并发症及其防治

椎管内麻醉的临床应用范围广泛,在其技术操作和药物作用过程中也可能会对机体带来不良影响,其并发症有一定的发生率。主要并发症包括穿刺与导管相关并发症、椎管内阻滞相关并发症、药物毒性相关并发症。麻醉科医师应当掌握各项并发症的危险因素、诊断方法及其防治手段。

一、穿刺与置管相关并发症

1. 椎管内出血及血肿　椎管内血肿是一种后果严重的并发症。临床表现为在局部麻醉药作用消退后,阻滞平面以下部位感觉和运动仍不能恢复,可在数小时或数天内出现严重背痛,短时间后出现肌无力及括约肌功能障碍,严重时可发展到完全性截瘫。如感觉阻滞平面恢复正常后又重新出现或更高的感觉阻滞平面,则应警惕椎管内血肿的发生。其诊断主要依靠临床症状、体征及影像学检查。

硬膜外间隙有丰富的静脉丛,穿刺出血发生率相对较高,但形成血肿并出现并发症者罕见;超过一定量的出血局限于椎管内形成血肿,对脊髓和神经形成压迫。血肿形成的直接原因是穿刺针或导管直接损伤正常或畸变的血管,患者多合并原发凝血障碍或医源性抗凝治疗如抗凝药治疗、血友病、血小板减少症等。

其预防措施主要为严格排除禁忌证,避免暴力操作,围手术期合理调整抗血小板药抗凝药,对于穿刺中已经发现椎管内出血者应及时停止操作,必要时改行其他麻醉方法。加强术后随访,尤其是高危患者随访,如接受围手术期抗凝治疗或穿刺中损伤出血者,有助于早期发现椎管内血肿并发症。若影像学明确诊断硬膜外血肿且临床症状典型者,应及时行椎管内减压手术并清除血肿,避免长时间压迫导致永久性截瘫。

2. 硬膜穿破后头痛(postdural puncture headache,PDPH)　按照世界头痛协会的定义,PDPH 是指"腰椎穿刺后 5 日内,因脑脊液(cerebrospinal fluid,CSF)从硬膜穿刺孔漏出而引起的头痛。常伴有颈项僵硬和/或主观性的听觉症状。其往往在 2 周内自愈或在采用腰段硬膜外自体血封闭漏口后缓解"。

硬膜外穿破是硬膜外阻滞或 CSEA 时硬膜外穿刺针意外穿破硬膜,多可见硬膜外穿刺针内有脑脊液流出,此时继续硬膜外用药可引起阻滞平面过高甚至全脊麻,大量脑脊液外漏可导致低颅压性头痛。典型表现为直立位头痛加剧而平卧后好转,严重时平卧位即感到头痛,可能伴随有其他症状:前庭症状(恶心、呕吐、头晕)、耳蜗症状(听觉丧失、耳鸣)、视觉症状(畏光、闪光暗点、复视、调节困难)、骨骼肌症状(颈部强直、肩痛)等。

操作者经验不足或麻痹大意导致硬膜穿破是重要诱因,患者穿刺部位解剖异常如既往创伤感染导致的硬膜外间隙粘连、畸形、钙化等是结构基础,长斜面穿刺针和质地过硬的导管是客观的限制条件。

硬膜外穿破后头痛首要预防措施是操作者在思想上高度重视每次硬膜外穿刺操作,使用非切割型蛛网膜下隙穿刺针。治疗措施主要以减少脑脊液泄漏,恢复正常脑脊液压力为重点,有效的方法是卧床休息,有些患者无须特殊处理,头痛可自行缓解,必要时可口服镇痛药缓解头痛。多数学者认为采用自体血 0.3ml/kg 的硬膜外间隙填塞是有效的方法,国内亦有学者尝试使用人工胶体液填充。

3. 穿刺部位感染　椎管内阻滞的感染并发症包括穿刺部位的浅表感染和深部组织的严重感染。前者表现为局部组织红肿或脓肿,常伴有全身发热。后者包括蛛网膜炎、脑膜炎和硬膜外脓肿。其主要危险因素有潜在的脓毒症、菌血症、糖尿病;穿刺部位的局部感染和长时间导管留置;免疫抑制状态。

主要预防措施为严格无菌操作,对于高危患者充分权衡利弊谨慎选择椎管内麻醉,避免于感染皮肤附近穿刺。早期诊断和治疗至关重要,浅表感染充分外科引流辅以静脉抗生素治疗较少引起神经功能障碍,深部组织感染需早期外科处理以获得满意的预后。

4. 神经机械性损伤　神经机械性损伤包括穿刺针或导管的直接机械损伤:包括脊髓损伤、脊髓神经损伤、脊髓血管损伤和硬膜外间隙占位性间接损伤(如硬膜外间隙血肿、硬膜外间隙脓肿、硬膜外间隙脂肪过多症、硬膜外间隙肿瘤、椎管狭窄),其发生率较低,但一旦出现往往引起患者部分神经功能丧失。常有穿刺或注药时的先导感觉异常或疼痛,临床上出现超出预期时间和范围的运动阻滞、运动或感觉阻滞的再现,应立即怀疑是否有神经损伤的发生;进展性的神经症状,如伴有背痛或发热,则高度可疑硬膜外间隙血肿或脓肿,应尽快行影像学检查以明确诊断。

神经机械性损伤大多数无法预测,操作前准确定位,避免全身麻醉或镇静下操作可以避免不必要的神经损伤或降低其严重程度。操作时引出异常感觉应及时调整甚至放弃穿刺。出现神经机械性损伤后应立即行神经营养支持,并请相关专科医师会诊处理。

5. 导管折断或打结　导管折断或打结是连续硬膜外间隙阻滞的并发症之一。其发生的原因有:导管被穿刺针切断、导管质量较差和导管拔出困难。良好的操作习惯和精良的制造工艺可以减少导管相关并发症,如需拔出时应连同穿刺针一并拔出;硬膜外间隙导管留置长度不宜过长,以免打结;采用一次性质地良好的导管。如遇导管拔出困难,应使患者处于穿刺相同的体位,不要强行拔出;如果导管断端位于硬膜外间隙或深部组织内,手术方法取出导管失败率较高,且残留导管一般不会引起并发症,所以不建议首选椎板切除术取出残留导管,应密切观察随访。

二、椎管内阻滞相关并发症

1. 心血管系统并发症　低血压和心动过缓是椎管内阻滞最常见的并发症,严重者可导致心搏骤停。其主要原因有交感神经阻滞引起体循环血管阻力降低和回心血量减少,尤其是高平面阻滞下;椎管内阻滞后血液再分布、心室充盈不足,引起副交感神经活动增强及交感神经活动减弱,导致椎管内阻滞后突发低血压、心动过缓,甚至心搏骤停;T_4以上高平面阻滞,阻断心脏加速神经纤维,削弱心脏代偿功能,进一步加重血流动力学的变化;局部麻醉药及辅剂吸收入血可引起循环系统改变。

实施麻醉前应建立静脉通道,并准备相应的急救药物,麻醉中加强监护,应避免不必要的阻滞平面过广,及时纠正低血容量,必要时抬高双下肢,及时补液并使用血管活性药。

2. 呼吸系统并发症　严重呼吸抑制或呼吸停止极为罕见,呼吸停止多由于全脊髓阻滞或广泛的硬膜外间隙阻滞时,局部麻醉药直接作用于延髓呼吸中枢或严重低血压导致脑干缺血以及呼吸肌麻痹所引起;硬膜外间隙阻滞对呼吸的影响与运动阻滞平面和程度相关。静脉辅助应用镇痛药、镇静药可引起呼吸抑制或加重椎管内阻滞的呼吸抑制。椎管内阻滞,特别是复合静脉给予镇痛药、镇静药引起呼吸抑制未被及时发现和处理,可导致心搏骤停,预后极差。操作时应选择适当剂量的局部麻醉药避免阻滞平面过高;凡辅助应用镇痛药、镇静药者,应严密监测呼吸功能,直至药物作用消失。一旦发生呼吸抑制,应及时辅助呼吸或通气支持。

3. 全脊髓麻醉　全脊髓麻醉多由硬膜外间隙阻滞剂量的局部麻醉药误入蛛网膜下隙所引起。由于硬膜外间隙阻滞的局部麻醉药用量远高于脊麻的用药量,注药后迅速出现广泛的感觉和运动神经阻滞。表现为注药后(一般5分钟内)迅速出现意识不清、双瞳孔扩大固定、呼吸停止、肌无力、低血压、心动过缓,甚至出现室性心律失常或心搏骤停。硬膜外阻滞操作时应避免穿破硬膜,必须给予试验剂量(通常为2%利多卡因2~3ml,并且观察足够长时间(不短于5分钟)。一旦发生后,立即行呼吸循环支持,并密切监护至神经阻滞症状消失。

4. 异常广泛地阻滞脊神经　异常广泛地阻滞脊神经是指硬膜外间隙注入常用量局部麻醉药后,

出现异常广泛的脊神经被阻滞现象。其临床特征为：延迟出现（10~15分钟）的广泛神经被阻滞，阻滞范围呈节段性，没有意识消失和瞳孔的变化。原因可能为局部麻醉药误入硬膜下间隙，或硬膜外间隙容积减少。严密监测、注意维持呼吸和循环功能稳定，直至局部麻醉药阻滞脊神经的作用完全消退。

5. 其他　恶心呕吐是椎管内阻滞常见的并发症，女性发生率高于男性，尤其是年轻女性。可能原因有血压骤降造成脑供血骤减，呕吐中枢兴奋；迷走神经功能亢进等，一旦出现恶心呕吐，应预防误吸，并给予镇吐药。

椎管内阻滞常引起尿潴留，是位于腰骶水平支配膀胱的交感神经和副交感神经麻痹所致，也可因应用阿片类药物或患者不习惯卧位排尿所引起，常需留置导尿管直至膀胱功能恢复。

三、药物毒性相关并发症

药物毒性包括局部麻醉药、辅助用药和药物添加剂的毒性，其中局部麻醉药的毒性有两种形式：全身毒性和神经毒性。

1. 局部麻醉药的全身毒性反应（systemic toxic reaction of local anesthetics）　主要表现为中枢神经系统和心血管系统毒性，是由于局部麻醉药误入血管、给药量过多导致药物的血液浓度过高以及作用部位的加速吸收等因素所引起，主要见于硬膜外间隙阻滞和骶管阻滞。中枢神经系统对局部麻醉药的毒性较心血管系统更为敏感，但布比卡因和依替卡因例外，其中枢神经系统和心血管系统毒性几乎同时发生。

中枢神经系统毒性表现为初期的兴奋相和终末的抑制相，最初表现为患者不安、焦虑、感觉异常、耳鸣和口周麻木，进而出现面肌痉挛和全身抽搐，最终发展为严重的中枢神经系统抑制、昏迷和呼吸心跳停止；心血管系统初期表现为由于中枢神经系统兴奋而间接引起的心动过速和高血压，晚期则由局部麻醉药的直接作用而引起心律失常、低血压和心肌收缩功能抑制。

为使局部麻醉药全身毒性反应的风险降到最低，临床医师应严格遵守临床常规；麻醉前给予苯二氮䓬类或巴比妥类药物可以降低惊厥的发生率；注射局部麻醉药前回抽、小剂量分次给药、先注入试验剂量、采用局部麻醉药的最低有效浓度及最低有效剂量；应进行严密监护以利于早期发现局部麻醉药中毒的症状和体征；局部麻醉药中添加肾上腺素有助于判定是否误入血管，并减少注射部位局部麻醉药的吸收。

依据局部麻醉药全身毒性反应的严重程度进行治疗：①轻微的反应可自行缓解或消除；②如出现惊厥，则采用支持手段保持气道通畅和吸氧；③如果惊厥持续存在可静脉给予控制惊厥的药物如咪达唑仑或丙泊酚，必要时行气管内插管；④如果局部麻醉药毒性反应引起心血管抑制，低血压的处理可采用静脉输液和血管收缩药；⑤如果出现心力衰竭，需静脉单次注射肾上腺素 1~15μg/kg；⑥如果发生心搏骤停，则立即进行心肺复苏；严重反应可同时使用脂肪乳剂治疗。

2. 马尾综合征（cauda equina syndrome）　是以脊髓圆锥水平以下神经根受损为特征的临床综合征，临床表现为不同程度的大便失禁及尿道括约肌麻痹、会阴部感觉缺失和下肢运动功能减弱。可能原因有局部麻醉药鞘内的直接神经毒性；压迫性损伤如硬膜外间隙血肿或脓肿；操作时损伤。推荐采用能够满足手术要求的最小局部麻醉药剂量和最低有效局部麻醉药浓度，严格执行脊麻时局部麻醉药最高限量的规定。

目前尚无有效的治疗方法，可用以下措施辅助治疗：早期可采用大剂量激素、脱水、利尿、营养神经等药物；后期可采用高压氧治疗、理疗、针灸、功能锻炼等。

3. 短暂神经综合征（transient neurologic syndrome，TNS）　其临床表现为：症状常发生于脊麻作用消失后 24 小时内；大多数患者表现为单侧或双侧臀部疼痛，50%~100% 的患者并存背痛，少部分患者表现为放射至大腿前部或后部的感觉迟钝。疼痛的性质为锐痛或刺痛、钝痛、痉挛性痛或烧灼痛。通常活动能改善，而夜间疼痛加重，给予非甾体抗炎药有效。体格检查和影像学检查无神经学阳性改变。可能为局部麻醉药的特殊神经毒性,利多卡因脊麻发生率较高;亦受患者体位和手术种类影响。应尽可能采用最低有效浓度和最低有效剂量的局部麻醉药,最有效的治疗药物为非甾体抗炎药。

（罗爱林）

思考题

1. 58 岁男性患者因阑尾炎入院拟行阑尾切除术,如果拟行麻醉方式是椎管内麻醉,麻醉前准备你需要了解病情及辅助检查有哪些?

2. 28 岁,女性,孕 38^{+5} 周,拟在硬膜外阻滞下行子宫下段剖宫产术,在穿刺过程中硬膜穿破,后续该如何处理?

第十章

全身麻醉

扫码获取
数字内容

要点：

1. 镇静、镇痛、肌松和反射抑制为全身麻醉四要素。

2. 不同于普通睡眠，全身麻醉对 CNS、呼吸系统、循环系统以及伤害性刺激的反应等均产生不同程度的可逆性抑制。

3. 吸入麻醉药是指经呼吸道吸入人体内并产生全身麻醉作用的药物，其强度以最低肺泡有效浓度（MAC）来衡量，MAC 越小，药物的麻醉效能越强；血 / 气分配系数小，则诱导、苏醒均较迅速。

4. 静脉麻醉药指经静脉注射通过血液循环作用于 CNS 而产生麻醉作用的药物，临床常用的包括氯胺酮、丙泊酚、依托咪酯、咪达唑仑、S- 氯胺酮等。

5. 阿片类药物又称麻醉性镇痛药，是全麻中不可缺少的药物，多数反复应用易导致成瘾性和耐受性，属于国家强制管制药品。临床最常用的是芬太尼及其衍生物。

6. 肌松药只有肌松作用，无镇静、镇痛作用，故不能单独应用，应在全麻药作用下应用。

7. 全身麻醉过程可分为麻醉诱导、麻醉维持和麻醉苏醒。近年来麻醉深度监测仪发展较快，但临床体征的观察仍是判断麻醉深度的基本方法。

麻醉药经呼吸道吸入或静脉、肌内注射进入人体内，产生中枢神经系统的抑制，临床表现为意识消失与遗忘（镇静）、全身痛觉丧失（镇痛）、一定程度的肌肉松弛（肌松）和反射抑制，这种方法称为全身麻醉（general anesthesia）（简称全麻）。常将镇静、镇痛、肌松和反射抑制定义为全麻四要素。全身麻醉是临床麻醉的常用方法，也是大型手术和复杂、疑难手术最常用的麻醉方法。

第一节　全身麻醉对机体的影响

麻醉药对中枢神经系统（central nervous system，CNS）抑制的程度与血液内的药物浓度和 / 或分压有关，且可以调控。不同于普通的睡眠，全身麻醉对 CNS、呼吸系统、循环系统以及伤害性刺激的反应等均产生不同程度的抑制，一般呈剂量依赖性；这种抑制是完全可逆的，当药物被代谢或从体内排出后，患者的神志、感觉和各种反射逐渐恢复。全麻主要作用于神经系统、内分泌腺及各个脏器 / 系统，从而对机体产生影响。

一、全麻效应

全麻可产生镇静、镇痛和肌松效应。人们对全麻原理仍不清楚，多数学者认为全麻原理并非单一，不同麻醉药作用机制可能不尽相同，且同一麻醉药可能作用多部位、具有多种作用机制。

全身麻醉药通过抑制大脑皮质的功能可逆性地消除意识和疼痛；通过关闭钠离子通道阻止神经冲动的产生与传导，从而减轻因手术刺激所引起的各种生理和病理生理反应。以吸入麻醉药为例，现在认为从皮质到脊髓的整个中枢神经系统都是吸入麻醉药的作用部位，其中脊髓是其镇痛作用的主要部位，而引起催眠、意识和认知功能障碍的部位则在大脑。吸入麻醉药主要是通过增强抑制性的 γ-氨基丁酸 A（GABA$_A$）受体和甘氨酸受体，抑制兴奋性的 N- 甲基 -D- 天冬氨酸（NMDA）受体和神经烟碱乙酰胆碱受体,抑制突触前钠离子通道而产生效应。静脉麻醉药的靶点多为 GABA$_A$ 受体。吸入麻醉药的镇痛作用主要是通过激活中枢神经的下行抑制系统,抑制脊髓背角痛敏神经元的痛传递,产生镇痛效应;肌松作用主要通过激活中枢神经的下行抑制系统抑制脊髓前角 α 运动神经元而松弛肌肉。

二、神经系统生物电活动

麻醉药可作用于神经元产生生物电活动的离子通道(电压门控离子通道如 Na$^+$ 通道、K$^+$ 通道以及化学门控离子通道如 NMDA 受体通道)和神经电信号的传递机制(如 G 蛋白耦联受体介导的信号转导通路)。随着麻醉的加深,脑电波的频率变慢而波幅增大(同步化),以及等电位周期性出现,并伴有脑电活动的突然改变,称为暴发性抑制;这种暴发性抑制的间隔逐渐加大最后形成等电位线。这种影响在临床上以不同镇静水平(如嗜睡、昏睡)和麻醉深度的形式表现出来。

三、突触传递及可塑性

抑制兴奋性突触传递、增强抑制性突触传递是全麻药产生全麻作用的重要机制,而兴奋性氨基酸递质和 NMDA 受体又是突触可塑性的重要分子机制。全麻药可通过干扰记忆和回忆过程而产生遗忘效应,其机制涉及从信息输入到信息回忆的多个环节:①提高感知阈值,减弱输入信息强度;②干扰神经传导,减少到达皮质中枢的信息量;③干扰信息固化,使短期记忆不能转化为长期记忆;④干扰回忆机制而使现有的信息不能输出。因此全麻对记忆的影响主要是导致暂时的顺行性遗忘,干扰瞬时或短时记忆、陈述性记忆等,故全麻后患者出现极短暂的近期记忆丧失,即对术前发生的某些事情遗忘,而完全苏醒后记忆立即恢复。

四、心肺功能

常用的吸入麻醉药和静脉麻醉药对肺换气功能影响轻微,但大多存在剂量相关性肺通气抑制,肺通气储备能力降低以及肺力学改变,抑制程度与表现因药物、给药方式不同和剂量大小而异。吸入麻醉药还使氧解离曲线轻度右移,P$_{50}$ 增加 2~3.5mmHg。

绝大多数麻醉药对心脏电活动的影响较为显著,通过直接作用于心肌细胞及神经体液因素间接影响心肌。如氯胺酮直接抑制窦房结的起搏功能,但又可兴奋交感神经而呈现心血管兴奋效应;异氟烷抑制窦房结自律性、抑制房室结而表现延长传导时间、增加不应期,对复极有直接影响而延长 QT 间期。除氯胺酮、依托咪酯外,大多数全麻药主要通过影响 L 型 Ca^{2+} 通道减少钙内流、降低心肌对 Ca^{2+} 的反应性而对心肌功能呈现剂量相关性的直接抑制作用。同样,绝大多数麻醉药可直接作用于心肌、血管平滑肌和 / 或通过作用于自主神经系统直接和间接引起不同程度的动脉血压下降;扩张静脉血管而影响静脉回心血量,间接影响心排血量。血压下降的程度取决于用药剂量的大小、静脉注射的速度(与麻醉加深的速度呈正相关)、麻醉作用的深浅及患者循环系统代偿能力等的综合作用。大部分吸入麻醉药具有冠状动脉扩张作用,机制与 ATP 敏感性钾通道激活及腺苷受体激活有关。

五、内分泌功能

(一)下丘脑、垂体功能

阿片类镇痛药通过阻断外周刺激向中枢传导,可抑制下丘脑 - 垂体 - 肾上腺皮质相关激素分泌。如吗啡可抑制下丘脑分泌 CRH 从而影响垂体 ACTH 以及肾上腺皮质激素的分泌。多数吸入麻醉药对下丘脑 - 垂体均有程度不等的兴奋作用,如乙醚麻醉时 ADH、GH、ACTH 明显增加,而异氟烷、七氟烷对内分泌影响较小,未见 ACTH、GH 增加。硫喷妥钠、丙泊酚对 ACTH、GH 无影响,但可促进 ADH 分泌。

(二)肾上腺皮质功能

丙泊酚不影响皮质醇的合成和机体对 ACTH 的正常反应,依托咪酯通过抑制肾上腺皮质 11-β 羟化酶而减少皮质醇和醛固酮的合成。氯胺酮、羟丁酸钠可使血浆内皮质醇浓度增高,芬太尼等可降低皮质醇的分泌。吸入麻醉药对肾上腺皮质功能均有一定程度的抑制作用。

（三）交感－肾上腺髓质功能

吗啡可直接刺激肾上腺髓质释放儿茶酚胺,芬太尼等可通过抑制交感神经系统而抑制肾上腺髓质释放儿茶酚胺。氯胺酮可使血浆儿茶酚胺浓度明显增加。乙醚可使儿茶酚胺,尤其去甲肾上腺素增加更为明显。氟烷、甲氧氟烷及氧化亚氮对血浆儿茶酚胺浓度影响不大。

（四）甲状腺功能

围手术期多数麻醉用药对甲状腺功能影响不明显。

六、其他功能

常用全麻药一般不会引起长期的肝肾功能异常或器质性损伤。虽然大多药物经过肝肾代谢,除非药物导致肝肾血流严重下降,一般代谢过程、代谢产物不会加重肝肾功能负担。

全麻易激活血小板膜糖蛋白,促进血小板的黏附性和聚集性,因此更易出现血栓前状态。氟烷可抑制血小板聚集和纤溶亢进,增加出血时间;七氟烷对血小板的聚集也有一定抑制作用,芬太尼麻醉可轻度增加出血时间。

全麻期间由于意识消失和肌肉松弛,不利体温的维持。麻醉药抑制下丘脑的体温调节中枢使机体对热－出汗反应的阈值增高,对冷－皮肤血管收缩和寒战反应的阈值降低(更显著),不同程度扩张皮肤血管,增加散热,减少产热(代谢降低),使机体易受环境低温的影响而出现体温下降。

第二节 全身麻醉药

根据用药途径和药物的作用机制不同,将全身麻醉药(general anesthetics)分为吸入麻醉药和静脉麻醉药。肌肉松弛药一般被视为全麻辅佐用药。

一、吸入麻醉药

吸入麻醉药(inhalational anesthetics,inhaled anesthetics)是指经呼吸道吸入人体内并产生全身麻醉作用的药物,可用于全身麻醉的诱导和维持。

（一）理化性质与药理性能

吸入麻醉药的理化性质关系到临床上设计全麻工具、给药方法、诱导期长短、苏醒快慢、全麻深度的调节以及如何保证患者和手术室工作人员的安全等。根据吸入麻醉药在常温常压下是挥发性液体还是气体,将其分为挥发性吸入麻醉药和气体吸入麻醉药;前者如七氟烷必须通过蒸发器转化为气体才能吸入体内,后者如氧化亚氮(nitrous oxide,N_2O)可直接吸入体内。

现今常用的吸入麻醉药多为卤素类,经呼吸道吸入后,通过与脑细胞膜的相互作用而产生全身麻醉作用。吸入麻醉药的强度是以最低肺泡有效浓度(minimum alveolar concentration,MAC)来衡量的。MAC是指某种吸入麻醉药在一个大气压下与纯氧同时吸入时,能使50%的手术患者在切皮时不发生摇头、四肢运动等反应时的最低肺泡浓度。因为MAC是不同麻醉药的等效价浓度,所以能反映麻醉药的效能。麻醉药的MAC越小,其麻醉效能越强。MAC相当于药理学中反映量-效曲线的ED_{50},概念中包含了四个基本要素:①当受到强烈有害刺激后必须发生一个全或无的体动反应;②把肺泡内呼气末麻醉药浓度作为一个平衡样点,以反映脑内麻醉药浓度;③用适当数学方法表达肺泡内麻醉药浓度与相应反应的量化关系来评估MAC;④MAC还可量化生理或药理的变化,如可作为一项敏感指标来确定其他麻醉药、中枢性药物与吸入麻醉药的相互影响。

血/气分配系数是吸入麻醉药的一个重要性质。分配系数指分压相等,即麻醉药在血液中的分压与肺泡气中的分压达到动态平衡时,麻醉药在两相中浓度的比值。例如,N_2O的肺泡浓度为80%,

达到平衡时血中 N_2O 的浓度为 37.6%。故其血 / 气分配系数就等于 37.6%/80%=0.47。血 / 气分配系数大,表示药物在血中的溶解度大,可称为"易溶性"或"高溶性"药物,血液犹如一个巨大的贮库,必须溶解更多的药物方能使其分压明显升高,故诱导缓慢。同理,停止给药后,血中麻醉药的分压下降缓慢,故苏醒期较长。而血 / 气分配系数小的麻醉药如 N_2O,则诱导、苏醒均较迅速。血 / 气分配系数低和体内代谢率低是两大突出优点,代表了研制新型吸入麻醉药的方向。

吸入麻醉药的油 / 气分配系数(即脂溶性)和血 / 气分配系数(即药物在血液中的溶解度)对其药理性能有明显影响。由表 10-1 可见吸入麻醉药的强度与其油 / 气分配系数成正比关系,油 / 气分配系数越高,麻醉强度越大,MAC 则越小。麻醉深度与脑内吸入麻醉药的分压相关,当肺泡血液和脑组织中的吸入麻醉药分压达到平衡时,肺泡药物浓度(F_A)则可间接反映吸入麻醉药在脑内的分布情况。吸入麻醉药的可控性与其血 / 气分配系数相关,血 / 气分配系数越低者,在肺泡血液和脑组织中的分压达到平衡状态的时间越短,因而在 CNS 内的分压越容易控制。

表 10-1   吸入麻醉药的理化性质

药物	分子量	油 / 气分配系数	血 / 气分配系数	代谢率 /%	MAC/%
乙醚	74	65	12	2.1~3.6	1.9
氧化亚氮	44	1.4	0.47	0.004	105
氟烷	197	224	2.4	15~20	0.75
恩氟烷	184	98	1.9	2~5	1.7
异氟烷	184	98	1.4	0.2	1.15
七氟烷	200	53.4	0.65	2~5	2.0
地氟烷	168	18.7	0.42	0.02	6.0

(二)影响肺泡药物浓度的因素

挥发性吸入麻醉药是通过麻醉机以流经吸入麻醉药蒸发器的新鲜气流为载体,将麻醉药带入呼吸环路进入呼吸道和肺泡内,使肺泡中吸入麻醉药的分压上升。在分压差的驱动下,吸入麻醉药以弥散的方式跨过肺泡膜进入流经肺泡的血液内(即肺循环对药物的摄取),并通过血液循环将药物转运到 CNS 或其他组织。停止吸入麻醉药后,吸入麻醉药又由体内各器官和组织进入静脉血并弥散到肺泡气内,再经过呼吸道排出到体外。F_A 是指吸入麻醉药在肺泡内的浓度,而吸入药物浓度(F_I)是指从环路进入呼吸道的药物浓度。临床上常以 F_A 和 F_A/F_I 来比较不同药物肺泡浓度上升的速度。F_A 和 F_A/F_I 的上升速度取决于麻醉药的输送和肺循环摄取的速度。影响因素如下。

1. 通气效应   肺泡通气量增加,可将更多的药物输送到肺泡以补偿肺循环对药物的摄取,结果加速了 F_A 的升高和 F_A/F_I 的上升。药物的血 / 气分配系数越大,被血液摄取量也越多。因此,对于血 / 气分配系数大的药物来说,通气量增加对 F_A 升高和 F_A/F_I 上升的影响则更明显。

2. 浓度效应 F_I 不仅可影响 F_A 的高低,而且影响 F_A 上升的速度,即 F_I 越高,F_A 上升越快,称为浓度效应。假如吸入浓度为 100%(为假设的理论数值,因为还需同时吸氧),F_A 上升非常快。因为这时 F_A 只取决于肺泡通气时向肺内输送气体的速度,肺循环对药物的摄取已不能限制 F_A/F_I 的上升速度。

3. 心排血量(CO)   吸入麻醉药在分压差的驱动下,以弥散方式由肺泡向血液转移。在肺泡通气量不变时,CO 增加导致通过肺循环的血流量也增加,被血液摄取并转运走的麻醉药也增加,结果 F_A 上升减慢。心排血量对 F_A 的影响还与药物的血 / 气分配系数有关,血 / 气分配系数越大,CO 增加引起的血液摄取量也越多,F_A 上升越慢。

4. 血 / 气分配系数   血 / 气分配系数越高,被血液摄取麻醉药越多,F_A 上升减慢,麻醉诱导期延长,麻醉恢复也较慢。从临床角度讲,血 / 气分配系数越低表示麻醉诱导期 F_A 上升快,麻醉恢复期 F_A

降低快,肺泡、血液和脑组织之间容易达到平衡,麻醉深度容易控制。吸入麻醉药的可控性与血/气分配系数成反比关系。

5. 麻醉药在肺泡与静脉血中的浓度差(F_{A-v}) F_{A-v}越大,肺循环摄取的药量越多,即肺血从肺泡带走的麻醉药越多。在麻醉诱导早期,混合静脉血中的麻醉药浓度接近零,F_{A-v}很大,促进了血液对麻醉药的摄取。随着麻醉的加深和时间的延长,混合静脉血中麻醉药浓度增加使F_{A-v}降低,摄取速度减慢,摄取量亦减少,最终达到相对稳定状态。

(三) 代谢产物和毒性

大多数吸入麻醉药的脂溶性较大,很难以原形由肾脏排出,绝大部分由呼吸道排出,仅小部分在体内代谢后随尿排出。药物的主要代谢场所是肝脏,细胞色素P_{450}是重要的药物氧化代谢酶,能加速药物的氧化代谢过程。此外,有些药物具有药物代谢酶诱导作用,可加快其自身代谢速度。药物的代谢过程及其代谢产物对肝脏和肾脏功能都有不同程度的影响,影响的程度与药物代谢率、代谢中间产物及最终产物的毒性有关。一般来说,药物的代谢率越低,其毒性也越低。从表10-1可见,卤素类吸入麻醉药中,地氟烷和异氟烷的代谢率最低,因而毒性也最低;恩氟烷和七氟烷次之,而氟烷最高。产生肾毒性的原因主要是血中无机氟(F^-)浓度的升高。一般认为,当F^-浓度低于50μmol/L时不产生肾毒性;50~100μmol/L有引起肾毒性的可能,而高于100μmol/L则肯定产生肾毒性。在酶诱导下,F^-浓度可显著升高。因此,对慢性肾功能不全或应用酶诱导药物者,应慎用卤素类吸入麻醉药。

(四) 常用吸入麻醉药

1. 氧化亚氮(nitrous oxide,N_2O) 俗称笑气,为麻醉效能较弱的气体麻醉药,推算其MAC为105%。吸入浓度大于60%时可产生遗忘、镇痛作用。N_2O对心肌有一定的直接抑制作用,但对心排血量、心率和血压都无明显影响,可能与其兴奋交感神经系统有关。对肺血管平滑肌有收缩作用,使肺血管阻力增加而导致右心房压升高,但对外周血管阻力无明显影响。对呼吸有轻度抑制作用,使潮气量降低和呼吸频率加快,但对呼吸道无刺激性,对肺组织无损害。因其血/气分配系数很低,肺泡浓度和吸入浓度的平衡速度非常快,肺泡通气量或心排血量的改变对肺循环摄取N_2O的速度无明显影响。N_2O可引起脑血流量增加而使颅内压轻度升高。N_2O几乎全部以原形由呼吸道排出,对肝肾功能无明显影响。

临床应用:常与其他全麻药复合应用于麻醉维持;对循环影响小,可用于休克及危重症患者;分娩镇痛。常用吸入浓度为50%~70%。但必须维持吸入氧浓度(F_iO_2)高于30%以免发生低氧血症。在N_2O麻醉恢复期有发生弥散性缺氧的可能,停止吸N_2O后应吸纯氧5~10分钟。N_2O可使体内封闭腔(如中耳、肠腔等)内压升高,因此气胸、肠梗阻、体外循环以及胸腔镜、腹腔镜等手术不宜应用。N_2O是已知毒性最小的吸入麻醉药。其主要不良反应有:缺氧、闭合空腔增大、骨髓抑制等。

2. 恩氟烷(enflurane) 麻醉效能较强。恩氟烷对CNS有抑制作用,随着吸入浓度逐渐升高(>3%),脑电图(EEG)可出现癫痫样棘波和爆发性抑制。对心肌收缩力有抑制作用,引起血压、心排血量和心肌氧耗量降低。对外周血管有轻度舒张作用,导致血压下降和反射性心率增快。虽然恩氟烷可引起心肌对儿茶酚胺的敏感性增加,但肾上腺素的用量高达4.5μg/kg时仍不致引起心律失常。对呼吸道无刺激性,不引起唾液和气道分泌物的增加。对呼吸的抑制作用较强,表现为潮气量降低和呼吸频率增快。可增强非去极化肌松药的作用。主要代谢产物F^-有肾毒性,一般临床麻醉后血浆F^-浓度低于肾毒性阈值。但长期应用异烟肼及肥胖患者吸入恩氟烷后,血浆中的F^-浓度可增加。

临床应用:常用于麻醉维持。维持期的吸入浓度为0.5%~2%。恩氟烷可使眼压降低,对眼内手术有利。因深麻醉时脑电图显示癫痫样发作,临床表现为面部及肌肉抽搐,因此有癫痫病史者应慎用。禁忌证为严重心、肝、肾脏疾病、颅内高压患者。

3. 异氟烷(isoflurane) 麻醉效能强。异氟烷在低浓度时对脑血流无影响,高浓度时(>1.0MAC)可使脑血管扩张、脑血流增加和颅内压升高。对心肌收缩力的抑制作用较轻,对心排血量的影响较小,但可明显降低外周血管阻力而降低动脉压(作用弱于恩氟烷);不增加心肌对外源性儿茶酚胺的敏

NOTES

感性。对呼吸有轻度抑制作用,对支气管平滑肌有舒张作用。可增强非去极化肌松药的作用。对子宫肌肉收缩的抑制与剂量相关,深麻醉下抑制效应强而易引起子宫出血。代谢率很低,最终代谢产物为三氟乙酸。临床麻醉时血浆最高 F^- 浓度低于 $10\mu mol/L$;应用酶诱导剂时,肝内代谢和 F^- 浓度无明显增加,因此对肝肾功能无明显影响。

临床应用:常用于麻醉维持。吸入浓度为 0.5%~2% 时,可保持循环功能稳定;停药后苏醒较快,约 10~15 分钟。因其对心肌收缩力抑制轻微,而对外周血管扩张明显,因而可用于控制性降压。对呼吸道有刺激性,诱导期可出现咳嗽、屏气,故一般不用于麻醉诱导。苏醒期偶见肢体活动或寒战。少数人出现恶心、呕吐、流涎、喉痉挛。因增加子宫出血可能,不适用于产科手术。

4. 七氟烷(sevoflurane) 麻醉性能较强。七氟烷对 CNS 有抑制作用,对脑血管有舒张作用,可引起颅内压升高。对心肌收缩力有轻度抑制,可降低外周血管阻力,引起动脉压和心排血量降低,对心肌传导系统无影响,不增加心肌对外源性儿茶酚胺的敏感性。在 1.5MAC 以上时对冠状动脉有明显舒张作用,有引起"冠脉窃流"的可能。对呼吸道无刺激性,不增加呼吸道的分泌物;呼吸抑制作用比较强,对气管平滑肌有舒张作用。可增强非去极化肌松药的作用,并延长其作用时间。该药在肝脏代谢,产生 F^- 和有机氟。临床麻醉后血浆 F^- 浓度一般为 20~30$\mu mol/L$,低于肾毒性阈值。

临床应用:可用于麻醉诱导和维持。用面罩诱导时,呛咳和屏气的发生率很低。麻醉维持浓度为 1.5%~2.5% 时,循环稳定。麻醉后清醒迅速,清醒时间在成人平均为 10 分钟,小儿为 8.6 分钟。苏醒过程平稳,恶心和呕吐的发生率低,但术后恶心呕吐高危人群仍应采用预防措施。七氟烷在钠石灰中,尤其在干燥和温度升高时,可发生分解形成对实验动物具有肾毒性的复合物 A,但在人类未引起有临床意义的肾毒性,故肾功能不全者慎用。

5. 地氟烷(desflurane) 麻醉性能较弱。因其血/气分配系数小的特点,临床表现为"快睡快醒"。可抑制大脑皮质的电活动,降低脑氧代谢率。低浓度不抑制中枢对 CO_2 的反应,也不使颅内压降低;高浓度可使脑血管舒张,并降低其自身调节能力。对心肌收缩力有轻度抑制作用,对心率、血压和心排血量影响较轻。当浓度增加时,可引起轻度外周血管阻力降低和血压下降。不增加心肌对外源性儿茶酚胺的敏感性。对呼吸有轻度抑制作用,可抑制机体对 $PaCO_2$ 升高的反应。对呼吸道有刺激作用。对神经-肌肉接头有较强的抑制作用,可增强非去极化肌松药的效应。几乎全部由肺排出。除长时间或高浓度应用外,其体内代谢率极低,因而其肝、肾毒性很低。

临床应用:由于对呼吸道有刺激作用,一般不用于全麻诱导,主要用于麻醉维持,苏醒速度快、苏醒质量高。可单独或与 N_2O 合用维持麻醉,麻醉深度可控性强,肌松药用量减少。因对循环功能的影响较小,对心脏手术或心脏病患者行非心脏手术的麻醉更为有利。因其苏醒迅速,也适用于门诊手术患者的麻醉,且恶心和呕吐的发生率明显低于其他吸入麻醉药。但需要特殊的蒸发器,价格也较贵。

二、静脉麻醉药

经静脉注射进入体内,通过血液循环作用于 CNS 而产生全身麻醉作用的药物,称为静脉麻醉药(intravenous anesthetics)。其优点为起效快,对呼吸道无刺激,无环境污染,使用方便。主要缺点是:①麻醉作用不完善,均无肌松作用;除氯胺酮外,其他药物镇痛作用多较弱;②消除有赖于肺外器官,剂量过大时难以迅速代谢排出,部分药物有蓄积作用;③全身麻醉深度不易控制,苏醒较慢,术后有倦怠和嗜睡;④全身麻醉分期不明显,表现不典型,不易判断麻醉深度。常用的静脉麻醉药有:

1. 氯胺酮(ketamine) 为苯环己哌啶的衍生物,易溶于水,水溶液 pH 为 3.5~5.5。主要作用于 NMDA 受体,是 NMDA 受体的非特异性阻断剂,阻断 NMDA 受体是氯胺酮产生全身麻醉和镇痛作用的主要机制。该药还可选择性阻滞脊髓网状结构束对痛觉信号的传入而阻断疼痛向丘脑和皮质区传导、激动阿片受体而产生镇痛作用。可选择性抑制大脑联络径路和丘脑-新皮质系统,兴奋边缘系统,而对脑干网状结构的影响较轻,因产生中枢不同区域功能状态不一致的变化而出现"分离麻醉(dissociative anesthesia)"现象。镇痛作用显著。静脉注射后 30~60 秒患者意识消失,作用时间约 15~20 分钟;肌内注射后约 5 分钟起效,15 分钟作用最强。可增加脑血流量、颅内压及脑代谢率。有兴奋交感神经的作用,使心率增快、眼压增高、血压及肺动脉压升高;而对低血容量性休克及交感神经呈高度兴奋者,可呈现心肌抑制作用。对呼吸影响较轻,但用量过大或注射速度过快,或与其他麻醉性镇痛药伍用时,可引起显著的呼吸抑制,甚至呼吸暂停。可使唾液和支气管分泌物增加,对支气管平滑肌有舒张作用。主要在肝脏内代谢,代谢产物去甲氯胺酮仍具有一定药理活性,最终代谢产物由肾脏排出。

临床应用:全麻诱导剂量为 1~2mg/kg,麻醉维持量为 10~30μg/(kg·min)。小儿基础麻醉时,肌内注射 4~5mg/kg 可维持麻醉 30 分钟左右,必要时追加 1/3~1/2 量。近年发现该药有很好的快速抗抑郁作用,适用于产后抑郁及难治性抑郁症患者的治疗。常见不良反应:可引起一过性呼吸暂停、苏醒期幻觉、噩梦及精神症状;眼压和颅内压升高。

2. 依托咪酯(etomidate)　为咪唑类衍生物,临床应用为溶于丙二醇的水剂(pH 6.9)或脂肪乳剂。系催眠性静脉麻醉药,无镇痛作用,作用方式与巴比妥类药物近似。起效快,静脉注射后约 30 秒患者意识即可消失,1 分钟时脑内浓度达峰值。可降低脑血流量、颅内压及脑代谢率。对心率、血压及心排血量的影响均很小,此为该药最重要的临床优势;不增加心肌氧耗量,并有轻度冠状动脉扩张作用。对呼吸的影响明显轻于丙泊酚。主要在肝脏内水解,代谢产物不具有活性。对肝肾功能无明显影响。

临床应用:主要用于全麻诱导,尤其适用于年老体弱和危重患者的麻醉,一般剂量为 0.15~0.3mg/kg。常见不良反应为注射后发生肌阵挛和呃逆;对静脉有刺激性(乳剂少见,而水剂更为明显);术后易发生恶心、呕吐;长时间应用后可可逆性短暂抑断肾上腺皮质功能。癫痫患者禁用,有免疫抑制、脓毒症、肾上腺功能不全、长期应用糖皮质激素患者须慎用或禁用。

3. 丙泊酚(propofol)　这是一种起效迅速、诱导平稳、无肌肉不自主运动、咳嗽、呃逆等副作用的短效静脉麻醉药。目前临床麻醉中最为常用。为烷基酚类化合物,室温下为油性,不溶于水,但具有高度脂溶性,pH 7.0。注射液(乳剂)中含有 1% 丙泊酚、10% 大豆油、1.2% 纯化卵磷脂及 2.25% 甘油(W/V)。具有镇静、催眠作用,有轻微镇痛作用。起效快,静脉注射 1.5~2mg/kg 后 30~40 秒患者即入睡,维持时间仅为 3~10 分钟,停药后苏醒快而完全。可降低脑血流量、颅内压和脑代谢率。有抗惊厥作用,且为剂量依赖性。对心血管系统有明显的抑制作用,抑制程度比等效剂量的硫喷妥钠明显,主要表现为对心肌的直接抑制作用及血管舒张作用,可导致明显的血压下降、心率减慢、外周阻力和心排血量降低。当大剂量、快速注射或用于低血容量者及老年人时,有引起严重低血压的危险。对呼吸有明显抑制作用,表现为潮气量降低和呼吸频率减慢,甚至呼吸暂停。对循环与呼吸的抑制程度与剂量、给药速度相关。可舒张支气管平滑肌。对肝、肾功能及肾上腺皮质功能均无明显影响。经肝代谢,代谢产物无药理活性。反复注射或静脉持续输注时体内有蓄积。

临床应用:全麻静脉诱导,剂量为 1.5~2.5mg/kg。苏醒迅速而完全,且有一定的镇吐效应。可静脉持续输注或与其他全麻药复合应用于麻醉维持,常用量为 4~12mg/(kg·h),可根据脑电双频指数(BIS)调整用量,老年人、循环功能差者应减量。特别适用于门诊患者的胃、肠镜诊断性检查、人工流产等短小手术的麻醉或镇静,停药后 10 分钟患者可回答问题。已经开发出该药的靶控输注(target-controlled infusion,TCI)及闭环药物输注系统,临床已经验证并使用广泛,为更准确地用药提供支持。最显著的不良反应是呼吸抑制与血压下降。必要时应行人工辅助呼吸。对静脉有刺激作用而引起注射痛及肌阵挛。丙泊酚输注速度超过 5mg/(kg·h)且输注时间超过 48 小时者可能发生丙泊酚输注综合征(propofol infusion syndrome,PIS),表现为心肌病、急性心力衰竭、代谢性酸中毒、骨骼肌病、高钾血症、肝大和高脂血症。此现象虽然罕见,但可危及生命。

4. 咪达唑仑(midazolam)　为苯二氮䓬类药物,具有短效麻醉镇静作用,随剂量增加,可产生抗焦虑、镇静、催眠、顺行性遗忘、抗惊厥和中枢性肌肉松弛等不同作用,无蓄积现象;心血管系统影响轻微,可有轻度心率增快,血压降低;呼吸抑制轻微;可降低颅内压,减少脑血流量和氧耗量;经肝代谢,经肾排出。

临床应用:术前镇静,麻醉诱导和维持,亦可作为局麻辅助用药和 ICU 患者镇静用药。常见不良反应为注射后局部疼痛、血栓性静脉炎和顺行性遗忘。

5. 右美托咪定(dexmedetomidine)　为经胃肠外给药的选择性 α_2- 肾上腺素受体激动药,可产生剂量依赖的镇静、抗焦虑和镇痛效应,联合应用时可减少阿片类药物的用量;经肝代谢后产物经肾排出。

临床应用:术中镇静,全麻辅助用药,机械通气患者镇静。常见不良反应为心动过缓、心脏传导抑制、低血压、恶心、口干及过度镇静时可能导致气道梗阻。

6. 瑞马唑仑(remimazolam)　为短效苯二氮䓬类镇静催眠药,在咪达唑仑的结构上引入可以代谢的丙酸甲酯侧链,通过非特异性酯酶代谢,起效快,失效迅速,代谢产物无活性,时量相关半衰期不受输注时间影响,对呼吸循环和血流动力学的影响轻微,且能够被氟马西尼快速逆转。该药药理作用特点和咪达唑仑相似,但全麻及镇静作用效应类似于丙泊酚。

临床应用:适用于各类操作性诊疗的镇静、全身麻醉诱导与维持以及 ICU 镇静。常见不良反应为轻微呼吸抑制和低血压。

7. 环泊酚(ciprofol)　是烷基酚类小分子化合物,属于短效 GABA$_A$ 受体激动剂,通过增强 GABA 介导的氯离子内流而产生镇静或麻醉作用。环泊酚是中国首个自主化合物创新 1 类静脉麻醉药,其在丙泊酚基础上引入环丙基形成手性结构,与 GABA$_A$ 受体的亲和力高于丙泊酚,效价约为丙泊酚的 4~5 倍,治疗指数 6.6,约为丙泊酚的 2.4 倍,安全窗更宽。静脉注射后可快速起效,麻醉 / 镇静效果与丙泊酚相当,并表现出剂量依赖性的麻醉 / 镇静效应。呼吸抑制和循环抑制均较丙泊酚轻,注射痛发生率显著低于丙泊酚。血浆蛋白结合率约为 95%,易透过血脑屏障。主要在肝脏代谢,由肾脏排出。主要代谢产物无活性,持续输注无明显蓄积。

临床应用:适用于操作性诊疗的镇静或麻醉、全身麻醉以及 ICU 镇静等。常见不良反应为一过性、轻中度低血压,头晕,心动过缓和呼吸相关不良事件。

8. S- 氯胺酮(esketamine,S-ketamine)　氯胺酮是手性化合物。其 S 异构体(即 S- 氯胺酮)的药效是消旋混合物(即氯胺酮)的 2 倍、R- 氯胺酮的 4 倍,且不良反应少。作为集镇静、镇痛、麻醉作用于一体的静脉麻醉药,其药理特点与氯胺酮相似,而效价更强,主要作用于 NMDA 受体。在继承氯胺酮起效迅速、镇痛确切、呼吸抑制轻微、循环轻度兴奋、解除支气管痉挛等优点的同时,达到相同麻醉深度的使用剂量仅为氯胺酮的 1/2,苏醒时间更短。

临床应用:可用于麻醉诱导及维持、各类操作性诊疗麻醉与镇静、慢性及急性疼痛治疗、ICU 镇静镇痛、产后抑郁及难治性抑郁。常见不良反应和氯胺酮相似,但精神不良反应事件发生率低。

三、阿片类药物

阿片类药物(opiates)是指能与阿片受体结合并能引起激动效应的天然或合成的物质,主要包括激动阿片受体的镇痛药(包括阿片生物碱类镇痛药、合成阿片类镇痛药)和具有镇痛作用的阿片受体部分激动药,是指能作用于 CNS 及脊髓阿片受体,选择性地消除或减轻疼痛,并能消除因疼痛而引起情绪反应的药物。经典代表药物是吗啡。阿片类药物原意是专指天然的阿片生物碱及半合成的衍生物,而阿片类物质(opioids)包括阿片生物碱、合成与半合成阿片受体药物及内源性阿片肽。阿片类药物是全身麻醉中不可缺少的药物,多数反复应用易致成瘾性和耐受性,临床上又称为麻醉性镇痛药(narcotic analgesics),属于国家强制管制药品。

(一)阿片受体、内源性阿片肽及功能

阿片受体(opioid receptor)主要分为 μ、κ 及 δ 型三类,均属 G 蛋白偶联受体,其基因同源性达到 55%~58%。1994 年发现 ORL1 受体,其与阿片受体结构类似但功能特性不同。阿片受体在脑内分布广泛但不均匀,在脊髓胶质区、中央导水管周围灰质、丘脑内侧、中缝核、边缘系统、蓝斑核、纹状体、下丘脑等均有高度密集的阿片受体。

已发现脑内有近20种作用与阿片生物碱相似的肽类,统称为内源性阿片肽(或内阿片肽),主要有脑啡肽家族(甲硫氨酸脑啡肽和亮氨酸脑啡肽)、内啡肽家族(β-内啡肽、α-内啡肽和γ-内啡肽)、强啡肽家族(强啡肽A和强啡肽B)及内吗啡肽(内吗啡肽-1和内吗啡肽-2)。内啡肽在脑内的分布与阿片受体相一致,与阿片受体结合后产生吗啡样作用,这种作用可被纳洛酮所拮抗。各种内源性阿片肽对不同类型的阿片受体的亲和力不同,现认为亮氨酸脑啡肽及强啡肽分别为δ及κ受体的内源性配体,内吗啡肽对μ受体有极高的亲和力和选择性,被认为是μ受体的内源性配体。新发现孤啡肽是ORL1受体的内源性配体。

在CNS及周围神经系统中,内阿片肽与其他神经肽或神经递质、调质共存,可能作为神经递质、调质或神经激素与阿片受体构成强大的内源性痛觉调制系统,并对心血管活动、胃肠功能、免疫反应、内分泌等功能亦具有重要的调节作用。μ受体激动药的镇痛作用最强;κ受体则与内脏化学刺激疼痛有关,并参与吗啡成瘾的形成;δ受体参与吗啡的镇痛作用。孤啡肽对痛觉调制具有双重作用。

(二) 阿片受体激动药

阿片受体激动药(opioid agonists)主要激动μ受体,代表药物为吗啡、芬太尼及其衍生物。

1. 吗啡(morphine) 是从鸦片中提取出的阿片类药物。作用于大脑边缘系统可消除紧张和焦虑,并引起欣快感,有成瘾性。与不同脑区的阿片受体(主要为μ受体)结合,能提高痛阈,解除疼痛。对呼吸中枢有明显抑制作用,轻者呼吸减慢,重者潮气量降低甚至呼吸停止。有组胺释放作用而引起支气管痉挛。吗啡能使小动脉和静脉扩张、外周血管阻力下降及回心血量减少,引起血压降低,但对心肌无明显抑制作用。有止泻和致便秘的作用。主要在肝内与葡糖醛酸结合,以吗啡-3-葡糖醛酸(M3G)和吗啡-6-葡糖醛酸(M6G)形式经肾脏排出,10%代谢为去甲基吗啡。

临床应用:①镇痛:对各种疼痛有效,但易成瘾,可短期用于其他镇痛药无效的急性剧痛及晚期癌症患者的三阶梯镇痛。也可用于术后患者自控镇痛(patient controlled analgesia,PCA)。②治疗心源性哮喘。③麻醉前用药和镇静镇痛药:由于吗啡具有良好的镇静和镇痛作用,麻醉前可缓解疼痛和焦虑情绪,术中可与催眠药和肌松药配伍施行全凭静脉麻醉。成人用量为5~10mg静脉或肌内注射。常见不良反应为眩晕、恶心、呕吐、呼吸抑制、便秘、排尿困难、嗜睡等;连用3~5天即产生耐受性,1周以上可成瘾;过量可引起急性中毒,表现为昏迷、呼吸深度抑制、瞳孔极度缩小或呈针尖样大、血压下降甚至休克。急性中毒的解救措施包括人工呼吸、给氧等,静脉注射纳洛酮有显著对抗效果。

2. 氢吗啡酮(hydromorphone) 又名二氢吗啡酮或双氢吗啡酮,是一种纯μ受体激动药的半合成衍生物,与吗啡化学性质非常相似,其次要结构上的差异显著影响其代谢。在肝内代谢主要以吗啡-3-葡糖醛酸(M3G)形式经肾脏排出,M3G不具镇痛活性,而M6G产物少就产生较少的副作用。氢吗啡酮具有较吗啡更高的脂溶性及透过血脑屏障的能力,因此其起效快,药效更强,一般为吗啡的5~10倍。

临床应用:目前用于围手术期急性疼痛治疗、PCA及晚期癌症患者的三阶梯镇痛。常见不良反应类同吗啡,如呼吸抑制、恶心、呕吐、便秘、尿潴留和瘙痒等,与使用剂量有一定的关系,但发生率及严重程度低于吗啡。

3. 哌替啶(pethidine) 又名度冷丁(dolantin)。镇痛强度为吗啡的1/10~1/8,作用持续时间为吗啡的1/2~3/4。等效剂量时产生与吗啡同样的镇痛、镇静及呼吸抑制作用,但出现较迟,维持时间较短。中度提高平滑肌张力,致便秘作用较弱,对胆道括约肌的兴奋作用使胆道压力升高,但亦较吗啡弱。仅有轻微镇咳作用。无缩瞳作用(因其有抗胆碱作用)。成瘾性较轻,产生也较慢。肌内注射后10分钟出现镇痛作用,45分钟达高峰,维持2~4小时。主要经肝脏代谢为哌替啶酸、去甲哌替啶酸,后者有镇痛及CNS兴奋作用,且消除半衰期更长(重复给药易体内蓄积)。

临床应用:临床麻醉中可代替吗啡用于辅助用药,国内可用于术后短期镇痛,成人肌内注射常用

25~100mg/次,100~400mg/d。对术后震颤有预防和治疗作用。常见不良反应类同吗啡,但有时会引起 CNS 的兴奋,表现为震颤、肌肉抽搐及痉挛发作,纳洛酮可使其症状加重。

4. 芬太尼及其衍生物　芬太尼及其衍生物-舒芬太尼、阿芬太尼和瑞芬太尼都是合成的苯基哌啶类药物,均属于纯 μ 受体激动药,反复用药也可产生依赖性,但较吗啡轻。

（1）芬太尼（fentanyl）:对 CNS 的作用与吗啡相似,镇痛作用为吗啡的 80~100 倍。属于短效镇痛药,作用快而短,静脉注射后 1~2 分钟达高峰,维持约 10 分钟;肌内注射 15 分钟起效,维持 1~2 小时;不释放组胺,对心血管功能影响小,可引起心动过缓;呼吸抑制作用弱于吗啡,静脉注射后 5~10 分钟呼吸频率减慢至最大限度,持续约 10 分钟后逐渐恢复;剂量较大时潮气量也减少,甚至出现呼吸遗忘、停止呼吸。临床应用镇痛剂量（2~10μg/kg）甚至较大剂量（30~100μg/kg）都很少引起低血压。

临床应用:主要用于临床麻醉,麻醉诱导常联合应用负荷剂量的芬太尼（1~3μg/kg）以及镇静-催眠药(丙泊酚最常用)和肌松药。芬太尼快速或缓慢注射的剂量范围是 5~75μg/kg,这些剂量所达到的芬太尼血浆浓度（10~30ng/ml）常足以保证在整个麻醉诱导和插管过程中血流动力学稳定,也可用于 PCA。常见不良反应为眩晕、恶心、呕吐等,静脉注射速度过快可引起胸部和腹壁肌肉僵硬而影响通气,反复注射或大剂量注射后可在用药后 3~4 小时出现延迟性呼吸抑制,临床应引起警惕。

（2）舒芬太尼（sufentanil）:镇痛作用为芬太尼的 5~10 倍,持续时间约为芬太尼的 2 倍。对呼吸有抑制作用,程度与等效剂量的芬太尼相似,但持续时间比芬太尼短。脂溶性高于芬太尼,药代动力学特点与芬太尼相似。舒芬太尼对循环系统的干扰更小,更适用于心血管手术的麻醉。舒芬太尼也可引起心动过缓、恶心、呕吐和胸壁僵硬,与芬太尼相似。

临床应用:主要作为复合全身麻醉的组成部分。镇痛作用强、作用时间长,而且对心血管影响小,用于复合麻醉的效果更理想。也可作为麻醉期间的辅助用药（5~10μg）,或用以缓解气管内插管时的心血管反应（0.25~0.5μg/kg）。也可用于 PCA。常见不良反应类同于芬太尼。

（3）阿芬太尼（alfentanil）:为超短效麻醉性镇痛药。镇痛强度为芬太尼的 1/4,持续时间为其 1/3。易透过血脑屏障,起效迅速,静脉注射后 1~2 分钟内出现最大效应,持续 10 分钟。主要代谢途径包括在肝脏内氧化脱羟作用和脱甲基作用、芳香基的羟化作用和葡糖醛酸化。其降解产物几乎无阿片活性,从肾排泄。阿芬太尼很少出现蓄积作用。短时间手术可分次静脉注射,长时间可用持续静脉滴注。应用更加灵活。

临床应用:主要作为复合全身麻醉的组成部分,尤其是短小手术或日间手术的麻醉中镇痛,也可用于各类操作性诊疗的镇静或麻醉。常见不良反应与芬太尼相似,如肌肉僵直、呼吸抑制和恶心呕吐,但呼吸抑制发生率及严重程度低于芬太尼及其他衍生物,不良反应存在一定的剂量依赖性。

（4）瑞芬太尼（remifentanil）:为超短效麻醉性镇痛药。化学结构独特,具有独特的酯键结构,使其易被血和组织中的非特异性酯酶水解,主要代谢物经肾排出。消除率不依赖于肝、肾功能。效价与芬太尼相似。注射后起效迅速,药效消失快,是真正的超短效阿片类药物。单独应用时对循环影响明显,可使动脉压和心率下降 20% 以上,下降幅度与剂量不相关,但可使心率明显减慢;与其他全麻药合并使用时可引起血压和心率的降低。剂量 ≤ 5μg/kg 时不会引起组胺释放。可产生剂量依赖性呼吸抑制,抑制程度与阿芬太尼相似,但停药后恢复更快,停止滴注后 3~5 分钟即恢复自主呼吸。引起肌强直的发生率较高。不论静脉输注时间多长,其时量相关半衰期（context-sensitive half-time）恒定在 3~5 分钟。

临床应用:主要作为复合全身麻醉的组成部分,常用于麻醉诱导和维持,单次静脉注射量为 0.5~1μg/kg,维持麻醉的推荐剂量为 0.1~1μg/（kg·min）。如果靶控输注（TCI）瑞芬太尼的血浆浓度大于 4ng/ml,可有效抑制气管插管时的反应;维持麻醉的血药浓度为 4~8ng/ml。因停止输注瑞芬太尼后,镇痛作用很快消失,应在停药前采取适当的镇痛措施如给予小剂量芬太尼、硬膜外镇痛等,以避免痛觉过敏发生。常见不良反应为呼吸抑制、血压及心率降低,虽可引起恶心、呕吐和肌僵,但发生率较低。

5. 羟考酮（oxycodone） 是从生物碱蒂巴因（thebaine）中提取的半合成阿片类药物，药理作用及作用机制与吗啡相似，主要通过激动 CNS 的 μ、κ 受体而起镇痛作用，镇痛效力中等。μ 受体亲和力为吗啡的 1/10~1/5。可通过直接作用于延髓的咳嗽中枢而起镇咳作用。口服吸收迅速，1 小时后达最大效应，单剂作用可持续 3~4 小时（控释制剂作用可持续 12 小时）。在肝脏代谢为有活性的去甲羟考酮和羟氢吗啡酮。静脉注射起效迅速（2~3 分钟）；与吗啡等效剂量易换算，镇痛作用相当而不良反应较少；作用时间 3.5 小时左右，短期应用蓄积性小，既可维持给药也可单次注射给药；用于内脏痛治疗时较纯 μ 受体激动药有更好的镇痛作用。免疫抑制作用弱于吗啡。无组胺释放作用。

临床应用：该药生物利用度高，给药途径多，因而临床应用广泛。静脉制剂常用于围手术期镇痛及 PCA，口服制剂主要用于需要服用数天阿片类镇痛药物的中、重度疼痛患者及癌痛患者。常见不良反应有欣快、便秘、乏力、眩晕、恶心呕吐、瘙痒等，但程度轻。

（三）阿片受体激动 - 拮抗药

阿片受体激动 - 拮抗药（opioid agonist-antagonists）是一类对阿片受体兼有激动和拮抗作用的药物，常由氮己哌啶烷化产生及在吗啡上加上 3 碳的侧链；该类药虽然很少引起欣快感和生理性依赖，但还是发现该类药无法根本性地避免成瘾的形成。

1. 喷他佐辛（pentazocine） 又名镇痛新。其镇痛作用主要与激动 κ 受体有关。镇痛效力为吗啡的 1/4~1/2，呼吸抑制为吗啡的 1/2，成瘾性小，属非麻醉性镇痛药。对心血管作用与吗啡不同，可引起血压升高和心率加快，肺动脉压升高，增加心脏负荷，因此不用于心绞痛患者。临床上适用于慢性中度疼痛和麻醉前给药。可致恶心、呕吐、眩晕、便秘、尿潴留等。大剂量可引起呼吸抑制、血压升高及心率加速。肌内注射可有注射区疼痛，严重者可组织坏死。

2. 地佐辛（dezocine） 是一类结构类似于喷他佐辛的阿片 κ 受体部分激动剂，对 μ 受体有拮抗或部分激动作用，为胃肠外用镇痛药。其阿片受体激动作用可被纳洛酮逆转。肌内注射 10mg 的镇痛效果与 10mg 吗啡或 50~100mg 哌替啶等效，起效时间和作用持续时间与吗啡相仿。术后使用无明显呼吸抑制作用。由于它激动 σ 受体而提高血浆肾上腺素水平，对心血管产生兴奋作用，能增加心排血指数、肺动脉压及左心室每搏输出量，因此冠心病者慎用。临床用于急性疼痛的治疗，如术后中、重度疼痛，内脏绞痛，晚期癌痛。不良反应可见嗜睡、恶心、呕吐等。

3. 布托啡诺（butorphanol） 作用类似喷他佐辛，是 κ 受体激动药，其对 μ 受体有拮抗或部分激动作用。镇痛强度为吗啡的 5~8 倍、喷他佐辛的 20 倍，仅供胃肠道外使用。呼吸抑制作用与相同剂量的吗啡一样，更大剂量用药时出现封顶效应。用于中重度疼痛，也可用作麻醉前用药。常见不良反应为嗜睡、出汗、恶心和 CNS 刺激症状。

4. 纳布啡（nalbuphine） 是一种半合成吗啡喃类化合物，主要激动 κ 受体、拮抗 μ 受体。镇痛效价与吗啡类似，拮抗效价是喷他佐辛的 10 倍。静脉给药后 2~3 分钟内起效，肌内或皮下注射 15 分钟内起效，镇痛时间约 3~6 小时。在低剂量用于镇痛和大剂量用于复合麻醉时对循环影响较小。小剂量使用时与同剂量吗啡呼吸抑制程度类似，且呼吸抑制存在封顶效应。大剂量、长期使用并无致欣快作用，依赖性及滥用风险很低。主要应用于中重度疼痛的治疗。常见不良反应为镇静、恶心/呕吐、眩晕等。

（四）阿片受体拮抗药

阿片受体拮抗药（opioid antagonists）本身对阿片受体并无激动效应，但对 μ 受体有很强的亲和力，对 κ 受体、δ 受体也有一定的亲和力，可以移除与这些受体结合的阿片类药物，从而产生拮抗效应。

1. 纳洛酮（naloxone） 为纯粹的阿片受体竞争性拮抗剂，虽然对 μ 受体、κ 受体、δ 受体均有作用，但与 μ 受体亲和力最高。静脉注射起效快（1~3 分钟），肌内注射或皮下给药 5~12 分钟产生效应，作用持续 45~90 分钟，半衰期仅为 1~2 小时。纳洛酮代谢快，常需重复给药以保持所需血药浓度。临床上主要用于拮抗麻醉性镇痛药急性中毒、残余作用、激发戒断症状，还可解救酒精中毒等。不良反应包括反跳现象,即应用后由于痛觉突然恢复,可产生交感神经系统兴奋,少数患者可出现血压升高、心率增快、肺水肿、房性和室性心律失常以及戒断症状。

2. 纳曲酮(naltrexone) 药效学、药理作用与纳洛酮相似,对 μ 受体、κ 受体、δ 受体均有作用,拮抗强度约为纳洛酮的 2 倍,作用持续时间可长达 24 小时。能解除对阿片类药物的生理依赖性,使已戒断阿片成瘾者保持正常生活。口服有效,作用维持时间较长,且不产生生理或精神依赖性。纳曲酮的每日用量达到 300mg 时可引起肝细胞损害。由于此药目前只有口服制剂,临床麻醉中无应用价值。

3. 纳美芬(nalmefene) 为纳曲酮的衍生物,是 μ 受体、κ 受体、δ 受体阻断药,能拮抗各类阿片受体,尤其对 μ 受体亲和力强。纳曲酮结构 6 位的氧被亚甲基取代后,其效价和生物利用度增加,半衰期也延长。保留了作用时间长的特点。静脉注射 2 分钟即可产生受体拮抗作用,5 分钟内可阻断80% 的大脑阿片受体。半衰期约为 8~9 小时,作用持续时间比多数阿片受体激动药长。用于术后阿片类药物的残余效应(如呼吸抑制)和阿片类药物过量中毒解救。不良反应主要为眩晕、嗜睡、疲劳感和恶心。

四、肌肉松弛药

肌肉松弛药(muscle relaxants)简称肌松药,这类药物能选择性地作用于骨骼肌神经 - 肌接头,与 N_2 胆碱受体相结合,暂时阻断了正常的神经肌肉兴奋传递,从而产生肌肉松弛作用。自 1942 年筒箭毒碱首次应用于临床后,肌松药就成为全麻用药的重要组成部分。但肌松药只能使骨骼肌麻痹,而不产生镇静、镇痛作用。

(一)作用机制和分类

神经 - 肌接头包括突触前膜、突触后膜和介于前后膜之间的突触裂隙。在生理状态下,当神经兴奋传至运动神经末梢时引起位于神经末梢内的囊泡破裂,将递质乙酰胆碱向突触裂隙释放,并与突触后膜的乙酰胆碱 N_2 受体相结合,引起突触后膜去极化而诱发肌纤维的收缩。肌松药主要在神经 - 肌接头干扰了正常的神经肌肉兴奋传递。根据干扰方式的不同,可将肌松药分为两类:去极化肌松药(depolarizing muscle relaxants)和非去极化肌松药(nondepolarizing muscle relaxants)。

1. 去极化肌松药 以琥珀胆碱为代表。琥珀胆碱的分子结构与乙酰胆碱相似,能与突触后膜 N_2 受体结合而引起突触后膜去极化和肌纤维成束收缩。但琥珀胆碱与受体的亲和力较强,且在神经 - 肌接头部位不易被胆碱酯酶分解,因而作用时间较长,使突触后膜不能复极化而处于持续去极化状态,对神经冲动释放的乙酰胆碱不再发生反应,结果产生肌肉松弛作用。当琥珀胆碱在接头部位的浓度逐渐降低,突触后膜发生复极化,神经肌肉传导功能才恢复正常。琥珀胆碱反复用药后,肌细胞膜虽可逐渐复极化,但 N_2 受体对乙酰胆碱的敏感性降低,导致肌松作用时间延长,称为脱敏感阻滞。

作用特点:①使突触后膜呈持续去极化状态;②首次注药后,在肌松作用出现前,可有肌纤维成束震颤,是肌纤维不协调收缩的结果;③胆碱酯酶抑制药不仅不能拮抗其肌松作用,反而有增强效应。

2. 非去极化肌松药 以筒箭毒碱为代表。这类肌松药能与突触后膜的 N_2 受体相结合,但不引起突触后膜的去极化。当突触后膜 75%~80% 以上的 N_2 受体被非去极化肌松药占据后,神经冲动虽可引起神经末梢乙酰胆碱的释放,但没有足够的受体与之相结合,突触后膜不能去极化从而阻断神经肌肉的传导。肌松药和乙酰胆碱与 N_2 受体竞争性结合,具有明显的剂量依赖性。当应用胆碱酯酶抑制药(如新斯的明)后,乙酰胆碱的分解减慢,浓度升高,可反复与肌松药竞争受体。一旦乙酰胆碱与受体结合的数量达到阈值时,即可引起突触后膜去极化、肌肉收缩。因此,非去极化肌松药的作用可被胆碱酯酶抑制药所拮抗。

作用特点:①阻滞部位在神经 - 肌接头部,占据突触后膜上的 N_2 受体;②神经兴奋时突触前膜释放乙酰胆碱的量并未减少,但不能发挥作用;③出现肌松作用前没有肌纤维成束收缩;④能被胆碱酯酶抑制药所拮抗。

（二）常用肌松药

1. 琥珀胆碱（succinylcholine） 又称司可林（scoline），为去极化肌松药，起效快，肌松作用完全且短暂。静脉注射后15~20秒即出现肌纤维震颤，在1分钟内肌松作用达高峰。静脉注射1mg/kg后，可使呼吸暂停4~5分钟，肌张力完全恢复约需10~12分钟，为超短效肌松药。对血流动力学影响不明显，但可引起血清钾一过性升高，严重者可导致心律失常。不引起组胺释放，因而不引起支气管痉挛。可被血浆胆碱酯酶迅速水解，代谢产物随尿排出，以原形排出者不超过2%。临床主要用于全麻时的气管内插管，用量为1~2mg/kg，静脉快速注入。不良反应：有引起心动过缓及心律失常的可能；广泛骨骼肌去极化过程中，可引起血清钾一过性升高；肌强直收缩时可引起眼压、颅内压及胃内压升高；有的患者术后主诉肌痛。

2. 维库溴铵（vecuronium） 为中效非去极化肌松药，肌松作用强，作用时间较短。起效时间为2~3分钟，临床作用时间为25~30分钟。其肌松作用容易被胆碱酯酶抑制药拮抗。在临床用量范围内，无组胺释放作用，也无抗迷走神经作用，因而适用于缺血性心脏病患者。主要在肝脏内代谢，代谢产物3-羟基维库溴铵也有肌松作用。30%以原形经肾脏排出，其余以代谢产物或原形经胆道排泄。临床可用于全麻气管内插管和术中维持肌松。静脉注射0.07~0.15mg/kg，2~3分钟后可以行气管内插管。术中可间断静脉注射0.02~0.03mg/kg，或以1~2μg/（kg·min）的速度静脉输注维持全麻期间肌松。在严重肝肾功能障碍者，作用时效可延长，并可发生蓄积作用。

3. 罗库溴铵（rocuronium） 为中效非去极化肌松药，肌松作用较弱，是维库溴铵的1/7；作用时间是维库溴铵的2/3。罗库溴铵是目前临床上起效最快的非去极化肌松药，用量为1.2mg/kg时，60秒钟即可行气管内插管，起效几乎与琥珀胆碱一样快。另一特点是有特异性拮抗药舒更葡糖（sugammadex），可拮抗罗库溴铵引起的任何程度的神经肌肉阻滞。无组胺释放作用；有轻微的抗迷走神经作用，但临床剂量对循环无明显影响。主要从胆汁排泄，肝功能衰竭可延长其作用时间。临床应用于全麻气管内插管和术中维持肌松。静脉注射0.6~1.2mg/kg，60~90秒钟后可以行气管内插管。术中可间断静脉注射0.1~0.2mg/kg，或以9~12μg/（kg·min）的速度静脉输注维持全麻期间肌松。

4. 苯磺顺阿曲库铵（cisatracurium） 为中效非去极化肌松药。起效时间为2~3分钟，临床作用时间为50~60分钟。最大特点是其代谢途径主要为霍夫曼降解，不受肝肾功能影响。静脉注射0.15~0.2mg/kg，2分钟后可以行气管内插管。临床应用于全麻气管内插管和术中维持肌松。术中可间断静脉注射0.02mg/kg，或以1~2μg/（kg·min）的速度静脉输注维持全麻期间肌松。

（三）应用肌松药的注意事项

1. 应建立人工气道（如气管内插管、喉罩），并施行辅助或控制呼吸。

2. 肌松药无镇静、镇痛作用，不能单独应用，应在全麻药作用下应用。

3. 应用琥珀胆碱后可引起短暂的血清钾升高，眼压和颅内压升高；因此，严重创伤、烧伤、截瘫、青光眼、颅内压升高者禁用。

4. 低体温可延长肌松药的作用时间；吸入麻醉药、某些抗生素（如链霉素、庆大霉素、多黏菌素）及硫酸镁等，可增强非去极化肌松药的作用。

5. 合并有神经肌肉接头疾病的患者，如重症肌无力等，对非去极化肌松药敏感。

6. 有的肌松药有组胺释放作用，有哮喘病史及过敏体质者慎用。

第三节 全身麻醉的实施

在患者进入手术室之前，制定完整的全身麻醉方案有助于麻醉科医师制定适宜的具体麻醉用药及管理方法、预期潜在疑难问题的处理方法。全身麻醉方案中应考虑的重要因素包括：①风险评估（ASA分级）；②特殊内环境的改变（器官系统，体温和凝血）；③静脉通路（预计失血量）；④监测技术；⑤气道管理；⑥药物（过敏史、抗生素、抗焦虑药，麻醉诱导和维持，术后恶心呕吐的预防及疼痛）；⑦围手术期镇痛(阿片类药物、非甾体抗炎药和区域阻滞);⑧手术后的转运和安置。

全身麻醉按照过程分为麻醉诱导、麻醉维持和麻醉苏醒三个阶段。

一、全身麻醉的诱导

全麻诱导(induction)是指患者接受全麻药后由清醒状态到神志消失,并进入全麻状态,这一阶段称为全麻诱导期。从药物进入体内至 CNS 内达到所需浓度或分压需要一段时间,该时间长短与药物作用快慢、患者情况及麻醉操作难易有关。诱导方法虽有吸入诱导和静脉诱导之分,但都主张采用联合诱导方法,利用药物间的相互作用以达到相同临床效果而减少各种药物的用量、不良反应及对生理的影响。由于麻醉诱导会使患者意识消失、反射抑制,这时完全依靠麻醉科医师来维持患者的生命安全和内环境稳定,因此诱导前应准备好麻醉机、气管插管用具及吸引器等,开放静脉,连续监测心电图、脉搏血氧饱和度(SpO₂)和血压,准备抢救药物以备不时之需。保持手术室环境温暖和安静,患者常取仰卧位,麻醉面罩给患者预充氧,随时观察给药后患者反应及生命监测指标。全麻诱导方法如下。

(一)吸入诱导法

1. 浓度递增法

(1)操作方法:①麻醉机处于自主呼吸模式,APL 阀处于开放状态;②氧流量调节至 6~8L/min,患者吸纯氧去氮 3 分钟;③嘱患者平静呼吸,打开蒸发器,起始刻度为 0.5%,患者每 3 次呼吸后增加刻度 0.5%,直到患者达到需要的镇静或麻醉深度为止;④当患者意识消失后,应注意保持患者呼吸道通畅,必要时应辅助通气。

(2)适应证:本方法适合于氟烷的麻醉诱导,不适合于七氟烷。氟烷在某些国家仍在使用。此法是支气管镜检的一种较安全的麻醉方法。由于氟烷麻醉后苏醒期长,通过此方法将患者麻醉后,临床医师有足够的时间完成支气管镜检的操作。

该方法不足之处是诱导时间长,患者可能出现躁动、呛咳、喉痉挛和呼吸道梗阻等。

2. 潮气量法

(1)操作方法:①用于七氟烷的麻醉诱导;②麻醉机环路内预先充满 8% 七氟烷;③氧流量调节至 6~8L/min,蒸发器的起始刻度调节到最大,即 8%;④面罩紧闭吸入,患者平静呼吸或深呼吸,患者意识消失后可手控呼吸;⑤当麻醉深度足够时,调低氧流量和蒸发器刻度,防止麻醉过深;⑥对于难以离开父母怀抱的患儿,可以在父母的怀抱内采用此法对患儿进行麻醉诱导。

(2)适应证:难以配合静脉穿刺的小儿;短小手术。

这是七氟烷最常用的麻醉诱导方法。麻醉诱导迅速,一般在 45 秒内患儿即处于麻醉状态。但由于七氟烷的兴奋性,诱导过程中患儿体动明显常需制动。

3. 肺活量法

(1)操作:①麻醉机环路内预充 8% 七氟烷;②氧流量调节至 6~8L/min,蒸发器刻度调节至 8%,患者尽力呼出肺内残气后,面罩紧罩患者口鼻,患者尽力吸气并屏气;③患者意识一般在 20~30 秒消失,随后降低蒸发器刻度,控制呼吸,在使用阿片类药物和肌松药后行气管内插管。

(2)适应证:能够配合的较大的患儿,一般年龄在 6 岁以上。

此法是起效最为迅速的吸入麻醉诱导方式,诱导过程一般较平稳。

(二)静脉诱导法

目前最为常用的诱导方法。诱导开始时,先以麻醉面罩吸入纯氧 2~3 分钟,增加氧储备并排出肺及组织内的氮气(给氧去氮)。根据病情选择合适的静脉麻醉药及阿片类药物,从静脉缓慢注入并严密监测患者的意识、循环和呼吸的变化;患者神志消失后再注入肌松药,待全身骨骼肌及下颌逐渐松弛、呼吸由浅到完全停止时,应用面罩行人工辅助和控制呼吸,然后行气管内插管(或喉罩)。插管成功后,立即与麻醉机相接并行人工呼吸或机械通气。与吸入诱导法相比,静脉诱导法起效较迅速,患者也较舒适,无环境污染;但麻醉深度的分期不明显,对循环的干扰较大。

(三) 静吸复合诱导法

诱导前将面罩轻柔置于患者面部,经静脉注入静脉麻醉药或者镇静催眠药,患者意识消失后经面罩持续吸入麻醉药(常用七氟烷、N_2O)。该法可减少刺激性吸入麻醉药的不良反应,使麻醉诱导更加平稳。

二、全身麻醉的维持

全麻维持(maintenance)是从患者意识消失到手术或检查结束或基本结束,停止追加全身麻醉药的这段时期。手术在全麻维持期进行,因此全麻维持期的主要任务是维持适当的麻醉深度以满足手术的要求,如切皮时麻醉需加深,开关腹膜及腹腔探查时需良好肌肉松弛;同时加强对患者的管理和调控,保证循环和呼吸等生理功能的稳定。诱导与维持这两个阶段之间并没有明显界限,密切衔接好以保证麻醉深度维持平稳。

(一) 吸入麻醉药的维持

经呼吸道吸入一定浓度的吸入麻醉药可以维持适当的麻醉深度。目前吸入的气体麻醉药为 N_2O 及挥发性麻醉药 - 异氟烷、七氟烷、地氟烷等。N_2O 麻醉效能弱,高浓度吸入时有缺氧风险,因而难以单独用于维持麻醉。挥发性麻醉药的麻醉效能强,高浓度吸入可使患者意识、痛觉消失,能单独用于维持麻醉,但肌松作用并不满意,且吸入浓度越高对生理的影响越严重。因此临床上可将 N_2O-O_2- 挥发性麻醉药合用来维持麻醉,必要时可加用肌松药。使用 N_2O 时,应监测吸入氧浓度或 SpO_2,吸入氧浓度不低于 30% 为安全。挥发性麻醉药应采用专用蒸发器以控制其吸入浓度。有条件者可连续监测吸入和呼出的吸入麻醉药浓度,使麻醉深度更容易控制。

(二) 静脉麻醉药的维持

为全麻诱导后经静脉给药以维持适当麻醉深度的方法。静脉给药方法有单次、分次和连续注入法三种,应根据手术需要和不同药物的药理特点来选择给药方法。目前所用的静脉麻醉药中,除氯胺酮、S- 氯胺酮外,多数都属于催眠药,缺乏良好的镇痛作用;因此单一的静脉全麻药仅适用于全麻诱导和短小手术的麻醉维持,而对复杂或时间较长的手术多选择复合全身麻醉。

全凭静脉麻醉(total intravenous anesthesia,TIVA)是指在静脉麻醉诱导后,采用多种短效静脉用药物复合连续输注维持麻醉的方式。由于不同患者对静脉麻醉药、阿片类药物反应的个体差异性、术中刺激强度不断变化及连续输注后药物在体内产生蓄积等因素,恒速输注已不能满足临床麻醉调控的要求。随着对静脉麻醉药及阿片类药物药代动力学的深入认识和计算机技术在临床的应用,靶浓度控制输注或靶控输注(target-controlled infusion,TCI)已广泛应用于临床麻醉。TCI 是应用药代学和药效学原理,通过调节靶位(血浆或效应部位)的药物(静脉麻醉药、阿片类药物)浓度来控制或维持麻醉在适当深度,以满足临床要求的一种静脉给药方法。TCI 可依据手术刺激强度和患者反应随时调节血浆或效应室浓度,可维持一个稳定的符合临床要求的血浆或效应室浓度。但目前用于临床的还只限于快速短效且无蓄积作用的药物,如丙泊酚和瑞芬太尼等。表 10-2 为临床常用药物的靶控浓度。不用气管插管静脉麻醉时,药物靶浓度建议根据其中小手术或者自主呼吸的靶控浓度设定起始值,同时参考合并用药,酌情降低。

表 10-2　常用静脉麻醉药的靶控浓度

药物	切皮	大手术	小手术	自主呼吸	清醒	镇静或者镇痛
芬太尼 /($ng \cdot ml^{-1}$)	3~6	4~8	2~5	小于 2	—	1~2
舒芬太尼 /($ng \cdot ml^{-1}$)	1~3	2~5	1~3	小于 0.2	—	0.02~2
瑞芬太尼 /($ng \cdot ml^{-1}$)	4~8	4~8	2~4	小于 3	—	1~2
丙泊酚 /($\mu g \cdot ml^{-1}$)	2~6	2.5~7.5	2~6	—	0.8~1.8	1~3

NOTES

目前常用静脉麻醉药的镇痛作用很弱,在麻醉过程中需加用强效阿片类药物以加强麻醉效果、抑制应激反应。为了达到肌肉松弛的目的常必须给予肌松药。因此,全凭静脉麻醉是将静脉麻醉药、阿片类药物和肌松药复合应用。这样既可发挥各种药物的优点,又可克服其不良作用;具有诱导快、操作简便、可避免吸入麻醉药引起的环境污染等优势。如果用药适时、适量,可使麻醉过程平稳,恢复也较快。由于多种药物复合应用,如何根据各种药物的药理特点选择给药时机及剂量十分重要。全凭静脉麻醉下的麻醉体征与麻醉分期也难以辨别,麻醉后苏醒延迟及肌松药的残余作用也可带来严重并发症。

（三）静吸复合全身麻醉的维持

静脉全麻与吸入全麻复合应用,彼此可取长补短,以达到最佳临床麻醉效果。随着静脉和吸入全麻药品种的日益增多、麻醉技术的不断完善,基本上不再使用单一麻醉药达到所有全麻作用的方法,而复合麻醉越来越广泛地应用于临床。在静脉麻醉的基础上,持续或间断吸入低浓度的挥发性麻醉药,如异氟烷、七氟烷或地氟烷等,这样既可维持麻醉相对稳定,又可减少吸入及静脉麻醉药的用量,有利于麻醉后迅速苏醒。静吸复合麻醉适应范围较广,麻醉操作和管理较容易掌握。

三、全身麻醉深度的判断

从 19 世纪 40 年代第一次演示临床麻醉以来,"麻醉深度"的定义不断发展完善。目前一般认为麻醉状态是多种药理效应和伤害性刺激并存时的综合结果。麻醉深度（depth of anesthesia）是指麻醉药对患者的意识、感觉、运动、神经反射以及内环境稳定性的影响程度。麻醉不是单一的药理过程,它是多种刺激、不同反应和药物引起的对刺激无反应状态之间的复杂相互作用。现代临床麻醉中由于强效吸入麻醉药、静脉麻醉药、麻醉性镇痛药和肌松药的联合应用,麻醉深度的定义不可能简单、统一化。广义的麻醉深度是对镇静水平、镇痛强度、刺激反应程度等指标的综合反映。而这些指标的中枢反应区域不尽相同,所以麻醉深度必然是多指标综合监测。其监测内容包括患者意识、肌松程度、伤害性刺激反应及交感内分泌反应。

（一）经典吸入全麻的分期

经典吸入全麻的分期主要指乙醚吸入全麻分期。1937 年,Guedel 根据呼吸型（胸式、腹式呼吸）、眼部征象（睫毛反射、眼球运动、瞳孔大小、泪腺分泌等）、咽喉反射、骨骼肌张力及循环（血压、脉搏）等,作为判断麻醉深度的主要指标,将乙醚麻醉的深度划分为四期,其中第三期又分为四级。1942 年随着肌松药在麻醉中应用,乙醚分期失去了判断麻醉深度很有价值的两大体征:呼吸频率与容量、肌松程度,此分期不再适用于临床。肌松药的应用带来新问题,如在肌松药作用的掩盖下出现术中麻醉不全,手术创伤刺激所致的过度应激反应未能得到有效抑制,或出现术中知晓（intraoperative awareness）,对患者造成精神创伤。麻醉的危险性由此前 100 年间"麻醉过深"转为"麻醉过浅"。

（二）麻醉深度的临床判断

1. 各类麻醉药的麻醉深度判断　现代不同麻醉药作用的多样性,使麻醉深度的定义变得复杂,有必要对不同种类麻醉药的麻醉深度特点进行探讨。

（1）吸入麻醉药:身体对伤害性刺激产生的体动反应是最有用的临床麻醉深度体征之一。Eger 等将体动反应用于吸入麻醉药麻醉深度的测定,提出衡量吸入麻醉药强度的 MAC 概念。刺激强度不同,MAC 也不相同。一般认为抑制肾上腺素能反应的 MAC 最大,气管插管所需 MAC 次之,切皮 MAC 再次之,觉醒时的 MAC 最小。运用这些指标可大致预测麻醉深度是否满足手术需要。但由于手术操作中刺激强度不断变化,而 MAC 不能反映此变化。因此,MAC 不是理想的麻醉深度判断指标,但可作为一项安全性指标,防止麻醉药过量或不足。在肌松药用于临床之前,体动反应能很好地反映麻醉深度。现临床已较少以体动反应测定麻醉深度。除此之外,还可用其他体征测定吸入麻醉深度,如自主呼吸的频率和容量,眼球运动、对光反射、心率、血压等。

（2）静脉麻醉药:用于判断静脉诱导时麻醉深度的临床指标包括语言反应、眼睑反射和角膜反射。诱导时最典型的刺激是置入喉镜和气管插管,单纯静脉麻醉药难以完全消除这些刺激引起的反应,临床上多需复合阿片类药物。血流动力学反应最常用于判断喉镜置入、插管和切皮时的麻醉深度。

（3）麻醉性镇痛药:阿片类药物不是一个完全的麻醉药。芬太尼、舒芬太尼、吗啡等阿片类药物都有相似的封顶效应（ceiling）,即药物血浆浓度达到一定水平后具有最大效应,再增加剂量不能或很少增加药效。当患者临床体征有反应时,增加阿片类药物用量不一定有效,若无效,将导致术后呼吸抑制和苏醒延迟。

2. 麻醉深度的临床评价　尽管近年来麻醉深度监测仪发展迅速,但临床体征的观察仍是判断麻醉深度的基本方法。判断麻醉深度的临床体征是机体对外科手术伤害性刺激的反应和麻醉药对反应抑制效应的综合结果。麻醉深度判断主要包括以下体征（表10-3）。

表10-3　通用临床麻醉深度判断标准

分期	呼吸	循环	眼征	其他
浅麻醉期	不规则,呛咳,气道阻力↑,喉痉挛	血压↑,心率↑	睫毛反射（-）,眼睑反射（+）,眼球运动（+）,流泪	吞咽反射（+）,出汗,分泌物↑,刺激体动
手术麻醉期	规律,气道阻力↓	血压稍低但稳定,手术刺激无改变	眼睑反射（-）,眼球固定中央	刺激无体动,黏膜分泌物消失
深麻醉期	膈肌呼吸,呼吸慢而规则,慢而浅,或消失	血压↓	对光反射（-）,瞳孔散大	

（1）心血管系统:血压和心率一般随麻醉加深而下降。尽管麻醉手术期间血压和心率的变化是麻醉药、手术刺激、肌松药、原有疾病、其他药物、失血、输血输液等多种因素综合作用的结果,但血压和心率仍是麻醉深度评价的主要临床指标。

（2）呼吸系统:呼吸量、节律与形式在未用肌松药时能够反映麻醉深度,如每分通气量在深麻醉时减低、浅麻醉时增加;呼吸节律在深麻醉时慢而规则、浅麻醉时呼吸浅快而不规则;呛咳与支气管痉挛常为浅麻醉时的表现等。但应用肌松药后,这些指征均不可靠。

（3）眼征:麻醉深度适宜时瞳孔中等偏小,麻醉过浅或过深均可使瞳孔扩大。吸入麻醉药过量使瞳孔不规则,而阿片类药物使瞳孔缩小甚至呈现针尖状。抗胆碱药和拟肾上腺素药使瞳孔扩大。浅麻醉时对光反射存在,可有眼球运动,可因伤害刺激而流泪。深麻醉时瞳孔光反射反应消失、眼球固定、无眼泪。肌松药、眼科疾病和其他相关药物可影响眼征的变化。

（4）骨骼肌反应:在没有应用肌松药情况下出现体动是麻醉变浅的明显指标。

（5）皮肤体征:皮肤颜色和温度反映心血管功能与氧合状况。浅麻醉时交感神经兴奋,出汗增多,并多见于复合麻醉。但应用抗胆碱药后,皮肤出汗现象可被抑制。

（6）消化系统:吞咽反应存在是浅麻醉状态显著指征,且容易发生恶心呕吐;随着麻醉加深,吞咽反射逐渐受抑制,肠鸣音进行性减弱,腹部手术中肠膨出现象消失甚至肠蠕动消失,而浅麻醉时常出现肠膨胀影响手术进行;唾液及其他分泌物亦随着麻醉的加深而减少。抗胆碱药、肌松药、抑酸剂、自主神经紊乱等是评估的影响因素。

（三）麻醉深度的电生理监测

近年发展起来的众多监测麻醉深度的神经电生理指标,尽管对麻醉深度监测还不够理想,但至少可以作为麻醉镇静深度或大脑功能状态的客观指标。目前监测镇痛水平的电生理方法仍在探索阶段。

1. 脑电双频指数（bispectral index，BIS）

（1）原理：应用傅里叶变换技术测定脑电图线性成分（频率和功率），同时分析成分波之间的非线性关系（位相和谐波），把代表不同镇静水平的各种脑电信号挑选出来，进行标准化和数字化处理，最后转化为一种简单的量化指标。BIS是目前脑电图监测中最准确的意识深度数量化参数。BIS范围从0~100，各数值段的意义：100~85：清醒；85~65：镇静；65~40：合适的全麻深度；40~30：深度睡眠；30~0：脑电爆发性抑制。由于BIS反映的是大脑皮质的功能活动，因此能很好判断镇静或意识水平，防止术中知晓的发生。目前公认BIS是能减少术中知晓发生率的监测方法。

（2）临床应用

1）预测意识水平：BIS是预测意识水平的有效方法，可减少麻醉时镇静不足和过度镇静的发生。BIS预测意识水平有药物特异性。催眠作用强的麻醉药如丙泊酚使BIS显著降低，吸入麻醉药使BIS中度降低，而N_2O、氯胺酮和阿片类药物对BIS值无显著影响。

2）预测伤害性刺激的体动反应：其预测价值与实施的麻醉方案有关。如对预测丙泊酚和异氟烷麻醉的体动反应有一定帮助，但不能预测阿片类药物与体动反应之间的关系。因此临床应用BIS时，应对麻醉的催眠成分和镇痛成分区别对待，当BIS升高但无体动及血流动力学波动时需加用催眠药，而BIS较低仍有体动或血流动力学波动时应加用镇痛药。

3）预防术中知晓：BIS监测有助于减少知晓的发生，但并不能完全避免。没有一个单一的BIS数值能保证所有患者在所有的情况下都不发生知晓，即使BIS数值在50以下，仍不能完全避免知晓的发生。但从整体上讲，BIS值低于70时，患者外显记忆的发生率很低；BIS值60以下时，患者很少存在意识。

4）个体化给药：用BIS持续测量麻醉药的作用可对每例患者实施更理想化的给药方案，麻醉药用量显著减少，患者苏醒和恢复的速度非常快。

（3）临床应用局限性：影响因素众多。如体温影响BIS值，患者体温每降低1℃，BIS降低1.12；伴有神经功能疾病的患者，BIS值与意识水平相关性不明确。BIS与年龄的关系尚不明确，成人BIS数值可能不适用于小儿。手术中电刀电凝等设备及肌电图信号、起搏器等会对EEG信号造成干扰，从而导致BIS数值估算错误。

2. 听觉诱发电位（auditory evoked potential，AEP）

（1）原理：听觉是麻醉过程中最后消失的一个感觉，也是麻醉苏醒时恢复的第一个感觉。视觉和体觉很易被麻醉药抑制，而听觉在麻醉中不是突然消失，而是随麻醉的加深逐渐被抑制。听觉系统在接受声音刺激后，从耳蜗毛细胞至各级中枢产生相应电活动。在声音刺激后10~100ms内出现的一串波，属初级皮质反应，亦称中潜伏期听觉诱发电位（middle latency auditory evoked potential，MLAEP），主要反映中间膝状体和颞叶初级听觉皮质的电活动。丹麦的A-Line监测仪计算的AAI（auditory evoked potential index）指数显示，完全清醒为100，无听觉电活动为0。一般清醒状态AAI为80~90；推荐外科全麻维持期间范围为15~25。

（2）临床应用

1）意识水平：AAI预测意识水平也有药物特异性。如丙泊酚和七氟烷麻醉时，意识清醒和消失的AAI数值有明显分界线，氯胺酮、阿片类药物、N_2O等对MLAEP的影响则非常轻微。

2）对伤害性刺激的体动反应：MLAEP可反映七氟烷麻醉、舒芬太尼麻醉时插入喉罩、切皮等伤害性刺激诱发的体动反应，但不能预测丙泊酚麻醉时对伤害性刺激的体动反应。

3）知晓和回忆：MLAEP潜伏期与麻醉深度密切相关。MLAEP也可预测多种麻醉药麻醉苏醒时对言语命令的体动反应，其与术中知晓的关系尚不明确。

（3）临床应用局限性：诱发电位分析时间仅需 2~6 秒，能很快反映麻醉深度，但易受其他电器的电波干扰，且不适用于听力障碍患者。

3. 熵（entropy） 正弦波模型中，如果所有波的振幅和波长都是相同的，那它的熵值就是 0；如果信号高度复杂、不规则且几乎不可预测，熵就会很高，或无序性很高，熵接近于 1。熵指数监护仪有 2 个参数：反应熵（response entropy，RE）和状态熵（state entropy，SE）。RE 反映的是皮质、皮质下或脊髓索的活动，测定频率 0<f<47Hz，反应速率 2~60 秒，熵范围 0~100。SE 主要反映皮质的活动，反映镇静水平和 / 或疼痛程度的变化，测定频率 0<f<32Hz，熵范围 0~91。SE 评估的是镇静水平。麻醉时 SE 范为 40~60，超过此范围时可能需要增减催眠药剂量，而当 SE 在此范围，RE 超过 SE 达 10 以上时，则需要增加镇痛药剂量。患者意识消失时，EEG 信号的熵明显下降。熵监测的结果与 BIS 变化一致，但临床价值仍需进一步观察。

4. Narcotrend 指数（Narcotrend index，NI） NI 监测通过对原始脑电信号的计算获得分级和 NT 数值 2 个指标，分级为 A 至 F 6 个级别，表示从觉醒到深度麻醉的连续性变化，C、D 级又各分为 0、1、2 三个亚级别，B、C 级表示镇静、催眠，D、E 级表示麻醉，每个级别都对应于一定的数值，从 100 到 0 定量反映意识的连续性变化。NI 监测较 BIS 更能精确反映麻醉深度的变化并合理指导用药。NI 监测可采用标准的心电电极，较 BIS 更加舒适无创，且成本较低。

5. 镇痛 / 伤害指数 镇痛 / 伤害指数（analgesia/nociception index，ANI）是近年发展起来的可用于监测镇痛及伤害性刺激反应程度的新型监测参数。ANI 主要利用心率变异性（heart rate variability，HRV）来反映交感张力 / 副交感张力的平衡，从而间接反映疼痛水平。

通过麻醉深度监测，麻醉科医师可降低药物过量引起的不良反应，且能有效消除术中知晓，合理使用麻醉药，缩短患者麻醉苏醒时间，提高麻醉质量。但目前没有一种麻醉深度监测方法能综合性地判断麻醉深度。麻醉科医师必须了解刺激、反应、麻醉药及其药代动力学相互作用的复杂性，观察良性刺激和恶性刺激引起的语言、体动及血流动力学反应，并根据刺激和反应持续调整用药降低反应概率，以达到理想的麻醉深度。

四、全身麻醉的苏醒

麻醉苏醒（emergence）是从停止使用全身麻醉药到患者意识完全恢复正常的时段。麻醉苏醒需要一定时间，此期间的并发症也较多，为保证患者的安全，全身麻醉后的患者应送到麻醉后监护治疗室（post-anesthesia care unit，PACU）进行严密观察，待患者完全清醒和生命体征平稳后再送回普通病房。

（一）吸入麻醉的苏醒

吸入麻醉的苏醒必须将吸入麻醉药从体内经呼吸道排出体外，这种排出过程叫洗出（wash out），其药代动力学的过程基本上与吸入麻醉的诱导和加深过程相反。因此在确保吸入气中无吸入麻醉药的前提下，麻醉科医师可通过加大肺泡通气量和新鲜气流量来加快吸入麻醉药经呼吸系统排出体外。在停用吸入麻醉药后，影响吸入麻醉清醒速度的主要因素如下。

1. 药物的血 / 气分配系数 血 / 气分配系数越小，清醒越快。

2. 麻醉时间 时间越短者，清醒越快。

3. 肺泡通气量 在一定范围内，肺泡通气量越大则清醒越快。

（二）静脉麻醉的苏醒

静脉麻醉的苏醒有赖于药物在体内的再分布、生物转化和排泄，待 CNS 中麻醉药的浓度下降到一定水平后，患者才开始苏醒。目前尚无有效办法来主动干预和调控。影响静脉麻醉苏醒速度的因素有：

1. 药物的半衰期 半衰期越短，清醒越快。单次给药后血药浓度减少一半的时间用分布半衰期

（$t_{1/2\alpha}$）和消除半衰期（$t_{1/2\beta}$）表示。单次给药就能完成的静脉麻醉若需尽早清醒,应选用分布半衰期和消除半衰期短的药物。

2. 麻醉时间和药物用量　一般来说,麻醉时间越长和用药总量越大,麻醉苏醒越慢。为了维持适当的麻醉深度,手术中往往需要重复给药或持续静脉输注。由于多数药物在重复或持续给药后在体内都有一定程度的蓄积,此时血药浓度降低的规律再也不能用分布半衰期或消除半衰期来准确反映,而与时量相关半衰期（context-sensitive half-time,$t_{1/2}cs$）相关。$t_{1/2}cs$ 表示药物持续恒速输注一定时间后,血药浓度减少一半的时间。$t_{1/2}cs$ 越短的药物,清醒越快。

3. 影响药物代谢和排泄的因素　如某种药物主要经肝脏代谢,肝功能不全的患者苏醒较慢;如果某种麻醉药的原形或有麻醉作用的代谢产物主要由肾脏排泄,则肾功能不全者的苏醒较慢;低温可降低所有药物的代谢率,麻醉苏醒也会延长。

第四节　全身麻醉联合椎管内或周围神经阻滞

近年来,人们对于现代麻醉的观念已不仅仅局限于无痛、肌松和意识消失等传统认识,而要求临床麻醉尽可能达到较为理想的麻醉状态,并便于患者术后加速康复。理想麻醉状态除了要求保障患者安全及手术顺利进行外,还应能有效调控机体的应激状态、维护重要生命器官和系统功能、阻止原发病的发展及消除麻醉手术的不良刺激对患者生理和心理的影响。目前尚无一种麻醉药或麻醉方法能够满足理想麻醉状态的要求。

联合麻醉（combined anesthesia）指在麻醉过程中同时或先后采用两种或两种以上的麻醉技术。就麻醉技术而言,与全身麻醉方法相对应的非全身麻醉一般包括局部麻醉、神经干阻滞和椎管内阻滞。椎管内阻滞主要包括硬膜外阻滞和蛛网膜下隙阻滞。根据需要,静脉或吸入全身麻醉方法可单独或联合与这些非全麻方法组成联合麻醉。临床上最常见的是静脉（吸）复合全麻与椎管内阻滞的联合。联合麻醉可发挥每种技术的优点,取长补短,增强麻醉的安全性和可控性,提高麻醉质量。其优点如下。

1. 可达到更完善的麻醉效果,患者围手术期的安全性更高。
2. 消除患者对手术和麻醉的恐惧心理和精神紧张、提高舒适性。
3. 减少全麻中镇痛药或局麻药的用量,从而减少药物相关毒副作用和不良反应。
4. 减少静脉麻醉药或吸入性麻醉药的用量,患者术后苏醒迅速、恢复快。
5. 可免用或少用肌松药。
6. 术后保留硬膜外导管,可提供完善的术后镇痛。

此外还有助于改善某些特殊病情原有的病理生理紊乱,如全麻和硬膜外阻滞联合用于心力衰竭或心肌缺血患者时,硬膜外阻滞交感神经可减轻心脏负荷、缓解心肌缺血,从而提高患者对手术的耐受力。髋部骨折老年患者往往因合并多种全身性疾病而围手术期死亡风险较同龄人群高 3 倍,全麻合并使用区域阻滞或周围神经阻滞后,患者术后心肺并发症、深静脉血栓、谵妄和认知功能障碍发生率减少。开胸患者硬膜外术后镇痛可显著改善患者术后呼吸状态及镇痛质量。断肢再植患者接受臂丛阻滞后可使末梢血管扩张而有助于提高再植肢体的存活率。

全麻与非全麻技术的联合,或以局部麻醉为主,辅以全麻,如静脉麻醉或气管内吸入麻醉;或以全麻为主,辅以局部麻醉,以便减少全麻药和肌松药的用量;或为留置硬膜外导管,以便于术后镇痛。

一、全身麻醉联合椎管内阻滞

全麻和椎管内阻滞联合应用,可发挥各自优势,提高麻醉质量。椎管内阻滞产生的镇痛、肌松、抑制应激反应可减少全麻药、镇痛药与肌松药用量和药物不良反应,而全麻可弥补椎管内阻滞效果不完善、不能有效阻断内脏牵拉反应及适应证有限等缺点,具有很强的临床实用性。

1. **麻醉前用药** 按照全麻的要求进行术前准备,术前可给予适量抗胆碱药和镇静药。

2. **麻醉诱导** 根据手术部位先行相应节段硬膜外间隙穿刺或蛛网膜下隙麻醉(小儿患者都在全麻后再实施椎管内阻滞相关操作)。待阻滞起效后再行静脉麻醉快诱导后气管插管,一般仍采用静脉全麻药 - 麻醉性镇痛药 - 肌松药的模式,其中麻醉性镇痛药的剂量可酌情减少。

3. **麻醉维持** 气管插管后可用挥发性吸入麻醉药维持,吸入浓度可根据心率、血压进行调节,一般为0.8~1.5MAC;也可吸入与静脉麻醉药复合维持麻醉。由于硬膜外阻滞具有较好的镇痛和肌松作用,所以麻醉维持过程的镇痛药和肌松药的用量可减少一半以上。对于手术创伤不太大的腹部手术,甚至可不追加麻醉性镇痛药,仅按需给予适量肌松药就可维持平稳的麻醉;创伤较大的上腹部手术、胸科手术注意低浓度局麻药按需给予外,适当加入镇痛药、肌松药维持麻醉。在主要手术步骤完成以后就可考虑停止全麻药,一般手术结束患者能及时清醒,可安全拔除气管导管。

4. **注意事项** 静吸复合全麻和硬膜外阻滞联合应用,虽然麻醉效果良好、过程平稳,但多种麻醉药物的联合应用也同时增加了药物间相互作用的复杂性。这就要求麻醉科医师对所用的每种药物有详细的了解,熟知药物相互作用的规律。其次,不同麻醉技术联合应用,应根据手术进程调整它们在麻醉过程中的主次地位,在满足手术要求的同时,设法避开它们对机体生理状态影响的高峰,以免造成生理功能的严重紊乱。最后,联合麻醉对硬件设施要求较高,应在具备较好的麻醉和监测条件下施行,确保对患者生命体征和麻醉深度的全面掌握,以策安全。全麻联合椎管内阻滞最适合用于胸、腹部开放手术。其最常见不良事件是低血压,主要源于广泛的交感神经阻滞,可通过适当补液和应用 α_1 受体激动药来纠正。另一个罕见的严重并发症是硬膜外血肿,尤其是术后接受抗凝治疗的患者,发生概率明显增加,需谨慎随访。

二、全身麻醉联合周围神经阻滞

随着超声技术在围手术期应用的普及,该技术已成为麻醉科医师“第三只眼”而越来越在临床麻醉中发挥重要作用,可视化的周围神经阻滞使用范围越来越大,除常规应用于四肢手术外,近来超声引导下椎旁阻滞、筋膜间(如前锯肌、竖脊肌、腹横筋膜、腹直肌鞘等)阻滞、单独周围神经(如胸长神经、肋间神经等)阻滞、神经丛(臂丛、颈丛、腰丛、骶丛等)阻滞在联合麻醉中应用日益广泛。超声引导下周围神经阻滞可准确阻滞目标神经,产生较完善的镇痛作用,随着局麻药浓度增加,可以产生运动神经阻滞;与全身麻醉联合应用时,可有效降低全身麻醉药量,加快苏醒。连续神经丛阻滞同样可以沿用至术后镇痛。神经(丛)阻滞对呼吸循环影响轻微。其主要并发症为局麻药中毒。

(李 军)

思考题

1. 小儿,男,2岁,因“发现右腹股沟可复性包块三月余”以“右腹股沟斜疝”收住院,拟行日间手术;患儿ASA Ⅰ级,禁食6小时,禁饮2小时,在手术室门口不愿意脱离父母而哭闹,该患儿如何实施麻醉?并请陈述选择的理由。

2. 患者,女,45岁,因“嗳气反酸半年余”而来我院门诊,胃镜检查“胃小弯处发现2cm×3cm溃疡,病理诊断为印戒细胞癌”而入院术前准备、择期手术。患者ASA Ⅱ级,除Hb 9.6g/dl外,心、肺、肝、肾及出凝血均正常,拟行“腹腔镜下胃癌根治术”。该患者如何实施麻醉?并请陈述选择的理由。

3. 患者,女,76岁,因"跌倒后髋部畸形"入院,诊断为"左侧股骨转子间骨折"。入院后,完善相关检查后,拟于第2日进行髓内钉固定术(PFNA)。既往慢性支气管炎,反复发作咳嗽、咳痰、气促。3年前脑梗死病史,当时左侧肢体活动不利、麻木,无法站立,语言不利,口角歪斜。在外院住院治疗后有所好转,但仍遗留左侧肢体肌力减退和感觉障碍。高血压病二十余年,服用硝苯地平控释片治疗,入院血压171/98mmHg。否认冠心病、糖尿病。体格检查:体温37.1℃,脉搏92次/min,呼吸18次/min,血压172/86mmHg,血氧饱和度(SpO₂)91%。神志清,皮肤巩膜无黄染,四肢及躯干轻度水肿,口唇无发绀,颈静脉轻度怒张。双瞳孔等大等圆,对光反射可,左侧鼻唇沟变浅,伸舌右偏,左上肢肌力1级,左下肢肌力1~2级,肌张力减弱,右侧肢体正常,病理征未引出。胸廓正常,肋间隙无增宽,双侧触觉语颤对称,双下肺叩诊呈浊音,两肺呼吸音低,双下肺可闻及少许湿啰音及干啰音,无胸膜摩擦音。心律齐,未闻及病理性杂音。针对该患者,具体麻醉方式如何选择?并请陈述选择的理由。

第十一章
诊疗性操作的镇静与麻醉

要点:

1. 诊疗性操作的镇静与麻醉多为手术室外麻醉,主要包括诊室麻醉和远程场所麻醉。

2. 诊疗性操作的镇静与麻醉因远离手术室,对麻醉相关人员、环境、设备以及患者管理有一定的特殊性,尤其在 MRI 环境下。

3. 诊疗性操作镇静与麻醉的常用方法包括监护麻醉(MAC)、全身麻醉、周围神经阻滞和椎管内麻醉等。

4. 影像诊疗的镇静和麻醉需关注造影剂、防磁、麻醉科医师远离患者和特殊体位限制等相关问题。

5. 内镜诊疗的镇静与麻醉需根据诊疗需求选择合适的镇静或麻醉方法,旨在消除患者不适,减少操作损伤和意外,维持生命体征稳定,同时创造更良好的诊疗条件。

6. 电休克治疗的麻醉管理特点是控制遗忘及迅速恢复,防止强直阵挛导致的损伤,减少 ECT 引起的生理和心理创伤。

7. 诊疗性操作的镇静与麻醉的恢复标准需参照改良 Aldrete 评分和麻醉后离院评分标准(PADS)。

    诊疗性操作的镇静与麻醉多为手术室外麻醉(anesthesia for non-operating room),主要包括诊室麻醉(office-based anesthesia,OBA)和远程场所麻醉(anesthesia at remote locations)。诊室麻醉的定义为在独立场所中实施手术或有创性操作所需要的镇静、镇痛或麻醉,但是除外医院准许的独立的门诊手术中心。远程场所麻醉主要指在放射科、心导管室等特殊场所需要远离患者所实施的麻醉。手术室外麻醉涵盖了一系列多种类型的手术操作,目前已经涉及几乎所有的医学专科,对麻醉的要求亦与最先进的外科手术对麻醉的要求一样高。这就要求麻醉科医师在保障患者安全的前提下减轻患者的痛苦与不适,最大限度地消除诊疗性操作过程中的干扰因素。

第一节　诊疗性操作镇静与麻醉的一般问题

一、人员要求

(一)麻醉科医师

1. 事先勘察麻醉地点,判断环境是否可安全地进行麻醉,并与相关科室人员制定计划和沟通,熟悉并检查麻醉机,在操作前仔细检查设备在位,功能正常,备用设施(急救器件,困难气道装置)功能正常且可以随时获取。

2. 熟悉各种检查的主要操作步骤,维持麻醉深度与检查步骤相匹配,适时调节麻醉深度以适应诊疗性操作需要的同时,尽量使患者快速苏醒。

3. 某些操作治疗可能会造成相关脏器的损伤,在麻醉管理中要密切观察患者生命体征的变化。

4. 麻醉科医师应具备诊断和管理镇静相关不良事件的技能,包括镇静程度过深时的抢救措施。

5. 有的工作场所如 CT 室、MRI 室，具有放射性危害和 / 或强大的磁场，这就要求麻醉科医师要有防护意识和必要的防护装备，熟悉所在环境对监护设备可能产生的影响。

6. 麻醉规范和患者监测标准，不因麻醉的地点改变而变化。

7. 麻醉科医师有责任向操作者介绍患者所患合并症的潜在后果以及相关麻醉风险。

（二）其他人员

1. 有效的沟通是保障手术室外麻醉安全的最基本要求。

2. 能够辅助麻醉科医师的工作，具有良好的沟通和协同救助的能力。

二、环境特点和设备要求

（一）环境特点

1. 手术室外麻醉场所通常为特定的术式或操作所设置，以满足医疗操作者的需求，其与手术室内麻醉有所不同。

2. 灵活性的问题可能更凸显，因为在任何手术室外场所，医护人员数量更少，灵活性也较低。

3. 手术室外麻醉用床的承重和活动性均不及手术室内。

4. 介入室的床不能调整至头高脚低或头低脚高位。

5. 诊疗环境中设备的布局可能不合理。

6. 诊疗性操作造成的麻醉相关并发症往往难以获得同伴的及时帮助。

7. 麻醉科医师对手术室外环境不如手术室内环境熟悉。

8. 手术室外的麻醉场所大多不具备管道气体、吸引器和独立电源。

（二）设备要求

1. 场所内应具备符合麻醉的基本配置，包括但不限于麻醉机和常规监护仪、供氧与吸氧装置、负压吸引装置、气道管理设备、常用麻醉药和常用心血管药等。此外还需要配备适合于特殊操作或特殊场所的设备，如 MRI 兼容的麻醉机与监护仪等。

2. 场所内必须有接地电源插座。

三、诊疗性操作镇静与麻醉的特殊性

诊疗性操作因在手术室外的场所进行，故具备以下特殊性。

1. 在远离手术室的条件下进行麻醉，尽管条件不如手术室内完善，但也应具备必不可少的监护设备、麻醉药品和器材，并能随时取用。

2. 患者麻醉苏醒后需要早期离室，这是该类麻醉最突出的特点，这就要求麻醉能快速起效，快速恢复，尽量避免麻醉相关并发症。

3. 有的工作场所具有放射线暴露风险或强磁场，影响工作人员的安全和监护设备的使用。这就要求麻醉科医师要有防护意识和必要的防护装备，熟悉所在环境对麻醉相关设备可能产生的影响。

4. 不同的诊疗性操作对手术室外麻醉有其特殊的要求，麻醉科医师应当与操作医师和患者有充分的交流与沟通，熟悉相关流程及特点，在确保安全的前提下保证麻醉效果。

5. 麻醉科医师对手术室外工作场所的熟悉程度较差、熟识人员较少，因此应配备麻醉辅助人员，协助麻醉科医师及时妥善处理患者。

四、诊疗性操作镇静与麻醉的指南与专家共识

根据美国麻醉科医师协会（American Society of Anesthesiologists，ASA）在非手术室麻醉指南中就手术室外麻醉应该具备的条件有以下建议。

1. 可靠的备用供氧。

2. 废气清除装置。

3. 吸引装置。

4. 适当的麻醉药品、器械、设备,能满足基本麻醉监测标准的监护仪以及能在正压通气条件下提供至少90%吸入氧浓度的简易呼吸器。

5. 安全且充足的电源插座。

6. 具有蓄电池的照明设备,能清楚地观察患者和麻醉机。

7. 可提供足够的空间容纳设备和人员,以便麻醉科医师必要时能迅速靠近患者、监护仪和麻醉机。

8. 备有除颤仪、急救药品及其他急救设备的急救车。

9. 在场工作人员应受过专业训练,能辅助麻醉科医师工作,具有良好的沟通和协同救助能力。

10. 遵守设备使用安全规定并建立规范。

11. 应有安全合理的麻醉后管理流程。

中华医学会麻醉学分会等学术组织也先后发布了相关的指南与专家共识。

第二节　患者选择和麻醉前评估与准备

一、诊疗性操作患者选择

因为操作环境有限,要求进行诊疗性操作的患者无危及生命安全的合并症,术前患者适当地禁食、禁饮,并取得患者知情同意。

二、镇静与麻醉前评估与准备

诊疗性操作的镇静与麻醉前评估与准备和一般手术患者基本相同。

(一) 镇静与麻醉前评估

1. 获得病史(既往史、手术史、麻醉史、用药史等)、体格检查、检验结果以及特殊检查结果。

2. 根据所获得的资料分析患者情况,进行 ASA 分级。

3. 根据评估结果制定合适的镇静与麻醉方案。

(二) 镇静与麻醉前准备

1. 操作前常规禁食、禁饮,有条件的患者戒烟。推荐参照 ASA 术前禁食规定,即至少术前8小时禁食固体食物,2 小时禁止摄取清亮液体。

2. 做好患者的操作前宣教以及咨询工作,同时履行告知义务,签署手术、麻醉知情同意书。原则上不用麻醉前用药。

3. 向患者阐明可选的麻醉方案。

4. 充分了解患者体位、是否使用造影剂、麻醉机的摆放位置、操作期间麻醉科医师可否留在操作间、诊断或治疗仪器对麻醉监护仪的影响等。诊疗性操作镇静与麻醉过程中,有时麻醉科医师要与患者分开,监护仪必须随处可视。

第三节　诊疗性操作镇静与麻醉的实施

一、诊疗性操作镇静与麻醉的常用方法

(一) 监护麻醉(monitored anesthesia care,MAC)

MAC 指局麻下或不同镇静深度下的围麻醉期监护与管理,是手术室外麻醉较为常用的麻醉技术。

可根据诊疗性操作的要求,选择局麻或实施镇静;镇静可选用苯二氮䓬类药物或丙泊酚,或联合应用阿片类镇痛药。严密监测至关重要,局麻下因原有基础疾病需要接受 MAC 的患者或接受镇静的患者的监测标准应与全身麻醉或局部麻醉患者相同。

(二) 全身麻醉

手术室外全身麻醉以静脉全身麻醉为主,如果废气排出系统完善,也可采用吸入麻醉或静吸复合麻醉。麻醉药以短效药物为首选,如丙泊酚、地氟烷等。某些诊疗性操作还需要辅助镇痛药物。

(三) 神经阻滞和椎管内麻醉

神经阻滞和椎管内麻醉均可根据具体情况用于手术室外麻醉,操作时需遵守无菌要求,避免医源性感染。

二、诊疗性操作镇静与麻醉深度的评估

诊断性操作过程中应用镇静 / 麻醉药物可使患者意识水平下降或消失。根据患者意识水平受抑制的程度,镇静与麻醉深度可以分为四级:轻度镇静、中度镇静、深度镇静和全身麻醉(表 11-1)。镇静的三个水平并不是完全独立的,可能呈连续状态。当患者无意识且疼痛刺激也不能唤醒时,则进入全身麻醉状态。

表 11-1　诊疗性操作镇静与麻醉深度及其评估要点

评估要点	轻度镇静	中度镇静	深度镇静 *	全身麻醉 *
Ramsay 镇静评分	2~3 分	4 分	5~6 分	
患者反应	对语言刺激反应正常	对语言或触觉刺激存在相应反应	对非伤害性刺激无反应,对伤害性刺激有反应	对伤害性刺激无反应
通气功能	无影响	足够,无须干预	可能不足,可能需要干预	常不足,常需要干预
心血管功能	无影响	通常能保持	通常能保持	可能受损

注:* 深度镇静、全身麻醉必须由麻醉科医师实施。

第四节　常见诊疗性操作镇静与麻醉特点

一、影像诊疗的镇静与麻醉

(一) CT 与 MRI 检查

CT 与 MRI 检查虽然无痛,但检查时间较长,为了取得高质量的图像,在扫描时要求患者保持不动。扫描过程中会产生噪声和热量,患者有可能出现幽闭恐惧,部分患者需要镇静才能完成检查。由于检查部位不同,对麻醉要求的差异也非常大。

1. 造影剂问题　CT 或 MRI 检查时经常使用造影剂以提高成像质量。造影剂可引起一系列不良反应。轻者对症处理,如发生过敏反应,则按过敏反应处理。

2. 麻醉科医师远离患者　检查操作期间由于对位和扫描仪机架移动可引起麻醉回路的扭曲或脱开,全麻或镇静时应加强气道管理,持续监测患者的氧合情况。

3. 小儿　多数小儿在进行 CT 与 MRI 检查时需要进行麻醉。使用氯胺酮镇静后,患儿有大量唾液和呼吸道分泌物,并有不可预见的不自主运动,可能会影响扫描质量。

4. 特殊体位限制　如脑立体定向时,为降低操作时损伤邻近结构的可能性,需在头部外周放置

透射线的固定架。在安装固定架时,常用局麻复合深度镇静或全麻。但疑有颅内高压的患者慎用深度镇静,因其可导致 CO_2 蓄积而进一步增高颅内压。一旦固定架固定完毕,虽可确保患者头部位置精确无移动,却使麻醉科医师难以接近患者头部,不易控制气道,所以可选用轻度镇静加局部麻醉,患者常能耐受并配合,要防止镇静过度造成呼吸抑制或呼吸道不畅。

5. 防磁问题 MRI 本身不产生辐射、无创伤、无有害生物学效应,但 MRI 检查时采集的射频信号强度极弱,易受到电子辐射以及其他电子设备和监护仪器的干扰。在 MRI 检查时对医师和患者而言,最大危险是磁性物品快速吸附到 MRI 机器上所导致的不良后果,检查时应注意金属物品如剪刀、钢笔、钥匙、听诊器、氧气筒等,避免这些物品飞向扫描仪造成患者和工作人员的伤害。置入体内的含有磁性的生物装置或其他物品也可能发生移位和功能异常,包括弹片、加强气管导管、植入式自动心脏除颤仪以及植入式生物泵;体内安装起搏器、夹闭动脉瘤的金属夹、血管内有金属弹簧圈或子宫内放置金属节育环的患者是 MRI 的绝对禁忌证,妊娠前 3 个月的妇女也应避免 MRI 检查。某些眼部化妆品和文身会在扫描时造成伪影,有些永久性的眼线在强磁场下会对眼睛产生刺激作用。患者有义齿或牙齿矫正器可能影响成像质量。手表、手机和带磁条的信用卡均不能接近磁场。MRI 麻醉监护仪和麻醉机一般是 MRI 兼容设备。

(二)心脏介入检查与手术

心导管检查和心血管造影是对先天性和后天性心脏病及心血管疾病,特别是冠状血管疾病进行诊断与治疗的必要手段。心导管检查分为右心和左心导管检查两类。右心导管检查是先天性心脏病术前检查的重要手段,患者多为小儿和青少年。左心导管检查主要为后天性心脏病、心血管疾病,为确定病变部位、损害程度的重要检查手段,且多半需要同时进行连续造影术。行冠状动脉溶栓与扩张术的患者多数为成年人。该类患者常伴有心血管功能异常,而检查治疗本身又存在诸多并发症的风险。心导管检查要求患者绝对安静配合,无挣扎和随意活动,检查过程中保持呼吸和心血管状态相对稳定,维持动脉血氧分压和二氧化碳分压正常,麻醉平稳。对于成人,检查治疗大多可在局麻下完成,小儿和不能配合者则必须在镇静/镇痛联合局麻或全麻下完成。

1. 小儿心导管检查 儿童以先天性心脏病检查为主,氯胺酮会增加全身氧耗,但不会影响诊断的准确性,婴儿较常使用。能够耐受创伤性操作的麻醉深度易使儿童发生呼吸抑制,因此应控制呼吸。术中镇痛、镇静或全麻的麻醉深度必须恰当,要预防心动过速、高血压和心脏功能改变。除常规监测外,必要时行血气分析,监测酸碱平衡。小儿在全身麻醉时常见低体温,宜监测体温,必要时应采取保温措施。新生儿可能会发生低钙血症和低血糖,要加强监测。小儿对失血的耐受性低于成人,必要时监测血细胞比容。严重发绀的患者红细胞增多,应充分补充液体,以减少造影剂引起的血液高渗和微栓塞发生。由于检查导管直接在心腔内,在检查过程中经常发生心肌缺血和心律失常,要加强监测并及时处理。一般心律失常持续时间短,无显著血流动力学改变。心肌缺血或造影剂反应可继发室性心律失常或心室颤动,需及时处理。心导管检查的并发症包括心律失常、穿刺部位出血、心腔或大血管穿孔、血管断裂或血肿形成、栓塞及心脏压塞。其中心律失常是最常见的并发症,常与导管尖端的位置有关,撤回导管心律失常即可消失,偶尔需要静脉用药或电复律终止心律失常。窦性心动过缓需用阿托品治疗,如无效且影响血流动力学时应安装临时起搏器。心脏压塞是严重的并发症,有特征性的血流动力学改变,心脏超声可以确诊,并能指导进行心包穿刺,必要时需紧急行外科手术。

2. 经皮冠状动脉介入治疗 经皮腔内冠状动脉成形术(percutaneous transluminal coronary angioplasty,PTCA)中,球囊扩张时会发生短暂的冠状动脉阻塞,需要严密监测患者血流动力学变化。急诊手术患者常有心绞痛和心律失常,硝酸甘油可增加冠状动脉侧支的血流和减少前负荷。一般可在局麻或 MAC 下完成,必要时行气管插管全身麻醉。对于会导致严重心肌缺血的冠状动脉主干狭窄进行 PTCA 或支架治疗时,体外循环能保证血流动力学稳定。室性心律失常可发生于缺血期或冠脉扩张后再灌注期,室性期前收缩和阵发性室性心动过速可影响血流动力学,治疗首选利多卡因,更严重的心律失常需在全麻下行心脏电复律。冠状动脉破裂可导致心包内出血和心脏压塞,心脏压塞需紧急行心包穿刺或手术止血。

3. 经皮腔内球囊瓣膜成形术 球囊扩张时,循环被阻断,会导致严重的低血压,须加强监测。由于患者比较虚弱,球囊放气后心脏功能不能立即恢复,可能需要使用正性肌力药和抗心律失常药,静脉输液可改善前负荷。行主动脉瓣扩张时,需要开放两条静脉通路。球囊充气时,可能会导致迷走神经过度兴奋,需用阿托品治疗。并发症与心导管检查类似,还可能发生瓣膜功能不全。

4. 心脏电生理检查和异常传导通路射频导管消融术 麻醉科医师应准备抗心律失常药,并加强心电图异位心律起搏点以及附属旁路的监测,但检查前及术中不宜过早用抗心律失常药以免影响检查结果。消融时室上性心动过速若不能通过导管超速抑制终止,则需电复律。静脉麻醉和吸入麻醉都可用于电生理检查,常规吸氧,必要时辅助呼吸或控制呼吸。

5. 置入起搏器或心律转复除颤器手术 一般可选择局部麻醉,但对永久性心律转复除颤器进行测试时,一般对患者进行全身麻醉,有严重心室功能障碍的患者应该进行直接动脉压监测,备好急救器材和药品。

(三) 神经介入检查与手术

一般脑血管造影,清醒患者可以选择局部麻醉或 MAC。麻醉应当综合考虑患者的情况,尽量减小气管插管或其他有创操作时颅内压和血压的影响。麻醉药应选短效药,便于术后患者快速苏醒,行神经学功能评估。

二、消化内镜诊疗的镇静与麻醉

消化内镜诊疗的镇静/麻醉是通过应用镇静药和/或麻醉性镇痛药以及相关技术,减轻或消除患者在接受消化内镜诊疗过程中的恐惧、疼痛、腹胀、恶心呕吐等主观痛苦和不适感,尽量避免检查中诱发咳嗽、心率增快、血压升高、心律失常等,甚至心绞痛、心肌梗死、脑卒中或心搏骤停等严重并发症,最大限度地降低操作过程中发生损伤和意外的风险,同时为内镜医师创造更良好的诊疗条件。

简单的消化内镜诊疗为一般性检查,或对可疑和不能确定的病变通过内镜取材作病理诊断以明确诊断,一般创伤小,疼痛程度轻,检查时间短,可在表面麻醉、镇静或静脉麻醉保留自主呼吸情况下完成,无须气管内插管,如胃镜和结肠镜检查等。复杂或较复杂的消化内镜诊疗所引起的创伤较重,疼痛程度较高,时间较长,一般需要在深度镇静或麻醉下完成,必要时需要在气管内插管全身麻醉下完成,以择安全,如内镜逆行性胰胆管造影(ERCP)等。

(一) 胃镜诊疗的镇静/麻醉

1. 检查前准备 胃镜常规检查时间短、刺激轻微,多数患者均可在表面麻醉和适当镇静下进行,检查前需消除患者恐惧心理,耐心做好解释和安抚,同时做好胃肠道的准备(需空腹,禁食至少6小时,若胃排空延迟或幽门梗阻禁食时间还应延长)。

2. 镇静/麻醉处理 一般能够合作的患者,咽部表面麻醉即可,对于不能耐受的患者则需要进行镇静/麻醉。丙泊酚用于深度镇静或静脉全身麻醉是无痛胃镜的首选药物,辅用咪达唑仑、芬太尼或静脉给予依托咪酯、氯胺酮等也常用于临床,以减少丙泊酚用量及其引起的循环波动。

3. 并发症与注意事项 包括:①呼吸抑制与呼吸暂停常因胃镜置入操作和呼吸道压迫引发,可导致低氧血症,一般程度较轻且短暂,在充分吸氧、完善局部麻醉和加深镇静/麻醉情况下多可纠正;②对于有心血管系统和呼吸系统合并症和并存疾病的患者,尤其是老年患者要特别注意严重低血压与低氧血症,以及诱发的心绞痛、心肌梗死、心律失常;③还应注意胃镜操作本身可能导致的意外,如穿孔和出血等。

（二）食管镜诊疗的镇静／麻醉

食管镜常用于取出异物和明确诊断,检查时对呼吸功能多无影响。成人均可在咽喉表面麻醉下完成,应注意恶心呕吐的发生。

小儿则需全麻,具体方法可依患儿年龄、检查所需时间、患儿全身情况及有无饱胃等情况决定。检查中应避免器械压迫气管而影响通气,操作不当可损伤黏膜或喉返神经,甚至能穿破食管致继发纵隔气肿或炎症。

（三）结肠镜诊疗的镇静／麻醉

结肠镜检查多选用静脉麻醉,常以丙泊酚或丙泊酚复合小剂量芬太尼或依托咪酯等药物进行麻醉,术中持续吸氧,因检查不会干扰到呼吸道,一般无须气管插管。

（四）ERCP 的镇静／麻醉

接受 ERCP 的患者多为老年患者,常伴有焦虑,且合并症较多;在操作过程中需要患者侧俯卧或俯卧,患者胸部与腹部受压,对呼吸产生明显影响;同时 ERCP 操作时间较长,刺激较强,因此术中应当给予充分镇静,以减轻患者痛苦,提高患者配合度,从而减少术后并发症。可在气管插管全身麻醉下实施 ERCP,也可在非气管插管下采用丙泊酚,或丙泊酚复合芬太尼或瑞芬太尼的方法,如靶控输注丙泊酚（1.5~3.0μg/ml）与瑞芬太尼（1~2ng/ml）。实施非气管插管全身麻醉行 ERCP,宜使用鼻咽通气管或者鼻罩进行通气管理,这类患者选用右美托咪定复合瑞芬太尼可能也有较大的优势。

三、（支）气管镜诊疗的镇静与麻醉

大部分患者可在镇静或表面麻醉下进行纤维支气管镜检查,对于小儿或不能耐受操作的成人可采取全身麻醉。对于气管插管全身麻醉的患者,应选用尽可能粗的气管导管,以降低气道阻力,方便操作;也可选择喉罩置入或改良麻醉面罩,应注意通气功能的监测。并发症主要有:心律失常;喉、支气管痉挛;气道梗阻。应注意加强监护和吸氧,必要时吸引气道的分泌物和血液。

（一）气管、支气管镜检查

气管、支气管镜检查有择期和急诊两类,择期主要用于肺和呼吸道疾病的诊断,急诊主要以治疗和急救为目的,多为小儿气道异物的取出,危险性较大,也见于咯血患者的局部止血等。气道内异物对通气功能的影响取决于异物的大小、位置、性质和异物存留的时间,可继发窒息、肺不张、肺炎等并发症。患者表现为发绀、鼻翼扇动、吸气性"三凹"征象,严重者随时都有死亡的风险。

1. 麻醉前准备　同全身麻醉,术前强调禁食禁饮。术前给药除阿托品外,镇静镇痛药以不抑制呼吸为原则,并保持呼吸道通畅。

2. 麻醉处理　大部分成人均可在镇静／镇痛和表面麻醉下完成检查。小儿和耐受性差的成人则需进行全身麻醉。镇静／镇痛麻醉目前常用的药物为苯二氮䓬类和阿片类药物（常用咪达唑仑和芬太尼）,持续静脉输注丙泊酚也可安全用于镇静和全麻;还可持续静脉输注右美托咪定联合小剂量瑞芬太尼。全身麻醉辅以完善的表面麻醉可以减少全麻药用量,提高麻醉效能和麻醉安全。表面麻醉的使用药量,如 1% 丁卡因成人应不超过 6ml,小儿不超过 3ml,否则可发生中毒反应。

镜检开始后,应同时于气管镜侧管持续供氧或给予高频喷射通气,以免发生缺氧。镜检过程中,一旦出现呛咳、青紫或其他严重缺氧体征,应立即将支气管镜退到气管内,并充分供氧,适当给予表面麻醉药或静脉滴入利多卡因（1mg/kg）,待情况改善后再继续检查。

3. 并发症　包括:①心律失常:多见于危重患者,且多为严重缺氧的基础上出现迷走神经反射而引起。镜检过程中应监护心电图（ECG）或心音,以随时发现心律失常并及时处理。②喉水肿:小儿喉头细小,且组织疏松,淋巴丰富较易发生喉水肿,继发窒息,应予积极防治。③呕吐、误吸:多见于急诊饱胃患儿,尤其是在麻醉诱导与恢复过程中,应准备好相应的预防和处理措施。

（二）支气管造影

支气管造影是直接观察支气管病变的检查方法,它能确定病变的部位、范围及病变的性质,为临床选择有效的治疗方法提供依据。但检查过程中患者需要承受一定痛苦。

1. 麻醉前准备　湿肺痰多者,需在术前控制炎症,行体位引流排痰,待炎症基本控制后进行造影。2 周内仍有咯血者,应暂缓造影。造影前按全麻要求准备,术前药除用阿托品外,其他镇静镇痛药可依病情适量给予。麻醉前应检查麻醉机、氧气、吸引器。

2. 麻醉处理　成人一般均可在表面麻醉下进行,小儿则需行气管插管全身麻醉。麻醉处理的要点为保持呼吸道通畅和足够的通气量。所用麻醉药对呼吸道黏膜应无刺激性,不引起分泌物增加,造影时要避免咳嗽反射,X 线检查时患者应保持不动。

小儿支气管造影的麻醉选择,必须结合造影室的设备条件,依情况选用静脉麻醉或吸入麻醉。较安全的方法为:静脉麻醉加表面麻醉行气管插管,先吸除气道内分泌物,然后经气管导管送入细塑料管于造影侧总支气管,行单侧造影。该管亦可作吸痰、血或造影剂用。为避免发生呼吸道梗阻,以更为安全的分侧造影作为首选。造影时应适当控制麻醉深度,以插入导管及注入造影剂不发生呛咳作为适度标准。造影一侧后应吸除造影剂及分泌物,并经胸透证实支气管内残留的造影剂已大部分排出后,方可行另一侧造影。

小儿支气管造影亦可采用丙泊酚或氯胺酮加琥珀胆碱诱导,先将塑料造影管插入造影侧支气管,然后再插入气管导管。造影管位于声门前半区,气管导管居声门后半区,后者接上 T 形管和呼吸囊,供吸入麻醉和呼吸管理用。造影剂注入前可用短效非去极化肌松药后行控制呼吸,该法即使行两侧支气管分别造影,也可不受时间限制。

3. 拔除气管插管的指征　包括:①透视下证实支气管内造影剂已大部排出;②呼吸交换已恢复正常,且无呼吸困难;③咳嗽、吞咽反射已恢复正常。

4. 并发症　包括:①气道阻塞:多因造影剂、痰、血阻塞引起,偶也见于严重支气管痉挛,应积极预防;②心搏骤停:主要继发于呼吸道梗阻,在严重缺氧、二氧化碳蓄积的基础上发生,为此应避免缺氧及二氧化碳蓄积。

四、宫腔镜诊疗的镇静与麻醉

单纯宫腔镜检查和活检时,可无须麻醉。在宫腔镜下进行手术时,依患者情况可分别选用硬膜外阻滞、蛛网膜下隙阻滞、腰 - 硬联合阻滞或全身麻醉,目前以静脉全身麻醉最为常见。术中可发生副交感神经紧张综合征,临床表现为恶心、出汗、心动过缓、低血压,严重者可发生心搏骤停,故宫颈明显狭窄和心动过缓者应注意预防。

麻醉管理除常规管理与输液外,主要应注意膨宫介质的不良反应和可能发生的并发症。椎管内阻滞范围应达 T_{10} 至 S_5。全身麻醉应有一定的镇痛强度或麻醉深度,阿托品对预防和治疗副交感神经紧张综合征有一定的作用。

麻醉手术后常规监测心电图、血压、脉搏、脉搏血氧饱和度,待生命体征平稳、意识恢复后,方可离开 PACU 或送返病房。

五、人工流产的麻醉

人流手术是妇产科门诊常见手术,患者为育龄女性,可选择非气管插管静脉全身麻醉。一般采用短效静脉麻醉药如丙泊酚,可辅助少量阿片类药物。脉搏血氧饱和度监测必不可少,需配备急救设备,如简易呼吸器等。对于宫颈狭窄或心动过缓者,阿托品可以防止扩张宫颈所致的迷走神经反射。

六、电休克的麻醉

电休克治疗（electric shock therapy）又称电抽搐治疗（electroconvulsive therapy，ECT），是治疗精神分裂症的一种传统方法。ECT 是用一定电流通过大脑，引起意识丧失和全身性痉挛发作，从而达到治疗目的的一种方法。随着全身麻醉应用于电休克治疗，大大减少了 ECT 引起的生理和心理创伤。电休克治疗的麻醉管理使用标准监测，预先静脉注射阿托品或格隆溴铵可以降低 ECT 时心动过缓的发生率并减少口腔分泌物。常规麻醉诱导，维持一定程度的肌松并保证满意的面罩通气至关重要，同时医师放置电极并传入刺激来诱发痉挛。如果患者有食管裂孔疝或胃食管反流，可选择快速诱导下按压环状软骨进行气管插管。该治疗方法所需时间甚短，因而希望患者快速苏醒，尽早达到常规离室标准。

常用静脉麻醉药包括美索比妥、硫喷妥钠、丙泊酚和氯胺酮。琥珀胆碱是最常用于 ECT 的肌松药。短效肌松药米库氯铵（mivacurium）也较为常用，可持续泵注。由于琥珀胆碱和米库氯铵都经血浆胆碱酯酶代谢，当患者血浆胆碱酯酶缺乏时，需选用非去极化肌松药如维库溴铵、阿曲库铵及苯磺顺阿曲库铵。

七、电复律的麻醉

择期心脏电复律，通常需要全麻。应用的药物包括巴比妥类、丙泊酚、依托咪酯、阿片类药物和苯二氮䓬类药物。首先应为患者预充氧，然后给予小剂量、逐渐递增的麻醉药，直到睫毛反射消失。电复律电击前即刻移去面罩并确定没有任何人接触患者或病床。要恢复窦性心律常需多次电击，因此需要保持患者处于麻醉状态直到复律成功或终止电击为止。电复律后，给予患者纯氧通气，直至患者意识恢复并能维持气道通畅。在电复律操作过程中不常规应用肌松药。如果紧急行电复律，需要注意患者术前可能未禁食，为防止麻醉过程中发生误吸，应在快速诱导的同时按压环状软骨进行气管插管，以控制气道。

第五节 术后管理

一、镇静与麻醉后苏醒

诊疗性操作的镇静与麻醉苏醒即麻醉恢复分为三个阶段。

1. 早期恢复（第一阶段） 即从停止使用麻醉药到保护性反射及运动功能恢复的阶段。此阶段通常在 PACU 中进行，监测患者意识、活动、呼吸、心电图、血压、氧合状态等，直至改良 Aldrete 评分达到离开 PACU 的标准。

2. 中期恢复（第二阶段） 由 PACU 转入日间手术病房（ambulatory surgery unit，ASU）或普通病房，至达到离院标准时的阶段。此阶段应继续观察患者各项生理功能恢复及外科情况。如果患者在手术结束及停止麻醉用药后，迅速达到改良 Aldrete 评分离开 PACU 的标准，即为快通道恢复。

3. 后期恢复（第三阶段） 患者离院后，在家中完全恢复。

二、离院标准

由于麻醉的特殊性，应严格掌握麻醉后的离院标准。须按麻醉后离院评分（post anesthesia discharge score，PADS）判定患者能否离院（表 11-2）。该标准总分为 10 分；评分 ≥ 9 分的患者可离院。离院的患者必须有能负责任的成人陪护，并有确切的联系电话；麻醉科医师和手术医师共同评估患者是否可以离院，并告知回家期间注意事项。椎管内麻醉的患者离院前必须确保感觉、运动和交感神经阻滞已经完全消退，下肢的感觉、运动功能、本体觉和反射以及排便排尿功能恢复正常。判断的标准

NOTES

为肛周感觉、踝反射和第一跖趾关节本体感觉均恢复。若患者达不到离院标准,可考虑转入普通住院病房。

表 11-2   麻醉后离院评分

序号	指标	评价	评分
1	生命体征	波动在术前值的 20% 之内	2
		波动在术前值的 20%~40%	1
		波动大于术前值的 40%	0
2	活动状态	步态平稳而不感到头晕,或达到术前水平	2
		需要搀扶才可以行走	1
		完全不能行走	0
3	恶心呕吐	轻度:不需要治疗	2
		中度:药物治疗无效	1
		重度:治疗无效	0
4	疼痛	VAS 0~3 分,离院前疼痛轻微或无疼痛	2
		VAS 4~6 分,中度疼痛	1
		VAS 7~10 分,重度疼痛	0
5	手术部位出血	轻度:不需要换药	2
		中度:最多换 2 次药,无继续出血	1
		重度:需要换药 2 次以上,持续出血	0

注:总分为 10 分,评分≥9 分可出院。

（李龙云）

思考题

1. 诊疗性操作的麻醉多在手术室外进行,除了麻醉技术本身以外,麻醉科医师更应该注意哪些问题?

2. 身体状况尚可的冠心病患者做结肠镜检查时,麻醉科医师是否应该给予麻醉? 说出你的理由。若你同意给予麻醉,在麻醉时应注意哪些问题?

第十二章
麻醉后监护治疗

要点:

1. PACU 的主要任务是减少麻醉后相关并发症的发生率,提高麻醉安全,促进患者早期康复及加快患者周转。

2. PACU 是医院内由麻醉科管理的独立医疗单元,具有健全的 PACU 管理制度、岗位职责、患者转入 / 转出标准与流程。

3. PACU 相关的医疗设备的配置与 ICU 要求基本相同。

4. PACU 患者管理可分为两个重要阶段,一是确保患者从麻醉中完全恢复及安全拔出气管导管,二是保证患者生命体征恢复至接近基线水平,并做好离开 PACU 的准备。

5. 全麻苏醒期可伴有影响多器官系统功能的紊乱。最常见的是术后恶心呕吐(PONV)、术后疼痛、低氧、低体温和寒战以及血流动力学不平稳等。

6. 应充分评估 PACU 患者的状态,严格执行转出标准,保障患者安全。

麻醉后监护治疗室(post-anesthesia care unit,PACU)是用来监护和治疗从麻醉手术中早期恢复的患者的地方。围手术期医学(perioperative medicine,POM)涉及术前、术中和术后的多学科围手术期管理,是麻醉学科未来发展的方向。因此,麻醉后监护和治疗在促进术后患者高质量恢复,改善预后中发挥着不可替代的作用,是麻醉学科在 POM 中发挥重要作用的具体体现。

第一节　麻醉后监护治疗室的设置与管理

一、麻醉后监护治疗室的任务

我国 PACU 的建立始于 20 世纪 50 年代末,60 年代以后 PACU 得到迅速发展和普及,并成为现代医院麻醉科的标准配置和麻醉质量控制以及三甲医院评选的重要标准之一。近年来随着手术量的增加以及日间手术的需求的增大,PACU 在减少麻醉后相关并发症的发生率,提高麻醉安全,促进患者早期康复和加快周转等方面起到了非常重要的作用。因此,从功能定位的角度来讲,PACU 应具有监护治疗室的一般功能,同时作为手术室和普通病房的缓冲区域,使得患者出 PACU 后能够满足普通病房的看护要求,降低病房的看护压力。

由于手术创伤、麻醉和疾病的共同影响,麻醉恢复期患者具有独特的病理生理特点和潜在的生命危险。最常见的包括术后恶心呕吐(postoperative nausea and vomiting,PONV)、低氧、低温与寒战、循环不稳定等。需要有 PACU 管理经验和经过专业化训练的医护人员通过评估、监护、治疗等手段来恢复患者的保护性反射,纠正出现的生理功能紊乱,促进患者生命体征的恢复与平稳,同时通过识别和及时处理麻醉和手术后并发症来降低患者的发病率和死亡率,最终达到高质量复苏和改善预后的目的。

患者无论接受何种麻醉(全身麻醉、局部麻醉、监护麻醉等),原则上都应于术后送入 PACU 进行集中严密监测和继续治疗,直至患者的生命体征恢复稳定。根据择期手术与急症手术量,PACU 可 24 小时开放,亦可日间开放,晚间急症手术可由值班麻醉科医师在 PACU 对患者进行监护。PACU 的功能应该包括以下几方面。

 1. 术后早期治疗,包括麻醉和手术后早期并发症的发现和治疗。

 2. 患者的苏醒和早期恢复,生命体征恢复到接近基线的水平。

 3. 改善患者情况,以利于其在 ICU、特护病房或普通病房进一步治疗。

 4. 评估和决定患者转入 ICU、特护病房、普通病房或直接出院回家。

 5. 特殊情况下(如需要紧急再次手术)对患者状况进行术前处理和准备。

 6. 特殊情况下可临时提供 ICU 服务。

  PACU 由麻醉科负责和管理,主要任务是监测和维护重要器官功能,使其平稳地恢复至术前水平,出现紧急情况时进行紧急抢救。外科医师在 PACU 的角色是对任何可能需要干预的手术相关并发症提供所必需的紧急咨询及必要的处置。

二、麻醉后监护治疗室的建制

  PACU 是医院内由麻醉科管理的独立医疗单元,具有健全的 PACU 管理制度、岗位职责、患者转入/转出标准与流程。PACU 需配备具备麻醉及重症监护治疗能力的医师、护士和必要的辅助人员。PACU 麻醉科医师人数与床位数之比 ≥ 0.5∶1,其中至少有 1 名麻醉科主治医师以上人员。护士人数与床位数比不低于 1∶3,至少有 1 名有重症监护治疗领域工作经验、中级以上职称的护理人员。医护人员在合作的基础上,应该明确各自的专业范围和职责。

  应由麻醉科主治医师以上人员负责管理 PACU,麻醉科主任或主管 PACU 的负责人决定特殊情况下的协调与决策。其他麻醉科医师应负责患者的协调、评估、医嘱、气管导管拔出(以下简称"拔管")和患者转出等决策。

  PACU 护士是由受过专门训练、能及时识别术后并发症的护士组成,是 PACU 的主要医务人员。他们负责为患者提供床旁监测与护理治疗。PACU 可设立独立护理单元,设立 1 名护士长负责 PACU 日常管理和护理工作。护士的日常工作包括:①准备与日常维护 PACU 内医疗设施、设备、床位以及急救药品、急症气道工具车;②接收新转入 PACU 的患者并对其实施常规生命体征的监测、吸氧或连接呼吸机,检查和妥善固定全身各种导管并标识清引流管残量;③根据患者病情,执行血气分析、血糖检测或其他快速实验室检查的医嘱;④监测患者重要生命体征,识别和报告各种术后并发症与危急值,同时对 PACU 内所有患者进行准确的评估(如疼痛评分等);⑤初步评估患者是否适合转出 PACU;⑥医疗文书的完整记录与妥善保管。

  PACU 应与手术室或其他实施麻醉/镇静的医疗区域紧密相邻,以减少术后患者的转运时间。如有多个独立的手术室或其他需要麻醉科医师参与的医疗区域,可能需要设置与该医疗区配套的 PACU。在医院的建设和改造过程中,应将需要麻醉科医师参与的内镜检查/治疗室、介入治疗中心等区域集中管理,以提高 PACU 资源利用率,保障患者安全(图 12-1)。

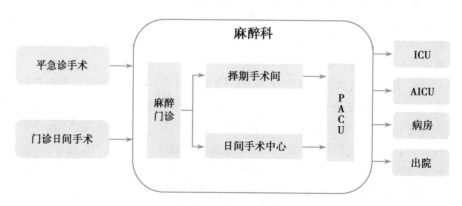

图 12-1　PACU 是麻醉科的重要组成部分

ICU,重症监护治疗病房;AICU,麻醉重症监护治疗病房。

PACU床位数量应根据医院实际需求来确定,并且与手术类型和手术间数量密切相关。手术时间长的大手术,患者周转缓慢,所需床位较少;手术时间短的小手术或者日间手术则需要较多床位,便于患者快速周转。床位数量通常需满足下列三个条件之一:①与医院手术科室床位总数之比应≥2%;②与手术台比例≥1∶4;③与单日住院手术例数比例≥1∶10。

PACU开放的时间取决于手术量、PACU规模、ICU收治能力等。如果手术安排许可,晚间PACU可以在一定时间内关闭,职责由ICU部分替代。长时间开放的PACU应保证医护人员适当的休息时间(建议在条件允许情况下,中心手术室内的PACU应24小时开放,以保证夜间结束手术患者的安全)。

三、麻醉后监护治疗室的设备

PACU医疗设备的配置与ICU要求基本相同。

1. 监护设备　常规床旁监护的仪器应包括监测脉搏血氧饱和度、心电图、无创血压、呼气末二氧化碳、肌松功能、体温等;根据病情需要可配备有创压力监测(直接动脉测压、中心静脉测压)、颅内压监测、心排血量测定等特殊监测设备。监护设备应处于备用状态,并且还需配备足够的便携式监护仪以便转运患者使用。

2. 呼吸支持设备　应配备满足临床需求的呼吸机,邻近中心手术室的PACU至少须有一台麻醉机。

3. 生化检测设备　麻醉科或PACU至少需配置一台血气分析仪和凝血功能监测仪器如血栓弹力图仪。

4. 中心监护站和麻醉信息系统　配备与床旁监护仪相连的中心监护站,配备麻醉信息系统以记录和储存患者资料。

5. 至少1台除颤仪。

6. 其他设备和设施　输液泵、急救车、困难气道车、超声仪及纤维支气管镜、保温及加温设备如加温毯、空气净化装置或消毒装置等。

7. 病床　采用可移动式的转运床,有可升降的护栏和输液架,且能调整体位。床头应配备一定数量的电源插孔、氧气管道接口、医用空气管道接口、负压吸引管道接口。开放式的床位可以更方便地观察患者,并在保障患者安全的前提下,保护患者的隐私。

8. 必要的物品储存区域和生活、休息、办公区域。

9. 可以根据医院的外科特色建立专科PACU区及儿童PACU区。

四、麻醉后监护治疗室的药品配置

PACU应配备治疗常规手术与麻醉后并发症的药品及各种急救药品,药品应有明显标记。急救药品按治疗效果分类如下。

1. 升压药　肾上腺素、去甲肾上腺素、去氧肾上腺素、麻黄碱、多巴胺、多巴酚丁胺、间羟胺、甲氧明、异丙肾上腺素等。

2. 降压药　乌拉地尔、尼卡地平、艾司洛尔、硝酸甘油、硝普钠、拉贝洛尔、地尔硫䓬、酚妥拉明等。

3. 抗心律失常药　利多卡因、艾司洛尔、胺碘酮、溴苄胺、普罗帕酮、维拉帕米、普鲁卡因胺、苯妥英钠等。

4. 强心药　地高辛、去乙酰毛苷、氨力农、米力农等。

5. 抗胆碱药　阿托品、盐酸戊乙奎醚、东莨菪碱、山莨菪碱(654-2)等。

6. 抗胆碱酯酶药　新斯的明、毒扁豆碱等。

7. 利尿脱水药　呋塞米、甘露醇、甘油果糖等。

8. **中枢神经兴奋药及平喘药**　尼可刹米（可拉明）、沙丁胺醇、异丙托溴铵、氨茶碱等。

9. **镇静、镇痛药及拮抗药**　地西泮、咪达唑仑、丙泊酚、氯丙嗪、哌替啶、芬太尼、瑞芬太尼、舒芬太尼、吗啡、哌替啶、曲马多、可待因、布托啡诺、烯丙吗啡、氟比洛芬酯（凯纷）、帕瑞昔布钠（特耐）、丙帕他莫、右美托咪定以及纳洛酮、氟马西尼等。

10. **肌肉松弛药**　琥珀胆碱、罗库溴铵、阿曲库铵、苯磺顺阿曲库铵、维库溴铵、哌库溴铵等。

11. **凝血药及抗凝药**　维生素K、人凝血酶原复合物、氨甲苯酸、氨甲环酸、纤维蛋白原、肝素等。

12. **激素**　氢化可的松、地塞米松、甲基强的松龙等。

13. **作用于子宫的药物**　缩宫素（催产素）。

14. **抗组胺药**　苯海拉明、异丙嗪、氯苯那敏等。

15. **治疗液体及电解质药品**　平衡液、各种人工胶体液、5%碳酸氢钠、生理盐水、5%葡萄糖、10%葡萄糖、50%葡萄糖、10%氯化钠、氯化钾、硫酸镁、10%氯化钙及10%葡萄糖酸钙等。

第二节　麻醉后监护治疗室患者的管理

PACU患者的管理可分为两个阶段：第Ⅰ阶段重在确保患者从麻醉中完全恢复并安全拔管；第Ⅱ阶段重在保证患者生命体征恢复至接近基线水平，并做好患者离开PACU的准备。

一、患者进入麻醉后监护治疗室的转运与交接

手术结束后由该手术组熟悉患者情况的麻醉科医师、外科医师、手术室护士等使用可调节床头高度的推车或有轮病床共同将患者转运入PACU。

（一）患者进入PACU的转运

在转运过程中，麻醉实施者负责进行持续监测评估和治疗，保障转运患者的安全，尤其注意预防坠床、呼吸道梗阻、意识状态、循环稳定性、引流管及导尿管的移位或意外脱出。危重患者转运过程中需将手术间内的高级监测及救治措施如呼吸支持持续使用至PACU，防止转运途中患者生命体征出现巨大波动。

恢复自主呼吸的患者从手术间转入PACU过程中呼吸空气，应严密监测上呼吸道的通畅程度及呼吸的有效性，避免转运途中缺氧。麻醉科医师应通过观察胸廓是否随呼吸动作适当起伏，听诊呼吸音，或简单地把手掌放在患者口鼻上方感觉呼出气流等措施来评估患者通气是否充分。

（二）PACU内患者的交接

麻醉科医师将患者转交给经过专业训练的PACU医务人员，记录患者到达PACU时的状态，将患者术中相关的情况向PACU的医护人员进行交班（表12-1），并对在恢复期间的患者随时提供咨询直至患者完全恢复。

在保证患者生命体征平稳以及充分供氧的情况下与PACU医务人员当面交接内容应包括以下方面。

1. 麻醉记录单。

2. 术前与术中可能影响到患者恢复的基础疾病及用药。

3. 手术及麻醉过程中的信息如手术方式、麻醉方式、术中补液、失血量、尿量等术中情况以及术中发生的影响患者恢复的特殊情况。

4. 评估并汇报患者目前状态。

5. 责任手术医师的联系方式。

6. 各种导管情况，如外周动静脉穿刺导管、中心静脉导管、气管导管、导尿管、胸腔或腹腔引流管、胃肠道减压管等。

7. 估计手术麻醉后可能发生的并发症、疼痛处理情况以及其他有必要交接的内容。

表 12-1　PACU 准入报表

术前病史或处置

药物过敏或不良反应
相关的手术治疗史
基础疾病
慢性用药史
急性问题(例如缺血、酸碱失衡、脱水)
术前用药(例如抗生素和给药时间、β 受体拮抗剂、镇吐药)
术前疼痛控制(例如神经阻滞、辅助药物、麻醉性镇痛药)
术前疼痛评估(慢性和急性疼痛评分)

术中因素

手术过程
麻醉剂类型
气道管理的类型和难度
肌松 / 逆转状态
阿片类药物使用的时间和数量
静脉输液的类型和数量
失血量估计
尿量
手术或麻醉中的意外事件
术中生命体征范围
术中实验室检查结果
术中用药(例如类固醇、利尿剂、抗生素、血管活性药、镇吐药)

当前状态评估

气道通畅
通气充足
意识水平
疼痛程度
心率和心律
气管插管位置
血压
血管内容量状态
有创监测的功能
静脉导管的尺寸和位置
麻醉设备(如硬膜外导管、周围神经导管)
总体印象

术后指导

预期的气道和通气状态
可接受的生命体征范围
可接受的尿量和失血量
手术信息(例如定位、伤口护理)
预期的心血管问题
治疗干预医嘱
诊断性实验检查的安全值
出 PACU 前的治疗目标和终点
责任医师的位置

NOTES

8. 患者进入 PACU 后,医务人员立即接收患者并监测血压、心电图、呼吸、脉搏及脉搏血氧饱和度等基本生命体征,并向该患者的麻醉科医师和 / 或手术医师询问相关病情。患者应妥善固定,以免摔伤、坠床或擅自拔除各种导管。

麻醉科医师和手术医师应在 PACU 医护人员开始履行患者监管责任后方能离开 PACU。

二、麻醉后监护治疗室患者的监测与治疗内容

(一) PACU 患者的监测

患者在全身麻醉的苏醒期将经历麻醉深度减浅、感觉和运动功能逐步恢复、出现自主呼吸并能逐渐维持正常呼吸、呼吸道反射恢复直至完全清醒的过程。患者在此过程中很容易出现各种并发症,如术后恶心呕吐、上呼吸道梗阻、低血压、低氧血症和延迟苏醒等,若未对患者的病情进行持续监测与评估,很容易导致严重后果。术后监测应遵循与术中监测类似的原则,应由训练有素的医护人员进行持续的临床观察,包括观察脉搏血氧饱和度、气道、呼吸、循环和疼痛评分。基本监测包括心电图、脉搏血氧饱和度、无创血压、尿量和体温。至少每 15 分钟记录一次患者的生命体征,病情变化时随时记录。PACU 的详细记录应保存在患者的病历中。有条件的单位应用麻醉信息系统联网自动记录并保存患者监测资料。

PACU 患者常用监护指标见表 12-2。椎管内麻醉患者需观察麻醉平面、下肢感觉与运动功能恢复情况。

表 12-2   PACU 患者常用监护指标

项目	监护指标
呼吸功能	气道通畅、呼吸频率、脉搏血氧饱和度、呼气末二氧化碳
心血管功能	心电图、血压、容量状态
神经肌肉功能	体格检查、神经肌肉阻滞监测(必要时)
神经系统	意识 / 精神状态、瞳孔大小和对光反应
疼痛	疼痛评估
消化系统	术后恶心呕吐
体温	体温
泌尿系统	排尿功能及尿量
手术部位	引流 / 出血量

(二) PACU 常见并发症的治疗

1. 术后恶心呕吐(PONV) 参阅第十三章。

2. 气道梗阻与低氧血症 参阅第十三章。

3. 体温异常 室温应保持在 24℃左右,注意患者保暖,维持患者体温正常。如患者有低体温的征象时(如寒战、肢体末端凉等)应采取主动升温措施,如使用强力空气加温装置和加温静脉输液装置等。如监测发现体温升高,在病因明确并采取有效治疗措施后,必要时应采取降温措施。

4. 寒战 低体温是寒战的首要原因,对寒战患者应使用加温措施,提高患者舒适度。必要时可使用曲马多、哌替啶、右美托咪定和多沙普仑等药物,注意这些药物可能导致的呼吸抑制、恶心呕吐、意识抑制等不良反应。

5. 术后躁动与谵妄 术后躁动与谵妄是 PACU 中最常见的精神障碍,主要原因包括低氧血症、低血压、低血糖、疼痛、膀胱膨胀、电解质和酸碱紊乱等。首先应针对原因采用相应的处理措施,如适

时拔除气管导管、充分给氧、镇静镇痛等。

6. 术后疼痛 应对每例患者进行疼痛评估并进行个体化的充分治疗。术后镇痛首选多模式镇痛,采用静脉注射阿片类镇痛药、非甾体抗炎药(NSAID)如对乙酰氨基酚,局部浸润和神经阻滞等方法,对镇痛不足的患者应及时采取补救镇痛措施。

使用静脉内镇痛药有增加患者 PACU 滞留时间的顾虑。在 PACU 超声引导下神经阻滞可对患者进行补救镇痛。神经阻滞技术不影响呼吸和循环系统,不影响患者 PACU 滞留时间,而且能达到理想的镇痛效果。

7. 术后低血压 参阅第十三章。

8. 术后高血压 参阅第十三章。

9. 苏醒延迟 参阅第十三章。

10. 危重患者处理 在处理危重患者时,PACU 医师应该随时与患者主诊医师和麻醉科医师保持联系;危重患者出现病情恶化、难以控制时,主管 PACU 医师应该及时请示上级医师如麻醉科副主任或主任等到场处理患者;必要时组织相应专科医师进行会诊。

三、气管拔管

(一) 气管拔管

气管导管拔除(tracheal tube extubation)是全身麻醉患者恢复过程中一个非常关键而危险的阶段,拔管过程可并发缺氧、呼吸困难、喉痉挛等并发症。尤其是困难气道患者,如管理不当可造成严重后果甚至死亡。为顺利安全地拔除气管导管,应按图 12-2 流程逐步实施。

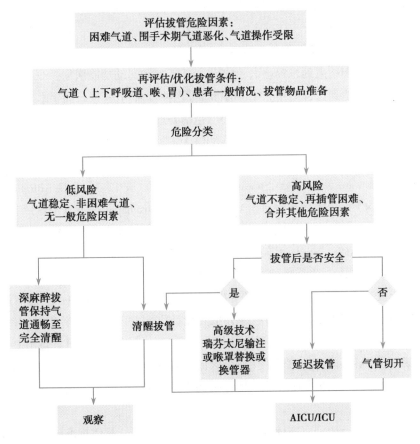

图 12-2 气管拔管流程
ICU:重症监护治疗病房;AICU:麻醉重症监护治疗病房。

　　气管拔管前,PACU 医师应了解患者气道情况,并需做好再次气管内插管的准备。拔管前给予充分吸氧,吸引气管导管内、口腔内和咽部分泌物;拔管后面罩给氧,监测脉搏血氧饱和度(SpO_2),评估是否存在气道梗阻或通气不足的征象。普通患者满足常规拔管的标准可进行拔管。对于重度高血压、严重哮喘以及接受中耳手术、眼内手术的患者,也可以考虑深麻醉状态或者进行咽喉部表面麻醉后拔管;但需注意深麻醉拔管后的呼吸抑制和舌后坠等并发症的发生。必要时可考虑再次气管内插管。

　　成人常规拔管的标准:

　　1. 吸空气情况下 PaO_2>65mmHg、SpO_2>92%。

　　2. 呼吸方式正常:患者能自主呼吸,呼吸不费力,呼吸频率 <30 次 /min,潮气量 >300ml。

　　3. 意识恢复,可以合作。

　　4. 保护性吞咽、咳嗽反射恢复。

　　5. 肌力恢复,持续握拳有力,抬头试验阳性(无支撑下抬头坚持 10 秒以上)。

(二) PACU 患者体位

　　患者在麻醉恢复过程中需要采取一种合适的体位,这有利于患者的恢复,对预防并发症也有较好的效果。我国不少医疗机构仍要求麻醉后患者 6 小时内采用去枕平卧的传统医嘱,这主要是由于我国以往以椎管内麻醉为主,而且全麻后患者苏醒时间长等。近年来随着麻醉药以及麻醉技术的进步,患者在术后采用沙滩椅位更有利于患者心肺功能的恢复。因此,麻醉后的患者只要外科没有特殊要求,应尽可能采用沙滩椅位;患者完全清醒,可根据其习惯取相应的舒适体位。

四、麻醉后监护治疗室患者的转出及去向

(一) PACU 患者的转出

　　手术结束到患者完全康复可分为 3 个阶段:

　　(1)早期复苏:从麻醉结束到患者意识、保护性气道反射和运动功能恢复;

　　(2)中期复苏:患者达到符合离开 PACU 的标准并送往普通病房,或日间手术患者可以回家;

　　(3)晚期复苏(生理和心理康复期):全面康复(包括心理康复),恢复正常的日常活动。

　　PACU 中的麻醉科医师负责决定患者是否转出 PACU。制定患者转出至 ICU、特护病房、普通病房或直接出院回家的标准,最大限度地降低神经、呼吸和循环系统抑制风险。PACU 停留时间应根据具体情况确定。Steward 苏醒评分(Steward recovery score)(表 12-3)、改良 Aldrete 评分(modified Aldrete score)(表 12-4)和麻醉后离院评分(post anesthesia discharge score,PADS)(表 11-2)是临床常用于判断患者是否转出 PACU 的量表。Steward 苏醒评分≥ 4 分,改良 Aldrete 评分和 PADS 评分≥ 9 分可考虑转出 PACU。Steward 苏醒评分虽内容简单,但其标准不能保证患者的麻醉药作用已经完全消退。改良 Aldrete 评分虽然全面可靠,能够保证达到其标准的患者的麻醉药作用已经完全消退,但由于没有考虑手术麻醉相关的并发症,因此如果单纯采用该标准,患者康复的质量以及满意度可能会受到一定的影响。PADS 评分虽然设计之初并不是患者转出 PACU 时的标准,但其中涉及了患者疼痛、恶心呕吐以及外科出血等方面的评估。因此建议患者转出 PACU 的标准应将 PADS 评分和改良 Aldrete 评分联合使用,在保证患者安全的同时提高患者麻醉后恢复的质量和满意度。PACU 麻醉科医师应及时动态地评估患者的病情,依据患者的病情演变,纳入不同的流程。

　　病情稳定、恢复良好且达到离室标准的患者可送回普通病房。具体标准包括:①神志清楚,定向能力恢复,平卧时抬头 >10 秒,或达到术前水平。②能辨认时间地点,能完成指令性动作。③肌肉张力恢复正常,无急性麻醉或手术并发症,如呼吸道水肿、神经损伤、恶心呕吐等。④血压、心率改变不

表 12-3 Steward 苏醒评分表

项目	分值
清醒程度	
完全清醒	2
对刺激有反应	1
对刺激无反应	0
呼吸道通畅程度	
可按医师吩咐咳嗽	2
可自主维持呼吸道通畅	1
呼吸道需予以支持	0
肢体活动程度	
肢体能有意识地活动	2
肢体无意识活动	1
肢体无活动	0
总分	

总分为 6 分,当患者评分≥ 4 分,可考虑转出 PACU。

表 12-4 改良 Aldrete 评分表

项目	分值
活动力	
按指令移动四肢	2
按指令移动两个肢体	1
无法按指令移动肢体	0
呼吸	
能深呼吸和随意咳嗽	2
呼吸困难	1
呼吸暂停	0
循环	
全身血压波动幅度不超过麻醉前水平 20%	2
全身血压波动幅度为麻醉前水平 20%~49%	1
全身血压波动幅度超过麻醉前水平 50%	0
意识	
完全清醒	2
可唤醒	1
无反应	0
脉搏血氧饱和度	
呼吸室内空气下氧饱和度≥ 92%	2
需辅助给氧下维持氧饱和度≥ 92%	1
即使辅助给氧下维持氧饱和度 <90%	0
总分	

总分为 10 分,当患者评分≥ 9 分,可考虑转出 PACU。

超过术前静息值 20%,且维持稳定 30 分钟以上;心电图正常,无明显的心律失常和 ST-T 改变,没有无法解释或无法控制的心律失常。⑤呼吸道通畅,保护性吞咽、咳嗽反射恢复,通气功能正常,呼吸频率在 12~30 次/min,能自行咳嗽,排出呼吸道分泌物,$PaCO_2$ 能保持在手术前正常范围内。呼吸空气的情况下 SpO_2 不低于 95% 或达到术前水平。⑥电解质及血细胞比容在正常范围内。⑦无术后疼痛、恶心呕吐,或以上情况得到较好的控制和治疗。⑧体温正常。⑨椎管内麻醉患者出现感觉和运动阻滞消退的征象,且感觉阻滞平面不高于 T_{10} 水平或低于麻醉科医师指定的水平。⑩非腹部手术或者其他需要禁食的患者,嘱患者饮用少量清水且不出现呛咳反应。伤口引流管或敷料完好无损,伤口部位或引流管中无大量失血。药物或静脉输液标签明确。

　　患者手术麻醉后回普通病房、PACU 或 ICU,主要需要评估患者是否存在麻醉药残留以及重要脏器功能状态。如果这两个方面都没有问题,那么患者在术后就可以直接回普通病房,如一些日间手术患者;如果患者术后可能存在重要脏器功能障碍,那么不管患者是否有麻醉药的残留,该患者都应该收入 ICU;而患者如果只有麻醉药残留,而没有重要脏器功能异常,那么该患者就应转运到 PACU,待麻醉药的作用彻底消除后再回普通病房。

　　为了适应国家对麻醉医学发展提出的新要求,以及进一步保障每例手术患者的手术质量和安全,麻醉重症监护治疗病房(AICU)逐渐在国内医院开展。麻醉重症监护治疗病房建立的目标就是降低三四级手术患者围手术期并发症的发生率,降低围手术期的风险,降低患者整体的住院费用,加速患者康复,以及加快外科住院患者的床位周转率。所有三四级手术的术后患者,以及其他术中/术后出现手术并发症,不能平安、及时返回普通病房的手术患者,都将首先入住 AICU 进行专业监护与治疗。此外,AICU 更注重于接收与麻醉相关的重症患者,如术中出血多的患者、术中出现心肺或脑部并发症的患者。

　　(二) 患者转出 PACU 的转运与交接

　　普通患者从 PACU 转运至普通病房时,需由 1 名麻醉科医务人员与 1 名手术医师共同护送。危重患者转运至 AICU 或 ICU,应采用标准化流程转运,由麻醉科医师和手术医师共同护送,并且转送途中需用便携式监护仪监测心电图、SpO_2 和血压,必要时监测呼气末二氧化碳和有创动脉压,并备好抢救药物。由麻醉科医师和外科医师一起向病房值班护士或 ICU 医师与护士详细交代病情,并移交病历,包括监护与治疗记录。

　　在转运途中应该注意观察病情,防治患者躁动、恶心呕吐、呼吸抑制,防止坠床以及各种导管脱出等;另外护送人员还应考虑到电梯停电或故障、转运车损坏等意外情况,并针对意外情况及时处理,安慰患者,使患者保持安静状态。

第三节　麻醉后监护治疗室的未来展望

　　近年来,欧美各国和我国一些大医院对 ICU 床位的需求显著增加,尤其是在应对突发大范围的重大疫情等情况下。由于 PACU 拥有对手术麻醉后患者进行监测、呼吸支持和复苏的设备和专家,所以在缺乏 ICU 床位情况下,PACU 是监护治疗急危重症患者理想的备用场所,如开颅手术、肝移植和心脏手术。尽管可在 PACU 治疗危重症患者,但 PACU 有效实施 ICU 救治方案的一个障碍是需多学科医师的参与。在 PACU 日常工作的一般是麻醉科医师,而管理非外科 ICU 的患者需有关专科医师的参与。故在遇到危重患者时,需尽快联系并沟通有关专科医师,以确保对危重症患者及时有效的救治。

　　当然,PACU 用作 ICU 还面临一些挑战,如需多学科医师协作,由内科医师、外科医师和麻醉科医师共同负责对患者进行救治;缺乏家属访视空间,传统开放式 PACU 缺乏足够空间;由于 PACU 病床间距小和患者周转快,感染控制难度较大;PACU 护士应预先接受 ICU 专业培训等。

　　然而,对于非危重患者来说,PACU 可以发挥麻醉学科的优势及特点,实现患者快速恢复、无痛,早期恢复生活自理与出院。通过扩大 PACU 的场地规模与停留时间,推荐采用多模式镇痛方案,有助于减少外科手术后内分泌代谢和炎症应激反应;联合使用药物和非药物手段治疗 PONV;有条件情况下促进早期进水与流质饮食,鼓励下床等肌肉功能锻炼。实现 PACU 的两极功能,使麻醉科充分发挥危重患者的救治管理与轻症患者的加速康复作用,使麻醉学科走出手术室、走向围手术期医学,从而有利于围手术期相关生命质量调控策略的优化,为患者的加速康复发挥更大的作用。

(鲁开智)

思考题

1. 成人气管拔管的指征是什么?
2. 术后患者苏醒期间常见的低氧血症的原因和处置方法是什么?
3. 简述术后苏醒延迟的常见原因及处置方法。

第十三章
围手术期常见并发症的防治

要点：

1. 早期识别高危患者并采取相应的预防措施是避免发生反流误吸的关键。

2. 镇静以及全麻恢复期间急性上呼吸道梗阻最常见的原因是舌后坠，其典型临床表现为吸气性呼吸困难，应迅速用托下颌等手法将后坠的舌体抬离咽后壁或使用人工气道。

3. 喉痉挛的临床表现因程度不同而异，典型表现为急性吸气性呼吸困难伴高调喉鸣音，应以预防为主，避免低氧血症、浅麻醉状态、局部刺激等。一旦发生，须立即处理。

4. 支气管痉挛多发生在麻醉诱导后、气管插管或拔管时，临床表现为喘鸣、呼气性呼吸困难、双肺广泛哮鸣音，尤其是呼气相。应加深麻醉和 / 或应用扩张支气管药物。

5. 肺不张和肺泡通气不足是患者术后低氧血症的最常见原因，应加强监测并及时处理。

6. 围手术期低血压或高血压均会对预后造成影响，应严密监测围手术期血压变化，并及时予以调整。

7. 术后恶心呕吐是仅次于疼痛的手术后第二大并发症，主张积极预防。

8. 恶性高热是一种有遗传易感性的患者接触触发因素所导致的高代谢综合征，罕见但死亡率高，特异性治疗药是丹曲林。

9. 苏醒延迟可由麻醉药残余作用、代谢紊乱或中枢神经系统疾病所致，应积极对因处理，必要时应用特异性拮抗药。

10. 术中知晓重在预防，一旦发生应及时汇报，必要时向患者提供心理治疗。

11. 围手术期神经认知障碍是一种以记忆、注意力、语言理解和社交能力损伤为特征的手术麻醉并发症，可能与手术创伤、高龄、麻醉、脑灌注不足、睡眠障碍等相关。

第一节　反流、误吸及吸入性肺炎

反流（regurgitation）是指胃内容物如未消化的食物、胃液、胆汁等经食管和咽部逆流至口腔或口腔外的现象。误吸（aspiration）是指反流物因各种原因从口咽部进入气道，造成气道阻塞或吸入性肺炎。反流、误吸及其所致的气道梗阻和吸入性肺炎（aspiration pneumonia）是麻醉及围手术期较为常见且严重的并发症。

一、病因与病理生理

反流和误吸的诱发因素可归纳为患者因素、外科因素和麻醉因素，但有 50% 以上的误吸患者并不存在明显的诱发因素。常见诱发因素见表 13-1。

误吸后肺组织的病理生理改变以及严重程度与误吸物的量、化学性状、团块大小和成分相关。临床上"静息性"误吸一般不会引起呼吸相关性的病理生理改变，伴有明显症状的误吸根据其病理生理变化可分为以下三类。

表 13-1　麻醉与围手术期反流误吸的常见诱发因素

因素	举例
患者因素	
胃内容物增加	饱胃（如禁食时间不足、胃肠道梗阻）
	胃排空障碍（如使用阿片类药物、自主神经系统疾病、糖尿病性胃轻瘫、妊娠和主动分娩、颅内压增高、慢性肾病、创伤）
食管下段括约肌张力障碍	先天性因素（如贲门失弛缓症、胃食管反流、食管裂孔疝）
	腹内压升高（病态肥胖、肠梗阻）
	神经肌肉疾病（肌营养不良、吉兰 - 巴雷综合征）
	内分泌疾病（如肢端肥大症）
咽部反射功能低下	意识水平下降（如颅脑损伤、脑卒中）
	延髓疾病
	气道表面麻醉
	长时间气管插管
外科因素	体位（头低脚高位、截石位）
	外科疾病（上消化道手术史、病态肥胖）
	手术操作（气管切开术、上消化道手术、腹腔镜手术、胆囊切除术）
麻醉因素	麻醉过程中发生呛咳躁动
	经面罩或喉罩正压通气造成胃膨胀
	过早拔除气管导管

（一）误吸综合征

误吸综合征（aspiration syndrome），也称为 Mendelson 综合征（Mendelson syndrome），指 pH<2.5 的酸性胃液吸入后数秒即可对气道和肺泡产生剧烈的化学性灼伤，支气管平滑肌因受到刺激产生强烈收缩，诱发严重的支气管痉挛，支气管上皮的炎症反应促使支气管周围出现明显的炎性浸润。此外，肺泡Ⅱ型上皮细胞分泌肺泡表面活性物质减少，造成肺泡萎陷，进而出现区域性肺不张，引起肺顺应性下降和通气血流比例失调，从而出现低氧血症。随着肺泡上皮细胞进一步变性、坏死，毛细血管壁的通透性增加，引起肺间质水肿。坏死物及炎症细胞释放的白三烯、血栓素等炎症介质，可使炎性免疫反应加重，使症状进一步恶化，从而引起急性呼吸窘迫综合征（acute respiratory distress syndrome，ARDS）甚至多器官功能障碍综合征（multiple organ dysfunction syndrome，MODS）。如经积极的对症支持治疗，肺泡内的水肿液和出血可逐渐被吸收，从而形成透明膜，逐渐肺纤维化。

（二）吸入性肺炎

口咽部或胃肠道内含有细菌的误吸物侵入下呼吸道，造成感染性肺损伤，由于重力和解剖的原因，感染大多好发于肺下垂部位，如仰卧位时好发于右上叶后段和右下叶背段。常见的病原菌包括金黄色葡萄球菌、大肠埃希菌和假单胞菌等，可合并多种病原菌混合感染。此外，需引起麻醉科医师注意的是，在气管插管过程中口腔分泌物进入气道，或者气管拔管时留存于气道内的分泌物未完全吸净，均会增加隐匿性误吸发生的风险，当抵抗力低下的患者尤其是危重症患者发生隐匿性误吸时也可能导致术后严重的肺部感染。

（三）特殊物质吸入所致的肺部并发症

此类损伤所造成的危害与吸入物的容量和性状以及堵塞的部位相关。非酸性液体（如血液）误吸造成的肺损伤往往比较轻微且具有局限性。如果吸入大量未经消化的团块或黏稠状食物，则可引起气道部分或完全梗阻从而出现低氧血症，如叶、段或主支气管的堵塞会引起某一肺段或肺叶甚至一侧肺不张，一般多见于右肺下叶。如患者出现主气道完全堵塞且未获得及时救治，可迅速导致其窒息死亡。

二、临床表现及鉴别诊断

（一）临床表现

临床表现的严重程度与吸入物的量、性质和成分相关。常见的临床表现是：①存在恶心呕吐、胃食管反流史，口咽部或气道内吸出胃内容物；②自主呼吸时出现呛咳及气促、呼吸费力、发绀或过度通气等缺氧表现，呼吸机辅助通气时在气管插管位置正确、通气良好的前提下仍出现气道压升高和低氧血症；③出现喉痉挛或支气管痉挛；④肺部听诊时可闻及散在的或局限性的湿啰音、哮鸣音、干啰音等；⑤胸部 X 线片可见肺下垂部位或双侧散在性的、斑片状渗出性改变，常见于中下肺野，且右肺多见。

酸性胃内容物误吸后很快出现呼吸窘迫、发绀、心动过速和支气管痉挛，若未及时处理，可逐渐进展为肺水肿，甚至 ARDS。大量黏稠液体或团块状固体引起的误吸可立即出现呼吸道梗阻和低氧血症，危及生命；较小的误吸物可堵塞远端气道，导致吸入性肺不张，尤以右上叶后段和右下叶背段最易受累。

（二）鉴别诊断

围手术期反流误吸及吸入性肺炎根据其诱因、病史及临床表现诊断多无困难，主要需要与导致气道压升高和肺顺应性下降的疾病相鉴别，如大叶性肺炎、过敏或其他原因所致喉痉挛、气道梗阻、支气管痉挛、肺栓塞、心源性肺水肿等。过敏等原因所致的喉、支气管痉挛多无胃内容物反流误吸的证据；痰液或气道内标本涂片行病原学检查有助于与普通肺部感染相鉴别；动脉血气分析、肺动脉造影有助于与肺栓塞相鉴别；心源性肺水肿多表现为心影增大，肺静脉压增高。

三、预防和治疗

（一）预防

预防的主要目的为减少胃内容物，升高胃液 pH；降低胃内压，避免胃内压升高；保护气道，尤其是对于气道保护性反射消失或减弱的患者。

1. 术前禁食与胃排空　在手术前的一段规定时间内，不允许患者进食液体或固体，可减少反流误吸发生的风险，并可以降低麻醉与围手术期误吸相关并发症的严重程度。拟行择期手术的健康患者禁饮禁食时间建议见表 13-2。

表 13-2　禁饮禁食时间建议

食物性质	最短禁饮禁食时间 /h	食物的性质	最短禁饮禁食时间 /h
清流质	2	非人乳	6
母乳	4	清淡饮食	6
婴儿配方奶粉	6	油炸食品、高脂肪食品或肉类	8

在确定恰当的禁食时间时，须考虑到摄入食物的种类和数量。清流质包括但不限于水、清茶、无果肉的果汁、碳酸饮料和黑咖啡，不包括乙醇。清淡饮食通常包括吐司和清淡的液体。

2. 药物干预　临床上可以使用一些药物来减少胃内容物残留量或调节胃液 pH，如胃肠促动药（甲氧氯普胺）、质子泵抑制剂（雷尼替丁、法莫替丁、奥美拉唑等）、中和胃酸药（枸橼酸钠、碳酸氢钠等），以及一些镇吐药（昂丹司琼、氟哌利多等）和抗胆碱药（阿托品、山莨菪碱、格隆溴铵等）。目前不推荐常规用于择期手术患者，高危患者可以酌情考虑。

3. 饱胃急诊手术患者的处理　目前尚无确切的措施能完全避免麻醉与围手术期反流误吸的发生，对于饱胃或者怀疑饱胃的急诊手术患者，采取局部麻醉或区域阻滞的麻醉方式可保留气道保护性反射功能，从而降低反流误吸的发生率。对于拟行全身麻醉的患者，可参考以下处理原则。

（1）全身麻醉诱导前准备：置入硬质粗胃管尽可能吸除胃内残留液，并于诱导前拔除，避免增加反流的风险。药物预防以减少胃内容物、提高胃液 pH、减少呕吐的发生。

（2）全身麻醉诱导气管插管：清醒可配合患者可选择在纤维支气管镜引导下予 1%~2% 丁卡因或 2%~4% 利多卡因行表面麻醉，也可采取 2% 利多卡因 2~3ml 行环甲膜穿刺气管内注射，保留患者自主呼吸和意识，行清醒气管插管，确定气管导管位置正确后快速给予静脉麻醉药和肌松药，患者意识消失即刻将气管导管套囊充气。此方法尤其适用于预计困难气道的患者。

对于不配合或者昏迷患者，可采用快速诱导气管插管。诱导前予面罩纯氧去氮给氧 3~5 分钟，避免面罩正压通气，依次给予快速起效的肌松药和静脉麻醉药，使患者快速肌肉松弛意识消失，缩短插管时间。肌松药优先选择罗库溴铵，而琥珀胆碱可引起肌肉强直性收缩致胃内压增高，应谨慎使用。诱导过程中嘱助手采用 Sellick 手法（即将环状软骨垂直压向颈椎方向）闭合食管，直至插管完成确认导管位置正确并完成套囊充气。

插管时体位应采用头高脚低位，头部抬高约 40°，以减少反流的风险。但此体位一旦发生反流则很难避免误吸。

（3）术后拔管：术毕拔管应在确保患者意识完全清醒、无肌松残余、通气和氧合状态良好的情况下进行。拔管前可放置粗大的胃管充分吸引胃内容物，吸痰管吸净口咽部分泌物和残余反流物。拔管时患者体位推荐左侧卧位，并在整个苏醒期保持该体位，密切监护患者呼吸及氧合情况。

（二）治疗

1. 一旦发生反流，如条件允许，即刻改变体位为头低位和左侧卧位；尽快清理口咽部和上气道反流物，清理气道前尽量避免正压通气；吸入纯氧，防止低氧血症；使用快速起效的肌松药，尽快完成气管插管，面罩通气和气管插管时采用 Sellick 手法闭合食管。

2. 尽快明确是否存在误吸，具体诊断方法见前述，条件允许时可行纤维支气管镜下气管检查。

3. 保证足够的镇静镇痛深度；尽可能选用大口径的吸引管快速清理气道；黏稠液体、颗粒或块状固体可行纤维支气管镜下清理和灌洗；单纯的胃酸误吸若行支气管灌洗易将误吸的液体冲向远端，加重肺损伤，目前不提倡。

4. 酌情静脉或气管内使用支气管扩张药。

5. 适当补液，早期不推荐使用糖皮质激素和抗生素。

6. 胸部 X 线检查若无明显异常且通气和氧合状态良好的情况下，可考虑早期拔除气管导管，2 小时后若病情稳定可转回原病房，若病情不稳定或加重可考虑转入 AICU 或 ICU 进一步监护治疗。

第二节　急性上呼吸道梗阻

一、舌后坠

舌后坠（glossocoma）常见于镇静以及全麻苏醒中的患者，如不及时处理，可能会导致严重的后果。

（一）病因和发病机制

1. 解剖学基础　咽腔是起始于颅底的一个呈漏斗状的纤维肌性管道，上接鼻后孔，下至食管上端、梨状窝附近。分别以软腭下缘和会厌软骨上缘为界，可将咽部分为鼻咽腔、口咽腔和喉咽腔。此纤维肌性管道缺乏骨性结构的有效支撑，因而咽壁的肿胀、炎症、脂肪堆积、受压和舌体的松弛退缩等都可能造成咽腔的狭窄、塌陷和阻塞。

2. 发病机制

（1）当患者因各种原因（如中枢神经系统病变、麻醉和深睡眠等）出现意识消失时，头颈部肌肉张力下降,在仰卧位下,患者的咽腔出现塌陷和狭窄的趋势;加上松弛的下颌骨和舌肌受重力的作用而坠向咽后壁,最终造成气道的部分或完全性梗阻。

（2）在自主呼吸状态下,当咽腔已被后坠的舌体阻塞时,患者吸气所产生的气道内负压与口、鼻腔内的大气压之间形成压力梯度,可进一步加剧咽腔塌陷和舌体后坠,造成上呼吸道梗阻的加重。舌体过大、身体矮胖、颈短、咽后壁淋巴组织增生以及扁桃体肥大者,更易发生舌后坠。舌后坠是麻醉期间引起急性上呼吸道梗阻最常见的原因。

（二）临床表现

1. 舌后坠的典型临床表现为吸气性呼吸困难。当舌后坠引起不完全性气道梗阻时,主要表现为患者发出强弱不等的鼾声,可出现不同程度的"三凹征"和喉头拖曳征。而当舌后坠引起完全性气道梗阻时,鼾声反而消失,只见呼吸动作而无气体交换,脉搏血氧饱和度进行性下降和发绀等,直至心搏骤停和死亡。

2. 舌后坠与其他急性上呼吸道梗阻鉴别诊断的要点在于:患者有无明确的反流误吸或异物吸入史、检查口鼻腔和咽部有无明显的分泌物或其他异物、是否存在鼾声或呼吸气流中断、肺部听诊是否闻及啰音和哮鸣音等。

（三）处理

舌后坠处理的关键是迅速用手法将后坠的舌体抬离咽后壁或使用人工气道解除上呼吸道的梗阻。常用的方法如下。

1. **改变头颈位或体位**　对一些梗阻并不严重的患者,将其头部略抬高并偏向一侧,或在病情允许的情况下将患者置于侧卧位均有可能解除气道梗阻。

2. **单手抬下颏法或双手托下颌法**　这两种方法均是患者头后仰的同时,前提下颌骨,下门齿反咬于上门齿。根据患者不同体位进行适当调整,以达到气道完全通畅。

3. **放置口咽通气管或鼻咽通气管**　如需较长时间解除梗阻或手法托举无效时,可考虑放置口咽通气管、鼻咽通气管或其他声门上通气管,以确保开放气道。

4. **其他人工通气管**　若放置口咽或鼻咽通气管后仍不能解除梗阻,或出现面罩通气困难时,应果断参照困难气道处理指南或专家共识中紧急困难气道的处理流程进一步处置。可首先采用必要的声门上通气管缓解梗阻,再行气管内插管或紧急气管切开。

二、喉痉挛

喉痉挛(laryngospasm)指喉部肌肉反射性痉挛收缩使声带内收,声门部分或完全关闭而导致患者出现不同程度的呼吸困难甚至完全性的呼吸道梗阻。

（一）病因和发病机制

1. **解剖学基础**　喉是气体进出肺的通道,也是发音的器官。喉软骨外侧附着关节、韧带及肌肉组织,内侧覆盖黏膜,形成喉腔。喉腔向上经会厌上缘开口于喉咽部,向下经环状软骨通气管,通常位于第 3 颈椎至第 6 颈椎平面之间。喉的软骨主要包括不成对的甲状软骨、环状软骨和会厌软骨以及成对的杓状软骨、小角状软骨和楔状软骨。

喉部的肌群包括喉外肌和喉内肌。喉外肌主要负责喉部的固定和升降运动,喉内肌主要负责控制声带的外展、内收、紧张、松弛以及会厌的活动。

喉上神经内支支配声门裂以上喉黏膜腺体和感觉,喉上神经外支支配环甲肌,喉返神经支配声门裂以下喉黏膜腺体和感觉以及除环甲肌以外的喉部肌肉。

2. **发病机制**　机体遭受刺激后,支配咽部的迷走神经兴奋性增强,喉内肌群收缩,导致声门关闭。

引起喉痉挛的常见诱因包括:口咽部分泌物或胃液反流物刺激咽喉、口咽通气管、喉镜、咽部吸痰、气管内插管、某些药物的作用、浅麻醉下手术刺激(如腹腔内探查和牵拉、剥离骨膜、扩肛等)、低氧和高碳酸血症等。

(二) 临床表现

临床上依据声门闭合的严重程度可将喉痉挛分为轻、中、重三级:①轻度喉痉挛:假声带痉挛,声门变窄,仅吸气相可以闻及喉鸣音;②中度喉痉挛:真假声带皆出现痉挛,声门进一步狭窄,除了吸气相可以闻及喉鸣音,呼气相亦可闻及喉鸣音;③重度喉痉挛:声门完全闭合,呼吸气流中断,呼吸音消失,无喉鸣音。重度喉痉挛患者因用力吸气可导致胸腔内负压过大,即使年轻患者也可出现负压性肺水肿,典型表现为双肺听诊湿啰音,咳粉红色泡沫痰。

根据患者出现急性吸气性呼吸困难、伴有高调的喉鸣音、肺部听诊无哮鸣音、无发热,可诊断喉痉挛,容易与舌后坠、会厌炎等其他急性上呼吸道梗阻相鉴别。但是当患者存在会厌或声门部新生物,或者暴力气管插管后出现喉部水肿导致呼吸困难时,鉴别有难度。喉镜或者支气管镜检查会有助于寻找病因,明确诊断。

(三) 处理

喉痉挛应以预防为主,避免引起喉痉挛的诱发因素,如低氧血症,浅麻醉状态等。患者全身麻醉时选择喉罩可以有效降低喉痉挛和咽喉疼痛的发生率。一旦发生喉痉挛,必须立即处理,其处理的简要流程如下。

1. 立即停止手术及刺激性操作。

2. 立即面罩加压纯氧吸入,减轻缺氧。

3. 寻求他人援助。

4. 推荐静脉注射丙泊酚等短效静脉麻醉药加深镇静以缓解轻、中度喉痉挛患者症状,不推荐将吸入麻醉药作为迅速加深麻醉的首选用药。轻、中度喉痉挛,采用 Larson 手法压迫患者双侧的"喉痉挛切迹"可能有效。

5. 咽喉部有痰液或胃液反流时,应及时吸出,防止流入气道,维持气道通畅。

6. 重度喉痉挛可静脉注射去极化肌松药例如琥珀胆碱(若有用药禁忌,可改为罗库溴铵),松弛喉部肌肉,开放声门,继而行气管内插管。若气管插管困难,则需紧急行环甲膜穿刺或气管切开术。

第三节　支气管痉挛

一、病因

支气管痉挛(bronchospasm)常见于哮喘、慢性支气管炎、肺气肿、过敏性鼻炎,以及长期吸烟、近期患有上呼吸道感染或有慢性阻塞性肺疾病(chronic obstructive pulmonary disease,COPD)病史的患者。这类患者对外来的刺激呈现高敏感反应,在一定刺激下容易诱发支气管痉挛,这与气道的自主神经调节失常及体内某些化学介质释放有关。

引起支气管痉挛的常见原因分为以下四个方面:①气道高反应性:气道高反应性患者在一定刺激下,可发生气道收缩反应。研究发现,轻度哮喘也存在炎症反应,而气道炎症可引起支气管反应性增加。②麻醉、手术引起的神经反射:麻醉手术引起的牵拉反射、疼痛反射、咳嗽反射乃至肺牵张反射都可诱发气道过早收缩。手术刺激如颈部或者气道手术、胸部手术、上腹部手术也可引起气道反应性的增加。③气管插管:麻醉过浅情况下反复插管、暴力插管、插管过深触及隆嵴都可能导致支气管痉挛。④药物使用:应用了具有兴奋迷走神经,增加气道分泌,促使组胺、白三烯、5-羟色胺(5-HT$_3$)慢反应物质等介质释放的麻醉药都有可能诱发支气管痉挛。例如肌松药、β受体拮抗剂、抑制肾上腺素药物、抗胆碱酯酶药物、非合成的阿片类药物、乙醇等。

二、临床表现及鉴别诊断

（一）临床表现

支气管痉挛临床上表现为气道阻塞症状,包括自主呼吸时出现喘鸣、呼气性呼吸困难,呼气期延长、呼吸费力且缓慢,常伴哮鸣音、心率加快甚至心律失常;机械通气时气道压(尤其是气道峰压)升高,胸廓扩张度下降或消失;双肺闻及广泛哮鸣音,以呼气相为著;低氧血症、呼气末 CO_2 分压（ $P_{ET}CO_2$ ）升高（ CO_2 波形曲线陡峭上升:气道阻塞的严重程度通常与 $P_{ET}CO_2$ 上升的速率呈负相关）、肺泡 - 动脉血 CO_2 分压差增加等。在严重支气管痉挛时,肺部听诊哮鸣音反而减轻,甚至消失(寂静肺);且尽管气流阻塞导致动脉血 CO_2 分压升高,但 CO_2 波形可能下降或消失。

（二）鉴别诊断

支气管痉挛是一种排除性诊断,通常发生在麻醉诱导后、气管插管或拔管时。依据典型的临床表现,诊断多不困难。当机械通气出现气道阻塞症状时,应立即确定气管导管位置及气管导管是否通畅,体格检查和实验室检查有助于排除肺水肿、黏液栓堵塞气道、肺栓塞和张力性气胸等。

三、预防和治疗

（一）预防

对有哮喘史和支气管痉挛史以及诊断为气道高反应性的患者,应特别重视并积极采取预防措施。

1. 详细了解患者情况,分析可能的诱因 患者既往哮喘的发作频率、严重程度、最近一次发作时间、所用药物及剂量、目前控制情况、近期呼吸道感染及吸烟情况等都是术前访视时需了解的信息。最简单的筛查试验是用力呼气时间（forced expiratory time,FET）。FET>6 秒且 FEV_1/FVC 显著降低,提示需要进一步检查或处理。哮喘患者的择期手术宜在病情控制后进行,可在术前预防性使用支气管扩张剂和糖皮质激素治疗;吸烟患者术前应戒烟至少 4~8 周;近期上呼吸道感染患者宜将择期手术延长至少 2~3 周。

2. 术前准备 近期哮喘发作或用药依从性差的患者,术前口服 40mg 甲泼尼龙 5 天可降低插管后气道痉挛的发生率。术前 6 个月内使用糖皮质激素 >2 周、严重应激及大手术的患者,围手术期使用短效糖皮质激素可能降低肾上腺皮质功能不全的风险,预防性吸入短效支气管扩张剂可能有益。支气管痉挛发作期的患者,择期手术为相对禁忌,宜在病情得到有效控制后再进行手术。

3. 麻醉选择 气管插管是诱发痉挛的最主要因素,任何能避免插管的措施都是有效的,包括加深麻醉、使用喉罩或面罩通气麻醉等。局部麻醉和区域阻滞麻醉是理想的选择,目前尚无证据证明高位硬膜外阻滞有增加支气管痉挛的风险。

4. 麻醉药

（1）静脉麻醉药:大多数静脉麻醉药在维持足够的麻醉深度时均可降低平滑肌张力。大剂量非合成类阿片药(如吗啡)因增加血浆组胺水平可诱发痉挛。

（2）吸入麻醉药:足够浓度的吸入麻醉药（1.5~1.7MAC）均可防止或逆转支气管痉挛。在低于1.5MAC 时,氟烷的解痉作用最强,其次是七氟烷。但具有气道刺激作用的吸入麻醉药如地氟烷在较低浓度时可诱发咳嗽反射,有增加痉挛的风险。

（3）肌松药:肌松药是诱发变态反应最常见的麻醉药。筒箭毒诱发组胺释放,米库氯铵或阿曲库铵大剂量或快速注射可引起组胺释放,诱发痉挛。苯磺顺阿曲库铵的组胺释放作用不明显。新斯的明用于肌松拮抗时有诱发痉挛作用,可与大剂量阿托品或格隆溴铵谨慎联合使用。

（4）利多卡因:气管插管前 1~2 分钟静脉注射 1~2mg/kg 利多卡因可有效预防支气管痉挛,但气道内给药有诱发痉挛发作的风险。

（5）抗胆碱药:预防作用优于治疗作用,但心血管副作用较大。异丙托溴铵气雾剂(吸入用异丙托溴铵溶液)吸入给药的作用与阿托品相似,而副作用较少。

（6）其他药物：脂皮素、某些炎症介质拮抗剂（如血小板激活因子和白三烯受体拮抗剂）和肥大细胞膜稳定剂等已开始试用于支气管痉挛的预防。

（二）治疗

1. 去除病因　支气管痉挛常见于慢性支气管炎、哮喘、过敏性鼻炎等，应使患者脱离变应原。如果是由药物或生物制剂引起的支气管痉挛，应立即停止使用。

2. 手动通气加深麻醉　立即将氧浓度调至100%，行纯氧手动通气，以便快速判断患者肺顺应性，同时听诊患者双肺是否有哮鸣音。在全身麻醉过程中，发生支气管痉挛，可使用静脉麻醉药或吸入麻醉药加深麻醉。一般认为吸入麻醉药有防止和逆转支气管痉挛的作用，七氟烷和异氟烷都是良好的支气管扩张剂，而地氟烷对气道有轻微刺激作用，不推荐使用。

3. 糖皮质激素　糖皮质激素可以有效地降低气道高反应性，减轻气道炎症反应，常规剂量为等效剂量的氢化可的松1~2mg/kg，长期服用糖皮质激素治疗的患者剂量可加倍。

4. 拟肾上腺素能药物和抗胆碱能药物　首选 β_2 受体激动剂如沙丁胺醇气道内给药，严重者可考虑静脉注射小剂量肾上腺素（0.1~1μg/kg）。如果患者出现支气管痉挛和低血压症状，对于心脏功能较差不能耐受静脉注射肾上腺素者，可通过雾化器给予抗胆碱药如异丙托溴铵。

5. 茶碱类药物　茶碱类药物通过阻断腺苷受体和抑制磷酸二酯酶活性等作用来舒张支气管，但是安全范围较窄，不主张作为一线治疗药物。

6. 镁剂　静脉注射镁剂（40mg/kg）可用于缓解急性支气管痉挛，且可抑制快速性心律失常，但是较大剂量时可引起中枢神经系统症状和电解质平衡紊乱。

7. 氯胺酮　氯胺酮是一种具有良好支气管扩张作用的静脉麻醉药，可以快速升高血压，加深麻醉，且无须行机械通气。但是较大剂量时会引起呼吸抑制等不良反应。

第四节　低氧血症

低氧血症（hypoxemia）一般是指患者在一个标准大气压下吸入空气时动脉血氧分压低于60mmHg。术后低氧血症由包括患者本身因素和医源性因素在内的诸多因素所致，是患者手术后最常见的早期并发症之一，它能诱发及加重其他术后并发症，特别在胸腹部外科大手术、高龄、过度肥胖、心肺功能障碍，以及长期吸烟等全身麻醉患者中多见，且一般可持续数日，严重者甚至威胁生命。

一、病因

（一）引起低氧血症的主要因素

临床上出现的低氧血症，根据其发病的机制，大致可分为以下五种原因。

1. 吸入氧浓度过低

2. 肺泡通气功能不足　常见于限制性及阻塞性肺通气功能障碍。在全身麻醉术后早期，因为吸入麻醉药、阿片类药物和镇静催眠药等药物的残余影响，机体对二氧化碳的通气反应受到明显抑制。除呼吸动力被抑制之外，术后通气不足的主要因素还包括由于残余肌松影响或者潜在神经肌肉病变所引起的全身乏力。

3. 弥散功能障碍　包括弥散面积的下降和弥散距离的增加。如出现弥散功能降低，常提示可能存在潜在的肺部疾病，如肺气肿、肺间质病变或者原发性肺动脉高压等。

4. 肺泡通气血流比例下降　此类情况可引起肺内功能性分流量的增加，而肺不张是造成术后早期肺内分流的最常见原因之一。

5. 解剖分流量增多　多由心脏血流右向左分流所致，常见于先天性心脏病，因静脉血进入动脉

NOTES

内而造成氧分压下降。

（二）术后低氧血症的常见原因

临床上能导致患者发生术后低氧血症的因素很多,主要包括患者因素、手术因素和麻醉因素等。肺不张和肺泡通气不足是患者术后低氧血症的最常见原因。

1. 患者因素

（1）年龄:随着年龄增长,呼吸系统发生退行性改变,合并症随之增加,患者对手术麻醉治疗的耐受程度也随之降低。高龄与术后低氧血症的出现有显著相关性。

（2）吸烟:吸烟可引起小气道的慢性炎症和肺功能的损伤。吸烟数量 20 支 /d、时间 >10 年的患者术后发生低氧血症的比率显著上升,为不吸烟或者手术前已戒烟八周以上患者的四倍。

（3）肥胖:肥胖患者一般存在上呼吸道解剖结构异常,其功能残气量降低,此类患者通常通气代偿功能明显下降,且常存在限制性通气功能障碍。肥胖患者术中通气相关性肺不张的发病率和严重程度均明显上升,且肥胖与阻塞性睡眠呼吸暂停的发生率呈明显正相关。与正常体重患者相比,肥胖患者的横膈更易向胸腔移位,且胸廓的代偿能力有限,在实施麻醉期间及麻醉后,更易发生严重的肺内气体交换障碍或者低氧血症。

（4）阻塞性睡眠呼吸暂停:此类患者多存在上呼吸道的解剖结构和 / 或功能异常,术后易发生舌后坠,从而导致严重的气道梗阻,且多数患者并不一定肥胖,故术前易漏诊。

（5）呼吸系统疾病:如 COPD、气胸、支气管肺炎、ARDS、肺间质纤维化、肺梗死、大叶性肺炎、肺不张等肺部相关疾病。手术前患者的 FEV_1/FVC 数值和术后发生低氧血症的概率呈明显负相关。

（6）心血管相关疾病:通常为各种右向左分流的先天性心脏病,另外如果患者合并有慢性器质性心脏病,也会出现肺淤血、肺动脉高压和肺通气血流比例下降等变化,较易导致术后低氧血症的发生。

2. 手术和麻醉因素

（1）手术部位:在外科手术中,胸腹联合手术和上腹部手术发生低氧血症的概率最高。此类患者多伴有功能残气量（FRC）减少、肺容量降低、膈肌功能障碍、胸腹壁顺应性下降,且其腹内压常增高,同时由于切口疼痛等原因,患者呼吸状态大多表现为限制性通气功能障碍。胸腔内手术如肺叶切除术或食管手术等在手术操作过程中挤压肺叶、腹腔手术术中使用牵拉装置限制膈肌下移,使肺叶通气减少,从而影响气体的交换。

（2）手术时间:手术时间与术后低氧血症的发生密切相关,如果手术时间 >3 小时,低氧血症的发生率显著上升。

（3）手术体位:在手术麻醉期间,采用仰卧位和 / 或头低位时,患者的横膈中心区会明显发生移位;行肾脏手术时,如果术中将肾垫升起,则可能对下胸廓的呼吸动作造成阻碍;采取截石位时,患者腹腔内容物会对膈肌产生压迫;俯卧位手术时,若术中体位垫放置不当,患者可能出现持续性呼吸困难,并引起低氧血症,且很难纠正。

（4）麻醉方法:全身麻醉较局部麻醉和神经阻滞麻醉发生低氧血症的概率明显上升,且随着麻醉时间的增加,低氧血症的发生率和持续时间也相应增加。行全身麻醉时,面罩过厚、过湿均会影响患者通气。在行气管内插管过程中,操作不当等也可导致低氧血症的发生,如气管导管放置过深至单侧支气管,气管导管误插入食管,呼吸机相关参数设置不当,分泌物阻塞,导管弯曲、打折,呼吸机活瓣失灵,供氧管道连接错误。行区域神经阻滞如颈丛或者臂丛神经阻滞时,若操作不当,可引起膈神经被阻滞,从而造成膈肌运动幅度下降。行椎管内麻醉时,若麻醉阻滞平面过高,胸壁肌群可出现张力降低或麻痹,患者的通气量随之减少,如果同时出现交感神经也被阻滞,则可造成患者心率及血压的下降,静脉血的经肺氧合也会受到影响,从而导致低氧血症的发生。

（5）麻醉药和肌松药残留:此类情况患者呼吸状态以肺泡通气不足为特征。吸入麻醉药和大部分静脉麻醉药均可对低氧通气反射和 CO_2 通气反射产生抑制作用,且呈现较明显的剂量依赖性;阿片类药物对呼吸也有抑制作用,表现为深慢呼吸,应用芬太尼可出现迟发性呼吸抑制,且通常在用药

3~4 小时后出现。肌松残余在临床上也需要多加以注意,尤其是在手术麻醉中未进行肌松监测的情况下。患者行区域神经阻滞麻醉时,如果同时使用过多的镇痛、镇静等辅助麻醉药,也可对呼吸产生不同程度的影响,部分患者可出现上呼吸道梗阻,如舌后坠等,可导致低氧血症的发生。在应用 N_2O/O_2 行全身麻醉的患者中,停止使用 N_2O 后的早期,由于大量 N_2O 从血液中弥散进入肺泡,导致肺泡内 O_2 浓度降低,从而产生弥散性低氧血症。但持续时间通常较短,一般不超过 5~10 分钟,且在有额外氧疗的情况下通常不会发生此类情况。

（6）肺内分流增加:造成肺内分流增加的因素很多,如肺不张、肺水肿、肺栓塞和肺炎等,其中肺不张是造成术后早期肺内分流的最常见因素。术后早期肺水肿通常是心源性的,其他因素也可导致肺水肿,如气道梗阻导致的梗阻性肺水肿、脓毒症以及输血导致的输血相关性急性肺损伤(transfusion-related acute lung injury, TRALI)等。所有上呼吸道梗阻均可能引起梗阻性肺水肿,其中最常见的原因为喉痉挛。

（7）心脏功能障碍:如充血性心力衰竭、严重的低血压等均可引起术后低氧血症。

（8）反流误吸:可造成肺的化学性损伤和机械性梗阻。

（9）肺损伤:如肺水肿、气胸、肺部感染、ALI、ARDS 等肺部疾病。

（10）输血相关性肺损伤:患者输注血液制品可发生输血相关性肺损伤,通常发生于输注后 1~2 小时内,有时可延迟至输注后 6 小时甚至更晚发生。血液制品输注后导致的肺损伤表现为非心源性肺水肿,通常伴有发热症状及全身性低血压。

3. 术后因素

（1）伤口的疼痛:特别是胸腔、腹腔外科术后伤口疼痛较剧烈,它是引起术后低氧血症的重要因素,患者主要表现为限制性通气功能障碍。

（2）伤口的包扎:胸腹部手术后包扎过紧可引起患者出现限制性通气功能障碍,从而导致低氧血症。

（3）术后镇痛:与过量或相对过量使用阿片类药物进行相应术后镇痛相关。

（4）气道梗阻:如分泌物过多、痰液黏稠、支气管痉挛等均可能引起低氧血症。

（5）氧耗量增加:如疼痛、寒战等。

二、预防和治疗

（一）预防

1. 做好充分的手术前准备　对于吸烟的手术患者,手术前一般应至少戒烟两周,如患者在术前曾有或者正患有急性呼吸道炎症,应积极予以控制相应炎症后再行手术。

2. 术中尽量减少体位对呼吸功能造成的影响　对于肾脏手术患者,手术麻醉期间肾垫不宜过分升高。对于俯卧位手术患者,术中应适当放置体位垫,避免引起持续性呼吸困难。

3. 严格把握拔除气管导管的时机和指征

（1）患者意识完全清醒,呼之能应。

（2）患者的潮气量及每分通气量恢复至术前状态。

（3）患者的咽喉部反射、吞咽反射、咳嗽反射等恢复完全。

（4）排除拔管后引起呼吸道梗阻及中枢性呼吸抑制的相关因素。

（5）必要时脱机,嘱患者呼吸空气 20 分钟后,测定血气相关指标达正常值,拔管后嘱患者平卧位或侧卧位。

4. SpO_2 监测　SpO_2 监测是围手术期必备监测之一,特别是接受全身麻醉的患者,当由手术间进入 PACU 后,常规进行 SpO_2 监测,可显著降低术后低氧血症的误诊及漏诊。需要注意的是当患者进行高流量氧疗且监测 SpO_2 的同时,需相关专业人员加强对患者通气情况的密切观察,一旦发现可能存在低氧血症的情况,需及时处理,可立即进行动脉血气分析以便及时发现潜在的通气不足。

5. 预先吸氧与持续氧疗

（1）预先吸氧：对于由于慢性心肺疾病所引起的严重低氧血症，或者血源性、肾源性造成的严重贫血者，手术前可以间断或持续给予低流量吸氧治疗，用以改善患者的心肌缺血和心脏功能状态，以增强其对麻醉及手术的耐受力。行气管插管前应给予预先吸氧，以提高患者插管前的氧气储备。对于未行气管插管的静脉麻醉及行椎管内麻醉或区域神经阻滞的患者，应在手术中行鼻导管或者面罩低流量氧气（2~4L/min）吸入。

（2）持续氧疗：从节约成本及 PACU 留观时间来看，术后患者是否常规需要氧疗存在争议，但大多数学者认为相当部分患者在拔出气管导管的 30~50 分钟内可能会出现 SpO_2 下降的表现，且严重程度及持续时间较长。

6. 强化镇痛　疼痛往往限制患者呼吸运动使潮气量降低，并且疼痛可使患者氧耗增加，因此应采取多模式镇痛等方法尽力解决患者术后疼痛。

7. 呼吸道监护及管理　术后患者在完善相关生命体征监测的同时应加强呼吸道监护及相关管理，积极防止反流误吸，尽早发现并解除舌后坠、喉痉挛、气道内分泌物堵塞、血肿压迫呼吸道等因素，在完善镇痛的前提下鼓励患者咳嗽咳痰，帮助患者翻身叩背，以促进患者痰液排出，这样有利于患者术后肺复张，同时可预防肺部感染。另外经气道雾化可以使痰液稀释，有利于排出。

（二）治疗

1. 氧疗　术后氧疗及适当的正压通气支持是预防及治疗术后低氧血症最直接且有效的首选方案。普通术后患者可予吸氧浓度 40%~60% 经鼻或经面罩吸氧，部分严重或持续低氧血症患者可采用经鼻高流量吸氧、无创呼吸机辅助呼吸等方案，必要时行气管内插管机械通气。

2. 病因治疗　对于术后低氧血症应及时发现并明确病因，如肌松药残余、呼吸道梗阻、肺栓塞、疼痛及肺部感染等，及时发现并去除或减轻病因所致损伤，逆转低氧血症发生的病理生理过程。

3. 呼吸功能锻炼　术前及术后加强呼吸方式及功能锻炼。尽早下床活动可有效促进肺复张、增加通气量，是预防肺部感染及改善通气功能最有效的方法之一。对于术后早期患者可嘱其床上变动体位，活动肢体或采取半卧位及坐位，尽早下床活动。对于依从性较差的患者可使用肺量计或吹气球等方案进行早期积极的呼吸功能锻炼。任何药物及呼吸支持方案都无法代替患者自身的呼吸功能锻炼。

4. 其他　积极维持患者血流动力学稳定，积极给予患者营养和代谢支持，预防及控制肺部感染等。

第五节　低血压与高血压

围手术期血压受患者心脏功能、有效心排血量、外周血管阻力、麻醉药对心血管的作用、术中出血量、伤口疼痛及患者情绪等诸多因素影响，易出现血压过高或过低等血流动力学不稳定现象。围手术期低血压或高血压均会对预后造成影响，因此应严密监测围手术期血压变化，并及时防治。

一、低血压及其防治

麻醉期间低血压（hypotension during anesthesia）是指血压降低幅度超过麻醉前 20% 或收缩压降低至 80mmHg。低血压可导致心、脑、肾等重要脏器缺血缺氧，需要及时处理。围手术期血液乳酸水平（正常值为 0.33~1.67mmol/L）可用来评估组织的灌注是否有效。

（一）低血压的原因

1. 麻醉因素　各种麻醉药或辅助麻醉药如吸入麻醉药以及苯二氮䓬类、阿片类麻醉药或丙泊酚等静脉麻醉药具有心肌抑制、降低外周血管阻力的作用。此外，椎管内神经阻滞平面过高、术中缺氧、低 CO_2 血症、高血钾所致的酸中毒以及术中大量体热散失所致低体温等均是术中低血压的原因。

2. 手术因素　术中急性失血、副交感神经牵拉、术中心脏或大血管受到压迫（如心脏手术、仰卧位时妊娠增大的子宫或腹腔内巨大肿瘤压迫下腔静脉阻碍静脉血液回流）是造成术中低血压的常见因素。此外，其他少见的原因还包括心脏压塞、大面积肺梗死、张力性气胸等。

3. 患者因素　患者自身情况如容量不足、肾上腺皮质功能明显减退、脓毒症休克、血浆儿茶酚胺水平急剧降低（如嗜铬细胞瘤切除后）、过敏反应、心律失常或急性心肌梗死等都可伴有不同程度的低血压。

（二）低血压的防治

治疗低血压的原则以预防为主，一旦发生，应积极寻找病因并及时处理。对液体欠缺及电解质紊乱的患者，应根据情况予以补充，纠正电解质紊乱和酸碱失衡。对急性严重贫血的患者，尤其是合并心肺功能不全者，应尽量将血红蛋白提升至正常水平。对严重二尖瓣狭窄或主动脉瓣狭窄的患者，慎用对心血管有抑制作用的麻醉药。对已有心肌缺血的冠心病患者，应避免冠脉供血不足和心肌氧供需失衡，术中重点关注心电图 ST 段及 T 波改变。对心肌梗死患者，应在心肌梗死 6 个月后再行择期手术。对心力衰竭患者应将心力衰竭症状控制后两周再行择期手术。对合并三度房室传导阻滞及病态窦房结综合征者，术前应放置临时起搏器，确保术中循环稳定；对心房颤动患者，应将心室率控制在 100 次 /min 以内。对长期接受糖皮质激素治疗患者，围手术期应酌情加大糖皮质激素用量，避免因肾上腺皮质功能衰竭而诱发的顽固性低血压。

麻醉期间，一旦发生严重低血压，应迅速寻找原因，积极处理并维持重要器官的有效灌注。对手术牵拉内脏所致的反射性低血压，应马上停止牵拉、暂停手术，并静脉注射少量麻黄碱，待血压恢复后再行操作；当循环容量大量丢失时，应结合监测指标（如中心静脉压、每搏量变异、肺毛细血管楔压、尿量等）的动态变化及时补充血制品或液体。对血管扩张所致的低血压，可适当使用血管升压药，如去氧肾上腺素等。血压仍难恢复时，可考虑使用去甲肾上腺素（1~30μg/min）或血管升压素（0.01~0.1U/min）维持。一旦怀疑低血压是心肌收缩力受到抑制所致，应尽早解除抑制因素，并适当使用正性肌力药进行支持治疗。心脏病患者行非心脏手术常选用的正性肌力药为多巴酚丁胺，起始速度为 2μg/(kg·min)，根据血压情况进行调节。术中如果出现血压测不出，排除监护设备问题，均应按心搏骤停处理，立即进行心肺复苏。

二、高血压及其防治

麻醉期间高血压（hypertension during anesthesia）是指血压升高超过麻醉前的 20%、收缩压升高至 160mmHg 以上或舒张压升高至 95mmHg 以上。高血压可能对患者造成很大危害，比如脑梗死、脑出血、心内膜下缺血等，既往有脑卒中史及冠心病史患者需尽量避免术中高血压。

（一）高血压的原因

1. 麻醉因素　麻醉过浅时行气管内插管和拔除气管导管等操作引起的交感神经过度兴奋、术中使用的麻醉药（如氯胺酮、羟丁酸钠等）、镇痛不全、术中缺氧及有效通气量不足产生的 CO_2 蓄积等均可导致高血压。

2. 手术因素　手术相关的有效血容量增加、缩血管及增加心肌收缩力物质的释放是手术因素导致术中高血压的主要原因。如下肢手术使用止血带和脾切除术时挤压脾脏血液进入体循环；嗜铬细胞瘤手术探查肿瘤时，肾上腺血流阻断前会有大量的儿茶酚胺进入血液等。此外在某些颅内手术时，牵拉额叶或刺激第 V、IX、X 对脑神经可引起血压反射性升高。

3. 患者因素　原发性高血压、儿茶酚胺类物质分泌过多（术前紧张、甲状腺功能亢进、嗜铬细胞瘤等）均可引起围手术期高血压。此外，规律使用可乐定或 β 受体拮抗剂期间突然停药、三环类抗抑郁药或单胺氧化酶抑制剂与麻黄碱合用、高位截瘫患者自主神经反射障碍等也可诱发高血压。

NOTES

(二)高血压的防治

为预防术中高血压,首先要重视术前访视工作,期间既可以了解患者基本情况,又可以指导患者术前合理用药,减少患者紧张情绪。对于原发性高血压的患者,可根据药物种类,口服降压药至手术当日;嗜铬细胞瘤术前应规范服用 α 或 β 受体拮抗剂;甲状腺功能亢进患者,则应按常规给予抗甲状腺药物及碘剂。全身麻醉诱导气管内插管时需要足够的麻醉深度,可结合使用咽喉、气管表面麻醉。在麻醉过程中,特别是腔镜手术期间,可根据动脉血气调整通气参数,避免 CO_2 蓄积,以目标导向液体疗法的理念及措施进行液体治疗。对于胸腹部手术,可采用复合麻醉(全身麻醉复合硬膜外阻滞或其他神经阻滞)。麻醉期间血压一旦明显升高,应分析原因并采取相应治疗措施。首先检查是否为麻醉过浅所致,若是麻醉过浅,应立即加深麻醉;如为镇痛不全,可给予足够剂量的芬太尼等麻醉性镇痛药;如发现患者缺氧伴 CO_2 蓄积,应调整呼吸机参数、加大通气量并提高吸入氧浓度。

处理高血压时,如果系应激反应引起,在加深麻醉的同时可根据情况选择适当的降压药。若血压增高且伴心率增快,可选用 α 受体拮抗药和 / 或 β 受体拮抗药,如拉贝洛尔或尼卡地平。若出现反跳性心率增快,可加用普萘洛尔,此外短效 β 受体拮抗药如艾司洛尔也可用于降压。若是以舒张压升高为主的高血压则可使用具有直接扩张血管、降低外周血管阻力的药物如肼屈嗪或双肼屈嗪。乌拉地尔降压作用缓和,安全性较高,极少引起血压过度下降和反跳。

第六节　术后恶心呕吐

术后恶心呕吐(postoperative nausea and vomiting,PONV)的发生率约为 20%~30%,为仅次于疼痛的手术后第二大并发症。PONV 通常在术后不久出现,大多数持续时间不超过 24 小时,具有自限性。PONV 会降低患者的舒适度和满意度,也有引起吸入性肺炎、脱水、伤口裂开、食管撕裂、皮下气肿和气胸等严重并发症的可能。

一、病因及危险因素

恶心被认为是一种发生在上腹部的不适感觉,有时非常难以描述,可发出信号使我们避免摄入某些食物,是机体内复杂的保护机制之一。呕吐则为胃内容物经口腔的强力逆行排出。PONV 是手术后一种不愉快的感受,患者出现恶心的感觉时可以伴随或者不伴随呕吐的发生。

呕吐中枢位于第四脑室腹侧面极后区,可由各种刺激物直接激活,也可由四个主要区域(大脑皮质和丘脑、胃肠道、化学感受器触发区和前庭区)的输入间接激活,其中化学感受器触发区包含阿片受体、胆碱能受体、大麻受体、5-HT$_3$ 受体、5-HT$_4$ 受体、多巴胺受体等多种受体。该中枢传出途径包括:迷走神经、交感神经和膈神经。PONV 的确切原因尚不清楚,目前普遍认为与以下因素有关。

(一)患者相关因素

女性、不吸烟人群、年纪较轻的患者以及年龄大于 3 岁的儿童、既往有 PONV 或晕动病病史的患者,发生 PONV 的机会增加;焦虑状态是否会使 PONV 机会增加还存在争议(表 13-3)。

表 13-3　成人简化风险评估表

风险因素	分值 / 分	风险因素	分值 / 分
女性	1	PONV 史	1
非吸烟史	1	术后使用阿片类药物	1

以上 4 项相加得到分值,0 分时患者发生 PONV 的风险为 10%,1 分的风险为 20%,2 分的风险为 40%,3 分的风险为 60%,4 分的风险为 80%。

(二)麻醉相关因素

N_2O 或吸入麻醉药、阿片类药物以及麻醉时间延长会增加 PONV 的发生;一般认为丙泊酚可减少

PONV 的发生。

(三) 手术相关因素

手术类型与 PONV 的发生是否相关尚存争议。但有证据表明,腹腔镜手术、胆囊切除术以及妇科手术 PONV 发生率较高。手术时间延长也与 PONV 的发生有关。

二、镇吐药的种类

(一) 多巴胺拮抗剂

此类药物可拮抗呕吐中枢的多巴胺 D2 受体,用于眩晕、晕动病、偏头痛、化疗药物、阿片类药物引起的呕吐。

(1) 甲氧氯普胺:对外周和中枢多巴胺受体有拮抗作用,促进胃动力,加速排空。静脉注射可以预防 PONV,随着剂量增加,其潜在不良反应增多(常表现为可治疗的低血压和心动过速)。

(2) 氟哌利多:小剂量(0.625~1.250mg)氟哌利多静脉注射用于 PONV 是安全的,但该药物有导致 QT 间期延长和尖端扭转型室性心动过速的可能,故禁用于有或可疑 QT 间期延长的患者,给药前后需监测心电图。

(二) 组胺拮抗剂

代表药物苯海拉明和异丙嗪是 H_1 受体拮抗剂,能有效治疗晕动病,同时具有相对较弱的抗胆碱能效应,禁用于青光眼和前列腺肥大的患者,不良反应还有口干、嗜睡、视力模糊、尿潴留等。

(三) 抗胆碱药

可直接作用于呕吐中枢,阻滞前庭冲动的传入,主要代表药物为东莨菪碱,透皮贴剂的作用可持续 72 小时,可手术前给药。不良反应为术后 24~48 小时视物模糊,存在量效反应关系;也可引起暂时性瞳孔扩大。

(四) 5-HT₃ 受体拮抗剂

$5-HT_3$ 受体主要位于消化道(包括胃肠道的黏膜下和肠道的嗜铬细胞)。主要代表药物为昂丹司琼,其血浆半衰期为 4 小时,因此手术结束后给药效果优于麻醉诱导时。不推荐多次给药,如无效可使用其他类药物。

(五) 糖皮质激素类

主要药物为地塞米松,抗呕吐机制不详,可手术前给药。单一使用可使 PONV 明显降低,与其他抗 PONV 药物联合使用效果更佳。不良反应较少,可引起血糖升高。

(六) 神经激肽拮抗剂

阿瑞匹坦是第一个被 FDA 批准用于 PONV 的神经激肽拮抗剂,其预防呕吐的作用优于预防恶心。

常用镇吐药的主要作用受体及常用剂量见表 13-4。

表 13-4　常用镇吐药的作用机制及用量

镇吐药	主要作用受体	成人常用剂量
甲氧氯普胺	D2 受体	10mg 静脉注射或肌内注射
氟哌利多	D2 受体	0.625~1.250mg 静脉注射
苯海拉明	H_1 受体	20mg 静脉注射
异丙嗪	H_1 受体	12.5~25.0mg 静脉注射
东莨菪碱	M 受体	1.5mg(3 次 /d)静脉注射
昂丹司琼	5-HT₃ 受体	4mg 静脉注射
地塞米松	未知	4~8mg 静脉注射
阿瑞匹坦	NK1 受体	40mg 口服

NOTES

三、预防和治疗

PONV 的防治方法主要包括非药物方法、药物预防、优化麻醉方式和用药方案。

（一）非药物方法

1. 术前适当禁食，特殊患者使用胃管抽吸或引流等方式去除胃潴留。

2. 足量补液和及时纠正低血压，能显著降低 PONV 的发生风险。其预防作用与液体的种类无关。

3. 尽量缩短手术和麻醉时间。

4. 针灸和穴位刺激对 PONV 的防治有一定疗效。2003 年世界卫生组织已推荐将 PONV 列为针灸的适应证，目前常用于预防 PONV 的穴位有内关、合谷和足三里等。

（二）药物预防

由于 PONV 发生机制复杂，中危患者可采用 1~2 种药物预防；高危患者往往需要 2~3 种药物预防（表 13-5）。当预防性药物无效时，推荐加用不同作用机制的药物。对预防失败的患者，不推荐反复给予长效药物如地塞米松、帕洛诺司琼、阿瑞匹坦、东莨菪碱透皮贴等。

对于采用预防性用药后仍发生 PONV，尤其是术后早期（术后 <6 小时）患者，应选用与预防性用药不同类型的药物进行止吐治疗。术后 >6 小时后发生的 PONV，可以考虑与预防性用药相同的药物治疗。

表 13-5　PONV 风险分层管理策略

策略	低危	中危	高危
预防策略	地塞米松 + 昂丹司琼或 TIVA	地塞米松 + 昂丹司琼或 TIVA	地塞米松 + 昂丹司琼 +TIVA 视患者具体情况而定
治疗策略	1. 氟哌利多 2. 茶苯海明（氟哌利多治疗无效时）	1. 氟哌利多 2. 茶苯海明（氟哌利多治疗无效时）	1. 氟哌利多 2. 茶苯海明（氟哌利多治疗无效时）

注：TIVA，全凭静脉麻醉（total intravenous anesthesia）。

（三）优化麻醉方式和用药方案

对于 PONV 中高危的患者，应尽量避免使用能导致 PONV 风险增加的药物或手段，比如优先考虑采用局部麻醉技术。如果实施全身麻醉，推荐丙泊酚等药物行 TIVA，避免使用挥发性麻醉药和 N_2O。术后多模式镇痛以减少阿片类药物使用，包括区域阻滞技术、非甾体抗炎药（nonsteroidal anti-inflammatory drug，NSAID）、COX-2 抑制剂和治疗神经病理性疼痛的传统药物。

第七节　恶　性　高　热

一、定义

恶性高热（malignant hyperthermia，MH）是有遗传易感性的患者接触触发因素（如触发性麻醉药）后发生的一种高代谢综合征。触发性麻醉药有挥发性吸入麻醉药和琥珀胆碱，应激（例如剧烈运动或高温环境）等非药物因素亦可触发 MH，即"清醒" MH。

二、病因

发病因素包括 MH 易感性（MH susceptibility，MHS）即遗传倾向、触发因素、抑制因子缺乏以及存在强化以上三个因素中一个或多个作用的环境特质。其中 MHS 和触发因素尤为关键，具体发病机制尚不明晰。

NOTES

（一）MHS

与 230 个骨骼肌 Ⅰ 型雷诺丁受体（ryanodine receptor 1，RyR1）和 4 个钙电压门控通道亚单位 α1s（calcium voltage-gated channel subunit alpha 1 s，CACNA1S）的基因突变有关，*RyR1* 基因是当前遗传学分析的主要靶点。由于 MHS 筛查试验未能普及，故对下列患者应高度警觉，因其常为 MH 易感人群：有疑似 MH 史或 MH 家族史、多种先天性疾病（例如先天性神经肌肉病）或术前原因不明的肌酸激酶（creatine kinase，CK）明显增高等。

（二）触发因素

挥发性吸入麻醉药（包括异氟烷、七氟烷和地氟烷等）、琥珀胆碱和应激（例如剧烈运动或高温环境）等触发因素。

三、临床表现及诊断

（一）暴发性 MH 典型临床表现

源于骨骼肌持续强烈收缩而产生的高代谢体征和横纹肌溶解的继发改变。

1. **$P_{ET}CO_2$ 增高或呼吸急促**　充分机械通气时 $P_{ET}CO_2$ 升高或自主呼吸的患者呼吸急促，出现高碳酸血症，即是最早且最敏感的 MH 表现。

2. **心动过速**　无法解释的窦性心动过速或室性心律失常。

3. **全身肌肉僵直**　使用肌松药仍不能缓解，是最特别的体征。

4. **体温升高**　原因不明，超过 38.8℃，甚至 40℃以上。

5. **其他**　代谢性或呼吸性酸中毒、低氧血症、高钾血症、肌红蛋白和 CK 增高、皮肤花斑和多汗等。MH 后期可出现器官功能衰竭、弥散性血管内凝血（disseminated intravascular coagulation，DIC）、昏迷甚至死亡。

（二）MH 诊断

1. **临床诊断**　全身麻醉过程中，使用挥发性吸入麻醉药或琥珀胆碱后，患者出现 $P_{ET}CO_2$ 增高、心动过速、肌肉强直或发热等至少 2 个提示 MH 的体征时，应警惕是否为 MH；如果同时出现 $P_{ET}CO_2$ 增高、肌肉僵直和发热，则高度怀疑 MH。临床评分量表（Clinical Grading Scale，CGS）是常用 MH 临床诊断标准，即将患者临床特征分为七类，每一类仅统计 1 个最高分。总分 ≥ 50，临床可诊断 MH；总分 20~49，为疑似 MH（表 13-6 和表 13-7）。

2. **诊断 MH 的"金标准"**　离体骨骼肌收缩试验（in vitro contracture test，IVCT）。因该试验需取患者骨骼肌活检标本，在怀疑发生 MH 时即刻采用本试验有一定难度。因此，IVCT 多用于 MHS 筛查和确诊。

3. **基因突变检测**　由于存在假阴性，因此不能独立用于诊断 MH，多用于 MHS 筛查。患者诊断 MH 或疑似 MH 后，患者及其直系亲属应进行基因突变检测，当检测到基因突变时，携带相同基因突变的亲属应考虑为 MHS。基因筛查减少了 MHS 亲属进行骨骼肌收缩试验的必要性。

四、鉴别诊断

MH 早期临床表现可能不明显，需与其他疾病或征象相鉴别。

1. **神经阻滞剂恶性综合征（neuroleptic malignant syndrome，NMS）**　虽然临床高代谢表现与 MH 相似，包括高热、肌肉强直和横纹肌溶解等，但 NMS 是由神经安定类药物（例如氟哌啶醇、非典型抗精神病药、吩噻嗪类或其他中枢作用药物）引起的，肌肉强直等是中枢性病因所致。

2. **5- 羟色胺综合征**　与中枢血清素（主要成分是 5-HT₃）过量有关，出现自主神经兴奋性增加（出汗、心动过速和高热）及神经肌肉异常（从震颤到僵直）等。使用促进血清素分泌的药物，特别是抑制 5-HT₃ 再摄取的抗抑郁药、安非他命或可卡因等，可引发 5- 羟色胺综合征。

表 13-6　MH 临床评分量表

类别	临床表现	评分
1. 肌肉僵直	全身肌肉僵直	15
	应用琥珀胆碱后咬肌痉挛	15
2. 肌肉溶解	使用琥珀胆碱后 CK 升高 >20 000U	15
	无琥珀胆碱麻醉后 CK 升高 >10 000U	15
	围手术期可乐色尿	10
	尿肌红蛋白 >60μg/L	5
	血清肌红蛋白 >170μg/L	5
	血 K^+ 浓度 >6mmol/L（非肾衰）	3
3. 呼吸性酸中毒	充分控制通气时 $P_{ET}CO_2$>55mmHg	15
	充分控制通气时 $PaCO_2$>60mmHg	15
	自主呼吸时 $P_{ET}CO_2$>60mmHg	15
	自主呼吸时 $PaCO_2$>65mmHg	15
	异常高碳酸血症	15
	呼吸急促	10
4. 体温增高	体温快速升高	15
	体温升高 >38.8℃（101.8℉）	10
5. 心脏损害	窦性心动过速	3
	室性心动过速或心室颤动	3
6. 家族史（用于确定 MHS）	直系亲属 MH 家族史	15
	非直系亲属 MH 家族史	5
7. 其他	动脉血碱剩余 <–8mmol/L	10
	动脉血 pH<7.25	10
	静脉给予丹曲林可迅速逆转代谢性或呼吸性酸中毒	5
	MH 家族史伴静息状态 CK 增高	10
	MH 家族史伴既往麻醉史中有除了静息状态 CK 增高以外的另一种 MH 临床表现	10

表 13-7　MH 临床评分与诊断 MH 可能性的关系

总分	分级	MH 可能性	临床诊断
0	1	不是 MH	证据欠足
3~9	2	不可能是 MH	
10~19	3	尚不可能是 MH	
20~34	4	有可能是 MH	疑似 MH
35~49	5	极有可能是 MH	
≥50	6	几乎肯定是 MH	诊断 MH

3. 肌强直性营养不良　是以进行性肌无力、周期性肌强直和肌萎缩为特征的遗传性肌病。通过家族史和肌电图检查，可与 MH 鉴别。

4. 其他　使用 CO_2 的(腹)腔镜手术、通气不足或低新鲜气流量所致的 $P_{ET}CO_2$ 升高；麻醉或镇痛不足、甲状腺功能亢进或嗜铬细胞瘤所致的高代谢征象；寒战、麻醉或肌松药不足导致的肌肉强直；脓毒症、环境温度过高或运动性体温升高所致的发热；药物滥用、脑卒中或糖尿病所致的昏迷；其他原因所致的高钾血症等，均应与 MH 鉴别。

五、预防和治疗

(一) 预防

1. 病史和评估　预防 MH 建立在有效辨别 MHS 基础上。了解患者是否有疑似 MH 史或家族史、多种先天性疾病(例如先天性神经肌肉病)或原因不明的术前 CK 明显增高等。

2. 麻醉方案　疑似 MHS 患者，如有可能，尽量选择局部麻醉；如行全身麻醉，则禁用挥发性吸入麻醉药和琥珀胆碱。可用于 MHS 患者的麻醉药有：镇静药(苯二氮䓬类药物、巴比妥类药物、丙泊酚、依托咪酯和右美托咪定)、阿片类药物、非去极化肌松药、N_2O 和局麻药等。

3. 备用丹曲林　不推荐预防性使用丹曲林。

4. 准备麻醉机　疑似 MHS，最好使用新麻醉机，若采用日常麻醉机，则去除吸入麻醉药挥发罐，更换 CO_2 吸收剂和一次性呼吸环路，以 10L/min 纯氧冲洗麻醉机至少 20 分钟。

5. 密切监护　及时发现高碳酸血症或心动过速等 MH 相关体征，至关重要。

(二) 治疗

1. 立即停药并请求帮助　一旦怀疑发生 MH，停止可触发 MH 的药物，给予患者新鲜气流量 >10L/min 纯氧过度通气，改用全凭静脉麻醉，如有可能则更换麻醉机，尽快结束手术。

2. 特异性治疗药　静脉注射丹曲林，早期用量 1mg/kg，可重复追加 1mg/kg，直到症状消失或达 7mg/kg。

3. 碳酸氢钠　根据血气分析和 pH 应用，以纠正酸中毒。

4. 降低体温　采取多种措施，包括降温毯、冰帽、降低环境温度、酒精擦浴、静脉输注低温生理盐水、冰盐水冲洗体腔，甚至使用带氧合泵的热交换器。接近 38℃时停止降温，以防低体温。

5. 高钾血症　采用胰岛素、葡萄糖、利尿剂、碳酸氢钠和过度通气等措施降低血钾，必要时行血液透析。

6. 心律失常　通常在解除 MH 高代谢和内环境紊乱后缓解，持续心律失常需治疗。

7. 尿量　维持大于 1ml/(kg·h)，以免肌红蛋白导致肾损伤。

8. MH 复发和 DIC　可在 MH 急性期之后发生，故推荐控制急性期后在 ICU 加强监护，在 MH 发生后 24~48 小时继续使用丹曲林治疗(1mg/kg 静脉注射，间隔 6 小时)；监测凝血功能和镁离子水平，严密观察病情变化。

第八节　术中知晓

术中知晓(intraoperative awareness)指全身麻醉患者在手术中出现有意识状态，且在术后能回忆起术中发生的事件，即对术中事件产生外显(有意识)记忆。

一、病因

通常是全身麻醉过浅所致，其发生机制尚未明确，危险因素如下。

1. 高危患者　既往有术中知晓史、慢性疼痛药物治疗史、遗传或获得性(药物滥用)耐药、困难气道、ASA Ⅲ ~ Ⅴ级疑难危重或循环功能不稳定的患者。

2. 手术种类　心脏、产科或创伤急诊手术等。

3. 麻醉特点　全凭静脉麻醉、N_2O 复合阿片类药物麻醉或使用肌松药,吸入麻醉药、麻醉性镇痛药或镇静催眠药剂量不足等。

二、临床表现及诊断

患者在麻醉手术后主动报告医护人员或麻醉科医师能回忆起术中发生的事件,通过调查问卷可识别术中知晓。

(一) 临床表现

患者有触痛、听觉、无法活动和发声,甚至濒死等记忆,出现睡眠紊乱、梦魇、回忆、害怕手术操作甚至回避医疗检查和诊治等情形。一般存在情感和心理问题,长期影响包括从轻度焦虑到创伤后应激障碍(posttraumatic stress disorder,PTSD)。

(二) 术中知晓的诊断

1. 问卷　国际上推荐采用改良 Brice 调查问卷询问患者,包含以下 5 个简短提问。

(1) 入睡前你记得的最后一件事是什么?

(2) 醒来时你记得的第一件事是什么?

(3) 在入睡和醒来之间你记得任何事情吗?

(4) 手术过程中你做梦了吗?

(5) 有关你接受的手术,最不愉快的事情是什么?

2. 调查时点　术后第一天和一周左右。

3. 小组　诊断术中知晓,除了倾听患者述说,还应向参加手术和麻醉的医师核证,并由专家组成的小组确定。

三、预防和治疗

(一) 预防

1. 术前评估　评估术中知晓危险因素,对高危患者告知术中知晓的风险。

2. 检查用品　检查麻醉仪器设备和药物,以减少失误,避免麻醉过浅。

3. 麻醉用药　必要时,预防性应用苯二氮䓬类药物;对于可能有术中知晓风险的操作,例如困难气管插管时,适当给予镇静催眠药。

4. 监测呼气末吸入麻醉药浓度　维持 >0.7MAC。

5. 监测麻醉深度　特别是对高危患者,例如脑电双频指数(bispectral index,BIS)监测等。

6. 工作人员　麻醉科医师应警觉,不能仅靠循环功能指标判定麻醉深度,血管活性药和肌松药可影响麻醉深度的判断;手术间内人员避免不必要谈笑。

(二) 治疗

加强随访,与患者保持接触,分析患者的知晓报告,向质控部门汇报,主动向患者解释说明;请心理科医师会诊,提供心理治疗。

第九节　苏 醒 延 迟

一般认为,苏醒延迟(delayed recovery)指全身麻醉停止给药后 60~90 分钟或短小手术全身麻醉停止给药后 30 分钟患者意识仍未恢复,且对外界刺激没有反应。

一、病因

苏醒延迟的病因如下。

1. **麻醉药残余作用**　是苏醒延迟最常见原因。与患者年龄、基础疾病、药物相互作用、手术时间或影响药物代谢和排泄的因素相关。

2. **代谢紊乱**　例如低体温、电解质或酸碱失衡、血糖异常、脓毒症、高热或潜在的代谢性疾病(例如肝、肾或甲状腺功能异常)。

3. **中枢神经系统病征**　脑缺血、卒中(脑出血或栓塞)、脑水肿或中枢抗胆碱能综合征(central anticholinergic syndrome, CAS)等。

二、临床表现及诊断

全身麻醉术毕停止给药后 60~90 分钟患者意识仍未恢复,且对外界刺激没有反应,即可诊断为苏醒延迟。短小手术采用短效全身麻醉药停药后 30 分钟患者仍未苏醒,即应高度怀疑为苏醒延迟。

三、预防和治疗

(一) 预防

1. **病史**　对于既往有过苏醒延迟的患者,应详细询问病史,了解手术麻醉用药记录和检查结果。

2. **麻醉选择**　满足手术需要且无禁忌证时,考虑局部麻醉。

3. **术前准备**　尽量充分准备,改善患者全身状况。

4. **个体化麻醉**　按需使用短效麻醉药,根据患者年龄调整 MAC 等麻醉药浓度和剂量,避免麻醉过深。

5. **加强围手术期监测**　包括循环功能、呼吸参数、血气分析、血糖、血红蛋白,水、电解质和酸碱平衡,体温、吸入和呼出麻醉药浓度,肌肉松弛度和意识状态监测(例如术中维持 BIS 40~60),老年危重患者术中监测脑氧饱和度等。

6. **维护内环境**　注意保温及重要脏器保护,维持内环境稳定。

(二) 治疗

1. **全面评估**　无论何种原因导致的苏醒延迟,首先都应评估患者气道、呼吸和循环功能,确认已经停用所有麻醉药。进行心、肺和神经学检查,包括瞳孔、咳嗽和吞咽反射、运动和肌力。再针对可能的病因进行治疗。

2. **拮抗药物**　麻醉药所致的苏醒延迟可采用特定的拮抗药,例如氟马西尼用于逆转苯二氮䓬类药物的中枢作用,纳洛酮可拮抗阿片类药物效应;非去极化肌松药作用可用新斯的明拮抗,舒更葡糖钠逆转罗库溴铵及维库溴铵的肌松效应。

3. **纠正代谢紊乱**　检查患者体温、动脉血气分析、电解质和血糖。如果低体温,则立即主动复温;二氧化碳蓄积所致苏醒延迟则进行过度通气,必要时气管插管;处理水、电解质及酸碱紊乱,例如低钾血症者予以补钾,严重酸中毒者根据需要输注碳酸氢钠;低血糖者输注葡萄糖溶液,高血糖者应用胰岛素治疗。有时达到正常状态需要一段时间,可考虑转入 ICU 继续监护治疗。

4. **及时会诊**　怀疑中枢神经系统损伤或原因不明时,请神经科医师会诊并进行头颅 CT 或 MRI 检查,进一步明确诊断并采取相应治疗措施。如果考虑 CAS 所致的苏醒延迟,以对症支持治疗为主。必要时可静脉注射毒扁豆碱 1~2mg(不超过 0.04mg/kg)。

第十节　围手术期神经认知障碍

一、围手术期神经认知障碍的定义及分类

2018 年 11 月,由多学科专家组成的术语共识专家组提出了围手术期神经认知障碍(perioperative neurocognitive disorder, PND)的概念。PND 是一种常见的手术麻醉并发症,以记忆、注意力、语言理解

和社交能力的损伤为特征,可导致患者生活质量下降、住院周期延长、病死率增加。目前根据发病时间及 DSM-5 诊断标准将 PND 分为以下五个亚类:①术前已经存在的认知功能障碍:轻度神经认知障碍(neurocognitive disorder,NCD),即轻度认知损害(mild cognitive impairment,MCI)或重度 NCD,即痴呆;②术后谵妄(postoperative delirium,POD),指发生在术后 7 天内或者出院前的谵妄;③神经认知恢复延迟(delayed neurocognitive recovery,DNR),指手术结束到术后 30 天,在排除 POD 的情况下,患者在这段时间内出现的认知功能障碍;④术后 NCD:手术后 30 天到 12 个月,诊断为术后轻度 / 重度神经认知障碍(postoperative mild/major NCD);⑤手术后 12 个月以后出现的神经认知障碍:诊断为轻度 / 重度神经认知障碍(mild/major NCD)。

二、病因及发病机制

(一)术后谵妄的病因学

一般认为术后谵妄的发生是易感人群在促发因素诱导下出现的结果。下面介绍几种常见的易感因素和促发因素。

1. 易感因素　包括:①高龄;②认知功能储备减少;③生理储备功能降低;④摄入不足;⑤并存疾病;⑥药物;⑦遗传因素等。

2. 促发因素　包括:①药物;②手术种类;③ ICU 环境;④术后并发症等。

3. 术后谵妄的风险预测　可在术前通过患者的病史、体格检查和实验室检查对患者进行谵妄风险预估。

(二)术后谵妄的发病机制

谵妄的发病机制仍有待进一步明确,目前研究较多的有胆碱能学说、应激反应学说和炎症反应学说。

1. 胆碱能学说　乙酰胆碱作为一种脑内广泛分布的神经递质,通过胆碱能系统维持正常的脑功能。该学说认为胆碱能系统功能的减退是术后谵妄和认知功能障碍的共同通路。

2. 应激反应学说　多项临床研究发现应激反应可能在谵妄的发生中发挥作用。激素水平过高可导致记忆功能损害。老年人在接受手术后会过度分泌糖皮质激素,这可能是造成术后认知功能障碍的原因。近期研究发现老年患者大手术后血清皮质醇水平升高是术后谵妄发生的独立危险因素。

3. 炎症反应学说　该学说是目前术后认知功能损害机制研究中的热点之一。炎症反应是在遭受手术创伤后机体的正常反应。免疫系统激活后,淋巴细胞会释放炎症介质,如 IL-1β、TNF-α、IL-6。谵妄患者的神经炎症反应程度明显增强,表现为小神经胶质细胞激活、星形胶质细胞激活和 IL-6 含量升高。

(三)术后认知功能障碍的病因学

术后认知功能障碍(postoperative cognitive dysfunction,POCD)包括术后的 DNR 和 NCD,也是多因素作用的结果,包括易感因素和促发因素。

1. 易感因素　与术后谵妄相似,年龄、受教育水平、术前认知功能损害、糖尿病、高血压、肝脏疾病、肾脏疾病、药物依赖、术前精神疾病、遗传因素等都可能与 POCD 的发生相关。

2. 促发因素

(1)手术创伤。

(2)麻醉方式。

(3)全身麻醉药:未证实。

(4)全身麻醉深度:建议维持较深麻醉避免 POCD。

(5)围手术期其他用药:与 POCD 的关系不明确。

(6)体外循环:有研究发现维持较高的灌注压、复温期减慢复温速度可能有助于减少 POCD 的发生。

（7）脑灌注不足：术中脑氧饱和度的降低会增加 POCD 的发生风险。

（8）术后谵妄：术后谵妄的患者发生 POCD 的概率也增高。

（四）术后认知功能障碍的发病机制

POCD 的发病机制目前尚不清楚，目前认为有以下几种可能的机制。

1. 全身麻醉药的神经毒性作用　全身麻醉药对术后早期认知功能障碍的发生可能有一定的作用，但对长期认知功能损害的影响有限。

2. 脑灌注不足　通常情况下脑血管具有自主调节功能。脑灌注不足引起的缺血性损害可能是 POCD 发生机制中的重要环节。

3. 睡眠障碍　手术应激和疼痛等因素可导致明显的睡眠障碍。研究发现，术后睡眠障碍与 POCD 的发生明显相关。

4. 其他　POCD 与术后谵妄在易感因素和促发因素方面有很多相似之处，且二者之间的关系也十分密切，说明二者在发病机制方面可能存在共同通路，但目前仍缺乏证据。

三、风险控制及预防

（一）术后谵妄的预防

目前对于如何预防术后谵妄知之甚少，预防谵妄应积极减少相关风险因素。

1. 术前准备　术前抑郁和焦虑是导致谵妄的重要危险因素，术前缓解抑郁和焦虑有望降低谵妄发生率。术前提高认知储备、加强营养、维持电解质正常、保障睡眠有可能减少谵妄发生率。此外，术前应避免使用可能引起谵妄的药物。如果必须使用，尽可能选择透过血脑屏障少的药物。

2. 麻醉与术中管理

（1）麻醉方法的选择：多项研究均表明不同的麻醉方法对术后谵妄的发生率无影响。

（2）麻醉期间药物选择：目前尚无足够的证据说明静脉麻醉和吸入麻醉在影响术后谵妄发生率方面有差异。目前发现围手术期应用右美托咪定可能减少术后谵妄的发生。

3. 术中监测与管理

（1）麻醉深度：全身麻醉期间使用麻醉深度监测避免麻醉过深，并可减少术后谵妄的发生。

（2）脑氧饱和度：谵妄患者术前脑氧饱和度常低于非谵妄患者。研究认为，在脑氧饱和度监测下进行脑灌注管理未能明显减少术后谵妄发生。

（3）血压：术中低血压和剧烈的血压波动是术后谵妄的危险因素。术中应避免低血压或血压波动过大。

（4）血糖：高血糖是谵妄的重要危险因素之一。但严格控制血糖并未发现明显收益，因此术中建议控制血糖在 6.2~8.4mmol/L。

（5）体温：术中低体温是术后谵妄的危险因素。ICU 谵妄患者也常伴有体温波动幅度的增加。建议避免术中低体温。

4. 手术类型选择　现有研究发现谵妄主要发生在大手术后，小手术后发生率较低。因此，在不影响手术治疗效果的前提下，应尽量选择创伤较小的手术方式（如腔镜手术、介入治疗）。

5. 术后管理

（1）术后镇痛

1）区域阻滞镇痛可能降低术后谵妄的发生，但证据并不充分。

2）阿片类药物：谵妄的发生风险随着阿片类药物用量增多而增加，建议采用多模式镇痛，在改善镇痛效果的同时减少阿片类药物用量，可降低术后谵妄发生率。

3）辅助镇痛药：某些抗癫痫药及 NSAID 是术后常用的辅助镇痛药，它们的使用也可以有效降低术后谵妄发生率。

（2）药物预防

1）抗精神病药：小剂量氟哌啶醇（0.5mg 负荷量，继以 0.1mg/h 输注 12 小时）可明显减少术后谵妄的发生，并缩短患者在 ICU 的停留时间。

2）右美托咪定：术后给予右美托咪定可以降低谵妄发生率，但存在心动过缓的风险。谵妄高危患者可考虑术后在严密监护下给予右美托咪定。

（二）术后认知功能障碍的预防

由于 POCD 的发生是多种因素共同作用的结果，预防措施主要针对患者自身易感因素和外界促发因素。

1. 术前准备　与预防术后谵妄的术前准备相同。

2. 麻醉管理

（1）麻醉方法选择：有荟萃分析显示与全身麻醉相比，采用区域阻滞麻醉可能减少术后早期认知功能损害发生。

（2）麻醉期间药物选择：有研究显示静脉麻醉比吸入麻醉术后早期认知功能损害的发生率低，但这方面还需要进一步研究。

（3）麻醉深度：术中采用麻醉深度监测（BIS 维持 40~60）可以减少全身麻醉药消耗和术后 3 个月 POCD 发生率。

（4）维持足够的脑灌注：术中建议监测脑氧饱和度，尽可能避免脑氧饱和度降低。

（5）保持血糖稳定：术中应尽量维持血糖稳定，避免术中高血糖或低血糖发生。

（6）体温管理：维持正常体温可有助于改善 POCD。

3. 手术类型的选择　已有研究显示 POCD 主要见于大手术后。因此，在不影响手术治疗效果的前提下，应尽可能选择小手术或微创手术。

4. 术后管理

（1）术后镇痛：老年患者术后首选区域阻滞镇痛，并复合 NSAID 镇痛，可减少术后早期认知功能损害的发生。建议无禁忌证的患者术后复合 NSAID 镇痛。

（2）药物预防：目前术后认知功能障碍暂无相关的预防药物。

四、诊断与治疗

（一）诊断

术后谵妄的诊断较为困难，通常应用以下方法辅助诊断：意识错乱评估法（confusion assessment method，CAM）、ICU 患者意识错乱评估法（confusion assessment method for the ICU，CAM-ICU）、谵妄等级评定量表 - 修正版（delirium rating scale-revised，DRS-R-98）、重症监护谵妄筛选表（intensive care delirium screening checklist，ICDSC）、记忆谵妄评估量表（memorial delirium assessment scale，MDAS）、简明心智评分测验（mini mental sore examination，MMES）、NEECHAM 意识错乱量表（NEECHAM confusion scale）和护理谵妄筛选量表（Nu-DESC）。

术后认知功能障碍的诊断主要通过病史及手术史和临床表现，结合神经生理学测试，使用韦氏成人智力量表（WAIS）做出诊断。

（二）治疗

1. 非药物治疗　危险因素及对应的干预措施包括以下几方面。

（1）认知损害：①改善患者的术前认知功能，加强交流；②改善定向力，提供时钟、日历等；③避免相关药物的使用。

（2）活动受限：①早期活动，尽量从术后第一天起就离床活动；②每日进行理疗或康复训练。

（3）水、电解质失衡：及时纠正水、电解质失衡，改善脱水状态。

（4）高危药物：避免使用可引起围手术期认知障碍的药物，尽量减少药物使用，避免药物相互作用。

（5）视觉、听觉损害：①改善视力；②提高听力。

（6）营养不良：改善饮食结构，保证蛋白质、微量元素、维生素的摄入。

（7）医源性并发症：①术后尽早拔除导尿管；②加强皮肤护理，预防压疮；③尽早恢复排便、排气及经口进食；④必要时进行胸部理疗或给予吸氧；⑤适当的抗凝治疗。

（8）睡眠剥夺：减少环境噪声，改善睡眠。

2. 药物治疗 只有当患者躁动症状严重，可能危及自身或医护人员安全的情况下才需要给予药物治疗。

（1）抗精神病药物：躁动型谵妄的患者可考虑给予氟哌啶醇或者其他非经典的抗精神病药物。但是需要警惕此类药物的不良反应。

（2）右美托咪定：右美托咪定可缩短谵妄持续时间，可用于躁动型谵妄患者的治疗。

（3）苯二氮䓬类药物：该类药物只用于治疗因酒精戒断或苯二氮䓬类药物戒断而产生的谵妄。

（熊利泽）

思考题

1. 1岁小儿拟行人工耳蜗植入术，有支气管哮喘病史，患者麻醉手术过程中可能发生的并发症有哪些？如何处理？

2. 25岁女性患者，身高161cm，体重55kg。全身麻醉下行"胆囊切除术"，拔管后送麻醉后监护治疗室。患者出现恶心呕吐症状，给予止吐治疗。复苏过程中患者突然出现呼吸急促，可闻及吸气时高调"喉鸣"音，指脉氧饱和度下降至90%，立即纯氧加压供氧。随即"喉鸣"音消失，吸气时"三凹征"明显，脉搏血氧饱和度快速下降至80%。患者发生了什么？下一步怎样处理？

3. 85岁女性患者拟行股骨粗隆间骨折闭合复位内固定术，既往有高血压、糖尿病、血管性痴呆病史，该患者应选择何种麻醉方式？术中应做哪些监测？术中管理应注意什么？

4. 90岁老年女性，摔倒后导致右侧股骨粗隆间骨折，既往有慢性阻塞性肺疾病史30年，近来有咳嗽、咳痰，体温37.8℃，患者围手术期可能发生的并发症有哪些？如何防治？

第十四章
麻醉重症监护治疗

要点:

1. 麻醉重症监护治疗病房是以收治围手术期危重患者为重点,提供及时、全面、系统、严密监护和治疗的医疗单元。

2. AICU 病房建设要求与人员配备以及质量控制与标准 ICU 类同。

3. AICU 常用的监测包括循环呼吸监测、血气分析、感染监测等,管理措施包括镇静镇痛、抗生素应用、营养支持、预防血栓、重要器官功能支持以及专科特殊监护治疗。

4. AICU 危重患者呼吸功能支持的主要措施包括通气辅助措施、胸部物理治疗以及呼吸支持治疗效果的评估。

5. 急性心肌缺血、急性心肌梗死、急性左心衰竭等是 AICU 常见的临床问题,须掌握其处理原则。

6. 肺超声在气胸、胸腔积液、肺实变等所致呼吸困难患者评估中具有显著优势。腹部超声对于患者血流动力学不稳定病因诊断有积极的应用价值。

7. 纤维支气管镜可进行标本活检、痰液采集、细胞学检查、药物局部喷洒、异物取出等,以有效地精确清理呼吸道,改善患者通气功能,提升治疗效果。

8. 俯卧位通气、高频喷射通气、无创正压通气等非常规通气策略在 AICU 患者中得到运用,使患者受益。

麻醉重症监护治疗病房(anesthesia intensive care unit, AICU)是以收治围手术期危重患者为重点,提供及时、全面、系统、严密监护和治疗的医疗单元。AICU 是麻醉科工作的重要组成部分,主要工作包括高龄患者手术、重大手术、疑难病例的麻醉手术后监护与治疗,麻醉手术患者的抢救,麻醉手术后延续性生命支持,围手术期多器官功能障碍的治疗和器官功能支持,以及麻醉后苏醒延迟患者的监测与治疗等。

麻醉科医师在急危重症救治方面具有专业优势,随着高龄、危重患者手术的增多,AICU 对于提高患者围手术期安全性,让患者顺利度过麻醉手术高风险阶段具有重要意义。麻醉科医师也可通过AICU 工作提高管理术后患者的能力,这不仅大幅提高麻醉科医师围手术期管理危重患者的水平,更重要的是提高危重患者的围手术期安全与质量。

第一节 麻醉重症监护治疗病房

一、麻醉重症监护治疗病房建设要求

(一) AICU 建设基本原则

根据国家卫生健康委员会等七部委联合下发的《关于印发加强和完善麻醉医疗服务意见的通知》(国卫医发〔2018〕21号)提出有条件的医疗机构可设置 AICU。AICU 建设的基本原则主要包括:①AICU 隶属麻醉学科管理,是保障外科手术患者围手术期安全的重要组成部分;②AICU 应具备固定的场所,邻近手术室;③AICU 应配备足够数量、完成专科培训、掌握各种急救/重症医学等基础理

论和实践操作技能的专职麻醉科医师和护士；④AICU 必须按照 ICU 要求与标准配置相应的监护、治疗和急救等医疗设备，按照流程和准入标准收治各种外科大手术或危重症患者。

(二) AICU 床位设置

AICU 床位数与手术科室病床总数之比应≥2%，或与手术台比例≥1：4，或与单日住院手术例数比例≥1：10。AICU 为开放式病床，每床的使用面积应≥15m^2；有条件的 AICU 可配备单间病房，面积≥18m^2。

(三) AICU 位置及布局

AICU 设置于方便患者转运和诊疗的区域，首先考虑紧邻手术室和 PACU，手术室和 AICU 宜有内部通道。AICU 的整体布局结合医院实际进行规划，符合医院感染管理要求。辅助用房包括医师办公室、护士站、中央监控站、治疗室、配药室、仪器室、污废物处理室、值班室等。

(四) AICU 设施及设备

AICU 应配备适合使用的病床，每床配备床旁监护系统，具备监测心电图、无创血压、脉搏血氧饱和度、体温、呼气末二氧化碳分压、有创压力等基本功能。护士站应配备中央监护系统，随时查看每张床位监护参数。应根据实际情况配备便携式转运监护仪。

AICU 应每床配备 1 台呼吸机，可根据情况分不同档次配备，如收治儿科患者，配备具备小儿模式的呼吸机。每床应配备简易呼吸器。应根据实际情况配备便携式转运呼吸机。

AICU 每床均应配备输液泵和微量注射泵，其中微量注射泵每床应≥3 台。必要时配备一定数量的肠内营养输注泵。

其他必备设备，包括超声机、心电图机、血气分析仪、除颤仪、心肺复苏抢救装备车(车上备有喉镜或可视喉镜、气管导管、各种管道接头、急救药品以及其他抢救用具等)、体外起搏器、纤维支气管镜、电子升降温设备等。三级综合医院应配置血液净化装置、连续性血流动力学与氧代谢监测设备。

医院可根据实际情况选择配置闭路电视探视系统、输液加温设备、代谢监测设备、血液净化设备、体外膜氧合器(extracorporeal membrane oxygenator，ECMO)、床旁脑电图和颅内压监测设备、主动脉内球囊反搏(intra-aortic balloon counterpulsation，IABP)和左心室辅助循环装置、预防下肢深静脉血栓形成(deep venous thrombosis，DVT)的反搏处理仪器、胸部振荡排痰装置等。

二、麻醉重症监护治疗病房人员配备要求

(一) AICU 医师配备及资质

在 AICU 工作的医师应取得麻醉专业执业医师资格，医师组成应包括高级、中级和初级医师，至少配备 1 名取得麻醉专业高级专业技术职称的医师全面负责医疗工作。AICU 医师人数与床位数之比≥0.5：1。

在 AICU 工作的麻醉科医师应经过严格的专业理论和技术培训并考核合格，具有独立诊治患者的能力，以胜任对重症患者进行各项监护与诊治的要求。

在 AICU 工作的麻醉科医师必须具备麻醉学、重症医学相关理论知识，掌握重症患者重要器官与系统功能监测和支持的理论与技能，对脏器功能及生命的异常信息具有足够快速的反应能力：包括休克、呼吸功能衰竭、心力衰竭、严重心律失常、急性肾损伤、中枢神经系统功能障碍、严重肝功能障碍、胃肠功能障碍与消化道大出血、急性凝血功能障碍、严重内分泌与代谢紊乱、水、电解质、酸碱与渗透浓度平衡紊乱、肠内与肠外营养支持、镇静与镇痛、严重感染防治、多器官功能障碍综合征、免疫功能紊乱等。

在 AICU 工作的麻醉科医师除掌握麻醉专业各项监测与支持技术的能力外，还应掌握相关学科常用的诊疗技术，如床旁即时超声、颅内压监测、血液净化等技术。

(二) AICU 护士配备及资质

AICU 护士的配备可参照：三级医院护士人数与床位数之比≥3：1，二级医院≥2：1。护士长

应当具有中级以上专业技术职务任职资格,在麻醉或重症监护治疗领域工作 3 年以上,具备一定管理能力。不具备条件的二级医院,可设置护理负责人。

AICU 护士应经过严格的专业理论和技术培训并考核合格。应熟练掌握麻醉护理和重症监护的专业技术、输液泵的临床应用和护理操作技术、各类外科导管的护理、给氧治疗、气道管理和人工呼吸机监护技术、循环系统血流动力学监测、心电监测及除颤技术、血液净化技术、水电解质及酸碱平衡监测技术、胸部物理治疗技术、重症患者营养支持技术、危重症患者抢救配合技术等专业技术;同时具备各系统疾病麻醉护理和重症患者的护理、麻醉科和重症医学科的医院感染预防与控制、麻醉和重症患者的疼痛管理、麻醉和重症监护的心理护理等专业技术能力。

AICU 护士为患者提供监测与治疗护理,包括生命体征监测、机械通气护理、管道护理,遵医嘱进行化验、检查及药物治疗、观察识别患者生命体征变化,遵医嘱处理早期麻醉或手术并发症,进行患者转运护送与交接等护理服务。做好患者与家属的沟通工作,及时办理入院、转科、转院等手续,并详细记录护理过程。

三、麻醉重症监护治疗的质量控制

(一) AICU 规章制度

AICU 应建立健全各项规章制度、岗位职责和相关技术操作规范及临床诊疗指南,并严格遵守执行,以保证医疗服务质量。

患者由 AICU 的医师负责管理,各专科原床位主管医师应继续对转入 AICU 的患者负责专科处理。AICU 医师与各原专科主管医师应密切合作,当意见发生分歧时,应各自请示上级医师协商解决,必要时应请示各科主任以会诊 / 病例讨论等方式解决。

(二) AICU 医疗质量控制指标

AICU 由于具备自身的特殊性,质量控制应区别于综合 ICU、其他专科 ICU 及临床麻醉质量控制指标。由于目前没有统一的质量控制标准,可参考目前国内部分医院 AICU 专用的指标:①AICU 患者转入病房 48 小时内重返或转入其他 ICU 率;②AICU 气管拔管后 24 小时内再插管率;③AICU 患者收治率,指 AICU 收治患者总数占同期医院手术室内麻醉患者总数的比率;④AICU 患者 3 小时内气管拔管率;⑤AICU 患者转入病房 48 小时内肺部并发症发生率。

(三) AICU 医疗质量评价体系

AICU 应建立医疗质量评价体系:①指定专 / 兼职人员负责医疗质量和安全管理;②建立和完善AICU 信息管理系统,保证及时获得医技科室检查结果以及质量管理与医院感染监控的信息;③制订AICU 危机事件处理流程和预案,并定期组织医护人员进行预案演练,提升危机事件应急处理能力,从而保障对 AICU 各种突发或意外事件的及时、有效处理;④参照《重症监护病房医院感染预防与控制规范》(WS/T 509—2016),严格执行医院感染管理制度,落实各项消毒隔离制度,预防院内感染的发生。

四、麻醉重症监护治疗病房收治的主要对象

AICU 主要服务于围手术期的大手术和危重症外科患者。这些患者常常由于外科手术和麻醉原因,术后需要较长时间的严密观察,且存在二次手术风险,因此术后转入 AICU 更有利于术后监护以及做出快速处理;或者由于病情危重,转运风险大,术后宜在 AICU 继续抢救,待病情相对稳定后再转入综合 ICU 或其他专科 ICU 进一步治疗。AICU 具体主要收治对象包括:①高龄,术前合并严重的重要脏器系统性疾病,高危手术,以及术后需继续呼吸、循环等支持与管理的患者;②无严重系统性基础疾病但麻醉手术期间发生较严重并发症,如恶性高热、严重过敏反应、困难气道、休克、大出血等,经抢救后病情趋于稳定但需继续观察的患者;③全身麻醉后苏醒延迟或病情不稳定,需进一步诊断病因并监测治疗的患者;④手术或其他原因需严密监测并发症情况,但未达到内、外科等重症监护治疗病房

收治标准的患者;⑤生命体征不稳定、暂时不适宜院内转运的术后患者;⑥麻醉手术后患者在外科病房内出现谵妄、认知功能障碍,需要重症监护治疗的患者。

AICU 原则上不收治需要长期重症监护治疗的患者、不可逆性器官功能不全和其他不能从 AICU 的治疗中获益的患者。新生儿科、心脏大血管外科和神经外科手术患者,术后是否收治 AICU 由各医疗机构根据实际情况确定。

第二节 AICU 患者的管理

一、AICU 患者的监测

AICU 患者是术后危重症患者,合理的监测可以给医师提供有效的诊断依据。常用的监测有血流动力学监测、呼吸功能监测、血气分析、感染指标监测、心脏功能监测等。

(一)血流动力学监测

1. **血压监测** 血压是最基本的血流动力学监测项目,可以反映心排血量和外周血管阻力,同时与血容量、血管壁弹性、血液黏滞度等因素有关,是衡量循环功能的重要指标之一。它与组织器官的灌注、心脏的氧供需平衡及微循环等关系密切。正常人的血压与性别、年龄、体位、运动和精神状态等因素有关,血压的检测方法可以分为无创监测和有创监测。

(1)无创动脉血压监测:目前医院使用最广泛的血压监测方法是自动无创测压法,最大的优点是无创,可以根据需要选择自动间断测压和自动连续测压。

(2)有创动脉血压监测:有创测压是一种经动脉穿刺置管后直接测量血压的方法,能够反映每一个心动周期的血压变化情况,并可根据动脉压波形初步判断心脏功能。优点是对于血管痉挛、休克等患者的测量结果更为可靠,缺点是操作不当会引起血肿、血栓形成等并发症。有创血压监测是目前 AICU 最常用的监测方法,主要选用桡动脉进行测压,也可选用足背动脉、肱动脉、尺动脉、股动脉等进行测压。

2. **中心静脉压监测** 中心静脉压(central venous pressure,CVP)是指腔静脉与右心房交界处的压力,是反映右心前负荷的指标。常用的中心静脉压监测途径是右颈内静脉,也可以用锁骨下静脉和股静脉。在行中心静脉穿刺时一定要注意无菌原则,穿刺前可先用超声进行定位,注意防治感染、出血、血肿、气胸、血胸、神经损伤等并发症的发生。

3. **超声多普勒** 超声多普勒可以监测心排血量,主要有两种方法,一种是经胸超声心动图(transthoracic echocardiogram,TTE)检查,一种是经食管超声心动图(transesophageal echocardiography,TEE)检查。由于其无创、快捷等优点,目前经胸超声心动图在 AICU 是一种常用的监测方法,但容易受到体位、肥胖、严重肺气肿、呼吸急促等的影响;由于食管和心脏之间无肺组织,经食管超声心动图可以更清晰地观测到一些重要结构如心耳、肺静脉、房间隔等,可以在需要的时候提供帮助,但是一般适用于深度镇静或麻醉的患者。

4. **心排血量监测** 心排血量(cardiac output,CO)是指一侧心室每分钟射出的总血量,正常人左、右心室的排血量基本相等。CO 是反映心泵功能的重要指标,受心肌收缩力、前负荷、后负荷、心率等因素的影响,因此 CO 的监测对于评价患者的心脏功能具有重要的意义。AICU 常用的心排血量监测方法有无创心排血量监测和有创心排血量监测 2 种。无创心排血量监测目前常用的有心阻抗血流图法(impedance cardiogram,ICG)、全身生物电阻抗法和超声多普勒法三种;有创心排血量监测有 PICCO 法、Swan-Ganz 法和 VIGILEO 等方法。

5. **肺动脉压监测** 在肺动脉主干测得的压力称为肺动脉压(pulmonary arterial pressure,PAP),在肺小动脉楔入部位测得的压力称为肺动脉楔压(pulmonary arterial wedge pressure,PAWP),又名肺毛细血管楔压(pulmonary capillary wedge pressure,PCWP)。PAWP 和 PAP 是反映左心前负荷与右心后

负荷的指标,均可通过漂浮导管(Swan-Ganz 导管)监测。PAWP 正常值是 5~12mmHg。常见的并发症有心律失常、气囊破裂、肺动脉破裂、出血、感染、导管打结等。

6. 无创每搏连续血压及血流动力学监测系统　在上臂袖带定标的基础上,通过手指套红外传感器采集心脏每次搏动的血容量信号,并将此信号通过算法转换为每搏血压数据。

（二）呼吸功能监测

术后收入 AICU 的患者均为重症患者,且大部分为机械通气的患者,术后肺部并发症是其重要的并发症之一,因此呼吸功能的监测就显得尤为重要。呼吸功能监测的主要目的有:①对患者的呼吸功能状态做出评价;②对呼吸功能障碍的类型和严重程度做出诊断;③掌握患者呼吸功能的动态变化,便于病情评估和调整治疗方案;④对呼吸治疗的有效性做出合理的评价。常用的呼吸功能监测主要包括肺功能监测和呼吸运动监测。

1. 肺功能监测　主要包括通气功能监测和换气功能监测。

（1）常用的通气功能监测:包括静态肺容量、动态肺容量、小气道功能监测、无效腔率、动脉血二氧化碳分压、呼气末二氧化碳分压等。静态肺容量的监测指标有:潮气量、补吸气量、补呼气量、残气量、深吸气量、肺活量、肺总量等;动态肺容量的检测指标有:每分通气量、每分肺泡通气量、用力肺活量、最大呼气中段流量、最大呼气流量 - 容积曲线、最大通气量、流量 - 容积环等;小气道功能监测指标有:闭合容积和闭合容量等。

（2）肺换气功能监测:肺换气功能受通气血流比例、肺内分流、生理无效腔、弥散功能等的影响,常用的监测包括脉搏血氧饱和度、动脉氧分压及氧合指数、肺泡 - 动脉氧分压差等,其中脉搏血氧饱和度、动脉氧分压及氧合指数在 AICU 最常用。

2. 呼吸运动功能监测　主要包括一般性监测、呼吸肌功能监测、呼吸力学监测及呼吸中枢兴奋性监测。

（1）一般性监测:包括呼吸的频率、呼吸的幅度、呼吸的节律、呼吸周期比率、胸式呼吸或腹式呼吸的观察等。

（2）呼吸肌功能监测:主要包括最大吸气压、最大呼气压、最大跨膈压等。

（3）呼吸力学监测:主要包括气道压力、气流流速、气体容积、顺应性、气道阻力、呼吸功等。呼吸力学监测可以评估肺功能损害的性质和程度。在 AICU,对患者进行呼吸力学监测,可以指导危重症患者尤其是 ARDS 患者机械通气参数的设置、通气模式的选择及调节等。

（三）血气监测

血气监测包括动脉血气监测和混合静脉血气监测,通过血气监测可以了解氧和二氧化碳代谢的全过程,从而指导患者的治疗。血气监测常用的指标有 pH、BE 值、AB、血氧分压、血氧饱和度、二氧化碳分压、氧合指数、乳酸、电解质等指标,在危重患者的管理上,血气监测可方便快捷地提供患者目前内环境的状况,便于尽快指导治疗并调整治疗方案。

（四）感染指标监测

AICU 患者病情危重且常合并手术创伤应激、术前基础状态差、行机械通气等,需要常规监测血常规、CRP、PCT、红细胞沉降率等感染指标,必要时还需要行血培养、痰培养、引流液或分泌物培养等,根据监测指标及时调整或更换抗生素,做到抗生素的合理应用。

（五）心电图及心脏功能监测

心脏是人体重要的器官,一旦心脏功能受损,患者的风险急剧增加。无论是术中还是术后,尤其是术后收入 AICU 的患者,心电图及心脏功能的监测极为重要。

AICU 患者常规施行连续心电图监护,必要时行标准的 12 导联或 18 导联心电图监测。心电图可以监测心率和心律,实时发现和诊断心律失常、心肌缺血、心肌梗死及评估心脏起搏器的功能等。

目前,床旁经胸超声多普勒是 AICU 监测心脏功能的常用方法,具体见后面重症超声章节,另外心排血量的监测在监测心脏功能方面也有自己的优势,这些监测方法互相结合、互相补充,为临床医师的诊断治疗提供极大的帮助。

二、AICU 危重患者的管理

(一) 镇静和镇痛

镇静和镇痛是 AICU 的常规治疗措施之一。AICU 的患者处于强烈的应激之中,由此引发的焦虑和躁动增加了器官的代谢负担,加重患者的病情,甚至影响其接受治疗。AICU 的患者应常规进行疼痛评估,并把镇痛作为镇静的基础,同时根据患者的具体病情采用目标导向镇静策略。对于深度镇静者,宜实施每日镇静中断。

镇痛和镇静治疗的目的:消除或减轻患者的疼痛及躯体的不适感,减少不良刺激及交感系统的过度兴奋;减轻患者焦虑、躁动甚至谵妄,防止发生无意识的行为;帮助患者改善睡眠;减轻器官应激负荷,保护器官功能储备,为器官功能恢复赢得时间和创造条件。

AICU 常用的镇痛药物是阿片类药物和非甾体抗炎药,常用的镇静药物为咪达唑仑、右美托咪定和丙泊酚。镇痛是镇静的基础。除药物治疗外,还可以通过改善患者住院环境、集中进行护理及医疗干预等策略促进患者睡眠,保护患者的睡眠周期。

除常规进行镇静、镇痛外,在进行可能导致疼痛或者患者强烈应激的操作前,应预先使用镇静药、镇痛药及非药物干预。在进行镇静、镇痛治疗的同时,还需要常规进行疼痛评估及镇静评估,常规评估患者的器官功能状态和器官储备能力。

谵妄是 AICU 患者预后不佳的危险因素,需要密切关注并早期发现,早期处理。谵妄评估常用的工具包括 ICU 患者意识错乱评估法和重症监护谵妄筛查量表。

(二) 抗生素的应用

为了合理使用抗生素,WHO 制定了合理用药的 8 字原则:安全、有效、经济、适当。

规范抗生素的预防性应用。对于时间小于 2 小时的清洁手术,术后不再继续使用抗生素;清洁手术预防使用抗生素不超过 24 小时,心脏手术可根据患者病情延长至 48 小时;对于 Ⅱ 类切口手术,使用抗生素不超过 48 小时;Ⅲ 类切口手术使用抗生素不超过 72 小时。

对于存在感染的患者,在使用抗生素前应尽早送标本培养,要注意标本的规范采集和检验结果的正确解读,最后根据培养结果使用抗生素。对于危重患者,应尽早根据经验开始抗感染治疗。院内感染、老年人、有慢性阻塞性肺疾病、免疫抑制患者感染中,以革兰氏阴性杆菌(如肠杆菌科细菌、铜绿假单胞菌、不动杆菌)和革兰氏阳性球菌中的金黄色葡萄球菌及厌氧菌为主。对于重症患者,经验治疗无效又未获得病原学结果时,还应考虑真菌、结核和非结核类分枝杆菌及巨细胞病毒、卡氏肺孢菌等特殊感染。

一般细菌感染用一种抗生素能够控制,无须联合用药,但在 AICU 经常存在病原菌不明的严重感染或有基础疾病并发心肺功能不全,免疫功能低下,或混合感染的患者,此时应采取联合用药,抓住治疗时机,协同作用,增强疗效,同时还可以减少细菌耐药性的产生。

抗生素的给药间隔时间取决于药物的半衰期、有无抗生素后效应以及抗菌作用是否有浓度依赖性,原则上浓度依赖性抗生素应将其 1 日剂量集中使用,适当延长给药间隔时间,以提高血药峰浓度。而时间依赖性抗生素其杀菌效果主要取决于血药浓度超过病菌最低抑菌浓度(minimum inhibitory concentration,MIC)时间,与血药浓度关系不大,故其给药应缩短时间间隔,使 24 小时内血药浓度至少高于致病菌的 MIC 的 60%。

(三) 营养支持

所有 AICU 患者在入住 24~48 小时内,均应开始实施营养支持治疗。对于可以经口进食的重症患者,经口进食优于肠内或肠外营养,早期肠内营养(48 小时内)优于延迟肠内营养和早期肠外营养。对于经口进食及肠内营养禁忌的患者,需要在 3~7 天内启动肠外营养,为避免过度喂养,可在 3~7 天

NOTES

内达标。

需要根据个体耐受情况及手术类型调整口服营养方案,尤其是老年患者应更加谨慎。如果单独经口进食和肠内营养无法满足营养需求超过7天,应联合使用肠外营养。肠外营养液应混合输注而不是多瓶分开输注。对于行癌症大手术的营养不良患者在术后可以使用富含精氨酸、ω-3脂肪酸、核糖核苷酸的特殊营养制剂。对于大部分患者,标准整蛋白配方即可满足营养需求。行减重手术的患者入住AICU后,可以早期经口进食,在无严重并发症时,不需要进行肠外营养支持。

在AICU的患者还要对营养支持治疗进行监测,同时监测血糖、电解质等实验室指标。

(四)血栓预防

血栓预防分为深静脉血栓的预防和动脉血栓的预防。AICU的动脉血栓的预防包括预防心房颤动或重度心室功能不全患者的心脏内血栓、支架血栓以及移植血管内的血栓。非心脏外科手术后新发心房颤动导致的长期血栓风险也较高。对于接受过冠脉支架置入术、有卒中风险的非瓣膜心房颤动患者,双联治疗(氯吡格雷+利伐沙班/达比加群)是合理的,与传统三联治疗相比,可有效降低出血风险。瓣膜病心房颤动采用的是华法林抗凝治疗,INR的目标范围需要参考瓣膜病的部位和种类来确定。

狭义上的血栓预防主要是指深静脉血栓(deep vein thrombosis,DVT)的预防。手术创伤、卧床制动、使用镇静剂或肌松药、机械通气等因素可明显降低AICU患者肢体静脉的血流速度,导致下肢静脉血流淤滞,进而发展成DVT。DVT的预防主要包括基础预防、机械预防和药物预防。基础预防包括生活方式的改善,如戒酒、控制体脂量、控制血压和血糖等,早期进行主动或被动功能锻炼。对于在AICU的患者,基础预防还包括:抬高患肢,防止深静脉回流障碍;适当补液,多饮水,避免脱水。对于存在高出血风险的AICU患者,单独采用机械预防,其措施包括间歇充气加压装置、足底静脉泵和抗栓弹力袜,在使用机械预防之前需要进行床旁下肢静脉超声的筛查,排除已经形成深静脉血栓的患者。对于无出血高风险的AICU患者,应用药物和机械预防DVT的发生,常用的药物包括普通肝素、低分子量肝素、维生素K拮抗剂和其他口服抗凝剂。由于AICU患者病情的复杂性,无论采取何种预防措施,均需要结合每例患者的具体情况,在医疗规范及指南的基础上,个体化选择预防血栓方案。

(五)重要器官支持

1. 脑功能支持　多种因素可引起继发性神经功能损害:低氧血症、低血压、发热、疼痛躁动、低血糖、癫痫发作等。脑功能支持主要是促进大手术后神经元功能复苏,这些措施主要包括生理学措施、控制感染和降低颅内压。生理学措施包括:保持体位,半卧位可以降低颅内压,增加回心血量,改善氧合通气,减少胃内容物反流误吸,降低医院获得性肺炎发生率;控制动脉氧分压和二氧化碳分压以改善供氧,降低颅内压;控制动脉压,动脉压过高或过低均可影响脑血流量,造成脑损伤;控制血糖,葡萄糖是脑能量代谢的基本底物,缺氧基础上葡萄糖不足将引起严重的神经元坏死,血糖增高则会加重脑损伤;控制血浆渗透压,异常的渗透压在脑损伤尤其是血脑屏障破坏时,将会导致严重的脑损伤,但纠正渗透压不宜过快;改善营养代谢,代谢障碍既是严重脑损伤的基本病理生理改变,又是继发性脑损伤的基础。降低颅内压的措施包括:渗透性利尿、手术、镇静、控制液体和过度通气;控制癫痫;必要时低温;应用糖皮质激素;应用麻醉剂;应用神经元保护剂以及高压氧治疗。

2. 心脏功能支持　心脏功能支持主要包括以下几个方面:①加强常规监测,包括心电图、血压、中心静脉压、左心房压、心排血量、体温、尿量、混合静脉血氧饱和度、心肌酶谱、心肌梗死定量指标的监测以及床旁心脏超声评估心脏功能。②根据患者具体病情,实施有针对性高级监测,且尽量采用无创的方式,如选择无创心排血量监测、床旁经胸超声等手段监测患者的心脏功能及循环功能。③处理心律失常时,尽可能消除引起心律失常的诱因,必要时使用抗心律失常药或者电复律的方式纠正异常心律,以维持循环稳定。④纠正贫血、氧疗、扩张冠脉以增加心肌供氧。⑤精准管理患者液体,合理补液,合理使用利尿剂。⑥合理使用血管活性药,改善心血管功能和全身微循环状态;当患者出现心力衰竭、循环功能常规治疗不能维持时,可选择人工循环支持,包括主动脉内球囊反搏以及体外膜氧合器,暂时给予循环支持。

3. 呼吸功能支持 由于手术对呼吸功能的影响以及麻醉相关药物可能尚未代谢完全,大多数 AICU 的患者需要呼吸功能支持。这些呼吸支持的措施包括以下几个方面。

通气支持/辅助措施包括机械通气、无创呼吸机辅助通气、经鼻高流量氧疗、面罩吸氧、鼻导管吸氧等。对于有肺大疱或者既往有自发性气胸的患者,通气压力不能过高,必要时可使用高频通气来保证气体交换;对于口、咽、颌、面、喉部等上呼吸道大手术后的患者,为保持呼吸道通畅,应延迟拔管,必要时行气管切开;对于并发 ARDS 的患者,应采用肺保护性通气策略,平台压不高于 30cmH_2O,同时可以允许二氧化碳分压高于正常值,加用适当水平的呼气末正压。

胸部物理治疗可以减少术后肺部并发症,措施包括:体位引流,通过不断改变患者的体位,利用重力作用排出肺内和支气管内的分泌物,不仅能有效预防感染,还可以改善肺内通气血流分布,纠正和防止因通气血流比例失调导致的低氧血症;胸背部叩击和胸部震颤,其主要目的是促进有效咳嗽及气道分泌物排出,常和体位引流联合使用;呼吸肌锻炼,包括缩唇呼吸和用力腹式呼吸等;刺激性肺测量法,其原理是通过产生内部负压而形成跨肺压力梯度,使得在吸气阶段吸入最大流量以保证肺泡扩张;持续气道正压,即吸气及呼气相均保持正压,既可经人工气道进行,也可经面罩或鼻罩进行。

呼吸支持效果评估,包括观察痰液的性状、颜色及量的多少,肺部听诊,观察呼吸功的改变,监测脉搏血氧饱和度、呼气末二氧化碳分压、动脉血气分析,以及床旁超声评估肺部病情及膈肌运动。

4. 肝脏功能支持

(1)一般支持治疗:安静休息,减少体力消耗,减轻肝脏负担;加强病情监测,完善凝血、血氨、血生化、血乳酸监测;尽早肠内营养,包括高碳水化合物、低脂、适量蛋白饮食;积极纠正低蛋白血症,补充白蛋白或新鲜冰冻血浆,并酌情补充凝血因子;纠正水电解质紊乱;加强消毒隔离,加强口腔护理及肠道管理,预防医院内感染发生。

(2)病因治疗:针对病毒性肝炎进行抗病毒治疗;药物性肝损伤需要停用所有可疑药物,必要时行人工肝治疗;妊娠急性脂肪肝(acute fatty liver of pregnancy,AFLP)/溶血肝功能异常血小板减少(hemolysis,elevated liver function and low platelet count,HELLP)综合征建议终止妊娠;对于低灌注导致的肝功能损伤应尽快改善肝脏灌注。

(3)其他治疗:对于自身免疫性肝炎应用糖皮质激素;促肝细胞生长治疗,为减少肝细胞坏死、促进肝细胞再生,可酌情使用促肝细胞生长素和前列腺素 E1,但疗效仍需进一步确定;微生态调节治疗,调节肠道菌群紊乱。

5. 肾脏功能支持 术后肾脏功能的维护支持措施包括:纠正贫血,将血细胞比容维持在0.30~0.35;监测血容量变化、平均动脉压、心率变异度及乳酸水平,间接反映组织器官灌注情况,给予个体化的液体治疗;持续动态 24 小时尿量监测是 AICU 患者的护理常规,其不仅可以反映患者的血容量状况及器官的灌注水平,还能反映肾脏功能的早期损害;维持电解质及酸碱平衡;避免使用肾毒性的药物,比如氨基糖苷类抗生素。

对有适应证患者实施肾脏替代治疗,包括腹膜透析以及持续床旁血液透析等;对 AICU 内大手术后的患者使用无肝素血滤或者柠檬酸抗凝血滤技术,可使血滤对患者的凝血功能损害降至最低,必要时可在术后立即开始床旁肾脏替代治疗。

(六)专科治疗

1. 神经外科 AICU 神经外科患者管理中,有些管理是其专科所独有的,主要包括:神经系统专科查体、颅内压及脑灌注压监测、经颅多普勒监测、脑电图监测;在进行呼吸支持治疗时要特别注意对中枢神经系统的影响,避免患者发生呛咳或者呃逆;机械通气的过程中适当镇静镇痛,避免因躁动导致颅内压升高;在满足组织灌注的基础上维持较低的中心静脉压,可以促进脑循环回流;积极消除引起颅内压增高的因素,并采取特殊措施降低颅内压,包括抬高头部同时保持头部轴位、渗透性治疗、低温治疗,甚至联系外科医师进行脑脊液外引流或者去骨瓣减压;预防脑损伤后继发性癫痫;注意神经内分泌并发症的处理,包括下丘脑垂体功能降低、尿崩症、高钠血症以及低钠血症等。

2. 心脏外科 AICU 心脏手术后的患者,专科管理特点主要包括:患者交接时,建议继续使用手术室内使用的输液泵,避免因换泵出现药物中断;监测心排血量;胸腔负压引流,每小时记录引流量直至小于 30ml/h,若大于 100ml/h 需查凝血指标;术后急查床旁胸片及心电图;瓣膜术后的患者术后第二天开始接受华法林治疗并监测 INR 等。

3. 小儿外科 小儿外科患者在 AICU 的监护治疗与成人患者相比有诸多不同。儿科设备具有特殊性,包括小儿专用的抢救复苏设备、呼吸机及其管路、监护设备以及新生儿暖箱等。小儿的镇痛和镇静治疗不仅可以消除患儿疼痛、减轻焦虑和躁动,还可以催眠并诱导顺行性遗忘,比成人患者的镇静镇痛治疗更为重要。小儿患者的液体复苏治疗需要按照标准体重进行计算,补液的同时进行严密监护。

三、AICU 常见的临床问题

AICU 的主要收治对象:①高龄、合并多器官功能障碍、大手术后的患者;②ASA 分级 Ⅲ级以上、苏醒延迟的患者;③困难气道、脓毒症休克的患者;④围手术期血流动力学不稳定的患者;⑤可能存在手术麻醉相关并发症的患者,如吸入性肺炎、肺栓塞、肺水肿、急性心力衰竭、心肺复苏后的患者。这些患者最常见的临床问题是急性心肌缺血或心肌梗死、肺水肿、急性左心衰竭、脑梗死、肺栓塞、谵妄、低氧血症、脓毒症休克等。

（一）急性心肌缺血（acute myocardial ischemia）或急性心肌梗死（acute myocardial infarction）

由于术前基础的心血管系统疾病、术前紧张、术中麻醉和手术应激、术后疼痛等因素的影响,术后入 AICU 后发生急性心肌缺血并不少见,严重者会发生心肌梗死。

引起围手术期心肌缺血的主要因素包括:①心肌氧供下降:决定心肌氧供的主要因素是冠状动脉灌流量以及冠状动脉血氧含量,其中引起冠状动脉灌流量下降的主要原因是冠状动脉狭窄和冠状动脉痉挛,此外主动脉舒张压降低及心率增快也可引起冠状动脉灌流量下降。围手术期严重贫血、呼吸功能不全、低氧血症及急性碱中毒等均可降低冠状动脉血氧含量,诱发心肌缺血。②心肌氧需增加:决定心肌氧需的主要因素是心率、心肌收缩力、室壁张力,其中心率尤为重要,因此控制心率是围手术期避免心肌氧需增加的一项重要措施,尤其针对危重症患者。

清醒患者发生急性心肌缺血时可主诉心前区疼痛或不适,但对于麻醉未醒的患者无法主诉。AICU 患者心肌缺血的主要诊断方法是床旁心电图及经胸心脏超声,此外经食管超声心动图及肺动脉导管也可对急性心肌缺血进行诊断。

急性心肌缺血心电图的诊断标准:①两个相邻导联上新出现 ST 段抬高。所有导联(除 V_2~V_3 导联外)抬高 $\geq$ 0.1mV,V_2~V_3 导联男性抬高 $\geq$ 0.2mV(年龄小于 40 岁 $\geq$ 0.25mV),女性 $\geq$ 0.15mV;V_3R 和 V_4R 导联 ST 段抬高 $\geq$ 0.05mV(男性小于 30 岁 $\geq$ 0.1mV);V_7~V_9 导联 ST 段抬高 $\geq$ 0.05mV(男性小于 40 岁 $\geq$ 0.1mV)。②ST 段压低和 T 波改变。两个相邻导联上新出现水平或下斜型 ST 段压低 $\geq$ 0.05mV 和/或在两个相邻的 R 波为主(R/S>1)导联上 T 波倒置 $\geq$ 0.1mV。

判断患者发生急性心肌缺血后,应定时复查心肌酶谱和心肌梗死定量指标,如果心肌损伤生化标志物(首选肌钙蛋白)升高,至少有一次数值超过 99% 正常参考值上限,并有以下至少一项心肌缺血的证据可诊断为急性心肌梗死:①心肌缺血的症状;②新出现的 ST-T 改变或新出现的左束支传导阻滞;③新出现的病理性 Q 波;④超声心动图监测有新出现的心肌活力丧失或区域性室壁运动异常;

⑤冠脉造影或尸检证实冠脉内有血栓。

患者一旦发生急性心肌缺血或者心肌梗死,应迅速进行药物治疗,同时吸氧,保证氧供充足,必要时权衡利弊行急诊 PCI 治疗。急性心肌缺血或心肌梗死常用的药物:①硝酸酯类药物;②抗血小板药;③抗凝药;④β受体拮抗剂;⑤钙通道阻滞剂;⑥血管紧张素转换酶抑制剂等。如果患者循环不能维持,可以考虑 IABP 辅助或者 ECMO 辅助治疗。同时,在治疗急性心肌梗死时,要限制液体入量,预防心力衰竭等并发症的发生。

（二）急性肺水肿（acute pulmonary edema）

急性肺水肿是由不同原因引起肺组织血管外液体异常增多,液体由间质进入肺泡,甚至呼吸道,出现泡沫状分泌物。临床表现为氧饱和度下降、呼吸困难、呼吸功增加、两肺布满湿啰音,甚至从呼吸道涌出大量的粉红色泡沫样痰／液体。

急性肺水肿分为血流动力性肺水肿和通透性肺水肿。血流动力性肺水肿主要是指因毛细血管静水压升高,使流入肺间质液体增多所形成的肺水肿。其常见原因包括:①心源性肺水肿:多见于急性左心衰竭和二尖瓣狭窄的患者;②神经源性肺水肿:下丘脑受损引起的功能紊乱是其主要原因;③液体负荷过量;④复张性肺水肿:各种原因导致的肺萎陷后在肺复张时或复张后 24 小时内发生的肺水肿;⑤高原性肺水肿:由低地急速进入海拔 3 000m 以上地区引起的急性肺水肿。通透性肺水肿指肺水和血浆蛋白均通过肺毛细血管内间隙进入肺间质,肺淋巴液回流量增加,且淋巴液内蛋白含量亦明显增加,表明肺毛细血管内皮细胞功能失常,其常见原因包括感染、毒素吸入、溺水、尿毒症、氧中毒等。

一旦患者出现呼吸困难、氧饱和度下降等,在 AICU 应立即快速行床旁超声检查,如发现大量 B 线,根据之前患者肺部超声的情况,可迅速诊断急性肺水肿,必要时行床旁 X 线检查或 CT 检查。

急性肺水肿的治疗原则:①病因治疗是根本;②维持气道通畅,充分供氧,必要时行机械通气治疗;③降低肺血管静水压,提高血浆渗透压,改善肺毛细血管通透性;④充分镇静,解除焦虑,预防并控制感染。

（三）急性左心衰竭（acute left heart failure）

心力衰竭是由多种原因引起的心脏泵功能不全综合征。在 AICU 的术后患者,以急性左心衰竭较常见。急性左心衰竭主要引起肺血管充血,导致急性肺水肿,治疗必须及时。

引起急性左心衰竭的常见原因有:①心肌收缩力减弱;②心脏负荷增加,如液体过负荷、主动脉瓣重度狭窄等;③心律失常;④舒张期顺应性下降;⑤心脏功能协调障碍等。

急性左心衰竭的临床表现:①心慌、心率增快、心律失常;②呼吸急促,尤其是出现吸气性呼吸困难,可闻及哮鸣音;③严重时可见粉红色泡沫痰。床旁心脏超声和胸部 X 线可协助诊断。

急性左心衰竭的治疗:①减轻心脏负荷,常用药物有利尿剂呋塞米、血管扩张剂如硝酸甘油、单硝酸异山梨酯等,使用过程中密切监测电解质及血压的变化;②增强心肌收缩力,常用的药物有多巴胺、多巴酚丁胺、洋地黄类药物等;③氧疗,短期内可提高吸氧浓度,保证组织的氧供,纠正组织的缺氧状态;④其他治疗,如应用吗啡等。

（四）急性脑梗死

急性脑梗死是目前术后常见的且比较严重的并发症,常引起面瘫、口角歪斜、肢体运动异常、失语或者口齿不清甚至昏迷、死亡等,严重威胁着患者的生命安全及生活质量,是一种发病率高、致残率高、病死率高、复发率高及并发症多的疾病。

引起急性脑梗死的常见原因有:①动脉粥样硬化;②心房颤动合并栓子;③血液黏滞度增加和高凝状态;④术前合并脑缺血相关疾病等;⑤围手术期低血压等。

一旦疑及 AICU 患者发生急性脑梗死,应迅速启动院内绿色通道,尽早行 MRI 及 MRA 检查,和神经内科及脑血管介入专科医师进行沟通,确定是尽快行脑血管开通手术、溶栓治疗还是选择保守治疗方案。

急性脑梗死的非手术治疗：①氧疗；②避免低血压及低血容量；③控制血糖；④预防及治疗脑水肿；⑤纠正风险因素，使用抗血小板药、抗凝药、他汀类降脂药物、改善脑循环的药物等。

（五）肺栓塞（pulmonary embolism）

肺栓塞是指来自外源性或者内源性的栓子堵塞肺动脉或其分支引起肺循环障碍，使其所累及肺区组织血流中断或极度减少所引起的临床综合征。因血栓栓塞造成的肺栓塞占临床肺栓塞的95%以上，此外还有空气栓塞、脂肪栓塞、羊水栓塞等。急性肺栓塞的后果主要取决于栓子的大小及栓塞的部位和范围。

急性肺栓塞的临床表现多种多样，缺乏特异性。患者通常表现为突然出现的胸痛、咯血、不明原因的呼吸困难、窒息感、突然出现的严重休克和意识障碍，或者在充分的供氧和通气下，患者呈现进行性发绀、低血压等，应考虑可能发生了急性肺栓塞。

急性肺栓塞的诊断：肺动脉造影和肺动脉CTA是诊断肺栓塞的重要方法，超声心动图亦可以辅助诊断急性肺动脉栓塞。D-二聚体在诊断肺动脉栓塞中有较高的灵敏度，但其特异度较低。

急性肺栓塞的预防：①避免长期卧床；②术后尽早抗凝，预防深静脉血栓形成；③术前有下肢深静脉血栓的患者做好评估，必要时放置滤器；④避免应用下肢静脉进行输液和输血；⑤下肢静脉曲张患者应用弹力袜，以促进下肢血液循环；⑥术后无下肢静脉血栓形成的患者，使用气压治疗预防下肢静脉血栓形成；⑦尽早下床活动。

急性肺栓塞的治疗：①对症支持治疗；②抗凝治疗；③溶栓治疗；④介入治疗和手术取栓。

（六）术后谵妄

参阅第十三章。

（七）低氧血症

参阅第十三章。

第三节　AICU中常用的诊疗技术

一、重症超声

准确的评估和快速的临床决策对于挽救生命和提高危重症患者术后转归至关重要，也是围手术期麻醉科医师工作的重心之一。重症超声是在临床医学理论指导下运用超声针对危重症患者，以问题为导向的多目标整合的动态评估过程。本章节简要介绍重症超声在AICU的诊疗范畴及操作规范。

（一）重症超声基础知识

1. 超声技术原理　依据不同的人体解剖结构均有各自反射特性，当声波遇到两种不同介质的界面时，一部分能量会穿透界面继续向前传播，剩下的能量将反射回声波，形成回声。反射信号经放大处理后显示在数字监测仪上生成图像所需信息，在界面上未被反射的声波会继续向前传播，这一透射声波在到达下一个界面会再次发生透射和反射。

2. 四种常见回声表现　依据回声强弱不同可分为四种类型：无回声、低回声、高回声、强回声（图14-1）。

3. 常用超声模式的类型　包括B型、M型、多普勒成像。

4. 超声检查中的重要参数——探头频率和分辨率　频率（frequency）指单位时间内声源振动的次数，单位为赫兹（Hz）。频率越高，分辨率越高，穿透力越弱；频率越低，分辨率越低，穿透力越强。

5. 超声探头类型　扇形扫描：2.5~3.5MHz，用于心脏、颅脑检查。凸阵扫描：3.5~5.0MHz，用于腹部、盆腔脏器，可实行扇形扫查。线阵扫描：7.5~10MHz，用于浅表器官及外周血管，为矩形扫查（图14-2）。

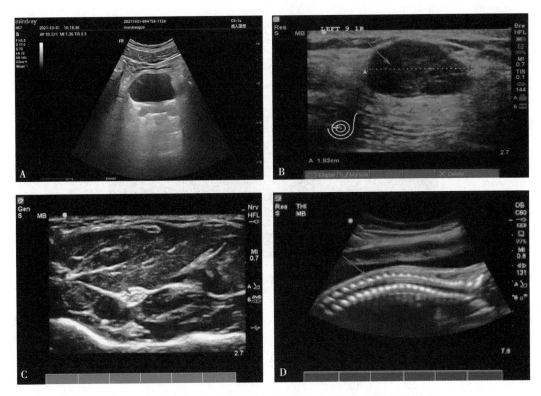

图 14-1　不同组织超声回声强弱示意图

　　A. 锁骨下静脉超声显示为无回声；B. 组织间囊肿超声显示为低回声；C. 肌间筋膜超声显示为高回声；D. 软骨表面超声显示为强回声。

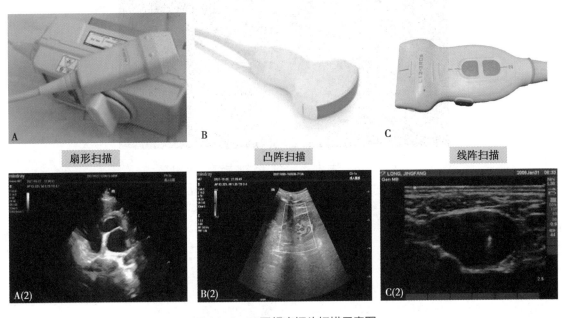

扇形扫描　　　　　　　　凸阵扫描　　　　　　　　线阵扫描

图 14-2　不同超声探头扫描示意图

（二）肺超声

　　与肺部 X 线、听诊相比，在诊断充血性心力衰竭的肺水肿患者时，肺超声更加敏感；由于其造价低廉、便携、无辐射等特点，因此在呼吸困难患者评估中具有明显优越性。

　　1. 正常肺的超声特点　包括：① A 线的存在，A 线为混响伪影，平行于胸膜线，两条相邻 A 线间距与皮肤到胸膜线的距离相等；②胸膜滑动征，壁层胸膜与肺脏之间随呼吸运动的滑动征象（图 14-3）。

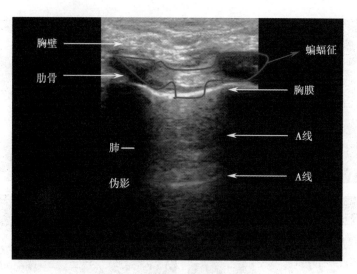

图 14-3　正常肺超声示意图

2. 肺间质综合征　肺间质性综合征的特征为类似"彗星尾"的伪影——B 线存在,B 线超声影像特征是垂直混响伪影,起自于胸膜线,延伸到超声屏幕的边缘,这可能是由肺水肿、炎症或纤维化造成的。三个或三个以上 B 线在一个肋间隙出现,表示这一区域存在肺间质综合征(图 14-4)。

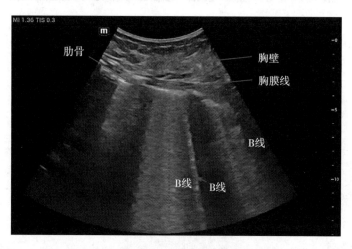

图 14-4　肺间质综合征,经胸肺超声示意图
三个或三个以上 B 线起自于胸膜,延伸到超声屏幕边缘,未见 A 线。

3. 气胸　肺超声诊断气胸的主要诊断依据是:肺滑动征消失、条码征出现、肺点出现等;有 B 线一般排除气胸;有"胸膜搏动征"一般排除气胸,存在"肺点"诊断气胸灵敏度为 66%,特异度为 100%(图 14-5)。

4. 胸腔积液　胸腔积液可表现为液体的无回声暗区,或者有蜂窝状、有分隔的液性暗区;这与胸腔积液性质相关。有蜂窝状、有分隔的液性暗区一般为渗出液(图 14-6)。

5. 肺实变　肺实变超声表现:①组织样征,肺出现类似于肝样组织结构;②碎片征,为块状组织样组织位于胸膜下产生的征象;③支气管充气征,在不均匀的组织样实变超声图像区域内,常可以发现多个点状或支气管样的线状高回声征象,表明在实变或不张的肺组织支气管或肺泡内存在残留空气(图 14-7)。

6. 肺超声检查方法　每次检查时做到双肺左右、前后、上下对比,这样才能做出准确的临床判断,避免出现遗漏。

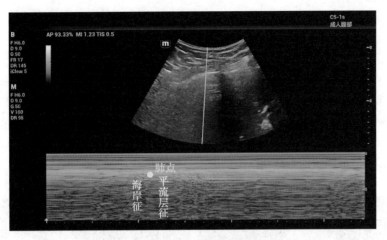

图 14-5　气胸肺超声示意图

超声 M 形模式下,正常肺超声海岸征消失,代之为平流层征。

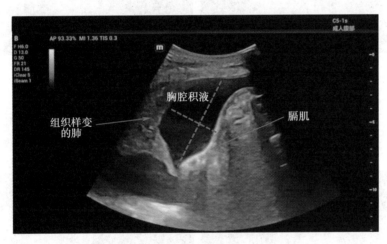

图 14-6　胸腔积液肺超声示意图

胸腔积液呈四边形征,肺组织出现实变样改变。

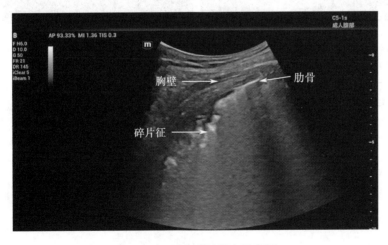

图 14-7　肺实变肺超声示意图

实变肺组织呈高回声区域,区域内肺组织随呼吸改变无法正常膨起和塌陷,碎片征是因为有部分肺组织还可以进行通气。

（三）经胸心脏超声

参阅第四章。

（四）腹部超声

创伤超声重点评估（focused assessment with sonography for trauma，FAST）是指临床医师对创伤患者胸腹腔做床边超声检查，重点探查各腔隙内游离液体，据此对创伤做出评估。腹部超声FAST对于患者血流动力学不稳定病因诊断有积极的临床应用价值。以下内容着重介绍临床常用的几个超声切面及意义。

1. 右上腹——肝肾隐窝　该切面可显示肝右叶、右肾和膈。探头置于右侧腹部10~12肋间，方向标志朝上指向头部，沿肋间前后移动探头确保观察所有潜在腔隙（图14-8）。

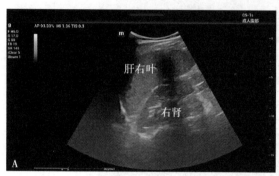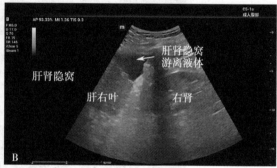

图14-8　右上腹肝肾隐窝正常和异常超声示意图

2. 左上腹——脾肾隐窝　该切面可显示脾、左肾和膈。探头置于左侧腹部靠后侧10~12肋间，方向标志朝上指向患者头部，沿肋间前后移动探头确保观察所有潜在腔隙（图14-9）。

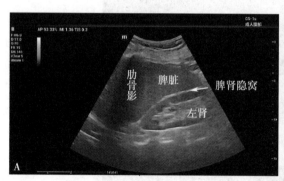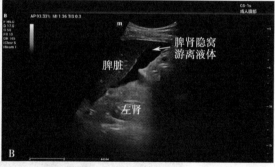

图14-9　左上腹脾肾隐窝正常和异常超声示意图

3. 耻骨上——膀胱　该切面可显示膀胱和周围的肠管。探头置于耻骨联合上方，由外向内、由下向上移动（图14-10）。

（五）胃超声

参阅第四章。

（六）血管超声

参阅第四章。

二、纤维支气管镜的应用

AICU患者呼吸道相关并发症较常见。纤维支气管镜（以下简称"纤支镜"）可以清晰明亮地在视野中为患者进行气道内的操作，包括标本活检、痰液采集、细胞学检查、药物局部喷洒、异物取出等，并有效地清除患者气道内分泌物，精准清理呼吸道，改善患者通气功能，提升治疗效果。

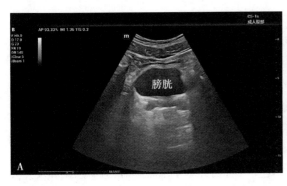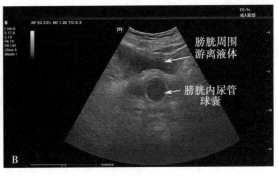

图 14-10　下腹部膀胱周围正常和异常超声示意图

（一）肺部感染的病因学诊断

纤支镜可根据胸片在直视下选择性到达深部病变区域准确采样培养，保护性毛刷加定量培养为最佳方案。

（二）肺部感染和肺不张的治疗

纤支镜应用于危重患者的气道管理有重要意义。将纤支镜插入定向肺段、肺叶支气管内，通过吸痰、灌洗后，肺部感染控制得到加强，支气管通畅后肺不张得以复张，改善了患者缺氧状态及通气情况。

AICU 危重患者由于卧床、昏迷、抵抗力差、咳嗽反射减弱甚至消失，排痰不畅使原有肺部感染难愈或并发新的肺部感染，或由于呼吸机相关肺炎的产生，痰液增多，引起肺不张。单纯雾化吸入、常规吸痰、化痰药物等有时难以奏效。而纤支镜则可在直视下有选择地吸引、灌洗、清除黏稠分泌物及引起肺不张的痰栓、痰痂、血痂，比较彻底并可重复进行。促使痰液引流通畅，缩短了治愈肺部感染及肺复张的时间。

慢性阻塞性肺疾病（chronic obstructive pulmonary diseases，COPD）伴呼吸衰竭的患者或其他危重患者常因黏稠的痰液阻塞较大气道，造成段、叶或一侧肺不张。当采用刺激咳嗽、深呼吸运动、拍背及体位引流等措施后仍无效时，可使用纤支镜进行抽吸及灌洗，可有效地解除肺不张。

（三）纤支镜在人工气道建立中的应用

在 AICU 内需要更换气管导管，或需将经口插管换成经鼻插管时，应用纤支镜协助，既可观察到原气管导管及气道的情况，便于及时发现异常情况，又可在最短时间内重新建立人工气道，减少缺氧对危重患者的影响。

AICU 特殊危重症患者在拔除气管导管后可能突发呼吸窘迫，其中部分原因是上呼吸道梗阻（upper airway obstruction，UAO），这种 UAO 多发生在声门下或声门处。对可能发生 UAO 的患者，于拔管时先插入支气管镜，使纤支镜与气管导管一同撤出，这样可发现 UAO 的原因，与此同时可以立即重新送入气管导管，避免 UAO 对患者的影响。

（四）支气管肺泡灌洗术

支气管肺泡灌洗（bronchoalveolar lavage，BAL）是一项经纤支镜进行的无创操作技术，在呼吸道相关疾病诊断中已经被广泛地接受。通过向肺泡内注入足量的灌洗液并充分吸引，得到支气管肺泡灌洗液（bronchoalveolar lavage fluid，BALF），在肺泡水平分析以下重要信息，如免疫细胞、炎症细胞、细胞学和感染微生物病原学资料，辅助进行呼吸道疾病的诊断、病情观察和预后判断。

三、气管切开术

气管切开术（tracheotomy）是 AICU 常用的一种操作。气管切开的优点包括减少了咽喉损伤，降低了发生鼻窦炎的风险，降低了镇静需求，易于进行口腔清洁，提高了患者的舒适度并方便沟通，维持吞咽及声门闭合，发生意外脱管时能简单地再次插入。AICU 气管切开术的最大争议可能是其适应证。

（一）适应证与禁忌证

1. 在长时间机械通气和获得性、潜在可逆性神经肌肉障碍的情况下，应进行气管切开术。

2. AICU 中存在高风险并发症的患者不应进行气管切开术（经皮或手术）。在下列情况下，不应进行气管切开术：①血流动力学不稳定；②颅内压增高（颅内压 >15mmHg）；③严重低氧血症，$PaO_2/FiO_2<100mmHg$，伴有呼气末正压 >10cmH_2O；④未经治疗的出血性疾病（血小板 <50×10^9/L 和 / 或 INR>1.5）；⑤患者和 / 或家人拒绝；⑥患者濒临死亡或正在准备放弃治疗。

（二）气管切开术的技术选择

1. 经皮气管切开术是 AICU 患者的首选方法　经皮气管切开术手术时间短，造口感染和炎症发生率低。

2. 当存在并发症风险时应多学科会诊决定气管切开时所用技术　当存在颈椎不稳定、颈前部位感染、颈部曾接受治疗（手术或放疗）、解剖标志不清晰（如肥胖、颈短、甲状腺肥大）或颈椎强直等经皮气管切开的相对禁忌证时，需要及时改用手术切开替代经皮气管切开术。

AICU 团队可以利用技术手段改进常规经皮气管切开操作，如纤支镜、超声多普勒、气管环外科入路、适合解剖问题的气管切开设备（如肥胖患者的特殊气管切开包）等。

3. 经皮气管切开之前和期间进行纤支镜检查　在经皮气管切开术前进行纤维支气管镜检查，通过光线透照和触诊有助于切开点定位。纤支镜检查直接显示操作的所有阶段（切开，置入导丝，置入扩张器等）和气切套管的位置。

4. 经皮气管切开术时使用颈部超声检查　超声可观察气管和气管环，从而优化切口点的定位，同时避免对血管和甲状腺的损伤，可以提高气管切开的成功率并减少其并发症。

四、非传统的通气措施

急危重症患者容易出现由于肺通气或换气功能障碍引起的一系列临床症状，患者多表现为呼吸困难、急促等，严重威胁生命安全。氧疗是当前临床上用来治疗急性呼吸衰竭患者的主要辅助手段，能够纠正低氧血症，缓解呼吸困难症状，所以如何在最短的时间内选择最合适的氧疗方式成为 AICU 关注的重点。传统的通气策略在临床实践中已经取得很好的氧疗效果，本部分内容介绍几种临床上非传统的通气策略，这些方法可能让一些患者受益。

（一）经鼻高流量氧疗

经鼻高流量氧疗（high-flow nasal cannula oxygen therapy，HFNC）是指一种通过高流量鼻塞持续为患者提供可以调控并相对恒定吸氧浓度（21%~100%）、温度（31~37℃）和湿度的高流量（8~80L/min）吸入气体的治疗方式。该治疗设备主要包括空氧混合装置、湿化治疗仪、高流量鼻塞以及连接呼吸管路。

1. HFNC 的作用原理

（1）呼气末正压（PEEP）效应：HFNC 通过输送高流速气体的方式，可以维持一定水平的 PEEP，维持肺泡开放，有利于呼气末肺泡复张和气体交换。

（2）生理无效腔冲刷效应：HFNC 通过为患者提供恒定的、可调节的高流速空氧混合气体，冲刷患者呼气末残留在鼻腔、口腔及咽部解剖无效腔的气体，可明显减少患者下一次吸气时吸入的 CO_2 的含量。

（3）维持黏液纤毛清除系统功能：HFNC 提供相对精确的恒温和恒湿的高流量氧疗，因而更符合人体生理情况下呼吸道的气体温度及湿度，降低医用干冷气体对上下呼吸道黏液纤毛系统功能和黏膜的影响。

（4）降低患者上呼吸道阻力和呼吸功：HFNC 可以提供满足患者吸气流速需求、恒温恒湿的高流量气体，患者在吸气时不需要用力吸气也不需要对吸入气体进行加温加湿，这样不仅降低吸气阻力，

NOTES

同时避免患者对吸入气体进行温化湿化所需的代谢消耗,减少患者的呼吸功。

2. HFNC 临床应用适应证及禁忌证

（1）HFNC 适应证:轻 - 中度 I 型呼吸衰竭（100mmHg ≤ PaO_2/FiO_2<300mmHg）;轻度呼吸窘迫（呼吸频率 >24 次 /min）;轻度通气功能障碍（pH ≥ 7.30）;对传统氧疗不耐受或有禁忌证者。

（2）相对禁忌证:重度 I 型呼吸衰竭（PaO_2/FiO_2<100mmHg）;通气功能障碍（pH<7.30）;反常呼吸;气道保护能力差,有误吸高危风险;血流动力学不稳定,需要应用血管活性药;面部或上呼吸道手术不能佩戴 HFNC 者;鼻腔严重堵塞;HFNC 不耐受。

（3）绝对禁忌证:心搏呼吸骤停;自主呼吸微弱、昏迷;极重度 I 型呼吸衰竭（PaO_2/FiO_2<60mmHg）;严重通气功能障碍（pH<7.25）。

3. HFNC 参数设置与撤离标准

（1）HFNC 参数设置:①I 型呼吸衰竭。气体流量初始设置为 30~40L/min;FiO_2 维持 SpO_2 在 92%~96%,结合血气分析动态调整;若没有达到氧合目标,可以逐渐增加吸气流量和提高 FiO_2,最高至 100%;温度设置范围为 31~37℃。②II 型呼吸衰竭。气体流量初始设置为 20~30L/min,根据患者耐受性和依从性调节;如果患者二氧化碳潴留明显,流量可设置在 45~55L/min 甚至更高,达到患者能耐受的最大流量;FiO_2 维持 SpO_2 在 88%~92%,结合血气分析动态调整;温度设置范围为 31~37℃。

（2）HFNC 撤离标准:原发病控制后逐渐降低 HFNC 参数,如果达到以下标准即可考虑撤离 HFNC,即吸气流量 <20L/min;FiO_2<30%。

（二）俯卧位机械通气

重症肺炎合并急性呼吸窘迫综合征（ARDS）是 AICU 较为常见的一种呼吸道疾病,是临床上一种危及生命的危重症。患者肺泡内毛细血管膜的通透性逐渐增高,肺内的水分和血浆成分逐渐向肺泡渗出,导致水肿的发生。俯卧位机械通气主要是指实施机械通气时协助患者采取俯卧位,该体位可改变膈肌的位置和运动方式,有利于对分泌物的引流,降低纵隔与心脏对肺的压迫,还可以减少患者的肺内分流,促使气体和血液分流再次分布,从而帮助患者改善氧合状态。

1. 俯卧位通气的治疗作用

（1）改善氧合:俯卧位通气可改善约 70%~80% 的 ARDS 患者的氧合,氧合指数（PaO_2/FiO_2）平均升高 35mmHg,氧合改善的主要机制是降低肺内分流。大量重力依赖区肺泡塌陷是导致中 / 重度 ARDS 患者肺内分流的主要原因,俯卧位通气减少了肺本身重力对靠近脊柱侧的重力依赖区肺泡的压迫,同时减少心脏和纵隔对部分肺组织的压迫,有利于背侧部分塌陷肺泡复张,改善背侧区域通气。此外,促进痰液引流可能是俯卧位通气改善氧合的另一原因。

（2）改善高碳酸血症:俯卧位通气主要通过减少腹侧区域肺泡无效腔改善高碳酸血症。ARDS 患者由于常存在腹侧非重力依赖区的肺泡过度膨胀,无效腔比率（Vd/Vt）明显增多。俯卧位通气可降低腹侧区域胸壁顺应性,增加背侧区域通气而减少腹侧区域通气,同时轻微增加腹侧区域血流,导致无效腔比率明显降低,从而改善高碳酸血症。

（3）利于肺保护性通气策略的实施:俯卧位通气通过改善 ARDS 患者肺通气的均一性,更有利于肺保护性通气的实施。俯卧位通气时胸膜腔内重力压力梯度分布更加均匀,促进背侧区域肺泡复张,同时减少腹侧区域肺泡过度膨胀,提高肺通气均一性。此外,氧合改善及 $PaCO_2$ 降低,使得在俯卧位通气过程中进一步降低驱动压和平台压,更有利于肺保护性通气的实施。

2. 俯卧位通气实施指征的评估

（1）实施指征:中 / 重度 ARDS 顽固性低氧血症,当呼气末正压（PEEP）≥ 5cmH_2O,氧合指数 ≤ 150mmHg 时应积极行俯卧位通气。

（2）相对禁忌证:俯卧位通气无绝对禁忌证,相对禁忌证包括:①严重血流动力学不稳定;②颅内压增高;③急性出血性疾病;④颈椎、脊柱损伤需要固定;⑤骨科术后限制体位;⑥近期腹部手术需限制体位或腹部严重烧伤;⑦妊娠;⑧颜面部创伤术后;⑨不能耐受俯卧位姿势。

3. 俯卧位通气并发症

（1）血流动力学紊乱:俯卧位通气过程中,可能因体位的改变导致血压的急剧波动或新发心律失常等。如出现危及生命的血流动力学紊乱,应立即进行处理,并终止俯卧位通气。

（2）压力性损伤:重点减压部位(眼部、额部、脸颊、手部、髂部、膝盖、足部、脚趾、肩部、肘部、胸前区、会阴部)使用泡沫型减压敷料,尤其注意患者眼部的保护。

（3）其他并发症:可能发生视神经和周围神经损伤、面部水肿、胃肠不耐受等并发症。

4. 俯卧位通气疗效的评估　俯卧位通气时需密切评估患者反应性以决定进一步的治疗:①影像学:胸部 CT 能准确评估俯卧位通气的效果;②氧合指数与 $PaCO_2$ 的变化:氧合指数升高≥ 20% 提示俯卧位通气反应性好。

（三）无创正压通气

无创正压通气(non-invasive positive pressure ventilation,NIPPV)是指不需要侵入性或有创性的气管插管或气管切开,只是通过鼻罩、口鼻罩、全面罩或头罩等方式将患者与呼吸机相连接进行正压辅助通气的技术。NIPPV 已成为呼吸衰竭等病理生理状态早期及紧急情况下的通气支持手段。

1. NIPPV 模式　NIPPV 是一种正压通气方式,可在一定程度上开放塌陷的上呼吸道,提高肺通气容积,改善通气与通气血流比例,改善氧合及二氧化碳潴留等。临床常用的 NIPPV 模式有持续气道正压(continuous positive airway pressure,CPAP)、双相气道正压(bi-level positive airway pressure,biphasic positive airway pressure,BiPAP),以及平均容量保证压力支持通气(average volume assured pressure support,AVAPS)等。

（1）持续气道正压(CPAP):CPAP 是指在患者自主呼吸条件下,在整个呼吸周期中,呼吸机持续给予同一水平的正压支持,辅助患者完成全部的呼吸运动。吸气时,正压有利于克服气道阻力,减少呼吸肌做功;呼气时,气道内正压可防止小气道塌陷,增加功能残气量,改善氧合。

（2）双相气道正压(BiPAP):BiPAP 是时间切换 - 压力控制的机械通气模式,可分别调节吸气相气道正压(inspiratory positive airway pressure,IPAP)和呼气相气道正压(expiratory positive airway pressure,EPAP),是 CPAP 模式的扩展。根据吸 - 呼相转换机制,BiPAP 可分为自主呼吸(spontaneous,S)通气辅助模式、时间控制(timed,T)模式和自主呼吸通气辅助结合时间控制(S/T)模式等。

（3）平均容量保证压力支持通气(AVAPS):AVAPS 是一种混合通气模式,其基本原理仍然是压力支持。为达到预定的通气潮气量,吸气压设置在一个范围区间而不是一个固定值。呼吸机根据测量到的通气容积,自动调节 IPAP,以达到预定的通气潮气量。

2. NIPPV 的临床应用

（1）适应证与禁忌证

1）适应证:NIPPV 主要适用于轻 - 中度呼吸衰竭的早期救治;也可用于有创 - 无创通气序贯治疗和辅助撤机。其参考指征为:①患者状况。神志清醒;能自主清除气道分泌物;呼吸急促(频率 >25 次 /min),辅助呼吸肌参与呼吸运动。②血气指标。$PaO_2<60mmHg$ 伴或不伴 $PaCO_2>45mmHg$。

2）禁忌证:包括:①绝对禁忌证。心搏骤停或呼吸骤停(微弱),此时需要立即心肺复苏、气管插管等生命支持。②相对禁忌证。意识障碍;无法自主清除气道分泌物,有误吸的风险;严重上消化道出血;血流动力学不稳定;上呼吸道梗阻;未经引流的气胸或纵隔气肿;无法佩戴面罩的情况如面部创伤或畸形;患者不配合。

（2）慢性阻塞性肺疾病急性加重:NIPPV 是慢性阻塞性肺疾病急性加重(acute exacerbations of chronic obstructive pulmonary disease,AECOPD)伴有 CO_2 潴留患者的首选治疗方式。对于伴有意识障碍的 AECOPD 患者,由于缺乏有效的气道自我保护机制,不宜常规应用 NIPPV。

（3）急性心源性肺水肿：急性心源性肺水肿（acute cardiogenic pulmonary edema，ACPE）患者获益于 NIPPV 的机制可能与其改善肺通气血流比例、减轻心脏前后负荷（尤其是前负荷）进而改善患者心脏功能的综合效应有关。

（4）NIPPV 辅助撤机：长时间的有创通气可能引起一系列并发症，包括呼吸肌无力及失用性萎缩、VAP 等，尽量缩短插管时间能够减少相关并发症的发生。目前辅助撤机的含义有两种：①拔除气管插管后使用 NIPPV 通气，即有创 - 无创序贯通气；②拔管后常规氧疗。NIPPV 可用于辅助早期撤机拔管，尤其是 Ⅱ 型呼吸衰竭患者。NIPPV 可预防性应用于可能发生拔管后呼吸衰竭的高危患者。

3. NIPPV 的基本操作　NIPPV 是一项与操作者认识和应用水平以及患者配合程度密切相关的技术，其成败很大程度上取决于一系列技术环节。

（1）患者的教育：与有创通气不同，NIPPV 需要患者的合作，因此，对患者的教育可以消除其恐惧，争取其配合，提高患者的依从性与舒适感。

（2）连接方法的选择：由于不同患者的脸型和对连接方法的偏好不一样，应提供不同大小和形状的连接器供患者试用。通常轻症患者可先试用鼻罩，老年或无牙齿的患者口腔支撑能力较差，可尝试使用全面罩。

（3）通气参数的初始化和适应性调节：通气参数的初始化是指开始治疗时设置的参数。由于患者从完全的自主呼吸过渡到正压通气，通常给予比较低的吸气压力。逐渐增加吸气压，利于提高舒适性和依从性，以及保证辅助通气的效果。

（4）密切监测：应用 NIPPV 期间，密切监测是判断疗效、发现不良反应和问题继而调节合理参数的重要措施。常规监测包括临床表现、通气参数和生理学指标。

（5）疗效判断：评价 NIPPV 有效的最佳指标为：①临床表现，气促改善、辅助呼吸肌运动减轻和反常呼吸消失、呼吸频率减慢、心率改善等；②血气分析，PaO_2 和氧合指数改善，$PaCO_2$ 下降，pH 改善。

（6）NIPPV 的治疗时间和撤除：NIPPV 的治疗时间与基础疾病的性质和严重程度有关。NIPPV 不是强制性或持续性的，患者可以暂时停止 NIPPV 治疗而接受其他治疗如雾化吸入、常规给氧或进食。NIPPV 的撤除目前主要依据患者临床症状及病情是否稳定。撤除的方法包括：①逐渐降低压力支持水平；②逐渐减少通气时间（先减少白天通气时间，再减少夜间通气时间）；③使用 AVAPS 模式；④以上方式联合使用。

（四）高频通气

高频通气（high frequency ventilation，HFV）是采用每次呼吸极小潮气量（1~4ml/kg）和较高的呼吸频率（≥ 150 次 /min），确保气体交换而不明显增加 Paw，避免肺泡过度扩张；降低 FiO_2，降低术后肺部并发症的发生风险。尤其是对单肺通气时的顽固性低氧血症、湿肺或肺移植手术等有一定效果。

1. HFV 的分类　高通气频率、小潮气量是各类 HFV 的共同特征，但由于气流型式、驱动压力波型以及通气的具体方法各有不同，所使用的频率范围也相差甚大，通常将 HFV 划分为以下三类。

（1）高频正压通气（high frequency positive pressure ventilation，HFPPV）：常用通气频率为 60~120 次 /min，潮气量为 3~5ml/kg。

（2）高频喷射通气（high frequency jet ventilation，HFJV）：通气频率为 60~600 次 /min。

（3）高频振荡通气（high frequency oscillatory ventilation，HFOV）：通气频率为 180~3 000 次 /min。

2. 高频通气的机制　HFV 气体运输的是多种机制共同作用的结果。在 HFV 条件下，呼吸系统不同部位的气体运输方式不同，其中机制可能包括：直接肺泡通气；对流性扩散通气；摆动或并联肺单位间气体的快速往返流动；增强扩（弥）散或湍流扩散（turbulent dispersion）；纯粹的分子弥散等。

3. 经气管穿刺喷射通气　本法机制类似于声门下喷射通气，使用套管针进行环甲膜穿刺至气管内，成功后将针芯退出，套管连接喷射通气装置，进行经气管穿刺喷射通气。目前较多适用于急救，上呼吸道急性阻塞患者进行紧急气管插管或喉镜检查之前，作为过渡性通气措施，为患者接受下一步治疗创造安全的条件。

五、血液净化技术

在多种病因导致的 AICU 危重患者中,血液净化(blood purification)已经成为重要的生命支持手段。血液净化在患者容量控制、维持电解质酸碱平衡等方面发挥重要的作用,从最开始的肾脏替代治疗发展到心肺等多器官的替代治疗。

1. 血液净化的治疗模式

(1)血液透析(hemodialysis,HD):透析的原理是溶质基于布朗运动从半透膜的高浓度一侧转移到低浓度一侧,即弥散。弥散原动力为分子热运动。血液透析对水和大部分尿毒症毒素均有很好的清除作用,但不具备补充体内缺乏电解质和吸附的功能。

(2)血液滤过(hemofiltration,HF):血液滤过的原理是依靠半透膜两侧的静水压,溶液带动溶质做跨膜运动,即对流。对流原动力为压力差。其过程不依靠半透膜两侧溶质的浓度差。其治疗过程相近于肾单位的滤过和再吸收的生理过程。

(3)血液灌流(hemoperfusion,HP):血液灌流的原理是利用灌流器中的吸附剂吸附血液中的药物和毒物,或选择性地吸附自身抗体、抗原。血液灌流可用于治疗急性药物和毒物中毒、尿毒症、肝脏疾病、炎性疾病、风湿免疫疾病、神经系统疾病及血液病等。

(4)血液透析滤过(hemodiafiltration,HDF):通过弥散高效清除小分子物质和通过对流高效清除中分子物质,称为血液透析滤过。血液透析滤过的出现成功地将弥散和对流结合起来,高效清除小分子和中分子物质。

(5)血浆置换(plasma exchange,PE):血浆置换的原理是利用血浆分离器,分离血浆和血液有形成分,丢弃血浆或进一步将血浆中的大分子量致病因子去除。血浆置换的优势在于可以非常好地清除患者血液中的免疫球蛋白和免疫复合物。

(6)连续性血液净化(continuous blood purification,CBP):连续性血液净化治疗模式主要针对传统血液净化时间短、患者内环境变化剧烈、血流动力学不稳的问题,可缓慢持续地清除体内的毒素和水分。连续性血液净化综合弥散、对流和吸附等多种原理,提供给患者最合适的治疗方案,在危重症患者的救治方面有非常好的应用。

2. 血液净化技术在危重患者治疗中的应用

(1)肾衰竭(renal failure,RF):血液净化最早的临床应用是肾衰竭患者的替代治疗。血液透析、血液透析滤过、连续性血液净化均具有良好的治疗效果。

(2)心力衰竭(heart failure,HF):对于心力衰竭的患者,增强心肌收缩力、利尿、扩张血管等内科药物治疗无效时,血液净化治疗可能会是一种治疗手段。血液净化可以减轻心力衰竭患者的容量负荷,同时可以清除部分有害的神经内分泌因子。

(3)重症烧伤(severe burn,SB):重症烧伤时,患者体内的炎性细胞因子水平会大幅增高,引起炎症反应失控。连续性血液净化可以综合弥散、对流和吸附的作用,降低血浆中炎症因子的浓度,减轻和抑制全身炎症反应综合征和多器官功能障碍综合征的发生。

(4)急性呼吸窘迫综合征(acute respiratory distress syndrome,ARDS):急性呼吸窘迫综合征通常表现为顽固性的低氧血症,采用常规氧疗难以纠正。连续性血液净化可以发挥容量控制和维持机体内环境稳定的功能。

(5)药物中毒(drug poisoning,DP):血液净化技术可以清除血液中的药物,对药物中毒的患者疗效显著。

(6)脓毒症(sepsis):脓毒症是由感染引起的全身炎症反应综合征,其对机体的损害不仅表现为病原体及内外毒素引起的损伤,还表现为机体的免疫应答和炎症反应引起的继发损伤。在抗感染治疗的基础上,血液净化技术可以清除体内的炎症介质,减轻全身炎症反应综合征。

危重患者病因复杂,常伴有多器官功能障碍,血液净化技术只是治疗的手段之一,在临床诊疗过程中,尚需要综合多种方法才能提高治疗效果。

(张加强)

思考题

1. AICU 危重患者的管理主要包括哪些方面?
2. AICU 患者发生血压低、心率快应考虑哪些临床问题? 怎么鉴别诊断?
3. 床旁重症超声在 AICU 患者管理中有哪些应用?
4. 采用经胸肺超声如何鉴别心源性肺水肿与 ARDS?
5. 纤维支气管镜在 AICU 患者呼吸道管理中发挥哪些作用?
6. 查阅文献资料了解哪些血液净化技术可能在 AICU 患者的管理中发挥作用。

第十五章

呼吸功能支持技术

要点：

1. 临床上缺氧可分为四类，即低张性缺氧、等张性缺氧(血液性)、循环性缺氧(低动力性)和组织性缺氧。

2. 氧疗是指通过提高吸入气中的氧浓度，增加肺泡气氧浓度，促进氧弥散，进而提高动脉血氧分压和血氧饱和度，以缓解或纠正机体缺氧状态的治疗措施。

3. 高压氧治疗多用于一般氧疗不能达到治疗目的的情况，其并发症包括氧中毒、减压病、气压伤等。

4. 胸部物理治疗的目的包括防止呼吸道分泌物潴留和促进分泌物清除，改善肺的通气血流分布，提高心肺功能。

5. 机械通气的常用通气模式包括机械控制通气和机械辅助通气、间歇指令性通气和同步间歇指令性通气、压力支持通气、压力控制通气、持续气道正压通气等。

6. 机械通气的特殊通气方式包括反比通气、气道压力释放通气、高频通气、无创通气等。

7. 机械通气的参数设置包括通气量、吸呼比和吸气末停顿、通气压力、吸入氧浓度和吸气流速等。

8. 呼气末正压是指呼吸机在吸气相产生正压，将气体压入肺内，但在呼气末，由于呼出阀的提前关闭，气道压力并不降为零，而仍保持一定正压水平的一种通气方式。

9. 推荐肺保护性通气策略用于 ARDS 等危重患者，其核心内容是小潮气量和合理 PEEP。

呼吸功能支持技术是解决呼吸系统疾病的重要治疗手段，在围手术期急慢性呼吸衰竭、急性呼吸窘迫综合征，以及重型和危重型急性呼吸道传染病中均发挥着重要的作用，具体措施包括氧疗(oxygen therapy)、物理疗法、机械通气等技术，通过增加吸入氧浓度，促进痰液排出及呼吸动力支持等手段来纠正和缓解患者缺氧状态。呼吸支持治疗作为一种支持治疗技术，并不能从病因上解决缺氧，却是为对因治疗提供治疗机会的关键环节。但是呼吸支持治疗也可能带来某些特定的并发症，因此，需要全面掌握呼吸功能支持技术的基本原理、适应证与禁忌证，以及相应并发症的防治原则。

第一节 氧　　疗

氧疗(oxygen therapy)是氧气吸入疗法的简称，是指通过提高吸入气中的氧浓度，增加肺泡气氧浓度，促进氧弥散，进而提高动脉血氧分压和血氧饱和度，以缓解或纠正机体缺氧状态的治疗措施。

一、缺氧和低氧血症

氧是维持机体细胞代谢的根本要素，氧可通过肺通气、肺换气、血液运输和组织换气四个步骤实现从大气到组织的输送，以上四个步骤中任一环节出现问题均可导致缺氧。缺氧(anoxia)是指因组织的氧供应不足或用氧障碍而导致的组织代谢、功能和形态结构发生异常变化的病理过程。临床上缺氧可分为四类,即低张性缺氧、等张性缺氧(血液性)、循环性缺氧(低动力性)和组织性缺氧。

低张性缺氧是指动脉血氧分压、氧含量和血红蛋白氧饱和度均降低,常见原因为吸入气体中氧分压过低、肺通气或换气功能障碍以及静脉血分流入动脉。此种因氧在肺内运输与弥散中出现的异常,临床上通常表现为低氧血症,即血液中含氧量不足,动脉血氧分压(PaO_2)低于同龄人的正常下限,主要表现为 PaO_2 和 SpO_2 下降。临床上 PaO_2 低于 80mmHg 即为低氧,$PaO_2 < 60$mmHg 为低氧血症。

其他三种类型的缺氧可表现出正常的血氧水平,但是由于血红蛋白不足或载氧量减少、血流量减少或组织摄氧障碍而出现组织细胞缺氧。等张性缺氧的原因可包括贫血、一氧化碳中毒和高铁血红蛋白血症;循环性缺氧的原因包括休克、心力衰竭、肺栓塞或血管病变;而组织性缺氧的原因可包括氰化物中毒、硫化物中毒、放射线或细菌毒素造成的线粒体损伤等。需注意临床上的缺氧往往是混合型缺氧。

缺氧的临床表现可包括发绀、呼吸加深加快、心动过速和血压升高等,但是严重缺氧可导致脑水肿、缺氧缺血性脑病、心律失常甚至心搏骤停等严重后果。这些临床表现均缺乏特异性,因此缺氧的诊断多依赖于实验室检查,包括脉搏血氧饱和度(SpO_2)监测、动脉血气分析、混合静脉血氧分压监测等。胃肠道 pH 和二氧化碳水平、组织氧和二氧化碳分压监测对局部组织缺氧判断也具有重要参考价值。

二、氧疗的适应证

氧疗的目的在于改善低氧血症,对于大部分低氧血症患者,氧疗具有一定的治疗作用,但是对于大量右向左分流所致的动脉血氧分压降低,氧疗的治疗效果非常有限。

氧疗的适应证主要包括两大类:低氧血症和无低氧血症的组织缺氧。其中低氧血症也可根据动脉血气分析结果分为两类,一是二氧化碳分压正常的低氧血症,此类低氧血症可给予各种浓度的氧疗以达到血氧分压 60~80mmHg 的水平;二是伴有高碳酸血症的低氧血症,此类低氧血症多见于慢性肺部疾病,如慢性阻塞性肺疾病。

对于无低氧血症的组织缺氧患者,不应根据其 PaO_2 水平来决定是否给予氧疗。尽管对于大部分无低氧血症的组织缺氧患者,给予氧疗的疗效难以预测,但是临床上一般仍会给予氧疗。一氧化碳中毒时给予氧疗的疗效是确切的,必要时还可给予高浓度氧疗和高压氧治疗。

需注意氧疗仅适用于暂时性缓解缺氧,其间需重视病因治疗,例如肺部感染引起的低氧血症应积极抗感染治疗,气道梗阻引起的低氧血症应及时缓解梗阻。同时也需注意氧疗的潜在并发症,包括高碳酸血症、吸收性肺不张和氧中毒。严重慢性阻塞性肺疾病或存在代偿性缺氧性肺血管收缩的慢性低氧血症患者往往已耐受较高水平的二氧化碳分压,依靠低氧来刺激其呼吸中枢兴奋,如果给予较高浓度的氧疗,低氧过快纠正将出现呼吸抑制,从而导致显著的高碳酸血症。吸入高浓度氧气时肺泡内大部分氮气被氧气替代,肺泡内氧气可迅速弥散入血,当小气道出现水肿或者存在分泌物时易发生小气道堵塞,从而产生吸收性肺不张,多见于急性呼吸衰竭。在不适当的高压下吸氧或长时间高浓度吸氧可造成氧中毒,表现为氧自由基增多,炎症反应加重,进而引起肺损伤和肺组织纤维化、眼晶状体后纤维组织形成,严重时可导致失明以及神经系统损伤,典型表现为意识丧失、抽搐和癫痫。

三、氧疗的方法和装置

(一)氧疗的方法

氧疗的方式可分为无控制性氧疗和控制性氧疗。

1. 无控制性氧疗 无控制性氧疗是指不严格控制吸入氧浓度,适用于无通气功能障碍的患者,根据吸入氧浓度可分为以下三类。

(1)低浓度氧疗:吸入氧浓度在 24%~34%,适用于轻度低氧血症患者,对于全身麻醉或大手术后的患者,也常给予低浓度吸氧来维持 PaO_2 于较高水平。

（2）中等浓度氧疗：吸入氧浓度在 35%~50%，适用于有明显 V_A/Q 失调或显著弥散功能障碍且无 CO_2 潴留的患者，如左心衰竭引起的肺水肿、心肌梗死、休克、脑缺血，特别是血红蛋白浓度低或心排血量不足的患者。在组织缺氧时宜采用中等浓度氧疗。

（3）高浓度氧疗：吸入氧浓度在 50% 以上，适用于无 CO_2 潴留的严重 V_A/Q 失调，即有明显动 - 静脉分流的患者，如 ARDS、一氧化碳中毒。Ⅰ 型呼吸衰竭经中等浓度氧疗未能纠正的低氧血症患者，也可采用高浓度氧疗。心肺复苏患者在复苏后短时间内一般也采用高浓度氧疗。

2. 控制性氧疗　控制性氧疗是指严格控制吸入氧浓度，传统上被认为适用于慢性阻塞性肺疾病患者。这类患者氧疗时必须控制吸入氧浓度，采取持续低浓度吸氧。

控制性氧疗的具体方法为，吸入氧浓度从 24% 开始，根据复查动脉血气中 PaO_2 和 $PaCO_2$ 的结果来调整吸入氧浓度。若吸氧后 PaO_2 仍处于中度以下低氧血症（$PaO_2<50mmHg$）水平，$PaCO_2$ 升高不超过 10mmHg，患者神志未趋向抑制，可适当提高吸氧浓度，如 26%~28%。一般不宜超过 35%，保持 $PaCO_2$ 上升不超过 20mmHg。

若控制性氧疗不能明显纠正低氧状况，提高吸入氧浓度后，又将导致二氧化碳潴留、意识障碍加重，可考虑无创机械通气、气管插管或气管切开行机械通气。

（二）氧疗装置

临床上氧疗装置的种类较多，根据是否可精确控制氧浓度来区分氧疗装置。

1. 非控制性氧疗装置

（1）鼻导管和鼻塞：鼻导管是临床上最为常用的氧疗装置，有单侧和双侧鼻导管两种，吸氧时须将导管前端插入鼻腔。鼻塞是由塑料或有机塑料支撑的球状吸氧装置，吸氧时应选择大小合适的鼻塞。吸入氧浓度与氧流量的关系可用公式来粗略估计，吸入氧浓度（FiO_2）（%）=［21+4 × 每分钟氧流量（L/min）］（%）。此类氧疗装置的优点在于简便实用，不增加无效腔，不影响咳嗽、咳痰、进食，且 FiO_2 不会过高（通常为 25%~35%）。缺点在于吸入氧浓度不恒定，易受患者呼吸影响；易于堵塞；氧流量大时对患者刺激性较强，可致鼻黏膜干燥、痰液黏稠，患者耐受性差。

（2）普通面罩：面罩因增加了氧储备腔，可提供比鼻导管更高的 FiO_2，部分面罩附储气袋，即在普通面罩上加装一体积约 600~1 000ml 的储气袋。面罩氧疗应保持氧流量 >5L/min，以确保储气袋适当充盈并可将面罩内 CO_2 冲洗出。面罩和储气袋之间无单向活瓣为部分重复呼吸面罩，有单向活瓣则为无重复呼吸面罩。使用部分重复呼吸面罩时部分呼出气在下次吸气时可被重新吸入，FiO_2 可达到 60%~80%。无重复呼吸面罩在氧疗时呼出气能全部排出体外，使用时无须担心二氧化碳蓄积。

（3）氧帐或头罩：氧帐是一种大容量给氧系统，容积大易漏气，需经过长时间（约 30 分钟）和高流量（20L/min）才可达到 50% 的吸入氧浓度，因此不适用于需高浓度氧疗的患者。改良型头罩可在 10~20L/min 氧流量的密闭罩内达到 60%~70% 的吸入氧浓度。此类装置适用于小儿或不宜用鼻导管和面罩吸氧的患者，如头面部烧伤患者。

2. 控制性氧疗装置

（1）空气稀释面罩：Venturi 面罩，是根据 Venturi 原理设计的面罩，当氧气以喷射状进入面罩时，在其周围形成负压以吸引空气进入面罩，使空气和氧气在面罩内混合。由于总气流量为患者每分通气量的 3~4 倍，所以基本无重复吸入。通过选配不同口径的氧气喷嘴、调节氧气流量、调节氧气喷嘴周围空气进入侧孔的多少，可精确控制 FiO_2 在 24%~50%。

（2）经鼻高流量吸氧装置：通过储氧式鼻塞直接输送一定氧浓度的高流量空氧混合气，该装置可提供精确的氧浓度（21%~100%），提供最高达 70L/min 的流量，输出流量高于患者的最大吸气流量（气体流速≥患者吸气峰流速），并且提供 37℃相对湿度 100% 的气体。持续的高流量湿化给氧，可减少二氧化碳重吸收，减少生理无效腔，降低上呼吸道阻力和呼吸功，提供了一定的肺泡压力，有类似呼气末正压的作用来改善氧合；温化湿化的气体还可保持纤毛黏液系统功能完整，有效地清除分泌物，减少呼吸道感染的风险。经鼻高流量吸氧可用于各类呼吸衰竭，如手术拔管后急性呼吸衰竭、急性心力衰竭、COPD 急性加重等,与无创通气相比,患者耐受性更好。

（3）呼吸机:带有空气氧气混合气的呼吸机,可根据病情需要精确调节 FiO_2。一般适用于需要呼吸支持的低氧血症患者,如急性呼吸窘迫综合征、严重呼吸衰竭、心肺复苏的患者。

四、高压氧治疗

高压氧治疗（hyperbaric oxygen therapy,HBO）是指在密闭的加压舱中,在超过一个大气压的标准下吸入纯氧或高浓度氧进行治疗,多用于一般氧疗不能达到治疗目的的情况,如缺氧缺血性脑病。

（一）基本原理与治疗作用

1. 提高血氧弥散　高压氧下肺泡氧分压增高,可使肺泡内与血液间的氧分压差增大,进而增加氧从肺泡向血液的弥散并升高动脉血氧分压,最终增加血氧向组织中的弥散。同时,高压氧下氧在组织中的有效弥散半径也明显扩大,在常压下吸入空气时氧的有效弥散半径约为 $30\mu m$,在 3 个大气压下可延伸至 $100\mu m$ 左右。因此,高压氧可改善组织氧供,治疗因血管阻塞、血管痉挛或细胞水肿所致的局部组织和细胞缺氧。

2. 大幅增加血氧含量　高压氧治疗可大幅度提高血氧水平。在常压吸空气时血红蛋白氧饱和度已达 97%,所以很难再得到大幅度提升,但是血液中溶解氧的含量可随氧分压升高而升高。当呼吸 3 个大气压的纯氧时,动脉氧分压可达 2 190mmHg,溶解氧量可达 6.6ml/dl,增加 22 倍,相当于每 100ml 动静脉血的氧差,即组织代谢消耗的氧量。因此,在高压氧下即使无红细胞携氧,依靠物理溶解氧也基本可维持机体需要。

3. 增加组织氧含量和氧储量　在高压氧下,不同组织的氧含量都可相应增加。常温常压下,正常人体组织的储氧量为 13ml/kg,耗氧量为 3~4ml/min,即阻断循环的安全时限为 3~4 分钟。在 3 个大气压的纯氧条件下,组织储氧量可增至 53ml/kg,此时循环阻断的安全时限可延长至 8~12 分钟,如配合低温等措施,甚至可延长至 20 分钟以上。

4. 抑菌作用　高压氧对需氧菌和厌氧菌都有不同程度的毒性或抑制作用,如在 2.5 个大气压下,所有厌氧菌都不能生长。高压氧还可增加某些抗生素的抗菌作用并促进白细胞的杀菌活性。

5. 促使组织内气泡消失　体内的气泡在压力升高时,体积将缩小。高压氧可使气泡的体积相应缩小,并通过氧气把气泡内的惰性气体置换出来,促使气泡内气体溶解,加速组织气泡的消失。

6. 对恶性肿瘤的作用　大部分恶性肿瘤借助无氧代谢为自身提供能量,其过氧化氢含量较正常组织更少。高压氧可使组织过氧化氢或过氧化物增多,这两者的强氧化能力可对肿瘤细胞蛋白与酶产生抑制或破坏,与放疗或化疗联用时,可增强放疗或化疗的效果,并减少它们的骨髓抑制作用。

7. 促进血管新生和创伤修复　高压氧治疗下,血氧含量增加,血氧分压和组织间液氧分压增高,氧的弥散半径增大,有利于小血管新生和侧支循环形成,故有利于皮瓣移植、断肢再植、神经损伤等的修复。

（二）适应证与禁忌证

1. 适应证　随着医学的进步,高压氧治疗的适应证也越来越广泛。2019 年,《中华医学会高压氧分会关于"高压氧治疗适应证与禁忌证"的共识（2018 版）》把高压氧治疗的适应证分为了Ⅰ类和Ⅱ类适应证。

（1）Ⅰ类适应证:Ⅰ类适应证是指依据现有证据认为实施高压氧治疗具有医学必要性。

1）气泡导致的疾病:减压病、气体或空气栓塞症（潜水、医源性、意外等）,属于绝对适应证。

2）中毒:急性一氧化碳中毒和氰化物中毒。一氧化碳中毒可能出现并发症的高危人群应接受高压氧治疗。这些高危人群包括失去意识,伴有神经、心血管、呼吸等系统症状,妊娠妇女,任何时间测得 HbCO 水平高于 25%,高龄（>60 岁）或有糖尿病等基础疾病。

3）急性缺血状态:危兆皮瓣;骨筋膜隔室综合征;挤压伤;断肢（指、趾）术后血运障碍;不能用输血解决的失血性休克（如无血液供应或宗教不允许输血）。

　　并不是所有皮瓣均需要接受高压氧治疗。濒危皮瓣分为 5 类:局部缺氧皮瓣,低动脉灌注皮瓣,动脉闭塞皮瓣,静脉淤血皮瓣,静脉闭塞皮瓣。高压氧挽救危兆皮瓣需要遵守如下 5 点:确定皮瓣是否危兆;有皮瓣仍存在灌注的证据;高压氧治疗有病理生理学依据;高压氧治疗应放在必需的外科治疗之后;若给予高压氧治疗应尽早开始。

　　4)感染性疾病:坏死性软组织感染(坏死性蜂窝织炎、坏死性筋膜炎、坏死性肌炎等)(注:厌氧菌、非厌氧菌、混合性均包括在内);气性坏疽;难治性骨髓炎;颅内脓肿;难治性真菌感染;肠壁囊样积气症;坏死性外耳道炎。

　　5)放射性组织损伤:放射性骨坏死(确诊的、预防性的);软组织放射性坏死(确诊的、预防性的)(注:脑、肌肉及其他软组织的放射性坏死);放射性出血性膀胱炎;放射性直肠炎;放射性下颌损伤的口腔科术前、术后预防性治疗。

　　6)创面:糖尿病感染性溃疡(注:糖尿病患者难以愈合的深达骨或肌腱的感染性溃疡,1 个月伤口护理未见好转);坏疽性脓皮病;压疮;烧伤(注:Ⅱ度及Ⅲ度烧伤推荐高压氧辅助治疗);慢性静脉溃疡。

　　标准糖尿病伤口护理包括评估血管状态,修复血管;调整饮食;控制血糖;对于威胁生命的感染行清创术,适当应用敷料保证肉芽组织处于干净、潮湿的状态;创面加压;对于潜在感染的必要处理。经过 30 天上述标准化治疗,仍未见创面愈合迹象,可以给予高压氧治疗。高压氧治疗时至少每 30 天评估 1 次创面情况。经过 30 天的高压氧治疗,如果创面未显示出可测量出的愈合迹象,不建议继续行高压氧治疗。

　　7)其他方面:突发性耳聋;视网膜中央动脉阻塞;脑外伤;声损性、噪声性耳聋;急性中心性视网膜脉络膜炎;急性眼底供血障碍。

　　(2)Ⅱ类适应证:Ⅱ类适应证为依据现有临床证据认为高压氧治疗是否显著优于传统疗法仍存在一定争议。但是高压氧治疗本身不会对疾病带来不利影响,且全面禁止高压氧治疗会使患者丧失从高压氧治疗中获益的可能。因此,对于Ⅱ类适应证仍建议积极实施高压氧治疗。

　　1)神经系统:缺氧性脑损害;急、慢性脑供血不足;精神发育迟滞;脑膜炎;脑水肿;急性感染性多发性神经根炎;病毒性脑炎;多发性硬化;脊髓损伤;周围神经损伤;孤独症;非血管因素的慢性脑病(如阿尔茨海默病、韦尼克脑病、尼曼 - 皮克病 / 鞘磷脂沉积病);其他因素(中毒、缺血等)导致的神经脱髓鞘疾病,如一氧化碳中毒引起的迟发性脑病。

　　2)心脏:急性冠脉综合征、心肌梗死、心源性休克。

　　3)血管系统:慢性外周血管功能不全、无菌性股骨头坏死、肝动脉血栓。

　　4)创面:直肠阴道瘘;外科创面开裂;蜘蛛咬伤;冻伤;复发性口腔溃疡;化学皮肤损害;常规整形术后、移植术后。

　　5)中毒:四氯化碳、硫化氢、氨气、农药中毒(百草枯中毒禁用高压氧治疗);中毒性脑病;急性热、化学性因素造成的肺损伤、吸入性烟雾造成的肺损伤。

　　6)其他:高原适应不全症;牙周病;消化性溃疡;溃疡性结肠炎;克罗恩病;肝坏死;运动性损伤及训练恢复;疲劳综合征;骨质疏松;骨折后骨愈合不良;偏头痛或丛集性头痛;恶性肿瘤辅助治疗(与放疗或化疗并用);麻痹性肠梗阻;破伤风;耳鸣;糖尿病视网膜病变、青光眼、视网膜脱离术后;翼状胬肉眼科手术前后;银屑病、玫瑰糠疹。

　　2. 禁忌证

　　(1)绝对禁忌证

　　1)未处理的气胸。

　　2)同时服用双硫仑(分子式:$C_{10}H_2ON_2S_4$)者:双硫仑影响氧化歧化酶的产生,因此服用双硫仑会使机体抗氧化损伤的作用明显减弱,此时给予高压氧治疗会使机体产生氧化损伤。需注意的是导致双硫仑样反应的头孢类药物并不会对氧化歧化酶有影响,因此服用头孢类药物与高压氧治疗无冲突。

高压氧治疗的禁忌仅仅针对双硫仑,而非针对引起双硫仑样反应的头孢类药物等。

3）同时服用抗肿瘤药物如博来霉素、顺铂、多柔比星,高压氧治疗可增加这些抗肿瘤药物的毒性。

4）早产和/或低体重的新生儿。

（2）相对禁忌证:高压氧治疗若存在以下相对不安全因素和状况,需高压氧科医师与相关专科医师共同评估与处理后方可进舱治疗,具体包括胸部外科手术围手术期;呼吸道传染性病毒感染;中耳手术围手术期;未控制的癫痫;高热;先天球形红细胞增多症;幽闭恐惧症;颅底骨折伴脑脊液漏;妊娠3个月以内不建议多次高压氧治疗;未控制的高血压;糖尿病患者,如果血糖控制不稳定,高压氧治疗时要警惕发生低血糖(注:高压氧治疗可能使机体血糖下降,因此患有糖尿病且使用降糖药物的患者,建议在高压氧治疗前行血糖监测);青光眼(闭角型);肺大疱;心动过缓(小于50次/min);未处理的活动性出血;结核空洞;严重肺气肿;新生儿支气管、肺发育不良。

（三）治疗方法

高压氧舱是高压氧治疗的专用设备,为了承受高于大气压的治疗压力,一般用钢材或有机玻璃特制而成。一个完整的高压氧舱应包括舱体、舱内设施、加压系统、供氧系统、空调系统、通信系统、照明系统、监护系统和控制操作系统等,一般高压氧舱有两种类型:单人氧舱和多人氧舱。

将患者送入高压氧舱内,关闭舱门,在密闭的环境下进行治疗。治疗过程分为三个阶段:即加压、稳压吸氧和减压。高压氧治疗方案需根据治疗需求而定,一般按疗程进行,每日治疗1~3次,7~10天为一个疗程。

高压氧治疗时需注意以下事项。

1. 慎重掌握适应证,杜绝禁忌证。

2. 防治火灾,严禁火种、易燃易爆物品入舱;不穿能引起静电火花的服装。

3. 人员进舱前排空大小便,摘除手表、钢笔。

4. 舱内若用气囊式供氧装置吸氧时,严禁拍打、挤压气囊。

5. 舱内抢救危重患者时,必须保持其呼吸道通畅。舱内输液应用开放式输液法。10ml以上的安瓿,应在舱外开启后经传递舱送入舱内。

6. 加压减压时注意冷暖。

7. 舱内氧浓度不得超过30%。如超过应及时通风换气(单人氧舱除外)。

8. 减压前,患者身上所有引流管均需开放并保持通畅;若有带气囊的气管导管需放气。

9. 治疗全过程中,岗位人员不得擅离职守。对讲机必须始终保持舱内外随时通信联系状态。通过观察窗严密观察舱内患者,遇有情况及时处理。在抢救危重患者时,舱外必须有两人以上值班。

（四）并发症

高压氧的主要并发症包括氧中毒、减压病和气压伤。

1. 氧中毒（oxygen intoxication）　氧中毒是指在不适当的高压下吸氧或长时间高浓度吸氧对人体组织和功能造成的损害,可分为肺型、眼型和神经型,在氧疗的适应证部分已有所介绍。目前对氧中毒的治疗主要是对症处理,尚无特效方法,故重在预防,应尽量避免长时间吸入高浓度氧。高压氧治疗需注意:①严格遵守治疗方案;②掌握连续吸氧的安全时限;③采用间歇性吸氧法,如高压下吸纯氧25分钟后改呼吸高压空气5分钟。发生神经型氧中毒时应立即中断吸氧而改吸空气,必要时减压出舱,通常在数分钟内症状即可消失。

2. 减压病（decompression sickness）　多因快速减压使机体组织和血液中形成气泡而发生气栓。临床表现为在减压后出现皮肤瘙痒,肌肉关节痛,皮肤丘疹斑纹、气肿,脉搏频弱,胸痛、咳嗽,胸闷气急,感觉失常,四肢强直,失语,头痛,听视觉障碍,运动失调,瘫痪,甚至休克死亡。减压病应重在预防,按程序采用正确的减压方案。再次行加压治疗是唯一的有效治疗方法。

3. 气压伤（barotrauma）　高压下因某种原因使机体不均匀受压而引起,常发生在含气腔的器官,如中耳、鼻窦和肺等部位。临床表现为相应部位的疼痛、出血,发生在肺部还可出现呼吸困难、肺不张、肺水肿等表现。

气压伤的预防手段包括:①避免中耳、鼻窦、肺部有炎症的患者接受高压氧治疗;②加压前用1%麻黄碱滴鼻;③严格按规定加压;④加压时作张开咽鼓管口的动作,如吞咽;⑤减压时匀速呼吸,绝对避免屏气。

治疗上对肺气压伤需立即再加压治疗,其他可对症处理。

第二节　胸部物理疗法

胸部物理疗法(chest physiotherapy)是指通过应用胸部综合护理技术及指导患者自身呼吸训练,以改善呼吸功能的治疗措施。

一、胸部物理疗法的目的与适应证

胸部物理治疗的目的包括:①防止呼吸道分泌物潴留,促进分泌物清除;②改善肺的通气血流分布,提高患者呼吸效能;③通过肺功能锻炼,提高心肺功能。

胸部物理治疗的适应证包括:①人工气道:缺乏喉保护性反射,湿化不充分,排痰功能的下降;②需要机械通气的患者:黏液增加,纤毛活动减少使排痰不畅,不均匀的通气导致通气血流比例失调;③上腹部手术后的患者:功能残气量下降20%,肺不张,通气血流比例失调,低氧血症等;④易产生复发性肺炎和呼吸衰竭的慢性呼吸疾病患者;⑤具有压疮及深静脉血栓的风险及易产生骨骼肌失用性萎缩的长期卧床患者。

二、胸部物理疗法的方法

(一)松动痰液

通过在气道内形成来回快速高频率(通常为12~25Hz)震颤移动的小容积气体,与黏膜上的痰液形成"剪切力"从而松动黏痰,可视为生理性"黏液溶解作用"。这类振动装置一般分为二种:①外部振动:作用于外部(即胸廓),也称为高频胸壁振荡(high-frequency chest wall oscillation,HFCWO);②内部振动:呼气正压技术(positive expiratory pressure,PEP)和气道振动(airway oscillation),以及肺内叩击通气(intrapulmonary percussive ventilation,IPV)。

1. **HFCWO系统**　由两部分组成,一件无伸展性且膨胀后合身的充气夹克背心与产生可调节的脉冲气体发生器;两者通过两根管连接,使得气体高频率交替地出入背心,从而在患者胸壁上直接产生振动作用。通常情况下,振动的频率设定为5~25Hz,每次治疗30分钟。振动频率的大小会影响疗效,但需考虑患者的舒适度,因此频率一般由小到大逐渐递增。可根据患者需求及治疗反应决定治疗强度,一天可治疗1~6次。另外,HFCWO可以手控开关,尽量在呼气相产生振动,因为动物研究表明,若在吸气相振动治疗,将会导致松动的痰液流向远端气道,从而妨碍分泌物排出。由于治疗时患者需采用坐位或半卧位,所以如患者胸壁受伤,则无法使用HFCWO清除分泌物。

2. **PEP和Flutter valve及Acapella**　如同缩唇呼气一样,患者在呼气时需对抗一个固定出口的阻力器,从而在气道内形成一定的呼气正压,可维持气道在整个呼气相开放,也有助于恢复肺不张。与体位引流相比,PEP在维持和改善肺功能方面较常规物理治疗更为有效。但是一项在囊性纤维化患者中应用PEP的荟萃分析表明,目前暂无明确证据证明PEP优于或差于其他胸部物理治疗。

Flutter的外形酷似一短烟斗,内有一钢球位于气路开口处。患者口含Flutter呼气时必须克服钢球的重力,因此便形成一定的呼气正压(约为10~25cmH$_2$O)。当气流一经呼出后压力又立即下降,钢球则重新落座并将气流阻断,如此,在呼气过程中随着钢球不断起落而形成的振动气流(约为15Hz),可达到松动痰液的效果,同时又具备PEP的功能。因此,Flutter可能适合用于COPD患者。值得注意的是,钢球对气路开口的压力随 Flutter 的位置而变化。因此,在使用 Flutter 时可由其位置来调节气道内呼气压力的大小。Acapella 是另一种气道内振动的装置,它通过内部的"平衡塞"及磁铁来形成振动气流,所产生的 PEP 大小不受其位置和在口中的角度影响,操作更加简便,且在任意体位使用均能实现同样疗效,故可结合体位引流治疗,效果更佳。

3. IPV　于 1993 年在美国经 FDA 批准上市,其工作原理是在一个设定的压力下,利用气动装置以 100~225 次 /min(1.6~3.75Hz)的频率将一连串加压的脉冲气流,通过口含嘴装置送入呼吸道内以增加肺容积,且提供持续性叩击式通气,从而促进分泌物引流。IPV 可由患者吸气触发,也可通过手动控制,保证在吸气相提供脉冲气流到达肺部。脉冲气流量可以预设,脉冲频率也可以调节,治疗时间一般为每次 20 分钟。IPV 不是呼吸机,但其可以手动开闭,须设置压力控制。此外,IPV 还可与气动雾化器一起合用。

(二)促进咳嗽

有效的咳嗽是最重要的支气管清除功能之一。任何其他治疗手段所取得的效果如分泌物性状的改善、痰液在气道内的松动等,最终都需借助咳嗽将这些分泌物排出呼吸道,这样才有实际意义。单个咳嗽反射或咳嗽动作,历时虽然短暂,但过程却相当复杂。通常,可以将咳嗽分解为刺激、吸气、屏气及咳出四个步骤。基于此原理,现代胸部物理治疗逐渐发展出模仿或加强咳嗽过程的技术,以期提高患者的咳嗽效率。

1. 指导性咳嗽技术及其改进　咳嗽虽然是呼吸道受到刺激后自然发生的保护性反射过程,但同时也可由人主动地发动与控制。因咳嗽过程各环节的异常所引起的咳嗽障碍,有可能借助训练提高咳嗽技巧,而使得排痰的有效性得到改善。这些技术的优点就在于无须特殊装置,患者一旦掌握可随时灵活应用,并且不受体位的影响。但由于需要患者配合,因此 2 岁以下儿童、智力障碍以及危重患者无法应用。

(1)指导性咳嗽技术(directed cough,DC):没有控制的咳嗽,可导致疲倦、胸痛、呼吸困难及支气管痉挛的加重。因此,要控制无效的咳嗽,需指导患者学会有效的咳嗽,以促进气道分泌物的排出,即指导性咳嗽,这是指结合适当的体位向患者介绍和示范如何进行有效咳嗽。一般采取的体位是低坐位,双肩放松,头及上体稍前倾前屈,双臂可支撑在膝上,以放松腹部肌肉利于其收缩。然后指导患者以腹式呼吸深吸气,屏气一段时间后在身心放松下突然开放声门、运用腹肌的有力收缩将痰液咳出。对于一些胸腹部大手术后以及神经肌肉疾病的患者,操作者或患者还可在此基础上用手置于其两侧胸壁或上腹部,在其咳嗽时施压辅助。这对一般患者是有效的,但 COPD 患者却会因用力呼气使胸膜腔内压升高而造成小气道陷闭。因此,人们对此进行了改进,产生了用力呼气技术(forced expiration technique,FET)或称 Huff。

(2)用力呼气技术(FET):是指在正常吸气后,口与声门需保持张开,紧缩胸部和腹部肌肉将气体挤出,如同在用力地发出无声的"哈"。这样就可使患者在呼气时尽可能维持较低的胸膜腔内压以避免较小气道的塌陷,因此适用于 COPD 患者。临床研究表明,FET 有着较好的排痰效果。总之,由患者自己运用 FET 与常规物理治疗相比,其排痰量大且花费的时间较少。特别是与体位引流结合后,应用同位素雾化吸入的观察表明,其痰液的清除效果较单纯咳嗽好。经过多年的摸索和完善,目前在国际上又创造了运用呼吸方式来松动和排出痰液的两种技术——主动呼吸周期和自发性引流。

(3)主动呼吸周期技术(active cycle of breathing technique,ACBT):ACBT 实际上综合了用力呼气、胸廓扩张运动以及呼吸控制三种技术。其中,胸廓扩张运动要求深吸气,有或无屏气都可,平静放松呼气;呼吸控制则是患者按照自己的频率和深度进行呼吸,但其中鼓励患者应用胸廓下部呼吸,并放松双肩及上胸部。在安全性方面,对于哮喘,肺囊性纤维化以及慢性气流受限的患者,到目前为止没有任何证据表明 ACBT 会加重气流受限及氧合。疗效方面,与传统胸部物理治疗相比,ACBT 可增加排痰量,减少治疗时间。

NOTES

（4）自发引流（autogenic drainage，AD）：与体位引流完全不同，自发引流是患者应用不同肺容积的膈式呼吸和呼气气流来移动分泌物的一种痰液引流方式，其目的在于增大呼气流速。为取得最佳疗效，患者应采取坐位。指导其控制呼气流速，从而避免小气道塌陷。在整个周期中，尽量避免咳嗽，直至结束。与体位引流及胸部叩拍相比，AD可减少低氧血症的发生，在产生相似疗效时患者更易接受。

2. 间歇正压呼吸（intermittent positive pressure breathing，IPPB） IPPB是一种由患者的吸气动作触发机器送气，在气道开口形成正压，从而将高于潮气量的气流送入气道内的一种辅助通气方式。IPPB和机械吸-呼技术原理都在于吸气期给患者提供足够的肺吸入量，从而保障有效咳嗽的进行，并可防治肺不张。IPPB与呼吸机工作原理相似，不同的是呼吸机需持续辅助通气，而IPPB仅是间断地增大患者潮气量的辅助性措施，每天可使用数次，每次10~20分钟。

3. 机械吸-呼技术（mechanical insufflation-exsufflation，MI-E） 除足够的吸气量外，有效咳嗽的四个环节中还有屏气以及咳出（此时气道内压很大，方能使肺内气体形成一股强力涡流将痰液冲出）。因此，一种能提供患者吸气正压，控制屏气时间并在呼气时快速转换成负压，从而产生一个高呼气流量以模拟咳嗽的仪器：MI-E（也称作"人工咳痰机"），已用于神经肌肉疾病患者的治疗，而对于气道陷闭的患者如COPD则应慎用。MI-E可通过口鼻面罩与患者相连，或直接与人工气道相连。应注意的是，与人工气道相连时气囊须保持充盈状态。有手动和自动两种模式可用，自动模式下需设置正负压力，吸气、屏气以及呼气时间，而手动模式仅需设置压力，其余可由医护人员或患者自己控制，正压和负压皆可调整到60cmH$_2$O。这样可产生呼气峰流速即"咳嗽流速"，远比手动辅助咳嗽法的效果好。

三、胸部物理疗法的并发症与注意事项

1. 胸部物理治疗的并发症 包括：①大出血；②因体位改变引起血管内导管或气管套管移位、骨折移位等；③低氧血症；④急性心肌梗死。

2. 胸部物理治疗的注意事项 包括：①胸部物理治疗需在患者耐受的情况下进行，并密切观察生命体征，如有异常立即停止；②观察痰液的颜色、性状、量的变化，如为血性、黄色痰或量增多等情况应及时处理；③胸部物理治疗需改变体位时，需事先固定好血管内放置的导管、气管套管。骨折者搬动时需小心以避免移位；④胸骨损伤、肋骨骨折、血气胸患者不宜胸部叩拍、振动和摇动；⑤心外科术后或急性肺疾病患者进行体位引流或胸部叩击后，偶可诱发低氧血症，理疗时给予氧疗可减少发生率；⑥气道高反应性患者理疗后偶可诱发气道痉挛，给予支气管舒张剂吸入可防止发生；⑦颅内高压者应避免头低位和咳嗽训练。

第三节　机　械　通　气

机械通气（mechanical ventilation）是应用呼吸机进行人工通气治疗呼吸功能不全的一种重要方式，其主要作用包括增加肺泡通气、减少呼吸功和改善氧合。

一、呼吸机的基本结构

利用呼吸机对重症患者实施机械通气治疗时，临床医师需要了解呼吸机的基本结构和工作原理。尽管呼吸机的种类繁多，但还是有一些普遍特性。总体而言，呼吸机由以下一些基本元件构成：气源、供气和驱动装置、空氧混合器、控制部分、呼气部分、监测报警系统、呼吸回路、湿化和雾化装置。

（一）气源

绝大多数呼吸机需高压氧气和高压空气，氧气可来自中心供氧系统，也可用氧气钢筒。高压空气可来自中心供氧系统，或使用医用空气压缩机。氧气和压缩空气的输出压力不应大于5kg/cm^2。而电

动型呼吸机不需高压空气,其中部分需高压氧气,经氧流量计供氧。

（二）供气和驱动装置

呼吸机供气部分的主要作用是提供吸气压力,让患者吸入一定量的吸气潮气量,并提供不同吸入氧浓度的新鲜气体。

1. 供气装置 大多数呼吸机供气装置采用橡胶折叠气囊或气缸,在其外部有驱动装置。近来多采用滚膜式气缸作为供气装置,具有无泄漏,顺应性小的优点。

2. 驱动装置 驱动装置的作用是提供通气驱动力,使呼吸机产生吸气压力。可调式减压阀为目前应用较多的一种驱动方式。它是指通过减压通气阀装置将来源于储气钢筒、中心气站或压缩泵中的高压气体转化成供呼吸机通气用的压力较低的驱动气,使用该驱动装置的呼吸机常称为气动呼吸机。采用电驱动的呼吸机常称为电动呼吸机。电动呼吸机的优点是不需要压缩气源作为动力,故一般结构小巧。

3. 直接驱动和间接驱动 按驱动装置产生的驱动气流进入患者肺内的方式不同,可分为间接驱动和直接驱动。

如果驱动装置产生的驱动气流不直接进入患者肺内,而是作用于另一个风箱、皮囊或气缸,使风箱、皮囊或气缸中的气体进入患者肺内,称为间接驱动。如果从驱动装置产生的驱动气流直接进入患者肺内,称为直接驱动。直接驱动类呼吸机称为单回路呼吸机。直接驱动主要适用于喷射器和可调式减压阀这两种驱动装置。就喷射器而言,其采用 Venturi 原理,高压氧气通过一个细的喷射头射出,有一部分空气被吸入。FiO_2 随吸气压力、氧气压力变化而变化,且变化幅度较大。FiO_2 不小于 37% 常为急救型呼吸机采用。可调式减压阀驱动装置直接驱动时,常有性能良好的空氧混合器,有伺服性能良好的吸气伺服阀,甚至可直接用两个吸气伺服阀,一个伺服压缩空气,另一个伺服氧气,这种类型的装置可以使患者得到各种不同的吸入氧浓度。伺服阀可伺服流量与压力,阀身小,反应时间快,用这种结构的呼吸机,可以有很多种通气功能,故为多功能呼吸机的首选方案。

（三）空氧混合器

空氧混合器（air-oxygen mixer）是呼吸机的一个重要部件,其输出气体的氧浓度可调范围应在 21%~100%。空氧混合器分简单和复杂两种。

1. 简单空氧混合装置 以储气囊作为供气装置的呼吸机,常配置空氧混合装置,其结构比较简单,混合度不可能很精确,氧浓度可调,由单向阀和储气囊组成。工作原理是:一定流量的氧气经入口先进储气囊内,当储气囊被定向抽气时,空气也从入口经管道抽入储气囊内,从而实现空氧的混合。通过调节氧输入量达到预定的氧浓度。

2. 复杂空氧混合器 结构精密、复杂,必须耐受输入压力的波动和输出气流量的大范围变化,以保证原定氧浓度不变。

（四）控制部分

控制部分是呼吸机的关键组成部分。根据控制所采用的原理不同,可将控制部件分为三种:气控、电控和微处理机控制。控制部分使呼吸机在吸气相和呼气相两者之间切换。

1. 控制原理 控制原理包括气控、电控和微处理器三种控制方式。

（1）气控呼吸机无需电源,在某种特定的环境很有必要,如担架上、矿井内、转运过程中等。它的特点是精度不够高,难以实现较复杂的功能,可作一些简单控制。随着器件的低功耗化,以及高性能蓄电池的出现,气控方式有被逐渐淘汰的可能。

（2）电控呼吸机是用模拟电路和逻辑电路构成的控制电路来驱动和控制电动机、电磁阀等电子装置的呼吸机,称为电控型呼吸机。电控型呼吸机控制的参数精度高,可实现各种通气方式,具有很大的优势。

（3）微处理器控制仍属电控型。由于近年计算机技术的迅速发展,这种控制型呼吸机日趋成熟,其控制精度高,功能多,越来越多的呼吸机采用此种方法。利用微处理器作为呼吸机的控制部分,是呼吸机发展的总趋势。

2. 控制方式　呼吸机的控制方式主要包括三个方面:启动、限定和切换。

(1)启动(initiating):是指使呼吸机开始送气的驱动方式。启动有3种方式,时间启动、压力启动和流量启动。

时间启动用于控制通气。它是指呼吸机按固定频率进行通气。当呼气相达到预定的时间后,呼吸机开始送气,即进入吸气相,不受患者吸气的影响。

压力启动用于辅助呼吸。压力启动指当患者存在微弱的自主呼吸时,吸气使气道内压降为负压,触发呼吸机送气,而完成同步吸气。呼吸机的负压触发范围(灵敏度)为 -1~$-5cmH_2O$,一般成人设置在 $-1cmH_2O$ 以上,小儿在 $-0.5cmH_2O$ 以上。辅助呼吸使用压力触发时,能保持呼吸机工作与患者吸气同步,以利于撤离呼吸机,但当患者吸气用力强弱不等时,传感器装置的灵敏度调节困难,易发生过度通气或通气不足。此外,由于同步装置的限制,患者开始吸气时,呼吸机要迟 20ms 左右才能同步,称为呼吸滞后。患者呼吸频率越快,呼吸机滞后时间越长,患者呼吸功越多。

流量启动也用于辅助呼吸,指在患者吸气开始前,呼吸机输送慢而恒定的持续气流,并在呼吸回路入口和出口装有流速传感器,由微机测量两端的流速差值。若差值达到预定水平,即触发呼吸机送气。持续气流流速一般设定为 10L/min,预定触发流速为 3L/min。流量触发较压力触发灵敏度高,患者呼吸功较小。理想的呼吸机触发机制应十分灵敏,可通过两个参数来评价,即灵敏度和反应时间。灵敏度反映了患者自主吸气触发呼吸机的做功大小。衡量灵敏度的一个指标为敏感百分比,敏感百分比 = 触发吸气量 / 自主潮气量 ×100%。理想的敏感百分比应小于 1%,一般成人呼吸机的触发吸气量为 0.5ml,小儿呼吸机则更低。

(2)限定(limited):正压通气时,为避免对患者和机器回路产生损害作用,应限定呼吸机输送气体的量,有 3 种方式:①容量限定:预设潮气量,通过改变流量、压力和时间三个变量来输送潮气量;②压力限定:预设气道压力,通过改变流量、容量和时间三个变量来维持回路内压力;③流速限定:预设流速,通过改变压力、容量和时间三个变量来达到预设的流速。

(3)切换:指呼吸机由吸气相转换成呼气相的方式。有 4 种切换方式:①时间切换:达到预设的吸气时间,即停止送气,转向呼气;②容量切换:当预设的潮气量送入肺后,即转向呼气;③流速切换:当吸气流速降低到一定程度后,即转向呼气;④压力切换:当吸气压力达到预定值后,即转向呼气。

图 15-1 展示了三种常见的机械通气控制示意图。

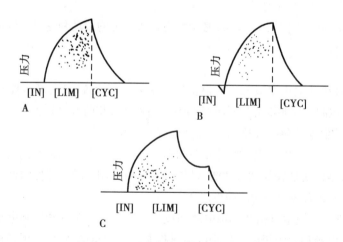

图 15-1　三种必要的机械功能示意图

A. 为时间启动、容量限定、容量切换方式;B. 为压力启动、容量限定、容量切换方式;C. 为时间启动、容量限定、时间切换方式。

[IN]为启动;[LIM]为限定;[CYC]为切换。

3. **流速形态**　有方波、递减波、递增波、正弦波等,常用的为前两者。吸气时方波维持恒定高流量,故吸气时间短,峰压高,平均气道压低,更适合用于循环功能障碍或低血压的患者。递减波时,吸气时间延长,平均气道压增高,吸气峰压降低,更适合于有气压伤的患者。对于呼吸较强、初始吸气流速较大的患者,与方波相比,递减波不仅容易满足患者吸气初期的高流量需求,也适合患者呼气的转换,配合呼吸形式的变化,故应用增多。

（五）呼气部分

呼气部分是呼吸机中的一个重要组成部分。其主要作用是配合呼吸机作呼吸动作。它在吸气时关闭,使呼吸机提供的气体能全部供给患者;在吸气末,呼气阀仍可以继续关闭,使之屏气;它只在呼气时才打开,使之呼气。当气道压力低于 PEEP 时,呼气部分必须关闭,维持 PEEP。呼气只能从此回路呼出,而不能从此回路吸入。呼气部分主要由三种功能的阀组成,如呼气阀、PEEP 阀、呼气单向阀,也可由一个或两个阀完成上述三种功能。

（六）监测报警系统

呼吸机能否正常工作或运转,对患者的抢救成功与否至关重要。因此,呼吸机的监测报警系统越来越受到研制者和临床应用者的重视。

呼吸机监测系统的作用有两个方面,一是监测患者的呼吸状况,二是监测呼吸机的功能状况,两者对增加呼吸机应用的安全性,均具有相当重要的作用。呼吸机的监测系统包括:压力、流量、吸入氧浓度、呼出气 CO_2 浓度、经皮 O_2 分压和 CO_2 分压、血氧饱和度等。部分呼吸机不直接带有呼气 CO_2、血氧饱和度监测装置,而只作为配件装置附带。呼吸机常配有的监测装置有如下三个方面。

1. **压力监测**　主要有平均气道压（P_{aw}）、气道峰压（P_{max}）、气道平台压（P_{plat}）和 PEEP 上下限压力报警等。监测 PEEP 是将呼气末的压力显示出来,监测 P_{max} 是显示吸气的最高压力,监测 P_{plat} 是显示屏气压力。这三个压力数据与流量数据结合,可得到吸气阻力、呼气阻力及患者的肺、胸的顺应性数据。

2. **流量监测**　多功能呼吸机一般在呼气端装有流量传感器,以监测呼出气的潮气量,并比较吸入气的潮气量,以判断机器的使用状态、机械连接情况和患者情况。有的呼吸机应用呼气流量的监测数据来反馈控制呼吸机。

（1）呼出气潮气量:可监测患者实际得到的潮气量。在环路泄漏的定容量通气,特别是定压通气中,有一定的价值。有的呼吸机甚至用此数据反馈控制吸气压力,还可提供给微电脑计算其顺应性。

（2）呼出气每分通气量:可通过流量的滤波(即把呼气流量平均,得到呼出气的每分通气量)或由潮气量、呼吸时间来计算。

3. **FiO_2 监测**　一般安装在供气部分,监测呼吸机输出的氧浓度,以保证吸入所需浓度的新鲜空氧混合气体。

（七）呼吸回路

多数呼吸机应用管道呼吸回路,吸气管一端接呼吸机气体输出管,另一端与湿化器相连,有时可接雾化器和温度探头。呼气管一端有气动呼气活瓣,中段有贮水器。呼气管与吸气管由 Y 形管连接,只有 Y 形管与患者气管导管或气管切开导管相连处是机械无效腔。

（八）湿化和雾化装置

1. **湿化器（humidifier）**　湿化器对吸入气体进行加温和湿化,以使气道内不易产生痰栓和痰痂,并可降低分泌物的黏稠度,促进排痰。较长时间使用呼吸机时,良好的湿化可预防和减少呼吸道的继发感染,同时还能减少热量和呼吸道水分的消耗。

2. **雾化器（nebulizer）**　雾化器是利用压缩气源作为动力进行喷雾,雾化的生理盐水可增加湿化的效果,也可用作某些药物的雾化吸入。

雾化器产生的雾滴一般小于 5μm,其水分子以分子团结构运动,容易吸附到呼吸道壁,不易进入肺的下肺单位,而湿化器产生的水蒸气以分子结构存在于气体中,其水分子不易携带药物;雾化器容易让患者吸入过量的水分,湿化器不会让患者吸入过量水分,通常还需在呼吸道内滴入适宜的生理盐水以补充其不足。

二、适应证与禁忌证

1. 机械通气的适应证

(1)急性呼吸性酸中毒:通过改善肺泡通气使 $PaCO_2$ 和 pH 得以改善。

(2)低氧血症:通过改善肺泡通气、提高吸入氧浓度、增加肺容积和减少呼吸功耗等手段以纠正低氧血症,如术后肺不张所致低氧血症患者。

(3)呼吸肌疲劳:由于气道阻力增加、呼吸系统顺应性降低和内源性呼气末正压(PEEPi)的出现,呼吸功耗显著增加,严重者出现呼吸肌疲劳。对这类患者适时地使用机械通气可以减少呼吸肌做功,达到缓解呼吸肌疲劳的目的。

(4)肺不张:对于可能出现肺膨胀不全的患者(如术后胸腹活动受限、神经肌肉疾病等),机械通气可通过增加肺容积而预防和治疗肺不张。

(5)呼吸抑制:对于需要抑制或完全消除自主呼吸的患者,呼吸机可为需要深度镇静和肌松药的患者提供通气保障,如全身麻醉患者。

(6)稳定胸壁:在某些情况下(如肺叶切除、连枷胸等),由于胸壁完整性受到破坏,通气功能严重受损,此时机械通气可通过机械性的扩张使胸壁稳定,以保证充足的通气。

2. 机械通气的禁忌证 机械通气无绝对禁忌证,机械通气时下列情况可能会使病情加重:如气胸及纵隔气肿未行引流、肺大疱和肺囊肿、低血容量性休克未补充容量、严重肺出血、气管食管瘘、支气管断裂等。在出现致命性通气和氧合障碍时,应积极处理原发病(如尽快行胸腔闭式引流,积极补充血容量等),同时立即应用机械通气。

三、机械通气的模式

(一)常用通气方式

应用呼吸机时应根据患者的呼吸情况及肺部病理生理改变,选择合适的通气方式。只有选择合理的通气方式才能既达到治疗目的,又减少机械通气对患者的生理干扰和肺部损伤。常用正压通气方式的压力曲线见图 15-2。

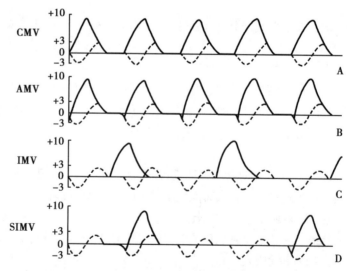

图 15-2 四种常用正压通气方式的压力曲线

虚线:示自发呼吸的压力曲线;实线:示机械通气时压力曲线。

1. **机械控制通气和机械辅助通气**　机械控制通气（controlled mechanical ventilation，CMV）是一种时间启动、容量限定、容量切换的通气方式，与自主呼吸完全相反，CMV的潮气量和频率完全由呼吸机产生（图15-2A）。CMV的适应证包括呼吸停止、神经肌肉疾病引起的通气不足、麻醉和手术过程中应用肌肉松弛药后行控制呼吸以及大手术后呼吸支持治疗。术后呼吸支持中CMV的使用已逐渐减少。机械辅助通气（assisted mechanical ventilation，AMV）是一种压力或流量启动、容量限定、容量切换的通气方式。AMV可保持呼吸机工作与患者吸气同步，以利于患者呼吸恢复，并减少患者做功，适用于有自主呼吸但不足以维持正常呼吸的患者。辅助/控制呼吸（assist/control ventilation，A/C ventilation）可自动转换，当患者自主呼吸触发呼吸机时，进行辅助呼吸；当患者无自主呼吸或自主呼吸负压较小，不能触发呼吸机时，呼吸机自动转换到控制呼吸（图15-2B）。辅助/控制呼吸通气方式适用于需完全呼吸支持的患者。

CMV和AMV通气时，可应用吸气平台方式。此时，CMV、AMV即转变为时间切换方式。吸气平台又称吸气末暂停（end-inspiratory pause，EIP），其含义为：CMV时，于吸气末呼气前，呼气活瓣通过呼吸机的控制装置再继续停留一定时间（0.3~3秒），一般不超过吸气时间的15%，在此期间不再供给气流，但肺内的气体可发生再分布，使不易扩张的肺泡充气，气道压下降，形成一个平台压。吸气平台的时间为吸气时间的一部分，主要用于肺顺应性较差的患者。

2. **间歇指令性通气和同步间歇指令性通气**　间歇指令通气（intermittent mandatory ventilation，IMV）指在患者自主呼吸的同时，间断给予CMV。自主呼吸的气流由呼吸机持续恒流输送（70~90L/min），CMV由呼吸机按预调的频率和潮气量供给，与患者的自主呼吸无关（图15-2C）。由于CMV与自主呼吸不同步可能出现人机对抗，故IMV不常应用。同步间歇指令通气（synchronized IMV，SIMV）为IMV的改良方式。在患者自主呼吸的同时，间隔一定时间行辅助/控制通气（A/C）。若患者自主呼吸触发呼吸机，则行AMV；若无自主呼吸或自主呼吸较弱不能触发时，在触发窗结束时呼吸机自动给予CMV，这样可避免人机对抗。触发窗一般为CMV呼吸周期的25%，位于CMV前。若预调CMV为10次/min，其呼吸周期为6秒，触发窗为1.5秒。若在6秒后1.5秒内有自主呼吸触发呼吸机，即给予一次AMV通气。若在此期间内无自主呼吸或自主呼吸弱而不能触发，在6秒结束时即给予一次CMV通气（图15-2D）。SIMV的优点是保证了机械通气与患者自主呼吸同步，又不干扰患者的自主呼吸。临床上根据患者自主呼吸潮气量（V_T）、每分通气量（MV）和呼吸频率（RR）的变化，适当调节SIMV、RR和V_T等相关参数，从而有利于呼吸肌的锻炼。SIMV已成为常用的通气模式和呼吸机撤离的重要方式之一。

3. **压力支持通气（pressure support ventilation，PSV）**　是一种压力启动、压力限定、流速切换的通气方式。自主呼吸期间，患者吸气相一开始，呼吸机即开始送气，使气道压力迅速上升到预置的压力值，并维持气道压在这一水平；当自主吸气流速降低到最高吸气流速的25%时，送气停止，患者开始呼气（图15-3）。PSV开始送气和停止送气都是以自主呼吸触发气流敏感度来启动的。PSV时，自主呼吸的周期、流速及幅度不变，V_T由患者的吸气用力、预置PSV水平和呼吸回路的阻力以及肺和胸廓的顺应性来决定。PSV的主要优点是减少膈肌的疲劳和呼吸功。PSV开始可设置为5~7cmH$_2$O，逐渐升高至15~20cmH$_2$O左右。当降低到3~5cmH$_2$O时，与IMV/SIMV或CPAP联合应用，患者的肺活量可逐渐增加，并有利于撤离呼吸机。PSV的不足之处在于：因为是压力辅助通气方式，潮气量变化较大，可能导致通气不足或通气过度。呼吸运动或肺功能不稳定者不宜单独使用，可改用其他通气方式。

4. **压力控制通气（pressure control ventilation，PCV）**　是一种时间启动、压力限定、时间切换的通气方式。该模式需预先设置吸气压力水平和吸气时间，在吸气启动后流速迅速增加，使压力很快达到预置水平，随后流速下降，并在整个吸气相保持恒定的预设压力水平，随后切换进入呼气相（图15-3）。PCV的流速为减速波，有利于肺泡在吸气早期充盈，同时吸气压力维持恒定，有利于气体分布并改善通气血流比例，改善氧合，同时易于保留患者的自主呼吸，减少呼吸功。

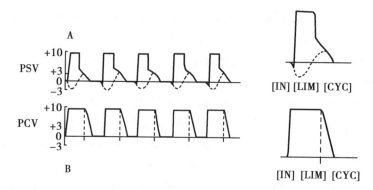

图 15-3   PSV 和 PCV 的压力曲线

PSV:为压力启动、压力限定、流速切换方式;PCV:为时间启动、压力限定、时间切换方式。

5. 持续气道正压(continuous positive airway pressure,CPAP)   是在患者自主呼吸的吸气相和呼气相由呼吸机向气道内输送的大于吸气气流的正压气流,使气道内保持持续正压。CPAP 的压力大小可根据患者的具体情况进行调节。CPAP 时,吸气相由于恒定正压气流大于吸气气流,使潮气量增加,可减少呼吸功,提高患者舒适度;而呼气相气道内正压可起到呼气末正压的作用以防止肺泡萎陷,改善氧合。应用 CPAP 可增加肺容量和防止反常呼吸,减少呼吸功,改善呼吸功能。对于有自主呼吸而没有气管插管的患者,使用鼻罩或面罩进行无创通气时,可预防性应用 CPAP 2~10cmH_2O,以防止气道完全关闭,提高氧合效果。气管插管患者可预防性应用低水平呼气末正压。若患者已恢复自主呼吸,在撤离呼吸机前使用 2~5cmH_2O 的 CPAP,有助于降低 FiO_2,提高 PaO_2。

6. 双相气道正压通气(bi-level positive airway pressure,Bi-PAP)   是一种时间启动、压力限定、时间切换的通气方式,适合于所有类型患者的机械通气需求。患者在通气周期的任何时间点均可进行不受限制的自主呼吸(图 15-4)。Bi-PAP 也可视为一种对所用 CPAP 压力值采用时间切换的连续气道正压通气。高压(P_{high})及低压(P_{low})水平的持续时间(T_1、T_2)及相应的压力值(P_{high}、P_{low})均可分别进行设置。其特点为:①P_{high} 相当于吸气压力,可在 0~90cmH_2O 范围内调节;T_1 相当于吸气时间。②P_{low} 相当于呼气压力,也可在 0~90cmH_2O 范围内调节;T_2 相当于呼气时间。Bi-PAP 在自主呼吸和控制呼吸时均可应用,患者可分别在两个压力水平上进行自主呼吸。

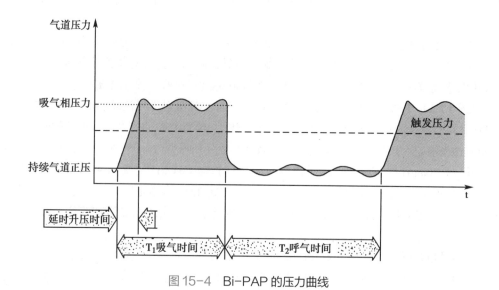

图 15-4   Bi-PAP 的压力曲线

Bi-PAP 的优点包括:①该通气方式是一种真正的压力调节型通气方式,较其他通气方式更为安全,呼吸机相关性肺损伤发生率低;②在整个通气周期的任何时间点均可进行不受限制的自主呼吸,无须使用大剂量的镇静和肌松药抑制自主呼吸;③具有灵敏的吸气和呼气触发敏感度,可灵活调节压力和流速水平,能为不同患者的呼吸运动提供适宜的呼吸支持;④临床用途较广,可根据不同患者的需求灵活调节,形成多种通气方式。

（二）特殊通气方式

随着计算机自动化处理技术在呼吸机中的广泛应用,呼吸机的工作能力明显提高,能根据患者呼吸运动及呼吸力学参数的改变而迅速触发产生气流,同时能够精确控制气道压力,并有精密的监测系统及完善的报警系统。由于传统的定压或定容型通气模式应用于严重 ARDS 或低氧血症患者可能引起机械通气相关性肺损伤,目前开发了一系列特殊通气方式用于严重低氧血症或具有特殊病理生理情况的患者,旨在改善氧合,减少呼吸功,控制和降低气道压力,避免机械通气相关性肺损伤的发生。

1. 反比通气 反比通气(inverse ratio ventilation,IRV)是延长吸气时间的一种通气方式。常规机械通气的 I/E 为 1:2 或 1:3,而反比通气通过延长吸气时间使 I/E≥1:1,最高可达 4:1。反比通气可通过延长吸气时间而降低气道峰压值,增加气道平均压值,有利于萎陷肺泡的复张,改善气体分布以及通气血流比例,从而改善氧合,可用于 ARDS 等严重低氧血症患者的机械通气治疗,但由于气道平均压升高,可能对血流动力学带来不利影响。

2. 气道压力释放通气 气道压力释放通气(airway pressure release ventilation,APRV)是一种时间或患者触发、压力限制、时间切换的通气模式。它采用将气道压力从预置的(高)CPAP 压力水平瞬间切换到较低的 CPAP 压力水平,从而有助于患者在整个呼吸周期进行自主呼吸。APRV 的气道峰压和 PEEP 较低,对胸腔内压和血流动力学影响较小,主要用于换气功能障碍的患者,可改善 ARDS 患者的氧合障碍。

3. 高频通气 高频通气(high frequency ventilation,HFV)是指呼吸频率高于正常 4 倍以上,潮气量接近或少于解剖无效腔气量的一种通气方式。分为高频正压通气(high frequency positive pressure ventilation,HFPPV)、高频喷射通气(high frequency jet ventilation,HFJV)以及高频振荡通气(high frequency oscillatory ventilation,HFOV)三类。目前临床应用较多的是 HFOV,该方法利用活塞泵或者隔膜往返活动以推动气体振荡,使气体进出气道。呼吸频率一般为 180~900 次/min(3~15Hz),潮气量为 1~3ml/kg。HFOV 是一种理想的肺保护性通气模式,其通过输送小潮气量以限制肺泡的过度扩张,使用更高的气道平均压以利于肺泡的复张,避免肺泡萎陷,改善氧合,减少呼吸机相关性肺损伤,可用于严重 ARDS 患者的机械通气治疗,也可用于既需要机械通气,又要求避免胸腔压力过高的患者(如气胸、膈疝、气管食管瘘、支气管胸膜瘘、腹内压过高、气管异物取出术等不便实施其他通气模式的患者)。

4. 无创通气 无创通气(noninvasive ventilation,NIV)是指无须建立人工气道而进行机械通气的呼吸支持模式。该方法通过鼻罩或面罩将患者与呼吸机连接而实施正压通气。用于有创通气的多种呼吸模式均可应用于无创通气。无创通气可避免气管插管和气管切开引起的并发症(如呼吸机相关性肺炎、插管损伤、脱机困难、住院时间延长等),近年来得到了广泛的推广和应用。NIV 目前主要运用于 COPD 急性加重期(acute exacerbation of chronic obstructive pulmonary disease,AE-COPD)、急性心源性肺水肿、免疫抑制患者的呼吸支持,并可以作为有创 - 无创机械通气序贯治疗的重要组成部分,用于有创机械通气撤除后患者的呼吸支持治疗,也常用于全身麻醉诱导期和短小手术的不插管全身麻醉。在部分急性呼吸衰竭早期(如轻度 ARDS)的患者,也可以短时间试用 NIV。

一般认为,患者在以下情况时不适宜应用 NIV:①意识不清;②血流动力学不稳定;③气道分泌物明显增加,而且气道自洁能力不足;④因脸部畸形、创伤或手术等不能佩戴鼻面罩;⑤上消化道出血、剧烈呕吐、肠梗阻和近期食管及上腹部手术;⑥危及生命的低氧血症。

应用 NIV 时应严密监测患者的生命体征及治疗反应。如 NIV 治疗 1~2 小时后低氧血症不能改善或全身情况恶化,应及时改为有创机械通气。

四、通气参数的设置与调整

(一)呼吸参数设置

1. 通气量　正确估计和调节通气量是保证有效机械通气的根本条件。每分通气量 = 潮气量(tidal volume, V_T) × 呼吸频率(RR); MV 可按每千克体重计算,一般成人为 90~100ml/kg,儿童为 100~120ml/kg,婴儿为 120~150ml/kg。小儿个体差异较大,可通过预设 V_T 和 RR 计算 MV,MV= V_T(5~7ml/kg) × RR(30~40 次 /min)。V_T 和 RR 需根据患者的具体情况进行选择,成人一般需采用较小的潮气量(6~8ml/kg)和较慢的呼吸频率(10~12 次 /min)。增加潮气量、降低呼吸频率,延长呼气时间有利于二氧化碳排出并降低胸腔内压力,促进静脉回流,对慢性阻塞性肺病(chronic obstructive pulmonary disease, COPD)的患者,可防止内源性 PEEP(intrinsic PEEP, PEEPi)的形成。该方法也可使吸气流速减慢,气体分布均匀,有助于肺泡膨胀,气道阻力降低,减少肺不张及气压伤的发生率。对于 ARDS 等肺顺应性差的患者,需避免通气压力过高以免发生呼吸机相关性肺损伤。

通气量设定后实施机械通气期间,需通过监测呼出气或动脉血中二氧化碳分压以评价呼吸机的通气效果。常规机械通气需维持呼气末二氧化碳分压($P_{ET}CO_2$)或动脉血二氧化碳分压($PaCO_2$)于 35~45mmHg 之间。但是对于 ARDS 等需要实施肺保护性通气策略的患者,进行小潮气量通气时允许 $PaCO_2$ 高于正常值,即所谓的允许性高碳酸血症。允许性高碳酸血症是肺保护性通气策略的结果,并非 ARDS 等的治疗目标。其主要目的是运用较小的潮气量避免吸气平台压力达到或超过 30cmH_2O 以防止呼吸机相关性肺损伤的产生,并达到肺保护的目的。急性二氧化碳升高导致高碳酸血症可产生一系列病理生理学改变,但研究证实,实施肺保护性通气策略时一定程度的高碳酸血症是安全的。但颅内压增高是允许性高碳酸血症的禁忌证。目前尚无明确的 $PaCO_2$ 上限值标准,一般认为 $PaCO_2$ 允许达到 80mmHg 左右,国内外指南主张保持 pH 在 7.20 以上可不处理,如果 pH 低于 7.20,可考虑静脉输注碳酸氢钠。

2. 吸呼比和吸气末停顿　常规机械通气的吸呼比(I : E)为 1 :(1.5~2.0)。正常吸气时间为 0.8~1.2 秒。延长吸气时间有利于气体分布,改善氧合,但可能引起人机不同步,或导致内源性 PEEP 形成,严重时引起血流动力学不稳定。延长呼气时间有利于肺泡气体充分排出并增加回心血量,但由于吸气时间相对缩短而不利于氧合过程。阻塞性通气功能障碍(如 COPD 或支气管哮喘)的患者 I : E 值的设定一般在 1 : 2.5 或更长以利于二氧化碳排出。而限制性通气功能障碍或者严重低氧血症(如 ARDS)的患者 I : E 值的设定一般在 1 : 1.5 或更短(部分患者可 <1 : 1,即反比通气),以利于气体分布,改善氧合。

吸气末暂停(end-inspiratory pause, EIP)是指在吸气末呼吸机吸入阀关闭停止送气,但呼出阀尚未开放,使吸气末压力保持在一定水平,也称为吸气平台(inspiratory plateau)。设置 EIP 的主要目的在于改善气体在肺泡内的分布,减少无效腔通气,优化通气血流比例,一般用于定容型通气模式。EIP 一般占呼吸周期的 5%~10%,不超过 15%。EIP 可增加气道平均压,减少回心血量,不适用于血流动力学不稳定患者。同时,EIP 因缩短呼气时间而不适用于 COPD 或哮喘患者。

3. 通气压力　通气压力的高低由胸肺顺应性、气道通畅程度(气道阻力)、潮气量以及吸气流速等因素决定。在定压型机械通气时,力求通过设置最低的气道压力水平扩张肺泡,获得理想的潮气量,同时避免对血流动力学产生不利影响。成人气道压力(P_{aw})一般维持在 15~20cmH_2O,儿童为 12~15cmH_2O。ARDS 患者的肺保护性通气策略要求避免吸气平台压达到或超过 30cmH_2O 以防止呼吸机相关性肺损伤的产生。

4. 吸入氧浓度(FiO_2)　由于长期吸入高浓度(FiO_2>60%)的氧易导致氧中毒,故机械通气过程中,应该在确保维持组织和脏器良好氧合状态的前提下尽可能降低吸入氧浓度。机械通气初始阶段可给予高浓度氧吸入以迅速纠正低氧血症,随后应根据患者氧饱和度以及动脉血气分析结果逐渐下调 FiO_2 到 50% 以下,并设法维持氧饱和度 >90%,动脉血氧分压(PaO_2)维持于 60~100mmHg

之间。

由于持续吸入纯氧容易导致吸收性肺不张以及氧中毒,故纯氧吸入时间一般不超过 24 小时。长期机械通气的患者如果 FiO_2 持续 >60%,低氧血症仍不改善,不能盲目提高吸入氧浓度,可通过:①加用 PEEP 或 CPAP;②延长吸气时间;③加用吸气末停顿(EIP)等方法改善氧合状况。

5. 吸气流速　吸气流速是气道压力水平的重要影响因素。增加吸气流速,可提高气道峰压,有利于气体在肺内的交换,降低吸气流速能降低气道峰压,减少气压伤风险。吸气流速的设置需考虑患者吸气用力的情况、流速波形和患者的病理生理状态。吸气流速应能满足患者吸气用力的需要。如果患者自主呼吸力度较大,应提高吸气流速;反之如果使用镇静、肌松等药物抑制患者自主呼吸,吸气流速则可相应下调。

根据机械通气时吸气流速的变化规律,临床上将呼吸机送气方式分为恒流(方波)送气和减速波送气两种方式。恒流(方波)送气时峰值流速和平均流速相同,一般设置为 40~60L/min。而减速波送气初始峰流速最高,一般设置为 60~90L/min,符合吸气初始流速需求最大的呼吸生理特点,可改善人机协调性,减少气道峰压,增加气道平均压,有助于气体在肺泡内的均匀分布并改善通气血流比例失调,是临床较常采用的送气方式。

(二) 呼吸参数调节

合理调节机械通气各类参数是机械通气治疗的必备条件。不合理的参数设置会引起各类并发症,严重时危及患者生命。应依据动脉血气分析指标、心脏功能和血流动力学状况,对常用呼吸机参数进行调节。

1. 动脉血气分析指标　动脉血氧分压(PaO_2)是低氧血症是否被纠正的标准。当 $PaO_2 \geqslant 60mmHg$,说明所设置的参数基本合理,如果 FiO_2 水平已经降至 40%~50%,可以暂不做调整,待 PaO_2 稳定一段时间后再做调整,直至调低至准备脱机前的水平;如果所设置的 FiO_2 水平较高,应逐渐调低 FiO_2,直至调低至相对安全的水平(FiO_2 为 40%~50%)。$PaO_2<60mmHg$ 时,应依次采用各种纠正低氧血症的方法,如增加 V_T、延长吸气时间、增加吸气平台压或吸气末停顿时间、应用 PEEP、提高 FiO_2 等。

动脉血二氧化碳分压($PaCO_2$)是判断呼吸性酸碱平衡失调的主要指标。呼吸性酸中毒预示通气不足,呼吸性碱中毒预示通气过度。机械通气治疗时,$PaCO_2<35mmHg$,提示过度通气,应降低 V_T、缩短呼气时间;$PaCO_2>50mmHg$,提示通气不足,应保持呼吸道通畅,增加 V_T、MV、呼吸频率和延长呼气时间(表 15-1)。

表 15-1　血气分析结果和各项参数调节

血气变化	呼吸参数调节
$PaCO_2$ 过高,PaO_2 变化不大	$V_T \uparrow$,$RR \uparrow$,$P_{aw} \downarrow$
$PaCO_2$ 过低	$V_T \downarrow$,$RR \downarrow$,$P_{aw} \downarrow$
$PaCO_2$ 过高	$V_T \uparrow$,$RR \uparrow$,$PEEP \downarrow$
PaO_2 过低	$FiO_2 \uparrow$,$PEEP \uparrow$,吸气时间 $\uparrow$,加用 EIP
$PaCO_2$ 过高 +PaO_2 过低	$V_T \uparrow$,$RR \uparrow$,$PEEP \uparrow$,吸气时间 $\uparrow$,$FiO_2 \uparrow$
$PaCO_2$ 过高 +PaO_2 正常	$V_T \uparrow$,$RR \uparrow$,$P_{aw} \uparrow$,$PEEP \downarrow$

2. 心脏功能和血流动力学状况　对于已经存在心脏功能障碍或血流动力学不稳定的患者,应慎用 PEEP、吸气时间延长、吸气末停顿和反比通气等通气方式。

五、呼气末正压

呼气末正压(positive end-expiratory pressure,PEEP)是指呼吸机在吸气相产生正压,将气体压入肺内,但在呼气末,由于呼出阀的提前关闭,气道压力并不降为零,而仍保持一定正压水平的一种通气方式,常与其他通气方式联合使用。PEEP可使萎陷的肺泡重新扩张,增加功能残气量(FRC)和肺顺应性,改善通气和氧合,减少肺内分流,是治疗低氧血症的重要手段之一。但PEEP增加胸膜腔内压(ITP),影响心血管功能,临床应用时需选择最佳PEEP,以减轻对循环功能的影响。最佳PEEP是指治疗作用最好而副作用最小的PEEP水平,也就是指能达到最佳氧合状态,同时对心排血量影响最小的PEEP水平。PEEP的设置范围一般在5~15cmH$_2$O之间。

六、机械通气的脱机

呼吸衰竭的病因消除或改善后或气管内全身麻醉下手术结束后,应考虑尽快撤除呼吸机。延迟撤机将增加机械通气的并发症,延长住院时间和费用。但过早撤除呼吸机又可导致撤机失败,增加再插管率和病死率。因此在撤机前需要严格遵循规范的撤机方案。

近年来,ARDS协作组提出通过规范的机械通气撤离方案指导撤机,并制定了相关的撤机流程。该方案用客观的标准衡量并指导撤机过程中的每一个步骤,避免了单纯根据临床医师的经验和判断指导撤机的武断性。该方案基本上也适用于气管内全身麻醉后患者撤离呼吸机。方案的要点如下。

在导致机械通气的病因好转或去除后应开始进行呼吸机撤离的筛查试验,符合筛查标准的患者需通过自主呼吸试验进一步判断患者的自主呼吸能力,最后进行拔管可行性的评估,符合以上所有标准后可以拔除气管导管,撤离呼吸机,继续吸氧并密切观察呼吸、循环及患者的病情变化情况。

1. 撤离呼吸机的筛选试验　考虑撤离呼吸机前首先需进行筛选试验,明确患者是否具有撤离呼吸机的前提条件,包括以下几点。

(1)导致呼吸衰竭和机械通气的病因好转或去除。

(2)患者氧合状态良好(PaO$_2$/FiO$_2$>150~200mmHg,PEEP ≤ 5~8cmH$_2$O,FiO$_2$ ≤ 0.4~0.5,pH ≥ 7.25;COPD患者:pH ≥ 7.30,PaO$_2$>50mmHg,FiO$_2$<0.35)。

(3)血流动力学稳定(无心肌缺血动态变化,无显著低血压,不需要血管活性药治疗或只需要少量血管活性药如多巴胺或多巴酚丁胺维持)。

(4)具有自主呼吸能力。

此外,尚有一些监测指标有利于撤机成功率的预测,其中包括:V$_T$>5ml/kg,最大吸气负压≥25cmH$_2$O;呼吸浅快指数(f/V$_T$)<105次/(min·L);生理无效与潮气量的比值(V$_D$/V$_T$)<0.6等。

2. 自主呼吸试验　自主呼吸试验(spontaneous breathing trial,SBT)是指接受有创机械通气的患者,通过连接T形管或实施低水平压力支持通气(如5cmH$_2$O的CPAP或PSV等)手段使患者进行自主呼吸,通过短时间(0.5~2小时)的动态观察,评价患者是否具备独立自主呼吸的能力并观察心肺功能的耐受情况,由此预测撤机成功的可能性。试验时,需动态记录患者的氧合、血流动力学、呼吸形式、精神状态和主观感受等指标,以判断患者能否达到试验成功的标准。自主呼吸试验需经历2个阶段:前3分钟(第一阶段)重点观察患者氧合、呼吸频率、潮气量等指标。随后30~120分钟(第二阶段)重点观察患者心肺功能的代偿和耐受能力。

SBT过程中如果有一项或多项观察指标异常,即认为患者撤机失败,应停止自主呼吸试验,恢复机械通气,同时寻找呼吸试验失败的原因并给予相应的处理,待条件成熟后再行SBT,两次SBT的间隔至少应大于24小时。

SBT可以通过以下形式实施。

(1)T管撤机法:以T管连接人工气道,使患者完全处于自主呼吸状态,利用加温湿化装置吸入气体,并维持恒定的吸入氧浓度。该方法仅适用于接受短期机械通气患者的撤机。

(2)SIMV撤离法:在SIMV通气模式的基础上,通过逐渐下调呼吸频率而减少呼吸机支持力度,呼吸频率从12次/min逐渐减少至4次/min时可停用机械通气。

(3)PSV撤离法:在PSV通气模式的基础上,逐渐下调压力支持水平,当压力支持小于5cmH$_2$O

时可停用机械通气。

3. 拔管可行性的评估　通过 SBT 的患者在撤机前进行拔管可行性的评估,包括以下两方面。

(1)气道通畅程度的评价:机械通气时,通过气囊漏气试验把气管插管的气囊放气以检查有无气体泄漏,可以用来评估上气道的开放程度。

(2)气道保护能力的评价:通过吸痰时的咳嗽力度、气道分泌物的量及吸痰频率等评估患者气道是否具有保护能力。

撤离呼吸机时应注意:①撤机过程应在上午医护人员较多时进行,安排充分时间和人员严密观察患者的呼吸、循环及生命体征变化情况;②撤机前应停用所有镇静、镇痛药和肌松药,避免药物的残留作用影响患者呼吸;③撤离呼吸机后应继续吸氧并持续监测。

4. 撤机困难　临床上约有 20% 机械通气的患者存在撤机困难,其原因如下。

(1)呼吸系统因素:包括呼吸负荷增加(如气道痉挛或炎症使气道阻力增加;肺水肿、炎症或纤维化使肺顺应性下降);通气无效腔增加;呼吸肌(如膈肌或肋间内外肌等)疲劳致呼吸肌肌力下降。

(2)心血管因素:对于心力衰竭的患者,撤除机械通气后胸腔内压力由正压转为负压,回心血量增多,增加心脏前后负荷,可诱发心力衰竭而致呼吸困难。

(3)神经因素:包括呼吸中枢功能异常、膈神经功能障碍、神经肌肉疾病以及药物因素(如肌松药)等。

(4)代谢因素:包括营养不良、电解质紊乱(如低钾血症)、微量元素缺乏等。

(5)心理因素:包括恐惧和焦虑等。

应根据引起撤机困难不同原因进行针对性的处理,包括控制感染、维持气道通畅、改善心脏功能、加强营养、维持内环境稳定、进行心理调节、进行呼吸肌(尤其是膈肌)功能锻炼等,同时可以考虑通过有创 - 无创机械通气序贯治疗进行脱机。

七、机械通气的并发症及防治

按照机械通气常见并发症发生的原因,可分为以下三类。

(一)机械通气对肺外器官功能的不良影响

1. 低血压与休克　机械通气使胸腔内压升高,静脉回流减少,心脏前负荷降低,心排血量降低,导致低血压甚至休克,在血管容量相对不足的患者中尤为明显,可通过快速输液或通过调整通气模式,降低胸腔内压加以改善。

2. 心律失常　机械通气期间,低血压休克、缺氧、酸碱平衡失调、电解质紊乱及患者烦躁等因素可引起多种类型心律失常,其中以室性和房性期前收缩多见。针对病因处理,必要时应用抗心律失常药。

3. 肾功能不全　机械通气引起患者胸腔内压力升高,静脉回流减少,抗利尿激素释放增加,机体水钠潴留;同时心脏前负荷降低,导致心排血量降低,致肾脏灌注减少和肾功能不全。合理调整通气参数,常规监测尿量与肾功能,必要时应用利尿剂。

4. 消化系统功能不全　机械通气患者常出现腹胀,卧床、应用镇静或肌松药等原因可引起肠道蠕动降低和便秘,咽喉部刺激和腹胀可引起呕吐,肠道缺血和应激等因素可导致消化道溃疡和出血。另外,PEEP 的应用可导致肝脏血液回流障碍和胆汁排泄障碍,可出现高胆红素血症和转氨酶轻度升高。针对病因处理,合理调整通气参数,常规监测肝功能,必要时应用肝保护性药物。

5. 精神障碍　表现为紧张、焦虑、恐惧等。必要时,可应用镇静剂和抗焦虑药物。

(二)气管插管相关的并发症

1. 导管移位　插管过深或固定不佳,均可使导管进入支气管。因右主支气管与气管所成角度较小,插管易进入右主支气管,可造成左侧肺不张及同侧气胸,表现为左侧呼吸减弱或叩诊呈鼓音,必要时床旁胸部 X 线检查予以明确并适当退管处理。

2. 气道损伤　困难插管和急诊插管容易损伤声门和声带,长期气管插管可能导致声带功能异常,气道松弛。气囊充气过多、压力过高,可引起气管黏膜缺血坏死,引起气道出血、溃疡甚至气管食管瘘。应使用低压高容气囊,并常规监测气囊压力,维持气囊压力于 25~30cmH₂O 之间。

3. 人工气道梗阻　人工气道梗阻是最为严重的并发症,可直接威胁患者生命。常见原因包括:导管扭曲、气囊疝出并嵌顿导管远端开口、痰栓或异物阻塞导管、导管塌陷等。机械通气期间应注意密切观察气道通畅情况,定时冲洗吸痰并清除气道内分泌物及血痂,必要时及时更换导管。一旦发生气道梗阻,应立即调整人工气道位置、抽出气囊气体后重新充气、试验性插入吸痰管、纤维支气管镜检查以明确梗阻位置。针对病因处理,必要时应立即拔除气管导管并重新建立人工气道。

4. 气道出血　常见原因包括:经气道吸痰负压过大、气道黏膜受压缺血坏死等。大量气道出血可直接威胁患者生命,应紧急处理。

（三）正压通气相关的并发症

1. 呼吸机相关性肺损伤　机械通气对正常或病变的肺组织造成损伤,称为呼吸机相关性肺损伤（ventilator associated lung injury,VALI）或呼吸机诱导的肺损伤（ventilator-induced lung injury,VILI）。

呼吸机相关性肺损伤的发病机制包括气压伤、容积伤、萎陷伤和生物伤。气压伤和容积伤是指机械通气参数（如气道压力或潮气量）设置不当或者肺顺应性明显下降（如 ARDS）时,肺泡跨壁压过高,或吸气末容积过大引起肺泡过度膨胀而导致的肺泡上皮细胞或血管内皮细胞的损伤。临床上表现为肺间质气肿、纵隔气肿、皮下气肿或气胸。潮气量过大比气道峰压过高更容易引起肺损伤,可通过平台压监测减少容积伤的发生。萎陷伤是指肺泡周期性开放和塌陷产生的剪切力引起的肺损伤。而生物伤是指各种因素使肺泡上皮和毛细血管内皮损伤而激活炎症反应导致的继发性肺损伤。高浓度氧吸入导致氧自由基产生增多也会引起生物伤。

呼吸机相关性肺损伤的预防方法包括降低潮气量和平台压（包括维持潮气量 6~8ml/kg,控制平台压 ≤ 30cmH₂O）、实施肺复张并设定合适的 PEEP 以扩张萎陷的肺泡并维持肺泡处于开放状态。

2. 呼吸机相关性肺炎　呼吸机相关性肺炎（ventilator associated pneumonia,VAP）是指机械通气48 小时后出现的肺炎,是医院获得性肺炎（hospital acquired pneumonia,HAP）中最常见的类型。

VAP 的发生与患者防御功能障碍、足够数量致病菌到达下呼吸道并破坏自身防御屏障（如胃肠道细菌通过口咽部易位或误吸进入肺部,机体其他部位细菌通过菌血症途径进入肺部或者医源性感染等）,或强致病细菌繁殖相关。而高龄、基础疾病（如糖尿病等）、免疫功能抑制、药物使用（包括抗生素、镇静药、肌松药和抑酸剂等）、治疗操作因素（如胃管留置、气管插管、仰卧位等）以及医源性交叉感染均是 VAP 发生的危险因素。

根据肺部感染的发生时间,VAP 可分为早发型和晚发型两大类。早发型 VAP 是指机械通气后48 小时至 5 天发生的 VAP,多由敏感菌感染引起,如肺炎链球菌、流感嗜血杆菌、甲氧西林敏感的金黄色葡萄球菌等。晚发型 VAP 是指机械通气 5 天以后出现的 VAP,多数由多重耐药菌（multiple drug resistance,MDR）感染引起,包括耐甲氧西林金黄色葡萄球菌（methicillin-resistant staphylococcus aureus,MRSA）、产超广谱 β 内酰胺酶（extended-spectrum beta-lactamase,ESBL）或产碳青霉烯酶的肺炎克雷伯菌、鲍曼不动杆菌或铜绿假单胞菌等。晚发型 VAP 是 VAP 预后不良的判断指标之一。

VAP 的诊断标准包括胸部影像学资料出现新的肺部浸润影,同时具有以下 3 项中的 2 项:①体温 >38℃;②白细胞计数升高或降低;③脓性痰出现。

VAP 的治疗应该遵循降阶梯治疗原则,即先根据 VAP 的类型及可能致病菌选择广谱抗生素治疗,随后根据细菌培养结果及药敏试验结果更改为敏感抗生素的靶向治疗,治疗时间一般为7~10 天。

VAP 的预防重于治疗,预防措施包括采取半卧位体位、使用具有持续声门吸引装置的气管导管以吸引气囊上方的分泌物、防止误吸、尽量通过经口途径进行气管插管、避免经鼻气管插管、每日进行导管评估、尽早拔除气管导管和胃管、避免抗生素滥用、减少镇静肌松药和质子泵抑制剂等抑酸剂使用、规范无菌操作、加强手卫生等。

3. 呼吸机相关的膈肌功能不全 呼吸机相关的膈肌功能不全指在长时间机械通气过程中膈肌收缩能力下降,与肌松药和大剂量糖皮质激素的使用相关。因此,机械通气患者应尽量避免长期使用肌松药和糖皮质激素。呼吸机相关的膈肌功能不全可导致撤机困难,因此机械通气患者应尽可能保留自主呼吸,加强呼吸肌功能锻炼,加强营养支持以增强或改善呼吸肌功能。

4. 氧中毒 长期机械通气的患者,吸入氧浓度过高,可发生氧中毒。氧中毒引起的肺损伤可表现为气管支气管炎、ARDS 等。吸入氧浓度高于 50% 可引起去氮性肺不张。因此,应控制呼吸机吸入氧浓度在 60% 以下,100% 的纯氧吸入不可超过 24 小时。

八、无创正压通气

参阅第十四章。

九、肺保护性通气策略

肺保护性通气策略(lung-protective ventilation strategy, LPVS)是指在机械通气改善低氧血症的同时,尽可能避免机械通气导致的肺损伤和对循环功能的抑制,并最终降低急性呼吸窘迫综合征(ARDS)等危重患者病死率的通气策略。LPVS 的核心内容是小潮气量[V_T 为 6~8ml/kg 理想体质量(IBW)]、限制气道平台压(平台压 <30cmH_2O)、合理的 PEEP(5~10cmH_2O)和肺复张。定压通气和允许性高碳酸血症也是最常用的 LPVS 方式,LPVS 应涵盖机械通气的全过程。

1. 小潮气量通气 通过小潮气量通气以降低肺通气驱动压(AP),是 LPVS 的基础。目前推荐使用 6~8ml/kg(理想体重)潮气量。目前一般推荐 ARDS 患者潮气量 ≤ 6ml/kg 或尽量使吸气平台压(P_{plat})不超过 25~30cmH_2O。新型冠状病毒感染危重型患者行有创机械通气时,也建议采用小潮气量[4~8ml/kg(理想体重)]和低吸气压力(P_{plat}<30cmH_2O)的 LPVS,以降低 VILI。另外,长时间小潮气量通气可能导致 CO_2 蓄积,继而引起高碳酸血症,研究建议 PaCO_2 上升速率应 <10mmHg/h、PaCO_2<65mmHg(1mmHg=0.133kPa),同时维持血 pH>7.20。

2. 最佳 PEEP 能达到最佳气体交换和最小循环影响的 PEEP 为最佳 PEEP。设定最佳 PEEP 的常用方法为:①最佳氧合法:开始设置 PEEP 为 3~5cmH_2O,根据氧合情况每次增加 2~3cmH_2O,在 FiO_2 ≤ 0.6 时能满足 PaO_2 ≥ 60mmHg 或 PaO_2/FiO_2 ≥ 300mmHg 的 PEEP 为最佳 PEEP。②P-V 曲线法:以 P-V 曲线吸气支的低位拐点上 2cmH_2O 作为最佳 PEEP。③最佳顺应性法:手法肺复张后,从高值逐渐降低 PEEP,确定可获得最佳肺顺应性(CRS)的 PEEP。④临床经验判断法:采用容量控制通气(VCV)时,增加 PEEP 后 P_{aw} 不升反降,则说明塌陷肺泡被打开,单位肺泡压力降低;采用压力控制通气(PCV)时,增加 PEEP 后潮气量明显增加,则说明此压力下更多肺泡被打开参与通气,达到最佳 PEEP。另外还有肺牵张指数法、跨肺压法及电阻抗成像法等。

3. 肺复张 肺复张是重新开放无通气或通气不足的肺泡而采取的增加跨肺压的过程,被认为可有效改善氧合和呼吸系统的顺应性。方法:以往常采用手法肺复张,但该方法不能维持较长时间正压通气,在转换为机械通气后,复张效果很快消失,导致肺泡再次塌陷。因此曾推荐机械通气肺复张,其常用方法包括:①肺活量法:持续正压通气(CPAP)35~50cmH_2O,持续 20~40 秒;②压力控制法:PCV 时,保持吸气压与 PEEP 差值不变,每 30 秒递增 PEEP 5cmH_2O,直到 PEEP 达 30cmH_2O,持续 30 秒,恢复基础通气;③容量控制法:VCV 时,根据预计体重从潮气量 6~8ml/kg 和 I : E 为 1 : 1 开始,每 3~6 次呼吸递增 4ml/kg 的潮气量,直至 P_{plat} 达 30~40cmH_2O,在此水平上再进行 3~6 个循环呼后,即可达到充分的肺复张,然后降低潮气量。目前反对在中、重度 ARDS 患者应用长时间的肺复张策略。

4. 低 FiO_2 一般认为增加 FiO_2 可预防或纠正低氧血症,但 FiO_2 过高易造成吸收性肺泡萎陷,增加肺部并发症发生率。在维持充分氧合前提下,机械通气过程中及肺复张后应避免纯氧通气及不必要的高 FiO_2。

5. 通气频率与 I：E   小潮气量通气过程中为保证氧合,可在降低潮气量后逐渐增加通气频率至 15~20 次/min,最大可至 35 次/min,但仍需警惕出现严重的高碳酸血症,尽量维持 $PaCO_2 \leqslant$ 65mmHg 和 pH ≥ 7.20。延长吸气时间能降低气道峰压(P_{peak}),提高 CRS,如 ARDS 患者可适当延长 I：E 至 1：(1.5~1.0)。

6. 通气方式的选择与优化

(1)补偿性通气策略:潮气量补偿尤其适用于婴幼儿,其动态调节能改善 CRS。压力控制-容量保证通气模式(PCV-VG)可通过恒定压力提供减速气流,对于预设潮气量采用最小正压,降低高 P_{aw} 导致的潜在气道和肺泡损伤的同时,又能保证肺泡有效通气和换气。

(2)机械通气模式优化:临床常采用 PCV 与 VCV 模式。PCV 具有较低吸气峰压,能改善氧合和肺功能;而 VCV 能维持较高潮气量、较低 P_{plat},通过测定 P_{plat},从而准确测定 AP。两种通气模式各有利弊,无证据表明哪种方式对降低肺部并发症更具优势。因此,建议根据具体情况选择合适的通气模式(也可选用如双相气道正压通气、自动变流通气、气道压力释放通气等),利用减速波和补偿功能改善人机对抗,降低 P_{aw},保护肺功能。

(3)高频振荡通气:采用每次呼吸极小潮气量(1~4ml/kg)和较高频率(>150 次/min),确保气体交换而不明显增加 P_{aw},避免肺泡过度扩张,减少"容量伤";降低 FiO_2,降低炎症反应,减少"生物伤",降低肺部并发症发生风险。尤其对单肺通气时的顽固性低氧血症、湿肺或肺移植手术等有一定效果。

(卞金俊)

思考题

1. 临床中缺氧包括哪四种类型?

2. 什么是经鼻高流量吸氧? 与传统氧疗相比,它有什么优势?

3. 什么是呼气末正压(PEEP),如何确定最佳 PEEP?

4. 查阅文献资料了解目前在围手术期常用的肺保护性通气策略具体包括哪些措施。

16章

扫码获取
数字内容

第十六章
循环功能支持技术

要点：

1. 电除颤可用于各种原因导致的无法识别 R 波的快速室性心动过速、心室扑动或心室颤动。

2. 同步电复律一般用于快速型心律失常的矫正，包括心房颤动、心房扑动、室性心动过速、室上性心动过速及其他难治性异位心动过速。

3. 心脏再同步治疗对于逆转心室重塑，改善心脏功能，提高运动耐量及生活质量，降低心力衰竭住院率和死亡率均有重要意义。

4. 人工心脏起搏可替代心脏自身的起搏点刺激心脏搏动，多用于治疗缓慢型心律失常，也可用于快速型心律失常的治疗。

5. 体外膜氧合技术主要为重症心肺衰竭患者提供持续的体外呼吸与循环支持，可部分或完全替代患者心肺功能，维持患者生命，为原发病的诊治争取时间。

6. 主动脉内球囊反搏技术是常用的循环辅助技术，对功能衰竭的心脏可起到有力的支持作用，其成功率高，并发症少。

循环功能支持是指心脏功能不全不能维持机体组织器官的血液供应时，通过人工机械手段对循环功能进行加强、分担、辅助的方式。循环功能支持的目的在于：①恢复心脏正常的泵功能；②减轻心脏负荷，改善心肌氧供，为受损心肌的修复创造条件；③补充自身循环功能不足，改善组织器官的血流灌注，避免组织器官发生不可逆损伤。

循环功能支持的方式包括心脏电复律、人工心脏起搏、主动脉内球囊反搏（IABP）、左心室辅助循环（LVAD）和体外膜氧合（ECMO）等，可根据患者病情单独或联合应用。

第一节　心脏电复律

心脏电复律（electric cardioversion）包括电除颤（electric defibrillation）和电复律（electroversion）两部分，指以高能电脉冲直接或经胸壁刺激心脏，使心室颤动、心室扑动或其他快速心律失常的心脏恢复窦性心律的方法。

一、心脏电复律的原理

强电流瞬间刺激心脏使心脏所有自律细胞同时除极，并使心脏内所有可能的折返通道全部失活，使得心脏传导系统中自律性最高的窦房结恢复其主导地位，从而控制心脏节律，最终恢复为窦性心律。

当发生无法识别 R 波的快速室性心动过速、心室扑动或心室颤动时，电除颤可在任何时间窗进行，故称非同步电复律；当出现可识别 R 波的快速心律失常时，电复律必须避开心房心室易损期，因而复律脉冲的发放多利用心电图 R 波同步触发，使电刺激在 R 波降支或 R 波起始后 30ms 左右发放，故称同步电复律。

电复律的效果与复律脉冲的能量、窦房结功能、异位起搏点的兴奋性、房室间传导功能有关。

二、心脏电复律的装置

心脏电复律的仪器称为电复律器或电除颤器,是一种能量蓄放式装置,由电源、高压充电回路、放电回路和电极组成。目前临床使用的电复律器均有可供选择的 R 波同步装置,根据不同需要可分别实施电除颤或电复律。电复律器的能量输出由充电电压和回路电容决定,在电复律器上可直接选择电复律的能量输出值。电复律器一般还配有心电监护和记录功能。

三、电除颤

(一) 适应证

电除颤适用于各种原因导致的无法识别 R 波的快速室性心动过速、心室扑动或心室颤动。心电图识别出上述心律失常后应立即准备电除颤。从心律失常发生到进行电除颤的时间间隔越短,电除颤的成功率越高,预后越好。电除颤时患者意识多已消失,通常无需麻醉。电除颤所需能量一般较大,成人经胸壁电除颤时,单向波选择 360J 能量,双向波选择 200J 能量;成人胸内直接电除颤的电能为 10~40J;小儿电除颤时则按 1~2J/kg 选择能量。一次电除颤未成功应分析原因,必要时在下一次除颤时,增加除颤能量;当心电图显示为细震颤波时电除颤效果差,可静脉或气管内注射肾上腺素,使细震颤波转变为粗震颤波后除颤更易成功。顽固性心室颤动,使用胺碘酮、普鲁卡因胺、利多卡因等抗心律失常药,降低心肌兴奋阈值后再除颤。若经上述处理后心室颤动仍反复发作,表明可能存在导致心室颤动的原因,如第二十二章提到的 6H5T,应积极排查,给予相应治疗。电除颤成功后应使用血管活性药及抗心律失常药维持治疗,严密监测循环功能、内环境稳态,防止心室颤动再次发生。

(二) 除颤器选择

1. 除颤器分类 手动体外除颤器(manual external defibrillator)、手动体内除颤器(manual internal defibrillator)、自动体外除颤器(automated external defibrillator,AED)(图 16-1)、植入型心律转复除颤器(implantable cardioverter defibrillator,ICD)及可穿戴心律转复除颤器(wearable cardioverter defibrillator,WCD)等。

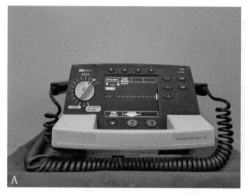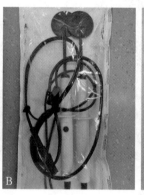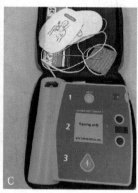

图 16-1   常用除颤器分类
A. 手动体外除颤器;B. 手动体内除颤手柄;C. 自动体外除颤器。

2. ICD 治疗 ICD 在室性心动过速 / 心室颤动的治疗中具有重要价值,不仅能立即终止室性心动过速 / 心室颤动的发作,而且是迄今为止防止恶性室性快速性心律失常导致猝死的最有效手段,能显著降低恶性室性快速性心律失常患者的死亡率,治疗效果明显优于抗心律失常药,尤其是器质性心脏病合并明显心力衰竭的患者,从 ICD 治疗获益更大。

ICD 用于心搏骤停 / 心脏性猝死的二级预防 I 类适应证包括:①由于心室颤动或血流动力学不稳定的室性心动过速引起心脏停搏后仍存活的患者,排除一切可逆性因素后,需植入 ICD(证据等级:

A）。②存在器质性心脏病和特发性持续性室性心动过速的患者，无论血流动力学是否稳定，均可植入ICD（证据等级：B）。③不明原因的晕厥患者，在电生理检查时诱发出有临床意义的血流动力学不稳定的持续性室性心动过速或心室颤动，应植入ICD（证据等级：B）。ICD用于心搏骤停/心脏性猝死的一级预防Ⅰ类适应证包括：①心肌梗死>40天，LVEF≤35%，NYHA分级Ⅱ级或Ⅲ级（证据等级：A）。②心肌梗死>40天，LVEF<30%，NYHA分级Ⅰ级的左心室功能不全（证据等级：A）。③因陈旧性心肌梗死造成的非持续性室性心动过速，LVEF<40%，电生理检查中可诱发出心室颤动或持续性室性心动过速（证据等级：B）。

（三）并发症与防治

1. 皮肤灼伤　主要的预防措施有：导电膏涂抹均匀，电极板与皮肤应紧密接触，尽量避免反复使用电极板除颤，心律失常反复发作的患者应予连接体外起搏电极除颤。如发生严重皮肤灼伤可涂抹创伤膏保护创面。

2. 心肌损伤　选择合适的模式可避免严重心肌损伤，可识别R波的患者选择同步电复律模式，无法辨别R波的心室颤动患者选择非同步电除颤模式。如已发生心肌损伤，在密切监测心电图和心肌酶变化的同时，观察血流动力学变化，如发生心排血量低或心源性休克，则需使用血管活性药支持。

3. 急性肺水肿　急性肺水肿常在电击后1~3小时内发生。患者电转复为窦性心律后，右心房的收缩比左心房有力，以致右心室到肺循环的血流超过左心室搏出量而发生肺水肿。

4. 低血压　高能量电击后容易发生低血压，通常持续时间短，在数小时内自动恢复；如果血压持续降低，严重影响重要脏器血流灌注时，可给予多巴胺等血管活性药维持血压。

5. 心律失常　电解质与酸碱失衡，特别是低钾血症、低钠血症、酸中毒等因素，容易导致心律失常。当心室颤动波幅微小时，应立即给予心肺复苏（cardiopulmonary resuscitation，CPR），肾上腺素1mg静脉注射，待心室颤动波转为粗震颤波时再予以除颤。若发生传导阻滞、窦性停搏，可给予异丙肾上腺素或阿托品，以提高心率，改善传导。

四、同步电复律

（一）同步电复律（synchronized electrical cardioversion）

1. 适应证与禁忌证　同步电复律一般用于快速型心律失常的矫正，包括心房颤动、心房扑动、室性心动过速、室上性心动过速及其他难治性异位心动过速。但洋地黄中毒导致的心律失常、心动过速伴病态窦房结综合征、室上性心律失常伴完全房室传导阻滞、阵发性心动过速频繁发作等情况禁忌电复律。

同步电复律最常用于心房颤动的复律治疗。心房颤动出现下列情况时应考虑电复律：①心室率快，对药物治疗无效；②心房颤动病史不满一年；③洋地黄治疗后仍存在严重心力衰竭；④甲状腺功能亢进症药物控制后的心房颤动；⑤预激综合征合并快速心房颤动；⑥二尖瓣病变手术矫治六周以上仍有心房颤动。心房颤动首次电复律的能量一般为双向波200J。拟行心脏瓣膜手术、甲状腺功能亢进症未使用药物治疗、低钾血症、心力衰竭未纠正、心脏明显增大的心房颤动患者一般不施行电复律。

心房扑动伴心室率快，严重影响血流动力学时应及时复律。慢性心房扑动对药物治疗反应差，电复律一般为首选治疗方法。心房扑动时电复律一般选择双向波50~100J的能量。

室性心动过速对药物治疗反应差，出现休克或心力衰竭时应尽早采用电复律。急性心肌梗死时出现的室性心动过速也应及时施行电复律。室性心动过速电复律一般选择双向波100~200J的能量。

室上性心动过速经刺激迷走神经，使用维拉帕米、洋地黄、升压药物治疗无效后，应考虑采用电复律。室上性心动过速电复律多选择双向波100~200J的能量。

性质难以判断的异位心动过速药物治疗无效时也可考虑电复律。电复律后应立即观察心电图，了解电复律的效果。若反复电击 3 次或复律能量已达到可设定的最大值,应停止电复律。复律成功后应继续使用抗心律失常药维持治疗,防止心律失常复发。

2. 准备与实施　为了提高电复律的成功率,电复律前应进行适当准备,包括使用抗心律失常药、实施抗凝等措施。心房颤动、心房扑动患者应在复律前一天服用奎尼丁 0.2g,每日四次。服用奎尼丁的目的包括提高复律的成功率、减少电复律时的心律失常与预防心律失常复发。使用奎尼丁后出现心肌应激性增高的表现应立即停药,并取消电复律计划。对奎尼丁敏感的患者可使用其他抗心律失常药。

与电除颤不同,大部分电复律的患者需要一定程度的镇静,甚至麻醉。目前常用的短效静脉麻醉药丙泊酚是一种理想的选择。其他药物如地西泮、咪达唑仑等也可应用。

患者心脏功能状况也是影响电复律成功率的重要因素。心房颤动患者多使用洋地黄改善心脏功能。接受洋地黄治疗后心肌应激性增高,电复律时发生心室颤动的危险增加,所以使用洋地黄的患者复律前应停药 1~2 天。在需要紧急复律的情况下可静脉注射利多卡因等药物预防严重心律失常的发生。

(二)心脏再同步治疗(cardiac resynchronization therapy,CRT)

1. CRT 概念与分类　心脏再同步治疗(CRT)又分心脏再同步起搏器(CRT-P),俗称三腔起搏器,以及心脏再同步除颤器(CRT-D),俗称三腔除颤器,后者不但具有改善心脏收缩同步性的功能,而且具有除颤功能。CRT-D 能及时识别危及生命的恶性室性心律失常,并进行相应治疗,避免发生猝死。CRT 分别在右心房、右心室及左心室内植入起搏电极导线,通过起搏的方法使得心房、左心室、右心室顺序收缩,实现心脏房室运动的同步性。双室起搏的方式,可以实现最佳的房室延迟和左心室(LV)起搏,延长舒张期充盈时间,帮助左右心室同步收缩以及室间、室内再同步收缩,减少二尖瓣反流,增加每搏输出量,逐渐恢复心脏功能。CRT 有助于逆转心室重塑、优化心脏功能,对于改善患者心力衰竭症状、提高患者运动耐量及生活质量、延缓病程、降低患者心力衰竭住院率和死亡率有着重要意义。

猝死是心力衰竭患者最常见的死因,理论上有 CRT-P 植入适应证的患者均适合植入 CRT-D。其中合并有频发室性期前收缩、短阵室性心动过速、晕厥或晕厥前兆病史的患者更应积极考虑植入。CRT-D 在 CRT-P 的基础上,与 ICD 结合,兼具除颤和起搏的双重功能。除了常规双室起搏功能,CRT-D 在发生心室颤动时还可以进行电击除颤,对高猝死风险的心力衰竭患者,在心力衰竭治疗和猝死预防中都具有很好的效果。

2. CRT 的适应证

(1)窦性心律:标准药物治疗后有症状的心力衰竭患者,左室射血分数≤ 35%、QRS 波持续时间 ≥ 130ms 且呈左束支传导阻滞(LBBB)形态或 QRS 波持续时间 ≥ 150ms 且不考虑形态。

(2)心房颤动心律:①永久性心房颤动合并心力衰竭。②有症状性心房颤动且心率不受控的准备接受房室交界消融的患者(与 QRS 持续时间无关)。

(3)升级治疗:接受常规起搏器或植入式心律转复除颤器的患者,尽管接受了最佳医学治疗,但出现 LVEF ≤ 35% 的症状性心力衰竭,且右心室起搏比例显著的患者,应考虑升级至 CRT。

(4)对于射血分数降低(<40%)的心力衰竭患者,无论 NYHA 分级,只要有心室起搏指征和高度房室传导阻滞,均建议使用 CRT 起搏,而不是右心室起搏。

(三)并发症与防治

常见的并发症有心律失常、心肌损伤、血栓栓塞、急性肺水肿与皮肤灼伤。

电刺激使心肌细胞快速除极的同时使心脏自主神经系统兴奋,因而电复律后可能短暂出现各种心律失常。这种短暂的心律失常一般无须处理,但洋地黄治疗的患者复律后出现频发室性期前收缩或短阵室性心动过速后,应静脉注射利多卡因纠正。洋地黄中毒、低钾血症或对奎尼丁治疗敏感的患者,电复律后可能出现持续室性心动过速、心室扑动或心室颤动等严重心律失常,应及时行电除颤

NOTES

治疗。

高能量电刺激可损伤心肌细胞,表现为血清心肌酶的升高、心电图局部 ST 段改变、心脏传导束功能抑制、低血压等。心肌损伤的程度与复律能量、电极放置位置、电极接触面积有关。为减少心肌损伤,应采用较低能量复律,使用较大接触面积的电极,避免两电极距离过近,避免反复无效电刺激。

血栓栓塞多见于心房颤动持续时间长、左心房明显增大又未接受正规抗凝治疗的患者。血栓栓塞多发生于复律后 24~48 小时内,也可能更晚发生。因此,择期电复律的患者应接受正规抗凝治疗预防血栓栓塞。抗凝治疗应在电复律前两周开始,持续至复律后 2~4 周。心房颤动患者术前应常规安排超声心动图检查,如果发现心房血栓,则不宜采取电复律。

心房颤动患者通常合并二尖瓣疾病,电复律转为窦性心律后,其左右心脏功能通常无法同时恢复,左心机械功能的恢复一般较右心慢,因此可引起左心衰竭,导致急性肺水肿。急性肺水肿多见于复律后 3 小时内。出现肺水肿后应予以强心、利尿、扩血管等治疗。

电复律时接触电极部位的皮肤偶尔出现灼伤,与操作时按压不紧、导电膏涂抹过少等因素有关。一般不予处理,若发生严重皮肤灼伤时可涂抹创伤膏治疗。

第二节　人工心脏起搏

人工心脏起搏(artificial cardiac pacing)指利用心脏起搏器以特定频率的脉冲电流刺激心脏,替代心脏自身的起搏点引起心脏搏动的技术。一般用于治疗缓慢型心律失常,也用于治疗快速型心律失常。

一、人工心脏起搏的原理

心肌可对微电流刺激产生收缩反应是人工心脏起搏的生理基础。起搏器发放电刺激促使心肌收缩。对于缓慢型心律失常,起搏器发放的电刺激可有效提高心肌收缩频率,从而达到治疗目的。对于快速型心律失常,起搏器发放频率较高的电刺激,该刺激夺获心脏后使原来快速心律失常的兴奋灶受抑制(超速抑制),从而使心率减慢。起搏器也可发放与原来心动周期匹配的期前电脉冲,打断原来快速心律的折返途径,从而消除快速心律失常。

必须明确的是心肌仅对一定强度的电刺激有收缩反应。能引起心肌收缩的最低起搏强度称起搏阈值。影响起搏阈值的因素有心肌氧合状况、机体电解质平衡、药物、起搏电极的电流强度与刺激频率。

二、起搏方式的选择

人工心脏起搏器(artificial cardiac pacemaker)由脉冲发生器、电池和电极导线构成。脉冲发生器提供脉冲刺激;电池为脉冲发生器提供能源;电极导线将起搏脉冲从脉冲发生器传至心脏(起搏),又将心脏电信号传至脉冲发生器(感知)。起搏器种类繁多,现采用 NBG 代码从五个方面对起搏器统一命名:起搏的心腔;感知的心腔;起搏器感知心脏自身电活动后的反应方式;有无程控、频率应答、遥测功能;有无抗心动过速与除颤功能。对无后两项功能的起搏器可只用前三个字母代替,即 VVI 代表心室起搏、心室感知、R 波抑制;AOO 代表固定频率的心房起搏;DDD 代表房室双腔顺序起搏、房室双重感知、触发与抑制双重反应。

根据起搏器放置的位置可将起搏器分为埋藏式起搏器与体外起搏器。埋藏式起搏器埋置于患者体内,用于永久性起搏。体外起搏器放置于患者体外,起临时起搏作用。根据起搏电极的数量,又可将起搏器分为单腔起搏器和双腔起搏器两大类。

(一)单腔起搏器

单腔起搏器按起搏功能不同,包括固定频率起搏器(AOO 与 VOO)、心房同步型起搏器(AAT 与 AAI)和心室同步型起搏器(VVT 与 VVI)(图 16-2)。

固定频率起搏器起搏冲动的发放与心脏自身的电活动无关,按照固定频率发放冲动刺激心房(AOO)或心室(VOO)。所以在心脏自主心率快的情况下可出现竞争,并且在VOO中起搏脉冲可能落在心室易损期导致严重的心律失常,现使用较少。

心室同步起搏器包括R波触发心室起搏器(VVT)与R波抑制心室起搏器(VVI)。VVT在自主心率低于起搏频率时,起搏脉冲维持心脏搏动。但脉冲发生器感知自主心率高于起搏频率后起搏器立即提前发放下一脉冲落在自主心搏的QRS波群,成为无效脉冲。在自主心率快时VVT耗电量大,现使用较少。VVI在自主心率低于起搏频率时起搏脉冲维持心搏,但脉冲发生器感知自主心率高于起搏频率后会自动延迟下一冲动的发放,重新安排起搏周期,因而可避免竞争心律。

心房同步起搏器原理与心室同步起搏器相同,可分为P波触发心房起搏器(AAT)与P波抑制心房起搏器(AAI)。AAI刺激心搏的过程与自主心搏的过程相似,因而可保持良好的血流动力学,多用于病态窦房结综合征而房室传导正常的患者。

(二)双腔起搏器

双腔起搏器具有保证心房心室同步起搏的优点,利于维持良好的血流动力学。根据起搏功能的不同又分为心房同步心室起搏器(VAT)、心房同步心室抑制型起搏器(VDD)、心室抑制型房室顺序起搏器(DVI)与房室全能起搏器(DDD)(图16-2)。

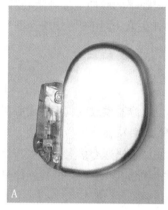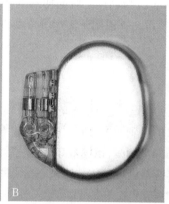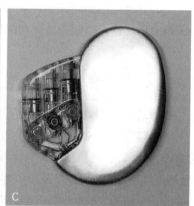

图16-2　常用起搏器类型
A.单腔起搏器;B.双腔起搏器;C.三腔起搏器。

心房同步心室起搏器(VAT)将两电极分别置于心房与心室,心房电极只有感知功能,心室电极只有起搏功能。心房电极感知心房活动后脉冲发生器延迟0.12~0.20秒经心室电极发放刺激。由于VAT不能感知R波,心室率增加或出现室性期前收缩时可能引起心室竞争,现使用较少。

心房同步心室抑制型起搏器(VDD)在VAT基础上增加了R波感知并抑制脉冲发放的功能,因而不引起心室竞争。但心房心室感知功能同时存在可能会引起起搏器诱发的起搏环路性心动过速。

心室抑制型房室顺序起搏器(DVI)的心房电极只有起搏功能,心室电极兼有感知与起搏功能。房室起搏受R波感知功能控制,房室逸搏间期不同保证房室顺序起搏。由于心房电极无感知功能,因而可避免心室到心房逆行传导诱发的起搏环路性心动过速,但易发生心房竞争,可诱发室上性心动过速与心房颤动。DVI用于病态窦房结综合征伴房室传导阻滞的患者。

房室全能起搏器(DDD)具有房室双重感知、房室顺序起搏与触发抑制双重反应的特点。根据自主心律的不同,DDD可自动转换四种工作方式:①自主心率高于心房起搏频率,房室传导正常的情况下房室起搏均受抑制;②自主心房率高于心房起搏频率但房室传导功能障碍时采用VDD起搏;③自主心房率低于心房起搏频率,房室传导正常的情况下采用AAI起搏;④自主心房率低于心房起搏频率但房室传导功能障碍的情况下采用DVI起搏。所以,DDD起搏时无心房竞争与心室竞争,房室顺序起搏。由于心房感知的存在,DDD同样可引起起搏环路性心动过速。DDD用于窦性心动过缓、病态窦房结综合征、房室传导阻滞,禁用于心房颤动、心房扑动患者。

（三）三腔起搏器

三腔起搏器包括双房右心室起搏及右心房双心室起搏(图 16-2)。双房右心室起搏适用于有植入起搏器指征且存在房间阻滞参与的快速房性心律失常的患者,通常将两个心房电极导线与 Y 形转换器连接组成新的双极电极,并与双腔起搏器心房孔相连。右心房双心室起搏适用于存在心室不同步的心力衰竭患者,目前临床使用的脉冲发生器都具有三个孔,可分别与右心房、右心室和左心室相连,房室间期和两个心室之间的起搏间期都可以分别进行调整。

（四）其他起搏器

1. 程序控制起搏器　为消除起搏治疗中工作参数不合引起的不适症状,患者病情变化后工作参数也需要相应改变。程序控制起搏器就是一种工作参数可修改的起搏器,可修改的工作参数包括起搏频率、输出强度、起搏类型、感知灵敏度等。程序控制起搏器的这一优点使之应用广泛。

2. 频率应答起搏器　频率应答起搏器应用不同的生理生化指标的改变作为起搏频率变化的感知参数,因而可根据机体代谢情况改变起搏频率。频率应答起搏器可感知的指标有呼吸频率、每分通气量、中心静脉血温等。因此,频率应答起搏器是一种更符合生理的程控起搏器。

3. 抗心动过速起搏器　由于阵发性心动过速多因折返所致,所以给予单个或多个适时的期前刺激可终止心动过速。抗心动过速起搏器可在折返环路中的可兴奋期进行电刺激,使得环路中断。由于对心室不适当的刺激可能诱发心室颤动,因此抗心动过速起搏器多用于室上性心动过速的治疗。

4. 自动电除颤起搏器　自动电除颤起搏器兼有心脏起搏、终止心动过速与除颤的功能。两电极分别安放在上腔静脉与心尖外膜处,发生室性心动过速与心室颤动后电极自动放电复律。这种起搏器价格昂贵,使用寿命短,且体积较大。多用于药物难处理的室性心动过速、心室颤动复苏后易猝死的患者。

三、人工心脏起搏的适应证

人工心脏起搏多用于缓慢型心律失常,包括需要临时起搏与永久起搏两种情况。

临时起搏用于:①心脏起搏传导功能不全的患者拟行大手术、心血管造影或电复律时预防保护;②需要安置永久起搏器前或更换永久起搏器间的过度保护;③急性心肌梗死、急性心肌炎、电解质紊乱、药物中毒时的缓慢型心律失常;④房室传导阻滞、窦房结功能衰竭等各种原因引起的心脏停搏;⑤心脏手术引起的房室传导阻滞;⑥一些临床诊断、治疗及电生理检查的辅助措施。

永久起搏用于:①获得性完全房室传导阻滞;②先天性完全房室传导阻滞伴严重心动过缓;③一度房室传导阻滞有晕厥或房室束 H-V 间期大于 70ms,二度 I 型房室传导阻滞有临床症状或伴房室束以下阻滞,二度 II 型房室传导阻滞;③三束支传导阻滞;⑤双束支阻滞有晕厥或头晕的症状,有高度房室传导阻滞或 H-V 间期延长的情况;⑥心动过缓 - 心动过速综合征;⑦病态窦房结综合征有临床症状或伴长间歇(大于 3 秒);⑧心动过缓伴心力衰竭、室性心律失常、心房颤动等情况需要使用洋地黄与其他抗心律失常药治疗但会加重心动过缓的患者。

对各种药物治疗无效或不能耐受药物副作用的折返性室上性心动过速可选择抗心动过速起搏器。

四、起搏器的安装

（一）安装方法

紧急临时起搏时起搏器的安装途径包括经胸壁体外安置电极、经胸壁穿刺安置电极、开胸直接安置心肌电极、经静脉安置心内膜电极与经食管安置电极。胸壁体外起搏同时进行心房与心室起搏,阴极位于心电图胸导联 V_3 部位,阳极位于左侧肩胛下区。体外起搏一般使用 40~120mA、20~40ms 的刺激。由于并发症少,体外起搏已经成为紧急起搏的首选方式。胸壁穿刺安置起搏电极采用心腔穿刺针,通过穿刺针将细软的起搏电极与心室肌接触,接一皮下注射针做无关电极即可起搏。这两种起搏装置稳定性差,经紧急处理心搏稳定后应尽快改经静脉安置起搏器。开胸手术或已经实施开胸心脏按压的患者可将起搏电极直接缝在心肌表面起搏。条件允许的情况下用漂浮起搏导管或在心腔内心电图监测下放置心内膜起搏电极。由于食管与心脏解剖位置接近,近年经食管起搏的应用逐渐增多。食管起搏电极可到达左心房1.5cm范围内,因此可对心房进行有效起搏。经食管起搏一般使用15~25mA的起搏电流,起搏电流超过30mA患者会有明显的食管烧灼感。食管起搏电极的位置可在心电图监测下确定。通常,门齿下35cm即可达到成人心房起搏需要的深度。由于心室与食管间距大,经食管心室起搏较困难,食管心室起搏的电极深度较心房起搏深2~4cm,起搏电流应增大。

择期临时起搏与永久起搏一般采用经静脉双极心内膜起搏。起搏导线的放置方法与心导管技术相同。常用的静脉有大隐静脉、股静脉、贵要静脉、头静脉、颈外静脉、颈内静脉与锁骨下静脉。为避免上肢活动造成电极移位,临时起搏选择下肢静脉更可靠。永久起搏者多选择头静脉与锁骨下静脉。

电极安置一般在X线透视下进行,单腔起搏多选头静脉,双腔起搏多选锁骨下静脉,局部麻醉切开静脉后将电极顶端送入右心室心尖部,双腔起搏时将另一电极顶端送入心房。电极位置确定后心腔心电图显示ST段呈弓背向上抬高。然后用起搏分析仪测试起搏阈值与感知灵敏度。心室电极理想的测定值应为阈值电压小于1V,电流小于1.5mA,阻抗约500Ω,QRS波幅大于5mV,R波旋转率1.5~6V/s。感知灵敏度取决于QRS波的幅度、旋转率与极性。心房电极的理想测定值应为阈值电压小于1.2V,P波幅度大于1.5mV,P波旋转率大于0.4V/s。

电极位置正确后在导管远端静脉入口处将导管结扎固定。在电极导线同侧胸壁皮下剥离一空腔,将电极导线尾端经皮下隧道送入胸壁皮下的空腔,连接起搏器后将起搏器缝入皮下空腔即可。

（二）围手术期超声辅助下漂浮电极临时心脏起搏器的安装

近年来,随着介入医学的发展与普及,越来越多的临床医师可以在心导管室的X线引导下熟练地安置心脏临时起搏器。但在实际临床工作中,许多患者由于疾病危急或条件受限无法转运至心导管室,需要于床旁行紧急心脏临时起搏治疗。简单而实用的方法是在床旁植入漂浮起搏导管。操作时一般选取颈内静脉、锁骨下静脉或股静脉进行穿刺,置入血管鞘,沿鞘送入5F漂浮球囊电极导管,在导管头端约10cm处塑形,固定方向,使其指向右心室心尖部,通过体表测量预估导管进入深度,超过预估深度后向导管球囊中注入气体1.25ml,后将电极导管尾端与临时起搏器相连,打开起搏器电源,调整起搏参数(输出电压5V,感知2.0mV,脉宽0.5ms,起搏频率高于自身频率10~20次/min,最低不少于60次/min),继续推送导管(过程中保持导管朝向不变),同时观察心电图监测图形,一旦发现心室起搏图形即暂停推送(也可借助经胸超声心动图或经食管超声心动图引导导管置入),随后打开球囊开关,放出气体,观察Ⅱ导联心电图起搏图形,若呈QS型且稳定,提示导管位于心尖部,测试起搏阈值(<2.0V)及感知灵敏度,达标后继续推送导管1~2cm,保持张力,固定鞘管及导管,消毒包扎,持续心电监护;若Ⅱ导联呈R型,提示导管位于右心室流出道,应退出导管5~10cm并逆时针旋转5°~10°后再向前推送,如仍不能进入右心室心尖部,则撤出导管重新置入,直至其进入右心室心尖部使之起搏为止。一般情况下,无论是右心室流出道起搏,还是右心室心尖部起搏,只要起搏阈值较低(一般小于1.0V),临时起搏器起搏和感知功能正常,均可认为起搏成功,最后对电极导管进行妥善固定,防止导管移位。近年来,由于漂浮起搏导管技术操作方便、快捷、安全、可在非X线透视下进行,该技术在紧急抢救患者时发挥了重要作用,同时超声技术的应用更进一步提高了漂浮电极置入的准确性与安全性。

五、人工心脏起搏的并发症与处理

人工心脏起搏的并发症包括安置起搏器操作时的并发症与放置后的并发症。

1. **安置起搏器操作时的并发症**　包括心律失常、急性心脏穿孔、空气栓塞等。心内膜电极进入心脏后对心脏的机械刺激是心律失常的主要原因,出现心律失常后将电极后退,心律失常会很快消失,给患者一定程度的镇静也能减少心律失常的发生。电极导管较硬时粗暴操作可导致急性心脏穿孔。X 线检查发现电极导线未经正常途径进入心包或肺野,应小心将电极导线退至心腔,严密观察患者循环情况。一旦出现心脏压塞的表现,应行心包穿刺引流或心脏修补。选用软的电极导线谨慎轻柔操作能有效预防心脏穿孔。经头颈部静脉放置电极导线过程中应取头低脚高位,避免患者深呼吸可防止操作中静脉空气栓塞。经锁骨下静脉穿刺安置起搏器还可能误伤动脉或导致气胸。

2. 起搏器安置后的并发症 多与起搏器本身有关,包括起搏阈值的升高、电极移位、膈肌刺激、胸大肌刺激、皮肤压迫性坏死、局部感染、感知障碍、起搏器机械故障、起搏器综合征等。

(1)起搏阈值改变:安置起搏器后 2 周内起搏阈值的升高,为接触电极的心内膜或心肌水肿所致,4~6 周后起搏阈值可降低至一个稳定值,6 周后起搏阈值不下降应改变电极位置。晚期起搏阈值的升高系接触电极部位的心肌纤维化的结果。起搏阈值升高导致起搏失效时应调整或更换电极。

(2)电极固定不良会导致电极移位:心内膜电极移位后可导致间歇起搏或起搏失效。为防止电极移位,应选择易定位的心内膜电极,电极安放后应测试心腔心电图与起搏阈值以确定电极位置,患者深吸气、咳嗽后起搏参数不变表明电极位置稳定。

(3)电极插入过深或电极靠近膈神经易引起膈肌刺激导致顽固性呃逆:出现膈肌刺激后应调低输出强度或改变电极位置。安置起搏器调试时以最大起搏强度测试,如未见膈肌刺激则一般不会出现膈肌刺激。

(4)胸大肌刺激:为起搏器无关电极刺激胸大肌所致,出现胸大肌刺激后应调低起搏强度或改用双极起搏。埋置起搏器时将无关电极靠近皮肤可避免胸大肌刺激。

(5)皮肤压迫坏死:多因埋置过浅所致,出现坏死时应及时切除坏死区。起搏器应埋置于深筋膜下,剥离的皮下空腔不宜太小。

(6)感染:为埋置起搏器时无菌操作不严格所致,出现感染时应及时使用抗生素,感染严重时应取出起搏器重新安置。

(7)起搏器感知障碍:包括感知不良与感知过度。感知不良系起搏器灵敏度低或触发起搏的 P 波与 QRS 波波幅低所致,由于感知不良,起搏会导致竞争心律。出现感知不良后应调高感知灵敏度或改变电极位置寻找 P 波与 QRS 波波幅高的部位。感知灵敏度过高或外界信号干扰可导致起搏器感知过度,造成起搏频率减慢,此时应调低感知灵敏度或使用双极心内膜电极。

(8)起搏器机械故障:包括导线折断与插件松脱,可导致起搏间歇或完全无效,应更换起搏器。起搏器电源故障与脉冲发生器故障也应更换起搏器。

(9)起搏器综合征:心室起搏正常,但患者出现心悸、头晕、易疲劳、活动耐量下降等情况称为起搏器综合征。起搏器综合征系心室起搏后房室不同步收缩导致心室充盈量及心排血量降低所致,改用心房起搏、房室顺序起搏、心房同步起搏可防止起搏器综合征。

第三节 体外膜氧合

体外膜氧合(extracorporeal membrane oxygenation,ECMO)支持疗法是体外循环的方式之一,指通过较长时间的体外循环,对一些有逆转可能的严重呼吸和 / 或循环衰竭患者进行心肺支持治疗,为其心肺功能的恢复赢得时间。ECMO 作为一种可经皮置入的机械循环辅助技术,具有置入方便、不受地点限制、可同时提供双心室联合呼吸辅助等特点,近年来开始用于治疗常规生命支持无效的各种急性循环和 / 或呼吸衰竭。随着 ECMO 的应用和呼吸辅助临床经验的积累以及生物医学工程技术的进步,更加便携、性能更加稳定的 ECMO 设备正在逐渐进入临床,越来越多的危重症患者将从中受益。

一、ECMO 的原理及对循环、呼吸的支持

(一)ECMO 原理

ECMO 技术引流患者静脉血至体外,经过氧合并排出二氧化碳后回输入患者体内,承担气体交

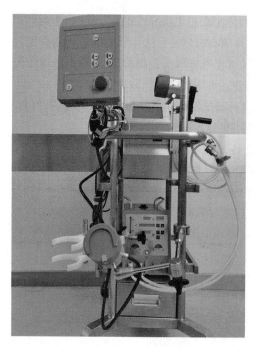

图16-3   ECMO基本结构

换和/或部分血液循环功能。根据血液回输的途径不同，ECMO技术主要有静脉到静脉（veno-venous ECMO，VV-ECMO）和静脉至动脉（venous-arterial ECMO，VA-ECMO）两种模式（图16-3），前者仅提供呼吸支持，而后者可同时提供呼吸和循环支持。

1. 静脉－静脉（VV）模式   仅对患者的呼吸功能有支持作用，患者被引流至体外的静脉血经氧合器氧合并排除二氧化碳成为动脉血后回输入患者静脉系统，与体循环回流的静脉血混合，提高右心房血液的氧分压并降低其二氧化碳分压。有一部分混合后的血液又进入体外循环管路，称之为再循环，另一部分进入右心室经过肺循环后进入体循环。因为静脉回流的血液量与进入静脉系统的血液量相等，所以对中心静脉压、左右心室充盈度和血流动力学没有影响。患者动脉血的氧含量和二氧化碳含量是右心室的混合血液经过可能存在部分功能的肺气体交换后的综合结果。体循环灌注情况完全依靠心脏自身功能及心排血量，与体外循环的血流没有关系。

2. 静脉－动脉（VA）模式   对患者的呼吸和循环功能均有支持作用，患者被引流至体外的静脉血经氧合器氧合并排出二氧化碳成为动脉血后机械灌注入患者动脉系统，主动脉内机械灌注的血流和左心室射出的血流混合，所以患者动脉血的氧和二氧化碳含量是两种来源的血流混合的结果。体循环灌注血流等于机械泵灌注血流量与左心射出血流量之和。

ECMO常用的转流途径是静脉-动脉转流，即VA-ECMO模式。此模式能够引流大部分回心血量，降低右心室前负荷，进而降低左心室前负荷，但是该模式应用于左心衰竭时，可加重左心后负荷，进而引起左心房压力增高，部分患者需要行左心减压措施，促进左心功能恢复，预防左心室内血栓形成和肺水肿加重。VA-ECMO根据插管部位不同，分为中心插管和外周插管两种形式。中心插管通过颈内静脉插管至右心房，将血液引流至氧合器，氧合血经颈总动脉插管至主动脉弓输入体内。外周插管常用股静脉-股动脉插管方式，但股静脉-股动脉ECMO辅助时必须考虑的一个关键问题是，由机器泵出的血（高度氧合）混合了来自左心室的血（氧合较差），可能导致上半身（包括冠状动脉循环和脑）低氧血症而下半身氧合颇佳（南北综合征）。针对这个问题，应仔细监测右侧桡动脉血的氧合情况，可以在流入侧留置套管至右颈内静脉，建立静脉-动脉-静脉的ECMO（VAV-ECMO）。

（二）ECMO的呼吸支持

患者在ECMO支持下，呼吸机支持参数可调整降低至无损伤水平，等待病变肺脏自行恢复且不增加新的医源性损伤。大部分传统治疗无效的严重呼吸衰竭的成人患者，VV-ECMO是其最佳选择。VV-ECMO除具有二氧化碳排出功能外，更强调氧合功能。呼吸衰竭且有较高肺内分流的患者可通过VV-ECMO获得更多的氧供。

（三）ECMO的循环支持

ECMO进行循环功能支持的原理为心脏射血功能被体外机械泵替代；通过机器调节静脉回流，降低心脏前负荷；在机器支持下适当使用血管扩张药可改善微循环灌注，降低心脏后负荷。前后负荷改善后心肌获得充分的休息，结果使能量储备增加。

二、ECMO的适应证与禁忌证

利用ECMO进行循环功能支持常用于药物治疗无效和IABP不适用的顽固性心力衰竭患者。患者处于难以纠正的心源性休克（cardiogenic shock，CS）状态，且无 ECMO 辅助禁忌证时，建议尽早行 ECMO 辅助。目前，有研究显示血乳酸水平能够反映组织低灌注与 CS 的严重程度，可用于指导 ECMO 的辅助时机。心脏手术后循环支持采用 ECMO 应保证无心脏畸形或畸形已经完全矫正。部分准备接受心脏移植的患者也可采用 ECMO 过渡支持循环功能。

目前认为 ECMO 循环辅助的相对禁忌证主要有高龄（年龄 >75 岁）、严重肝脏功能障碍、恶性肿瘤晚期和存在抗凝禁忌证等。合并主动脉瓣中-重度关闭不全与急性主动脉夹层动脉瘤为绝对禁忌证。对于高危复杂冠心病患者介入治疗的预防性应用，目前证据有限。

（一）VA-ECMO 适应证

1. 急性心源性休克 缺血或心肌梗死、心肌炎、感染性心肌病、毒素相关心源性休克、心脏切开术后难治性低心排血量、结构性心脏病、大面积肺栓塞、心脏移植术后原发性移植物功能障碍、围产期心肌病、羊水栓塞。

2. 失代偿性的终末期心力衰竭 作为非缺血性心肌病或缺血性心肌病的心脏移植的桥梁。

3. 复苏 心搏骤停时体外辅助心肺复苏（extracorporeal cardiopulmonary resuscitation，ECPR）。

4. 术中支持治疗 室性心动过速消融过程中的循环支持；复杂的胸外科手术，包括纵隔肿块切除术和肺移植术中支持治疗。

（二）VA-ECMO 禁忌证

VA-ECMO 禁忌证包括：①老年人，目前考虑为相对禁忌证；②预期寿命短；③严重肝病；④急性脑损伤；⑤血管疾病；⑥免疫功能低下。

（三）VV-ECMO 适应证

1. 急性呼吸衰竭（低氧血症、高碳酸血症或二者兼有） 肺炎、外伤、胰腺炎、吸入性损伤、心脏手术后等原因引起的 ARDS，COPD 急性加重，严重的哮喘。

2. 失代偿终末期肺病 作为特发性肺纤维化、囊性纤维化等终末期肺病肺移植的过渡治疗方法。

3. 支气管胸膜瘘。

4. 肺移植术后原发性移植物功能障碍。

5. 肺泡蛋白沉积症引起低氧血症。

6. 严重肺出血。

7. 处理极其困难的气道。

8. 复杂的胸外科手术，包括气道手术。

（四）VV-ECMO 禁忌证

VV-ECMO 禁忌证包括：①中枢神经系统出血；②严重的中枢神经系统损伤；③不可逆和致残的中枢神经系统损害；④全身出血；⑤抗凝禁忌证；⑥免疫抑制；⑦老年人（随着年龄的增长，死亡风险增加，但未确定阈值）；⑧机械通气 ≥ 7 天，平台压（P_{plat}）>30cmH$_2$O，吸入氧浓度（FiO_2）>90%。

三、ECMO 在循环衰竭领域的应用

（一）心源性休克（cardiogenic shock，CS）

CS 是排除有效血容量不足和外周阻力降低，由于原发心脏损害导致心排血量低下，全身组织和器官低灌注不足而造成的以全身脏器缺血、缺氧性损伤为特征的临床综合征。CS 多见于急性心肌梗死（acute myocardial infarction，AMI）、急性暴发性心肌炎、心脏术后心源性休克（post cardiotomy cardiogenic shock，PCS）、急性大面积肺栓塞、慢性心力衰竭急性失代偿、心脏移植术后移植心脏急性功能障碍、严重心律失常、围手术期心肌病、应激性心肌病、左心衰竭接受左心室辅助装置期间出现右心衰等。目前，我国循环衰竭接受 ECMO 辅助患者中，PCS 占多数。CS 患者在充分补充容量的基础上，仍需要大剂量正性肌力药物或 IABP 辅助，且血流动力学不平稳，外周组织低灌注状态无明显改善，排除禁忌证后，可考虑使用 ECMO。

（二）心搏骤停（cardiac arrest,CA）

ECMO 是各种急性双心室功能衰竭合并呼吸功能衰竭患者治疗的首选,尤其适合心搏骤停（cardiac arrest,CA）患者的抢救性辅助治疗。CA 分为医院内心搏骤停（in-hospital sudden cardiac arrest,IHSCA）和医院外心搏骤停（out of-hospital sudden cardiac arrest,OHSCA）两种,体外辅助心肺复苏（extracorporeal cardiopulmonary resuscitation,ECPR）成为 ECMO 循环辅助的另一重要临床适应证。患者病情严重程度、常规 CPR 效果、ECPR 效果以及从 CA 发生到建立有效 ECMO 辅助的时间间隔等因素均显著影响患者生存率。

（三）急性右心衰竭

急性大面积肺栓塞、心脏移植术后并发右心衰竭、接受左心室辅助装置而出现急性右心衰竭时,ECMO 辅助治疗具有一定效果。因严重急性呼吸窘迫综合征引发急性肺心病时,需要考虑以 VA-ECMO 代替 VV-ECMO。ECMO 辅助为进行下一步治疗提供了宝贵时间,如等待心脏功能恢复、心脏移植或者长期心室辅助装置等。部分 ECPR 患者,接受 ECMO 辅助后血流动力学趋于稳定,可为接受其他高级心血管生命支持治疗提供时间。对于脑死亡患者,ECMO 辅助可以维护其他器官功能,使其成为优质的移植供体。

四、ECMO 的并发症与防治

因大量人工装置的长时间介入、ECMO 辅助对机体呼吸和循环系统的非生理性干预、患者本身的病理生理状态及临床对原发疾病的治疗等因素,ECMO 过程中普遍容易出现并发症。主要表现为 ECMO 系统机械性相关并发症和患者相关并发症。

（一）系统机械性相关并发症

1. 血栓形成　ECMO 通常持续时间较长,对机体影响明显,易出现并发症。ECMO 采用颈部血管插管,对颈动脉的损伤是引起脑损伤的主要原因。ECMO 对血液系统的影响还可导致血栓。ECMO 辅助期间血液处于一种持续高凝状态,血栓栓塞发生率高达 20%。尽管活化部分凝血活酶时间（activated partial thromboplastin time,APTT）和凝血因子 Xa 更能反映低剂量肝素的抗凝强度,但激活凝血时间（activated clotting time,ACT）监测更加快捷简便。临床中应遵循个体化原则,根据 ACT、APTT、凝血因子 Xa 水平、血小板和纤维蛋白原水平以及血栓弹力图（thromboelastogram,TEG）检查,结合患者病情综合判断抗凝强度,将患者血栓栓塞并发症发生的可能性降至最低。例如 ECMO 撤机试验期间,辅助流量较低（1.5L/min）时,应适当增加肝素剂量,预防血栓形成。

2. 插管问题　应用 VA-ECMO 时,新生儿一般选择右侧颈内静脉、右颈总动脉置管;成人多选择股动、静脉插管。VV-ECMO 时,小儿多选择右侧颈内静脉置入双腔管;成人多选用股静脉、右侧颈内静脉插管或双侧股静脉插管。插管过程及后续辅助过程中,可因操作或患者原因发生意外情况,主要包括:插管位置异常、插管松脱以及插管处血管损伤。预防及处理措施有:①插管定位:在血管插管后需要进行 X 线检查或者超声检查,及时对插管位置进行确认,特别是颈部插管和股静脉插管;②插管固定:插管位置确认后,对其进行可靠固定,辅助过程中注意观察静脉引流状态和灌注阻力变化及插管局部管路情况,避免插管松脱;③动脉损伤处理:一旦确认动脉损伤,需要选取其他部位动脉进行重新插管,必要时对损伤血管进行压迫止血甚至外科修复。

3. 氧合器功能异常　氧合器功能异常是 ECMO 使用过程中常见的机械性并发症,主要表现为血浆渗漏、气体交换功能下降和血栓形成等。进行长时间 ECMO 辅助时,容易发生氧合器功能障碍。预防及处理措施包括:①密切观察氧合器工作状态;②及时更换氧合器;③选用安全工作时限长的氧合器;④对于达到或接近 ECMO 撤离指征的患者可考虑试停 ECMO 辅助。

4. 空气栓塞　ECMO 为一个密闭系统,系统发生空气栓塞不仅可能中断 ECMO 的正常运行导致紧急功能故障,进入 ECMO 输出端的空气还可能导致患者体循环或肺循环的动脉空气栓塞,危及患者生命。预防及处理措施包括:①控制动脉血氧分压水平;②避免静脉端过度负压;③及时驱除已进入的空气;④监测氧合器气流压力;⑤避免空气进入体内以及尽可能减轻空气栓塞损伤;⑥使用离心泵作为动力装置,可避免大量空气泵入 ECMO 输出端或患者循环系统。

5. 其他机械性并发症 ECMO 系统的其他机械部件和人工装置连接处也可能发生意外,包括:血泵故障、热交换器故障、血液浓缩器故障、泵管破裂、管道破裂、连接脱开及插管弯折等。

(二) 患者相关并发症

1. 出血 尽管目前使用肝素涂层环路,ECMO 辅助期间仍需要抗凝,于是增加了出血风险,出血以手术切口或 ECMO 插管部位常见,但颅内出血与胃肠道出血较为严重,甚至威胁患者生命。肝素是 ECMO 辅助期间最常用的抗凝剂,需持续泵入维持适当的 ACT,并结合 APTT、凝血因子 Xa 水平、凝血功能测定结果以及患者病情等综合判断所需的抗凝强度,在血栓栓塞风险与出血并发症之间找到合适的平衡点。肝素的使用显著增加了出血风险,因此,ECMO 辅助期间需加强凝血功能监测。ECMO 辅助期间,应尽可能避免对患者行有创操作,以减少出血风险。ECMO 循环辅助期间,建议维持血小板 $>50 \times 10^9/L$,必要时可输注血小板。

2. 肾功能不全 少尿是 ECMO 开始后的 24~48 小时出现的常见现象。肾功能不全是 ECMO 辅助期间的常见并发症之一,主要表现为:血浆肌酐水平上升(SCr>442μmol/L 或持续 >177μmol/L)、氮质血症(BUN>18mmol/L 或持续 >9mmol/L)、尿量减少[<0.5ml/(kg·h)]及电解质和酸碱平衡紊乱。临床上常需要进行连续肾脏替代治疗(CRRT),以维持机体内环境相对稳定。

3. 感染 ECMO 辅助期间感染仍是常见的并发症。感染发生的主要原因有肠道菌群移位、导管微生物定植以及 ECMO 引起的免疫系统损伤等,长时间 ECMO 辅助是感染发生的最主要风险因素。ECMO 相关的感染可见于血液、肺、插管部位、外科手术切口和尿路,凝固酶阴性葡萄球菌、念珠菌、肠杆菌和铜绿假单胞菌是常见致病菌。感染将影响 ECMO 辅助患者的临床转归,因此积极预防和控制感染至关重要。但需要注意的是,ECMO 辅助期间,抗菌药物的药代动力学可能发生变化,应根据药物浓度测定结果调整其剂量。

4. 中枢神经系统损伤 循环衰竭或心搏骤停患者,接受 ECMO 辅助之前,如已存在缺血、缺氧性脑损伤,ECMO 的使用可能带来再灌注损伤。ECMO 辅助期间,肝素抗凝、低凝血因子水平、血压剧烈波动等因素,均可能增加神经系统并发症,如颅内出血、癫痫、脑梗死和脑死亡等。目前,亚低温治疗可降低脑代谢率,具有一定的脑保护作用。ECMO 通过膜肺(氧合器)的变温装置,可以快速控制患者体温,应同时注意低温对患者心脏和凝血功能的影响。

5. 其他 包括溶血、高胆红素血症、循环系统并发症、肺部并发症、脊髓及末端肢体缺血和水、电解质和酸碱平衡紊乱以及多器官功能衰竭等。

第四节 主动脉内球囊反搏

主动脉内球囊反搏(intra-aortic balloon pump, IABP)是机械辅助循环的一种方法,系将一根带球囊的导管放置于降主动脉内左锁骨下动脉开口远端,在心脏舒张期球囊充气,在心脏收缩前球囊放气,从而起到辅助循环的作用。IABP 对功能衰竭的心脏可起到有力的支持作用,是解决重症心力衰竭的有效手段。对心脏手术后低心排血量综合征 IABP 也能起到有效的辅助作用。

一、主动脉内球囊反搏的原理与基本结构

(一) IABP 原理

IABP 的原理基于利用动脉压力曲线下面积(时间 - 张力指数)可以间接评估心肌耗氧量的发现,在收缩期降低后负荷可以使面积缩小。将球囊插入降主动脉,在心室舒张期扩张球囊,由此增加舒张

期血压,而在心脏射血前萎陷球囊能有效降低心脏后负荷,心脏射血阻力减小,心肌氧耗下降。

一般情况下,在循环功能不全时先使用药物支持循环。常用的儿茶酚胺类药物在发挥正性变力、变时效应时增加心肌收缩力,使血压升高,心肌供血增加,但同时带来心脏后负荷增加、心肌耗氧增加的效应。而血管扩张药与 β 受体拮抗药在降低心脏后负荷、减少心肌氧供的同时会造成血压下降,心肌氧供减少。IABP 同时具有这些药物的优点,既能增加心肌氧供,又能使心肌氧耗减少。

(二) IABP 基本结构

IABP 由气囊导管、驱动控制系统、压力检测系统构成(图 16-4)。

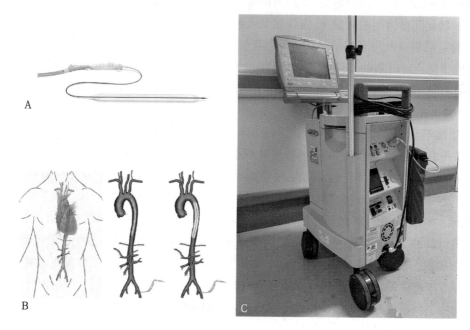

图 16-4 IABP 基本结构
A. 双腔气囊导管;B. 气囊置入部位;C. 驱动控制装置与压力检测系统。

1. 气囊导管 球囊反搏导管末端有一可充气气囊,注入的气体多为氦气(因其惰性气体的性质和快速的弥散系数)或二氧化碳(因其血液中的高溶解度)。该气囊采用高分子材料聚氨酯制成,囊壁薄而柔软,用于置入主动脉内。球囊分为单囊与双囊两种,临床上多使用单囊导管。导管与气囊相通,导管分为单腔与双腔两种。单腔导管只有气体进出的通道,双腔导管除反搏气体进出的通道外还有一个通道可以置入导丝、监测动脉血压、采集动脉血样、注入造影剂。

2. 驱动控制系统 由电源和蓄电池、驱动系统、监测系统、调节系统、触发系统构成。反搏在气体压缩机与真空泵压缩抽吸下对球囊进行充气与放气。机器的调控部分负责反搏的触发。触发一般根据监测的心电图信号进行,保证反搏与心脏搏动同步。IABP 的触发模式包括:心电触发、压力触发、起搏信号触发、内触发,其中以心电触发最常用。

二、适应证与禁忌证

(一) 适应证

1. 心脏手术后脱机困难。

2. 心脏手术后低心排血量综合征。

3. 高危心脏患者手术中预防性应用,如搭桥手术前射血分数低于 30% 的患者。

4. 急性心肌梗死、缺血性心脏病并发心源性休克;顽固性恶性心律失常;顽固性心绞痛;冠状动脉造影;经皮冠状动脉扩张;冠状动脉溶栓;外科手术前后的辅助。

5. 体外循环中需要搏动性血流。

6. 心脏移植前后的循环支持。

（二）应用指征

1. 多巴胺用量大或同时使用两种以上升压药时血压仍下降。

2. 平均动脉压低于 50mmHg。

3. 心排血指数小于 $2L/(m^2 \cdot min)$。

4. 左心房压大于 20mmHg。

5. 中心静脉压大于 $15cmH_2O$。

6. 尿量低于 $0.5ml/(kg \cdot h)$。

7. 末梢循环差，手足发凉。

8. 组织供氧不足，动脉或静脉血氧饱和度低。

指征出现后应尽早应用，以防止病情恶化引起多脏器功能衰竭。

（三）禁忌证

较严重的主动脉瓣关闭不全；主动脉窦瘤破裂；主动脉疾病，如主动脉夹层、主动脉瘤；脑出血等疾病为 IABP 的绝对禁忌证。心内畸形矫正不良、不可逆的脑损伤、有已转移的肿瘤等情况一般不用 IABP。

三、IABP 的具体实施

（一）导管的选择与置入

IABP 辅助循环的效果受导管球囊容积影响明显，因此选择球囊大小适宜的导管非常重要。球囊过小时不能发挥循环辅助作用，而球囊过大时扩张受限，不仅不能均匀扩张且易导致球囊破裂，还可造成血液有形成分的破坏与血管管壁的损伤。一般应选择充气后能阻塞主动脉管腔 90%~95% 的球囊，球囊容积超过每搏量的 50%。目前临床上成年患者主要根据身高选择球囊反搏导管。小儿根据体重选择导管。

球囊反搏导管的置入途径一般为股动脉，心脏手术中也可选择经升主动脉置管。临床上常采用 Seldinger 技术经皮穿刺股动脉置管，对小儿或股动脉较细的患者可切开股动脉置管。选择搏动明显的一侧股动脉穿刺。

（二）反搏机器的操作

反搏机种类不同，操作规程也不同，但反搏机的操作一般包括以下几方面。

1. **监测动脉压与波形** 使用单腔球囊反搏导管时应行桡动脉置管测压，使用双腔球囊反搏导管时接测压管即可监测动脉血压与波形。根据动脉压力波形调整反搏时相。

2. **监测心电图** 反搏的触发一般通过心电图，应选择 T 波低平、R 波明显的导联触发反搏。反搏中监测心电图还可观察心脏节律的变化。

3. **调整反搏时相** 准确的反搏时相是辅助循环成功的关键。通过心电图触发反搏应使球囊在 T 波顶部时充气，于 QRS 波前即刻放气。通过动脉压力波触发反搏时应在主动脉瓣关闭出现重搏切迹时球囊充气，主动脉瓣开放前即刻放气。球囊充气过早，主动脉瓣尚未关闭，充气的球囊阻碍心脏的排空，使心脏后负荷增加，心肌氧耗增加。球囊充气延迟，舒张压升高不明显，冠脉血流增加不明显，反而使辅助循环的效果降低。球囊放气过早的情形与充气延迟相似，球囊放气延迟的情形与充气过早相似。调节反搏时相的目的是控制球囊在心脏舒张期充气，在心脏收缩前放气。

（三）辅助有效的表现

与对照血压比较，舒张压的明显升高是反搏有效的直接表现。大部分情况下舒张压升高程度高于收缩压升高程度。辅助有效的其他表现主要是患者循环功能提高后的病情改善，包括：心排血量增加、血压回升、心律失常消失、心率恢复正常、尿量增加、血管活性药用量减少、末梢循环改善等。

（四）停止反搏的指征

经 IABP 辅助，患者循环功能改善后可逐渐降低反搏频率。根据经验，有下列指征可考虑停止反搏。

1. 心排血指数大于 $2.5L/(m^2 \cdot min)$。

2. 平均动脉压大于 80mmHg。

3. 尿量大于 $1ml/(kg \cdot h)$。

4. 循环已改善，对药物的依赖性极小，多巴胺用量小于 $5\mu g/(kg \cdot min)$。

5. 末梢循环好，意识清醒。

6. 撤除呼吸支持后血气指标正常。

7. 降低反搏频率后上述指标可维持，患者病情无恶化。

患者病情稳定，满足停止反搏的指征后可撤除反搏，停止反搏后应尽早拔除反搏导管，以防止血栓形成。

四、IABP 的并发症与防治

IABP 的并发症发生率很高，系导管放置操作与导管留置所致，严重程度不一，严重者可导致患者死亡。常见的并发症有出血、血肿形成、下肢缺血、导管位置不正确、导管插入困难、球囊破裂、动脉穿孔与感染。

（一）出血、血肿形成

经皮穿刺放置球囊反搏导管时血管壁撕裂，导管拔除后压迫不当可造成局部出血与血肿。股动脉切开放置导管时血管缝扎不严、股动脉分支损伤未处理均可形成局部出血与血肿。所以经皮穿刺置管时操作应轻柔。动脉切开置管时应严格止血，严密缝合。导管拔除后腹股沟区应加压包扎或沙袋压迫止血。

（二）下肢缺血

动脉过细或球囊反搏导管过粗、导管周围血栓形成阻塞股动脉、动脉痉挛、血栓脱落形成下肢动脉栓塞均可导致下肢缺血。反搏应持续进行，若反搏间断，球囊表面易形成血栓，再次反搏后血栓脱落易造成下肢血栓栓塞。针对下肢缺血的原因，预防下肢缺血应使用较细的球囊反搏导管，选择搏动明显的一侧股动脉置管，球囊反搏应持续进行。下肢缺血的表现有肢体苍白、疼痛，肌肉痉挛，足背脉搏动减弱或消失。血栓栓塞引起的下肢缺血应手术取栓。出现下肢缺血的表现后应拔除导管，但患者需要继续循环支持的情况下可以考虑人工血管架桥缓解肢体缺血，或选用其他途径置管。

（三）导管位置不正确

导管位置不正确的原因包括血管条件欠佳与粗暴操作。股动脉内膜不平或粥样斑块造成狭窄等情况，容易造成导管送入动脉夹层。放置导管时粗暴用力也容易导致导管进入动脉夹层。球囊进入动脉夹层后若夹层不限制球囊扩张，反搏效果不受影响。若夹层限制球囊扩张则导致球囊扩张不良，反搏效果因此下降。血液进入夹层后形成夹层动脉瘤，严重威胁患者的生命安全。切开放置导管时应看到光滑的动脉内膜后方可置管。经皮穿刺置管时应保持回抽血液通畅，以保证导管进入血管腔。置管时动作宜轻柔，遇到阻力后可轻微旋转导管前进，若仍不顺利应放弃，重新置管或改用升主动脉置管。怀疑球囊反搏导管进入动脉夹层应及时通过血管造影明确导管位置，一经证实应立即拔除导管。形成夹层动脉瘤应手术修复。

导管进入动脉夹层可直接导致动脉壁破裂，导管在夹层内充气也可导致动脉穿孔。置管后出现不可解释的低血容量、低血压，患者诉腰背部疼痛结合置管操作不顺利应考虑动脉穿孔。动脉穿孔应快速补充血容量，维持血压并急诊手术修补。

(四) 导管置入困难

导管置入困难的原因很多,除操作者技术因素外,股动脉细、动脉痉挛、动脉腔内狭窄或动脉扭曲也易造成置管困难。选较粗的动脉置管或换较细的导管后常可成功。使用钢丝引导置管也易成功。

(五) 球囊破裂

球囊壁薄、接触尖锐物或与粗糙表面摩擦极易导致球囊破裂。球囊通过动脉内膜粥样斑块或动脉腔狭窄部位时易损伤。反搏中反搏波消失,导管内有血液进入提示球囊破裂。球囊破裂后反搏作用消失,血液进入破裂的球囊凝固后会造成球囊拔除困难,所以球囊破裂后应及时拔除球囊反搏导管。置管前应仔细检查球囊充气情况,置管过程中防止球囊接触尖锐物,置管动作应轻柔。

(六) 感染

置管引起感染多系无菌操作不严格所致,因此不论经皮穿刺置管或动脉切开置管均应严格无菌操作,预防性使用抗生素。

第五节　机械循环支持技术

心脏泵功能衰竭不能维持机体血液循环需求时,采用的分担和加强心脏泵功能的人工手段称为辅助循环。辅助循环能减轻心脏做功负荷,改善心肌血液供应,使心肌能量代谢呈正平衡,为受损伤的心肌功能恢复创造条件。循环辅助装置最初被设计用来支持血流动力学衰竭的患者,目前被广泛用于临床领域。临床上辅助循环主要用于大面积心肌梗死引起的心源性休克、心脏手术后严重的低心排血量综合征与心脏移植前的过渡。循环辅助装置可以分为四种类型:反搏装置、心肺辅助装置、左心室辅助装置以及全人工心脏。随着预期寿命的提高,机械辅助装置广泛应用和不断发展,未来可能令更多终末期心力衰竭患者不再需要心脏移植。

一、心室辅助装置的原理与常见类型

心室辅助装置(ventricular assist device,VAD)是可以替代心脏功能、改善机体缺氧状态、促进器官功能恢复的人工器械。它可以减少心肌做功,显著提高终末期心力衰竭患者的生存率和生活质量。

所有泵均可产生抵抗反向压力的流量。VAD 泵可分为两大类:连续轴流型(流体力学泵)和脉动型(正排量泵)。流体动力泵通过使用旋转机径推动流体,而正排量泵通过减小泵腔体积来推动流体。就像心脏固有的肌性正排量泵送机制一样,正排量泵的优势在于能够以脉动方式产生持续的血流阻力,以抵抗更高的血管压力。

心室辅助装置可分为中期和长期辅助装置。中期辅助装置被认为是真正的移植过渡手段,移植时会被去除。长期辅助装置是为心力衰竭患者设计的一种替代治疗手段。尽管 FDA 批准这种装置作为移植过渡,但是病变严重却不符合移植标准的患者,使用长期左心室辅助装置与单独应用药物治疗相比,可以改善生存率。从生理学角度分析,在心室上装载 VAD 可诱导心肌出现多种改变。VAD辅助治疗可导致正向重塑并对心肌收缩力具有改善作用。在 VAD 植入后,心肌细胞大小、细胞外基质、钙调节和心肌能量的变化都有所改善。

一些新型 VAD 具有侵入性小、微型化、耐久性好、血流动力学效率高、血液相容性良好等特点。

二、心室辅助装置的适应证

临床上辅助循环的使用指征为药物治疗无效的严重的心脏泵功能衰竭,具体指标包括心排血指数小于 1.8L/(m²·min)、平均动脉压低于 50mmHg、左心房压大于 20mmHg 或右心房压大于 25mmHg、尿量低于 0.5ml/(kg·h)。但这些指标不能反映个体差异,且对病情进展缺乏预见性,临床意义小。中国医学科学院阜外医院总结的评分标准更适用于临床。该方法的评分标准如下(表 16-1)。

表 16-1　中国医学科学院阜外医院建立辅助循环的评分标准

项目	分值
术前心脏功能差,心肌肥厚或扩张严重	1~2 分
术中心脏阻断缺血超过 120min	1 分
先心病术后左心房压大于 20mmHg	1 分
瓣膜病术后左心房压大于 25mmHg	1 分
术后右心房压大于 25mmHg	1 分
恶性室性心律失常	2 分
术后不能脱机	3~5 分

注：评分 5 分以上的情况应立即建立辅助循环。该评分系统临床使用效果良好,值得参考。

三、心室辅助装置的并发症

VAD 治疗最常见的并发症包括消化道出血、泵血栓形成、卒中、主动脉瓣关闭不全和右心室衰竭。消化道出血的发生率高达 40%,其机制包括获得性血管性血友病因子缺乏症、黏膜层动静脉畸形(AVM)和慢性抗凝治疗。随着剪切应力的增加,搏动减少或消失随后引起血管发育不良和 AVM。毛细血管的脆性增加可能导致出血,而抗凝治疗可加剧出血。目前治疗方案仍然有限,主要包括停止抗凝和抗血小板治疗、内镜下控制出血来源,以及药物止血治疗等。

另一主要的并发症是泵血栓形成。流入和流出套管的准确定位、抗凝治疗和抗血小板治疗可防止泵内形成血栓。延迟启动、抗凝剂量不足或停止抗凝治疗可能与泵内血栓形成有关,并可导致泵衰竭。动力系统相关性感染、肥胖、低龄和女性被认为是血栓形成的风险因素,增加流入套管的角度和泵囊的深度也被认为是血栓形成的危险因素。治疗包括静脉注射普通肝素或阿加曲班、溶栓治疗、强化慢性抗凝治疗,以及经肋下或胸骨下入路进行泵置换。

四、全人工心脏原理与适应证

人工心脏是在切除患者心室后再在原位植入人工装置。人工心脏是在解剖学、生理学上代替人体因重症丧失功能不可修复的自然心脏的一种人工脏器。人工心脏起搏器实际上是人工制成的一种精密仪器,它能按一定形式的人工脉冲电流刺激心脏,使心脏产生有节律的收缩,不断泵出血液以供应人体的需要(图 16-5)。

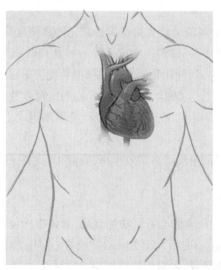
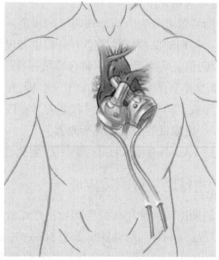

图 16-5　全人工心脏植入

全人工心脏（total artificial heart，TAH）是目前对于双心室衰竭的患者，所有其他治疗手段没有明显效果且无法及时获得供体器官或不适合接受器官移植时的最后选择。全人工心脏对可置入性、持续能源、组织相容性提出了很高的要求，它以完全替代心脏功能、允许患者带泵恢复日常生活为最终目的。TAH 的应用可导致严重的并发症。最常见的并发症有感染、严重的术后出血以及血栓栓塞，其他有可能出现的并发症包括肝、肾、肺以及神经系统功能不全。

（张蓬勃）

思考题

1. 不同类型起搏器选择的原则。
2. ECMO 撤机的原则。
3. 论述 IABP 心电触发与压力触发的异同。
4. 论述 VA-ECMO 期间的循环和呼吸管理。

扫码获取
数字内容

第十七章

危重患者镇痛药、镇静药和
肌松药的应用

要点：

1. 危重患者中普遍存在疼痛，镇痛治疗可以减轻或消除机体对痛觉刺激的应激及病理生理损伤。

2. 对于能自主表达的患者，疼痛评估一般使用数字评分表；对于不能表达但具有躯体运动功能、行为可以观察的患者，疼痛评估可使用疼痛行为量表或重症监护疼痛观察量表。

3. 对于危重患者的非神经性疼痛，首选阿片类药物，建议考虑联合非阿片类镇痛药；对于神经性疼痛，加巴喷丁和卡马西平具有较好的镇痛作用。

4. 镇静治疗应在充分镇痛后实施。ICU 机械通气患者的镇静优先选择丙泊酚或右美托咪定。器官功能相对稳定的重症患者，应施行浅镇静策略。

5. 危重症患者肌松药应用的适应证包括气管插管、中 - 重度急性呼吸窘迫综合征、哮喘持续状态、严重颅内压升高、腹腔内压升高和心搏骤停后治疗性低温。

6. 为避免非计划的知晓和回忆，应用肌松药的危重症患者需要充分的镇痛镇静。

7. 肌松药在危重症患者中的应用有可能引起 ICU 获得性肌无力、肌病、压疮、神经损伤和深静脉血栓等并发症。

ICU 危重患者常伴有疼痛、焦虑、紧张、睡眠不良等不适，少数患者可伴发精神障碍和严重躁动，机械通气患者表现更为明显，并可能伴有人机对抗等，这些患者常需应用镇痛药、镇静药以及肌松药，以达到减轻疼痛、缓解焦虑或躁动、改善睡眠以及消除患者与呼吸机对抗等目的。在 ICU，危重患者的镇痛药、镇静药和肌松药的合理应用越来越受到重视。

第一节　危重患者镇痛药的应用

一、危重患者疼痛的原因

疼痛是一种与实际或潜在组织损伤相关或与之类似的不愉快的感觉和情绪体验。根据痛觉冲动的发生部位，疼痛可分为躯体痛、内脏痛和神经性痛三种类型。躯体痛是由于身体表面和深层组织的痛觉感受器受到各类伤害性刺激所致，内脏痛是由于内脏器官、体腔壁浆膜及盆腔器官组织的痛觉感受器受到炎症、压力、摩擦或牵拉等刺激所致，神经性痛是由于神经系统损伤或受到肿瘤压迫或浸润所致。

疼痛在危重患者中普遍存在。疼痛的来源包括原发疾病，手术、创伤、烧伤等伤害性疼痛，癌性疼痛，翻身、吸痰、气管插管、伤口护理、引流管拔除、导管插入等相关操作，以及长时间制动、炎症反应等。除了危重患者住院期间的急性疼痛外，疾病相关的物理性损伤及某些精神因素可能导致患者出现慢性重症监护治疗病房相关疼痛(chronic ICU-related pain,CIRP)。

疼痛强度受多种因素的影响,包括年龄、性别、种族、焦虑或抑郁状态、合并症、手术史、术前疼痛强度、手术类型等。

疼痛可导致机体应激过度、器官负荷增加、睡眠不足和代谢改变,进而出现疲劳和定向力障碍,导致心动过速、组织氧耗增加、高凝状态、免疫抑制和分解代谢增加等。此外,疼痛还可诱发疼痛区域周围肌肉的保护性反应,导致全身肌肉僵直或痉挛,限制胸壁和膈肌运动,进而造成呼吸功能障碍。胸腹部手术后的咳嗽痛是导致术后肺部感染和肺不张的原因之一,有效的镇痛可降低术后患者的肺部并发症风险。

二、危重患者疼痛评估

应定期对危重患者进行疼痛程度和治疗反应的评估,并完整记录。疼痛评估包括疼痛的部位、特点、强度、加重及减轻的因素,最可靠有效的评估指标是患者的自我描述。常用的成人疼痛评估方法包括视觉模拟评分法(visual analogue scale,VAS)、数字分级评分法(numerical rating scale,NRS)、语言分级评分法(verbal rating scale,VRS)、行为疼痛量表(behavioral pain scale,BPS)、重症监护疼痛观察量表(critical care pain observation tool,CPOT)和术后疼痛评分法(Prince-Henry 评分法)等。对于能自主表达的患者,一般使用 NRS;对于不能表达但具有躯体运动功能、行为可以观察的患者,可使用 BPS或 CPOT,两个量表既纳入了疼痛相关行为,也包含生理指标,对疼痛程度的评价具有较高的有效性和可信度。对于清醒患者,BPS 或 CPOT 与 NRS 具有较好的相关性。Prince-Henry 评分法主要用于评估胸腹部手术后疼痛。

(一) 视觉模拟评分法(VAS)

参阅第二十三章。

(二) 数字分级评分法(NRS)

参阅第二十三章。

(三) 语言分级评分法(VRS)

参阅第二十三章。

(四) 行为疼痛量表(BPS)

从面部表情、上肢活动、机械通气顺应性 3 个疼痛相关行为指标方面进行评估,每个条目根据患者的反应情况分别赋予 1~4 分,将 3 个条目的得分相加,总分越高,说明患者的疼痛程度越高(表 17-1)。一般使用 BPS 完成对患者的疼痛评估需要 2~5 分钟。

BPS 在没有行机械通气的患者中无法使用,因此 Chanques 等对该量表进行了改良,将原量表中"通气依从性"这个条目更换为"发声",另外两个条目保留不变,发展为 BPS-NI,每个条目同样根据患者的反应情况分别赋予 1~4 分,将 3 个条目的得分相加,总分越高,说明患者疼痛程度越高(表17-1)。

表 17-1　行为疼痛量表(BPS)

项目	1分	2分	3分	4分
面部表情	放松	部分紧张	完全紧张	扭曲
上肢运动	无活动	部分弯曲	手指、上肢完全弯曲	完全回缩
通气依从性(插管)	完全能耐受	呛咳,大部分时间能耐受	对抗呼吸机	不能控制通气
发声(非插管)	无疼痛相关发声	呻吟 ≤ 3 次 /min 且每次持续时间 ≤ 3s	呻吟 >3 次 /min 或每次持续时间 >3s	咆哮 或 使 用"哦""哎呦"等言语抱怨,或屏住呼吸

（五）重症监护疼痛观察量表（CPOT）

包括面部表情、身体动作、肌张力、发声或对机械通气的依从性等 4 个疼痛相关条目，每个条目 0~2 分，总分 0~8 分，其中 0 代表不痛，8 代表最痛（表 17-2），是一种特别为无法交流的 ICU 患者开发的疼痛行为客观量表。

表 17-2　重症监护疼痛观察量表（CPOT）

指标	描述	状态	分值
面部表情	未观察到肌肉紧张	自然、放松	0
	表现出皱眉、眉毛放低、眼眶紧绷和提肌收缩	紧张	1
	以上所有的面部变化加上眼睑轻度闭合	扮怪相	2
体动	不动（并不代表不存在疼痛）	无体动	0
	缓慢、谨慎的运动，触碰或抚摸疼痛部位，通过运动寻求关注	保护性体动	1
	拉拽管道，试图坐起来，运动肢体/猛烈摆动，不遵从指令，攻击工作人员，试图从床上爬起来	烦躁不安	2
肌肉紧张	对被动的运动动作不做抵抗	放松	0
通过被动的弯曲和伸展来评估	对被动的运动动作抵抗	紧张和肌肉僵硬	1
	对被动的运动动作剧烈抵抗，无法将其完成	非常紧张或僵硬	2
对呼吸机的顺应性（气管插管）	无警报发生，舒适地接受机械通气	耐受呼吸机或机械通气	0
	警报自动停止	咳嗽但是耐受	1
	不同步：机械通气阻断，频繁报警	对抗呼吸机	2
或发声（拔管后）	用正常腔调讲话或不发声		0
	叹息，呻吟		1
	喊叫，啜泣		2

（六）Prince-Henry 评分法

主要用于胸腹部手术后疼痛的评估。从 0~4 分共分为 5 级（表 17-3）。对于术后因气管切开或保留气管导管不能说话的患者，可在术前训练患者用 5 个手指来表达自己从 0~4 的选择。

表 17-3　Prince-Henry 评分法

分值	描述	分值	描述
0	咳嗽时无疼痛	3	安静状态下有较轻疼痛，可以忍受
1	咳嗽时有疼痛	4	安静状态下有剧烈疼痛，难以忍受
2	安静时无疼痛，深呼吸时有疼痛		

恰当情况下，患者家属可参与疼痛评估过程，但不应取代医护人员在系统性疼痛评估中的作用与责任。如果患者出现面部扭曲、身体扭动和交感神经兴奋体征（如心动过速、高血压、呼吸急促、出汗或竖毛），则怀疑患者存在疼痛。在危重成人患者中，生命体征波动不能单独作为判断疼痛与否的有效指标，只能将其作为进一步疼痛评估的线索。

三、常用镇痛药与镇痛方法选择

大部分患者烦躁的首要原因是疼痛和不适感，镇痛治疗应作为危重症患者镇静治疗的基础，在镇静治疗的同时或之前给予镇痛治疗。在可能导致疼痛的操作前，应预先使用镇痛药或非药物干预，以减轻疼痛。

（一）镇痛药

危重患者常用镇痛药主要包括阿片类镇痛药和非阿片类镇痛药,后者包括曲马多、对乙酰氨基酚、非甾体抗炎药(nonsteroidal anti-inflammatory drug,NSAID)、氯胺酮、γ-氨基丁酸类似物、卡马西平等。对于危重患者的非神经性疼痛,首选阿片类药物,建议考虑联合非阿片类镇痛药,以减少阿片类药用量,从而减轻阿片类药物的不良反应。对于神经性疼痛,加巴喷丁和卡马西平具有较好的镇痛作用。

1. 阿片类镇痛药　强效中枢镇痛药之一,多为相对选择性μ受体激动剂,具有镇痛效果强、起效快、可调性强、价格低廉等优点。常用的阿片类药物包括吗啡、芬太尼、瑞芬太尼、舒芬太尼等,不同阿片类药物药理特点不同,应根据患者具体情况选择合适的药物(表17-4)。

阿片类药物的不良反应主要包括呼吸抑制、低血压、胃肠蠕动减弱和尿潴留等,老年人尤其明显。吗啡类衍生物氢吗啡酮和阿片受体部分激动剂地佐辛与布托啡诺等可能在减少呼吸抑制及胃肠道不良反应方面具有一定的优势,但仍需进一步临床试验进行验证。

表17-4　常用阿片类药物的药理学特点

阿片类药物	起效时间	半衰期	负荷剂量	维持剂量	药物特点
吗啡	5~10min	3~4h	30~60μg/kg	成人 30~500μg/（kg·h）	累积用量有肝肾损害。有一定的组胺释放作用
芬太尼	1~2min	2~4h	0.35~0.5μg/kg	0.7~10μg/(kg·h)	比吗啡更少的低血压。累积有肝损害
瑞芬太尼	1~3min	3~10min	0.5~1.0μg/kg	0.02~0.15μg/（kg·min）	没有肝肾损害。若体重大于130%理想体重,使用理想体重计算
舒芬太尼	1~3min	约784min	0.2~0.5μg/kg	0.2~0.3μg/(kg·h)	剂量个体差异较大,分布半衰期短,代谢半衰期长

（1）吗啡:脂溶性相对较低,主要通过肝脏以结合方式代谢,消除依赖于肾脏排除机制。镇痛作用强大可靠,低剂量持续静脉输入常用于ICU急性疼痛治疗。静脉注射后5~10分钟起效,清除半衰期为3~4小时,肾功能不全患者代谢时间延长。吗啡对呼吸的抑制作用主要是降低延髓呼吸中枢对二氧化碳反应性,同时还降低颈动脉和主动脉体化学感受器对缺氧的反应性,临床表现为呼吸频率减慢、潮气量减小、每分通气量下降。吗啡能够促进组胺释放,导致全身血管扩张和血压下降,治疗剂量的吗啡对血容量正常患者的心血管系统一般无明显影响,低血容量患者容易发生低血压。

（2）芬太尼:为人工合成的吗啡衍生物,脂溶性更高,更易透过血脑屏障,因此静脉注射后起效更快(1~2分钟),镇痛效价是吗啡的100~180倍。大约80%的芬太尼与血浆蛋白结合,在机体组织中广泛分布,半衰期相对较长。由于芬太尼的表观分布容积较大,反复多次给药易于蓄积,但肾功能不全不改变芬太尼在血中的清除。芬太尼适合用于急性疼痛患者的短期镇痛。芬太尼几乎不引起组胺释放,可用于血流动力学不稳定或支气管痉挛患者。

（3）瑞芬太尼:新型μ受体激动剂。血浆蛋白结合率约70%,主要与$α_1$酸性糖蛋白结合。其独特的酯键结构易被组织和血液中非特异性酯酶水解,故起效快(1~3分钟)、维持时间短(快速消除半衰期8分钟)。瑞芬太尼的代谢产物是完全无活性的,肝肾功能不全对其药代动力学均无明显影响。瑞芬太尼多采用持续输注方式,用于ICU短时间镇痛治疗。瑞芬太尼对呼吸有抑制作用,但停药后3~5分钟可恢复自主呼吸。近年来研究表明,瑞芬太尼能明显缩短机械通气时间及ICU停留时间。

（4）舒芬太尼：镇痛作用约为芬太尼的 5~10 倍，作用持续时间是芬太尼的 2 倍。镇痛效果明确、起效快、蓄积小、对呼吸抑制作用小。研究表明舒芬太尼在 ICU 镇痛治疗中能减少镇静药物剂量，但长期使用可能增加机械通气时间。

（5）哌替啶：镇痛效价为吗啡的 1/10。主要代谢产物去甲哌替啶有镇痛活性和中枢神经系统兴奋作用，大剂量使用或重复给药可导致神经兴奋症状，肾功能损害者发生率高，可能与去甲哌替啶大量蓄积相关。此外，哌替啶禁忌与单胺氧化酶抑制剂合用，两药联合可出现严重不良反应。不推荐在 ICU 使用哌替啶。

2. 非阿片类镇痛药

（1）曲马多：人工合成的可待因类似物，可与阿片受体结合，但亲和力很弱。主要通过抑制神经元突触对去甲肾上腺素的再摄取，并增加神经元外 5- 羟色胺浓度，影响痛觉传递而产生镇痛作用。曲马多镇痛强度约为吗啡的 1/10。口服后 20~30 分钟起效，维持时间约为 3~6 小时，肌内注射后 1~2 小时产生峰效应，镇痛持续时间约 5~6 小时。治疗剂量不抑制呼吸，大剂量可使呼吸频率减慢，但程度较吗啡轻。适用于中重度急慢性疼痛，如手术、创伤及晚期癌性疼痛等。

（2）对乙酰氨基酚：在中枢神经系统抑制前列腺素合成，产生解热镇痛作用。在危重患者中用于轻度疼痛的镇痛，和阿片类药物联合使用时有协同作用，可减少阿片类药物用量。严重肾功能不全患者（肌酐清除率 ≤ 30ml/min）可接受标准剂量治疗，但给药频率不能超过每 6 小时 1 次。对于轻度或中度肝功能不全、慢性酒精中毒、营养不良、脱水或体重较低（≤ 50kg）的成人患者，需降低用药剂量。严重肝功能不全或严重进行性肝病患者禁用。

（3）NSAID：竞争性抑制前列腺素合成过程中的关键酶——环氧合酶（cyclooxygenase，COX），可分为非选择性 COX 抑制剂和选择性 COX-2 抑制剂。通过抑制前列腺素的合成，使局部痛觉感受器对缓激肽等致痛物质引起的痛觉敏感性降低，对于炎症和组织损伤引起的疼痛尤为有效。与阿片类药物联合应用可减轻术后疼痛，并可减少阿片类药物的用量。主要不良反应包括消化道出血、血小板抑制后继发出血、肝脏损伤、肾脏损害、血压升高等。在低血容量或灌注不足患者、老年人和既往有肾功能不全的患者，更易引发肾功能损害。上述不良反应限制了 NSAID 在危重患者中的应用。选择性 COX-2 抑制剂，如帕瑞昔布，胃肠道副作用较小，几乎无血小板抑制作用。

（4）氯胺酮：通过阻断 N- 甲基 -D- 天冬氨酸受体、减少谷氨酸盐释放、阻断痛觉冲动向丘脑和新皮质的传导，同时又能兴奋脑干和边缘系统，而发挥较强的镇痛作用。低剂量氯胺酮［首先负荷 0.5mg/kg 静脉注射，然后维持 1~2μg/（kg·min）泵注］可作为术后患者的辅助镇痛药，以减少阿片类药物用量。

（5）γ- 氨基丁酸类似物：包括加巴喷丁和普瑞巴林，为抗癫痫药，镇痛机制包括抑制兴奋性钙介导的神经递质释放、抑制 5- 羟色胺能下行易化系统、抗炎作用和影响疼痛的情感成分。用于治疗危重患者神经性疼痛，如吉兰 - 巴雷综合征所致疼痛、糖尿病周围神经病变、脊髓损伤、带状疱疹后神经痛或纤维肌痛，可作为多模式镇痛的一部分。患者对两药耐受性良好，常见相关不良反应包括嗜睡、头晕和意识模糊。

（6）卡马西平：为一种抗癫痫药，用于治疗三叉神经痛、舌咽神经痛和吉兰 - 巴雷综合征引起的神经性疼痛。常见不良反应包括眩晕、视力模糊、恶心呕吐、共济失调、水钠潴留、皮疹和心血管反应。

（二）镇痛方法

1. 静脉镇痛　对于危重患者，常用的镇痛方法是经静脉注射镇痛药或持续静脉泵入阿片类药物，必要时追加负荷剂量。皮下或肌内给药经常出现药物吸收不稳定或吸收不充分，尤其在存在水肿或局部灌注不足（如休克）的危重患者中。阿片类药物持续静脉泵入对血流动力学影响小，对短效镇痛药更符合药效学和药代动力学特点。实施过程中，需不断评估镇痛效果指导调整药物用量，来达到更有效的镇痛目标和更小的阿片类药物用量。

清醒患者可采用电子镇痛泵实施患者自控静脉镇痛（patient-controlled intravenous analgesia，PCIA）。该模式主要采用阿片类药物，患者可以根据其疼痛情况在临床医师预先设定的剂量限制内自行控制给药，使患者获得所期望的镇痛效果。同时使用背景输注，可以在患者不便按压的时候（如睡眠）仍能维持一定的血药浓度。但在危重患者中，尤其高龄患者理解能力下降，不能保证患者用药决定权而难以达到较好的镇痛效果。

2. 硬膜外镇痛　通过硬膜外给予局麻药联合阿片类药物实施，也是 ICU 术后患者常用的镇痛方法之一。硬膜外镇痛有助于减少术后并发症、缩短 ICU 停留时间和住院时间、促进术后更快地恢复。应注意吗啡和芬太尼在脑脊液中的长时间蓄积可能导致延迟性呼吸抑制。此外，硬膜外镇痛还可能出现恶心、呕吐、皮肤瘙痒、低血压和神经并发症。清醒患者可采用患者自控硬膜外镇痛（patient-controlled epidural analgesia，PCEA）。

3. 周围神经阻滞　随着超声设备和技术的普及，超声引导下周围神经阻滞因其操作简单、损伤小、成功率高、阻滞效果好而被普遍接受。理论上周围神经阻滞可用于任何部位手术的镇痛。在临床实践中，椎旁阻滞和竖脊肌平面阻滞常用于胸部手术镇痛，腹横肌平面阻滞、腰方肌阻滞、腹直肌鞘阻滞等常用于腹部手术镇痛，股神经、坐骨神经、髂筋膜间隙阻滞常用于下肢手术镇痛，竖脊肌平面阻滞也被用于脊柱手术镇痛。

4. 多模式镇痛（multimodal analgesia）　指联合应用多种镇痛药和镇痛方式进行镇痛，镇痛机制互补、镇痛作用相加或协同，从而改善镇痛效果，并可减少单一药物用量，减轻药物不良反应。多模式镇痛通过联合应用能够减弱中枢神经系统疼痛信号的阿片类药物和区域阻滞，以及主要作用于外周抑制疼痛信号触发的 NSAID 而实现，是一种合理而有效的镇痛方法。

多模式镇痛在住院患者中有多种应用方法。对于实施大型外科手术的患者，联合应用全身性阿片类药物和 NSAID，镇痛效果优于单独用药；联合切口浸润和 NSAID 和 / 或阿片类药物，可以明显降低疼痛评分并减少镇痛药的需求量；在行上腹部手术患者切口注射布比卡因能够增强硬膜外布比卡因和吗啡的镇痛效果；硬膜外联合应用局麻药和阿片类药物能够获得良好的镇痛效果，并且呕吐和过度镇静的发生率明显降低。

第二节　危重患者镇静药的应用

一、镇静的目的和适应证

危重患者往往处于强烈的应激状态之中。导致这种情况的常见原因包括：①自身严重疾病：因为病重而难以自理，各种有创诊治操作，自身伤病的疼痛；②环境因素：患者被约束于病床上，灯光长明、昼夜不分，各种噪声（机器声、报警声、呼喊声等），睡眠剥夺，邻床患者的抢救或去世等；③隐匿性疼痛：气管插管及其他各种插管，长时间卧床；④对未来命运的忧虑：对疾病预后的担心，对死亡的恐惧和对家人的思念与担心等。这些因素使患者陷入无助和恐惧情绪，构成对患者的恶性刺激，增加了患者痛苦，甚至使患者因为这种"无助与恐惧"而躁动挣扎、危及其生命安全。

镇静治疗应在充分镇痛后实施。在临床实践中，镇静主要用于以下情况：①诊疗措施引起患者不适时。适当镇静可去除或减轻患者的躯体不适感，减少不良刺激及交感神经系统的过度兴奋。②患者存在睡眠障碍时。适当镇静有助于改善患者睡眠，诱导遗忘，减少或消除患者对其 ICU 治疗期间病痛的记忆。③患者存在严重焦虑、躁动时。适当镇静有助于减轻或消除患者的焦虑、躁动甚至谵妄，防止患者的无意识行为（如挣扎）干扰治疗，保护患者的生命安全。④其他存在强烈应激的情况。适当镇静可减轻器官应激负荷，保护器官储备功能，维持机体内环境稳定。

镇静（配合镇痛）可以降低患者的代谢速率、减少氧耗氧需，使机体组织氧耗的需求变化尽可能适应受到损害的氧输送状态，并减轻各器官的代谢负担，从而减轻强烈病理因素所造成的损伤，为器官功能的恢复赢得时间、创造条件。因此，镇静应作为 ICU 内患者的常用治疗。但在实施镇静之前应完善镇痛，并对患者的基本生命体征进行严密监测，以选择合适的药物及其剂量，确定需要观察监测的疗效目标，制订个体化治疗方案，以达到最小的不良反应和最佳的疗效。

二、危重患者镇静与躁动的评估

实施镇静前后要对患者的躁动、镇静程度进行密切监测。理想的评估工具应易于评估和记录，有助于躁动、镇静程度的准确判断并指导治疗，即简单、准确、相对客观、易重复。目前临床常用的躁动、镇静评分分为主观镇静评分和客观评估。主观镇静评分法有 Richmond 躁动 - 镇静评分（Richmond agitation-sedation scale，RASS）（表 17-5）、镇静 - 躁动评分（sedation-agitation scale，SAS）（表 17-6）、Ramsay 评分（表 17-7）。客观评估方法有脑电双频指数（bispectral index，BIS）、Narcotrend 指数（Narcotrend index，NI）、状态熵（state entropy，SE）、患者状态指数（patient state index，PSI）、肌肉活动评分法（motor activity assessment scale，MAAS）等。

表 17-5　Richmond 躁动 - 镇静评分（RASS）

分数	分级	描述
+4	有攻击性	非常有攻击性，暴力倾向，对医务人员造成危险
+3	非常躁动	非常躁动，拔出各种导管
+2	躁动焦虑	身体频繁移动，无法配合呼吸机
+1	不安焦虑	焦虑紧张，但身体活动不剧烈
0	清醒平静	清醒自然状态
−1	昏昏欲睡	没有完全清醒，声音刺激后有眼神接触，可保持清醒超过 10 秒
−2	轻度镇静	声音刺激后能清醒，有眼神接触，<10 秒
−3	中度镇静	声音刺激后能睁眼，但无眼神接触
−4	深度镇静	声音刺激后无反应，但疼痛刺激后能睁眼或运动
−5	不可唤醒	对声音及疼痛刺激均无反应

表 17-6　镇静 - 躁动评分（SAS）

分值	分级	描述
7	危险躁动	拉拽气管内插管，试图拔除各种导管，翻越床栏，攻击医护人员，在床上辗转挣扎
6	非常躁动	需要保护性束缚并反复语言提示劝阻，咬气管插管
5	躁动	焦虑或身体躁动，经言语提示劝阻可安静
4	安静合作	容易唤醒，服从指令
3	镇静	嗜睡，语言刺激或轻轻摇动可唤醒并能服从简单指令，但又迅速入睡
2	非常镇静	对躯体刺激有反应，不能交流及服从指令，有自主运动
1	不能唤醒	对恶性刺激无或仅有轻微反应，不能交流及服从指令

表 17-7　Ramsay 评分

分级	状态	描述
1 级	清醒	患者焦虑、不安或烦躁
2 级	清醒	患者合作、定向力良好或安静
3 级	清醒	患者仅对命令有反应
4 级	睡眠	患者对轻叩眉间或强声刺激反应敏捷
5 级	睡眠	患者对轻叩眉间或者强声刺激反应迟钝
6 级	睡眠	患者对轻叩眉间或者强声刺激无任何反应

目前没有证据证明使用客观评估方法对于未使用神经肌肉阻滞剂（肌松药）的患者有益。对于未使用神经肌肉阻滞剂的患者，RASS 和 SAS 因其简单、易操作、对镇静目标具有良好的指示性，仍然是 ICU 最常用的镇静评估工具。RASS 与 SAS 二者间相关性最好，并且便于医护人员床旁评估，这两种评估方法可用于日常临床评估、指导镇静治疗、指导镇静药物剂量的调整、避免过度使用镇静药物、减少镇静药物相关并发症。此外，RASS 与 SAS 还有助于谵妄的筛查和评估，具有良好的相关性。实施镇静后，应连续评估镇静深度、调整治疗，趋近镇静目标。

接受神经肌肉阻滞剂治疗的患者，因其达到一定肌松深度后将失去神经肌肉运动反应，难以通过主观镇静评分对其进行镇静深度的评估。此时，可以使用客观脑功能监测作为一种补充措施。包括 BIS、NI、SE 和 PSI 在内的多种客观脑功能监测除了用于麻醉深度监测，也可作为 ICU 肌松患者镇静深度评估的客观标准。但也有研究提出客观脑功能监测设备增加了费用和人力消耗，和主观评分系统相比，在评价镇静深度方面并无显著益处。但 ICU 肌松患者存在镇静不全的风险，在肌松患者主观镇静评分无法获得时，BIS 等监测可作为一种补充手段帮助识别这些问题。

谵妄在 ICU 患者中发病率较高，同时也是 ICU 患者预后不佳的独立危险因素，因此监测谵妄具有重要意义。谵妄的诊断主要依据临床检查及病史。《美国精神疾病与诊断手册第 5 版》（DSM-5）是用于诊断谵妄的"金标准"，但主要适用于精神科医师（表 17-8）。在适合非精神科医师使用的谵妄诊断工具中，ICU 患者意识错乱评估法（confusion assessment method for the ICU，CAM-ICU）和重症监护谵妄筛查量表（intensive care delirium screening checklist，ICDSC）具有较高的灵敏度和特异度，是可靠的评估方法（表 17-9）。ICU 患者评估谵妄前需要先进行躁动 - 镇静评分。

表 17-8　谵妄的诊断

诊断标准	诊断依据
DSM-5	1. 注意力障碍（如注意力指向、集中、保持和转移障碍）和意识障碍（如对环境的定向能力损害） 2. 在短时间内发生（通常是几小时至数天），表现为注意力和认知功能从基线状态开始的急性改变，且严重程度在 1 天内呈现波动性 3. 可伴随认知功能出现损害（如记忆力、定向力、语言、视觉、空间感觉和理解力损害） 4. 症状 1 和 3 的发生不能被已有的、已确诊的、进展中的神经精神疾病所解释，且在意识水平严重受损（如昏迷）的患者中未发生 5. 根据病史、查体、实验室检查可以明确致病因素，如药物中毒 / 戒断、暴露于有毒物质或多因素致病

表 17-9　常用谵妄诊断工具

诊断工具	依据标准	条目数量	目标人群	耗时 /min	灵敏度 /%	特异度 /%
DSM-5	——	5 项标准	一般内外科患者	30	100	100
CAM	DSM-3R	4 个核心特征 9 项条目	一般内外科患者	5	43~94	83~100
CAM-ICU	CAM	4 个核心特征	危重患者,特别是插管镇静患者	2	93~100	98~100
3D-CAM	CAM	4 个核心特征 20 项条目	一般内外科患者	3	95	94
ICDSC	DSM- Ⅳ	8 项条目	危重患者	<5	99	64

　　DSM,精神障碍诊断与统计手册;3D-CAM,3 分钟谵妄诊断量表;CAM,意识错乱评估法;CAM-ICU,ICU 患者意识模糊评估法;ICDSC,重症监护谵妄筛查量表。

三、常用镇静药物与方法选择

　　理想镇静剂应具备的特点包括:起效迅速、持续时间可预测、有拮抗剂、无呼吸抑制、对循环影响小、价格低廉、给药方便,兼有遗忘、镇痛、抗焦虑等作用。目前尚无兼具所有理想镇静剂特点的镇静药物。ICU 常用的镇静药物可分为非苯二氮䓬类药和苯二氮䓬类药。非苯二氮䓬类药主要包括烷基酚类和 α_2 受体激动剂。烷基酚类的代表药物为丙泊酚,α_2 受体激动药的代表药物为右美托咪定。苯二氮䓬类药按照作用时效可以分为短效和中长效,短效苯二氮䓬类药的代表药物为咪达唑仑,中长效苯二氮䓬类的代表药物为地西泮和劳拉西泮。丙泊酚和苯二氮䓬类仍然是目前 ICU 镇静治疗的基本药物。在内科 ICU 或非心脏手术的外科 ICU 的成年患者中,机械通气时镇静优先选择丙泊酚或右美托咪定(表 17-10)。

表 17-10　常用镇静药物的特点

药物名称	首次剂量	维持剂量	起效时间	消除半衰期	不良反应
丙泊酚	5μg/(kg·min),ICU 镇静可不用负荷剂量	0.3~4mg/(kg·h)	1~2min	34~64min	循环抑制、呼吸抑制、注射痛、高甘油三酯血症、丙泊酚输注综合征
右美托咪定	0.5~1μg/kg,缓慢输注 >10min	0.05~0.7μg/(kg·min)	5~10min	1.8~3.1h	低血压、心动过缓
咪达唑仑	0.01~0.05mg/kg	0.02~0.1mg/(kg·h)	静脉注射 2~5min	3~11h	呼吸抑制、低血压、谵妄

(一) 丙泊酚

　　ICU 中机械通气患者的镇静是丙泊酚的适应证。用于 ICU 机械通气镇静时,丙泊酚无须给予负荷剂量,静脉持续输注 0.3~4mg/(kg·h),每 5~10 分钟调整 1 次,每次调整 0.3~0.6mg/(kg·h),直至滴定到镇静目标。在 ICU 中使用丙泊酚,不推荐使用靶控输注(target-controlled infusion,TCI)系统给药。

　　丙泊酚作为一种强效的镇静催眠药物,在 ICU 中静脉输注起效迅速,短期应用停药后苏醒迅速;药物代谢受肝肾功能影响很小,也几乎不受其他药物影响;易滴定到所需的镇静深度,最大限度地减少镇静过度的风险;还可有效降低颅内压、降低脑代谢,具有脑保护作用。但在 ICU 中应用丙泊酚时

NOTES

也要考虑其劣势:丙泊酚具有循环抑制和呼吸抑制作用;注射时存在注射痛;长时间、大剂量输注丙泊酚,存在高甘油三酯血症风险,极少数患者可能存在丙泊酚输注综合征风险。

(二)右美托咪定

ICU 机械通气患者是右美托咪定的适应证之一;此外右美托咪定在 ICU 中还主要用于预防和治疗谵妄、有创检查和治疗、镇静催眠、抗焦虑、辅助镇痛和降低应激反应。

静脉给药时负荷量为 0.5~1μg/kg,缓慢静脉注射(输注时间 >10 分钟);维持剂量 0.05~0.7μg/(kg·h)。输注速度为 0.1~2.5μg/(kg·h)时,呈现线性动力学特性,即持续输注半衰期随输注时间增加显著延长。根据患者病情决定持续使用时间,一般不超过 1 周。长时间使用时应警惕停药反应,表现包括情绪紧张、激动、头疼和血压升高。用于预防术后谵妄或缩短谵妄持续时间时,右美托咪定的剂量根据手术类型不同而有所不同。非心脏手术后早期可使用右美托咪定 0.1μg/(kg·h)持续静脉输注;心脏手术后早期且血流动力学稳定时可在 10~20 分钟静脉泵注负荷剂量 0.2~0.5μg/kg,随后静脉持续输注 0.2~0.7μg/(kg·h)。在治疗术后谵妄时,静脉泵注 0.5~1μg/kg 的负荷剂量后,以 0.2~0.7μg/(kg·h)的速度持续静脉输注,最大用药量不超过 1.5μg/(kg·h),直至病情缓解。

右美托咪定可以滴定镇静深度,易于维持适当的镇静深度,并改善患者的沟通互动能力。右美托咪定具有不引起中枢性呼吸抑制的优势,但可引起口咽部肌肉松弛,使用时需要考虑上气道梗阻风险。由于右美托咪定兼具镇痛、改善睡眠、预防和治疗谵妄的作用,部分患者在拔管后仍可序贯使用。右美托咪定的劣势主要是循环系统的副作用,快速给予负荷剂量或较高剂量持续输注时有可能出现明显的低血压、心动过缓或高血压,并不能在突然停药后迅速缓解,部分患者需要药物干预。

(三)苯二氮䓬类药物

ICU 中常用的苯二氮䓬类的代表药物有咪达唑仑、地西泮和劳拉西泮。咪达唑仑和劳拉西泮可通过间歇输注或连续输注给药,且作用维持时间相对较短,故而适合在 ICU 中用于镇静。ICU 中较少采用静脉给予地西泮对患者进行镇静,使用时可通过间歇输注给药,而非持续输注。在重复或持续给药时,所有苯二氮䓬类均在脂肪组织中有蓄积。肥胖患者会蓄积更多药物,故苯二氮䓬类维持时间延长的风险更高。

目前在 ICU 中最常用的苯二氮䓬类药物为咪达唑仑,主要用于机械通气患者的镇静,并可用于治疗癫痫持续状态。咪达唑仑用于 ICU 机械通气患者镇静时,先静脉推注负荷剂量 0.01~0.05mg/kg,10~15 分钟后可重复负荷剂量,直到达到镇静目标,再持续泵注维持剂量 0.02~0.1mg/(kg·h),维持期间为达到镇静目标,可临时追加负荷剂量。

咪达唑仑具有起效迅速、短期应用作用时间短的优势,在镇静的同时兼具有抗焦虑和遗忘作用。但由于其经肝代谢,活性代谢产物大部分经肾排出,因此肝肾功能异常的患者可能出现镇静持续时间延长。它还会与 ICU 使用的药物(如某些抗逆转录病毒药物、唑类抗真菌药物)相互作用,改变肝脏 CYP 酶的代谢,可能出现过度镇静。此外,使用咪达唑仑增加谵妄的风险。

四、镇静的管理和注意事项

ICU 患者镇静的深浅程度应该根据病情和患者器官储备功能程度而调节,实施目标指导的镇静策略。器官功能相对稳定、恢复期的患者,应施行浅镇静策略,以减少机械通气时间和 ICU 停留时间。处于应激急性期、器官功能不稳定的患者,应给予深镇静以保护器官功能,此类患者包括:①机械通气人机严重不协调者;②ARDS 早期应用肌松药、俯卧位通气、肺复张等治疗者;③严重颅脑损伤有高颅压者;④癫痫持续状态;⑤外科需严格制动者;⑥任何需要应用肌松药的患者。

实施浅镇静时,镇静深度的目标值为 RASS −2~+1 分,SAS 3~4 分;较深镇静时,镇静深度的目标值为 RASS –3 至 –4 分, SAS 2 分; 当使用神经肌肉阻滞剂时, 镇静深度的目标值应为 RASS –5 分, SAS 1 分。对于深镇静患者应实施每日镇静中断(daily sedation interruption, DSI)。每日镇静中断指的是在连续使用镇静药物的过程中, 每日进行短时间的停用镇静药物, 待患者恢复基本的遵嘱反应和神经肌肉动作后再重新给予镇静治疗。具体标准为满足以下 4 项中的 3 项: 遵嘱睁眼、眼神追踪、遵嘱握拳、遵嘱动脚趾。DSI 目的是限制镇静药物的过量使用, 通过对患者每日短时间中断镇静药物, 减少其体内的镇静药物蓄积, 进而缩短机械通气时间, 改善临床结局。

第三节　机械通气患者肌松药的应用

肌肉松弛药(简称肌松药)又叫神经肌肉阻滞剂(neuromuscular blocking agent, NMBA)是全身麻醉实施中常用的药物, 特别情况下也被用于危重症患者。但由于危重症患者常伴有多器官功能不全、机体代偿能力降低, 且肌松药应用时间较长, 这些特点决定了危重症患者肌松药应用的特殊性。选择恰当的适应证及合适的肌松药, 监测肌肉阻滞深度, 确保肌松药停用后骨骼肌充分恢复, 并避免肌松药并发症才能充分保证疗效和危重症患者的安全。

一、机械通气患者肌松药应用的适应证

(一)气管插管

ICU 内进行气管插管充满挑战, 较手术室内插管失败的风险增加数倍。这是因为手术室患者插管的主要目的是为全身麻醉建立人工气道, 而危重症患者多为严重的器官功能衰竭如呼吸衰竭、循环衰竭, 气管插管是抢救手段。由于患者病情危重, 且全身代偿能力严重降低, 气管插管常伴有严重的并发症如低血压、低氧血症, 甚至呼吸心搏骤停。这些严重并发症的发生率高达 25%。如遇到困难气道的情况, ICU 医师几乎无法按照困难气道处理流程等待危重症患者清醒。

肌松药的应用可使喉镜暴露出更佳的插管视野, 从而辅助气管插管的实施。同时, 更佳的插管视野也避免了插管操作引起的组织损伤, 减少尝试操作的次数。常用的肌松药(如琥珀胆碱和罗库溴铵)起效迅速, 能够满足危重症患者气管插管的紧迫需求。

(二)急性呼吸窘迫综合征

急性呼吸窘迫综合征(acute respiratory distress syndrome, ARDS)的患者需要进行肺保护性通气以减轻呼吸机相关肺损伤。中 - 重度 ARDS 患者很难通过镇静、镇痛本身来达到通气和氧合的最佳化, 而肌松药则通过抑制或减轻自主呼吸、降低呼吸肌做功、消除其余肌肉张力来达到降低氧耗、肺保护性通气的目的。肌松药的应用避免了局部肺的过度膨胀、反向触发、动态肺充气过度, 减少了肺部和全身炎症介质的释放。肌松药的输注在提高氧合、增加脱机成功率的同时, 甚至有可能改善 ARDS 患者生存率, 而不明显增加 ICU 获得性肌无力的风险。对于 $PaO_2/FiO_2 < 150mmHg$ 的 ARDS 患者, 推荐早期持续输注肌松药, 时程约 48 小时。

(三)哮喘持续状态

严重哮喘发作时由于气道阻力增加, 患者呼气相气流减少, 同时呼吸功增加。潮气量的不完全呼出会导致静态和动态肺充气过度, 并增加气道压力。在这种情况下, 正压机械通气会造成肺部压力伤, 还有可能因不良的心肺相互作用而引起循环衰竭。因此, 维持较低的每分通气量, 对于减少肺过度充气、避免或减轻气压伤至关重要。深镇静联合肌松药可有效地控制每分通气量, 通过减少人机不协调和降低气道压力, 达到最佳肺容量和呼吸频率。另外, 肌松药还可通过松弛过度工作的呼吸肌来降低氧耗和二氧化碳产生, 减少乳酸堆积。哮喘患者的肌肉萎缩或肌无力并不与肌松药的使用直接相关, 而是与深镇静和 / 或肌松药造成的长时间制动(肌肉不活动)相关。因此, 在临床工作中应个体化评估患者病情, 不建议在哮喘持续状态的患者中常规应用肌松药。

（四）颅内压升高

对于颅内压升高的患者,肌松药的应用可以促进降低颅内压的机械通气策略的实施(如排出二氧化碳、降低呼气末正压等);同时肌松药还可以降低患者代谢消耗,减少刺激性操作(如气管吸痰、咳嗽、活动等)、激惹和变换体位后患者颅内压的波动。需要注意的是,除组胺释放作用(如阿曲库铵)所引起的体循环和颅内循环参数改变外,肌松药本身可能影响患者血压、脑血流、颅内压和脑灌注压。但是,肌松药有可能掩盖神经重症患者的癫痫发作,妨碍神经系统查体和评估,增加肺炎发生风险,增加住院花费等。因此,在颅内压升高的患者中并不推荐常规应用肌松药,但其可作为挽救性措施,用于深镇静状态下仍无法控制的颅内压升高。

（五）腹腔内压升高

腹腔内高压是指腹腔内压持续升高大于 12mmHg。ICU 中腹腔内高压的发生率可达 32%。当腹腔内压升高大于 20mmHg,同时伴有器官功能不全表现时,可认为患者发生腹腔间室综合征,其发生率在重症患者中为 4%。

引起腹腔内压升高的一个重要原因是腹壁顺应性的下降,可由液体过负荷或血管通透性增加引起的水肿、手术后缝合切口过紧或疼痛等引起。在腹腔内高压患者中应用肌松药,除了松弛腹部肌肉引起腹腔内压下降外,还可为临床医师处理升高的腹腔内压赢得时间(如改变体位、鼻胃管 / 直肠肛管减压、利尿、治疗性穿刺等)。虽然肌松药对严重的腹腔内高压或腹腔间室综合征可能无效,但其对轻 - 中度腹腔内高压的患者,可以尝试短时间应用肌松药,以作为临时性措施逆转腹腔内高压引起的不良结果。

（六）心搏骤停后治疗性低温

对于医院外呼吸心搏骤停的患者,治疗性低体温(核心体温降至 32~34℃并持续 12~24 小时)有助于改善脑功能、提高存活出院的概率。然而低温治疗过程中会产生寒战,从而引起产热增加、代谢率升高、炎症反应加重、颅内压上升、脑组织氧分压下降和肌肉疼痛等一系列机体反应。阿片类药物和肌松药均可用于减轻寒战,但上述两种药物的最佳组合方式和给药剂量尚不明确。美国心脏协会建议,对于呼吸心搏骤停患者,可使用短效、滴定式剂量的镇静镇痛药以抑制寒战;对于肌松药则需保持最小有效剂量或不用。因此肌松药不建议常规应用于呼吸心搏骤停患者,而建议应用于治疗性低温期间过度寒战的患者。

二、机械通气患者肌松药选择与应用方法

肌松药的选择与应用方法需考虑到危重症患者的适应证、器官功能状态、临床医师的使用经验、ICU 可提供的设备等因素。临床医师需要充分了解不同肌松药的药代动力学和药效动力学特性,以权衡危重症患者应用肌松药治疗的利弊。在肌松药使用过程中应给予患者充分的镇静镇痛,注意对肌松深度、相关并发症进行密切监测,动态评估危重症患者病情变化。原则上当需要应用肌松药的情况去除后,应尽早停用肌松药,同时对肌松恢复程度进行评估。

（一）常用肌松药及其拮抗剂

常用肌松药的药代动力学和药效动力学参数见表 17-11。

肌松拮抗剂可以逆转神经肌肉阻滞的效应、降低肌肉松弛残留风险,通常用于围手术期患者。而在危重症患者中,通常等待肌力的自主恢复。临床中常用的肌松拮抗剂包括乙酰胆碱酯酶抑制剂(如新斯的明)和舒更葡糖。新斯的明用于逆转轻度的肌肉阻滞(四个成串刺激 >0.2),同时应与抗毒蕈碱药物联合应用,以避免严重心动过缓和支气管痉挛的副作用。舒更葡糖是一种 γ 环糊精复合物,可在血浆中包裹并结合甾类肌松药(如罗库溴铵和维库溴铵),使神经肌肉接头处肌松药回流入血浆,从而逆转肌松效应。舒更葡糖目前尚未广泛应用于危重症患者,但随着证据的积累,舒更葡糖有可能用于残余肌肉松弛的挽救性治疗。

表 17-11　常用肌肉松弛药的药代动力学和药效动力学

药物	ED95 /(mg·kg⁻¹)	剂量:插管 /(mg·kg⁻¹)	剂量:插管后注射 /(mg·kg⁻¹)	剂量:持续输注 /[μg·(kg·min)⁻¹]	起效时间	作用时间	代谢/清除	活性代谢产物	心脏毒蕈碱作用	组胺释放	危重症多发性神经病的临床证据	说明
琥珀胆碱	0.5~0.6	0.5~1;快速序贯诱导时:1~1.2	1.0	不推荐	30~60秒	超短效(5~10分钟)	血浆胆碱酯酶	无	刺激作用	+	未提供	一过性血清钾离子增加,约0.5~1.0mmol/L,在长期制动、急性烧伤、伴有瘫痪的卒中、脊髓损伤、脱髓鞘疾病和脓毒症的患者中,血清钾离子可能升高更多;可能诱发恶性高热
罗库溴铵	0.3	0.6~1;快速序贯诱导时:0.9~1.2	0.1	8~12	1~2分钟	中效(20~35分钟)	肾脏<肝脏	17去乙酰基罗库溴铵(5%活性)	阻滞作用 +	无	+	肝脏清除90%,肾脏清除10%。过敏发生率高于其他非去极化肌松药
维库溴铵	0.05	0.08~0.1	0.02	0.8~1.7	3~5分钟	中效(20~35分钟)	肾脏≤肝脏	3去乙酰基维库溴铵(50%~70%活性)	无	无	+++	与ICU获得性肌无力相关
泮库溴铵	0.07	0.1	0.02	0.8~1.7	3~5分钟	长效(60~90分钟)	肾脏>肝脏	3去乙酰基泮库溴铵(50%活性)	阻滞作用 ++	无	+++	与ICU获得性肌无力相关,可引起心动过速。蓄积风险高,不推荐用于重症患者
美维库铵	0.08	0.25	0.05	5~6	2~3分钟	短效(12~20分钟)	血浆胆碱酯酶	无	无	+	未提供	抗胆碱酯酶抑制剂可缩短阻滞时间,但有矛盾性延长阻滞作用的报道
阿曲库铵	0.2	0.4~0.5	0.1	5~20	3~5分钟	中效(20~35分钟)	血浆非特异性酯酶和Hofmann清除	劳丹碱	无	+	+	劳丹碱高剂量时可能在动物中引起中枢神经系统毒性,导致癫痫发作
苯磺顺阿曲库铵	0.05	0.1~0.2	0.15~0.2	1~3	3~5分钟	中效(20~35分钟)	Hofmann清除	无	无	无	+	重症患者中最为常用的肌松药

ED95,肌颤搐抑制95%所需要的剂量。

（二）肌松深度的监测

1. 周围神经刺激器（peripheral nerve stimulator，PNS）的主观评估 危重症患者中，滴定神经肌肉阻滞程度至适当水平对于避免肌松时间延长至关重要。因此，对于危重症患者应用肌松药治疗时，推荐常规应用肌松监测。但医务人员以视觉或触觉评估四个成串刺激时存在显著的判定差异。由于不同肌肉群对肌松药的敏感性不同，周围神经刺激器的应用部位尤其重要。另外，大量的汗水和组织水肿亦可阻碍神经刺激的实施。

2. 定量监测 定量监测技术被推荐用于围手术期指导肌松药的应用和确认神经肌肉阻滞效应的恢复。定量监测技术的独特优势在于它可客观地测量和计算四个成串刺激的数量和比例，而不依赖临床医师的主观评估，对于危重症患者监测神经肌肉阻滞的程度十分具有应用价值。在危重症患者拔除气管导管前，定量监测是确认神经肌肉功能充分恢复的唯一可靠方法，这对于代偿能力差的危重症患者十分必要。定量监测技术可依据四个成串刺激数量和/或比例的测量方式分为加速度肌收缩效应图（acceleromyography，AMG）、肌动效应图（kinemyography，KMG）和肌电图法（electromyography，EMG）。其中加速度肌收缩效应图和肌动效应图需要被监测的肌肉群处于可自由活动的状态，不能受到束缚；而肌电图法则对所监测的肌肉群无此项要求。因此，对于经常进行肢体束缚的危重症患者，肌电图法可能更适合用于确认神经肌肉功能的恢复。当患者手部无法用于肌松监测时，加速度肌收缩效应图和肌电图法还可以监测面部和足部肌肉。

（三）镇静策略

为避免非计划的患者知晓和回忆，对于应用肌松药的危重症患者需要时刻保持警惕，提供充分的镇静。临床医师需要识别镇静不充分的症状和体征，如心率增快、血压升高、出汗和呼吸机不同步。

（四）肌松相关并发症

肌松药在危重症患者中的应用有引起多种并发症的风险。尤其需要注意的是长时间制动所致的深静脉血栓（deep venous thrombosis，DVT）、ICU获得性肌无力（ICU-acquired weakness，ICUAW）、肌病、压疮和神经损伤等。

1. 危重症患者基础合并症较多、病情复杂多变，常合并多种深静脉血栓的危险因素，尤其是下肢深静脉血栓的发生风险高于其他患者。有研究认为，肌松药的使用是危重症患者发生深静脉血栓最强的独立预测因素。对于应用肌松药的危重症患者应积极采取药物和物理预防措施，尽量避免高危因素，病情允许下尽早停用肌松药、尽早活动，以预防深静脉血栓的发生。

2. 诸多研究显示出ICU获得性肌无力与神经肌肉阻滞相关，然而尚无设计良好的研究证实其因果关系。ICU获得性肌无力的诊断基于电生理学检查，包括危重症多发性神经病（critical illness polyneuropathy，CIP）、重症肌病（critical illness myopathy，CIM）和重症神经肌肉病（critical illness neuromyopathy，CINM）。引起ICU获得性肌无力的病因通常是多因素的，其临床预后也具有异质性。ICU获得性肌无力与肌松药的相关性仍存争议，近期有研究显示肌松药与脓毒症患者的危重症多发性神经病相关；且脓毒症越严重，危重症多发性神经病发生风险越高。因此，在脓毒症患者中肌松药的使用需要格外谨慎，具备适应证时应早期目标性应用。需要更多的研究探讨肌松药的使用是否与ICU获得性肌无力有关。

3. 肌松药使用过程中，非计划的患者知晓和回忆也需引起注意。发生此类情况的患者，在事后随访中表述了当时的濒死感、被束缚感和恐惧。因此，对于应用肌松药的危重症患者需提供适当的镇静镇痛。

4. 对于拔除气管导管的危重症患者，最可怕的并发症是低氧血症和后继的再插管。而肌松药有可能引起呼吸系统不良事件，如吸气流速降低、残留肌松和气道保护性反射受损等。这些可使危重症患者发生上气道梗阻、肺炎和再插管的风险增加。有研究发现，>30%的PACU患者存在神经肌肉阻滞的残留，而高龄、腹部手术和手术时间>90分钟是其危险因素。阻塞性睡眠呼吸暂停也是

NOTES

患者应用肌松药后出现术后呼吸系统并发症的高危因素。以上危险因素同样适用于危重症患者的风险评估。

（王东信）

思考题

1. 患者，男性，68 岁，1 日前行胸腔镜下左肺上叶切除术，术后带患者自控电子镇痛泵（舒芬太尼）入 SICU，目前神志清楚，已拔除气管插管，昨日夜间至今晨患者左侧季肋部出现疱疹，伴阵发过电样疼痛，程度剧烈，此时应采用哪些镇痛措施？

2. 患者，男性，87 岁，因肺部感染在 ICU 内行气管插管机械通气，需要使用镇静药物，可以使用哪些手段对患者进行镇静深度的监测？

3. 对于行机械通气的急性呼吸窘迫综合征（ARDS）患者，如何选择肌松药？

第十八章
危重患者的营养支持

要点:

1. 危重患者营养支持的总目标是供给细胞代谢所需要的能量与营养底物,维持组织器官结构与功能。

2. 危重患者常合并营养不良和代谢紊乱,需尽早开始营养支持,并应充分考虑到受损器官的耐受能力。

3. 根据营养供给途径,临床营养支持分为通过胃肠管经胃肠道供给营养的肠内营养支持和通过中心或外周静脉供给营养的肠外营养支持。

4. 早期肠内营养较延迟肠内营养可及时保护胃肠黏膜屏障结构完整和功能不受损,减少复苏后小肠缺血再灌注损害,降低感染风险,明显改善预后。

5. 肠内营养途径根据患者的情况,可采用鼻胃管、鼻空肠管、经皮内镜下胃造口、经皮内镜下空肠造口、手术胃/空肠造口等途径进行肠内营养。

6. 肠内营养支持的并发症主要包括机械性、感染性、胃肠道及代谢性并发症四方面。

7. 有肠内营养禁忌的患者,及早开始肠外营养支持治疗可明显降低感染性并发症的发生率。

8. 肠外营养并发症包括代谢性并发症、中心静脉导管相关并发症和其他并发症,有些并发症如导管相关性血流感染的后果严重,应及早发现,及时处理。

营养支持(nutrition support)是指患者通过饮食不能获取或摄入营养素不足的情况下,借助肠内、外途径补充或提供维持人体必需的营养素,也是危重患者治疗的重要组成部分。越来越多循证医学证据表明,由于疾病导致的应激反应、炎症反应及分解代谢远大于合成代谢,机体早期即可出现营养消耗,不仅影响细胞能量代谢、器官功能,还调控全身炎症反应、免疫系统。因此,危重患者的营养状态和代谢水平直接关系到疾病转归。营养支持是通过关注危重患者本身状况及疾病发展规律,来影响患者预后的一种治疗手段。

第一节　营养支持概述

一、营养支持的临床意义

现代营养支持已不仅仅是简单地解决患者的营养问题,而是从代谢支持、代谢调理等多方面纠正危重患者的病理生理改变,保持患者机体细胞、组织、器官的结构与功能,加速患者康复。

二、临床营养状态评估

营养评估指通过人体组成测量、生化检查、临床检查等方法对患者营养状态进行全面估价,以判断患者是否存在营养不良及其种类和程度,估算营养素的需要量,评价营养支持的效果及患者代谢改变。

营养评估常见的指标分为躯体参数及实验室参数两方面。

（一）躯体参数

1. 体重　体重是评价营养状态的一项重要指标。由于实际体重变异较多,故常使用理想体重百分率来表示。

$$理想体重百分率 = 实测体重 / 理想体重 \times 100\%$$

理想体重百分率的正常范围是 >90%,80%~90% 为轻度营养不良,60%~79% 为中度营养不良,<60% 为重度营养不良。体重指数(body mass index,BMI)是危重患者死亡的独立危险因素,也可通过计算 BMI 来评估患者营养状态,但灵敏度、特异度较差,不能反映危重患者急性营养状况。

2. 脂肪存储量　脂肪存储量可用肱三头肌皮褶厚度(triceps skinfold thickness,TSF)来反映,即用拇指和示指捏起尺骨鹰嘴至肩胛骨喙突中点处的皮肤及皮下组织,再用尺子量双褶皮肤的厚度。成人平均 TSF 男性为 12.3mm,女性为 16.5mm。实际 TSF 小于理想值的 90%,被认为脂肪存储量小。

3. 骨骼肌量　测量骨骼肌量有以下两种常用方法。

（1）上臂肌肉周径(mid-arm muscle circumference,MAMC):又称臂肌围。臂肌围的测量部位与 TSF 相同。

$$臂肌围(cm) = 上臂周径(cm) - TSF(cm) \times 3.14$$

成人 MAMC 平均理想值男性为 24.8cm,女性为 21.0cm。但该指标不能准确反映体内蛋白质储存水平。

（2）肌酐身高指数(creatinine-height index,CHI):肌酐身高指数是指 2~3 次 24 小时尿肌酐总量测定的平均值与相同性别及身高的标准肌酐值比较所得的百分比。对于肾功能正常的患者,肌酐身高指数可作为衡量人体蛋白质水平的指标之一。CHI 正常值为 1.09,当 CHI<0.50 时为营养不良。

（二）实验室参数

1. 血清蛋白质

（1）血清白蛋白(serum albumin,ALB):在肝功能不全的患者中,白蛋白是判断蛋白质营养不良的重要指标。正常成人每日 ALB 合成量和分解量均为 15g,半衰期约为 20 日。因其半衰期较长,仅在有明显蛋白质摄入量不足、营养不良并持续较长时间的情况下,ALB 才有显著下降。

（2）前白蛋白(prealbumin,PA):前白蛋白由肝细胞合成,半衰期很短,仅约 1.9 日。PA 是一种灵敏的营养蛋白质指标,血浆中 PA 的浓度有助于评估急性炎症、恶性肿瘤、肝硬化或肾炎等危重患者的营养不良状态、肝功能不全水平,且比 ALB 和转铁蛋白敏感性更高。

（3）转铁蛋白(transferrin,TRF):TRF 半衰期较短,约为 8 日,是反映蛋白质代谢的指标。TRF 的代谢较复杂、影响因素较多,缺铁、肝功能损害与蛋白质丧失等均可影响 TRF 代谢。在炎症、恶性疾病患者中,TRF 常与 ALB、PA 伴随降低,尤其在慢性肝疾病及营养不良时显著下降,因此可作为营养评估的一项指标。

（4）视黄醇结合蛋白(retinol-binding protein,RBP):视黄醇结合蛋白是肝脏分泌的一种小分子蛋白质,半衰期较短,仅 3~12 小时,生物特异性高。许多临床疾病都能影响 RBP 微循环量,因此 RBP 水平常作为临床营养状况评价的指标,用来特异性诊断早期营养不良。

2. 免疫功能测定　营养不良患者常伴有体液免疫和细胞免疫功能降低,测定免疫功能可以反映患者的营养状况。常用的免疫指标包括迟发型皮肤超敏试验、淋巴细胞总数、血清补体水平和细胞免疫功能等。

（1）迟发型皮肤超敏试验(delayed hypersensitive skin test,DHT):迟发型皮肤超敏试验是通过皮内接种相应抗原而诱发迟发型超敏反应的皮肤试验。营养不良或免疫功能降低时,皮内注入念珠菌、结核菌素、链激酶 - 链球菌脱氧核糖核酸酶或腮腺炎病毒等抗原无反应。

（2）总淋巴细胞计数(total lymphocyte count,TLC):TLC 是反映免疫功能的简易参数之一,TLC<1.5×10^9/L 为异常。TLC 受应激、感染、肿瘤及免疫抑制影响。

（3）补体:作为一种急性相蛋白,正常人群体内补体水平较低,若有应激、感染或创伤等,C3 通常升高。

3. 氮平衡（nitrogen balance，NB）　氮平衡指氮的摄入量与排出量之间的平衡状态，反映机体摄入氮和排出氮之间的关系，是营养治疗期间判定营养支持效果与组织蛋白质代谢状况的一项重要指标。为计算氮平衡，必须了解每日摄入与排出氮量。摄入氮量为该日输入氨基酸或蛋白质的总含氮量，即：

$$摄入氮量（g/d）=输入营养液含氮量（g/L）×输入营养液量（L/d）$$

体内代谢过程产生的氮85%~90%经尿液排出，其余氮经汗液和粪便排出。在尿液中，绝大多数含氮物质是尿素氮，其他含氮物质包括肌酐、氨、尿酸等，约占尿液中氮量的1/6，每日约2g。

因此，24小时氮排出量计算如下：

$$24小时氮排出量=24小时尿尿素氮（g）+1~2（g）（粪便，汗液）+2（g）（其他尿氮）$$

故氮平衡的计算如下：

$$氮平衡（g/d）=摄入氮量（g/d）-［尿中尿素氮（g/d）+3~4］$$

4. 电解质平衡　体细胞总体积的增加或减少，必然伴有其构成元素钾、钠、氯、镁、钙等的增加或减少。机体在营养支持正氮平衡后，体细胞总体积增加，将伴有电解质的正平衡。

除了以上营养评估手段之外，喂养前应对以下项目评估：体重是否减轻、入院前营养摄入情况、疾病严重程度、并发症以及胃肠道功能。

（三）营养不良的诊断

根据全面营养评定的结果，可以判断患者是否存在营养不良。营养不良的类型主要有3类：干瘦型营养不良、水肿型营养不良、混合型营养不良。

1. 干瘦型营养不良（marasmus）　也称重度消瘦型营养不良或蛋白质-能量营养不良，指由于蛋白质-能量摄入不足而逐渐消耗肌肉与皮下脂肪，患者表现为明显消瘦，体重下降，肌酐身高指数及其他人体测量值均较低，但血清蛋白一般维持在正常范围。

2. 水肿型营养不良（kwashiorkor）　也称低蛋白血症型营养不良，指危重患者因应激和营养素摄取不足，血清白蛋白、转铁蛋白降低，细胞免疫与总淋巴细胞计数下降。该类患者一般测量数值（体重/身高、三头肌皮褶厚度、臂肌围）正常，在临床上易被忽视。

3. 混合型营养不良　由于久病、长期营养摄入不足而表现出上述两种营养不良的某些特征，是一种非常严重、危及生命的营养不良。该类患者骨骼肌与内脏蛋白质均有下降，体内脂肪与蛋白质储备空虚，多种脏器功能受损，感染与并发症的发生率均较高。

三、危重患者的营养

（一）危重患者的代谢特点

危重患者发生应激反应后，机体会出现由神经内分泌激素、细胞因子和脂质介质所介导的神经内分泌和免疫反应，导致代谢率增高，能量和蛋白质消耗与需求增加。应激反应将体内储存的糖原迅速消耗，并动员蛋白质和脂肪作为供能物质，导致高血糖、高乳酸血症或胰岛素抵抗。虽然应激反应时机体蛋白质合成轻度升高，但其分解代谢远大于合成代谢，故造成负氮平衡。机体对脂类的摄取能力下降，脂肪分解增多，但游离脂肪酸的血浆清除率升高。上述代谢紊乱的发生程度与导致应激的因素、程度及个体差异相关，虽然不能通过简单的外源性补充逆转，但有效的营养支持可以改善患者预后、降低器官衰竭发生率、缩短ICU停留时间和住院时间、最终降低住院费用和病死率。

（二）危重患者营养支持的目标

危重患者营养支持的总目标是供给细胞代谢所需的能量与营养底物，维持组织器官功能，调理代谢紊乱，调节免疫功能，增强机体抗病能力，防治其并发症。由于患者对补充蛋白质的保存能力很差，因此营养支持并不能完全阻止和逆转危重患者严重应激的分解代谢状态和人体组成改变。但合理的营养支持，可减少净蛋白的分解及增加合成，改善潜在和已发生的营养不良状态，有利于疾病的发展转归。

（三）营养支持的时机

临床研究表明，危重患者普遍存在营养状况迅速下降，营养不良已成为影响危重患者预后的一项独立危险因素。此外，营养摄入不足和蛋白质能量负平衡与发生营养不良及血源性感染相关，并直接影响 ICU 患者的预后，延长住院时间，增加住院费用。

早期营养支持能降低高代谢反应，但过早增加营养不但不能被充分利用，反而会增加代谢负担，甚至影响免疫功能。因此营养支持时机的合理选择非常重要。

在复苏早期，特别是未经充分容量复苏前，血流动力学尚未稳定，机体存在严重代谢紊乱，如未得到控制的应激性高血糖或严重酸中毒时；或存在重要器官衰竭且未予以有效的治疗时，营养支持很难有效实施。当机体经过早期有效复苏，血流动力学基本稳定，水、电解质、酸碱失衡得到初步纠正后，即应开始营养支持。时机选择一般在有效复苏与初期治疗开始后 24~48 小时进行。

（四）营养支持的途径

根据营养供给途径，临床营养支持分为通过胃肠管经胃肠道供给营养的肠内营养支持和通过中心或外周静脉供给营养的肠外营养支持。

随着对危重患者营养支持的研究以及对胃肠道在疾病发展过程中作用的深入理解，营养支持方式的理念已由肠外营养支持为主要的营养供给方式，转变为首选通过鼻胃 / 鼻空肠导管或胃 / 肠造口等途径为主的肠内营养支持。与肠外营养支持的效果相比，肠内营养支持不仅可以明显降低患者的感染风险，还在维持肠道屏障功能和支持肠道免疫系统方面有独特的优势。因此，肠内营养支持是危重患者首选的营养支持途径。而对于合并肠功能障碍的危重患者或不能耐受全肠内营养（total enteral nutrition，TEN）支持的患者，肠外营养支持则是其综合治疗的重要组成部分。

总之，只要胃肠道功能存在或部分存在，仅无法正常经口进食的危重患者，应优先选择肠内营养支持，只有肠内营养支持不可实施时才考虑肠外营养支持。

（五）营养支持的能量补充

危重患者在疾病早期机体代谢率明显增高，且合并一系列代谢紊乱，体重平均丢失 0.5~1kg/d。不同疾病状态、不同阶段以及不同个体，其能量需求亦不同。有关应激后能量消耗测定的临床研究表明：合并全身感染患者，能量消耗第一周为 25kcal/（kg·d）（lkcal=4.184J），第二周可增加至 40kcal/（kg·d），创伤患者第二周为 30kcal/（kg·d），某些患者第二周可高达 55kcal/（kg·d），大手术后能量消耗为基础能量需要的 1.25~1.46 倍。

但危重患者的能量补充目标并非其实际需要量。应激早期，合并有全身炎症反应的急性危重患者，能量供给在 20~25kcal/（kg·d），蛋白质 1.2~1.5g/（kg·d）或氨基酸 0.2~0.5g/（kg·d）被认为是大多数危重患者能够接受并可实现的能量供给目标，即所谓"允许性低热量"喂养。之所以选择较低水平能量供给，其目的在于，在保证基础代谢需要的前提下，避免超负荷营养支持相关的并发症。

在肝、肾功能受损情况下，营养底物的代谢与排泄均受到限制，供给量超过机体代谢负荷，将加重代谢紊乱与脏器功能损害。超负荷营养支持常见并发症包括高血糖、高碳酸血症、胆汁淤积、脂肪沉积及肝肾功能损害等。因此，危重患者营养支持时应充分评估危重患者机体的器官功能、代谢状态及其对补充营养底物的代谢、利用能力。

肥胖的危重患者应根据其理想体重计算所需能量。对于病程较长、合并感染和创伤的危重患者，病情稳定后的能量补充要适当增加，目标喂养可达到 35kcal/（kg·d），否则将难以纠正患者的低蛋白血症。

（六）营养支持的血糖控制

应激性高血糖是危重患者中普遍存在的临床症状，也是与死亡率直接相关的一项独立危险因素。临床研究表明，严格控制血糖水平可明显改善危重患者的预后，降低机械通气时间、ICU 住院时间、MODS 发生率及病死率。但过度控制血糖则可增加低血糖发生率，以及患者病死率。目前对于目标血糖的最佳控制范围仍存争议。综合多项临床研究结果认为,目标血糖控制在 6.1~8.3mmol/L 既可对危重患者预后产生积极影响,又可限制低血糖的发生率,是比较有益的选择。危重症多发性神经病患者则建议将血糖控制在 5.5~9.0mmol/L,以减少高血糖的发生。

　　任何形式的营养支持均应配合胰岛素治疗。在胰岛素治疗中应注意:①在实施强化胰岛素治疗期间,应密切监测血糖,及时调整胰岛素用量,防止低血糖发生;②一般情况下,葡萄糖的输入量应控制在 ≤ 200g/d;③营养液应注意持续、匀速输注,避免血糖波动。

第二节　危重患者的肠内营养

　　肠内营养(enteral nutrition,EN)支持是通过胃肠道给予各种营养物质以供机体新陈代谢等生命活动的营养支持方式。其可行性取决于危重患者胃肠道功能、血流动力学状态等。肠内营养的途径有口服和经导管输入两种,其中经导管输入包括鼻胃管、鼻十二指肠管、鼻空肠管和胃/空肠造口管。

一、肠内营养的适应证与禁忌证

(一)肠内营养支持的适应证

　　1. 发病前或发病后存在营养不良。

　　2. 胃肠道功能存在(或部分存在)　只要有胃肠道功能,应优先考虑给予 EN,EN 可以有效维持胃肠道功能,促进康复。

(二)肠内营养支持的禁忌证

　　1. 休克尚未得到控制、血流动力学尚未稳定、组织灌注尚未改善的患者。

　　2. 尚未控制的威胁生命的低氧血症、高碳酸血症与酸中毒,尤其是长时间俯卧位通气的患者,EN 可增加胃内容物反流和误吸的风险。

　　3. 合并活动性消化道出血、肠缺血、肠梗阻、腹腔间室综合征以及无远端喂养通道的高流量肠瘘者。

　　另外,肠内营养过程中出现严重腹泻、腹胀等,处理后不缓解,应立即停止肠内营养支持。

二、危重患者肠内营养时机

　　危重患者住院后 48 小时内启动的 EN,为早期肠内营养(early enteral nutrition,EEN),与延迟肠内营养相比,EEN 可以及时保护胃肠黏膜屏障结构和功能完整性不被破坏,减少复苏后小肠缺血再灌注损害,降低感染风险,明显改善预后。因此,危重患者在条件允许的情况下,例如血流动力学稳定、无肠内营养禁忌证时,宜尽早开始肠道喂养。

三、肠内营养配方的种类和选择

(一)肠内营养支持配方的种类

　　1. 要素饮食(elemental diet)　要素饮食是指人工制成的包括自然食物中各种营养素,无需消化而直接被肠道吸收和利用的治疗饮食。适用于胃肠道消化吸收功能部分受损的患者,如胰腺炎、短肠综合征等。要素饮食可保证危重患者的能量及氨基酸等营养素的摄入,改善患者营养状况,达到治疗及辅助治疗的目的。要素饮食的优点:①能量高、富含人体所需的营养素,可满足危重患者的生理需求;②主要成分如氨基酸和单糖等,易于人体吸收,适用于消化功能障碍的患者;③残渣少、体积小,可减少患者的大便次数,利于胃肠道手术患者的术后康复。

　　要素饮食根据治疗用途可分为两大类:营养支持用和特殊治疗用。营养支持用的要素饮食主要包括游离氨基酸、单糖、重要脂肪酸、无机盐、维生素及微量元素等。特殊治疗用的要素饮食主要针对特殊疾病患者,如肝功能损害的患者可选用高支链氨基酸、低芳香族氨基酸要素饮食,苯丙酮尿症患者可选用低苯丙氨酸要素饮食。

2. 匀浆饮食　匀浆饮食是由天然食物经加工混合匀浆化而成的混合饮食。适用于无牙、咀嚼能力差且胃肠道功能正常的患者。计算出患者每日蛋白质与能量需要量,折算成相应的食物量,经加工处理用食品粉碎器研磨搅匀制成匀浆。由于匀浆饮食采用天然食品制成,营养成分全面,能提供充足的蛋白质与热量,并能满足患者对维生素及微量元素的需要,对长期 EN 支持的患者尤为适宜。

3. 混合奶　适用于术前或术后营养不良、食欲低下,有一定消化吸收功能的患者。配制时将鸡蛋、白糖、奶糕、植物油用少量水调成糊状,慢慢加入已煮沸的牛奶与豆浆中,随加随搅拌使之不凝成块,可与食盐、菜汁、肉汁同煮。将制成的混合奶过滤去渣即可装瓶备用。长期使用混合奶的患者,须定期监测血糖、血脂水平。

（二）肠内营养支持配方的选择

肠内营养支持配方的选择应考虑以下几个因素:①评估患者的营养状况,确定营养需要量;②根据患者的消化吸收能力和可能的吸收部位,确定肠道营养配方中营养物质的组成;③考虑 EN 喂养途径,直接输入小肠的营养液应尽可能选用等渗配方;④患者是否对某些食品过敏或不能耐受;⑤肠内营养配方制剂种类。

（三）肠内营养支持制剂的选择

临床常用商品化制剂的种类、成分、适应证各有不同,也有为特殊患者专供的制剂,以适应临床各种需求。

四、肠内营养支持的管理

（一）肠内营养支持途径的选择

根据患者的情况,可采用鼻胃管、鼻空肠管、经皮内镜下胃造口术（percutaneous endoscopic gastrostomy, PEG）、经皮内镜下空肠造口术（percutaneous endoscopic jejunostomy, PEJ）、手术胃 / 空肠造口等途径进行肠内营养支持。

1. 经鼻胃管　经鼻胃管途径适用于胃肠道功能正常,非昏迷以及经短时间管饲即可过渡到口服饮食的患者。优点在于简单、易行,胃容量大,且对营养液的渗透浓度不敏感,可用于各种肠内营养制剂的 EN 支持。缺点是易发生反流、误吸、鼻窦炎、上呼吸道感染等并发症。

2. 经鼻空肠管　指置入导管通过幽门进入十二指肠或空肠,适用于需较长时间 EN 的患者,优点在于降低反流与误吸的发生率,增加患者对肠内营养的耐受性。注意在喂养的开始阶段,营养液的渗透压不宜过高。

3. 经皮内镜下胃造口术（PEG）　是指在纤维胃镜引导下行经皮胃造口,将营养管置入胃腔。适用于昏迷、意识障碍、食管梗阻等长时间不能进食,但胃排空良好的危重患者。优点是不使用鼻管,减少了鼻咽与上呼吸道的感染并发症,PEG 营养管可长期留置。

4. 经皮内镜下空肠造口术（PEJ）　是指在内镜引导下行经皮胃造口,并在内镜引导下,将营养管置入空肠上段,可以在空肠营养的同时行胃腔减压,亦可长期留置。适合于有误吸风险、胃动力障碍、十二指肠淤滞等需要胃十二指肠减压的危重患者。优点是不但减少了鼻咽与上呼吸道的感染并发症,还减少了反流与误吸风险,且在喂养的同时可行胃十二指肠减压。

危重患者常存在胃肠动力障碍,EN 时易导致胃潴留、呕吐和误吸。经空肠营养较经胃营养能减少上述情况与吸入性肺炎的发生,提高热量和蛋白的摄取量,同时缩短达到目标肠内营养量的时间。因此,条件允许时可常规经空肠营养。尤其对于胃潴留、连续镇静或肌松、肠道麻痹、急性重症胰腺炎或需要鼻胃引流等不耐受经胃营养或有反流和误吸高风险的危重患者,推荐首选经空肠营养。

（二）肠内营养支持的投给方式

1. 一次性投给　指将肠内营养液通过注射器缓慢注入喂养管内,每次 200ml 左右,每日 6~8 次。

常用于需长期肠内营养的胃造口患者。缺点是易引起腹胀、腹痛、腹泻、恶心呕吐,多数患者难以耐受,也有部分患者经过数日适应亦可耐受。

2. 间歇性重力滴注 指经输液管与肠道喂养管相连,依靠重力缓慢滴注,每次 250~500ml,速率 30ml/min,每次持续 30~60 分钟,每日滴注 4~6 次。胃肠道功能正常或轻度功能障碍的患者,多数可耐受。优点是较其他方式有更多的活动时间,并类似正常膳食的间隔时间。

3. 连续输注 连续输注是临床上推荐的投给方式。指通过输注泵连续 12~24 小时输注。除输注匀浆饮食者,目前多主张用此种投给方式,特别适用于危重患者及空肠造口喂养患者,优点是胃肠道反应较少,营养效果较好。

(三)肠内营养支持的并发症

肠内营养支持的并发症主要包括机械性、感染性、胃肠道及代谢性并发症四方面。

1. 机械性并发症 最常见的机械性并发症是置管位置不当、置管失败或导管脱出,多由医务人员操作不当或患者不合作引起。研究表明,约有 1/4 的置管存在位置不当,其中将营养管放置在食管内的发生率最高;有 1% 导管置入肺内或胸膜内。因此在插管完成后,须通过床旁 X 线片来确定导管的位置。如果未经过相关检查确定导管位置就开始给予营养支持,尤其是对痛觉迟钝、气管插管或昏迷的患者,其后果将是灾难性的。

导管阻塞常与导管护理不当、肠内营养制剂质量欠佳或配制方式不当有关。每次使用喂养管之后,均应常规使用生理盐水冲洗,以尽量避免阻塞发生。

使用粗腔鼻饲管易导致鼻咽喉部及胃肠黏膜的机械性损伤。

2. 感染性并发症 肠内营养制剂可能会在封装前后、配置及放置时发生细菌污染。

肠内营养制剂在使用时可能因反流误吸导致吸入性肺炎。将胃内导管置于患者幽门下,可以降低误吸风险。

胃内导管喂养可升高胃内容物 pH,进而导致胃内发生革兰氏阴性杆菌感染。可将喂养物的 pH 调节到 3.5~4.0,以减少因胃内细菌移位引发的医源性肺炎。

3. 胃肠道并发症 一般来说,肠内营养引起的胃肠道并发症发生率为 6% 左右。常见的并发症如下。

(1)恶心、呕吐、胃潴留:与胃肠排空功能障碍或肠内营养液输注过多、过快有关。

(2)胃、食管反流及误吸:常见于合并严重疾病者,各种药物性胃排空延迟者,伴有下端食管括约肌功能不全或裂孔疝者,吞咽困难和昏迷者。

(3)腹胀:常见于肠道功能未恢复,对肠内营养制剂不耐受的患者;或因输入速度过快、营养液温度过低等造成。

(4)腹泻:腹泻是喂养管喂养的最常见并发症,大部分因渗透性原因引起。常见于肠道功能未恢复的患者,或输注速度过快、营养液渗透压过高、药物性腹泻、感染性腹泻、营养液受细菌污染、低蛋白血症等。

通过检测大便渗透压差可快速鉴别肠内喂养引起腹泻的可能原因。

$$大便渗透压差 = 大便的渗透性 - [2×(大便钠浓度)+(大便钾浓度)]$$

若大便渗透压差 >100mmol/L,则考虑腹泻可能是由渗透性原因引起的。

(5)便秘:肠内营养制剂多为少渣、少纤维、易消化吸收的物质,如混合稀释的水量不足,可致便秘。

4. 代谢性并发症 肠内营养支持的代谢性并发症发生率远较肠外营养支持低,约为 2%。常见的是较易控制的低钠血症、高钾血症或氮质血症。

(四)肠内营养支持的其他有关事宜

1. 肠内营养支持的体位 危重患者往往合并胃肠动力障碍,因此肠内营养患者常采取抬高床头

45°的半卧位,以避免反流误吸,减少相关肺部并发症。

2. 肠内营养支持的胃腔残留量测定　经胃营养患者应严密监测胃残留量,避免误吸发生。通常每6小时抽吸一次胃残留液,若残留量≤500ml时,可维持原速度;若残留量≤100ml,则增加输注速度20ml/h;若残留量>500ml,应暂时停止输注或降低输注速度,并可给予促胃肠动力药,或改为幽门后喂养。

3. 肠内营养支持的耐受性　在肠内营养输注过程中,以下措施有助于增加对肠内营养的耐受性。

（1）对肠内营养耐受不良（胃残留量>500ml、呕吐）的患者,限制使用损害胃肠动力的药物,可应用促胃肠动力药物。

（2）肠内营养开始时,营养液浓度应由低到高。

（3）使用动力泵控制速度由40~60ml/h开始,逐渐增至80ml/h,待3~5日后达100~125ml/h时再逐渐增加浓度,直至达到能耐受并满足营养素需要的浓度、速率及容积,通常需要7~10日。

（4）在喂养管末端使用加温器。

（5）对于确实不能耐受肠内营养的患者,则应给予肠外营养。

第三节　危重患者的肠外营养

肠外营养（parenteral nutrition,PN）支持是通过静脉途径为围手术期或危重患者供应机体所需的营养要素的营养支持方式,全部营养通过肠外供给称全肠外营养（total parenteral nutrition,TPN）支持。目的是使无法正常进食的患者仍可维持营养状况、体重增加和促进创伤愈合。肠外营养支持的途径有周围静脉营养和中心静脉营养。

一、肠外营养的适应证与禁忌证

（一）肠外营养支持的适应证

1. 胃肠道功能障碍的危重患者。

2. 由于手术或解剖因素,禁止使用胃肠道的危重患者。

3. 存在尚未控制的腹部情况,如腹腔感染、肠梗阻、肠瘘等。

4. 胃肠道可以使用,但仅能承担部分营养物质补充的患者。这类患者可采用肠内营养和肠外营养相结合的方式,当患者胃肠道可以安全使用时,则逐渐减少直至停止肠外营养支持,联合肠道喂养或经口摄食。

对于有肠内营养禁忌证的患者,要及早开始肠外营养支持,及早行肠外营养支持比延迟行肠外营养支持明显降低感染性并发症的发生率。

（二）肠外营养支持的禁忌证

1. 早期复苏阶段、血流动力学尚未稳定或存在严重水电解质与酸碱失衡。

2. 严重肝衰竭、肝性脑病。

3. 急性肾脏衰竭存在严重氮质血症。

4. 严重高血糖尚未得到有效控制。

二、肠外营养的主要营养素及其应用原则

（一）肠外营养支持的成分

1. 糖类　糖类（葡萄糖）是非蛋白质热量（NPC）的主要部分,有葡萄糖、乳果糖、山梨醇等,临床常用的是葡萄糖。葡萄糖能够在所有组织中代谢,提供所需要的能量,是蛋白质合成代谢、脑神经系

统、红细胞等所必需的能量物质,每天需要量 >100g,1g 葡萄糖可产能 4kcal。糖类(葡萄糖)应提供人体所需非蛋白热量的 50%~60%。其他乳果糖、山梨醇、木糖醇等亦可作为能量的来源,其优点是代谢过程不需要胰岛素的参与,但代谢后产生乳酸、尿酸,应用时需注意输注量过大将增加高乳酸(果糖、山梨醇)或高尿酸(木糖醇)血症的风险。

葡萄糖的供给应参考机体糖代谢水平与肝、肺等脏器功能状态。应激时,往往存在严重代谢紊乱,胰岛素受体与葡萄糖载体的作用受到抑制,导致其氧化代谢障碍和利用受限,胰岛素抵抗和糖异生增强导致患者血糖升高,此时通过 PN 大量补充葡萄糖可加剧血糖升高、糖代谢紊乱及脏器功能损害的风险。除此之外,过多热量与葡萄糖的补充增加 CO_2 产生,加重呼吸肌做功、肝脏代谢负担和胆汁淤积等。

2. 脂肪乳剂 脂肪乳剂是肠外营养支持的重要营养物质和能量来源,脂肪乳剂的主要成分是甘油三酯,1g 甘油三酯可产能 9kcal。目前临床上常选择的静脉脂肪乳剂类型是长链脂肪乳剂和中长链脂肪乳剂的混合脂肪乳剂。结构脂肪乳剂是将等摩尔数的长链甘油三酯(LCT)和中链甘油三酯(MCT)混合后,在一定的条件下,进行水解和酯化反应后形成的混合物。LCT 可提供必需脂肪酸(EFA),MCT 则因不依赖肉毒碱转运进入线粒体,有较高的氧化利用率,有助于改善应激与感染状态下的蛋白质合成。结构脂肪乳剂的优点是供能快速而均匀。危重成年患者脂肪乳剂的用量一般可占非蛋白质热量(NPC)的 40%~50%,用量为 1~1.5g/(kg·d)。

脂肪的供给也应参考机体糖代谢状态,应用时需监测血脂水平,评估脂肪廓清能力及肝肾功能。高龄及合并脂肪代谢障碍的患者,脂肪乳剂补充量应减少。高甘油三酯血症的患者,不推荐使用脂肪乳剂。镇静剂丙泊酚含脂肪乳,大量使用时应以 1.1kcal/ml 计算热量。在较长时间不用脂肪乳剂的肠外营养支持过程中,应定期补充脂肪乳剂,以防造成必需脂肪酸的缺乏。

3. 氨基酸/蛋白质 稳定而持续补充蛋白质是营养支持的重要策略。一般以氨基酸液作为肠外营养支持途径蛋白质的来源。作为能量燃烧时,1g 蛋白质可产能 4kcal。但肠外营养氨基酸注射液主要用于蛋白质的合成代谢,促进氮平衡,而不是产生热能。总的来说,危重患者 PN 支持时,蛋白质供给量一般为 1.2~1.5g/(kg·d),热氮比 100~150kcal:1g N。

静脉输注的氨基酸液,含有多种必需氨基酸(EAA)及非必需氨基酸(NEAA),二者比例为 1:(1~3)。临床常用的平衡型氨基酸溶液中,各种氨基酸间的比例适当,具有较好的蛋白质合成效应。支链氨基酸(BCAA)强化的复方氨基酸液有助于肝功能障碍患者调整血浆氨基酸谱和防治肝性脑病,但有关手术创伤患者的研究显示,强化的 BCAA 与平衡氨基酸溶液相比并无显著优势。

4. 水、电解质 营养液的容量应根据患者病情个体化制订,并根据需要予以调整。每日常规所需要的电解质主要包括钾、钠、氯、钙、镁、磷等,营养支持时应经常监测。肾衰竭需要行连续肾脏替代治疗的患者,水、电解质等丢失量较大,应注意监测。

5. 微量营养素 微量元素与维生素在人体中虽然含量少,但有着重要的生理作用,是危重患者营养支持的必要组成成分。目前尚无微量营养素在危重患者中的需要量的明确报道。人体必需的维生素有脂溶性和水溶性两大类,水溶性维生素的排泄量随尿量增加而增加,供给量可选膳食日许可量的 2~4 倍。脂溶性维生素由输液供给的量不应超过膳食日许可量。在肠外营养中还应加适量微量元素。创伤、感染及 ARDS 患者应适当增加抗氧化维生素和硒等微量元素的补充量。

(二)肠外营养支持的配制与输注

肠外营养液的配制与输注是保证 TPN 效果的重要环节。近年来,随着肠外营养制剂种类、成分以及输注技术和所需材料的不断完善和标准化,使肠外营养的临床应用更趋安全、可靠、有效。

营养液应在无菌条件下配制,不可在肠外营养液中随便添加其他药物。混合输注时,各种营养物质相互稀释,浓度和渗透压均降低,以便减少高浓度葡萄糖输注相关的并发症,减少胰岛素用量,比单瓶输注能更快达到正氮平衡,利用率更高,更科学。

在临床行肠外营养支持时,按一定的操作程序将各种营养物质混合置于一大容器中一并输注,称为"全合一"(all in one)或称为全营养混合液(total nutrient admixture,TNA)。全营养混合液一般需要在24小时内按照输注要求经输液泵输注给患者。危重患者急性应激期营养支持应根据营养支持目标以20~25kcal/(kg·d)开始,在应激与代谢状态稳定后,能量供给量需要适当增至30~35kcal/(kg·d)。

脂肪乳剂须与葡萄糖同时使用,才有进一步的节氮作用。输注脂肪乳剂时,含脂肪的全营养混合液应在24小时内匀速输注,如脂肪乳剂单瓶输注时,输注时间应>12小时。

三、肠外营养的支持途径与选择原则

肠外营养支持途径可分为经中心静脉营养(central venous nutrition,CVN)支持和外周静脉营养(peripheral parenteral nutrition,PPN)支持。在ICU中,为了给患者提供完整、充分的营养,多选择经中心静脉途径。输注营养液容量、浓度不高的患者和接受部分肠外营养支持的患者可采取经外周静脉途径。

(一)中心静脉营养支持

中心静脉营养途径适用于长期肠外营养和高渗透压营养液输注,且外周静脉营养无法提供大量营养素时。经中心静脉途径的优点是静脉管径大血流快,不受输入液体的浓度、pH和输注速度的限制,不引起对血管壁的刺激;能在24小时内持续不断地进行液体输注,最大限度地满足机体对热量和营养物质的需要,减少患者遭受反复静脉穿刺的痛苦。经中心静脉输注营养液需要熟练的置管技术及严格的无菌技术,否则易引起气胸、空气栓塞等并发症。中心静脉途径包括经锁骨下静脉、颈内静脉、股静脉途径和贵要静脉插入中心静脉导管途径。锁骨下静脉途径的感染及血栓性并发症发生率均低于股静脉和颈内静脉途径,且便于护理,是首选位置。对于全身脏器功能状态趋于稳定,但由于疾病难以脱离或完全脱离肠外营养的ICU患者,可选择此途径给予肠外营养支持。

(二)外周静脉营养支持

任何可穿刺的静脉均可用于外周静脉营养支持,可避免中心静脉营养引起的并发症。外周静脉途径具有操作方便、安全性高、并发症少而轻的优点,特别适用于短期(<2周)静脉营养支持的患者。主要缺点是输液容量有限及引发静脉炎。引发静脉炎的因素有低pH、高渗液体输注、导管刺激、损伤血管内膜等。选用周围静脉专用的等渗营养制剂,配方性能更稳定,可以减少静脉炎的发生。

四、肠外营养支持的并发症

完全肠外营养支持的应用过程中可发生多种并发症,有些并发症相对严重,应及早发现并处理。

(一)代谢性并发症

由于绕过了肠吸收这一调节机制,营养物质被直接输入到血液中,故肠外营养支持引起的代谢和电解质紊乱较肠内营养支持更常见。接受TPN的患者中,与TPN相关的代谢方面并发症发生率超过10%。

1. 低血糖症　在输注营养液的过程中,若因某种原因造成输注速度减慢,或在快速输注后突然停止输注,极易发生低血糖。应用外源性胰岛素与葡萄糖混合输注时,中断输液也可发生低血糖。故应缓慢减少葡萄糖用量,超过24~48小时,使胰岛素分泌调节逐步恢复常态。

2. 高渗性非酮症昏迷　高渗性非酮症昏迷为TPN时最危险的代谢性并发症,病死率可高达20%~40%。因此对于幼儿、老年患者、糖耐量下降患者,尤其是合并有感染、烧伤、创伤等应激反应的危重患者,在接受TPN时常规输注全静脉营养液,须密切监测血糖变化,避免葡萄糖起始输注速度过快、营养液糖浓度过高等情况出现。

3. 其他代谢并发症　包括必需脂肪酸缺乏、各种电解质代谢紊乱、酸碱平衡失调及各种微量元素缺乏症等。

（二）中心静脉导管相关并发症

导管相关性血流感染（catheter-related bloodstream infection，CRBI）是中心静脉营养支持最常见和最严重的并发症，其发病率为 2%~33%。其他与中心静脉导管置入相关的并发症包括气胸、空气栓塞、导管位置不当和静脉血栓形成等。

（三）其他并发症

包括肝胆系统异常和肠道屏障受损等。

（田首元）

思考题

1. 肠内营养的禁忌证有哪些？

2. 肠外营养的并发症有哪些？

3. 患者，男性，66 岁，两年前诊断为食管中段癌，未进行手术治疗，单纯放疗后出院。半年前病情进展，患者仅能进食清水及流质饮食，伴有明显吞咽梗死感。就诊于当地医院，已失去手术机会，再次放疗，治疗效果差，每日只能进食牛奶、稀饭等食物，体重明显下降。一周前出现饮水呕吐，遂就诊于我院。查体示：贫血貌，肤黑，无光泽，皮干，消瘦，腹软，未及肿物，肠鸣音正常，BMI=17kg/m²。化验检查示：血红蛋白 61g/L，三系降低，白蛋白 23g/L，前白蛋白 50g/L，凝血功能尚可，尿素氮、肌酐、钾、钠、氯均偏低。诊断：食管癌晚期伴梗阻，低蛋白血症，重度营养不良伴贫血，低钾血症，低钠血症，恶病质状态。入院拟行胃造口术。

（1）请问该患者术前营养支持可选择何种方式？

（2）患者胃造口术后的营养支持该如何进行？

第十九章
急性呼吸窘迫综合征

要点:

1. 急性呼吸窘迫综合征是临床常见危重症,为肺内和肺外致病因素导致的急性弥漫性肺损伤。

2. 急性呼吸窘迫综合征最常见的危险因素是肺炎和肺外脓毒症。

3. 急性呼吸窘迫综合征基本病理生理改变是由于弥漫性肺泡损伤,引起肺泡上皮细胞和肺毛细血管内皮细胞通透性增加,导致的非心源性高通透性肺水肿。

4. 急性呼吸窘迫综合征主要治疗原则是消除原发病因、支持呼吸、改善循环和组织氧供、防治并发症。

5. 急性呼吸窘迫综合征病死率高,有效的治疗策略和措施是改善预后、降低病死率的关键因素。

急性呼吸窘迫综合征(acute respiratory distress syndrome,ARDS)是指由各种肺内和肺外致病因素导致的急性弥漫性肺损伤,进而发展成为急性呼吸衰竭的综合征群。ARDS 的病理基础是指由多种炎症细胞及炎症介质介导的肺部过度的炎症反应,或者由全身炎症反应失控导致的弥漫性肺泡上皮细胞和肺毛细血管内皮细胞损伤。其主要病理特征是炎症反应导致的肺微血管内皮及肺泡上皮细胞受损后,肺微血管通透性增高,随之渗出大量富含蛋白质的液体,进而导致肺水肿及透明膜形成。其主要病理生理改变是肺容积减少、肺顺应性降低、肺内分流增加和严重的通气血流比例失调。ARDS 临床表现常为明显的呼吸窘迫以及难治性低氧血症,肺部影像学表现为双肺弥漫渗出性改变。

1967 年 Ashbaugh 等首次提出"成人呼吸窘迫综合征"(adult respiratory distress syndrome,ARDS)这一概念。鉴于有些儿童也可患此综合征,1992 年欧美联席会议上将"成人"(adult)改为"急性"(acute),使用急性呼吸窘迫综合征(acute respiratory distress syndrome,ARDS)和急性肺损伤(acute lung injury,ALI)两个概念。实际上 ALI 和 ARDS 两者具有性质相同的病理生理改变,为同一疾病过程的两个阶段,ALI 代表早期和病情相对较轻的阶段,而 ARDS 代表后期病情较严重的阶段,而且 55% 的 ALI 会在 3 天内进展为 ARDS。为了更好地区分两者,2012 年取消了 ALI 的命名,将本病统一称为 ARDS,并根据氧合指数把 ARDS 分成轻度、中度和重度三级,原 ALI 相当于现在的轻度 ARDS。

第一节　流行病学和病因

一、流行病学

ARDS 是临床常见危重症。2014 年,一项大型国际调查对 50 个国家的 459 家 ICU 进行了为期 4 周的调查,筛选了所有符合 ARDS 临床诊断标准的患者。其中 ARDS 患者占所有 ICU 住院患者的 10.4%。引发 ARDS 的主要危险因素为肺炎(59%)、肺外脓毒症(16%)、误吸(14%)和非心源性休克(7.5%)。在这项调查中,ICU 住院总死亡率为 34%,医院总死亡率为 40%。轻度 ARDS 住院死亡率为 35%,中度 ARDS 为 40%,重度 ARDS 为 46%。此外 ARDS 的高发生率与人口和环境危险因素有关,包括年龄较大、确定的遗传变异和臭氧暴露。吸烟、饮酒、低白蛋白血症、近 6 个月内接受化疗和环境空气污染物暴露也可增加 ARDS 风险。然而,一些研究认为糖尿病患者发生 ARDS 的可能性较低。

尽管大多数 ARDS 幸存者恢复了正常或接近正常的肺功能,但许多人仍然承受着与肌肉无力、退化或严重疾病的心理后遗症相关的功能限制。如认知障碍,2 年内几乎有一半的幸存者受到影响。

二、病因

ARDS 最常见的危险因素是肺炎和肺外脓毒症,其次是胃内容物误吸。在现代,随着呼吸机、液体和输血管理的发展,创伤和输血产品成为不太常见的风险因素,而电子烟或电子烟产品使用相关的肺损伤等新原因已经出现。细菌性和病毒性肺炎常引起急性呼吸窘迫综合征,由于大流行性流感和新出现的病毒,包括 SARS-CoV-2 以及导致严重急性呼吸综合征(severe acute respiratory syndrome, SARS)和中东呼吸综合征(Middle East respiratory syndrome, MERS)的冠状病毒,全球 ARDS 发病率出现了偶发性高峰(表 19-1)。

表 19-1　ARDS 的病因分类

常见的病因	不太常见的病因	其他病因
肺炎(细菌性和病毒性肺炎最常见)	烟雾吸入	血管炎
肺外脓毒症	溺水	弥漫性肺泡出血
胃内容物误吸	电子烟使用	药物性肺炎
非心源性休克	大量输血	器质性肺炎
胰腺炎		外源性变应性肺泡炎(过敏性肺炎)
严重创伤或高危手术(如食管切除术)		急性嗜酸性粒细胞性肺炎
服药过量		间质性肺病急性加重
缺血再灌注损伤		急性胸部综合征(如镰状细胞病)
		肺泡蛋白沉积症
		恶性肿瘤

第二节　发病机制和病理生理改变

一、发病机制

ARDS 的发病机制至今尚未完全阐明。虽然有些致病因素可以对肺泡膜造成直接损伤,但 ARDS 的本质是由多种炎症细胞(如巨噬细胞、中性粒细胞)、血管内皮细胞、血小板及其释放的炎症介质和细胞因子引起的肺部炎症反应。

1. SIRS/CARS 失衡　ARDS 指系统性炎症反应综合征(systemic inflammatory response syndrome, SIRS)在肺部的表现。SIRS 即指机体失控的自我持续放大和自我破坏的炎症瀑布效应;与 SIRS 同时,机体启动释放一系列内源性抗炎介的反应称为代偿性抗炎反应综合征(compensatory anti-inflammatory response syndrome, CARS)。本质上,ARDS 是机体炎症反应失控的结果,即 SIRS/CARS 失衡的严重后果,使其由保护性作用转变为自身破坏性作用,不但损伤局部组织细胞,而且同时打击远隔器官,甚至导致多器官功能障碍综合征(multiple organ dysfunction syndrome, MODS)。ARDS 是 MODS 发生时最早受累或最常出现的表现,是肺组织对多种急性且严重的肺内外损伤做出的损伤应答反应。

2. 炎症细胞的聚集活化和炎症介质的合成释放　炎症细胞和炎症介质启动早期炎症反应,并维持炎症反应,在 ARDS 的发生发展中起关键的作用。炎症细胞产生的多种炎症介质和细胞因子,其中最重要的是肿瘤坏死因子 -α(tumor necrosis factor-α, TNF-α)和白细胞介素 -1(interleukin-1, IL-1),可引起大量中性粒细胞在肺内聚集、激活。激活的中性粒细胞和血小板相互作用形成中性粒细胞胞外陷阱,即丝状染色质纤维和中性粒细胞衍生蛋白的复合物,通过"呼吸暴发"释放大量氧自由基、蛋白酶和炎症介质等,导致靶细胞功能损害,表现为肺毛细血管内皮细胞和肺泡上皮细胞损伤,引起肺微血管通透性增高和微血栓形成,导致大量富含蛋白质和纤维蛋白的液体渗出至肺间质和肺泡,形成非心源性肺水肿及透明膜。

二、病理生理改变

ARDS 的基本病理生理改变是由于弥漫性肺泡损伤(diffuse alveolar damage,DAD),引起肺泡上皮和肺毛细血管内皮通透性增加,导致的非心源性高通透性肺水肿。病理过程一般可分为三个阶段:渗出期、增生期和纤维化期,这三期实际上是一个连续过程,临床上往往同时存在。

1. 渗出期　一般为病程的 1~7 天,主要表现为肺毛细血管内皮细胞和肺泡上皮细胞损伤,导致液体可以自由进出肺泡间隔和肺泡腔,形成肺实质水肿、出血和透明膜。肺透明膜形成是渗出期最具特征性的病理改变。ARDS 肺脏大体表现为暗红色的肝样变,重量明显增加,可见水肿、出血,切面有液体渗出,因此有"湿肺"之称。

ARDS 的肺部形态改变有两个特点,一是肺内病变呈"不均一"分布,往往是下垂部位病变要重于上部,即在重力依赖区(仰卧位时靠近背部的肺区)以肺水肿和肺不张为主,通气功能极差,而在非重力依赖区(仰卧位时靠近前胸壁的肺区)的肺泡通气功能基本正常;二是由于肺表面活性物质减少,引起肺泡表面张力升高、肺顺应性下降和弥漫性肺泡萎陷,使功能残气量和有效参与气体交换的肺泡数量减少,导致肺内分流量增加,肺泡通气血流比例严重失调,出现进行性低氧血症,因此称为"婴儿肺"(baby lung)或"小肺"(small lung)。

2. 增生期　一般为病程的 2~3 周,部分患者肺损伤进一步发展,出现早期纤维化,主要改变是炎性渗出液和肺透明膜吸收消散从而修复肺组织,也可见肺泡渗出液并机化,其中淋巴细胞增多并取代中性粒细胞。另外,Ⅱ型肺泡上皮细胞可沿肺泡基底膜增殖,合成分泌新的肺表面活性物质,并可分化为Ⅰ型肺泡上皮细胞。

3. 纤维化期　如果肺损伤修复正常有序发生,则可完成肺上皮细胞及其结构功能恢复;如果肺损伤修复异常无序,则向异常重塑和 ARDS 后肺纤维化(post-ARDS pulmonary fibrosis)演化,最终形成无法逆转的纤维化病灶。尽管多数 ARDS 患者发病 3~4 周后,肺功能得以恢复,仍有部分患者进入纤维化期,可能需要长期氧疗或机械通气。从组织学上看,早期的肺泡炎性渗出液会演化为肺间质纤维化。同时肺泡结构的显著破坏会使肺组织呈肺气肿样改变和形成肺大疱,并易发生气胸。晚期由于肺微血管内膜的纤维化会导致肺毛细血管床破坏、肺血管阻力的增加,出现进行性肺血管闭塞和肺动脉高压,使右心室后负荷加重,甚至发生右心衰竭。

第三节　临 床 表 现

一、症状和体征

1. 症状　ARDS 大多数于创伤、休克或大手术后等原发病起病后 72 小时内发生。除了原发病的症状和体征外,呼吸频率增快、呼吸窘迫是 ARDS 患者最主要的临床表现。呼吸频率可达 30~50 次 /min,并呈进行性加重,呼吸困难也逐渐明显。其特点是呼吸深快、费力,患者常可感觉到胸廓紧束、严重憋气,即所谓的呼吸窘迫。吸氧疗法常常无法改善其症状,亦不能用其他原发心肺疾病(如气胸、肺气肿、肺不张、肺炎、心力衰竭)解释,同时患者常表现为烦躁不安、心率增快、唇及指甲发绀。此外,在疾病后期,多伴有肺部感染,表现为发热、畏寒等症状。

2. 体征　早期可无异常体征,或仅在双肺闻及少量细湿啰音,后期多可闻及水泡音,可伴有管状呼吸音。

二、影像学检查

1. X 线胸片 早期可无异常,或仅表现为轻度间质改变,可见边缘模糊的肺纹理增多。继之出现斑片状以至融合成大片状的磨玻璃或实变浸润影(图 19-1)。X 线表现的演变过程符合肺水肿快速多变的特点,后期则可出现肺间质纤维化的改变。ARDS 的 X 线表现常较临床症状延迟 4~24 小时,且 X 线成像分辨率较低,受 ICU 设备条件、患者体位影响较大。

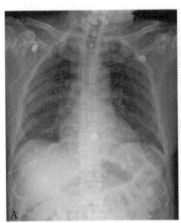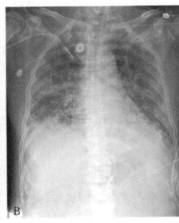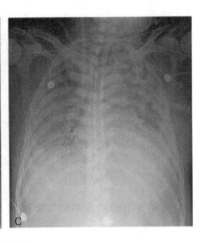

图 19-1 典型病毒性肺炎的胸部 X 线表现

A. 边缘模糊的肺纹理增多;B. 斑片状浸润影;C. 大片状磨玻璃影。

2. 肺部 CT 检查 CT 检查避免了 X 线检查中不同结构的叠加,同时 CT 检查的空间及密度的分辨率均高于普通 X 线检查,在显现肺组织损伤及残留灶等方面均明显优于 X 线检查,CT 扫描还可发现气压伤以及小局灶性肺部感染。肺泡水肿、肺间质炎症和压迫性肺不张共同导致的肺阻力增加和肺容积减少是 ARDS 急性期的典型特征。但是,由于临床上 ARDS 患者多为危重病例,多数患者无法离开监护病房难以进行 CT 扫描,限制了 CT 在临床上的使用,故不能作为 ARDS 患者的常规检查手段。

3. 肺部超声检查 随着设备水平提高,以及肺部超声(lung ultrasound,LUS)是一种可重复操作的无创床边技术,LUS 在临床中应用也越来越多。在所有 ARDS 患者的超声检查中均可发现中、重度肺泡间质综合征及肺实变,良好分离或合并的 B 线和动态支气管充气征是 ARDS 的典型特征,并可在早期与急性心源性肺水肿进行鉴别。

三、实验室检查及其他检查

1. 动脉血气分析 血气分析结果在 ARDS 的诊治过程中尤为重要。根据患者血气分析结果及吸入氧浓度(fraction of inspired oxygen,FiO_2)可进一步计算出其他肺氧合功能指标,如氧合指数(PaO_2/FiO_2)、肺泡 - 动脉氧分压差[$P_{(A-a)}O_2$]、肺内分流(Q_S/Q_T)等指标,这对于 ARDS 患者诊断、严重性分级和疗效评价等均有重要意义。

(1)PaO_2:呈下降趋势,一般小于 50mmHg,PaO_2 下降可作为 ARDS 一项重要诊断依据。

(2)$PaCO_2$:早期 ARDS 发病时由于患者过度通气,$PaCO_2$ 常下降,低于 30mmHg 甚至更低,随着病情进展组织严重缺氧,代谢性酸中毒加重,$PaCO_2$ 升高,且往往提示预后不良。

(3)PaO_2/FiO_2(氧合指数):正常值为 400~500mmHg,氧合指数小于 300mmHg 有助于 ARDS 的早期诊断。

(4)$P_{(A-a)}O_2$(肺泡 - 动脉氧分压差):正常值为 10~20mmHg(空气),ARDS 患者可升高至 50mmHg 以上,当吸入纯氧时,可由正常 25~75mmHg 升至超过 100mmHg。

(5)Q_S/Q_T(肺内分流):增至 10% 甚至更高,正常值 <0.5%。

2. 床旁呼吸功能监测 ARDS 时肺血管外渗出液增加、肺顺应性降低、气道阻力增加。上述改变可通过床旁呼吸功能监测仪监测,对 ARDS 疾病严重性评价和疗效判断有一定的意义。

3. 肺功能检测 ARDS 患者肺活量、肺容量、功能残气量及残气量均减少,呼吸无效腔增加,动静脉分流增加。

4. 心脏超声和 Swan-Ganz 导管检查 允许的情况下,可在诊断 ARDS 时常规检查心脏超声。也可通过进一步置入 Swan-Ganz 导管测定肺动脉楔压(pulmonary artery wedge pressure,PAWP),肺动脉楔压是反映左心房压较为可靠的指标。PAWP 正常值一般 <12mmHg,>18mmHg 则可支持左心衰竭的诊断。目前认为 PAWP>18mmHg 并非可以作为 ARDS 的排除标准,因为 ARDS 可合并心源性肺水肿,但是患者呼吸衰竭的临床表现不能完全用左心衰竭解释时,应考虑 ARDS 诊断。

5. 其他 还有一些辅助检查如病原学检查、肺泡支气管灌洗液检查、炎症因子及基因标记物测定等,均对 ARDS 的诊断和治疗有一定的指导意义。

第四节 诊断与鉴别诊断

一、诊断与分期

目前 ARDS 的诊断与分期依据 2012 年的柏林诊断标准(表 19-2)。

表 19-2 ARDS 柏林诊断标准

项目	诊断标准
发病时间	具有已知危险因素后 1 周内发病 新出现的或原有呼吸系统症状加重后 1 周内发病
胸部 X 线或 CT 成像	无法用渗出、肺叶/肺萎陷或结节完全解释的双肺透光度降低
水肿原因	无法完全用心力衰竭或容量负荷过多解释的呼吸衰竭
氧合指数	如无危险因素,则需通过客观检查(如经食管超声心动图,transesophageal echocardiography,TEE)排除静水压性肺水肿
轻度	200mmHg<PaO_2/FiO_2 ≤ 300mmHg,且 PEEP 或 CPAP ≥ 5cmH$_2$O
中度	100mmHg<PaO_2/FiO_2 ≤ 200mmHg,且 PEEP ≥ 5cmH$_2$O
重度	PaO_2/FiO_2<100mmHg,且 PEEP ≥ 5cmH$_2$O

典型的 ARDS 临床分期一般可分为四期,但临床上如此典型的分期极为少见,各期之间一般无绝对界限。

1. 第一期(急性损伤期) 一般出现在损伤后数小时内,原发病为主要临床表现。患者呼吸频率开始加快并导致过度通气,典型的呼吸窘迫尚未出现。血气分析可见低碳酸血症,PaO_2 尚正常或处于正常低值。此期 X 线胸片无明显变化。

2. 第二期(相对稳定期) 此期多发生于原发疾病出现 6~48 小时后,患者表现为呼吸浅快,并逐渐出现呼吸困难的症状,肺部听诊可闻及湿啰音或干啰音。血气分析提示低碳酸血症,同时 PaO_2 下降,肺内分流增加。此时 X 线片可见肺内出现网状浸润影。

3. 第三期(急性呼吸衰竭期) 此期病情发展迅猛,患者心率加快,可出现发绀并呈进行性加重,呼吸困难症状进一步加重,此时表现为典型的呼吸窘迫。肺部听诊可闻及湿啰音明显增多。血气分析 PaO_2 进一步下降,此时常规氧疗常难以维持正常氧合。X 线片出现典型的弥漫性雾状浸润影。

4. 第四期(终末期) 患者呼吸窘迫、发绀进一步加重,机体严重缺氧,此时常常已经伴有明显的精神症状如嗜睡、谵妄、昏迷等。血气分析显示严重的低氧血症、高碳酸血症,最终表现为心力衰竭、休克。X 线片见融合大片状阴影,呈"白肺"。

需要特别注意的是,在医疗资源相对贫乏的环境中,患者获得呼吸机机械通气支持、动脉血气和胸片 /CT 的机会有限,因此,2023 年发布的 ARDS 全球新定义中提出 ARDS 患者应包括需要 HFNO>30L/min 急性低氧血症性呼吸衰竭者,且条件有限的情况下,SpO_2 能替代 PaO_2 以及应用肺超声用于 ARDS 诊断。

二、鉴别诊断

上述 ARDS 的诊断标准均是非特异的,诊断时必须排除心源性或非心源性肺水肿、急性肺栓塞、特发性肺间质纤维化、大面积肺不张、大量胸腔积液、弥漫性肺泡出血等。通常能通过详细询问病史、体格检查和 X 线胸片、心脏超声及血液生化检查等做出鉴别。心源性肺水肿患者卧位时呼吸困难加重,咳粉红色泡沫样痰,肺湿啰音多在肺底部,对强心、利尿等治疗效果较好。鉴别困难时,有条件的可通过超声心动图检测心室功能等做出综合判断并指导治疗。

第五节　治疗原则

目前临床诊疗中对 ARDS 尚无特效的治疗方法,其主要治疗原则是消除原发病因、支持呼吸、改善循环和组织氧供及防治并发症。其中主要的治疗措施包括:积极治疗原发病、氧疗、机械通气以及调节液体平衡等。

一、病因治疗

ARDS 患者原发病是影响预后与转归的最关键因素,因而控制原发病是首要治疗原则和基础。感染是导致 ARDS 的首位高危因素,而 ARDS 又易并发感染,故在临床诊疗过程中,除非有明确的其他导致 ARDS 的原因存在,否则对所有 ARDS 患者都应怀疑感染的可能性。因此,积极防治各种感染,避免肺损伤进一步加重是十分重要的,主要措施包括充分引流感染灶与合理应用抗生素等。

二、呼吸支持治疗

呼吸支持治疗主要包括纠正低氧血症、改善全身氧合情况、防止组织缺氧,其根本目的即是保证全身氧的输送并改善组织细胞的缺氧环境,同时避免或减少对血流动力学的干扰,减少呼吸机相关性肺损伤(ventilator associated lung injury,VALI)的发生。早期开始积极的呼吸支持治疗是改善患者顽固性低氧血症的关键,为整体治疗提供转机的时间,并尽早开始进行营养支持治疗。

1. **氧疗**　氧疗是纠正 ARDS 患者低氧血症的基本手段。ARDS 患者吸氧治疗的目的是改善低氧血症,使 $PaO_2 \geqslant 60mmHg$ 或 $SaO_2 \geqslant 90\%$。较长时间吸入高浓度的氧气可能发生氧中毒,故应在保证所需氧合的情况下尽量使用最低吸入氧浓度(FiO_2)。轻症者可使用面罩给氧,但 ARDS 患者多为严重低氧血症,常规氧疗常常难以奏效,需使用机械通气维持通气氧合。

2. **机械通气**　ARDS 患者机械通气的指征尚无统一标准,但目前认为一旦患者诊断为 ARDS 均应尽早行机械通气治疗。由于 ARDS 肺病变具有"不均一性"和"小肺"的特点,吸入的气体更容易进入顺应性较好、位于非重力依赖区的肺泡,这些肺泡过度扩张,加重肺损伤,而萎陷的肺泡在通气过程中仍处于萎陷状态,也可引起严重肺损伤。机械通气治疗的关键在于复张萎陷的肺泡并维持开放状态,增加肺容积、改善氧合,同时避免肺泡过度扩张和反复开闭所造成的损伤。目前,ARDS 的机械通气推荐采用"肺保护性通气策略"(lung protective ventilation strategy,LPVS),主要措施包括采用合适水平的呼气末正压(positive end expiratory pressure,PEEP)和小潮气量。轻度 ARDS 患者可先试用无创正压通气(non-invasive positive pressure ventilation,NIPPV),若无效或病情进一步加重则应尽快实施气管插管行有创机械通气。

(1)呼气末正压(positive end expiratory pressure,PEEP):适当水平的 PEEP 可使萎陷的小气道和

肺泡再开放,防止肺泡随呼吸周期反复开闭,使呼气末肺容量增加,并可减轻肺损伤和肺泡水肿,改善肺泡弥散功能和通气血流(V/Q)比例,减少肺内分流,从而达到改善氧合和肺顺应性的目的。但同时也要注意,PEEP可增加胸内正压,减少回心血量,并有加重肺损伤的潜在危险。因此在应用PEEP时应注意:①对血容量不足的患者,应补充足够的血容量以代偿回心血量的不足;同时不能过量,以免加重肺水肿。②从低水平开始,先用5cmH₂O,逐渐增加至合适的水平,争取维持PaO₂>60mmHg而FiO₂<0.6。合适的PEEP水平一般为8~18cmH₂O。③有条件的情况下,可根据静态P-V曲线低位转折点压力+2cmH₂O来确定PEEP的大小。

（2）小潮气量和允许性高碳酸血症（permissive hypercapnia,PHC）:ARDS患者机械通气时宜采用小潮气量,即6~8ml/kg,旨在将吸气平台压控制在30~35cmH₂O以下,防止肺泡过度扩张。为保证小潮气量,可允许一定程度的CO₂潴留和呼吸性酸中毒（pH 7.25~7.30）,即允许性高碳酸血症。若同时合并代谢性酸中毒时可适当补碱。但需要注意,允许性高碳酸血症的潜在有害后果包括:肺血管收缩和肺动脉高压、儿茶酚胺分泌量增加导致的心律失常,以及脑血管舒张导致的颅内压升高。应特别注意,ARDS继发的肺动脉高压和右心室功能障碍的患者,不能耐受高PaCO₂和低pH水平。

（3）肺复张:充分复张塌陷的肺泡也是纠正ARDS患者低氧血症,改善肺顺应性与保证PEEP效应的重要手段,曾被认为对ARDS的治疗具有重要意义。常用的肺复张手法包括控制性肺膨胀、PEEP递增法及压力控制通气（pressure controlled ventilation,PCV）,其中控制性肺膨胀采用恒压通气方式,也可在小潮气量通气时或高频通气（high frequency ventilation,HFV）时给予较高的压力（30~45cmH₂O）,持续30~40秒,使萎陷的肺泡充分开放。目前循证医学证据表明,反对在中、重度ARDS患者中应用长时间的肺复张策略。

（4）保留自主呼吸:在尽量保留患者自主呼吸的前提下,可以促进机械通气与自主呼吸的协调,从而可降低患者呼吸道的气道峰压和胸膜腔内压,还可以减少机械通气时正压通气对患者血流动力学的影响。自主呼吸过程中膈肌的主动收缩可以增加患者肺重力依赖区的通气,进一步改善通气血流比例,起到改善氧合的作用,尽量减少或避免应用镇静药或肌松药,锻炼患者咳嗽功能、促进气管分泌物的清除。因此在临床中,对于循环功能尚稳定、人机协调性比较好的早期ARDS患者,可以考虑保留自主呼吸。

（5）俯卧位通气:患者采取俯卧位可以通过降低胸膜腔内压梯度、促进分泌物引流、改善肺部内液体流动等明显改善氧合。需要高FiO₂或者高气道压维持呼吸的患者,在没有明显俯卧禁忌证的情况下可以试用俯卧位通气;对于常规机械通气治疗效果不佳的患者,也可考虑采用俯卧位通气。最近的证据表明,对于在早期即出现PaO₂/FiO₂<150mmHg,PEEP为5cmH₂O的严重ARDS患者,俯卧位通气时间每天大于16小时才能有效降低患者90天内死亡率,故对于伴有肺动脉高压和右心室功能障碍的ARDS患者,可首选俯卧位通气。但是体位摆动可造成其他不良并发症,如气管导管或中心静脉置管的脱落、受压部位的压疮等,应予以严格避免。合并颜面部创伤或不稳定骨折、严重休克或恶性心律失常等血流动力学不稳定的患者则为俯卧位通气的禁忌证。

三、其他对症支持及药物治疗

1. 液体管理　液体管理是ARDS治疗的重要组成部分。高通透性肺水肿是ARDS的重要病理生理特征,且肺水肿的程度与患者预后负相关。其主要原因是肺泡毛细血管通透性增加导致血管内液体漏出增多。为了减轻肺水肿,应合理限制液体入量,可适当使用利尿剂,利尿剂的应用可能改善患者肺部病理情况,缩短机械通气时间进而减少肺部相关并发症的发生。但是也要注意利尿剂可能导致的心排血量下降、组织器官灌注不足等情况。因此,应尽量在血压稳定和保证脏器组织灌注前提下,维持液体出入量轻度负平衡。以可允许的较低循环容量来维持机体的有效循环。对于补液中晶体液或者胶体液的选择目前尚存在争议,由于毛细血管通透性增加,胶体物质可渗入肺间质,故应慎用胶体液。一般主张于ARDS早期输注晶体液,但是对于存在低蛋白血症(血浆总蛋白<50~60g/L)

的 ARDS 患者,有必要补充白蛋白,提高胶体渗透压,配合利尿剂的合理使用,实现液体负平衡,改善氧合。此时也可适量输注胶体液及其他代血浆用品,但是治疗效应有待进一步研究证实。在严格限制液体的同时,维持足够的心排血量是其重要前提,严格避免低容量状态导致的心排血量降低及全身组织缺氧而导致 ARDS 患者全身情况的恶化。

2. **药物治疗**

(1)糖皮质激素:糖皮质激素对 ARDS 患者治疗的有效性仍有争议。早期的临床研究表明,糖皮质激素并不能预防 ARDS 及降低 ARDS 患者病死率,对早期 ARDS 也没有治疗作用,反而显著增加感染的发生率。但是在 ARDS 中晚期患者伴有持续过度的炎症反应并出现肺纤维化时,适时应用中小剂量的糖皮质激素对抑制纤维化的形成有一定的作用。而对刺激性气体吸入、创伤性骨折所致脂肪栓塞等非感染性 ARDS,宜尽早、短时间大量地使用糖皮质激素。

(2)一氧化氮(nitric oxide,NO):NO 吸入可以选择性扩张肺血管,显著降低肺动脉压,减少肺内分流,改善通气血流比例失调,并且可减少肺水肿形成。但吸入 NO 并不作为 ARDS 的常规治疗手段,仅在一般治疗无效的严重低氧血症时可考虑应用。使用过程中应检测 NO 浓度以防止肺损害。

(3)西维来司他:中性粒细胞弹性蛋白酶(neutrophil elastase,NE)是一种蛋白分解酶,自肺部聚集的中性粒细胞中游离后能分解肺部结缔组织,引起肺血管通透性增加,从而诱发急性 ALI/ARDS。而西维来司他作为一种 NE 的选择性抑制剂,可明显改善 ARDS 患者的肺功能情况,缩短机械通气所需治疗时间。但是不能用来替代 ARDS 的基本治疗(如机械通气、液体治疗等)。

(4)前列腺素 E1:前列腺素 E1(prostaglandin E1,PGE1)不仅可以扩张血管、抑制血小板聚集、同时还可以抑制巨噬细胞和中性粒细胞的活性,发挥抗炎作用。但是 PGE1 静脉注射会引起全身血管舒张,导致低血压。目前尚没有系统的临床研究证实 PGE1 对 ARDS 的治疗作用,需要进一步临床研究明确其作用。

(5)鱼油:鱼油富含 ω-3 脂肪酸,也具有免疫调节作用,可抑制二十烷花生酸样促炎因子释放,并促进 PGE1 生成。研究显示,ARDS 患者补充二十碳五烯酸(eicosapentaenoic acid,EPA)和 γ- 亚油酸,有助于改善氧合,缩短机械通气时间。但是鱼油对 ARDS 患者的作用依赖于其对炎症反应的抑制,是否应补充鱼油在临床中仍有争议。

(6)其他:包括:①抗氧化剂 N- 乙酰半胱氨酸(N-acetylcysteine,NAC)和丙半胱氨酸;②环氧合酶抑制剂布洛芬等;③己酮可可碱(pentoxifylline)及其衍生物利索茶碱(lisofylline);④重组人活化蛋白 C(recombinant human activated protein C,rhAPC);⑤酮康唑等抗真菌药物;⑥肺泡表面活性物质(pulmonary surfactant,PS)等。

3. **营养支持与监护治疗** ARDS 患者机体处于负氮平衡、能量摄入不足状态,影响肺组织损伤的修复,严重时因机体免疫、防御功能下降而更容易并发感染,故应重视营养支持治疗,尽早给予强有力的营养支持治疗。根据患者肠道功能情况选择营养途径,静脉营养有引起感染和血栓形成等并发症的可能,故应提倡尽可能全胃肠营养,不仅可避免静脉营养的不足,而且能够保护胃肠黏膜,防止肠道菌群移位。ARDS 患者应常规收入重症监护治疗病房治疗,动态监测呼吸、循环、水电解质、酸碱平衡及其他重要脏器的功能,以便及时调整治疗方案。

4. **其他治疗** 重症 ARDS 患者采用肺保护性机械通气时,如果仅单纯使用镇静剂常不足以保证人机同步。推荐于早期(48 小时内)使用神经肌肉阻滞剂如苯磺顺阿曲库铵等,可提高患者生存率,减少呼吸机使用天数,且不会增加 ICU 获得性肌肉麻痹风险,但其是否可广泛应用于临床 ARDS 患者的常规治疗尚需更多研究加以验证。

综上所述,对于 ARDS 患者的治疗,选用单一的治疗措施效果往往有限。以小潮气量机械通气治疗策略作为常规,同时选用限制性液体治疗缩短机械通气时间,综合应用药物、营养支持等多种治疗措施,有望进一步降低 ARDS 患者的死亡率。

第六节 预 后

ARDS 患者病死率约为 26%~44%。患者的预后除与抢救措施是否得当有关外,还与原发病和疾病严重程度明显相关。继发于感染中毒或免疫功能低下的患者如果并发机会致病菌引起的肺炎,则预后极差;骨髓移植并发 ARDS 的患者死亡率几乎 100%;若患者并发多脏器功能衰竭则预后极差,ARDS 单纯死于呼吸衰竭者仅占 16%,而 49% 的患者死于 MODS。另外,老年患者(年龄超过 60 岁)常预后不佳。有效的治疗策略和措施是降低病死率、改善预后的关键因素,而如果经积极治疗后,肺血管阻力仍持续增加,则也是预后不良的表现。1997 年至 2009 年期间 ARDS 协作网开展的临床试验结果显示,ARDS 的病死率呈现明显的下降趋势,这可能与采取的允许性高碳酸血症和保护性肺通气策略、早期应用抗生素、预防溃疡和血栓形成、良好的液体管理、营养支持和其他脏器支持等措施有关。ARDS 存活者大部分肺脏功能可完全恢复,部分则会遗留肺纤维化。

（黑子清）

思考题

1. 患者,女性,78 岁,拟在全麻下行食管癌切除术,麻醉前访视及评估发现患者神志尚清,烦躁不安,口唇发绀,两肺可闻及广泛湿啰音,P 112 次 /min,R 34 次 /min,BP 90/60mmHg,动脉血气分析:pH 7.52,$PaCO_2$ 30mmHg,PaO_2 80mmHg。面罩吸氧 5L/min,此时患者的氧合指数为多少? 应诊断为轻度、中度还是重度 ARDS?

2. 患者,男性,64 岁,在气管插管全麻下行冠状动脉搭桥术,术后 2 天出现持续性呼吸急促,发绀,伴烦躁,呼吸频率 36 次 /min,心率 105 次 /min,律齐,两肺可闻及湿啰音。动脉血气分析:pH 7.34,PaO_2 60mmHg,$PaCO_2$ 30mmHg。胸片示两中下肺纹理增多模糊,斑片状阴影,心胸比例正常。经皮血氧饱和度(SpO_2)监测显示由 90% 逐渐下降至 80%,经面罩给氧(5L/min)后 SpO_2 增加至 83%,但症状缓解不明显。目前判断处于急性呼吸衰竭期,应如何治疗?

第二十章
休　克

要点：

1. 休克是以有效循环血量减少和组织灌注不足为主要特征的临床综合征。

2. 休克的病因主要包括失血、过敏、感染、创伤、心脏功能障碍和强烈的神经刺激等。

3. 休克分为代偿期和失代偿期，临床表现也因休克的类型和病因而异，休克患者可因多器官功能障碍或衰竭而死亡。

4. 休克的治疗措施主要包括病因治疗、液体复苏治疗、纠正酸碱平衡失调以及应用血管活性药等。

5. 低血容量性休克的临床表现主要取决于有效循环血容量减少的程度和速度。其主要治疗措施包括补充血容量和积极处理原发病、控制出血。

6. 过敏性休克病程进展迅速，须及时诊治。需要立即脱离过敏原，注射肾上腺素，扩容、维持气道通畅、抗组胺等处理。

7. 脓毒症休克的诊断包含感染和休克综合征两个条件，在治疗休克的同时须尽快明确感染源并予以控制。

休克（shock）是因大量出血、创伤、过敏、感染、心脏泵衰竭等强烈致病因素引起的一种以有效循环血量减少、组织灌注不足、细胞代谢紊乱和功能受损为特征的病理生理状态。休克的血流动力学特征是有效循环血量减少和组织灌注不足。休克的本质是氧供需失衡，最终导致全身多器官功能障碍或衰竭。休克如能在早期被发现和治疗，较易逆转；如果休克不能得到及时的纠正，将导致不可逆转的器官损伤甚至死亡。

第一节　概　　述

一、休克的分类

休克的分类方法很多，主要包括以下分类方法。

（一）按病因分类

按病因可分为：①失血性休克；②烧伤性休克；③创伤性休克；④脓毒症休克（感染性休克）；⑤过敏性休克；⑥心源性休克；⑦神经源性休克。

（二）按发生休克的起始环节分类

1. 低血容量性休克（hypovolemic shock）　血容量减少导致回心血量不足，心排血量下降，血压下降。

2. 血管源性休克（vasogenic shock）　过敏性休克时后微动脉扩张，微静脉收缩，微循环淤滞，通透性增加；脓毒症休克时引起高排低阻的血流动力学改变。

3. 心源性休克（cardiogenic shock）　急性心泵功能衰竭或严重的心律失常导致的休克。

（三）按休克的发病机制分类

1. 低血容量性休克

2. 分布性休克（distributive shock）　前负荷和外周血管阻力均下降，心排血量在体内分布异常，包括脓毒症休克、过敏性休克、神经源性休克。

　　3. 心源性休克

　　4. 梗阻性休克（obstructive shock）　回心血流和／或心排出血流受阻导致的休克，见于肺栓塞、张力性气胸、心脏压塞、主动脉缩窄等。

　　（四）按休克时血流动力学特点分类

　　1. 低动力型休克（hypodynamic shock）　心排血量低而外周血管阻力高。临床上常见的低血容量性、心源性和大多数脓毒症休克等均属于此型。因皮肤血管收缩，血流量减少，皮肤温度降低，低动力型休克又称为"冷休克（cold shock）"。

　　2. 高动力型休克（hyperdynamic shock）　外周血管阻力低而心排血量高。部分脓毒症休克属于此型。又称为"暖休克（warm shock）"。

二、病理生理学改变

　　各类休克的共同病理生理机制是有效循环血量减少、微循环障碍和组织低灌注缺氧，以及产生各种炎症介质，进而导致细胞坏死、器官功能损害甚至多器官功能衰竭。随着医学研究的发展，对休克病理生理机制的认识已由微循环深入到细胞分子水平，新理论和新认识为休克的治疗提供了新的思路。

　　（一）微循环变化

　　微循环是微动脉与微静脉之间微血管的血液循环，是血液和组织间进行物质代谢交换的最小功能单位，是组织摄氧和排出代谢产物的场所。休克过程中，占总循环血量 20% 的微循环功能障碍将导致组织器官缺氧而发生功能和代谢障碍。

　　1. 微循环收缩期　休克早期有效循环血容量减少，机体可启动多种代偿机制，使心率增快、心排血量增加。通过位于主动脉弓和颈动脉窦的压力感受器引起血管舒缩中枢加压反射，交感 - 肾上腺轴兴奋，血中儿茶酚胺水平升高，肾素和血管紧张素分泌增加；肾素 - 血管紧张素 - 醛固酮系统激活，抗利尿激素释放使肾小管对水、钠的重吸收增强。此外，皮肤和内脏血管收缩，循环血量重新分布，以保证心、脑等重要器官的血供；同时大量的动静脉间短路开放，形成微循环非营养性血流通道，造成器官微循环灌注减少，发生缺血缺氧。此期微循环的特点是微动脉、后微动脉和毛细血管前括约肌收缩，微循环血流量减少，而微静脉和小静脉因对儿茶酚胺敏感性低，其收缩较弱，微循环呈"只出不进"，组织处于低灌注缺氧状态。

　　2. 微循环淤血期　如果休克未能及时纠正，组织持续缺氧，乳酸和组胺、缓激肽等舒血管物质增多，后微动脉和毛细血管前括约肌对儿茶酚胺的反应性也在降低，使微循环容量扩大，微静脉和小静脉对局部酸中毒耐受性较好，仍在儿茶酚胺作用下收缩，毛细血管后阻力增加，微循环血流变缓，微循环呈"只进不出"。血液淤滞使静水压增高，加上微血管壁通透性升高，使血浆外渗、血液浓缩，回心血量进一步减少，心排血量持续降低。

　　3. 微循环凝血期　休克继续进展，微血管发生麻痹性扩张，血液进一步浓缩，血细胞聚集黏附，凝血因子和血小板功能的激活使血液呈高凝状态，加上内皮细胞受损，肝素在酸性环境下失活，可形成微血栓甚至弥散性血管内凝血（disseminated intravascular coagulation，DIC）。此时组织细胞处于严重缺氧状态，可导致细胞内溶酶体膜破裂，蛋白水解酶释放引起细胞自溶，最终引起器官衰竭。

　　（二）代谢变化

　　休克早期应激状态下，糖原和脂肪代谢增强，血糖、脂肪酸和甘油三酯增高。休克进展伴随着组织灌注不足和细胞缺氧，无氧糖酵解成为产生能量的主要途径，生物氧化过程发生障碍，线粒体三羧酸循环受抑制，ATP 生成减少，乳酸生成增多，同时因微循环障碍不能及时清除蓄积的酸性物质，肝脏对乳酸的代谢能力也减弱,导致代谢性酸中毒。重度酸中毒 pH<7.2 时,心血管对儿茶酚胺的反应性下降,表现为心率慢、血管扩张和心排血量下降。ATP 生成不足可导致细胞膜功能受损,如 Na^+ 内流和 Ca^{2+} 内流增多,引发一系列病理生理变化。

（三）炎症介质释放

严重的创伤、出血、感染等可引起炎症细胞激活和炎症介质释放,并可形成"瀑布样"连锁级联反应,导致全身炎症反应。主要的炎症介质包括白介素（IL-1、IL-2、IL-6、IL-8、IL-10 等）、肿瘤坏死因子、集落刺激因子、干扰素、前列腺素、血栓素、心肌抑制因子等。炎症介质及细胞外配体可激活中性粒细胞,促进中性粒细胞在组织中的游走,这在清除感染源方面起积极作用,但另一方面也可产生活性氧、蛋白水解酶、血管活性分子等加重组织和细胞损伤。

（四）重要器官的功能损害

1. 心脏　除心源性休克外,其他类型的休克在早期阶段心脏功能损伤不明显,但在休克中晚期,血压降低,心率加快使心室舒张期缩短,导致冠脉灌注减少和心肌血供不足;同时因交感 - 儿茶酚胺系统兴奋使心率加快、心肌收缩力增强,导致心肌氧耗增加,心肌氧供需失衡导致心力衰竭。心肌微循环血栓可引起心肌局灶性坏死。此外,电解质紊乱、酸中毒、细菌毒素也可影响心肌功能。

2. 脑　休克早期机体通过血液重新分布和脑循环的自身调节,脑灌注基本维持正常,一般没有明显的脑功能障碍。当休克进展,血压降低、脑血供不足则发生脑缺氧,缺氧和酸中毒致脑水肿又加重微循环障碍,如发生 DIC,脑循环可出现血栓或出血。患者可表现为意识障碍甚至昏迷。

3. 肺脏　休克时肺是较易受损的器官,低灌注和缺氧可损害肺毛细血管内皮细胞和肺泡上皮细胞,导致肺血管通透性增高和肺表面活性物质减少,出现肺水肿、肺不张,肺泡无效腔通气和肺内分流增加,严重时导致 ARDS。

4. 肾脏　休克早期肾血流不足,肾素 - 血管紧张素系统、交感 - 儿茶酚胺系统的激活又使肾血管收缩,肾小球滤过压和肾小球滤过率均降低。在早期肾小管未发生坏死时,仍能维持重吸收功能;如休克持续时间长,可造成肾小管急性坏死,即使恢复肾的血流灌注,肾功能和尿量也难以在短时间恢复。肾功能障碍又会导致高钾血症、酸中毒和氮质血症等,加重休克病情。

5. 胃肠道和肝脏　胃肠道和肝脏等内脏器官血管 α 受体密度较高,休克早期在儿茶酚胺的作用下血管显著收缩,内脏器官对氧供需求较高,导致氧供需失衡,可出现胃肠运动减弱、肠壁水肿、黏膜糜烂、肠道屏障功能受损、肠内细菌和内毒素移位,引起大量炎症介质释放,加重休克和多器官功能障碍。腹腔内脏血管收缩,使门静脉血流减少,加重肝脏缺血;肠道产生的毒性物质经门静脉入肝,激活 Kupffer 细胞释放炎症介质,加重肝功能损害;肝脏本身的解毒和代谢功能下降,又加重机体已有的酸中毒和代谢紊乱。

三、休克的临床表现和分期

休克的临床表现因类型和病因而异,但根据休克的发病过程可分为两个阶段,休克代偿期和休克失代偿期。休克的临床表现要点见表 20-1。

1. 休克代偿期　在有效循环血容量减少的早期,由于机体的代偿作用,患者的中枢神经系统兴奋性提高,交感神经活动增强。表现为精神紧张或烦躁、皮肤苍白、手足湿冷、呼吸加快、心率加快、血压正常或稍高、尿量减少等。如能及时识别和处理此期休克,休克可较快得到纠正。

2. 休克失代偿期　患者神情淡漠、反应迟钝,甚至出现神志不清或昏迷;皮肤黏膜发绀、四肢厥冷;血压进行性下降甚至无法测量;尿少甚至无尿。如患者出现皮肤、黏膜瘀斑或消化道出血,提示出现弥散性血管内凝血（DIC）;如出现进行性呼吸困难,动脉血氧分压低于 60mmHg,吸氧不能改善症状和提高氧分压,常提示发生 ARDS。

表 20-1　休克的临床表现和程度

分期	程度	神志	口渴	皮肤黏膜	
				色泽	温度
休克代偿期	轻度	神志清楚,伴有痛苦表情,精神紧张	口渴	开始苍白	正常,发凉
休克失代偿期	中度	神志尚清楚,表情淡漠	很口渴	苍白	发冷
	重度	意识模糊,甚至昏迷	非常口渴,可能无主诉	显著苍白,肢端青紫	厥冷(肢端更明显)

分期	脉搏	血压	体表血管	尿量	估计失血量[*]
休克代偿期	100 次 /min 以下,尚有力	收缩压正常或稍升高,舒张压增高,脉压缩小	正常	正常	20% 以下(800ml 以下)
休克失代偿期	100~200 次 /min	收缩压为 90~70mmHg,脉压小	表浅静脉塌陷,毛细血管充盈迟缓	尿少	20%~40%(800~1 600ml)
	快速而细弱,或摸不清	收缩压在 70mmHg 以下或测不到	毛细血管充盈非常迟缓,表浅静脉塌陷	尿少或无尿	40% 以上(1 600ml 以上)

注: * 成人的低血容量性休克。

四、休克的诊断和临床监测

(一) 诊断

早期发现休克是诊治的关键。根据病史,有严重创伤、大出血、重度感染、过敏及心脏病史的患者,应警惕休克的可能;患者出现烦躁不安或意识障碍,面色苍白、手足湿冷、呼吸急促、血压下降、脉压减小、心率加快、尿量减少时可诊断为休克。

(二) 临床监测

1. 常规监测　动态观察患者的意识状态、皮肤温度和色泽、尿量,常规监测 NBP、ECG 和 SpO₂。随着脑血流灌注逐渐减少,脑缺氧程度不断加重,患者可出现兴奋、躁动不安、意识模糊、昏迷等症状。皮肤温度和色泽是体表组织灌注情况的反映,休克时皮肤黏膜血管收缩,体表温度下降,呈苍白或灰白色泽。尿量是反映肾脏血流灌注情况的指标,也是衡量全身组织灌注情况的重要指标。尿少是休克早期和休克未完全纠正的表现;但肾衰竭多尿期或非少尿性肾衰时,尿量异常增加,尿比重降低或无明显变化。维持稳定的组织灌注压十分重要,但血压并不是反映休克程度的唯一指标,一般认为收缩压 <90mmHg、脉压 <20mmHg 提示存在休克,但还需结合其他指标综合分析。休克指数(shock index)= 脉率 / 收缩压(mmHg),大于 1.0 提示有效血容量明显减少,存在休克;大于 2.0 表示存在严重休克。

常规实验室检查项目包括血常规、生化检查等。对疑有心力衰竭或急性心肌梗死的患者,可检测脑钠肽、心肌酶谱、心肌肌钙蛋白;对疑有感染的患者,应视情况尽快留取相关标本(血液、尿液、脑脊液、胸腹水、引流液、痰液等)行微生物学培养及药敏试验。这些指标的动态监测,有助于明确休克的原因及程度,并指导后续治疗。

2. 特殊监测

(1) 有创动脉压:可实时动态反映血压的变化,采用脉搏曲线分析有助于血容量的评估,还可获得心排血量、每搏输出量等指标。

（2）中心静脉压（central venous pressure，CVP）：CVP 大于 15~20cmH$_2$O，提示需降低前负荷或改善心脏功能；CVP 小于 5cmH$_2$O 提示需补充血容量。但 CVP 值可受多因素影响，单独作为液体治疗反应性的评判指标需慎重，应结合其他血流动力学指标进行综合分析。

（3）动脉血气分析：有助于了解休克时酸碱平衡的情况，也可反映肺通气和换气功能。血乳酸水平可作为评估休克严重程度与预后的重要指标，其正常范围为 1~1.5mmol/L，在组织灌注不足时可引起无氧代谢、血乳酸水平增高。

（4）凝血功能：在休克早期进行凝血功能监测，对选择合适的容量复苏方案及液体种类有重要临床意义。凝血功能监测包括血小板计数、凝血酶原时间（PT）、活化部分凝血活酶时间（APTT）、国际标准化比值（INR）、纤维蛋白原含量、D-二聚体，必要时包括血栓弹力图（TEG）检查等。对这些指标进行动态监测和分析，及时了解凝血功能并予以调整。

（5）心排血量、心排血指数和每搏变异度：心排血量（cardiac output，CO）对于评价心脏功能有重要意义，有助于指导补液和血管活性药的使用。心排血指数（cardiac index，CI）是单位体表面积的心排血量，它是反映心泵功能的重要指标。CO 的测定有无创和有创多种方法。其中 FloTrac/Vigileo 系统是一种微创血流动力学监测系统，可通过传感器采集患者外周动脉压波形，结合患者年龄、性别、身高、体重计算出 CO、CI、每搏变异度（SVV）等血流动力学指标。休克时 CO 均有不同程度的下降，但脓毒症休克时有可能正常或增加。SVV 作为目标靶向液体治疗（GDFT）的常用靶标，它可连续反映前负荷状态，可为休克患者提供较为全面、准确的血容量状态评估。

（6）影像学检查：有助于明确休克的原因并指导治疗。胸部 X 线、CT 检查可用于肺水肿、肺部炎症、血气胸的诊断。床旁超声在休克诊疗中的应用越来越广泛，利用超声可对心脏房室结构、舒缩功能、瓣膜功能以及血容量等进行观察和评估。

（7）氧供和氧耗：氧供（oxygen delivery，DO$_2$）是单位时间内循环系统向全身组织输送氧的总量。氧耗（oxygen consumption，VO$_2$）是单位时间内全身组织消耗氧的总量。氧摄取率是指全身组织氧的利用率，反映组织从血液中摄取氧的能力。上述参数均可通过公式计算而得。监测和调控氧供和氧耗对指导休克患者的治疗、降低严重休克患者的死亡率有重要意义。

（8）混合静脉血氧饱和度（S$\bar{v}$O$_2$）和中心静脉血氧饱和度（ScvO$_2$）：S$\bar{v}$O$_2$ 是反映全身组织氧供和氧耗水平的一个良好指标，既能反映氧合功能，又可反映循环功能的变化，在评估休克进展和指导休克治疗方面起重要作用。S$\bar{v}$O$_2$ 利用漂浮导管（Swan-Ganz 导管）抽取肺动脉血测得，可通过 Swan-Ganz 热稀释光电导管系统持续监测。S$\bar{v}$O$_2$ 的正常值为 70%~75%，S$\bar{v}$O$_2$ 值偏低表明机体氧供低于氧耗，组织缺氧。ScvO$_2$ 与 S$\bar{v}$O$_2$ 有很好的相关性，ScvO$_2$ 取上腔静脉血测得，在临床上更具有可操作性。

五、休克治疗的基本原则

引起休克的病因各有不同，但均存在有效循环血量减少、微循环障碍、组织低灌注供氧不足。因此，各类休克治疗的基本原则为尽早祛除休克的病因，同时尽快恢复有效循环血量、改善微循环、纠正组织低灌注和缺氧，维护各器官正常功能。治疗措施包括病因治疗、液体复苏治疗、纠正酸碱平衡失调、血管活性药应用等。

1. 病因治疗 如果休克的病因持续存在，其病理生理状态将进一步恶化，尽快祛除引起容量丢失的病因非常重要。针对不同的病因采取相应的措施，如创伤制动、大出血止血、停用致敏药物、抗感染、去除感染灶、积极处理心肌梗死等。外科疾病引起的休克，常需手术处理原发病，如内脏大出血、消化道穿孔、肠坏死、脓肿等，应在尽快恢复有效循环血量之后甚至在积极抗休克的同时进行手术治疗。

2. 液体复苏治疗 液体复苏的目标是通过恢复心脏的前负荷以提高每搏量和心排血量。进行液体治疗首先要评估患者的容量状态和对液体治疗的反应性,应在连续监测动脉血压、CVP和尿量的基础上,动态观察患者的皮肤温度、末梢循环和毛细血管充盈时间等微循环状态。目前休克的容量复苏治疗首选是晶体液,大量液体复苏时可联合使用胶体液,必要时进行成分输血。

3. 纠正酸碱平衡失调　休克时组织灌注不足、细胞缺氧,无氧代谢会造成不同程度的酸中毒。轻度的酸中毒可随着容量的复苏和组织灌注的改善而得到纠正。严重的酸中毒会导致心肌抑制、心律失常、血管对血管活性药的反应性降低,须以药物纠正。常用的药物是5%碳酸氢钠溶液,其用量可根据公式计算:碳酸氢钠(mmol)=SBE×体重(kg)×0.25。使用碱性药物要注意保证呼吸功能完整,否则可导致CO_2潴留和继发性呼吸性酸中毒。

4. 血管活性药的应用　血管活性药可以迅速升高血压和改善循环,尤其是对于脓毒症休克的患者。为了维持最低限度的组织灌注压,在补充血容量的基础上,可适当应用血管活性药。常用的血管活性药有去甲肾上腺素、多巴酚丁胺、肾上腺素等。去甲肾上腺素是强效的α受体激动药,兼具部分β受体激动效应,适用于各种类型的休克,成人可从0.05~0.1μg/(kg·min)的剂量开始调节。多巴酚丁胺是正性肌力药物,增强心肌收缩力,提高每搏量和心排血量,可用于治疗充血性心力衰竭、心源性或脓毒症休克导致的心脏功能障碍。多巴酚丁胺可与去甲肾上腺素联合使用。多巴胺被认为有利尿和肾脏保护作用,一直用于休克的治疗;但近年来的研究表明多巴胺并不具有肾保护作用,它还存在心脏方面的风险,可能增加休克患者并发症的发生率和病死率,因此多巴胺不再作为一线用药。此外,在需要降低休克患者的外周血管阻力、减轻其心脏后负荷时,可使用硝普钠、硝酸甘油和酚妥拉明等血管扩张药。

第二节　低血容量性休克

一、病因

低血容量性休克(hypovolemic shock)因大量出血或液体丢失导致有效循环血量降低引起,见于失血、失液、烧伤、创伤等情况。创伤导致的低血容量性休克是临床常见的休克类型,快速失血量超过机体总血量20%左右,即可引起休克。其他导致低血容量性休克的原因包括:严重剧烈的呕吐、腹泻、肠梗阻、大量腹水等,从消化道快速丧失大量的消化液也可导致有效循环血量锐减;尿崩症、糖尿病引发的高渗性利尿、大量使用利尿剂等使液体经肾脏丢失也可引起休克;大面积烧伤会伴有血浆大量丢失,低血容量和疼痛是烧伤患者早期休克的主要原因。

二、病理生理学改变

血容量减少导致心脏前负荷降低,每搏输出量减少,心排血量下降,血压下降。脉管系统压力感受器驱动交感神经系统兴奋,全身血管收缩、血管阻力增加、心率增快、心肌收缩力增强。肾素-血管紧张素-醛固酮系统激活,抗利尿激素释放,促进肾小管对水、钠的重吸收,尿量减少。体液重新分布,组织间液快速向毛细血管内转移。通过这些代偿机制保证重要器官的血流灌注。但机体的代偿机制无法长时间维持,如果病因持续存在,血容量继续减少,进入休克失代偿期。交感神经系统长时间过度兴奋,内脏终末血管床对儿茶酚胺反应性逐渐降低,有害代谢产物的蓄积也造成血管麻痹,毛细血管网淤积大量液体,细胞缺氧、毛细血管通透性增高,大量液体进入组织间隙,加剧有效循环血量的减少,心排血量和血压进行性下降。

三、临床表现

低血容量性休克的严重性,主要取决于有效循环血容量减少的程度和速度。患者可出现不同程度的血压下降,脉压缩小,心率增快,同时还包括意识状态的改变、面色苍白和尿量减少等。

休克代偿期,在交感神经的作用下外周血管收缩,动脉血压可表现为轻度下降、正常甚至高于正常,脉压缩小,脉搏细弱,心率增快;休克失代偿期血压都低于正常,心率明显增快。每搏量和心排血量降低,外周血管阻力升高,呈"低排高阻"状态;但随着休克进展恶化,血管可失去张力。患者的呼吸频率可加快至 20~30 次 /min,表现为过度通气和呼吸性碱中毒,在后期甚至可出现呼吸衰竭。患者尿量减少,尿比重增高,尿钠降低。

四、诊断

对急性大量失血或体液丢失的患者,应考虑低血容量性休克的可能。如出现上述临床表现,收缩压下降(<90mmHg,或较基础血压值下降 >40mmHg),脉压缩小(<20mmHg),尿量 <0.5ml/(kg·h),心率 >100 次 /min、CVP<5cmH$_2$O 或肺动脉楔压(PAWP)<8mmHg 等,相关检查提示血乳酸水平升高,失血患者血红蛋白或血细胞比容降低,可予诊断。

五、治疗原则

低血容量性休克主要因出血或严重创伤所致,对这类患者遵循"抢救生命第一,先重后轻,先急后缓"的原则。低血容量性休克治疗总体目标是有效控制出血或液体丢失,改善组织灌注,恢复内环境稳定。主要治疗措施包括补充血容量和积极处理原发病、控制出血。

(一)积极处理原发病

对进行性失血患者,应尽早对创面或出血部位进行止血处理。对无法确定出血部位者,可使用床旁超声等相关检查进一步评估。采取有效措施治疗呕吐、腹泻、肠梗阻、腹膜炎、尿崩症等造成液体大量丧失的原发疾病。

(二)保证有效的呼吸和氧合

患者的氧供和氧耗情况与休克的预后密切相关,应注意维持患者呼吸道通畅并予吸氧。创伤后低血容量性休克患者如自身无法维持有效通气,可行快速诱导麻醉气管插管以保证气道安全。

(三)补充血容量

快速建立补液通路,特别是建立中心静脉输液通路,可根据需要建立多条通路行补液治疗。可根据病因、尿量和血流动力学的变化动态评估所需的输液量。补液量一般为失血量的 2~4 倍,晶体液与胶体液的比例为 3:1,可在含钠晶体溶液的基础上根据具体情况给予平衡盐溶液和胶体液。血红蛋白 <60~70g/L,特别是急性失血时,需要输血治疗,一般认为血红蛋白维持在 100g/L,Hct 在 30% 为佳。在有效控制出血之前,可采取允许性低压液体复苏策略,目标血压为收缩压 80~90mmHg(平均动脉压 50~60mmHg),在维持最低有效灌注压的基础上尽量减少失血和稀释性凝血病的发生。但允许性低压的时间不宜过长,对老年和颅脑损伤患者,目标血压应根据个体化原则适当提高。当出血已被有效控制时,可进行积极的液体复苏,以恢复有效循环血量,稳定血流动力学。

在液体复苏的基础上,往往需要使用血管活性药协助提升血压,以满足组织灌注所需最低水平,维持血流动力学的稳定,去甲肾上腺素是常用药物。在血容量已基本补足,CVP 和血压已维持正常水平,但外周血管阻力仍高、心排血量仍不足时,可考虑使用血管扩张药和正性肌力药物,如多巴酚丁胺、酚妥拉明、硝普钠等。

(四)维持酸碱和电解质平衡

低血容量性休克的治疗还需注意纠正代谢性酸中毒,主要靠病因处理和容量复苏,因为随着组织灌注的改善,酸中毒可逐渐纠正。但当机体存在严重酸中毒时,可考虑输注 5% 碳酸氢钠溶液。同时也应注意维持电解质的平衡。

第三节　过敏性休克

一、病因

过敏性休克（anaphylactic shock）是指已致敏的机体再次接触过敏原后出现以急性灌注不足为主要表现的严重过敏反应。其表现程度与过敏原进入机体的量和途径以及机体反应性等密切相关,过敏性休克如不及时处理可危及生命。

可引起过敏性休克的过敏原多种多样,临床麻醉工作中较常见的可引起过敏的药物包括抗生素(青霉素类、头孢菌素类)、造影剂、血制品、琥珀酰明胶、肌松药和部分麻醉药品。合成的局部麻醉药是低分子量物质,但它或它的降解产物与血浆蛋白等物质结合,可转变为抗原,以酯类局麻药(普鲁卡因、丁卡因)较多见。

二、病理生理学改变

一般休克早期微循环为缺血缺氧状态,但过敏性休克早期器官的微静脉和小静脉收缩,微循环呈淤血缺氧状态,血管床容量增大,导致回心血量和心排血量减少,血压下降。

过敏性休克多属于Ⅰ型变态反应,过敏原使机体致敏产生 IgE,IgE 的 Fc 段与肥大细胞、嗜碱性粒细胞、血小板等靶细胞结合,当过敏原再次进入致敏机体,与 IgE 结合引起细胞脱颗粒并产生组胺、5-羟色胺、缓激肽等一系列化学介质,造成外周血管舒张、毛细血管通透性增加、腺体分泌增加和心肌抑制。

1. 致敏阶段　过敏原首次进入机体可诱导过敏原特异性 B 细胞产生针对性的 IgE 类抗体。该 IgE 类抗体的 Fc 段与肥大细胞、嗜碱性粒细胞、血小板等靶细胞表面的 Fc 受体结合,使得机体处于对该过敏原的致敏状态。致敏状态可维持数个月,如长期不再接触相应过敏原,致敏状态可逐渐消退。

2. 激发阶段　当相同的过敏原再次进入致敏机体,过敏原与致敏的肥大细胞或嗜碱性粒细胞表面的 IgE 抗体特异性结合,引起肥大细胞脱颗粒。颗粒内储备的组胺和激肽原酶释放到组织中引起一系列反应。组胺是早期反应的主要介质,可使小静脉和毛细血管扩张、通透性增加,引起支气管、胃肠道等平滑肌的收缩,并促进黏膜腺体的分泌。激肽原酶作用于血浆中的激肽原生产激肽,具有活性的激肽可使平滑肌收缩、支气管痉挛、毛细血管通透性增强,并在嗜酸性粒细胞和中性粒细胞的趋化过程中起重要作用。激发阶段细胞内还会新合成多种介质,包括白三烯、前列腺素、血小板活化因子及多种细胞因子。白三烯和前列腺素均可使支气管平滑肌收缩,毛细血管扩张、通透性增强;血小板活化因子可通过凝聚、活化血小板使其释放组胺、5-羟色胺等血管活性胺类物质。

3. 效应阶段　生物活性介质作用于效应组织和器官,引起过敏反应,包括早期反应和晚期反应。早期反应主要由组胺、前列腺素等引起,表现为血管通透性增加、平滑肌收缩,可在接触过敏原后数秒内发生,并持续数小时。晚期反应主要发生在接触过敏原后的 6~12 小时,可持续数天或更长时间,主要由白三烯、血小板活化因子等所致。

三、临床表现

过敏性休克 80%~90% 发生在用药后 30 分钟内,并多见于用药后 5 分钟之内;少数发生在 30 分钟之后,为迟发反应。过敏性休克患者在出现休克的临床表现之前或同时,可伴有过敏相关的症状(表 20-2)。

表 20-2　过敏反应的临床表现

器官或系统	非麻醉时症状	麻醉时症状
皮肤	发红、瘙痒、荨麻疹、血管性水肿	发红、荨麻疹、血管性水肿
消化	恶心、呕吐、胃肠痉挛、腹泻	全麻时不明显
呼吸	喉水肿、呼吸困难、呼吸停止	呼吸道阻力增加、支气管痉挛
循环	心动过速、血压下降、心律失常、心力衰竭	心动过速、血压下降、心律失常、心力衰竭
肾脏	尿量减少	尿量减少（继发于急性肾小管坏死）
血液	DIC	DIC

　　皮肤黏膜的表现包括皮肤潮红、瘙痒、荨麻疹、血管神经性水肿，常是过敏性休克的首发症状。皮肤表现是肥大细胞释放的介质使局部血管内液体大量丢失、静脉回流受阻所致。喉头水肿和 / 或支气管痉挛导致呼吸道阻塞症状，患者可表现为憋气、胸闷、喘鸣、发绀甚至窒息，可危及生命。其他还可表现为恶心、呕吐、腹痛、腹泻等消化系统的症状。根据过敏反应的临床表现将其分为 4 级（表 20-3），Ⅱ级及以上归为严重过敏反应，如各系统临床表现与分级不一致，以呼吸和循环系统表现定级高者为最终定级。

表 20-3　过敏反应的分级

分级	严重度	临床表现
Ⅰ级	皮肤症状	急性荨麻疹、血管性水肿、红斑、红肿、瘙痒
Ⅱ级	温和系统反应	气道阻塞（流涕、咳嗽、喘鸣、呼吸困难）、心动过速、低血压、心律失常、胃肠道症状（恶心、呕吐）
Ⅲ级	严重系统反应	大小便失禁、喉头水肿、支气管痉挛、发绀、休克
Ⅳ级	危及生命反应	呼吸、心搏骤停

四、诊断

　　过敏性休克病程进展很快，须及时做出诊断。凡在接受某种抗原性物质或药物（尤其是注射给药）后立即出现上述全身性反应，而又不能以药物本身的药理作用解释时，应考虑过敏性休克。实验室检查血常规白细胞可反应性增高、嗜酸性粒细胞可升高，血清 IgE 升高；皮肤敏感试验可为阳性。

　　手术过程中发生的过敏性休克，尤其是全身麻醉，患者无法自述相关症状，肢体被无菌单覆盖，休克的早期症状、体征容易被忽略，应予高度重视。

五、治疗原则

　　一旦发生过敏性休克，立即停用致敏药物，当过敏原不明确时，应考虑停用一切可能的致敏药物。药物、血制品等经静脉途径引起的过敏，立即停止输注并更换输液器、输血器等，初始改用 0.9% 氯化钠溶液输注，维持静脉输液的通畅。

　　加强呼吸、循环和神经系统功能的监测，识别危及生命的过敏事件，吸氧并确保呼吸道通畅，必要时行气管插管机械通气。立即使用肾上腺素，可予肾上腺素 0.3~0.5mg 肌内注射，3~5 分钟后可重复注射；必要时可使用微量泵持续输注。肾上腺素能迅速扩张支气管平滑肌，缓解呼吸困难，抑制过敏介质的释放，同时还兴奋 α 受体收缩血管，回升血压并减少渗出。同时需快速补液，改善血容量不足和微循环障碍，可予晶体液 500~1 000ml 扩容，儿童 20ml/kg。抗组胺药（苯海拉明或氯苯那敏，肌内注射或缓慢静脉注射）可降低血管通透性；可使用糖皮质激素抗过敏，静脉输注氢化可的松或甲泼尼龙;处理持续的支气管痉挛,可使用 0.3% 沙丁胺醇和 / 或 0.03% 异丙托溴铵喷雾,必要时持续静脉泵注肾上腺素。

过敏性休克的患者需要持续监测,因为在过敏发生的 12~24 小时内还可能出现心律失常、心肌缺血和呼吸衰竭等危及生命的晚期反应,还有极少数在严重过敏反应好转后 72 小时内再次发作。

第四节 脓毒症休克

一、病因

脓毒症是机体对感染的反应失调而导致危及生命的器官功能障碍。严重脓毒症患者,在给予足量液体复苏后仍无法纠正持续性的低血压,即为脓毒症休克(septic shock)。脓毒症休克是各种病原微生物侵袭机体激活免疫系统,释放一系列细胞因子和炎症介质引起全身炎症反应综合征(SIRS),进而引起组织缺氧、细胞代谢和功能障碍甚至多器官功能衰竭,导致以休克为突出表现的危重症。

脓毒症休克是致病微生物与机体防御机制间相互作用的结果,致病微生物的强度、机体防御的应答程度是决定休克进程的关键因素。细菌、真菌、病毒、立克次体等病原体均可引起全身性感染。脓毒症休克常继发于革兰氏阴性细菌为主的感染,如急性腹膜炎、胆道感染、绞窄性肠梗阻和泌尿系统感染等。革兰氏阳性细菌、艰难梭菌和真菌也可引起休克。

脓毒症休克好发于合并慢性基础疾病、免疫功能异常的人群,比如糖尿病、肝硬化、长期使用激素、肿瘤患者等。长时间留置各种导管(气管导管、导尿管、引流管等)者也容易出现脓毒症休克。

二、病理生理学改变

病原微生物释放外源性介质激活机体的防御系统,引起细胞因子、血小板激活因子、花生四烯酸代谢产物等内源性介质的释放。这些内源性介质可起到调节免疫功能、灭活细菌产物的积极作用;但过量的介质释放则可对组织器官产生损害作用。革兰氏阴性菌的内毒素、蛋白酶,革兰氏阳性菌的外毒素以及病毒等均可激活全身炎症级联反应,大量炎症介质的释放可引起宿主过度的炎症反应,导致组织细胞损伤。血管内皮细胞损伤是脓毒症休克病理生理学改变的核心,可导致血管通透性升高、血管张力失调、循环血量分布异常。

脓毒症休克循环功能障碍主要表现为有效循环血量降低、心肌抑制、血管张力改变并对血管活性药敏感性下降。小动脉和小静脉扩张引起血液滞留造成相对血容量不足;毛细血管通透性增加引起血管内液体向血管外转移造成绝对血容量不足。细菌及内毒素激活的炎性细胞因子(IL-1β、TNF-α)以及 NO 的负性肌力作用,都导致心肌抑制,表现为心室扩张、心室射血分数降低。基于这方面的机制,可探讨 IL-1 受体拮抗剂、TNF-α 单克隆抗体、NO 合成酶抑制剂和氧自由基清除剂等用于治疗脓毒症休克的可行性。血中儿茶酚胺、血管紧张素 Ⅱ、内皮素等缩血管物质与 NO、TNF 等扩血管物质的平衡紊乱,引起区域性血管床张力改变,血管张力的降低可导致顽固性低血压。

脓毒症休克时组织对氧的摄取能力严重下降,即使心排血量和氧供(DO₂)增加,氧耗(VO₂)却未必增加,仍可发生组织缺氧和血乳酸水平增高。可能与血管对肾上腺素能递质的反应性改变和血管内皮细胞损伤等因素有关。不同部位的血管发生不协调的舒缩,导致血流分布异常,需氧量增加的血管反而收缩,加重了组织低灌注状态。

三、临床表现

脓毒症休克根据血流动力学的特点分为高动力型和低动力型,两种类型的临床表现见表 20-4。高动力型心排血量正常或增高,外周血管阻力低(高排低阻),有血流分布异常和动静脉短路开放增加，患者皮肤温暖干燥，又称"暖休克"。低动力型血容量和心排血量减少，外周血管收缩（低排高阻），患者皮肤湿冷，又称"冷休克"。临床上"暖休克"较少见，仅见于少数革兰氏阳性菌感染所致的早期休克，当休克进展时可表现为"冷休克"。这两型休克可随着血容量和心脏功能状况的改变而动态变化，患者可在高动力型和低动力型间波动，并与感染程度、治疗效果以及患者的反应性等因素相关。

表 20-4　脓毒症休克的临床表现

临床表现	冷休克（低动力型）	暖休克（高动力型）
神志	躁动、淡漠或嗜睡	清醒
皮肤色泽	苍白、发绀或花斑样发绀	淡红或潮红
皮肤温度	湿冷或冷汗	较温暖、干燥
毛细血管充盈时间	延长	1~2s
脉搏	细速	慢、搏动清楚
脉压 /mmHg	<30	>30
尿量 /（ml/h）	<25	>30

四、诊断

脓毒症休克的诊断必须具备感染和休克综合征两个条件。

存在感染症状且生物学培养阳性，序贯性器官衰竭评估（sequential organ failure assessment，SOFA）评分 ≥ 2 分可诊断脓毒症。SOFA 评分（表 20-5）较复杂、涉及的指标多，不利于临床上早期快速识别。快速 SOFA（quick SOFA，qSOFA）评分（表 20-6）用于床旁快速评估脓毒症，对疑似感染者，符合以下三个指标中的两项：低血压（SBP ≤ 100mmHg）、高呼吸频率（≥ 22 次 /min）、精神状态改变（格拉斯哥昏迷评分 <15），应进一步评估患者是否存在脏器功能障碍，即可快速评估脓毒症。

在诊断脓毒症的基础上出现持续性低血压，需使用升压药才能维持平均动脉压（MAP）≥ 65mmHg，且血乳酸 >2mmol/L，即为脓毒症休克。

表 20-5　序贯性器官功能衰竭评估（SOFA）评分

分值	1	2	3	4
呼吸系统（PaO_2/FiO_2）/mmHg	≤ 400	≤ 300	≤ 200(机械通气)	≤ 100(机械通气)
凝血系统 血小板计数 /（ ×10^9·L^-1）	≤ 150	≤ 100	≤ 50	≤ 20
肝脏 胆红素 /（μmol·L^-1）	20~32	33~101	102~204	>204
循环系统　低血压	MAP<70mmg	Dopa ≤ 5 或 Dobu（不论剂量）*	Dopa>5 或 EP ≤ 0.1 或 NE ≤ 0.1*	Dopa>15 或 EP>0.1 或 NE>0.1*
中枢神经系统 GCS 评分	13~14	10~12	6~9	<6
肾脏　肌酐 /（μmol·L^-1） 或尿量 /（ml·d^-1）	110~170	171~299	300~440 或 <500	>440 或 <200

注：Dopa：多巴胺；Dobu：多巴酚丁胺；EP：肾上腺素；NE：去甲肾上腺素。血管活性药的剂量单位均为 μg/（kg·min）。

* 应用血管活性药物至少 1 小时。

表 20-6　快速序贯性器官功能衰竭评分（qSOFA）

qSOFA 标准	评分
呼吸频率 ≥ 22 次 /min	1
神志改变	1
动脉血压 ≤ 100mmHg	1

五、治疗原则

脓毒症休克的治疗是综合性的，抗感染和抗休克治疗是关键环节。2018 年拯救脓毒症运动（surviving sepsis campaign，SSC）发布了"1 小时集束化治疗（hour-1 bundle）"指南，要求在 1 小时内立即开始对脓毒症患者进行紧急处理。

1. 病因治疗　尽快明确感染源并采取控制措施。对病原菌尚不明确时，可予经验性抗感染用药，使用足量、强力、抗菌谱广的抗生素。建议在诊断 1 小时内经静脉使用抗菌药物，并在使用抗菌药物前留取标本行生物学培养。外科疾病引起的脓毒症休克常需手术治疗，术前应积极恢复有效循环血量，同时加强支持治疗。

2. 液体治疗　感染期间外周血管扩张以及毛细血管通透性增加使有效循环血量锐减。恢复有效循环血量以补充平衡盐溶液为主，配合适当的胶体液（不建议使用羟乙基淀粉）、血制品。早期有效的液体复苏对改善脓毒症休克导致的组织低灌注至关重要，前 3 小时内完成至少 30ml/kg 的晶体液输注，早期目标是 MAP ≥ 65mmHg。之前的指南曾推荐早期目标导向的液体治疗（EGDT），液体复苏目标如 CVP 8~12mmHg（机械通气时 CVP 12mmHg），中心静脉或混合静脉氧饱和度分别 ≥ 70% 或 ≥ 65%。后来的几项大型多中心 RCT 研究表明 EGDT 未能降低死亡率，但 EGDT 也不造成危害，可以考虑应用。

3. 纠正酸中毒　脓毒症休克常伴有严重的酸中毒。指南不建议对于低灌注引起的乳酸水平增高但 pH ≥ 7.15 的患者使用碳酸氢钠以改善血流动力学或减少血管活性药用量。严重酸中毒时，可静脉滴注适量 5% 碳酸氢钠溶液，之后根据复查的动脉血气分析结果决定是否继续输注及输液量。

4. 血管活性药的应用　经液体复苏后仍存在低血压或血乳酸 ≥ 4mmol/L，可使用血管活性药。首选去甲肾上腺素（成人剂量 1~8μg/min），它主要通过增加血管阻力而增加 MAP，对心排血指数影响较小。升压反应不佳时可使用血管升压素、肾上腺素或多巴酚丁胺。如出现低排高阻或心力衰竭，可使用血管扩张药。

5. 糖皮质激素　糖皮质激素可抑制多种炎症介质的释放，稳定溶酶体膜，减轻全身炎症反应。如液体治疗和血管活性药治疗仍不能维持血流动力学稳定，可使用糖皮质激素，建议静脉使用氢化可的松（200mg/d），一般短期使用不超过 2 天。但也有不一致的意见，有研究表明糖皮质激素虽有助于休克期血压的稳定，但并未降低病死率，还有增加继发感染、血糖升高等的风险。

6. 其他治疗　包括营养支持、血糖管理、DIC 防治及重要器官功能保护等。感染病灶未涉及消化道者，肠内营养有助于维持肠黏膜的屏障功能、减少肠道菌群移位、刺激消化液分泌和减少胆汁淤积；同时积极预防应激性溃疡（质子泵抑制剂或 H_2 受体拮抗剂）。良好的血糖控制有助于改善患者预后，连续两次血糖水平 >10mmol/L 时开始胰岛素治疗，目标血糖 ≤ 10mmol/L；但血糖水平也不宜控制过低，以免发生严重低血糖。小剂量肝素或低分子肝素可预防深静脉血栓形成，但应注意其造成出血的风险。

脓毒症休克病死率可高达 30%~50%，下列因素可影响患者的预后：感染未能及时控制，休克伴严重酸中毒，并发 DIC、心肺功能衰竭，合并糖尿病、心脏病、肝硬化等基础疾病。

（刘克玄）

思考题

1. 休克的治疗中为什么须注意纠正酸中毒?

2. 抢救过敏性休克时,为什么首选肾上腺素?

3. 脓毒症休克的治疗过程中,如何合理使用血管活性药?

第二十一章
多器官功能障碍综合征

要点：

1. 多器官功能障碍综合征是由多种病因导致的 2 个或 2 个以上器官先后或同时发生功能障碍的临床综合征。

2. 多器官功能障碍综合征的病理生理机制主要包括缺血再灌注损伤、全身炎症反应综合征、肠道动力学说以及基因多态性等。

3. 多器官功能障碍综合征应以预防为主，避免出现器官功能障碍的级联反应。因此需要对患者进行动态、全面、综合的器官功能监测，及时发现患者器官的病理生理改变。

4. 多器官功能障碍综合征应根据患者的自身病理生理改变给予个性化治疗措施，促使受损器官得到充分的支持和修复，恢复机体正常的平衡。

多器官功能障碍综合征（multiple organ dysfunction syndrome，MODS）是严重创伤、感染、脓毒症、大手术、大面积烧伤、长时间心肺复苏及病理产科等疾病发病 24 小时后，出现的 2 个或 2 个以上的器官先后或同时发生的功能障碍或衰竭，即急性损伤患者多个器官功能改变、不能维持内环境稳定的临床综合征。MODS 受损器官包括肺、肾、肝、胃肠、心、脑、凝血系统及代谢系统功能异常等。器官直接损伤或者慢性疾病器官功能失代偿不能称为 MODS。

MODS 概念大约形成于 20 世纪 70 年代 Tilney 报道的腹主动脉瘤破裂病例：18 例腹主动脉瘤破裂的患者虽然被成功地实施了手术，且在术后短期较为稳定，但不久却相继出现多个器官或系统的衰竭。尽管给予了全力治疗，但终未能挽回大部分患者的生命。Tilney 称此为"序贯性系统衰竭"（sequential system failure）。1977 年 Eiseman 将其作为一个新的综合征命名为多器官衰竭（multiple organ failure，MOF），在此后十几年间一直被广泛应用。但该命名主要描述临床过程的终结及程度上的不可逆，忽略了临床器官功能动态的变化特征，存在一定的局限性。1991 年美国胸科医师学会和危重病急救医学学会（ACCP/SCCM）倡导用 MODS 替代 MOF，指各种疾病导致机体内环境稳态的失衡，包括早期多器官功能障碍到多器官功能衰竭的全过程，是一个范畴更广、对 MOF 认识更早的概念。MODS 强调器官功能改变都是遵循从轻到重的连续病理生理发展过程，其变化具有双向性，存在恢复或者恶化两种可能，并强调对危重患者需早期诊断和早期防治。同时在此次会议上将感染和创伤引起的持续全身炎症反应失控的临床表现命名为"系统性炎症反应综合征"（systemic inflammatory response syndrome，SIRS），并提出 SIRS 是感染或非感染因素导致机体过度炎症反应的共同特征。MODS 是 SIRS 进行性加重的结果，而 MOF 则是 MODS 继续发展的最严重结果。概念的提出，目的是纠正既往过于强调器官衰竭程度，而着眼于 SIRS 发展的全过程，重视器官衰竭前的早期预警和治疗，反映了人们对该综合征的认识更加深入。但是，尽管在理念认识和器官功能支持治疗上都有了较大进步，但 MODS 病死率仍未见明显降低。还需要更充分认识 MODS 病因及发病机制，早期诊断与治疗，及时阻断其发展，以提高临床救治水平。

第一节　病因和分型

一、病因

MODS 是多因素诱发的临床综合征（常见危险因素见表 21-1），但其基本诱因是严重的创伤和感染以及在此过程中出现的低血容量性休克、再灌注损伤、过度炎症、蛋白 - 热卡缺乏和支持治疗本身引起的一些医源性因素。严重感染及其引起的脓毒症是 MODS 的主要原因，约 70% 的 MODS 由感染所致，但在临床上约半数的 MODS 患者未能发现明确的感染灶。外科大手术、严重创伤、休克在无感染存在的情况下也可发生 MODS。在 MODS 发生过程中可有多个因素同时或相继发挥作用。

表 21-1　诱发 MODS 的主要高危因素

感染
　　腹膜炎及腹腔内感染
　　肺炎
　　坏死性软组织感染
　　热带病（如恶性疟疾、伤寒、登革热）
炎症
　　胰腺炎
缺血
　　低血容量性休克
　　肠系膜缺血
免疫反应
　　自身免疫性疾病
　　抗磷脂综合征
　　移植排斥
　　移植物与宿主疾病
医源性的因素
　　延迟或错误治疗
　　输血
　　机械通气相关肺损伤
　　治疗相关的腹腔内压提高
中毒
　　药物反应（如丙泊酚、胺碘酮、单克隆抗体）
　　砷中毒
　　药物中毒（可卡因、对乙酰氨基酚）
内分泌
　　肾上腺危象
　　嗜铬细胞瘤
　　甲状腺危象
　　黏液性水肿昏迷

NOTES

外科患者的 MODS 原发病因主要有：①严重感染；②创伤、烧伤或大手术；③心肺复苏后；④各种原因引起的休克；⑤重症胰腺炎；⑥某些医源性因素，如大量输液、输血、抗生素或糖皮质激素等药物的使用，各种有创监测和呼吸机应用等。如果患者合并有慢性器官病变，如慢性肾病、肝功能障碍、冠心病，或者免疫功能低下，如糖尿病、应用免疫抑制剂、营养不良，遭受上述急性损害后更容易发生 MODS。

二、发病过程与分型

感染或非感染等致病因素刺激机体产生大量促炎介质，引起机体炎症反应。若炎症反应维持在适当水平，则有利于感染的消除和机体的恢复；若炎症介质过量释放或失控，形成瀑布样连锁反应，导致机体防御机制过度激活而引起自身损害，临床上称之为 SIRS。1991 年美国胸科医师学会和危重病急救医学学会（ACCP/SCCM）制定了 SIRS 的临床诊断标准：具有以下四项标准中的两项或两项以上即可诊断为 SIRS：①体温 >38℃或 <36℃；②心率 >90 次 /min；③呼吸频率 >20 次 /min 或 $PaCO_2<32mmHg$；④白细胞计数 $>12\times10^9$/L 或 $<4\times10^9$/L 或幼稚粒细胞 >10%。危重患者 SIRS 发生率达 68%~97.6%。其中感染导致的全身炎症反应称为脓毒症（sepsis）；当合并一个或一个以上器官功能障碍时称为重度脓毒症（severe sepsis）。2001 年国际脓毒症研究和治疗领域的专家进一步讨论了脓毒症及其相关术语的概念、定义和诊断。脓毒症 2.0 标准中在已明确或疑似的感染导致的全身炎症反应的基础上，添加了几项器官损伤的证据包括感染指标、炎症参数、血流动力学参数、器官功能障碍参数和组织灌注参数几项，而 SIRS 和 MODS 的概念无明显改变。Sepsis1.0 和 Sepsis2.0 都是基于 SIRS 的概念和诊断标准，随着人们对脓毒症主要发生机制的深入了解，单纯以 SIRS 为基础的传统脓毒症概念的缺陷日趋明显。2016 年 2 月美国重症医学会（SCCM）和欧洲危重病医学会（ESICM）联合发布最新脓毒症概念 Sepsis3.0 的基础是其主要的发病机制，即严重感染引起的宿主反应失调导致的致命性器官功能障碍，其评价的核心指标就从 SIRS 转变为器官功能障碍，选择的评价标准是序贯性器官衰竭评估（sequential organ failure assessment，SOFA）。器官功能障碍是指感染引起的 SOFA 总分急性改变 ≥ 2 分（对于基础器官功能障碍未知的患者可疑假设基线 SOFA 评分为 0），即脓毒症 = 感染 +SOFA ≥ 2。对于院外、急诊或普通病房的可疑感染成人，需及早评估其发展成为脓毒症导致不良结局的可能性，以便采取相应的治疗措施。在 Sepsis3.0 中也提出了预测脓毒症不良预后的 3 个最有效指标：呼吸频率 ≥ 22 次 /min，收缩压 ≤ 100mmHg 和意识状态改变，这 3 个指标被命名为 quick SOFA（qSOFA），能够迅速鉴别那些需要长时间入住 ICU 或住院期间可能死亡的可疑感染患者。

严重创伤、感染和休克等刺激 SIRS 逐级放大加重的过程中，随着促炎介质释放的增多，体内开始产生内源性抗炎介质，如白介素（interleukin，IL）、防御素（defensins）、可溶性肿瘤坏死因子受体（soluble tumor necrosis factor receptor，sTNFR）和生长因子（growth factor，GF）等。适当的抗炎介质有助于防止或减轻 SIRS 引起的自身组织损伤和内环境紊乱；但如果抗炎介质释放过量，则可发展为特异性的免疫系统障碍，使患者对感染的易感性增高，导致代偿性抗炎反应综合征（compensatory anti-inflammatory response syndrome，CARS）。CARS 是导致机体在创伤或感染早期出现免疫功能受损的主要原因，其后果包括：①使细胞因子由保护性作用转为损伤性作用，炎症过程失控，局部组织及远隔脏器均遭损伤，形成包括急性呼吸窘迫综合征（acute respiratory distress syndrome，ARDS）在内的 MODS；②使机体的免疫功能严重受抑制，从而引发严重感染，进一步诱发或加重 ARDS 或 MODS。正常情况下，机体炎症反应和抗炎反应二者保持平衡，维持内环境稳定。多种致病因素可诱发机体全身炎症反应和抗炎反应，当机体炎症反应占优势时，表现为 SIRS；当机体抗炎反应占优势时，表现为 CARS。机体炎症反应和抗炎反应失平衡可最终导致 MODS。

MODS 分为原发型（单相速发型）和继发型（双相迟发型）。原发型 MODS 是指由原始病因直接导致的重要器官功能不全。在原发损伤的早期出现，全身炎症反应较轻，如低血容量性休克早期器官功能障碍,直接肺挫伤导致急性呼吸衰竭,横纹肌溶解导致肾功能衰竭等。机体在原始病因作用下,引发 SIRS,经治疗后病情可得到缓解并相对稳定;但如果在其后机体受到感染、输血、手术等二次"打击",即可扩大或增强其反应进程,过度的炎症反应造成远隔部位多个器官功能障碍,即继发型MODS。原发型 MODS 发展过程中,SIRS 没有继发型 MODS 严重,预后相对较好。继发型 MODS 与SIRS 引起的自身性破坏关系密切,往往在原发损伤的较晚期才发生,易合并感染,一般预后较差。

第二节　发病机制

MODS 的发病机制十分复杂,涉及神经体液、内分泌、免疫,甚至基因学方面,迄今未完全阐明。目前已提出多种关于 MODS 发病机制的学说,如缺血再灌注损伤、细菌毒素、胃肠道菌群移位、二次打击和基因调控等学说。总的来说,MODS 不仅与感染、创伤等直接损伤有关,更与机体自身对感染、创伤的免疫炎症反应有本质性的联系。机体遭受损害因子的严重打击,发生防御反应,起到保护自身的作用。如果反应过于剧烈,机体将进一步释放大量细胞因子、炎症介质及其他病理性产物,损伤组织细胞,导致 MODS。组织缺血再灌注过程和 / 或全身炎症反应是其共同的病理生理变化,二次打击所致的失控炎症反应被认为是 MODS 最重要的病理生理基础。

一、缺血再灌注损伤与 MODS

缺血再灌注损伤(ischemia-reperfusion injury)在许多临床疾病的发生发展中起着重要作用。严重创伤,如复合伤、大手术、大面积烧伤等,病程中常出现低血压,甚至低血容量性休克,严重感染患者虽然可能没有明显失血表现,但多存在低血容量过程,均可引起组织器官低灌注或灌注障碍,组织缺血缺氧,细胞能量代谢障碍。受累的器官(如胃肠道)血灌流障碍可进一步加重全身炎症反应,导致休克状态持续和不可逆,最终引起 MODS 的发生。

恢复组织微循环灌注可诱发机体应激反应,释放大量血管活性物质如儿茶酚胺、血管升压素等,引起血管收缩和微循环障碍,组织氧输送减少和氧利用障碍,造成 ATP 利用殆尽,无氧代谢产生大量有毒代谢产物。而 ATP 殆尽造成细胞功能的失调,细胞膜 Na^+-K^+ 泵功能障碍,使钠、水在细胞内潴留,加上代谢物的堆积,造成细胞肿胀,细胞器失去功能,最终可导致细胞死亡。

再灌注过程不仅对缺血器官,还将对全身造成更大的损伤。在再灌注过程中,产生多种黏附分子,使中性粒细胞黏附在血管内皮上,导致内皮损伤和中性粒细胞游离至血管外造成炎症,引发局部与全身组织一系列伤害性反应;有害代谢产物经血流到达全身各器官,造成器官伤害,而最易受累的就是接受组织静脉血流的肺脏。再灌注时期由于能量不足不能将胞质中过多的 Ca^{2+} 泵出或吸收入肌质网,致使细胞内 Ca^{2+} 浓度增加,加上由细胞外来的 Ca^{2+} 使细胞内 Ca^{2+} 超载,同时产生大量氧自由基,自由基与不饱和脂肪酸作用引发脂质过氧化(lipid peroxidation)反应。脂质过氧化物的形成使膜受体、膜蛋白酶和离子通道的脂质微环境改变,从而改变其功能;由于脂质过氧化反应的增强,细胞膜内多价不饱和脂肪酸减少,生物膜不饱和脂肪酸 / 蛋白质比例失常,膜的液态性、流动性改变,通透性增强。自由基与蛋白质的交联将使其失去活性,结构改变,导致器官或组织缺血再灌注损伤,引起严重的功能障碍及结构改变。

二、全身炎症反应综合征与 MODS

炎症反应学说是 MODS 发病机制的基石。在严重感染、创伤、休克或者缺血再灌注损伤等情况下,大量炎症刺激物(严重缺氧、内毒素等)激活机体固有免疫系统,炎症细胞(单核巨噬细胞、中性粒细胞)、血管内皮细胞以及血小板活化,产生大量炎症介质、氧自由基、溶酶体酶、凝血物质和过表达的黏附分子(adhesion molecule, AM)等。这些炎症介质进一步反馈活化炎症细胞,继而出现自我放大的炎症反应和损伤,同时刺激大量内源性抗炎介质生成,启动代偿性的 CARS。炎症反应本质上是机体抵御外界致病因素侵袭的保护性反应,适度的炎症反应及适当的体液介质对机体抵御损伤、促进修复起到积极的作用。但炎症反应本身亦具有一定的破坏性,当促炎和抗炎介质之间的平衡被打破时就会表现出对机体不利的一面。不当的全身促炎反应导致休克、组织液漏出和凝血功能障碍,而不当的全身代偿性抗炎反应导致免疫无反应性或免疫抑制。过度的促炎反应和抗炎反应最终会互相激化,使机体处于具有自身破坏性的免疫失调状态,导致 MODS。

　　SIRS 和 CARS 失衡导致 MODS 的发展过程可分为 3 个阶段:①局限性炎症反应阶段:局部损伤、再灌注或感染导致炎症介质在组织局部释放,诱导血液和组织中的炎症细胞向局部受损组织趋化、聚集并活化,从而杀死病原微生物,中和毒素,清除坏死组织和细胞,促进组织修复。此时炎症介质的作用是抵抗病原体即清除异己抗原,对机体发挥保护性作用。在严重创伤和感染时,局部炎症反应是一种生理性的保护反应。同时,机体启动了抗炎系统来保护自身,抗炎介质包括 IL-4、IL-10、IL-11、可溶性肿瘤坏死因子、TGF、巨噬细胞移动抑制因子以及其他未知因子。抗炎细胞因子可以改变巨噬细胞功能,减弱抗原提呈能力,降低炎性细胞因子的分泌,甚至直接杀灭入侵病原微生物来保护机体。因此,该阶段对促进机体康复具有重要意义。如果损伤或刺激较为严重或持久,以及遭受"二次打击",则病程继续进展到有限性全身炎症反应阶段。②有限性全身炎症反应阶段:如果原发性致病因素导致机体损伤较为严重,炎症介质和抗炎介质便出现在全身循环中。对于重度创伤患者,大量组织损伤和失血、失液会刺激炎症介质的释放;对于发生感染的患者,病原微生物或外来的抗原可直接进入血液循环刺激产生炎症介质。在此时期,作为机体对创伤或感染的一种正常反应,循环中出现大量的炎症介质如 TNF-α、IL-1 和 IL-6 等,可以促进炎症细胞表面黏附因子表达、趋化因子生成,使中性粒细胞向炎症或损伤部位趋化、聚集、浸润。同时,炎症介质会刺激机体产生代偿性抗炎反应来抑制炎症反应,SIRS/CARS 处于相对平衡状态,不会出现严重的临床症状和表现,也不会发生 MODS。当原发病持续存在或有新的损害因素存在时,处于敏感状态的炎性细胞会进一步活化,释放更多的炎症介质,从而放大炎症反应,使得早期有限的 SIRS 逐步发展成为失控的 SIRS。③ SIRS 和 CARS 失衡阶段:表现为两个极端,当大量炎症介质释放入循环,刺激炎症介质瀑布样释放,而内源性抗炎介质又不足以抵消其作用,炎症反应失控,导致 SIRS;另一个极端是内源性抗炎介质释放过多而导致 CARS。SIRS 和 CARS 失衡的后果是炎症反应失控。全身炎症反应本质上是机体抵抗疾病的一种保护性反应,但如果炎症持续发展甚至失去控制,则炎症反应由对机体的保护作用转变为自身破坏作用,炎症介质诱导单核巨噬细胞、中性粒细胞等产生大量自由基,释放多种蛋白酶,诱导细胞死亡,最终导致 MODS。

　　全身炎症反应的产生机制尚未明确,目前主要的机制有:①二次打击学说:机体遭受第一次打击使炎症细胞处于致敏状态,此时如果病情稳定,炎症反应可逐渐消退;相反,若机体遭受第二次打击,使致敏状态的炎症细胞反应性异常增强,导致致敏的炎症细胞突破自我限制作用,通过失控的自我持续放大反应,使促炎介质泛滥。②细胞代谢障碍:细胞高代谢、能量代谢障碍和氧利用障碍,是 MODS 和 MOF 的最根本原因。③基因表达特性:患者遗传和基因表达的特征是决定某些疾病发生发展和治疗效果个体间差异的内在原因。炎症表达的控制基因具有多态性,提示个体基因特征在全身炎症反应中发挥着重要作用。从基因的单核苷酸多态性(SNP)、微卫星多态性,到 DNA 拷贝数的多态性,众多研究显示白介素家族、防御素家族以及其他相关炎症介质的基因多态性与机体感染或创伤后炎症反应的发生、发展及转归密切相关。基因调控在炎症反应和 MODS 的发生发展中的作用研究也提供了诸多有意义的发现,其中核因子-κB(NF-κB)被证实在这一过程中具有关键性作用。此外,其他转录因子如活化蛋白-1(AP-1)也在炎症反应中起着重要调节作用。

　　失控的炎症反应可导致以下重要的病理生理改变:①低血压与氧利用障碍:在过度炎症状态下,内源性扩血管物质前列环素 I_2(prostacycline,PGI_2)、BK、NO 增加,导致全身炎症反应中循环阻力过低甚至休克,组织氧利用障碍。②心肌抑制:TNF-α、PAF、白三烯(leukotrienes,LTs)等炎症介质均可抑制心肌收缩,降低冠状动脉血流量,导致心肌细胞损伤,心室射血分数和做功指数均明显降低。心肌受损伤,是直接导致心力衰竭的高危因素。③持续高代谢和营养不良:遭受严重全身炎症反应的机体代谢具有自噬性的特点,表现为代谢紊乱,短期内大量蛋白被消耗而使机体陷入重度营养不良,组织器官以及各种酶的结构和功能全面受损,且这种代谢紊乱难以被外源性的营养支持所纠正。④内皮细胞炎症反应及血管通透性增加,组织和器官水肿,氧弥散距离增加,加重组织细胞缺氧。⑤补体广泛激活:C3a 和 C4a 升高,激活白细胞,血管通透性增加;C5a 降低,其保护性反应受到抑制,免疫功能受到损害,对感染易感性增加。⑥血液高凝及微血栓形成:在重度全身炎症反应作用下,患者的血液系统处于高凝状态,血管内皮炎症和损伤使内膜下胶原裸露,极易导致微血栓形成,进一步加剧组织器官灌注障碍。严重患者可出现弥散性血管内凝血(DIC)。

在 SIRS 的发展过程中,常常由于抗炎反应占优势,导致抗炎介质过量产生,机体出现以免疫抑制为特征的 CARS。应激所致的糖皮质激素和儿茶酚胺的释放,或外源性的儿茶酚胺可进一步影响 T 和 B 淋巴细胞的活性。CARS 特点:T 细胞免疫低下、无反应;抑制性 T 细胞增多;免疫提呈缺陷;巨噬细胞活化受到抑制;T 细胞和 B 细胞凋亡增加。持续发展的 SIRS/CARS 可导致机体免疫失衡,造成 MODS,并且增加了死亡的风险。

三、肠道动力学说与 MODS

肠道作为人体的消化器官,在维持机体正常营养中起着极其重要的作用。同时,肠道很容易参与创伤、烧伤和感染后的各种应激反应中,是 MODS 发生的始动器官。在脓毒症、多发创伤、休克等损伤后,肠道处于低灌注状态,加之长时间禁食等原因,导致黏膜屏障功能受到削弱或损伤,表现为肠黏膜萎缩、屏障功能受损,肠黏膜通透性增加,大量细菌和内毒素经肠系膜淋巴系统及门静脉侵入,造成细菌移位及肠源性感染。同时,肝脏库普弗细胞、网状内皮系统在受到细菌和内毒素过度刺激后,还可以通过释放大量炎症介质、细胞因子、花生四烯酸、氧自由基等,相互介导、相互激活,形成瀑布效应,导致 MODS。SIRS 的患者可无明显的感染灶,但其血培养中可见到肠道细菌,肠道可能是 MODS 患者菌血症的来源。因此,肠道是炎症细胞激活、炎症介质释放的重要场所之一,也是炎症反应失控的策源地之一。从这一点来看,肠道动力学说实际上是炎症反应学说的一部分。

四、基因多态性与 MODS

随着人类基因组研究的不断深入,人们发现遗传学机制的差异性是许多疾病发生、发展的内因和基础,基因多态性是决定个体对应激反应打击的易感性、耐受性、临床表现多样性及对治疗反应差异性的重要因素。研究显示,基因多态性表达与炎症反应具有相关性。分析 TNF 的 Ncol 多态性可能有助于评估患者并发 MODS 的易感性及对抗 TNF 免疫治疗的反应性。而 IL-1 受体拮抗药(IL-1ra)基因多态性是 IL-1ra 表达水平和预后的基因标志。基因多态性的研究为进一步深入探索 MODS 的发病机制,寻找有效的治疗途径,开辟了新的领域和思路。

第三节　临床诊断与病情评估

一、MODS 的临床诊断

MODS 患者多有创伤、感染、大手术等病史,且有 SIRS 的临床表现;随着病情的发展,相关器官的临床表现亦趋恶化。对于 MODS 的诊断方法和诊断标准,目前尚未有完全的统一。目前主要分为修正的 Fry-MODS 诊断标准、反映 MODS 病理生理过程的诊断标准以及疾病特异性 MODS 评分和诊断系统。

(一) 修正的 Fry-MODS 诊断标准

1980 年 Fry 提出了第一个 MOF 的诊断标准,国内 MODS 诊断标准(表 21-2)是参照 Fry 的诊断标准制定的,几乎包括了所有可能累及的器官或系统。虽然未能包括 MODS 的整个病理生理过程,但避免了烦琐的程度评分,较为简洁,增加了临床实用性。

表 21-2   国内 MODS 诊断标准

器官 / 系统	诊断标准
循环系统	收缩压 <90mmHg,并持续 1 小时以上,或需要药物支持方能维持循环稳定
呼吸系统	起病急,PaO₂/FiO₂ ≤ 200mmHg(已用或未用 PEEP),X 线胸片见双肺浸润,PCWP ≤ 18mmHg,或无左心房压升高的证据
肾脏	血清肌酐浓度 >177μmol/L,伴有少尿或多尿,或需要血液透析
肝脏	血清总胆红素 >34.2μmol/L,血清转氨酶在正常值上限的 2 倍以上,或有肝性脑病
胃肠道	上消化道出血,24 小时出血量 >400ml,或不能耐受食物,或消化道坏死或穿孔
血液系统	血小板计数 <50×10⁹/L 或减少 25%,或出现 DIC
代谢	不能为机体提供所需能量,糖耐量降低,需用胰岛素;或出现骨骼肌萎缩、无力
中枢神经系统	GCS 评分 <7 分

(二)反映 MODS 病理生理过程诊断标准

MODS 的临床病情评估较困难,计分法是目前定量、动态评价 MODS 病理生理动态变化的较理想手段。1995 年加拿大学者 Marshall 和 Sibbald 等提出了 MODS 严重程度的评分系统(表 21-3),该评分标准得到的 MODS 分数与病死率呈显著的正相关性(表 21-4),对于临床 MODS 的预后判断具有一定的指导作用。

表 21-3   MODS 严重程度的评分系统(Marshall,1995)

器官 / 系统	严重程度评分				
	0	1	2	3	4
呼吸(PaO₂/FiO₂)/mmHg	>300	226~300	151~225	76~150	≤ 75
肾脏 血肌酐 /(μmol·L⁻¹)	≤ 100	101~200	201~350	351~500	>500
肝脏 胆红素 /(μmol·L⁻¹)	≤ 20	21~60	61~120	121~240	>240
心血管(PAR)*/(次 /min)	≤ 10.0	10.1~15.0	15.1~20.0	20.1~30.0	>30
血液 血小板计数 /(×10⁹·L⁻¹)	>120	81~120	51~80	21~50	≤ 20
神经系统(格拉斯哥昏迷评分)**/分	15	13~14	10~12	7~9	≤ 6

* PAR:压力校正心率 = 心率 × 右心房压(或 CVP)/ 平均动脉压,以消除因应用变力性药物产生的影响。

** 格拉斯哥昏迷评分:如使用镇静剂或肌松药,除非存在内在的神经障碍证据,否则应正常计分。

表 21-4   MODS 评分与预计病死率

MODS 评分 / 分	预计病死率 /%	MODS 评分 / 分	预计病死率 /%
0	0	17~20	75
9~12	25	>20	100
13~16	50		

(三)疾病特异性 MODS 评分和诊断系统

不同疾病导致的 MODS 具有不同特点,建立疾病特异性 MODS 评分和诊断系统,是 MODS 深入研究的结果。首先,疾病严重程度分类系统必须建立在客观的生理学参数之上,且尽可能地不受治疗的影响。为此,1985 年 Knaus 等提出 APACHE-Ⅱ 评分(表 21-5),它包括三个要素:12 个生理参数异常分、年龄增加分、慢性健康状态异常分;通过对 12 项生理参数(均为入 ICU 后前 24 小时内最差者)异常程度进行量化而加以评定急性疾病的严重度;每项分值为 0~4 分,总分值为 0~60 分;目前已成为重症医学质量控制考核的主要标准之一。1996 年 Vincent 等提出了序贯性器官衰竭评估(SOFA)评分,不但体现了器官和系统功能衰竭的病理生理过程和程度评价,也是对疾病(感染)特异性的 MODS 进行评估,目前已成为诊断脓毒症的重要评分系统(见表 20-5)。

表 21-5 APACHE-Ⅱ评分

年龄评分						
参数	分值					评分
	4	3	2	1	0	
年龄 / 岁	≥ 75	65~74	55~64	45~54	≤ 44	
急性生理学评分(APS)						
参数	分值					评分
	4	3	2	1	0	
直肠温度 /℃	≥ 41	39~40.9	—	38.5~38.9	>35.9	
	≤ 29.9	30~31.9	32~33.9	34~35.9		
平均动脉压 /mmHg	≥ 160	130~159	110~129	—	70~109	
	≤ 49	—	50~69			
心率 /(次·min⁻¹)	≥ 180	140~179	110~139	—	70~109	
	≤ 39	40~54	55~69			
呼吸频率 /(次·min⁻¹)	≥ 50	35~49	—	25~34	12~24	
	≤ 5	—	6~9	10~11		
氧合作用	当 FiO_2<50% 时,用 PaO_2;FiO_2 ≥ 50% 时用肺泡 - 动脉氧分压差 $P_{(A-a)}O_2$					
PaO_2/mmHg	<55	55~60	—	61~70	>70	
$P_{(A-a)}O_2$/mmHg	>500	400~500	200~399	—	<200	
血液酸碱度	血液酸碱度以动脉血 pH 为宜,无血气分析则用静脉血[HCO_3^-]替代					
动脉血 pH	≥ 7.70	7.60~7.69	—	7.50~7.59	7.33~7.49	
	≤ 7.14	7.15~7.24	7.25~7.32			
或 HCO_3^-/(mmol·L⁻¹)	≥ 52.0	41.0~51.9	—	32.0~40.9	22.0~31.9	
	<15.0	15.0~17.9	18.0~21.9			
血 Na^+/(mmol·L⁻¹)	≥ 180	160~179	155~159	150~154	130~149	
	≤ 110	111~119	120~129			
血 K^+/(mmol·L⁻¹)	≥ 7.0	6.0~6.9	—	5.5~5.9	3.5~5.4	
	<2.5	—	2.5~2.9	3.0~3.4		
Cr(急性肾衰竭时加倍)/(mol·L⁻¹)	≥ 309	176~308	124~175	—	53~123	
	—	—	<53			
血细胞比容 /%	≥ 60.0		50.0~59.9	46.0~49.9	30.0~45.9	
	<20.0		20.0~29.9			
白细胞计数 /(×10⁹·L⁻¹)	≥ 40.0		20.0~39.9	15.0~19.9	3.0~14.9	
	<1.0		1.0~2.9	—		
Glasgow 昏迷评分	等于 15 减去实际 GCS 分值					

续表

慢性健康状况评分（CPS）		
评分法:凡下列器官或系统功能严重障碍或衰竭的慢性病患者,如行急诊手术或未手术者加 5 分,择期手术者加 2 分	评分	
心血管系统	休息或轻微活动时出现心绞痛或心力衰竭的表现,如心悸、气急、水肿、肝大、肺部啰音等,或符合美国纽约心脏病协会制定的心脏功能 4 级标准	
呼吸系统	慢性限制性、阻塞性或血管性肺部疾病所致患者活动严重受限,不能上楼或做家务,或有慢性缺氧、高碳酸血症、继发性红细胞增多症、严重肺动脉高压,或需要呼吸机支持	
肝脏	经活检确诊肝硬化伴门静脉高压致上消化道出血、肝衰竭、肝性脑病史	
肾脏	长期接受透析治疗	
免疫功能障碍	接受免疫抑制剂、化疗、放疗、长期激素治疗,或近期使用大量激素,或患白血病、淋巴瘤或 AIDS 等抗感染能力低下者	

对于创伤后的 MODS 的评估,Sauaia 对 Denver 的 MOF 评分标准进行了修改,提出了创伤后 MODS 评分标准(表 21-6)。在该评分标准中,器官或系统功能正常、功能障碍 1、2、3 级分别计 0、1、2、3 分,MODS 定义为入院后 48 小时器官等级同时期评分相加总和≥ 4 分。

表 21-6　创伤后 MODS 评分标准

系统或器官	功能障碍		
	1 级	2 级	3 级
肺（ARDS 评分）	>5	>9	>13
肾脏 肌酐 /（μmol·L⁻¹）	>160	>220	>440
肝脏 胆红素 /（μmol·L⁻¹）	>34	>60	>136
心血管* 心排血指数 /（L·min⁻¹·m⁻²） 多巴胺用量 /（μg·kg⁻¹·min⁻¹）	<3.0 <5	<3.0 5~15	<3.0 >15

注: * 心血管评分标准为在不同剂量多巴胺支持下的心排血指数。

判断 SIRS 和各个器官功能障碍也是 MODS 诊断的关键,近年来对于急性呼吸衰竭和急性肾衰竭有了更深的认识。2012 年柏林欧洲危重病学年会上,对 ARDS 提出了新的概念,2023 年发布了 ARDS 全球新定义。2004 年,美国急性透析质量指导组（The Acute Dialysis Quality Initiative Work Group,ADQI）提出新的定义、分类系统和 RIFLE 分类标准,并将急性肾脏衰竭改为急性肾损伤（acute kidney injury,AKI）。2005 年,急性肾损伤网络（Acute Kidney Injury Net,AKIN）正式建立,并将 RIFLE 标准修正为 AKIN 标准,并已被公认为诊断标准(表 21-7)。在 2012 年,改善全球肾脏病预后组织（KDIGO）又推出了急性肾损伤诊疗指南（KDIGO 指南）,其中将 AKI 定义为符合以下任一项者:48 小时内血肌酐增加≥ 26.5μmol/L;或 7 天内血肌酐增加达到基线值的 1.5 倍及以上;或尿量 <0.5ml/（kg·h）,持续超过 6 小时。临床诊断 MODS 时,不能将 MODS 看作是功能障碍或功能衰竭器官的简单叠加,而忽视了 MODS 的病理机制以及器官之间互相作用的重要性。强调单一器官功能衰竭对重症患者的病情判断和治疗无疑是很重要的,但 MODS 并不是各个单一器官功能障碍的简单叠加,同样是 2 个器官衰竭,但器官不同,对 MODS 影响也不同。

表 21-7 急性肾损伤的 RIFLE 和 AKIN 诊断标准

诊断标准	血肌酐	尿量
1.RIFLE 标准		
危险（risk）	增加值≥基础值的 1.5 倍或 GFR 下降≥25%	少于 0.5ml/（kg·h），至少 6h
损伤（injury）	增加值≥基础值的 2 倍或 GFR 下降≥50%	少于 0.5ml/（kg·h），至少 12h
衰竭（failure）	增加值≥绝对值的 3 倍或 GFR 下降≥75%，或血肌酐绝对值≥354μmol/L 且急性升高至少 44μmol/L	少于 0.3ml/（kg·h）至少 24h 或无尿至少 12h
丧失（loss）	肾衰竭持续 4 周以上	
终末（end）	肾衰竭持续 3 个月以上	
2.AKIN 标准		
1 期	增加的绝对值≥26.4μmol/L，或增加值≥基础值的 1.5~1.9 倍	同上
2 期	增加值≥基础值的 2~2.9 倍	同上
3 期	增加值≥基础值的 3~3.9 倍或血肌酐绝对值≥354μmol/L 且急性升高至少 44μmol/L，或需要肾脏替代治疗	同上

注：GFR：glomerular filtration rate，肾小球滤过率。

二、MODS 的临床分期与特征

MODS 患者临床表现差异很大，一般情况下，MODS 病程可分为 4 期，每个时期都有其相应的临床特征（表 21-8）。对 MODS 的分期是相对的；即使在同一发展阶段，各器官功能障碍的程度也并非一致。例如在病程上，呼吸系统可以在短时间内很快达到衰竭程度［约（1.8±4.7）天］，而肝功能衰竭的发展需要较长的时间［约（4.7±5.5）天］。

表 21-8 MODS 的临床分期和临床表现

项目	1 期	2 期	3 期	4 期
一般情况	正常或轻度烦躁	急性病态，烦躁	一般情况差	濒死
循环系统	需补充容量	容量依赖性高动力学	休克，心排血量降低，水肿	依赖血管活性药维持血压，水肿，$S\bar{v}O_2$ 升高
呼吸系统	轻度呼吸性碱中毒	呼吸急促，呼吸性碱中毒，低氧血症	ARDS，严重低氧血症	呼吸性酸中毒，气压伤，低氧血症
肾脏	少尿，利尿药效果差	肌酐清除率下降，轻度氮质血症	氮质血症，有血液透析指征	少尿，透析时血压不稳定
胃肠道	胃肠道胀气	不能耐受食物	应激性溃疡、肠梗阻	腹泻、缺血性肠炎
肝脏	正常或轻度胆汁淤积	高胆红素血症，PT 延长	临床黄疸	转氨酶增高，重度黄疸
代谢	高血糖，胰岛素需求增加	高分解代谢	代谢性酸中毒，高血糖	骨骼肌萎缩，乳酸酸中毒
中枢神经系统	意识模糊	嗜睡	昏迷	昏迷
血液系统	正常或轻度异常	血小板降低，白细胞增加或减少	凝血功能异常	不能纠正的凝血功能障碍

NOTES

三、MODS 的临床评估与监测

MODS 患者的病情危重,病情变化显著。因此,除以上评分外,也可以应用现代的多种监测技术对器官的病理生理改变进行评估,并指导治疗,如监测全身和局部的组织灌注可用于指导循环休克的血流动力学复苏及预防 MODS 进展。因此对 MODS 患者应予以严密的观察与监测,目前常用的主要监测方式如下。

1. **基础监测**　包括体温、脉搏、血压、脉搏血氧饱和度等。

2. **呼吸监测**　包括:①临床症状的观察:包括体位、呼吸肌的协调运动、呼吸频率、胸廓运动幅度、发绀等;②呼吸功能及呼吸力学的监测:包括潮气量、每分通气量、气道压力、最大吸气压力、肺顺应性等;③床旁 X 线胸片检查,可每 24~48 小时复查一次;④动脉血气分析,可依据病情的进展情况,每日可定时或多次复查;⑤其他监测,如计算肺泡-动脉氧分压差有助于判断肺泡的弥散功能。必要时,还可进一步计算肺内的分流率(Q_s/Q_T)。

3. **血流动力学监测**　连续监测动脉压、CVP。放置漂浮导管可了解右心房压、肺动脉压和肺毛细血管楔压等,同时测定心排血量和混合静脉血氧饱和度($S\bar{v}O_2$),以了解氧供(DO_2)与氧耗(VO_2)的失衡趋势。脉搏指示连续心排血量(PICCO)监测技术可微创快速获得每搏量变异率(stroke volume variation,SVV)、心排血指数(CI)、周围血管阻力指数(SVRI)、胸内血容量指数(intrathoracic blood volume index,ITBVI)及血管外肺水容量指数(extravascular lung water volume index,EVLWI)等功能性血流动力学参数,有助于重症患者的临床评价和治疗决策。床旁心脏超声技术可无创测定心脏功能参数,临床可对重症患者容量状态、液体反应性、心脏功能进行快速以及重复检查和评估,并且动态指导治疗。

4. **心电图监测**　缺氧、低血压或电解质紊乱的情况下易发生心律失常,因此很有必要连续监测心电图。

5. **内环境监测**　包括 pH、剩余碱、动脉血乳酸、电解质以及血浆渗透压等。

6. **肾功能检查**　包括:①尿量、尿比重及尿渗透压:不仅反映肾功能情况,且能为调节水、电解质平衡提供参考;②血钾和血、尿肌酐和尿素氮测定。

7. **肝功能检查**　除了胆红素外,还有肝脏酶谱如 GOT、LDH、GPT 等,以反映肝实质受损的程度。

8. **凝血功能检查**　感染的患者血小板计数降低,甚至 $<10 \times 10^9/L$,故临床上应予注意。其他包括凝血酶时间、活化部分凝血活酶时间、纤维蛋白原等。

9. **胃肠道功能监测**　包括观察有无腹胀、腹泻、腹痛及肠鸣音变化情况,胃液颜色及隐血试验;胃黏膜 pH(pHi)可敏感地反映胃肠道微循环的情况。

10. **Glasgow 昏迷量表**　该表是临床上实用的监测患者意识的简单方法,其最高 15 分,最低 3 分,分数愈高意识状态愈好。脑电图和脑干听觉诱发电位监测亦用于患者中枢神经系统功能的监测。

11. **血清降钙素原(PCT)**　PCT 是反映感染的敏感指标,且与感染的严重程度呈正相关。血清 C 反应蛋白的变化可反映机体应激水平的高低,可在一定程度上反映 MODS 的严重程度。

第四节　防治原则

一、MODS 的预防

MODS 不仅治疗复杂、困难,耗费甚大,而且病死率很高。有统计显示,患者出现 2 个器官衰竭时病死率约为 50%~60%;出现 3 个器官衰竭时病死率约为 85%;而出现 4 个以上器官衰竭时病死率几乎达 100%。而且患者一旦发生 MODS,虽然经过积极治疗好转后,发生损害的器官仍将遗留部分功能障碍,如 ARDS 患者易出现呼吸功能低下,严重影响到患者的生活质量。因此,MODS 重在预防和早期发现、早期治疗,可以说预防是 MODS 最好的治疗策略,包括:①对创伤、低血容量、休克患者,及时充分地复苏,提高有效循环血容量;合理使用血管活性药以保证组织氧合。②对于开放性创伤或术后感染,早期清创、充分引流是预防感染最关键的措施。③情况许可,尽早进行肠内营养,保持肠道屏障的完整,防止菌群失调及易位。④建立较完善的监测手段,尽早发现器官功能损害。⑤预防应激性溃疡和静脉血栓。

防治 MODS 的关键之一是识别高危患者。最佳治疗方法应该个性化,但是整体目标是减少进展到 MODS 的风险,可采取对循环和呼吸功能障碍患者行支持治疗、积极预防和控制感染、提供早期的肠内营养等方面措施。Sepsis 3.0 的显著变化就是废除了 SIRS 的诊断标准,也提供了有效的 MODS 治疗手段,并且改善临床预后。

针对 MODS 的治疗策略是在针对原发病或损害治疗的同时应积极支持受损的器官或系统,并对机体的神经内分泌、免疫、凝血、代谢等各方面进行适当的调节,促进整体内环境的正常。

1. 早期识别高危患者 根据新的概念,脓毒症为宿主对感染的免疫反应失调而引起的危及生命的器官功能障碍。根据《2021 年脓毒症与脓毒症休克管理指南》,不建议单独使用 quick SOFA(qSOFA)进行筛查、诊断,推荐联合应用 SIRS、NEWS 与 qSOFA。qSOFA 只包括意识障碍(GCS 评分未满 15 分)、低血压(收缩压 ≤ 100mmHg)和呼吸急促(呼吸频率 ≥ 22 次 /min 或脉搏血氧饱和度 <94%)。只要符合其中 2 项者加上有感染的证据,就能早期发现和诊断脓毒症,明确诱发病因,及时采取治疗措施,防止炎症反应的发展。相比 qSOFA,NEWS 评分标准包括呼吸频率、脉搏血氧饱和度、是否氧疗、体温、收缩压、心率和意识 7 个指标。NEWS 评分没有区分病因,并非专门为感染性疾病的患者而设计,其预测效力低于 qSOFA 评分。

2. 早期而充分的复苏 重视患者全身器官功能状态尤其是循环和呼吸功能的调控。

(1)对于创伤、休克患者要尽早、充分、有效地实施复苏,争取在 6 小时内达到复苏目标,最大程度地保护器官功能,特别是对原有病损器官的保护是预防 MODS 的关键,积极的液体复苏可使患者器官损害的并发症明显减少,存活率明显增加。Rivers 提出脓毒症休克患者在早期复苏最初 6 小时内的复苏目标包括:①中心静脉压(CVP)8~12mmHg;②平均动脉压(MAP)≥ 65mmHg;③尿量 ≥ 0.5ml/(kg·h);④中心静脉(上腔静脉)氧饱和度(ScvO$_2$)≥ 70%,混合静脉氧饱和度(Sv̄O$_2$)≥ 65%。在脓毒症或脓毒症休克患者前 6 小时内 CVP 达标,而 ScvO$_2$ 或 Sv̄O$_2$ 未达到目标值时,应输入浓缩红细胞(RBC)使血细胞比容(Hct)≥ 30% 和 / 或给予多巴酚丁胺[不超过 20μg/(kg·min)]以达到该治疗目标。目前虽然不再强调 3 小时、6 小时液体复苏目标,但推荐进行乳酸监测,容量负荷实验、反复动态进行血流动力学的监测和评估。

研究表明在脓毒症休克患者进行液体复苏时,与晶体液相比,羟乙基淀粉不但不能改善近期和远期生存率,还会增加脓毒症患者的 AKI 发生率。因此,液体复苏时推荐晶体液作为严重脓毒症休克患者的首选,也可以考虑使用白蛋白。另外,液体复苏时需要考虑避免氯离子过量导致高氯性酸中毒。如果患者乳酸水平升高,则以降低乳酸水平为目标导向实施液体复苏。此外,还可以使用毛细血管再充盈时间来指导复苏,作为其他灌注指标的补充。休克患者在液体复苏过程中的容量管理四阶段:复苏(resuscitation)、优化(optimization)、稳定(stabilization)、撤退(evacuation)。复苏时液体过负荷会增加患者的死亡率,因此复苏过程中需注意液体的量,避免液体过负荷。因此,在液体复苏时,须评估患者的容量反应性。对无自主呼吸和心律失常、非小潮气量通气的患者,可选用每搏量(SV)、脉压变异(PPV)、每搏变异(SVV)或心脏超声作为判断脓毒症休克患者对补液或 PLR(被动抬腿实验)的反应。

(2)早期加强肺的管理:MODS 首发器官常常是肺脏,应注意防治肺部并发症,加强通气管理,实施肺保护性通气策略。对严重低氧血症或 ARDS 等患者,机械性通气的目的在于保持机体内稳态平衡,充分供氧和 CO_2 排出,缓解超负荷的呼吸功,和避免扩大肺损伤或影响肺组织的修复。传统高潮气量通气策略对机体有害,易导致肺泡过度膨胀,引起呼吸机相关性肺损伤(VALI)。肺保护性机械通气策略包括:小潮气量(6ml/kg)使平台压 <30cmH$_2$O,避免 VALI,给予个体化 PEEP 或采取最低驱动压机械通气模式,维持 SaO$_2$ 在 90% 以上,允许性高碳酸血症等。对脓毒症所致中重度 ARDS 成人患者,机械通气期间,应间歇性给予肌松药,反对使用传统的长时间肺复张策略,并给予患者俯卧位通气每天超过 12 小时。

3. 预防和控制感染

(1)对创伤和感染患者,应及时、彻底清除无血流灌注和已坏死的组织,充分引流,给予有效的抗生素预防和控制感染扩散。

(2)严格无菌操作,规范有创性操作,减少感染危险。

(3)选择性肠道去污染:使用对大部分潜在致病菌(主要指兼性或需氧的革兰氏阴性菌)敏感、对专性厌氧菌不敏感和口服不易吸收的抗生素。其目的是通过抑制肠道中的革兰氏阴性需氧致病菌和真菌,预防肠源性感染。

4. 胃肠道管理与营养支持

(1)早期肠内营养:早期肠内营养可保护肠道屏障功能,减少细菌移位的发生,同时提供营养支持,满足机体高代谢的需要。

(2)使用抗生素应注意对肠道厌氧菌的保护,避免破坏肠道厌氧菌构筑的抑制肠道需氧致病菌易位的生物学屏障。微生态制剂有益于恢复肠道微生态平衡。

(3)防治应激性溃疡:使用抑酸剂、质子泵抑制剂或 H$_2$ 受体拮抗剂,不宜使胃内过度碱化,胃液 pH 控制在 4~5 之间为宜。

(4)添加药理营养素如谷氨酰胺,具有免疫调理作用,有助于维持细胞正常功能,支持肠黏膜屏障结构与功能。

5. 预防应激性溃疡和静脉血栓　存在消化道出血风险的患者,建议使用质子泵抑制剂、H$_2$ 受体拮抗剂、胃黏膜保护剂以及抗酸药,预防患者应激性溃疡。另外,由于感染等因素,导致 MODS 患者凝血系统功能障碍,容易引发静脉血栓,甚至 DIC,因此可使用低分子量肝素进行预防静脉血栓。

6. 改善全身情况,维持内环境稳定　如尽可能地维持机体水、电解质和酸碱平衡、营养状态处于正常状态,消除患者的紧张、焦虑或抑郁情绪等。

7. 加强系统或器官功能监测　其目的是早期发现和治疗患者器官功能紊乱及指导 MODS 的治疗。对于需要进入 ICU 的患者,应尽早(6 小时内)送入 ICU,为患者争取更多的治疗时间。

二、MODS 的治疗

由于对 SIRS 和 MODS 发病机制尚未完全阐明,因此其治疗策略仍然以支持治疗为主,支持治疗主要是纠正器官功能障碍已经造成的生理紊乱,防止器官功能进一步损害。

1. 控制原发病　针对原发病的治疗实质上也就是 MODS 治疗的开始。及时有效地处理原发病,减少或阻断有害的介质或毒素释放,防治休克和缺血再灌注损伤。如创伤患者应积极清创,并预防感染;严重感染的患者,必须清除身体各部位的感染灶、坏死组织、烧伤焦痂等,并应用有效的抗生素;胃肠道胀气的患者,要及时胃肠减压和恢复胃肠道功能;休克患者应快速和充分复苏,显性失代偿性休克和隐性代偿性休克均应及早纠正,这对于维持胃肠道黏膜屏障功能具有重要意义。

2. 加强障碍器官功能的支持治疗　器官功能支持尤其是循环系统和呼吸系统功能的支持是治疗 MODS 最基本的方法。氧代谢障碍是 MODS 的重要特征之一,支持疗法中最重要的应该是维持循环和呼吸功能的稳定,改善氧利用障碍,纠正组织缺氧。目前支持组织氧利用的手段有限,治疗重点在增加氧输送和降低氧耗。氧供(DO$_2$)反映循环、呼吸支持的总效果,主要与血红蛋白(Hb)、氧饱和度（SaO_2）和心排血量（CO）相关，$DO_2 = 1.38 \times Hb \times SaO_2 \times CO$，MODS 时最好维持 $DO_2 > 550ml/(min·m^2)$。提高氧供的方法有：①通过氧疗的支持或机械通气（高频低潮气量通气，必要时采用 PEEP）以维持 $SaO_2 > 90\%$，增加动脉血氧合；②维持有效的心排血量[$CI > 2.5L/(min·m^2)$]，适当地补充循环血容量，必要时应用正性肌力药物支持心血管功能；③增加血液携氧能力，维持适当的血红蛋白浓度是改善机体氧供的重要措施。一般认为，将血细胞比容维持在 30% 左右。降低氧耗的常用措施：①对于发热患者，及时使用物理方法和解热镇痛药等手段降温；②给予合并疼痛和烦躁不安的患者有效的镇静和镇痛；③对于惊厥患者，需及时控制惊厥；④呼吸困难患者，可采用呼吸支持的方法，减少呼吸功。

随着科学技术的进步，器官功能支持的方法也有了长足的发展。尤其是以 ECMO 为主要形式的体外心肺生命支持技术也越来越多地用于临床。其可以部分或完全替代患者的心肺功能，使心肺得以充分休息，从而为原发病的治疗争取时间，成为难治性心 / 肺功能衰竭的重要功能支持技术。

3. 合理应用抗生素，预防和控制感染　对于未经证实感染的脓毒症疑似患者，建议反复评估，同时寻找替代诊断。如果证明或强烈怀疑是其他病因引起的，则停止经验性抗感染治疗。对疑似脓毒症且无休克的成人患者，应在就诊后 3 小时内快速评估急性疾病的感染性原因与非感染性原因的可能性，如果认为脓毒症可能性很高，应在 3 小时内进行抗菌治疗。

对于已经证实感染的脓毒症休克和严重脓毒症患者，尤其是肺部感染、院内感染及肠源性感染，应在最初 1 小时内尽早输注抗生素；在使用抗生素前应该进行病原菌培养，但不能因此而延误抗生素的给药；初始的经验性抗生素治疗应该包括一种或多种药物，且对所有可能的病原体（细菌和 / 或真菌）有效，而且能够在可能的感染部位达到足够的血药浓度。抗生素治疗应该每日进行再评估，以确保获得最佳的疗效，同时应防止耐药的发生、减少毒性并降低治疗费用。对已经或可能由假单胞菌感染引起的严重脓毒症患者应该联合使用抗生素；对伴有中性粒细胞减少的严重脓毒症患者应该经验性地联合使用抗生素。严重脓毒症患者经验性使用抗生素的时间不宜超过 3~5 天，一旦获得药敏试验的结果，应该尽快降阶梯治疗，改用最有效的单药治疗。抗生素治疗的疗程一般为 3~7 天。对于临床反应较慢、感染灶无法引流或免疫缺陷（包括中性粒细胞减少症）的患者可能需要延长疗程。如果证实目前临床症状是由非感染因素引起，应该立即停止使用抗生素，以尽可能减少产生感染耐药病原体或发生药物相关不良反应的可能性。

4. 血管活性药和正性肌力药物　脓毒症休克患者由于组织灌注不足导致的酸中毒以及毒素对血管平滑肌的抑制作用，从而导致外周血管阻力降低，患者表现为严重的低血压，进一步加重器官灌注不足。对于经过初始的积极目标指导性液体复苏，仍然不能维持循环，或者不能达到复苏目标的患者，可考虑泵注血管活性药和 / 或正性肌力药物维持 $MAP \geqslant 65mmHg$。对成人脓毒症休克患者，如果医疗条件允许，建议尽快使用有创动脉血压监测，而不是无创血压监测。患者外周静脉通路建立后即使用血管活性药来恢复 MAP，而不是直到中心静脉通路开通后才开始使用。当通过外周静脉使用血管活性药时，应仅短期内使用，并选择肘窝或其附近静脉，并尽快建立中心静脉通道泵注血管活性药物和 / 或正性肌力药物。

常用的缩血管药物包括去甲肾上腺素、多巴胺、肾上腺素、血管升压素等。对于脓毒症休克的患者，首选去甲肾上腺素泵注维持循环稳定。在无法获得去甲肾上腺素的情况下，可以使用肾上腺素或多巴胺作为替代品。

虽然多巴胺可以应用于快速性心律失常风险低或心动过缓的患者，但不推荐将低剂量多巴胺作为肾脏保护药物。在去甲肾上腺素不能维持血流动力学稳定时，可考虑联合血管升压素，如果仍然无法使 $MAP \geqslant 65mmHg$，可以联合使用肾上腺素。对于血容量和 MAP 都已达标但仍灌注不足的患者，或者血流动力学监测提示存在心脏充盈压升高、心排血量降低时，建议在去甲肾上腺素的基础上加用多巴酚丁胺或单独使用肾上腺素，使 CI 达到正常范围即可。

5. 代谢支持和调理　MODS 患者处于高度应激状态,呈现高代谢、高分解为特征的代谢紊乱。需要按照高代谢的特点补充营养,并且对导致高代谢的各个环节进行干预。代谢支持和调理的要求如下。

(1)恰当的能量供给:随着对应激后代谢改变认识的深入,重症患者早期能量供给原则由"较高能量供给"的观念转变为"允许型低热卡",以免造成过度喂养及加重对机体代谢及器官功能的不良影响。早期供给 20~25kcal/(kg·d)的能量,是多数重症患者能够接受的营养供给目标。注意氮和非蛋白氮能量的比例,使热：氮比值保持在 100：1 左右,提高支链氨基酸的比例。蛋白质：脂肪：糖的能量供给比例一般要达到 3：4：3,使用中、长链脂肪酸以提高脂肪的利用,并且尽可能地通过胃肠道摄入营养。

(2)代谢调理:是从降低代谢率和促进蛋白质合成的角度,应用某些药物干预代谢。常用药物有环氧合酶抑制剂、谷氨酰胺和生长激素等。

(3)血糖控制:以往认为,维持重症患者血糖在 4.4~6.1mmol/L(80~110mg/L)可降低危重症患者的病死率,但是发生低血糖的风险明显增加。目前一般建议血糖维持在 8~10mmol/L(144~180mg/L)之间。

6. 糖皮质激素治疗　危重症患者常因应激状态下血清皮质醇水平不足被描述为"相对肾上腺皮质功能不全(RAI)"。RAI 的病理生理机制尚不清楚,现有证据表明是由于细胞因子介导的促肾上腺皮质激素释放激素、肾上腺皮质激素、糖皮质激素的合成和释放减少,导致肾上腺轴抑制。脓毒症休克患者,尤其是对液体治疗和血管活性药反应不好的患者应该考虑氢化可的松治疗(200mg/d,每 6 小时静脉注射 50mg 或连续输注,≥ 7 日)。严重早期 ARDS 的患者推荐应用中等剂量的甲基强的松龙[1mg/(kg·d),≥ 14 日]。当患者应用去甲肾上腺素或肾上腺素剂量≥ 0.25μg/(kg·min)时,建议至少 4 小时之后应用糖皮质激素。

7. 免疫调理治疗　免疫调理治疗曾经使人们对改善脓毒症和 MODS 的预后寄予很大希望。Bone 提出了著名的代偿性抗炎症反应综合征(CARS)假说,指出脓毒症和 MODS 的发生和发展是机体促炎与抗炎机制失衡所致,在两者交替制衡后,抗炎机制往往占优势,并导致免疫抑制。Bone 的假说为研究脓毒症与免疫功能紊乱奠定了基础,但临床免疫治疗脓毒症和 MODS 的可行性还处于初级研究阶段。

8. 血液净化治疗　血液净化(blood purification)技术指各种连续或间断清除体内过多水分、溶质方法的总称,该技术是在肾脏替代治疗技术的基础上逐步发展而来。血液净化方法有肾脏替代治疗、血液灌流、免疫吸附、内毒素吸附和血浆置换等。目前应用最多的是连续肾脏替代疗法(continuous renal replacement therapy,CRRT)。20 世纪 70 年代末,CRRT 主要用于治疗重症急性肾衰竭患者。随着技术不断发展,近 30 年,CRRT 已用于严重创伤、重症急性胰腺炎、脓毒症、中毒和 MODS 等危重症的救治。连续肾脏替代治疗能比较精确调控液体平衡,保持血流动力学稳定,对心血管功能影响小,机体内环境稳定,便于积极的营养和支持治疗;直接清除致病炎质介质及肺间质水肿,有利于通气功能的改善和肺部感染的控制,改善微循环和实体细胞摄氧能力,提高组织氧的利用。

9. 目标性低温管理　浅低温具有减轻炎症反应、减轻缺血后内皮细胞损害、减少活性氧生成、保护组织抗氧化能力等作用。目标性低温管理能通过抑制过度炎症反应等多个环节而产生有益效应。

10. 中医药治疗　运用中医的清热解毒、活血化瘀、扶正养阴等理论,采用大黄、当归、黄芪等中药组方,治疗 MODS 具有一定的临床效果。如中药大承气汤具有降低肠道毛细血管通透性,减少炎症渗出;保护肠黏膜的屏障作用,抑制肠道细菌及毒素移位;促进肠道运动,解除梗阻,加速肠道细菌及毒素排出体外等作用,可用来防治 SIRS 向 MODS 转化。中医药干预治疗的效果尚需大量实验及临床研究验证。

(李文志)

思考题

患者,女性,56 岁,身高 162cm,体重 72kg。因右侧脓胸、脓毒症拟行急诊开胸手术。患者曾因"右侧肺炎"在当地医院治疗,效果欠佳,近日明显加重。患者体温 40℃,在静脉泵注多巴胺 6μg/(kg·min)剂量下,心率大于 150 次/min,血压 85/43mmHg。患者在 ICU 已完成气管插管,呼吸机支持呼吸(潮气量 450ml,通气频率 15 次/min,吸入氧浓度 100%),氧分压为 51mmHg,二氧化碳分压 56mmHg,pH 7.27,K⁺5.8mmol,血红蛋白 85g/L,白细胞 12.6×10⁹/L,中性粒细胞占比 89%,血小板 50×10⁹/L,肌酐 254μmol,谷丙转氨酶 128U/L,谷草转氨酶 142U/L,活化部分凝血活酶时间(APTT)82 秒,国际标准化比值(INR)1.8,乳酸 4.17mmol/L。

1. 该患者如何进行诊断?

2. 对于该患者,除了可以诊断为 MODS 以外,还可以诊断为其他疾病吗?

3. 该患者是否需要继续进行液体复苏?

第二十二章

心肺脑复苏

要点:

1. 心搏骤停是指心脏有效循环血量搏出停止,导致包括大脑在内的重要生命器官功能受到严重威胁的一种临床死亡状态。

2. 大脑的缺血耐受时间只有4~6分钟,CPR是指心搏骤停后采取胸外心脏按压和人工通气的急救措施,CPCR中强调脑复苏的重要性。

3. 突然意识消失的患者,应立即检查呼吸和脉搏,一旦确认心搏骤停,立即启动基础生命支持流程:呼救、胸外心脏按压、开放气道和人工通气。

4. 成人胸外心脏按压部位为胸骨正中或胸骨下半段,按压深度为5~6cm,按压频率为100~120次/min,按压与人工通气的比例为30:2。

5. 开放气道可采取头后仰(颈椎损伤时避免)、抬颏和前托下颌,必要时置入口咽或鼻咽通气管。面罩联合简易呼吸囊为医院内最常用的方法,而气管插管为最可靠的方法。

6. 心室颤动是成人心搏骤停最常见的原因,有效终止心室颤动的方法为电除颤。VF/pVT以除颤为主,PEA/心脏停搏以高质量CPR和药物治疗为主。

7. 心肺复苏的首选药物为肾上腺素。高级心血管生命支持期间需查找心搏骤停原因,"6H5T"需逐一排查。

8. 复苏期间SpO_2监测可以反映胸外心脏按压的质量,其数值改善且出现呼气末CO_2分压突然增高并持续处于高水平,是心脏自主循环恢复的标志。

9. 复苏后治疗包括稳定呼吸循环功能,维持内环境稳定,采取脑保护措施。昏迷患者,应尽早实施至少24小时的目标体温管理,维持体温在32~36℃。

10. 脑死亡是指包括脑干功能在内的全脑功能丧失,表现为深昏迷、脑干反射消失和自主呼吸停止。

心搏骤停(cardiac arrest)一旦发生如果不采取紧急救治措施,患者将失去生命。早在1955年,中国天津的麻醉科医师王源昶针对2例术中心搏骤停患者,采取胸外心脏按压复苏技术,挽救了患者生命。1956年,美国麻醉科医师Peter Safer发明了胸外心脏按压与人工呼吸结合的心肺复苏(cardiopulmonary resuscitation,CPR)技术。1966年,美国科学院国家研究委员会首次提出了心肺复苏的统一执行标准,标志着当代CPR的开始。心搏骤停造成的缺氧可导致脑损伤,因此复苏后的脑保护是目前医学面临的巨大挑战。为了减轻心搏骤停后脑损伤,促进中枢神经系统功能(脑功能)的恢复,心肺复苏也就扩展为心肺脑复苏(cardiopulmonary cerebral resuscitation,CPCR)。美国心脏协会(American Heart Association,AHA)每5年组织国际专家对心肺复苏相关领域研究进行系统回顾和分析,并推荐最新治疗指南,以利于规范复苏流程,提高心肺脑复苏质量。

第一节　心肺脑复苏的基本概念

心搏骤停是指由于心脏直接的原因或者机体系统性原因导致心脏有效循环血量搏出停止,导致包括大脑在内的重要生命器官功能受到严重威胁的一种临床死亡状态。患者的心电活动不一定完全停止,其心电图可以表现为多种形式的异常。大脑的缺血耐受时间只有 4~6 分钟,心搏骤停后应立即启动与患者生存相关的系列救治措施。

　　狭义的 CPR 是指心搏骤停后采取胸外心脏按压和人工通气的急救措施以挽救患者生命。现代心肺复苏包括基础生命支持(basic life support,BLS)、高级心血管生命支持(advanced cardiovascular life support,ACLS)或高级生命支持(advanced life support,ALS)和复苏后治疗(post-resuscitation treatment,PRT)三部分。

一、心搏骤停的原因

　　心源性和非心源性原因均可导致心搏骤停。心源性原因包括心律失常、心肌损伤、心脏压塞等。非心源性原因包括严重创伤、中毒、呼吸循环功能障碍、内环境紊乱等。为了方便记忆,这些心搏骤停的常见原因总结为"6H5T",见表 22-1。心肺复苏过程中,必须查找导致心搏骤停和复苏困难的相关原因。

表 22-1　心搏骤停的常见原因

6H	5T
低血容量(Hypovolemia)	张力性气胸(Tension pneumothorax)
缺氧(Hypoxia)	心脏压塞(Tamponade,cardiac)
酸中毒(氢离子,Hydrogen ion)	中毒(Toxins)
低钾血症/高钾血症(Hypo-/Hyperkalemia)	肺栓塞(Thrombosis,pulmonary)
低体温(Hypothermia)	冠脉阻塞(Thrombosis,cardiac)

二、心搏骤停的类型

　　根据心电图(electrocardiogram,ECG)监测结果,心搏骤停可分为四种类型(图 22-1)。

　　(1)心室颤动(ventricular fibrillation,VF):指心室呈不规则蠕动且无排血功能,ECG 呈不规则的锯齿状小波。

　　(2)无脉性室性心动过速(pulseless ventricular tachycardia,pVT):心电图表现为 QRS 波宽大畸形,RR 间期规则,P 波不明显,心室率在 100~280 次/min。出现上述表现时,应立即检查脉搏。如果脉搏消失,无脉性室性心动过速诊断成立,应按心搏骤停处理。

　　(3)无脉性心电活动(pulseless electrical activity,PEA):指心脏有电活动,但无搏出,呈电机械分离(electromechanical dissociation,EMD)状态。心电图为室性自主节律、室性逸搏心律等,但不包括 VF 与 pVT。

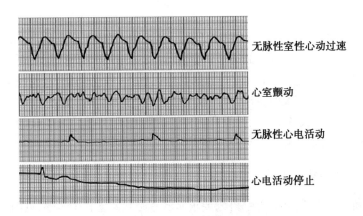

无脉性室性心动过速

心室颤动

无脉性心电活动

心电活动停止

图 22-1　心搏骤停的类型

（4）心脏停搏（asystole）：指 ECG 呈一直线，完全且持续的电活动缺失，大多数情况下心脏处于舒张状态，心肌张力低，无任何收缩。

三、生存链

1988 年，生存链（chain of survival）首次以大会标语的形式出现在 CPR 会议上。它是指在危急重病突发的现场，从第一目击者开始判断和救治，至专业急救人员到达现场，以及将患者转运到医疗机构的全过程。整个过程的数个关键环节与患者最后能否被成功救活紧密相关，所以称为生存链。1992 年美国心脏协会（AHA）制定的《心肺复苏与心血管急救指南》中正式引入了"生存链"的概念。最早的"生存链"包含四个环节：早期呼救、早期心肺复苏、早期除颤和早期高级心肺支持复苏。经过了 30 年的发展和研究，2020 年 AHA 更新了院内心搏骤停（in-hospital sudden cardiac arrest，IHSCA）和院外心搏骤停（out-of-hospital sudden cardiac arrest，OHSCA）"生存链"如图 22-2 所示。IHSCA 生存链包括：及早识别与预防、启动应急反应系统、高质量 CPR、除颤、心搏骤停恢复自主循环后治疗、康复。OHSCA 包括：启动应急反应系统、高质量 CPR、除颤、高级心肺复苏、心搏骤停恢复自主循环后治疗、康复。

IHSCA

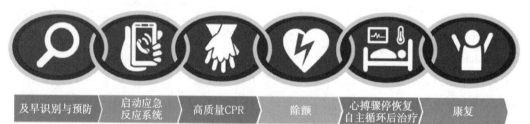

OHSCA

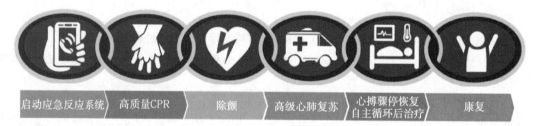

图 22-2　生存链

第二节　基础生命支持

心肺脑复苏是一个连续的治疗过程，通常分为三个阶段：基础生命支持（basic life support，BLS）、高级心血管生命支持（advanced cardiovascular life support，ALS）和复苏后治疗（post-resuscitation treatment，PRT）。心搏骤停发生后，由于脑部血流的突然中断，3 秒左右患者会出现黑蒙、头晕，10~20 秒即可出现意识丧失和抽搐。若及时救治，可挽救生命。若心搏骤停时间超过 4~5 分钟，将发生脑细胞不可逆损伤，导致复苏失败或者复苏后并发严重神经功能障碍。因此，在 CPR 的初期阶段，主要是对心搏骤停的快速判断并启动基础生命支持。

一、尽早识别心搏骤停和启动紧急医疗服务系统

快速、准确判断患者心搏是否发生骤停，要求施救者必须熟悉各个步骤，见图 22-3。当目击有人倒地，在确认现场环境安全后，需要立即检查患者意识（check response）。用力拍打患者双肩，并分别

在患者双耳旁呼唤,观察患者的反应。如果没有任何反应,表示患者意识消失。施救者应立即启动紧急医疗服务系统,包括呼救、拨打急救电话、请求帮助获取除颤仪。紧接着需要判断患者有无呼吸,施救者扫视胸廓或腹部,观察是否有起伏,同时侧耳感受口鼻是否有气流;没有胸廓起伏和无气流视为呼吸停止。如果患者有叹气样呼吸(只有张口动作,无气流进出),实质为无效呼吸,应判断为呼吸停止。施救者为医务工作者时,在检查呼吸时,同时检查大动脉搏动。常用单手示指、中指、环指,共同触及颈内动脉在体表的投影,感受是否有搏动,判断的时间通常为 5~10 秒;若脉搏消失,则判断为心搏骤停。当医务工作者判断患者无意识、无呼吸和无脉搏时启动 CPR。非医务工作者无须检查脉搏,判断无意识和无呼吸即可启动 CPR。对于全身麻醉以及在重症监护治疗病房(ICU)持续镇静和控制通气的患者,下列情形应考虑心搏骤停:脉搏消失、SpO_2 波形消失、$P_{ET}CO_2$ 突然降低、有创血压监测波形消失和手术部位停止出血等。

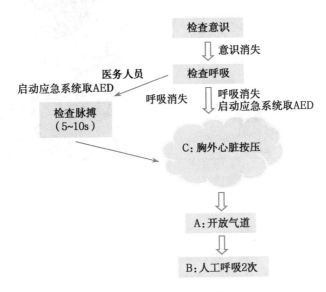

图 22-3 基础生命支持流程

二、尽早开始高质量的 CPR

对心搏骤停的患者实施心肺复苏的流程可以总结为"CAB"(图 22-3)。

(一) C(circulation)——建立人工循环

胸外按压(external chest compression)是建立人工循环的主要方法。

1. **患者体位** 患者应仰卧于硬板床或者坚硬地面上。

2. **按压部位** 成人在胸骨正中或胸骨下半段。男性患者可将其双乳头连线同胸骨柄交界点作为按压处。儿童为胸骨下 1/3 段。一般以施救者优势手在下,以掌根部放置于按压部位。另一只手掌平行地放在优势手上面,手指交叉紧握下方手的手掌,使下方手的手指脱离胸壁,可采用两手手指交叉抬起法。

3. **按压姿势** 施救者两臂伸直,上身前倾,双肩在患者胸骨上方正中,借助部分身体重量垂直向下用力按压。儿童可采用单手掌按压。婴儿因心脏位置较高,胸廓小,单人急救时可以用双指尖按压,双人急救时可以双手环抱患儿胸廓,以两手拇指按压。

4. **按压深度和频率** 成人患者,按压深度向脊柱方向不少于 5cm。儿童和婴幼儿按压深度不少于胸廓前后径 1/3。在每一次按压后,与胸骨接触的手掌不要离开胸骨但不施加任何压力,让胸廓自行回弹。按压时心脏排血,放松时心脏再充盈,形成人工循环。按压频率为 100~120 次/min,按压时间与回弹时间比约为 1:1。无论成人还是小儿,单人复苏时,胸外按压与人工呼吸的比率为 30:2,即每 30 次按压后暂停,给予 2 次人工通气。小儿双人复苏时,按压通气比为 15:2。新生儿每 3 次胸外心脏按压,人工呼吸 1 次,即 3:1。当建立高级气道后,按压不再因通气而中断,持续以

100~120 次 /min 的频率进行；通气频率为 10 次 /min（每 6 秒 1 次）。

胸外按压建立人工循环的机制尚不清楚，但目前有心泵机制和胸泵机制两种理论（图 22-4）：①心泵机制：胸外按压时，二尖瓣和三尖瓣关闭，主动脉瓣和肺动脉瓣开放，类似于心脏收缩期；心脏按压放松时，二尖瓣和三尖瓣开放，静脉血液回流，主动脉瓣和肺动脉瓣关闭，类似于心脏舒张期。②胸泵机制：胸外按压时，胸膜腔内压增加，静脉因管壁薄而塌陷，动脉管壁处于扩张状态，血液进入体循环；按压放松时，胸腔呈负压，静脉血管恢复扩张，血液回流。

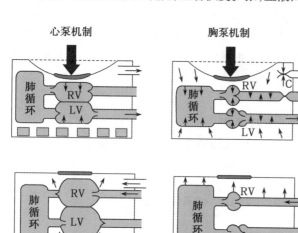

图 22-4　胸外按压的心泵及胸泵机制
RV：右心室；LV：左心室；C：胸腔

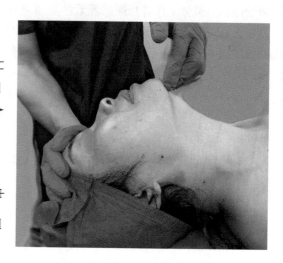

图 22-5　仰头抬颏法

（二）A（airway）——开放气道和保持气道通畅

气道是机体所需氧气的必经之道。在心搏骤停时，舌后坠、分泌物和异物等可能导致气道梗阻。因此，开放气道首先应清除口腔和呼吸道内的异物，其次用手法维持气道通畅。仰头抬颏法包括：头后仰（head tilt）、抬颏（chin lift）和前托下颌（jaw thrust）（图 22-5）。怀疑颈椎有损伤的患者不能采取抬颏和头后仰方法。当手法开放气道效果不明显时，可置入口咽和鼻咽通气管。适宜尺寸的通气管可以使舌根与咽后壁分隔开，恢复呼吸道通畅。口咽通气管的长度应为从门齿到下颌角 / 耳垂的距离，鼻咽通气管的长度为鼻尖到耳垂的距离。

（三）B（breath）——实施人工通气

1. 呼出气人工呼吸（expired air respiration，EAR）　口对口，或者口对鼻，或者口对气管造口人工呼吸。此方法为入院前或者非专业人士紧急情况下采用的通气方式。为了减少施救者与患者的直接接触，口对面罩通气装置被应用于临床场景。无论用何种方式，口对口人工呼吸的操作要领如下：①施救者一只手尺侧置于患者额部，辅助头后仰，一只手提颏。②吸气后，施救者以口唇包住患者口部。对于婴幼儿，需要同时包住口鼻部。③吹气时，置于患者额部的手捏住患者鼻翼，同时视线平行于患者胸廓观察胸廓是否有明显起伏。④吹气时间持续 1 秒。吹气完毕，施救者离开患者口鼻，让胸廓自然回缩呼气。

2. 面罩联合简易呼吸囊通气（bag-valve-mask ventilation，BVM）　这是院内急救最常用的方法，在气管插管前首选这种通气方式。使用呼吸囊时，一般施救者需要位于患者头侧，一只手将面罩紧扣患者面部并托起下颌开放气道（图 22-6），另一手捏球囊，每一次通气量以观察到患者的胸廓起伏为标准。过低

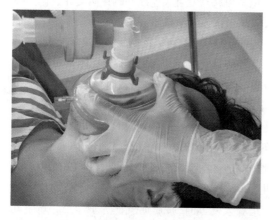

图 22-6　面罩联合简易呼吸囊通气

的通气量不能提供足够的氧气,过高的通气量使胃胀气,反而增加反流的风险。若在人工通气过程中发现胸廓起伏差时,高度怀疑上呼吸道梗阻,应在清除口腔异物后,尽快置入口咽或者鼻咽通气管。

三、电除颤

成人心搏骤停最常见的原因是心室颤动,人工呼吸和胸外按压可以暂时维持机体的基本血供氧供,但并不能使心脏搏动转为正常节律。最有效的终止心室颤动的方法为电除颤。每延迟一分钟电除颤,复苏成功率下降 7%。因此电除颤在现代 CPCR 中占有越来越重要的地位。

电除颤原理:除颤让电流通过心脏,使全部心肌在同一时间去极化处于不应期,心室异位兴奋灶的活动受到抑制,为正常窦房结节律控制心肌活动创造了条件,有利于窦性心律的恢复。理论上通过心肌的电流越大,除颤成功率越高,但是过高的电流将导致心脏功能和结构损伤。因此,除颤时要选择合适的电流。为了保证电流经过心脏,除颤时正负电极必须安放在正确的位置,两个电极片分别置于胸骨右缘锁骨下和心尖部。如果患者体格较小或为儿童,电极片可分别安置于心前区和背部肩胛间区。

1. 自动体外除颤器(automated external defibrillator,AED)的使用 AED 是一种便携式、易于操作的现场急救设备。AED 在开机并将电极片(一般为一次性使用)连接上患者后,可自动分析患者的心律。如果需要除颤,AED 自动选择合适能量并自动充电,然后提醒施救者及周围的人不要碰触患者,指示施救者按压除颤按钮放电进行除颤。因而非医务工作者经过培训后都可以操作。但是,由于AED 从分析到除颤耗时较多,CPR 中断时间较长。因此,在院内急救时,医务人员常选择手动除颤器。

2. 手动除颤器的使用 目前生产的手动除颤器均为双相波除颤器。对于成人初始的除颤能量推荐为 150~200J。为加强电流传导和避免皮肤烧灼伤,电击板下应涂导电胶或者垫盐水纱布,操作者除颤时要用力压电极板使皮肤与其密切接触(相当于 5kg 压力)。无论使用哪种除颤方式,一次电除颤后,应立即恢复胸外心脏按压,待完成 5 个循环或者按压 2 分钟后再检查患者心律是否转为窦性。

第三节 高级心血管生命支持

高级心血管生命支持(advanced cardiovascular life support,ACLS)是生存链中基于 BLS 的重要一环,其内容主要包括合理气道管理和通气支持,心电监测并根据监测结果按高级心血管生命支持流程处理,查找心搏骤停原因予以纠正治疗。

一、维持呼吸道通畅和有效人工呼吸支持

(一)人工气道的建立

喉罩(laryngeal mask)是介于气管插管和面罩之间的一种声门上人工气道。由一塑料管和可膨胀的小罩构成,是在通气管的前端接上一个扁长形套,大小恰好能盖住喉头。因其操作方法简单,易于培训,适合各种不同情况的声门上气道梗阻,现已广泛应用于临床。但是喉罩不能完善地保护气道,在心肺复苏过程中还是可能导致误吸。因此,使用喉罩的患者,在情况允许时应及时更换成气管插管。

气管插管是将一特制的气管导管经声门置入气管的技术,将呼吸系统与外界相通,控制并保护气道。气管内插管是心肺复苏的高级气道管理技术。紧急气管插管的指征有:①意识丧失且不能用其他通气设备提供充足通气者;②气道保护性反射完全丧失者;③需长期机械通气者。气管插管有利于吸痰,可保证气道通畅;为实施机械通气,可保证潮气量并为患者提供高浓度的氧疗;完善气道保护,防止误吸;为气道内给药提供新途径,并为纤维支气管镜检查提供通道。适用于对昏迷患者、无自主呼吸患者甚至是心搏骤停患者进行人工通气。

(二)通气管理

高级气道建立后,若患者存在规律的自主呼吸,可连接导管内吸氧装置进行吸氧;若无自主呼

或自主呼吸不充分,可连接呼吸球囊进行人工通气或者改为连接有创呼吸机进行机械通气。在胸外心脏按压期间应降低通气频率以避免过度通气。

1. 氧疗 目前对于心肺复苏期间如何选择最佳吸入氧浓度尚无定论。自主循环恢复后,如果患者存在呼吸系统功能受损和障碍,有必要进行有效合理的机械通气和适当浓度的氧疗。在心肺复苏期间短时间经验性使用纯氧,可提高患者血液氧合程度,改善组织的氧供。临床上,治疗期间以动脉血氧饱和度(SaO_2)>94%为目标。

2. 球囊通气 心肺复苏期间,条件允许时可使用球囊面罩为未建立高级气道的患者提供通气和供氧。而当高级气道已经建立且进行通气时,推荐每分钟通气10次,按压者无须因为通气而中断胸外心脏按压,应按照100~120次/min的频率进行胸外心脏按压。

3. 机械通气 高级气道建立后,可连接呼吸机对患者进行机械通气,机械通气时无须中断胸部按压。应根据患者的具体情况调整呼吸参数,以保证患者氧合,避免二氧化碳潴留。在复苏期间,心排血量都比较低,所需要的通气量也应相应减少。因此,潮气量和呼吸频率都可适当降低,呼吸频率为8~10次/min,维持气道压低于$30cmH_2O$,避免过度通气。

二、恢复和维持自主循环

心搏骤停的心电图表现有4种类型:无脉性室性心动过速(简称室速)、心室颤动(简称室颤)、无脉性心电活动(PEA)和心脏停搏(asystole)。在停搏的原因和复苏技术上,无脉性室速和室颤有相似之处,PEA和心脏停搏有相似之处。因此,高级心血管生命支持流程可分为两种。

（一）室颤（VF）或无脉性室性心动过速（VT）

约70%成人非外伤性心脏停搏为室颤。无脉性室性心动过速应按照室颤处理。非同步电除颤为VF和VT(可除颤心律)最佳治疗手段。对判断为心搏骤停且身旁有除颤仪时,可将电除颤作为第一处理措施。如果没有除颤仪,应立即开始基础生命支持并呼救获取除颤仪。如果连接除颤电极后,显示室颤或无脉性室速,应立即电除颤。除颤后立即恢复CPR,并建立静脉或骨内通道。CPR支持2分钟后,检查心律和脉搏。如果脉搏恢复,则进入自主循环恢复(restoration of spontaneous circulation,ROSC)后治疗。如果仍然没有脉搏,心电图为PEA或者心电活动停止,则采取相应复苏措施。如果没有脉搏且心电图仍然为可除颤心律,则应立即再次实施除颤。第二次除颤后,立即恢复CPR再次进行2分钟,同时静脉给予肾上腺素1mg,建立高级气道并监测$P_{ET}CO_2$。检查心律和脉搏,如果仍然为可除颤心律,则立即再次除颤,除颤后恢复CPR,并在此期间静脉推注胺碘酮300mg或者利多卡因1~1.5mg/kg。除颤后恢复CPR,2分钟后检查心律和脉搏。如果此时脉搏还没有恢复,仍然为室颤,需要仔细地寻找心搏骤停的原因,快速采血进行实验室检查,以排除电解质异常、酸中毒、低血糖等方面的原因导致的顽固性室颤。与此同时,重复除颤、CPR、肾上腺素(每3~5分钟重复给药)和使用抗心律失常药(图22-7)。一般室颤经过一段时间的抢救后不成功,室颤将逐步演变为心电活动停止。此种情况下,抢救成功的希望越来越渺茫。原则上,只要室颤存在,就有抢救成功的希望,不能轻易放弃。

（二）无脉性心电活动和心脏停搏

无脉性心电活动的特点是患者心脏存在电活动和传导,甚至可能完全正常,但是由于各种原因引起心脏的充盈和排出障碍,循环停止,脉搏消失。一旦发现这种类型的心搏骤停,需立即开始CPR,建立静脉或骨内通道,尽快使用肾上腺素,每3~5分钟重复一次,同时建立高级气道并监测$P_{ET}CO_2$。CPR 2分钟后判断是否转化为可除颤心律,如已经转变为室颤或无脉性室速,应立即除颤。如仍为不可除颤心律,则应积极寻找心搏骤停的原因(6H5T)。此类心搏骤停病因一旦纠正,心排血功能可能很快恢复。如果不去除原因,复苏不容易成功,且可能很快从PEA转化为心脏停搏。如果严重低血容量为诱因,应在基础生命支持的同时建立快速静脉输液通道迅速补充血容量。如果为张力性气胸,则需立即行胸穿减压。如果为急性心脏压塞,则需立即行心包穿刺减压。如果为大面积心肌梗死,则需采取各种心脏支持措施。

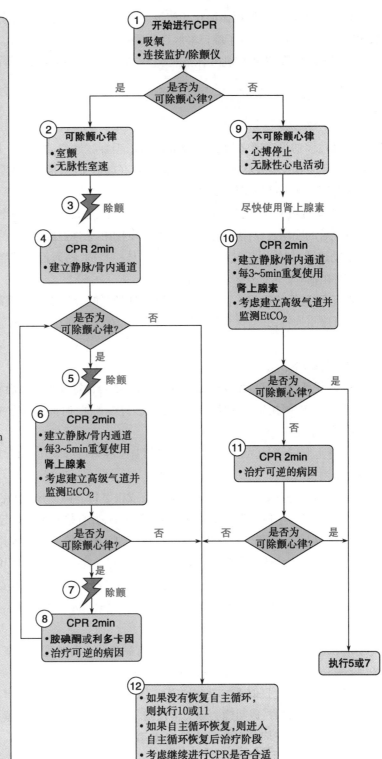

监测CPR质量
- 按压深度5cm，保证回弹
- 按压频率100~120次/min
- 尽量减少按压中断
- 避免过度通气
- 按压通气比率30:2
- 如有高级气道，则每2min更换按压人员
- EtCO₂偏低或下降则重新评估CPR质量

除颤能量选择
- 通常为双相150~200J

药物治疗
- 肾上腺素：每3~5min 1mg
- 胺碘酮：
  - 首次剂量300mg推注
  - 第二剂150mg
  或
  利多卡因：
  - 首次剂量1~1.5mg/kg
  - 第二剂0.5~0.75mg/kg

高级气道
- 气管插管或声门上高级气道
- 监测P_{ET}CO₂
- 高级气道放置后通气频率10次/min并持续进行胸外心脏按压

心搏骤停后自主循环恢复
- 脉搏和血压恢复
- EtCO₂突然升高，通常≥40mmHg
- 动脉监测到自发性动脉波形

可逆病因（6H5T）
- 低血容量（Hypovolemia）
- 缺氧（Hypoxia）
- 酸中毒（Hydrogen ion，acidosis）
- 低钾血症/高钾血症（Hypo-/Hyperkalemia）
- 低体温（Hypothermia）
- 张力性气胸（Tension pneumothorax）
- 心脏压塞（Tamponade，cardiac）
- 中毒（Toxins）
- 肺栓塞（Thrombosis，pulmonary）
- 冠脉阻塞（Thrombosis，cardiac）

① 开始进行CPR
- 吸氧
- 连接监护/除颤仪

是否为可除颤心律？　是 / 否

② 可除颤心律
- 室颤
- 无脉性室速

③ 除颤

④ CPR 2min
- 建立静脉/骨内通道

是否为可除颤心律？　是 / 否

⑤ 除颤

⑥ CPR 2min
- 建立静脉/骨内通道
- 每3~5min重复使用**肾上腺素**
- 考虑建立高级气道并监测EtCO₂

是否为可除颤心律？　是 / 否

⑦ 除颤

⑧ CPR 2min
- 胺碘酮或利多卡因
- 治疗可逆的病因

⑨ 不可除颤心律
- 心搏停止
- 无脉性心电活动

尽快使用肾上腺素

⑩ CPR 2min
- 建立静脉/骨内通道
- 每3~5min重复使用**肾上腺素**
- 考虑建立高级气道并监测EtCO₂

是否为可除颤心律？　是 / 否

⑪ CPR 2min
- 治疗可逆的病因

是否为可除颤心律？　是 / 否

执行5或7

⑫
- 如果没有恢复自主循环，则执行10或11
- 如果自主循环恢复，则进入自主循环恢复后治疗阶段
- 考虑继续进行CPR是否合适

图22-7　成人ACLS流程图

在经过有效的胸外心脏按压及人工通气后，患者可能恢复自主循环。判断自主循环恢复的标志有：①脉搏和血压恢复；② P_{ET}CO₂突然升高并持续处于高水平（通常≥40mmHg）；③自发动脉波恢复。在判断患者自主循环恢复后，即进入高级心血管生命支持下一阶段，即自主循环恢复后治疗。

静脉通路是给予抢救药物的途径保障。初期复苏成功后，有条件最好建立中心静脉通路，缩短药物起效时间并提高利用率，还能减少药物对外周血管的刺激和其他不良反应，并能根据中心静脉压监测结果,更为科学地指导液体治疗和初步评定心脏功能。静脉通路除了维持通道,利于给药外,还能快速补液扩充血容量。为了维持静脉通道,可用 5% 葡萄糖注射液。如为扩容,宜用胶体液,如代血浆或新鲜冰冻血浆,也可用乳酸林格液或 5% 葡萄糖氯化钠注射液等晶体液。

三、心动过缓和心动过速的处理

(一)心动过缓

心动过缓的保守定义为心率 <60 次 /min,但症状性心动过缓一般心率 <50 次 /min。ACLS 指南推荐医师不干预没有症状的心动过缓,除非存在如低血压、神志改变、休克体征、持续缺血性胸痛和急性肺水肿等灌注不足的症状和体征。

1. 心动过缓原因　前文描述的 6H5T 都可能是心动过缓的原因,而以下病因导致的心动过缓可能会有显著的临床表现:①高迷走神经张力(例如由急性冠脉综合征导致的下壁心肌缺血);②药物诱导的心动过缓(如使用超过治疗水平的 β 受体拮抗剂、钙通道阻滞剂和洋地黄);③窄 QRS 波的高度房室传导阻滞(发生于房室结或以上)。

2. 心动过缓的治疗　首先需要识别及处理可能导致心动过缓的诱因,并开始一般治疗,包括:①确保呼吸道通畅;②确保充足的氧供;③心电监护,识别心脏节律;④建立静脉通路;⑤ 12 导联心电图检查。

(1)药物治疗

1)阿托品:初始静脉注射 0.5~1mg,可每 3~5 分钟重复给予该剂量,总剂量不超过 3mg。

2)多巴胺:阿托品无效时,可使用多巴胺持续泵注,通常剂量为 5~20μg/(kg·min),应根据患者反应逐步调整剂量。

3)肾上腺素:阿托品无效时,也可使用肾上腺素持续泵注,通常剂量为 2~10μg/min,应根据患者反应逐步调整剂量。

(2)临时起搏:如果心动过缓是希氏束或以下传导障碍所致(完全性心脏传导阻滞时的宽 QRS 波,或二度 II 型房室传导阻滞),宜避免给予阿托品,并直接开始心脏起搏和 / 或给予变时性药物。

1)经皮起搏:如果无法立即启动经静脉起搏,则开始经皮起搏并准备输注变时药物。开始经皮起搏治疗之前,应评估患者能否感觉到该操作引起的疼痛,予以恰当镇静和镇痛治疗。

2)经静脉心脏起搏:条件许可情况下,则准备经静脉起搏。需要经皮或经静脉起搏治疗的患者均需要请心脏科会诊,并将患者收入院评估是否可放置永久性起搏器。

(二)心动过速

心动过速定义为心率 >100 次 /min,但有症状的心动过速的心率一般超过 150 次 /min,除非存在基础心室功能不全。心动过速的处理取决于快速心率引起的临床症状和体征。首先确定患者是否稳定,如果情况不稳定且似乎与心动过速相关,应立即行同步心脏复律,除非节律为窦性心动过速。稳定者应行心电图检查,以明确心律失常性质。在执行 ACLS 流程的紧急情况下,可能无法确定特定节律。此时,根据以下问题有助于诊断:①患者心率是否为窦性节律? ② QRS 波是宽还是窄? ③节律是否规则?

1. 规则的窄 QRS 波心律失常　常见为窦性心动过速和室上性心动过速(supraventricular tachycardia,SVT)。

(1)窦性心动过速:是机体对发热、贫血、休克、脓毒症、疼痛、心力衰竭或其他任何生理性应激的常见反应。窦性心动过速一般无须药物治疗,治疗重点在于处理基础病因。盲目降低心率反而可能导致循环功能失代偿。

(2)SVT:是一种规则心动过速,常由传导系统内折返机制所致。迷走神经刺激可能会阻滞传导经过房室结并引起折返环路中断,如深吸气后屏住呼吸,再用力吐出(Valsalva 动作)、颈动脉窦按摩等。迷走神经刺激法治疗无效的 SVT 可采用腺苷治疗。如果转复尝试失败,可采用静脉给予非二氢吡啶类钙通道阻滞剂或 β 受体拮抗药来控制心率。可选择的药物包括:地尔硫䓬、维拉帕米和多种 β 受体拮抗药,包括美托洛尔、阿替洛尔、艾司洛尔和拉贝洛尔。

2. 不规则的窄 QRS 波心律失常 常见原因包括房颤、房扑伴房室结传导不固定、多源性房性心动过速或窦性心动过速伴频发房性期前收缩。其中房颤为最常见的原因。病情稳定者的初始治疗目标为控制心室率,药物包括非二氢吡啶类钙通道阻滞剂(如地尔硫䓬或维拉帕米)或 β 受体拮抗药(如美托洛尔)。房颤伴低血压的患者可使用胺碘酮。房颤伴急性心力衰竭的患者可使用地高辛。对于病情稳定伴不规则的窄 QRS 心动过速患者,如果已知房颤的持续时间短于 48 小时,可考虑心脏电复律或药物复律。

3. 规则的宽 QRS 波心律失常 病因通常为室性心动过速。通常采用抗心律失常药或择期同步电复律治疗临床稳定、无法鉴别的宽 QRS 波心动过速。普鲁卡因胺和胺碘酮可用于治疗病情稳定的规则的宽 QRS 波心动过速。如果药物治疗后宽 QRS 波心动过速持续存在,则可能需要心脏电复律。

4. 不规则宽 QRS 波心律失常 可能出现于房颤伴预激综合征(如 WPW 综合征)、房颤伴差异性传导(束支传导阻滞)或多形性 VT/ 尖端扭转型室性心动过速。对病因不明的不规则宽 QRS 波心动过速患者使用 β 受体拮抗剂、钙通道阻滞剂、地高辛和腺苷可能会促发室颤和死亡,因此禁用。由房颤伴预激综合征所致的不规则宽 QRS 波心动过速患者常表现为心率极快(往往超过 200 次 /min),需要立即开始心脏电复律。若心脏电复律无效或难以执行,或房颤复发,可给予普鲁卡因胺、胺碘酮或索他洛尔行抗心律失常治疗。多形性 VT 的治疗方式是立即除颤。防止复发性多形性 VT 的干预措施包括纠正基础电解质紊乱(如低钾血症、低镁血症)。

四、CPR 期间的用药

CPR 期间药物治疗的主要目的是恢复和维持自主心律、促进心脏功能的恢复。药物应用可促进自主循环恢复(ROSC),增加进一步将患者送至医疗机构进行后续治疗的机会,但不再推荐常规使用阿托品。

1. 肾上腺素(epinephrine) 为心搏骤停期间的首选药物,主要作用为激动 α、β- 肾上腺素受体,提高 CPR 期间的冠状动脉和脑灌注压。在 ALS 期间,至少在 2 分钟 CPR 和 1 次电除颤后每 3~5 分钟经静脉或骨髓腔注射一次肾上腺素,剂量为 1mg(首选中心静脉)。

2. 其他血管活性药 与肾上腺素相比,其他备选的血管活性药(垂体加压素、去甲肾上腺素、去氧肾上腺素)并不能提高复苏成功率和存活率。

3. 胺碘酮(amiodarone)和利多卡因(lidocaine) 针对难治性室颤 / 无脉性室性心动过速(VF/pVT)患者,在除颤无效时及早使用胺碘酮或利多卡因。胺碘酮能增加将患者送至医疗机构进一步抢救的机会和复苏成功率。利多卡因可作为胺碘酮的替代药物来治疗电击难以纠正的室颤 / 无脉性室性心动过速,并在 ROSC 后减少室颤的复发。

4. 镁剂 尖端扭转型室性心动过速(室速)(与长 QT 间期相关的多形性室速)可考虑使用镁剂。

5. β 受体拮抗剂 β 受体拮抗剂能够抑制儿茶酚胺活性,降低心律失常风险,同时能够稳定细胞膜,减少缺血损伤。但目前的证据不足以支持或反对自主循环恢复后过早(最初 1 小时内)常规使用 β 受体拮抗剂。

6. 碳酸氢钠和溶栓治疗 碳酸氢钠和溶栓治疗不能在心搏骤停患者常规使用。心搏骤停期间纠正酸碱平衡的主要方法是以高质量的胸外按压来提高心脏泵血功能和有效通气来提高血液氧含量,恢复组织灌注和代谢,尽快恢复自主循环。在 CPR 期间,常规、盲目应用碳酸氢钠来纠正酸中毒,对心肌和脑功能都有抑制作用,尤其是对处于缺血状态的心脏更为严重。有研究表明,溶栓治疗可增加颅内出血风险,只有确定肺栓塞是导致心搏骤停的主要原因时,才考虑溶栓治疗。

五、CPR 期间的监测

高级心血管生命支持期间,应常规监测血压、ECG 和 SpO_2。有条件时可监测中心静脉氧饱和度($ScvO_2$)和呼气末二氧化碳分压($P_{ET}CO_2$)。

1. 血压监测　无创袖带血压是最简便的监测方法。有条件时可以动脉置管直接测压,便于连续、实时监测血压情况。在 ALS 阶段,有创动脉压对于评价 CPR 的有效性和自主心跳是否恢复有重要价值。

2. ECG 监测　常规 3 导联心电监测,有条件可行 5 导联或 12 导联监测,这样更有利于及时发现心脏变化情况,如心率的波动、心肌缺血的变化及快速判断是否出现恶性心律失常,指导用药和电除颤治疗,并有利于后续治疗计划的制订。

3. 氧饱和度监测　监测脉搏血氧饱和度(SpO_2)可及时反映心肺复苏早期的复苏质量,SpO_2 的提升是自主循环恢复的有力证据。但由于复苏早期末梢循环灌注差,SpO_2 并不能完全代替动脉血氧分压测定。中心静脉血氧饱和度(central venous oxygen saturation,$ScvO_2$)与混合静脉血氧饱和度($S\bar{v}O_2$)有很好的相关性,是反映组织氧平衡的重要参数,而且在临床上监测 $ScvO_2$ 更具可操作性。$ScvO_2$ 的正常值为 70%~80%。在心肺复苏过程中,$ScvO_2$ 一般为 5%~20%,如果复苏不能使 $ScvO_2$ 达 40%,即使可以间断测到血压,复苏成功率也很低。当 $ScvO_2$ 大于 40% 时,自主心跳有恢复可能;如 $ScvO_2$ 为 40%~72%,自主心跳恢复的概率增大;当 $ScvO_2$ 大于 72% 时,自主心跳可能已经恢复了。因此,在 CPR 期间持续监测 $ScvO_2$ 为判断心肌氧供是否充足、自主循环能否恢复提供了客观指标。

4. 心肺复苏质量监测　心肺复苏质量直接关系到心肺复苏成功率。高质量的复苏措施包括:实施标准的胸外按压;要求保证每次按压后胸部充分回弹;维持胸外按压的连续性,尽量避免或减少因人工呼吸或电除颤而使心脏按压中断。

5. 呼气末二氧化碳分压($P_{ET}CO_2$)　连续监测 $P_{ET}CO_2$ 可以判断胸外心脏按压的效果,指导进行高质量的 CPR。在 CPR 期间,体内 CO_2 的排出主要取决于心排血量和肺组织的灌注量而非通气量。当心排血量增加、肺灌注量改善时,$P_{ET}CO_2$ 则升高(>20mmHg),表明胸外心脏按压已使心排血量明显增加,组织灌注得到改善。当自主循环功能恢复时,最早的变化是 $P_{ET}CO_2$ 突然升高,可达 40mmHg 以上。可见,在肺泡通气比较稳定时,$P_{ET}CO_2$ 与心排血量具有很好的相关性。

第四节　复苏后治疗

经过 BLS 与 ALS 两个阶段,自主循环恢复后,患者的一般情况已基本稳定,但这只是暂时的,缺血/缺氧及再灌注引起的损伤成为主要矛盾,神经系统预后难以预测。需要系统的综合治疗才能提高复苏后患者的出院率,并降低致残率。无论患者的初始治疗如何,在复苏后治疗阶段,均应建立合适的人工气道,保证患者良好的通气和氧供,监测各种生命体征,进一步进行药物与液体治疗,准确评估患者情况,根据病情变化及时采取各种处理措施。寻找并治疗导致心搏骤停的可逆性原因(见表 22-1)。在已建立稳定的人工气道、通气循环稳定的情况下,尽可能将患者转入重症监护治疗病房,以便深入观察、持续监测及进一步治疗。

一、呼吸管理

医师必须确保患者气道通畅且功能正常,因为气道阻塞会迅速导致再次心搏骤停。如果在复苏期间使用的是临时性急救人工气道(如喉罩、喉管),则应尽早更换为确定性人工气道(气管插管)。患者自主循环恢复后,仍可能存在呼吸功能不全,部分患者需要持续机械通气支持。随着患者自主呼吸增强,应逐渐减少呼吸支持的强度,直至脱机,患者能够完全依靠自主呼吸。若患者需要持续高浓度氧支持,应判断是否并存心肺疾病,及时对因治疗。初始呼吸管理的目标包括:①动脉血二氧化碳分压($PaCO_2$)40~50mmHg,或 $P_{ET}CO_2$ 35~45mmHg。过度通气造成的低 $PaCO_2$ 可引起脑血管收缩,可能使心搏骤停后脑损伤恶化。通气不足导致的高碳酸血症可能使酸中毒恶化。②维持血氧饱和度(SpO_2)>94%。心搏骤停后患者必须避免缺氧,但高氧(PaO_2>300mmHg)也与不良结局相关。应逐步调整吸入氧浓度,使之达到维持 SpO_2>94% 或 PaO_2 在 100mmHg 左右所需的最低值。然而,关于心搏骤停后患者的最佳血氧水平仍存争议,有研究显示高压氧可能对缺氧性脑损伤具有保护作用。

二、维持血流动力学稳定

心肺复苏期间,众多因素均可导致心血管系统功能受损,如缺血再灌注损伤、电除颤引起的一过性心肌顿抑、冠状动脉低灌注引起的心肌缺血甚至心肌梗死。在复苏后治疗阶段,血流动力学不稳定极其常见,应尽可能早期行有创动脉血压、每搏变异率及中心静脉压监测,并持续监测尿量。在心电图、胸片、超声心动图及血电解质、心肌酶谱等辅助检查的指导下,给予液体治疗与血管活性药、正性肌力药物等措施稳定血流动力学,以保证合适的血压、心搏指数和组织灌注。

(一)维持终末器官灌注

心搏骤停后患者的血压必须维持在正常或稍高于正常的水平。低血压除了会使心搏骤停期间大脑和其他器官的初始损伤继续恶化以外,还会造成继发损伤。为了纠正急性休克状态,最好维持平均动脉压(mean arterial pressure,MAP)高于 65mmHg。为了达到最佳的脑灌注,MAP 最好维持到 80~100mmHg。采取的措施包括液体复苏、血管活性药、正性肌力药物,还可考虑使用机械循环支持。

1. 液体复苏　等张晶体溶液进行容量复苏可用于维持充足的前负荷。对于早期复苏中需要大量输液的患者,使用乳酸林格液或其他平衡晶体溶液可避免高氯性代谢性酸中毒。低张液体会加重脑水肿,应避免使用。

2. 血管活性药　心搏骤停后 24~48 小时内常出现心肌功能障碍,心排血量低,血压难以维持,应使用血管活性药物支持。常用的血管活性药包括去甲肾上腺素和肾上腺素。

3. 正性肌力药物　对于心源性休克患者,如超声心动图显示心脏整体收缩减弱,或在血红蛋白和 MAP 恢复正常后 $ScvO_2$ 仍偏低,可使用正性肌力药物多巴酚丁胺或米力农。机械循环支持可能有益于正性肌力药物无效的难治性心源性休克患者。

(二)预防心律失常

抗心律失常药仅用于不稳定型心律失常持续存在或复发的患者。目前没有证据支持常规使用或预防性使用抗心律失常药。应及早识别心律失常的潜在诱因,如电解质紊乱、急性心肌缺血和中毒等,及时对因治疗。

(三)紧急冠脉治疗

对于心搏骤停者,如果心电图诊断为 ST 段抬高心肌梗死或存在新发的左束支传导阻滞,则需急诊行冠脉造影或药物溶栓治疗。在怀疑为心血管病因导致的心搏骤停时,应尽早行冠脉造影;即使不行冠脉血运重建,及时使用药物治疗(如抗血小板和抗凝治疗)也对患者有益。

三、维持内环境稳定

心搏骤停的患者恢复自主循环之后,常存在代谢性酸中毒。若酸中毒的程度较轻(pH>7.30),则无须给予碱性药物。随着通气和循环的恢复,酸中毒会逐渐改善。若要使用碳酸氢钠纠正代谢性酸中毒,则应在血气分析的指导下用药,并遵循"宁酸勿碱"的原则。心搏骤停的患者常见的电解质紊乱包括高钾、低钾、低镁等,需根据血气分析结果及时纠正。

血糖过高或过低均对心搏骤停自主循环恢复后的患者不利。许多研究证实心搏骤停复苏后的高血糖与神经功能预后不良相关,即使血糖仅较正常水平轻度增高,亦可明显加重脑缺血再灌注损伤。反之,低血糖本身可导致不可逆性脑损伤,而昏迷状态下低血糖的症状极易被忽视。因此,应密切监测血糖,必要时使用胰岛素与葡萄糖严格控制血糖于 7.8~10.0mmol/L。

四、脑复苏

心肺复苏后,约23%~70%的患者会出现缺氧性脑损伤,表现为严重的神经功能受损甚至脑死亡。最新的复苏指南强调,ROSC 后制订全面、统一、多学科协作、流程化的脑复苏救治方案,对于提高患者生存率和改善神经功能预后至关重要。

（一）心肺复苏后脑损伤的发生机制

1. 原发损伤（数分钟到数小时） 心搏骤停时,由于脑血流中断,氧和葡萄糖输送迅速降低,约 4~5 分钟后三磷酸腺苷（adenosine triphosphate,ATP）耗竭,导致依赖能量的离子通道功能丧失,环磷酸腺苷、细胞内 Ca^{2+}/Na^+ 离子水平升高,发生细胞水肿;同时脑细胞发生钙超载,激活溶解酶,导致细胞坏死;引起线粒体功能障碍,激活细胞凋亡传导信号通路,氧自由基产生,进一步加重脑损伤。

2. 继发损伤（数小时到数天） 随着心肺复苏及复苏后脑血流的部分和完全恢复,缺氧、大脑灌注压不足、脑水肿引起颅内压增高等原因可造成脑氧供不足。此外,复苏后常发生的发热、高血糖、癫痫发作等病理生理过程也会增加脑氧耗,进一步加剧大脑氧供需失衡。脑损伤的部位通常位于海马、皮质、小脑、纹状体和丘脑等高代谢、高需氧的脑组织中,在 ROSC 后数小时至数天内可见脑细胞变性、退化、凋亡或者坏死。另外,炎症细胞因子也参与了此类患者的全身炎症反应和神经功能损伤的病理生理过程。

3. 持续致病性病因和诱因 除了上述病理生理机制外,如果导致心搏骤停的原发病因或诱因没有得到及时纠正,如急性冠脉综合征、肺栓塞、脓毒症等,会进一步影响脑血流和脑灌注,使得脑损伤持续进展。

（二）脑保护综合措施

1. 脑血流管理 生理状态下,当脑灌注压在 50~150mmHg 范围内变动时脑血流可保持稳定。心搏骤停后,脑血流自身调节功能受损,此时脑血流更多依赖于脑灌注压。因此复苏后应当避免低血压,维持 MAP 65~80mmHg,必要时可借助血管活性药来达到血压管理目标,促进脑血流重建。此外,二氧化碳是血管张力和脑血流的重要调节因子,过度通气下低二氧化碳使得脑血管收缩,进一步减少脑血流,引起脑缺血。反之,高碳酸血症可以引起脑血管扩张、脑血容量和颅内压增加。因此,过度通气与通气不足均不可取,对于 ROSC 患者建议实施机械通气控制二氧化碳水平,通过动态监测血气分析,调节呼吸机参数,维持 $PaCO_2$ 在 35~45mmHg。

2. 脑氧供需平衡管理 躁动与癫痫发作可明显增加脑氧耗,加重脑损伤,因此应当特别注意预防与控制,及时使用镇痛、镇静、抗癫痫药物。此外,低氧可能加剧大脑缺氧损伤,因此应注意防治低氧血症,使氧饱和度维持在 94%~98%。有研究显示高压氧可能对缺氧性脑损伤具有保护作用,但尚待进一步研究证实。

3. 目标体温管理 心搏骤停后发热是患者不良预后的重要危险因素,会加重脑组织氧耗,增加乳酸堆积,并且在损伤因子形成、功能修复等方面均存在不良影响。有研究报道,体温每降低 1℃,脑代谢率降低 5%~6%,脑血流量降低 6.7%,颅内压下降 5.5%,但是过度低体温可能导致机体凝血功能紊乱并影响心脏功能。因此对于 ROSC 后仍深度昏迷的患者,应尽早实施至少 24 小时的目标体温管理,维持体温在 32~36℃。维持体温可以使用降温毯、冰帽、冰袋、血管内降温等,降温过程中应连续监测体温。

4. 防治脑水肿　脱水、低温和糖皮质激素是目前可选用的防治急性脑水肿的措施。脱水应以减少组织间液和细胞内液为主,通过增加排出量来完成。脱水时应维持血浆胶体渗透压不低于 280~330mOsm/L,可选用甘露醇、袢利尿剂等。脑水肿的发展一般在第 3 至 4 天达到高峰,因此脱水治疗可持续 5~7 天。糖皮质激素有抑制血管内凝血、降低毛细血管通透性、维持血脑屏障的完整性、减少自由基、稳定溶酶体膜、防止细胞自溶等作用,可使用氢化可的松 100~200mg 或甲泼尼龙 80~120mg,持续 3~4 天。但目前临床研究对于糖皮质激素是否能改善 ROSC 患者预后尚存在争议,因此不推荐糖皮质激素常规应用于 ROSC 患者。

5. 防治癫痫　ROSC 后有 20%~30% 的患者出现癫痫发作,通常是严重缺氧性脑损伤的征兆。癫痫发作可分为临床癫痫发作和临床癫痫发作(脑电图发作)。一旦出现,均应及时给予抗癫痫治疗,除镇静药物外,可使用一线抗癫痫药左乙拉西坦或丙戊酸钠。但不推荐对所有患者进行抗癫痫的预防性治疗。

6. 脑保护药物　有研究报道提出镁、辅酶 Q10、哌甲酯、金刚烷胺、促红细胞生成素等多种药物具有减轻患者的神经功能损害或促进苏醒的作用,但对于 ROSC 的患者,上述药物是否能改善患者神经功能预后,尚待进一步研究证实。

7. 其他　避免头颈部过度扭曲,抬高床头 30° 以预防呼吸机相关性肺损伤和降低脑水肿风险。为了避免镇痛镇静药物对神经系统预后评估的干扰,应使用短效镇静剂和阿片类药物,避免常规使用肌松药,除非用于目标体温治疗期间的严重寒战或明显人机对抗。此外,治疗措施还应包括预防应激性溃疡、预防深静脉血栓、目标血糖管理(维持血糖 7.8~10.0mmol/L)、低剂量肠内营养等,不建议常规预防性使用抗生素。

五、心肺复苏后预后评估

ROSC 患者发生院内死亡的原因中,约 2/3 是缺氧性脑损伤。因此,对复苏后患者最终预后的判断,是医师和患者家属最关心的问题,也是目前复苏研究领域的热点和难题。复苏后的患者常常受药物代谢、器官功能障碍,甚至体温治疗的影响,因此常常在恢复正常体温 72 小时以后,联合神经系统查体(neurological examination)、神经电生理监测(electrophysiological monitoring)、神经影像学(neuroimaging)和血清生物标志物(biomarkers)等多模式综合评估的方法进行预后评估。并且应选择多个时间点,同时排除所有可能的药物影响。

（一）神经系统查体

准确全面的神经系统查体是神经功能预后评估的基础,恢复正常体温超过 72 小时,格拉斯哥运动评分≤3 分(对疼痛反应的异常屈曲或更差)的患者很可能预后不良。目前最具预后评估价值的查体包括对疼痛刺激的反应、脑干反射和是否存在癫痫发作。如果心搏骤停患者的瞳孔对光反射消失超过 24 小时,往往提示预后不良;若反射消失超过 72 小时,则高度提示预后极差,死亡可能性大。使用瞳孔测量计,记录 ROSC 患者的瞳孔大小、收缩百分比、潜伏期、收缩速率和舒张速率等参数并进行定量分析,也可以作为神经功能预后不良的重要证据。心搏骤停后 72 小时内出现癫痫持续状态,往往提示预后不良。当患者出现肌阵挛状态时,应结合脑电图检查以评估与脑功能损害的相关性。上述神经系统检查应反复多次进行,以提高准确性。

（二）血清标志物

1. 神经元特异性烯醇化酶（neuron specific enolase,NSE）　心搏骤停 72 小时后 NSE 明显升高,可预示不良预后。烯醇化酶是糖酵解途径中的关键酶,普遍存在于机体的糖代谢中,其中 γ 同工酶特异地存在于神经元和神经内分泌细胞的细胞质中。脑损伤时,神经元细胞膜受损,NSE 从细胞内释放出来,进入细胞间隙,然后进入脑脊液,或通过血脑屏障进入外周血。其在血液中的浓度与神经元受损程度成正比。因此,血 NSE 浓度可反映神经系统损伤的程度和范围,动态观察更有意义。

2. 其他血清标志物　有文献报道,S100 钙结合蛋白 B(S100 calcium binding protein B,S100B)、Tau 蛋白、神经纤维轻链和胶质纤维酸性蛋白可用于评估心搏骤停患者预后,但目前仍缺乏大规模临床研究验证其预测价值。

（三）神经影像学

近年来,多项研究证实头颅 CT 和 MRI 用于心搏骤停患者的预后评估价值。头颅 CT 常用于排除非心源性病因的诊断,如颅内出血等。此外,头颅 CT 还可观察到脑组织水肿表现,其为不良预后的非特异性征象。

1. 脑灰质 / 白质比值(gray-white matter ratio,GWR)　头颅 CT 提示 GWR 下降被证实与心搏骤停患者神经系统不良预后有关,但这些患者最佳 CT 检查时限和 GWR 阈值尚需进一步研究证实。

2. 大脑弥散加权成像(diffusion weighted imaging,DWI)　心搏骤停后 2~7 天,头部 MRI 检查提示大脑大面积弥散受限适用于早期缺血性改变的评估,可能提示患者神经功能预后不良。

3. 表观扩散系数(apparent diffusion coefficient,ADC)　心搏骤停后 2~7 天,如果患者头部 MRI 检查显示大脑大面积 ADC 下降,可能提示患者神经功能预后不良。但是头颅 MRI 对检查条件要求较高,其适用性受限,尤其在复苏后早期。因此多推荐选择性用于 ROSC 后持续昏迷 5 天以上的患者。

（四）神经电生理检查

1. 脑电图(electroencephalogram,EEG)　对复苏后患者进行 EEG 检查有助于对原发病损部位、复苏后脑损伤严重程度的判断,以协助预测预后,因此对于心搏骤停后患者可尽早进行。患者出现癫痫或癫痫持续状态常提示预后不良,但仍有部分患者表现为非癫痫性肌阵挛或无抽搐性癫痫持续状态,该类患者预后良好。ROSC 后最初 24 小时无任何电生理学指标对昏迷患者的预后具有预测价值。排除干扰因素(如使用镇静剂或神经肌肉阻滞剂、低体温、低氧血症、低血压及癫痫等),脑电图呈现普遍抑制至小于 50μV 的波形,爆发抑制伴普遍癫痫波形,或者在平坦基础上有弥漫性周期性复合波,常常提示预后不良。

2. 躯体感觉诱发电位(somatosensory evoked potential,SSEP)　既能检测脑皮质功能,也能检测脑干功能,且不受睡眠、意识和镇静药物的影响。心搏骤停 24 小时以后双侧皮质躯体感觉诱发电位缺失提示预后不良。

（五）与 CPR 相关的影响因素

缺氧时间、CPR 持续时间、心搏骤停原因(心源性或非心源性)、心律失常类型等对预测预后有帮助,但具体的相关程度尚不确定。值得注意的是,没有任何单一的指标或检查结果可以完全准确预测心搏骤停后患者的神经功能预后。治疗过程中使用镇静剂、神经肌肉阻滞剂、低温治疗等因素也可能影响上述临床检查与辅助检查的可靠性,判断复苏后预后时应综合考虑各相关因素,使用多项检查结果相互结合的多模式方法。

除了针对心搏骤停患者实施预后评估以外,临床医师还应加强与患者家属的交流和沟通,让家属充分了解后续治疗过程中可能存在的死亡、长期昏迷、残疾等情况,结合家属意愿合理安排下一步治疗。

第五节　脑　死　亡

心搏骤停后约 5%~10% 的患者发生脑死亡(brain death),通常出现在 ROSC 后的 3~4 天。其定义为包括脑干在内的全脑功能丧失的不可逆转的状态,包括无反应性深昏迷——意识消失、脑干反射消失和自主呼吸消失。

一、脑死亡判定的先决条件

脑死亡判定前,应通过病史、体格检查、辅助检查获取神经病学诊断依据和不可逆昏迷证据,特别是神经影像学证实的颅内压增高(脑水肿/脑疝)的证据。判定脑死亡前,应排除低体温、低血压、严重内环境紊乱、酸碱失衡等因素的干扰,并排除药物(或毒物)的影响。必要时可使用肌松监测仪,予以4个成串刺激,以排除药物性麻痹。在昏迷至脑死亡判定前,应预留出足够的观察时间。心肺复苏后的脑死亡判定通常需在恢复正常体温72小时以后实施。

二、脑死亡的临床判定

(一) 深昏迷

拇指分别强力按压受检者两侧眶上切迹或针刺面部,面部未出现任何肌肉活动。格拉斯哥昏迷评分(Glasgow coma scale,GCS)为2T分(运动=1分,睁眼=1分,语言=T)。检查结果需反复确认。需要注意的是,任何刺激必须局限于头面部,颈部以下刺激时可引起脊髓反射,应予以避免。

(二) 脑干反射消失

包括瞳孔对光反射、角膜反射、头眼反射、前庭眼反射及咳嗽反射在内的脑干反射的全面消失。脑死亡患者会表现出:双侧瞳孔直接和间接对光反射消失;刺激双眼角膜后,无眨眼动作;头部向左侧或向右侧转动时,眼球无反方向转动;外耳道注水1~3分钟后无眼球震颤;以及刺激气管黏膜时无咳嗽动作。

(三) 无自主呼吸

在强烈的呼吸刺激(呼吸性酸中毒)下促发自主呼吸是脑干功能的重要标志。对于进行脑死亡判定的患者,由于无自主呼吸,必须依赖呼吸机维持通气。此时,判定无自主呼吸,除了机械通气显示无自主触发外,还需通过自主呼吸激发试验验证。实施前除了确认体温、血压、血氧和血二氧化碳值正常外,还需排除呼吸机的误触发。实施过程应脱离呼吸机8~10分钟,同时通过人工气道置入输氧导管于主气管深部,输入100%氧气6L/min,密切观察有无呼吸运动,并监测血气分析的变化。若$PaCO_2 \geqslant 60mmHg$或$PaCO_2$超过基线水平20mmHg仍无呼吸运动,即可判定患者无自主呼吸。实施过程中,若患者出现收缩压<100mmHg或平均动脉压<60mmHg,SaO_2或SpO_2<85%,或出现不稳定型心律失常时,应终止自主呼吸激发试验。此时如果$PaCO_2$升高达到判定要求,仍可进行结果判定;如果$PaCO_2$升高未达到判定标准,宣告本次试验失败。如果自主呼吸激发试验未能实施或未能完成,需要加强生命支持和各器官系统功能支持,达到脑死亡判定的先决条件后重新实施。

三、脑死亡确认试验

脑电图、短潜伏期躯体感觉诱发电位(short latency somatosensory evoked potential,SLSEP)和经颅多普勒超声(transcranial Doppler,TCD)等检查具有床旁、无创、简便、经济等优势,因此可在脑死亡确认试验中加以使用。但上述检查均存在一定混杂因素,如环境电磁、镇静、低温、中毒、代谢紊乱、声窗穿透不良和检查者经验不足等。因此,脑死亡判定执行者需要了解和熟悉这些技术的优势和劣势,合理规避干扰,做出准确判读。

四、判定步骤

在满足脑死亡判定先决条件的前提下,3项临床判定和2项确认试验完整无疑,并均符合脑死亡判定标准,即可判定为脑死亡。如果临床判定缺项或有疑问,需再增加一项确认试验(共3项),并在首次判定 6 小时后再次判定(至少完成一次自主呼吸激发试验并证实无自主呼吸),复判结果符合脑死亡判定标准,即可认定为脑死亡。

（左云霞）

思考题

1. 你在医院食堂排队买饭,排在你前面一位 50 多岁的先生,突然手捂胸部倒地了。你将如何行动?

2. 你在急诊室值班,突然你的同事呼救:5 床叫不应了,赶紧给我拿除颤器。你取了一个自动除颤仪赶到,见你的同事正在为一名 50 多岁男性患者做 CPR。应该立即除颤吗?若需要除颤如何使用?

3. 一名 30 多岁住院患者,因尿毒症准备血液透析时,突然呼之不应,呼吸呈叹息样,未触及颈动脉搏动。立即实施心肺复苏,心电监测显示心率 30 次/min,QRS 波宽大,P 波与 QRS 波没有关系。这是何种类型的心搏骤停,针对此种类型的心搏骤停应采取何种高级心血管生命支持流程。

4. 65 岁男性患者,肠梗阻术后 3 天,今晨突然呼之不应。你与住院总医师确认患者没有呼吸和脉搏后立即开始 CPR,两分钟后实施心电监测,心电图显示为室性心动过速。请描述你后续的高级心血管生命支持流程。

5. 在进行心搏骤停患者抢救时,如何判断患者自主循环恢复?

6. 患者心搏骤停复苏后送重症监护治疗病房治疗 7 天,停止所有镇静药物,体温正常,内环境稳定,但患者持续处于深昏迷状态,如何判断患者是否发生了脑死亡?

第二十三章
疼痛诊疗学概述

扫码获取
数字内容

要点：

1. 疼痛是一种与实际或潜在组织损伤相关或与之类似的不愉快的感觉和情绪体验。需要注意疼痛定义包括客观伤害感受和主观情绪体验两个方面。

2. 依据疼痛发生的解剖部位、病因、疼痛强度、持续时间和病理生理学基础进行分类。可联合使用多种分类体系，对患者的疼痛进行多维度的分类。

3. 常用的疼痛评估方法包括语言分级评分法、视觉模拟评分法、数字分级评分法、麦吉尔疼痛问卷、修订版面部表情行为量表和行为疼痛测定法等。慢性疼痛治疗的原则包括：病因治疗，并通常采用联合治疗的方法来控制疼痛。

4. 急性疼痛治疗的原则包括：病因治疗、患者心理支持和教育、尽早开始镇痛、提倡多模式镇痛和个体化镇痛，并做好随访、评估、记录和管理。

5. 疼痛的非药物疗法包括运动疗法、心理疗法和物理干预等；疼痛的药物治疗包括对乙酰氨基酚、非甾体抗炎药、阿片类药物、抗癫痫药物和抗抑郁药物等。

疼痛是患者就医最常见的原因，约一半以上的患者就医就是因为身体的某个部位发生了疼痛。某些疼痛会在疾病过程中自然消退；某些疼痛则需要通过医疗干预才能够逐渐消退；还有一部分疼痛，即使在其原发疾病好转后仍然迁延不愈，其自身转变为一种疾病，需要有针对性的诊疗才能够得到缓解和控制。

第一节　疼痛的基本知识

一、疼痛的定义

与其他感觉不同，疼痛往往是一种与伤害和痛苦相关联的令人不悦的复合感受。疼痛（pain）一词来源于拉丁语单词 poena，意为"惩处、惩罚"。汉语的"疼痛"一词，包含了"疼"与"痛"两层含义，其中"疼"表现了疼痛的主观情感体验，而"痛"则表现了疼痛的客观感觉体验。

对于疼痛的定义需要满足以下几点：一是要简单和具有可操作性；二是要能更好地反映个人疼痛的体验感；三是要能更好地发现疼痛多样的组成成分；四是该定义引用"组织损伤"应该能更好地与疼痛的现代概念相一致。然而，由于不同个体对疼痛的感受和描述也不尽相同，发生在不同部位、不同程度、不同性质的疼痛也千差万别，因此很难对疼痛下一个令人满意的定义。

考虑到临床研究的需要，1979 年国际疼痛研究协会（International Association for the Study of Pain, IASP）将疼痛定义为"与实际或潜在组织损伤相关或以之来描述的不愉快的感觉和情绪体验"，这一定义沿用了约 40 年。

2018 年，国际疼痛研究协会成立了专门的修订小组，并于 2019 年在网站上发布了疼痛定义的修订版，向全球的医务工作者、科学家、患者以及护理人员进行意见征集。2020 年 9 月，新版疼痛定义最终形成并发表在疼痛学权威杂志《疼痛》上。最新版的疼痛定义是"与实际或潜在组织损伤相关或与之类似的不愉快的感觉和情绪体验"。

与旧版定义相比,国际疼痛研究协会还对疼痛做了相应注释,以进一步对该定义进行解释和说明。这些注释包括以下内容。

1. 疼痛是一种个人体验,受到不同程度的生物学、心理学以及社会因素影响。不同的两个个体对于相似的组织损伤可以表现出不同的疼痛反应,就是因为疼痛的这一特性所导致的。

2. 疼痛与伤害性感受(nociception)是不同现象,不能仅凭感觉神经元的活动来推断疼痛;伤害性感受是指中枢神经系统对伤害性传入信息的反应和加工,发生在中枢神经系统的各个水平,提供组织损伤的信息;而疼痛是指发生在躯体某一部分的令人厌恶的感受,发生在脑的高级中枢,特别是大脑皮质水平。

3. 人们可以通过生活经验感知疼痛。

4. 应该尊重和相信个人报告的疼痛。1968年疼痛医学专家马戈·麦加费利首次提出一个在护理学界普遍使用的定义:"一个人说他感到痛,这就是痛;他说痛仍在,痛就仍在。"

5. 虽然疼痛通常会有适应性表现,但它可能对个体功能、社会和心理健康产生不利影响。

6. 语言描述仅仅是表达疼痛的多种方式之一,语言交流障碍并不能代表一个人或动物不存在疼痛感受。

二、疼痛的分类

疼痛由于其发生的解剖部位不同、病因不同、强度不同、持续时间不同和病理生理学基础不同,其表现千差万别。根据上述的任何一种依据,都可以将疼痛进行分类。

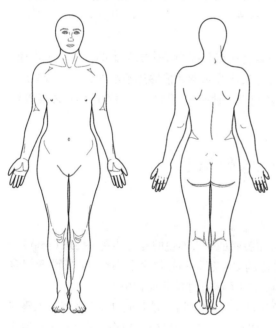

(一) 解剖学分类

解剖学分类系统可用于确定发生疼痛的具体区域或部位。医师可以通过"你哪里痛?"这样的问题来引导患者进行反馈。有些患者无法准确描述自己身体疼痛的部位,此时可以使用配有人体形象的身体轮廓图帮助患者进行确认。这些图示还可以用来有效记录患者疼痛发生的部位(图23-1)。

(二) 病因学分类

疼痛的病因学分类就是通过疼痛的致病因素来进行分类。可以根据疼痛是否为癌性原因所导致,将疼痛分为恶性疼痛和非恶性疼痛。疼痛的致病因素又包括急性损伤和基础疾病。疼痛也可能是由于对基础疾病的治疗所导致的,例如对于肿瘤的手术治疗所导致的疼痛。

图 23-1   身体轮廓图

可供患者指示自身疼痛发生位置,也可以用于记录患者疼痛的解剖位置。

(三) 持续时间分类

疼痛持续时间分类依据患者经历疼痛的时间长度来进行分类,可分为3个类别:急性疼痛、慢性疼痛和短暂性疼痛。急性疼痛一般指3个月内缓解的短期疼痛,通常与急性损伤或创伤有关,是人体的警告系统的组成部分。慢性疼痛是指在预期的组织愈合时间后仍持续存在或间歇发作的疼痛。慢性疼痛一般会持续存在3个月或以上,与包括心理在内的各种疾病过程具有相关性。国际疼痛研究协会指出癌性疼痛、关节炎、头痛、腰痛、人类免疫缺陷病毒(HIV)感染和神经性疼痛疾病是慢性疼痛最常见的病因,但某些患者的致病因素仍难以确定。慢性疼痛会严重影响患者生活质量,可导致患者出现睡眠不足、注意力减退、活动能力下降、虚弱感增加、焦虑、抑郁、人际关系问题、处方镇痛药物成瘾、免疫功能下降、工作缺勤、失业和财务困难等多种身体、心理和社会适应方面的负面影响。短暂性疼痛则是相对于持续性疼痛而言的,它可以是急性的也可以是慢性的,只是它的发作存在间歇期,而不是持续存在的疼痛。

(四)病理生理分类

疼痛可以按照损伤致痛的病理生理学机制进行分类,可以分为两种:伤害性疼痛和神经病理性疼痛。

伤害性疼痛是身体对伤害的正常反应,也就是组织、脏器、肌肉或骨骼受到损伤以后产生的生理性疼痛。损伤修复后,疼痛也会自行消失。伤害性疼痛又可以分为躯体疼痛和内脏疼痛。躯体疼痛为皮肤、黏膜、骨膜、肌腱、肌肉、关节等部位的伤害性疼痛,其特点为定位明确。躯体疼痛又可以进一步分为浅表痛和深部痛,皮肤外伤属于浅表痛,而髋关节骨折则属于深部痛。内脏疼痛为内脏损伤所导致的伤害性疼痛,其特点为定位往往不明确。

由于疾病、损伤或神经系统功能紊乱可导致异常的神经活动,这又可以进一步引起神经病理性疼痛。基于损伤或者疾病的解剖位置可以分为周围神经病理性疼痛和中枢神经病理性疼痛。神经病理性疼痛的症状包括感觉的改变、麻木、刺痛、烧灼感和射击痛等。与神经病理性疼痛有关的常见病理情况包括糖尿病神经病变、人类免疫缺陷病毒感染和幻肢痛等。表23-1展示了神经病理性疼痛的进一步分类及其含义。

表23-1　神经病理性疼痛的分类和含义

分类	含义
痛觉超敏(allodynia)	通常不引起疼痛的刺激所引起的疼痛
感觉迟钝(dysesthesia)	自发或诱发产生的令人不悦的异常感觉
痛觉过敏(hyperalgesia)	对正常疼痛刺激的反应增加
痛觉减退(hypoalgesia)	对正常疼痛刺激的反应减弱
感觉减退(hypoesthesia)	对刺激的敏感性减弱
感觉异常(paresthesia)	自发或诱发产生的异常感觉

根据世界卫生组织(WHO)的推荐,解剖学分类、病因学分类、疼痛持续时间分类和病理生理分类是最常用的疼痛分类体系。但是这些分类方法往往都是单一维度的,仅考虑了疼痛所有特性中的某一个方面,而忽略了对其他方面的描述。因此在临床诊疗和相关科研过程中,往往需要联合使用上述多种分类体系,对患者的疼痛进行多维度的考量和分类,才能够对患者的疼痛有一个更全面的认识。

三、疼痛的认知

人类在进化过程中,对于疼痛的认知也在不断变化。古代的人类已经对疼痛有了较为朴素的认识,他们理解创伤会带来疼痛。例如被锐器割伤、被火烫伤或者被石头砸伤都会带来相应部位的疼痛。但这种疼痛会伴随着创伤的愈合而好转或消失。但是,面对没有明显创伤的疼痛,古代的人类往往还是缺乏认识和理解的。古代的美索不达米亚人和埃及人认为在没有明显外伤的情况下,身体出现疼痛是由于魔鬼、鬼魂或神灵作祟所致。美索不达米亚人认为它们通过触摸或碰撞身体来攻击人类;埃及人则认为邪灵是通过耳朵或鼻孔进入身体的。对于此类疼痛的主要治疗方式是咒语和祷告。公元前2600年左右,秘鲁南乔克(Nanchoc)山谷的居民为已知最早的可卡因使用者。有考古证据表明,他们通过将古柯叶与生石灰混合后嚼食,以加快药效的发挥。

直到公元前400年左右,希腊医师希波克拉底和他的门徒开始认识到疼痛与超自然力量并无关联，他们认为疼痛是疾病的一种症状。他们将疼痛视作反映身体问题的重要线索。在《希波克拉底文集》一书中，出现了"你疼吗？"和"你哪里疼？"这样的问诊语句。

1664 年出版的法国哲学家笛卡尔遗作《论人》中提出：疼痛是通过特殊的通道从痛点传达到大脑的。他举了这样一个例子：脚凑近火焰的小男孩碰到了"火焰粒子"，这种粒子随着神经传输到脊髓，进而到达大脑，也就是他的灵魂栖居的地方。灵魂将信号转化为对疼痛的感知，释放出"生气"，通过神经下达到腿部并促使其移动。这一观点一度受到教会的打压，但后来发展成为此后 300 余年对于疼痛的主流认识。

1805 年，德国药学家弗里德里希·史特纳分离出了鸦片的活性成分吗啡。提纯的吗啡比鸦片效率高 10 倍，且更加可靠，这使它成了主流的镇痛药。1899 年，德国的拜耳公司从研磨成粉的柳树皮中提取出了乙酰水杨酸。发展至今，阿司匹林已是全球使用量最多的药物之一。

1973 年，美国研究者在人脑中发现了阿片受体，证明了阿片类药物通过模拟身体自然产生的镇痛物质发挥其镇痛作用。2 年后，英国生物学家发现了内啡肽这一内源性阿片类物质。内啡肽通过减轻机体对疼痛的感知起到减轻疼痛的作用。

在我国的医学发展史上，早在东汉末年，名医华佗就发明了麻沸散，用于当时的外科手术的镇痛。其后，中医腧穴针灸也被用于疼痛治疗，例如针刺或按摩合谷穴可以减轻腹痛等。这些发明都是凝结着中华民族古代中医中药学智慧的历史沉淀。在传统的中华文化中，对于疼痛的隐忍往往宣扬着一种无畏的精神，例如"关云长刮骨疗毒"的故事，就是在宣扬那种无畏疼痛的气概。这一点在国人对于术后疼痛的态度中也可见一斑。手术患者家属常常劝慰术后患者："手术是有点疼的，忍一忍就好了。"如果一个人经常表露自己的疼痛，会被周围的人认为懦弱、娇气或者不成熟。特别是男性，会被要求更多地耐受疼痛。近年来，伴随着国民经济水平的日益提高和舒适化医疗文化的宣传推广，国内患者也逐渐开始接受"疼痛无需忍耐"这样一个正确的健康观念了。许多有创性诊断或治疗方法越来越多地使用"无痛"技术，术后患者也越来越接受自控镇痛，不再需要因为对于镇痛的无知和恐惧而忍受疼痛了。

人类社会的发展始终与对疼痛的认知相伴随，人们数千年来一直在寻求解释疼痛来源的答案，并寻找方法消除疼痛。目前，人们对疼痛的发生机制有了一定的认识，但仍有许多问题困扰着我们；人们找到了许多镇痛的方法，但没有一种镇痛方法是没有风险和副作用的，因此人们也还在继续寻找更好的镇痛方法。

第二节　疼痛的评估

一、疼痛评估的内容

与其他的感觉不同，疼痛并不是一种单纯感觉体验，而是伴随着其独特的不愉快的情绪体验。脊髓系统负责疼痛的辨识和传导，由此判断伤害性刺激的位置、程度和时间特性；而疼痛的不愉快的感受则经由慢传导通路上传至网状边缘系统，产生逃避或攻击的运动倾向；新皮质或更高级的神经中枢则会将这些信息与个体的过往经验进行整合，做出含有意识成分的最终反应。因此，人体一旦出现疼痛，就会立刻引起患者对自身身体的注意，中断其正常进行中的工作、生活和思维活动，并促使患者通过求助、保持特殊体位或自行服药等方法来缓解自身的疼痛。只有正确评估疼痛的强度、感觉特性和持续时间，才能够更好地将患者的疼痛加以鉴别和分类，从而做出明确的诊断，并据此为患者提供有效的临床治疗。因此，及时准确的疼痛评估是疼痛诊疗的必要基础。

正是因为疼痛具有这样的复杂性，对于它的评估也需要从疼痛感觉强度和不愉快的体验这两个方面分别着手进行，才能够更全面评价疼痛对于患者个体的全面影响。在评估的全过程中，应该注意使用不同的方式获取患者疼痛的主客观两方面的信息。对于生理层面疼痛的评估应包括全面的病史询问、聚焦疼痛的相关病史采集和针对性的体格检查等;而对于疼痛导致的对患者心理层面的影响,则应该注意使用访谈、心理问卷或者睡眠相关问卷等形式进行了解和掌握。

二、疼痛评估的方法

常用的疼痛评估方法包括语言分级评分法、视觉模拟评分法、数字分级评分法、麦吉尔疼痛问卷、修订版面部表情行为量表和行为疼痛测定法等多种方法。

1. **语言分级评分法(verbal rating scale,VRS)**　语言分级评分法是用于评估疼痛经历的有力工具,是由一些描述疼痛强度的词语所组成的自我报告系统。测试者将一组描述疼痛强度的词语(例如"无痛""轻微疼痛""中度疼痛""严重疼痛"和"极度疼痛"等)罗列给受试者,由受试者根据自身疼痛的实际情况选出最符合的一项。这一方法陈述较为具体直观,但也容易受到受试者理解能力的影响,且由于其分类项目较少,测量精度尚有缺陷,难以判断出受试者疼痛程度较小幅度的改变。

2. **视觉模拟评分法(visual analogue scale,VAS)**　视觉模拟评分法是目前临床上最常使用的疼痛强度测定方法。国内常用由中华医学会疼痛学分会监制的VAS卡尺。卡尺的一面画有总长10cm的一根线段,其上列有从0~10的11个数字,另一面则没有数字。卡尺上还有一个游标,可以左右任意移动。测试者向受试者介绍数字0所在的一端表示完全无痛,数字10所在的一端表示可以想象的最剧烈疼痛。然后测试者将没有数字的一面展示给受试者,让其根据自身疼痛强度任意移动并放置游标位置,疼痛程度越轻越靠近数字0所在一端,反之则越靠近数字10所在一端。待受试者完成移动后,测试者翻转测试卡尺,即可以得到VAS评分读数,该读数可以精确到1mm精度。该方法易于理解、操作简便,且精度较高,能够很好地判断受试者疼痛程度轻微的变化。但这一方法也有其局限性:伴有运动障碍的患者无法自行进行操作;对VAS的抽象意义和操作理解困难的患者也无法使用该方法进行评估。

3. **数字分级评分法(numerical rating scale,NRS)**　该方法就是通过让受试者使用0~10之间的数字来表述自己疼痛的程度。其优点在于无须任何实际工具,只需要通过口头表达就能得到与VAS相似的量化疼痛评分结果。且这一过程无须受试者进行任何肢体操作,只要患者意识清醒,即使存在肢体运动障碍也可以完成评估。但这一方法相较于VAS更为抽象,不适用于理解能力差的受试者。

4. **麦吉尔疼痛问卷(McGill pain questionnaire,MPQ)**　麦吉尔疼痛问卷(图23-2)是一种患者对自身疼痛进行自我报告的问卷,方便患者向医师精准描述他们所经历的疼痛的性质和强度。患者会收到一份问卷,他们需要针对这三个问题做出回答:①你的疼痛是什么感觉? ②你的疼痛是如何随时间变化的? ③你的疼痛有多强烈? 同时问卷也给出了可供选择的答案选项,患者只需要根据自身实际情况在每个组内选出最符合自身情况的答案即可,没有符合的可以不选。关于第一个问题"你的疼痛是什么感觉?"问卷给出了20组共78个与疼痛有关的词语供患者选择。这20组词语每组都用来描述疼痛的不同组成成分,第1~10组的词语用来描述疼痛的感官组分;第11~15组的词语用来描述疼痛的情感组分;第16组词语用来描述患者对疼痛的自我评价;第17~20组的词语用来描述疼痛的其他相关意义。选出的词汇在该组中排第几位就加上几分,所有词汇的评分总和记为疼痛分级指数(pain rating index,PRI)。同时,问卷上还配有人体轮廓图,可以帮助患者描述发生疼痛的具体位置信息。针对第二个问题"你的疼痛是如何随时间变化的? "问卷给出了"暂时的、短暂的、片刻的、节律性的、周期的、间歇的、连续的、规律的和经常的"等一系列描述疼痛发作频率的词语供患者选择。针对第三个问题"你的疼痛有多强烈? "问卷提供了从无痛到难以忍受的共6种不同程度的疼痛强度描述,分别对应数字0~5,这也就是患者的即时疼痛强度(present pain intensity,PPI)。

McGill疼痛问卷

姓名 _____ 日期 _____ 时间 _____
疼痛分级指数（PRI）：感觉（1~10）_____ 情绪（11~15）_____
总分 _____ 评估（16）_____ 其他细节（17~20）_____
即时疼痛强度（PPI）：_____

分组	描述	得分	分组	描述	得分	疼痛发作频率
1	时隐时现的	1	11	令人厌倦的	1	暂时的
	颤抖的	2		筋疲力竭的	2	短暂的
	搏动的	3	12	令人厌恶的	1	片刻的
	悸动的	4		令人窒息的	2	节律性的
	不断击打的	5	13	可怕的	1	周期的
	连续重击的	6		恐怖的	2	间歇的
2	跳跃的	1		骇人的	3	连续的
	闪烁的	2	14	沉重打击的	1	规律的
	激发样的	3		严惩的	2	经常的
3	刺痛的	1		残酷的	3	
	心烦的	2		恶毒的	4	
	钻心的	3		毁灭性的	5	
	剧痛的	4	15	悲惨的	1	
	撕裂样的	5		令人失去判断力的	2	
4	尖锐的	1	16	恼人的	1	
	刀割的	2		烦人的	2	
	撕裂的	3		令人愁苦的	3	
5	捏的	1		强烈的	4	
	挤的	2		无法忍受的	5	
	噬咬样的	3	17	扩展的	1	
	挤压的	4		辐射状的	2	
	压榨的	5		穿透的	3	
6	拖曳的	1		尖锐的	4	
	牵拉的	2	18	紧的	1	
	扭转的	3		麻木的	2	
7	热的	1		冲击的	3	
	烫的	2		压榨的	4	
	滚烫的	3		撕裂的	5	
	烧灼样的	4	19	凉的	1	
8	刺痛的	1		冷的	2	
	发痒的	2		冰冻的	3	
	切割样的	3	20	纠缠不休的	1	
	剧痛的	4		令人厌恶的	2	
9	钝痛的	1		苦闷的	3	
	触痛的	2		糟糕的	4	
	创伤痛样的	3		折磨人的	5	
	持续的	4	即时疼痛强度（PPI）			
	沉闷的	5	无痛		0	
10	敏感的	1	轻微		1	
	紧张的	2	不舒服		2	
	激怒的	3	痛苦的		3	
	剧痛的	4	可怕的		4	
			难以忍受的		5	

图 23-2　麦吉尔疼痛问卷表

　　由于该问卷设计完善,能够描述几乎所有疼痛的客观性和主观感受,因此一经发布,被广泛应用于疼痛诊疗的临床工作和相关研究中。它的另一个优点是由于其描述的精确性,可以区分不同原因导致的相似疼痛之间的细微差别。例如血管性头痛会记录为搏动性,而紧张性头痛会记录为紧张感等。

　　但该问卷也有其不足。由于其结构较为复杂,因此完成该问卷耗时较长,针对这一点,研究团队对这一问卷进行了改良,保留了来自麦吉尔疼痛问卷的 15 个词语,其中 11 个来自感觉组分,4 个来自情绪组分,将其简化成简式麦吉尔疼痛问卷(Short-Form McGill Pain Questionnaire,SF-MPQ)。患者对每一个词语给出相应的强度分级,最后可得出评分。研究证实,简式麦吉尔疼痛问卷的结果与麦吉尔疼痛问卷结果高度相关。

　　此外,麦吉尔疼痛问卷的词语描述需要患者具有一定的文化基础,才能充分理解并正确做出选择。不同语言体系对个别单词的翻译存在一定意义上的偏差,也容易导致出现问题,需要在使用前做好充分的本地化改造和相应信度效度验证。

　　5. 修订版面部表情疼痛量表(face pain scale-revised)　该方法适用于 4~16 岁患儿的疼痛评估。评估者向患儿展示 6 张从微笑到哭泣的不同表情(见图 23-3),分别介绍每个表情所代表的疼痛程度,从左至右逐渐严重。然后要求患儿根据自身疼痛选择一张与之最接近的表情来描述自己的疼痛程度。这一方法较为直观,一般这一年龄段的患儿都能够很好配合完成测试。

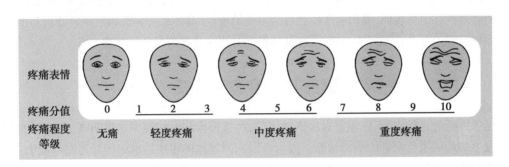

图 23-3　修订版面部表情疼痛量表

　　6. 行为疼痛测定法　疼痛对于人的生理和心理都会造成一定的影响,因此疼痛患者会表现出行为上的改变。包括以下几个方面:①疼痛反射性行为:包括呻吟、叹气和面部表情改变等;②自发行为:为了改善疼痛而主动采取的行为,包括抚摸疼痛部位、强制体位等;③功能限制:如关节无法活动等;④服药改变:患者会主动服用镇痛药或者加大其剂量和/或频次;⑤出现睡眠习惯改变。通过对这些行为的观察和记录,也可以在一定程度上反映患者的疼痛状况。但这种观察性指标不能完全取代患者的主观自我报告。

三、特殊患者的疼痛评估

　　由于疼痛具有其主观成分,因此常用的疼痛评估方法往往需要通过患者主动报告的方式实现,以下几类患者往往因为各种原因导致无法进行有效的主动报告,但这并不意味着他们没有疼痛不适,因此需要使用一些特殊的手段对他们进行疼痛评估。

　　1. 新生儿　自 20 世纪 80 年代起,越来越多的证据表明,早产儿和足月儿均能对伤害性刺激产生疼痛和应激。随着既往错误观念的纠正,以及人们对新生儿(包括早产儿)疼痛体验和疼痛控制不足的潜在影响的深入认识,评估新生儿疼痛的必要性已日益得到重视。新生儿无法与医护人员交流,因此难以检测其疼痛及测量疼痛强度,但父母期望医护人员能尽量使患儿免遭疼痛。因此,准确的疼痛评估是新生儿疼痛管理必不可少的部分,可用于确定是否启动治疗及评估疗效。

新生儿疼痛评估工具依赖于一些替代性指标,这些指标衡量疼痛或伤害性刺激诱发的生理反应和行为反应。生理参数包括心率、呼吸频率、血压、迷走神经张力、心率变异性、呼吸模式、血氧饱和度、颅内压、手掌发汗、皮肤颜色或瞳孔大小的变化等。行为反应则是指新生儿的啼哭模式、啼哭的声学特点、面部表情、手部和身体动作、肌张力、睡眠模式、行为状态改变和可安抚性等。

以上指标在一定程度上还是有其自身局限性。这些评估工具中使用的许多征象需要观察者主观评估,因此,行为反应评估中存在显著的观察者间差异,可以通过对评估人员的多学科培训来减少这种差异;此外,由于尚未确立针对新生儿疼痛评估的金标准,这些评估工具的效度也容易受到质疑。

2. 不能进行自我报告的婴儿和儿童　如果患儿足够年长,具备了自我报告能力,则应该尽可能采用自我报告的方式对其疼痛进行评估。但对于某些智力发育不足或年幼的患儿,则只能通过行为观察量表进行评估。这些疼痛评估量表通过对患儿面部表情、可被安抚的能力、互动水平、肢体和躯干的运动反应和语言反应来进行评分。但与自我报告相比,观察性评估可能低估疼痛的严重程度。此外,在使用观察性量表过程中,还要注意排除饥饿等非疼痛性因素的干扰。

3. 有神经功能缺损且无法言语的患者　单纯的神经功能缺损或言语障碍都不影响患者对疼痛的自我报告,但若患者同时存在以上两种情况,则无法有效表达信息。这类患者会经常反复出现疼痛,如果不进行适当评估则往往无法得到充分治疗。在这些患者中经常能发现以下核心疼痛行为,可以帮助评估和识别疼痛:①哭泣或呻吟的声音;②面部表情扭曲;③无法被安抚;④活动增多、肌张力和姿势状态异常(如僵硬等);⑤不典型行为(如发笑、变得内向、攻击性增加或缺乏面部表情等)。每名患者的表现往往不尽相同,要识别这些独特而多变的表现,需要从一名长期照顾者处获悉患者疼痛和非疼痛(如饥饿)时的典型行为表现,这样就能够区分出患者是否发生了疼痛。

第三节　疼痛的诊断

在疼痛诊断的过程中,不仅需要对疼痛的定位、严重程度和发作频率加以明确,更重要的是需要对疼痛发生的原因进行明确的病因诊断。因为不同病因导致的疼痛后续的治疗思路可能大相径庭。以左侧肩部疼痛为例,同样是发生在这一部位的疼痛,其来源可能是需要立即抢救的心肌梗死;也可能是胆囊炎导致的牵涉痛;或者是肩部骨折或肩袖损伤所致。而对于上述这些原因导致的左侧肩部疼痛,需要将患者尽快转至相应科室进行抢救或治疗,疼痛只是这些严重疾病的警示信号。对这样的疼痛,只关注镇痛治疗,则可能延误原发基础疾病的救治,导致患者病情进一步恶化。因此,对于疼痛的诊断而言,最重要的就是鉴别出哪些是仅需要疼痛诊疗的患者,而哪些又是需要立刻进行转诊救治的患者。

对疼痛的诊断需要进行全面的病史询问和体格检查,并在此基础上有针对性地进行相应实验室和影像学检查来帮助明确或排除诊断,并明确疼痛的病因,以便在处理疼痛的同时对致痛的原因进行治疗。而对于神经病理性疼痛等慢性疼痛患者,还需要对其进行心理学评估、身体能力评估和睡眠功能评估,并确定可能增加疼痛严重程度和恶化临床结果的社会因素。只有全面做好以下各方面的评估工作,才能够建立关于疼痛的完整诊断,为后续诊疗打下基础。

一、病史采集

对疼痛病史的询问,首先需要围绕疼痛本身展开。"你哪里痛?"用来明确疼痛发生的部位;"痛起来是什么感觉?"用来明确疼痛的性质;"你的疼痛是如何随时间变化的?"用来明确疼痛的时间特点;"你的疼痛有多强烈?"用来明确疼痛的强度。

除了这些针对疼痛本身性质的病史询问之外,还需要注意询问患者疼痛的起病时间、诱发因素、伴发症状、缓解因素和接受过的治疗等与疼痛相关的其他问题。对于慢性疼痛的患者,还要询问其是否能够正常入眠,个人生活和工作是否受到影响。这样能够更全面地了解疼痛对患者个人和社会功能的影响。

对患者系统疾病史的回顾可以帮助找到疼痛的可能病因(如创伤史、糖尿病史、肿瘤史、风湿性疾病史等),并可能发现影响治疗选择的情况,例如对于罹患睡眠呼吸暂停综合征或慢性阻塞性肺疾病的患者应避免在无监护的条件下使用镇静类药物和强效阿片类药物;在患者肝肾功能障碍的情况下应考虑镇痛药的清除和代谢障碍;在心血管疾病患者中应考虑到使用某些抗抑郁药物的潜在风险。

询问患者的手术外伤史可以帮助判断患者是否存在创伤后疼痛的慢性化,并由此导致了现在的疼痛。如脊柱手术、截肢手术、乳腺癌根治术、置入补片的疝修补术和开胸手术等术后都较容易出现神经病理性疼痛的并发症,发现患者有此类病史时需要引起重视。

食物药物过敏史也是需要注意询问的相关病史。这会涉及后续的治疗用药,如果患者对某种药物成分过敏,则应该避免处方含有该成分的镇痛药。

患者的社会经历也可能影响疼痛的发展和治疗,包括其幼年时的创伤性事件或威胁性环境、婚姻/伴侣的稳定性、教育程度和就业史、过去和现在的家庭结构,以及烟草、酒精和药物依赖等。社会问题可能会增加慢性疼痛的风险和长期使用阿片类药物的风险,并影响治疗的反应,因此对于这一方面的信息也需要注意收集。

慢性疼痛的家族史也可以提供与疼痛相关的家族信息(如头痛、纤维肌痛、炎症性疾病)和/或行为健康条件(如抑郁症、药物滥用障碍)的倾向性等。

二、体格检查

对所有疼痛患者应进行全面的体格检查,以确定与疼痛主诉可能相关的解剖和生理异常。比如查体发现皮疹或甲床发生异常可能支持炎症性关节炎或炎症性肌病的诊断;广泛分布的疼痛和痛觉超敏可能提示有更复杂的中枢敏化;主诉颈部局灶性肌肉压痛或远处部位麻木的患者,若发现其存在腱反射亢进,则提示可能存在脊髓病变(如脊髓压迫或多发性硬化);发现患者存在麻木或感觉异常、运动或反射障碍,或出现痛觉超敏、痛觉减退等情况,则可能支持神经病理性疼痛的诊断;如果对轻微施压有与之不相称的严重疼痛感受,可能支持纤维肌痛、中枢敏化或其他广泛性疼痛疾病的诊断。

三、实验室检查

对于因疼痛症状前来就诊的患者,需要注意在开始诊疗之前排除患者罹患有严重的未经诊断的损伤、肿瘤、自身免疫性疾病、缺血性疾病或感染性疾病等。疼痛可能只是这些疾病的症状之一,单纯的镇痛治疗非但不能改善患者的疼痛,还可能因为拖延原发疾病诊治对患者造成不可挽回的严重后果。因此,如果经过详细的病史询问和体格检查后,确实存在类似疑虑的时候,可以有针对性地开具实验室检查,帮助完成疾病的鉴别诊断。

血常规中的白细胞计数和分类计数有助于排除感染性疾病;红细胞沉降率和C反应蛋白检测有助于排除感染或自身免疫原因导致的炎症性疼痛;检测免疫相关指标有助于排除风湿等自身免疫性疾病导致的疼痛;检测特征性肿瘤标志物有助于排除肿瘤导致的疼痛;心肌酶谱检测有助于排除心脏缺血导致的疼痛。

此外,在确定需要对患者进行有创操作前,若通过病史询问和体格检查,发现患者存在出凝血功能障碍倾向时,应对患者的血小板计数和功能、出凝血时间、凝血因子水平和纤溶系统功能进行评估。

需要指出的是,对于疼痛患者,在没有相关病史和体格检查提示的情况下进行广泛的实验室检查是没有意义的,并不能够帮助明确疼痛的原因诊断,只会造成患者不必要的痛苦和医疗资源的浪费。

四、影像学检查

某个特定部位的骨骼或关节由于损伤或疾病导致的疼痛,若经过详尽的病史采集和系统的体格检查仍不能够明确诊断,或者考虑需要进行手术或介入治疗时,X线检查是有一定的辅助诊断价值的。然而,没有特定的诊断或治疗目标的常规X线检查往往没有明确的临床价值。由于个体敏感性不同,X线检查的结果可能与疼痛的严重程度并不呈正相关。

如果需要观察关节内部软组织构造或者脊柱病变时,则可以首选磁共振成像(MRI)。但要注意的是,脊柱的MRI可能会发现与临床症状没有明确关联的退行性病变。对于此类结果,要注意向患者解释MRI发现的退行性"异常"改变对于这个年龄阶段可能是正常的,以防患者过度担忧和焦虑,从而使疼痛进一步恶化,为疼痛治疗带来困难。

关节超声也是很好的影像学辅助诊断技术。其特点在于可以使用超声动态观察关节内部在运动过程中肌腱、软骨等结构的位置变化,显示是否存在断裂、卡压等情况。

而对于内脏痛,则可以进行相应区域的CT扫查,必要时可以加用造影剂增强以明确异常病灶与周围血管的位置关系。

五、其他辅助检查

神经电生理诊断检查(如神经传导试验)可能有助于确定压迫性神经病变所在的部位,如患者上肢疼痛究竟是来自脊神经根病变(根性病变)、周围神经病变(如腕管卡压)或由感觉性单神经或多神经病变(如糖尿病性神经病变)。在进行这种可能导致患者疼痛不适的检查之前,要考虑该检查是否会对临床诊断和治疗计划有指导意义。例如可以通过体格检查结合常规实验室检查诊断糖尿病、糖尿病前期或维生素缺乏症等疾病,从而确立周围神经病变的诊断,避免不必要的神经电生理诊断检查。

六、诊断性治疗

诊断性神经阻滞治疗可以用来确定特定部位疼痛的潜在病因。如对高度怀疑出现问题的周围神经分支进行周围神经阻滞,可用于确定是哪一个神经分支发生了病变。此外,区域阻滞还可以增加患者耐受运动的范围,从而有利于其接受物理治疗。对于某些患者,可能需要进行感觉神经的破坏性射频消融治疗。对于此类患者,可以在手术前通过椎管内阻滞的方法对此治疗进行模拟,观察患者在阻滞后疼痛能否得到有效的改善。如果有改善,则毁损性手术可以继续实施;如果没有改善,则不应贸然进行损毁,需要重新评估讨论后再行毁损性手术治疗。

第四节　疼痛的治疗原则

一、急慢性疼痛的治疗原则

(一)急性疼痛的治疗原则

急性疼痛可能由不同原因导致,其诊疗也因病因不同而有所差异,但需要遵从以下几个共同原则。

1. 重视病因治疗　急性疼痛一般是由于躯体的创伤、炎症或肿瘤性疾病所导致的。因此对于进行疼痛的治疗必须着眼两个方面:其一,针对性地进行病因治疗,通过非镇痛药治疗和手术等方法去除导致患者发生疼痛的根本原因;其二,则是需要注意在明确诊断后尽量减轻患者痛苦,降低患者由于长时间疼痛刺激而出现中枢敏化、继而进展为慢性疼痛的风险。

2. 重视对患者的心理支持和教育　患者在出现疼痛后,会有两种不同的心理变化:一类患者往往希望能够经过治疗实现完全无痛,对于此类患者需要进行相应的指导,告知某些情况下,疼痛不可能通过简单治疗瞬间消失,理性的做法是通过治疗将其控制在可以忍受且不影响正常工作生活的状

NOTES

态更为适宜;而另一类患者则十分惧怕镇痛治疗,认为镇痛药一旦使用就会成瘾,因而对镇痛治疗抱有排斥和怀疑的态度,对于此类患者需要充分解释并非所有镇痛药都是具有成瘾性的阿片类药物,即使是阿片类药物,在医师指导下规范用药进行短期镇痛,也不会造成成瘾。

3. 疼痛治疗应尽早开始　一旦明确疼痛的病因,就可以开始进行镇痛治疗。越早开始,急性疼痛慢性化的可能性越低。对于预期可能发生的创伤性疼痛,可行超前镇痛,也就是在实际疼痛发生前就开始镇痛治疗。

4. 提倡多模式镇痛　多模式镇痛,是指联合使用多种药物或多种技术手段进行疼痛治疗的方法。这样做可以减少每种药物的用量,减少单个药物的副作用。联合使用多种技术手段进行镇痛还能发挥其各自特长,弥补各自不足。

5. 个体化镇痛方案　每个患者都有其独特的生理状况、心理状态和社会背景,因此即使是相同原因导致的疼痛,不同患者的镇痛方案仍然需要进行个体化制订。镇痛方案的选择必须综合考虑患者的年龄、躯体疾病、心理问题、身体状况、恐惧或焦虑状况、个人偏好和对药物的反应等情况。

6. 做好随访、评估、记录和管理　对于患者的镇痛治疗,需要做好病史记录,特别是初次治疗和调整治疗方案前应该做好疼痛强度的评分(如 VAS 评分)。治疗期间需要注意对不良反应做好监测和记录,及时发现问题,调整治疗方案。对于使用阿片类药物进行镇痛治疗的患者,需要建立专门档案进行管理,并加强随访,避免其在镇痛药使用过程中发生药物依赖。

(二) 慢性疼痛的治疗原则

对于慢性疼痛,需要注意区分该疼痛是属于伤害性疼痛还是神经病理性疼痛,存在中枢敏化的疼痛患者也应该得到相应重视。

应尝试确定疼痛的病因,并将其作为治疗的根本目标。对于因结构性原因(如椎间盘疾病、骨退行性关节病)、炎症性原因(如类风湿关节炎、系统性红斑狼疮、克罗恩病)或其他持续疼痛性疾病(如镰状细胞病所致小血管阻塞)引起的伤害性疼痛患者的治疗,应尽可能采取针对疼痛根本原因的针对性治疗。这类治疗包括纠正结构性畸形、减轻炎症的抗风湿治疗或坚持水化和羟基脲药物治疗等。针对疾病病因的治疗可以减少或可能消除患者对镇痛药的需求。

当然,某些患者虽然表现出高强度、高频率的疼痛,但仍然无法确定其疼痛的明确病因。这样的神经病理性疼痛和中枢性疼痛都可以用类似的方法进行治疗。通常采用联合治疗的方法来进行控制,包括非药物治疗(如认知行为治疗、物理激活)和药物治疗(如三环类抗抑郁药,5- 羟色胺、去甲肾上腺素再摄取抑制剂类抗抑郁药或抗惊厥药)。

二、疼痛治疗的非药物方法

疼痛的成功管理需要解决导致疼痛的所有令人不悦的生理和心理状况。非药物疗法包括一系列广泛的治疗方法,可分为运动疗法、心理教育干预(如认知行为疗法、家庭疗法、心理疗法和患者教育)、心身疗法(如基于正念的减压)和物理干预(如针灸等)。在维持长期疗效方面,综合疗法可能比任何单一方法更有效。疗法的选择要根据患者因素、疼痛类型、获得护理的机会、费用以及患者的价值观和偏好进行个性化选择。

1. 物理治疗　慢性疼痛患者,特别是严重失能的患者,可以进行针对该患者特定功能限制的个性化物理治疗。这样的治疗可以改善患者的身体功能,患者的生活质量、抑郁和焦虑有一定的益处。

2. 治疗性运动　从居家的极低水平运动开始,逐步增加运动量,可以帮助患者克服长期以来形成的恐惧 - 回避信念。水上运动、太极拳、瑜伽课程和拉伸等健身项目都是合适的选择。

3. 心理治疗　对于受疼痛影响情绪、睡眠、生活质量或与他人关系的患者,应考虑采用心理治疗。常推荐使用认知行为疗法作为慢性疼痛的心理治疗方法。认知行为疗法是一种旨在帮助患者认识其思想(认知)与行动(行为)相互作用关系的心理治疗方式。治疗过程中,患者能学会如何利用具体的行为策略来改变与周围环境的互动,并提高对自身的认识,从而减轻疼痛症状的严重程度。

4. 传统中医治疗　针灸和推拿是我国传统医学的积淀和瑰宝。几千年来,祖祖辈辈长期使用针灸和推拿作为慢性疼痛的治疗方法,时至今日仍然是一种缓解慢性疼痛的有效方法。美国医师协会也将针灸列为慢性腰痛患者的一线非药物治疗方案之一;英国国家卫生和临床技术优化研究所(National Institute for Health and Clinical Excellence,NICE)建议将针灸作为对药物治疗无效的慢性头痛或偏头痛的一种治疗选择。脊柱推拿手法可以用于治疗包括慢性腰痛在内的肌肉骨骼疼痛。

5. 电刺激治疗　使用电刺激仪器进行经皮神经刺激、经颅神经刺激、经枕神经刺激等电刺激治疗,虽然其益处未经研究得到充分确认,但可以作为其他更积极的治疗方法的辅助手段。

6. 介入治疗　对慢性疼痛的介入治疗,包括软组织和关节腔注射、硬膜外糖皮质激素注射、神经阻滞和椎管内阻滞技术。介入治疗通常针对疼痛的产生部位实施,可以对其他治疗手段起到补充作用。

三、疼痛治疗的药物方法

对于使用非药物疗法后镇痛效果不佳的患者,需要根据患者疼痛的类型(即伤害性疼痛、神经病理性疼痛或中枢敏感性疼痛)来选择针对该类型疼痛的综合药物疗法。对于神经病理性疼痛为主的患者,如果采用通常的针对伤害性疼痛的药物治疗方法往往效果不佳,此时应再次评估患者是否存在神经病理性疼痛或中枢性疼痛,并相应地修改诊疗方案。

在应用处方镇痛药之前,除了考虑到镇痛药物副作用、药物清除和药物间可能的相互作用外,还应该全面考虑患者的身体状况,包括心血管系统功能、肝肾功能和认知状态等,这些都可能影响药物的选择。

在生物 - 心理 - 社会医疗模式下,应该将缓解患者睡眠障碍或抑郁焦虑情绪的药物纳入多模式镇痛治疗中,这样可以显著提高患者对其他镇痛药和治疗的反应。让患者家人和照护者参与到患者的治疗中来,可以提高患者对治疗的依从性。

阿片类药物应仅用于其他疗法无效或有禁忌的患者,并且只有在这些药物能明显改善患者的生理功能和生活质量的情况下才使用,应用时以最低有效剂量和最短时间(一次不超过 3 天的麻醉药品用量)为原则。

常用的镇痛药,根据其作用机制可以分为两大类:抑制伤害性刺激上行传导的药物和易化疼痛调节下行传导的药物。可以抑制伤害性刺激上行传导的药物包括对乙酰氨基酚、非甾体抗炎药、利多卡因、辣椒素、薄荷醇、阿片类药物、大麻素和氯胺酮;易化疼痛调节下行传导的药物包括抗癫痫药物(加巴喷丁类药物或钠通道阻滞剂)、抗抑郁药物(三环类抗抑郁药或 5- 羟色胺再摄取抑制剂)、大麻素和氯胺酮。大麻素和氯胺酮作为精神药品,本身也具有成瘾性,需要参照阿片类药物进行随访和管理,注意其使用的安全性,避免形成新的药物依赖和滥用。

需要强调的是,对慢性疼痛患者,即使他们同时伴有焦虑或创伤后应激障碍,也不应该把苯二氮䓬类药物作为一线用药。其缺点包括滥用和成瘾的可能性,如果同时合并使用阿片类药物会加剧呼吸抑制和增加患者的全因死亡率。

四、疼痛治疗的不良反应与并发症

(一) 阿片类药物的不良反应

阿片类药物最常见的不良反应包括便秘、嗜睡和意识模糊等,某些患者还会出现恶心、呕吐、肌阵挛、睡眠障碍、呼吸抑制、瘙痒、尿潴留和阿片类药物诱发的痛觉过敏等副作用。

阿片类药物还有滥用的可能,医师在处方时应考虑到药物滥用、成瘾和药物作为毒品进入黑市的风险。阿片类药物滥用会造成严重的公共卫生后果,因此医师将阿片类药物等可能滥用的药物用于正当医学目的时,都必须要承担起风险管理的责任。

（二）对乙酰氨基酚的不良反应

由于该药物需要通过肝微粒体代谢，因此过量用药容易导致肝脏损害。使用该药时饮酒或使用其他同代谢途径药物、合并肝脏疾病、高龄、特定基因组成、禁食和营养不良状态等状况都可能影响该药物代谢，更容易造成对肝脏的损害。

（三）非甾体抗炎药的不良反应

非选择性的非甾体抗炎药的主要副作用包括：可能引起包括消化不良、消化性溃疡和消化道出血在内的胃肠道不良反应；通过收缩肾血管导致急性肾衰竭；增加包括心肌梗死和脑卒中在内的心脑血管疾病风险；引起肝脏转氨酶水平升高；可能诱发支气管收缩痉挛；部分药物还可以影响血小板的聚集功能。

COX-2 高度选择性的非甾体抗炎药可以减少对胃肠道、支气管和血小板功能的影响，但对于心脑血管和肾脏的副作用风险仍然存在。

（四）抗癫痫药物的不良反应

加巴喷丁的主要副作用是过度镇静，特别是与其他有镇静作用的药物（如阿片类药物和苯二氮䓬类药物）联用时。其他常见副作用包括头晕、共济失调和体重增加。加巴喷丁的滥用也呈现多发趋势，应注意相应的监管和随访。

（五）抗抑郁药的不良反应

三环类抗抑郁药的副作用包括心脏毒性、抗胆碱能作用、抗组胺作用、癫痫发作的阈值下降、性功能障碍、出汗和震颤。5- 羟色胺再摄取抑制剂的常见副作用包括：性功能障碍、嗜睡、体重增加、失眠、焦虑、头晕、头痛及口干。

（六）镇痛介入治疗的并发症

使用局麻药进行镇痛介入治疗时应做好严密监测，尽量在影像引导下完成穿刺和注药，注药前必须进行回抽试验，局麻药必须计算总剂量，禁止超量多点注射，注射后患者需要留观一段时间，避免发生局麻药中毒反应。

穿刺可能造成神经损伤，在影像引导下谨慎实施，随时追踪针尖所在位置，避免神经鞘内注射。

（罗　艳）

思考题

1. 患者，女性，53 岁，左乳癌根治术 + 左侧腋窝淋巴结清扫术后 1 年。患者自诉仍能感觉到左侧胸壁处存在针刺样疼痛，每天晚上入睡前明显，导致入睡困难。针对该患者，应该如何进行病史采集和体格检查？这些问诊和检查的目的是什么？

2. 患者，男性，78 岁，带状疱疹神经痛，拟接受肋间神经阻滞治疗。为减少该患者发生局麻药中毒的风险，应在操作过程中注意哪些事项？

第二十四章
急性疼痛诊疗学

要点：

1. 疼痛是具有感觉、情绪、认知和社会层面的痛苦体验，急性疼痛持续时间通常短于 1 个月，常与手术创伤、组织损伤或某些疾病状态有关。

2. 疼痛评估是疼痛管理的重要环节，应定期评价药物的治疗方法、疗效和不良反应，并据此做相应调整。

3. 术后镇痛的方式主要包括全身性镇痛、局部镇痛以及联合不同方式的多模式镇痛等。

4. 患者自控镇痛技术依据给药途径和参数设置不同，分为静脉 PCA（PCIA）、硬膜外 PCA（PCEA）、皮下 PCA（PCSA）以及区域神经 PCA（PCNA）等。

5. 多模式镇痛即应用多种不同作用机制的镇痛药或方法，作用于疼痛感受器或传导的不同层面，减少单药用量，避免单药过量所致的不良反应。

6. 术后急性疼痛治疗的不良反应包括呼吸抑制、术后恶心呕吐、尿潴留、瘙痒和低血压等。

7. 椎管内给药是目前常用的分娩镇痛方法，其中硬膜外镇痛最为有效。

8. 蛛网膜下隙－硬膜外联合镇痛技术用于分娩镇痛最大限度地阻滞了子宫和阴道的感觉神经，而对运动神经的阻滞则较轻微。

第一节　急性疼痛的概述

一、急性疼痛的神经解剖和病理生理

疼痛是一种与实际或潜在组织损伤相关或与之类似的不愉快的感觉和情绪体验。根据损伤组织的愈合时间以及疼痛的持续时间，疼痛可划分为急性疼痛（acute pain）和慢性疼痛（chronic pain）。急性疼痛持续时间通常短于 1 个月，常与手术创伤、组织损伤或某些疾病状态有关。

手术创伤、组织损伤会导致组胺、肽类、脂质、神经递质以及神经营养因子等炎症介质的释放。这些炎症介质可激活外周伤害性感受器，引起伤害性信息向中枢神经系统传导，同时介导神经源性炎症的产生，进一步引起外周炎症介质的释放。这种外周炎症介质的持续性释放使得外周伤害性感受器敏化，兴奋性阈值降低，诱发放电和自发放电频率增加，同时会导致中枢敏化和超反应性，还可能导致脊髓背角功能性改变。

越来越多的动物实验和临床研究均证实，急性疼痛可在短时间内转化为慢性疼痛。有动物实验证明，伤害性刺激能在 1 小时内引起脊髓背角新基因的表达，并足以在相同时间内引起行为学改变；同时临床研究也表明，急性疼痛的强度和慢性疼痛的发生有很强的相关性。因此急性疼痛的控制以及镇痛时机、时程和实施方法对促进患者短期及远期的康复都十分重要。

二、急性疼痛对机体的影响

1. 中枢神经系统　急性疼痛对中枢神经系统产生兴奋或抑制，表现为精神紧张、烦躁不安，严重者可发生虚脱、神志消失。

2. **心血管系统**　疼痛可出现心电图 T 波及 ST 段的变化,脉搏增快常见于浅表痛,深部痛则脉搏徐缓,其变化程度与疼痛强度有关,剧痛可引起心搏骤停。血压的变化基本与脉搏变化一致,高血压患者因疼痛而使血压骤升,脉搏增快,反之,剧烈的深部疼痛常使血压下降甚至发生休克。

3. **呼吸系统**　通气量一般无变化,剧烈疼痛时呼吸快而浅。胸腹部的疼痛可引起肌张力增加,造成患者肺顺应性下降,通气功能下降,这些改变又可能促使患者术后发生肺不张,造成患者缺氧和二氧化碳蓄积。在大手术或高危患者中,术后急性疼痛可能导致功能残气量的明显减少(仅为术前的25%~50%),早期缺氧和二氧化碳蓄积可刺激每分通气量代偿性增加,但长时间的呼吸功增加可导致呼吸衰竭。

4. **内分泌系统**　急性疼痛引起机体释放的内源性物质包括:自交感神经末梢和肾上腺髓质释放儿茶酚胺;肾上腺皮质释放醛固酮和皮质醇;下丘脑释放抗利尿激素;激活肾素 - 血管紧张素系统,促肾上腺皮质激素、生长激素和胰高血糖素也增加。此外,疼痛的应激反应可使促合成代谢的激素(如雄性激素和胰岛素)水平降低。肾上腺素、皮质醇和胰高血糖素水平升高,通过促使糖原分解和降低胰岛素的作用,最终导致高血糖,蛋白质和脂质分解代谢增强使术后患者发生负氮平衡。醛固酮、皮质醇和抗利尿激素使机体潴钠排钾,影响体液和电解质的平衡。此外,内源性儿茶酚胺使外周伤害性感觉神经末梢极为敏感,使患者处于疼痛的恶性循环状态之中。

5. **消化系统及泌尿系统**　疼痛引起的交感神经兴奋可能反射性地抑制胃肠道的功能,使平滑肌张力降低,而括约肌张力增高,表现为术后胃肠绞痛、腹胀、恶心、呕吐等;膀胱平滑肌张力下降导致患者术后尿潴留。

6. **免疫功能**　疼痛的应激反应可使机体淋巴细胞减少,白细胞增多和网状内皮系统处于抑制状态,使患者对病原体的抵抗力减弱,感染和其他并发症的发生率增高。另一方面,应激引起的内源性儿茶酚胺、皮质类固醇和前列腺素的增加都可造成机体免疫机制的改变,甚至导致手术患者残余的肿瘤细胞术后扩散。

7. **凝血功能**　包括血小板黏附功能增强、纤溶活性降低,使机体处于高凝状态。

8. **其他**　疼痛亦可使局部肌张力增加,不利于患者活动。同时疼痛刺激能使患者出现失眠、焦虑,甚至产生无援的感觉,延缓患者的康复过程。

第二节　术后急性疼痛的管理

一、术后急性疼痛的临床表现与评估

(一) 临床表现未得到控制的术后疼痛可能产生一系列有害的急慢性影响

1. **急性影响**　伤害性刺激从外周向中枢的传递可引起神经内分泌应激反应,同时伴有局部炎性物质和全身性炎症介质的释放。疼痛引起的主要神经内分泌反应涉及下丘脑 - 垂体 - 肾上腺皮质系统与交感肾上腺髓质系统的相互作用。疼痛引起脊髓节段以上的反射性反应可引起交感神经张力增高、儿茶酚胺和代谢分泌激素的分泌增加以及合成代谢激素的分泌减少,其效应包括水钠潴留,血糖、游离脂肪酸、酮体和乳酸水平升高,从而出现代谢过度的状态。负氮平衡和蛋白质分解可能妨碍患者的康复。

神经内分泌应激反应可能强化机体其他部位有害的生理效应。这种应激反应可能是发生术后高凝状态的一个重要因素。应激反应还能加重术后免疫抑制,免疫抑制的程度与手术损伤严重程度相关。应激反应引起的高血糖症,可能导致伤口愈合不良。

控制不良的术后疼痛可兴奋交感神经系统,从而使发病率与死亡率升高。交感神经兴奋增加心肌耗氧量,同时收缩冠状动脉而降低心肌氧供。交感神经兴奋还可能延迟术后胃肠蠕动功能的恢复,诱发麻痹性肠梗阻。

手术创伤激活伤害性感受器,可能触发一些有害的脊髓反射弧。术后呼吸功能显著降低,特别是

上腹部和胸部手术术后,脊髓反应性抑制膈神经是术后肺功能降低的重要因素。术后镇痛不足的患者可能呼吸变浅、咳嗽不充分,易发生术后肺部并发症。

2. 慢性影响　慢性持续性术后疼痛(chronic persistent postsurgical pain,CPSP)尚未得到广泛认识,急性术后疼痛控制不佳是发生 CPSP 的重要预测因素,患者术前疼痛的严重程度也与 CPSP 相关。急性疼痛转化为慢性疼痛的过程较为迅速,控制术后急性疼痛可改善患者的预后及生活质量。术后早期疼痛控制良好的患者能积极参加术后的康复训练,从而促进术后短期和远期的恢复。

(二)疼痛评估

1. 评估原则　疼痛评估是疼痛管理的重要环节,定期评价药物的治疗方法、疗效和不良反应,并据此做相应调整。应注重评估 - 治疗 - 再评估的动态过程,评估静态和动态的疼痛强度,将患者活动时的疼痛缓解率作为术后急性疼痛评估的重要指标。在疼痛未稳定控制时,应反复评估每次药物和治疗方法干预后的效果。原则上静脉给药后 5~15 分钟、口服给药后 1 小时,药物达最大作用时评估治疗效果,治疗效果以及不良反应均应清楚地记录在案。对突发的剧烈疼痛,尤其是生命体征改变应立即评估,同时对可能的伤口裂开、感染、深静脉血栓等情况做出及时诊断和治疗,且应在疼痛治疗结束后由患者评估满意度。

2. 评估方法

(1)视觉模拟评分法(Visual Analogue Scale,VAS):参阅第二十三章。

(2)数字分级评分法(Numerical Rating Scale,NRS):参阅第二十三章。

(3)Wong-Baker 面部表情疼痛量表(Wong-Baker FACES Pain Rating Scale,WBS),即修订版面部表情疼痛量表:由 6 张从微笑或幸福直至流泪的不同表情的面部象形图组成,适用于交流困难如儿童(3~5 岁)、老年人、意识不清或不能用言语准确表达的患者。

(4)语言分级评分法(Verbal Rating Scale,VRS):参阅第二十三章。

二、术后急性疼痛的诊疗原则

对于术后急性疼痛的诊疗,应遵循以下原则:①确定伤害性刺激的来源和强度;②明确伤害性刺激和其他痛苦(如焦虑、生活质量等)之间的内在联系,并进行相应处理;③根据患者个体需要,定时评估和调整镇痛方案;④综合考虑临床上患者不同疾病类型和疼痛程度以及环境因素,采取相应镇痛方法。

术后镇痛的方式多种多样,主要包括全身性镇痛、局部镇痛以及联合不同方式的多模式镇痛等。系统性镇痛技术主要通过全身给药实现,其操作简单,不需要特殊仪器设备及技术,适用范围广,然而药物副作用较为常见。局部镇痛技术有效地减少了药物副作用,但需要一定仪器设备及技术的支持,且适用的手术类型有明确限制。各种镇痛方法各有利弊,临床中需要根据患者具体情况进行合理选择。

三、术后急性疼痛治疗的常用药物

(一)阿片类药物

阿片类药物是术后疼痛治疗的一类基础用药。已发现的阿片类药物受体有五种,一般认为主要是 μ 受体介导了镇痛效应。根据与受体作用的类型,又可将这些药物分为四类,分别为完全受体激动药(如吗啡、芬太尼等),部分受体激动药(如丁丙诺啡、布托啡诺等),激动和拮抗双重作用药(如纳布啡等),拮抗药(如纳洛酮等)。

理论上阿片类药物的镇痛作用无封顶效应,可以根据患者需求加大剂量来改善镇痛效果。然而实际临床应用阿片类药物的剂量和效果往往受药物耐受性和相关副作用的限制。因此治疗术后疼痛时,阿片类药物的剂量、血浆浓度以及疗效之间的关系存在很大的个体差异。全身应用阿片类药物是治疗中重度疼痛的主要方法,也是衡量其他镇痛方法的标准。

有效剂量的阿片类药物给药途径包括很多种,如口服、直肠用药、经皮或舌下黏膜用药、皮下注射、肌内注射、静脉注射或连续输注等。目前多在监测疼痛程度、呼吸幅度及意识状态的情况下采用小剂量单次静脉注射给药,既相对安全,又易于被患者接受。静脉给药也可以通过患者自控镇痛(patient-controlled analgesia,PCA)方式实现。

1. 吗啡　吗啡是目前临床上最常使用的阿片类药物,其通过激动中枢神经系统阿片受体而产生镇痛作用。吗啡可用于术后镇痛,兼有明显的镇静和镇咳作用,其不良反应主要包括呼吸抑制、平滑肌激动作用、成瘾性以及耐受性等。婴儿、孕产妇、哺乳妇女、严重肝功能不全、慢性阻塞性肺疾病、支气管哮喘、肺心病、颅内高压、颅脑损伤、胆绞痛患者慎用或禁用吗啡。

2. 羟考酮　羟考酮是中效阿片类镇痛药,其镇痛作用无封顶效应,同时具有抗焦虑作用。其不良反应主要包括头晕、嗜睡、恶心等。肝肾功能不全、甲状腺功能严重减退、原发性慢性肾上腺皮质功能减退症、前列腺肥大、尿道狭窄患者应慎用。

3. 可待因　可待因又称甲基吗啡,其镇痛作用仅为吗啡的1/12,镇痛作用持续时间与吗啡相似。当达到一定镇痛效应之后,即使增加剂量,可待因的镇痛效应亦不再增加(即封顶效应)。持久使用可成瘾,并与吗啡有交叉耐受性。临床上可待因用于治疗中等程度疼痛,与非甾体抗炎药(nonsteroidal anti-inflammatory drug,NSAID)联合应用可以使镇痛作用增强。

4. 芬太尼及其衍生物　芬太尼及其衍生物,包括舒芬太尼、阿芬太尼、瑞芬太尼均为人工合成的苯基哌啶类阿片类药物,是μ阿片受体激动剂,目前在临床上十分常用。芬太尼具有强效镇痛效应,镇痛效价是吗啡的100~180倍。舒芬太尼镇痛效价更大,约为芬太尼的5~10倍。阿芬太尼镇痛效价较芬太尼低,约为其25%,且作用持续时间短,为其30%,属于短效镇痛药。瑞芬太尼镇痛时效更短。芬太尼成瘾性较弱,其主要不良反应包括眩晕、恶心、呕吐、出汗、嗜睡等,静脉注射可引起胸壁肌肉强直,注射速度过快可出现呼吸抑制。

阿片类药物的不良反应与多种因素有关,如个体差异、年龄因素、肝肾功能、药物剂量、药物相互作用等,而与阿片药物的种类和给药途径关系不大,其主要不良反应包括:恶心和呕吐、呼吸抑制、便秘、过度镇静、胆绞痛、尿潴留、精神错乱和神经系统毒性。

(二) 非阿片类药物

除阿片类药物外,临床还有一些常用的非阿片类药物用于术后镇痛,在此列举三类。

1. NSAID　NSAID是指一大类具有相同的作用机制、非糖皮质激素而具有抗炎、镇痛和解热作用的药物。NSAID的镇痛作用仅次于其抗炎作用,可以用于轻度至中度疼痛的治疗,还可以辅助阿片类药物的镇痛。NSAID主要通过抑制环氧合酶(cyclooxygenase,COX)的活性,使花生四烯酸不能经环氧合酶氧化成前列腺素,从而起到了抗炎、解热、镇痛的作用。NSAID禁用于有消化性溃疡、胃炎、NSAID耐受、肾功能不全(肌酐 >132μmol/L)或有出血倾向病史的患者。酮咯酸镇痛作用强,抗炎作用中等,可用于治疗术后急性疼痛,不良反应较轻。塞来昔布是COX-2特异性抑制剂,通过抑制COX-2阻断花生四烯酸合成前列腺素而发挥抗炎镇痛作用,胃肠道副作用少,安全性较高,其不良反应多为上腹部疼痛、腹泻和消化不良。

2. 氯胺酮　氯胺酮是一种苯环哌啶类衍生物,是具有镇痛作用的静脉全麻药,其可通过抑制N-甲基-D-天[门]冬氨酸(N-methyl-D-aspartate,NMDA)受体,选择性抑制丘脑内侧核,阻滞脊髓网状结构束的上行传导,兴奋边缘系统。氯胺酮可以使患者产生一种分离麻醉状态,其特征是僵直状、浅镇静、遗忘与显著镇痛,并能进入梦境、出现幻觉,是一种传统的术中使用的麻醉药物。氯胺酮的主要不良反应是在麻醉恢复期有幻觉、躁动不安、噩梦及谵语等精神症状,其次是在术中常有泪液、唾液分泌增多,血压、颅压及眼压升高;偶有一过性呼吸抑制或暂停,喉痉挛及气管痉挛,多半是在用量较大、分泌物增多时发生。

3. 曲马多　曲马多是人工合成的非阿片类中枢性镇痛药。临床上曲马多的镇痛强度约为吗啡的1/10,其镇痛作用可被纳洛酮部分拮抗。曲马多在治疗剂量下不抑制呼吸,大剂量则可引起呼吸频率减慢,但程度较吗啡轻。该药对心血管系统基本无影响,静脉注射后 5~10 分钟产生一过性心率增快和血压轻度升高;不引起缩瞳,也不引起约肌痉挛,无组胺释放作用。曲马多可以用于术后中度到重度疼痛,其镇痛效果可以与吗啡相似。由于呼吸抑制作用小等原因,尤其适用于老年人、心肺功能差的患者。此药不良反应很少,常见包括消化道不适、眩晕、疲倦等。

四、患者自控术后镇痛

(一)概述

传统的术后镇痛方式是当患者出现疼痛时,由医师下医嘱给予患者一定的镇痛药。这种方法存在很多缺点,如用药不及时、对医护人员依赖性大以及个体化差异大等,往往难以使患者的疼痛得到及时有效的控制,降低了患者术后镇痛的满意度。

患者自控镇痛技术是借助控制泵装置,完成医师设定的 PCA 药物种类、给药浓度、给药间隔时间等参数→患者根据自身疼痛感受利用 PCA 控制机制自行给药→缓解疼痛的过程,有效地克服了上述传统术后镇痛方式的缺点。其优点在于,患者可以按照自己的疼痛感受少量、反复、频繁给药,减少了血药浓度的波动性及副作用,此外,PCA 的保护机制还可以避免意识不清的患者用药过量,临床使用比较安全。

PCA 依据其给药途径和参数设置不同,分为静脉 PCA(PCIA)、硬膜外 PCA(PCEA)、皮下 PCA(PCSA),以及区域神经 PCA(PCNA)等。不同种类的 PCA 单次给药量、锁定时间和药物选用均有不同。

(二)PCA 仪器及技术参数简介

PCA 镇痛泵主要由三个部分组成:注药泵、自动控制装置、输注管道。PCA 的技术参数主要包括负荷剂量(loading dose)、单次剂量(bolus)、锁定时间(lockout time)、最大给药剂量(maximal dose)以及连续背景输注给药(basal infusion or background infusion)等。

1. **负荷剂量** 给予负荷剂量是为了迅速达到镇痛所需的血药浓度,即最低有效镇痛浓度,使患者疼痛迅速缓解。

2. **单次剂量** 是指因患者镇痛不全每次按压 PCA 泵所追加的镇痛药剂量。单次给药剂量过大或过小均可能导致镇痛药物并发症或镇痛效果欠佳。一般如果患者在积极按压 PCA 泵给药后仍存在镇痛不完全,则应将剂量增加 25%~50%,如果患者出现过度镇静,则应将剂量减少 25%~50%。

3. **锁定时间** 指设定的两个单次有效给药的间隔时间,即该时间内 PCA 装置对患者再次给药的指令不作反应。锁定时间可以有效地防止患者使用镇痛药剂量过大,是保证 PCA 安全用药的重要环节。

4. **最大给药剂量** 是 PCA 装置在单位时间内给药剂量限定的参数,是其另外一种保护性措施。PCA 常设 1 小时或 4 小时限制量,目的在于对超过平均使用量的情况加以限制。

5. **连续背景输注给药** 即设定的 PCA 装置持续给药量。理论上,连续背景输注给药可以减少患者自控的 PCA 给药次数,降低镇痛药的最高血药浓度,因此,恰当使用连续背景输注给药可以减少副作用,同时改善镇痛效果。然而,很多临床研究并没有证明这种方式在阿片类药物敏感的患者中能够提高镇痛效果,而在阿片类药物耐受患者及小儿患者中,这种方式可以有效提高镇痛效果。

五、围手术期多模式镇痛

多模式镇痛(multimodal analgesia)是采用两种或两种以上不同作用机制的镇痛药或镇痛方法,作用于疼痛感受器或传导的不同层面,减少单药用量,以达到镇痛相加、减少不良反应、提高患者生活质量和满意度的目的。日间手术多模式镇痛原则上以口服镇痛药和局部镇痛为主,包括切口局麻药浸润和区域阻滞,联合使用 NSAID 或其他口服镇痛药,中至重度疼痛患者可加用适量阿片类药物。尽量减少日间手术患者全身镇痛药尤其是麻醉性镇痛药的应用,以避免或减轻全身用药的不良反应。

多模式镇痛常用药物：局麻药、NSAID、阿片类药物、NMDA 受体拮抗剂、α_2- 肾上腺素受体激动药等。多模式镇痛有助于加速术后康复的实施。

随着镇痛药的不断研发，以及镇痛领域近年来的研究进展，对于急慢性疼痛的治疗，尤其是手术相关急慢性疼痛的治疗，已经由传统的以阿片类药物为主导的治疗方案，逐步转变为联合应用多种作用机制药物，通过多种给药途径，作用于疼痛信号转导通路不同部位的多模式镇痛。在围手术期管理过程中，结合患者情况、手术及创伤的具体类型，利用合适的药物，选择正确的时机，综合防治术后急慢性疼痛是多模式镇痛的核心目标。

为了实现这一核心目标，麻醉科医师、手术医师、护理人员、心理医师和理疗医师等围手术期医务人员需要重点关注以下几方面问题：首先，要以进一步优化术后镇痛效果和提升患者依从性为根本出发点；其次，要以学习掌握多种方式、途径、药物联合应用的多模式镇痛方案为己任；再次，要避免在多模式镇痛方案中过分倚重某种药物或方式，进而避免其潜在的副作用或不良反应；最后，要在保证镇痛效果的同时，充分兼顾患者围手术期身体功能、胃肠道功能以及重要脏器功能的保护（表 24-1）。

表 24-1　多模式镇痛方案中不同镇痛药与镇痛方法的优势与劣势

镇痛药与镇痛方法	优势	劣势
全身性应用阿片类药物	无镇痛封顶效应	恶心、呕吐、瘙痒、抑制胃肠道蠕动、镇静、呼吸抑制、免疫抑制、尿潴留等
椎管内应用阿片类药物	阿片类药物用量减少	恶心、呕吐、瘙痒、呼吸抑制、尿潴留、操作失败、腰背痛、硬膜穿刺后头痛（PDPH）、感染、血肿等
椎管内应用局麻药	减轻疼痛、促进胃肠道功能恢复、减轻免疫抑制、降低心肺并发症发生率	操作失败、低血压、抑制感觉/运动神经功能、尿潴留、局麻药毒性反应、腰背痛、硬膜穿刺后头痛、感染、血肿等
周围神经阻滞：腹横肌平面阻滞（TAP）	减轻疼痛、减少阿片类药物用量、无阿片镇痛	操作失败、局麻药毒性反应、穿破腹膜等
周围神经阻滞：椎旁神经阻滞	减轻疼痛、减少阿片类药物用量、无阿片镇痛	操作失败、低血压、穿破血管/胸膜、气胸等
伤口周围局部浸润	快速简单、风险小	镇痛时效短
静脉输注利多卡因	减轻疼痛、促进胃肠道功能恢复、缩短开腹手术后住院时间	最佳剂量尚不统一
非甾体抗炎药（NSAID）	减轻疼痛、减少阿片类药物用量、无阿片镇痛	抑制血小板功能、胃肠道易激惹、肾功能不全、吻合口瘘
对乙酰氨基酚	减轻疼痛、减少阿片类药物用量、无阿片镇痛	肝毒性
加巴喷丁类药物	减轻疼痛、减少阿片类药物用量、无阿片镇痛	眩晕、镇静、周围性水肿、经肾清除
糖皮质激素	减轻疼痛、缩短术后康复时间	升高血糖
α_2- 肾上腺素受体激动药	减轻疼痛、减少阿片类药物用量、无阿片镇痛	低血压、心动过缓
NMDA 受体阻断剂	减轻疼痛、减少阿片类药物用量、无阿片镇痛	最佳剂量尚不统一

自 2014 年以来，国际加速术后康复学会（Enhanced Recovery After Surgery Society，ERAS Society）已先后发布了 16 部加速术后康复策略指南或专家共识，其中包括：全髋关节置换与全膝关节置换手术、心脏外科手术、妇科常规/肿瘤手术、择期结直肠手术、肺叶手术、食管手术、乳房再造手术、重大

头颈部恶性肿瘤切除联合游离皮瓣重建手术、肝脏手术、择期直肠 / 盆腔手术、择期结肠手术、胰十二指肠切除术、胃减容手术、根治性全膀胱切除术、胃切除术、胃肠道手术等。

除了区域阻滞及镇痛药的联合使用可减轻围手术期的应激反应外,有效镇痛使患者早日下床活动、早期恢复肠道营养,以及鼓励教育患者也都是多模式镇痛的重要组成部分。

六、小儿及特殊人群的术后疼痛管理

(一) 小儿疼痛评估

3 岁以上小儿尽可能借助一些评估工具表达他们所经历的疼痛,如 VAS、NRS、Wong-Baker 面部表情疼痛量表。下面介绍一些其他常用于小儿疼痛评估的方法。

1. **Eland 彩色评分法**　患儿选出代表最痛的一支有色笔,然后是次一等疼痛的颜色,依此类推,直至选出 4 种颜色;然后让患儿给身体涂抹颜色以显示疼痛部位及不同的疼痛程度。

2. **行为评估法**　测量疼痛相关的行为学表现或者对由患儿父母或监护人提供的疼痛的叙述进行评估。结合小儿的表情、动作行为等进行评分,该法主要适用于 3 岁以下婴幼儿和智力障碍患者。

3. **CRIES(crying,requires O₂ saturation,increased vital signs,expression,sleeplessness)评分**　用于新生儿疼痛评估。评估哭吵、呼吸、循环、面部表情、睡眠等各方面的变化(表 24-2)。推荐用于婴幼儿术后疼痛评估。

表 24-2　CRIES 评分

项目	评分		
	0 分	1 分	2 分
哭泣	无	大声哭泣但可被抚慰	不易被抚慰
维持 SpO_2>95% 是否需要吸氧	否	FiO_2<30%	$FiO_2 \geqslant$ 30%
心率、血压变化	无	升高 <20%	升高 >20%
表情	无	表情痛苦	表情痛苦和呻吟
睡眠困难	无	经常醒来	始终清醒

4. **NIPS(neonatal infant pain score)**　新生儿及 1 岁以下婴儿的疼痛评估方法。评估面部表情、哭吵、呼吸模式、手臂、腿部和清醒状态,评分 3 分表示疼痛。

5. **FLACC(face,legs,activity,crying,consolability)评分**　适用年龄 2 个月到 7 岁,是住院手术患儿首推的评估方法。包含面部、腿、活动性、哭吵和情绪安抚 5 个项目,每个项目评分为 0~2 分,总分 0~10 分(表 24-3)。

表 24-3　FLACC 评分

项目	评分		
	0 分	1 分	2 分
面部表情	微笑或无异常表情	偶尔面露痛苦或皱眉,沉默、冷漠	持续面露痛苦或皱眉,下巴颤抖,紧闭双唇
双腿	姿势正常或放松	无法放松,不时移动,紧绷	蹬踢,屈腿
行为	安静平躺,姿势正常或活动自如	扭动,转体,紧绷	躯体如弓,僵硬或抽动
哭泣	清醒不哭,安睡	呻吟或啜泣,偶有哭诉	持续哭泣,尖叫,频繁哭诉
抚慰	安稳,放松	抚摸,拥抱或言语可抚慰	无法安抚

6. **东安大略儿童医院疼痛评分**（children's hospital of eastern Ontario pain scale, CHEOPS） 对哭泣、面部表情、语言表达、躯体运动、伤口可触摸程度和腿部位置进行评估,评分 >6 分表示疼痛,用于 1~7 岁小儿的疼痛评估。

（二）小儿术后疼痛管理要点

术后镇痛是围手术期治疗的一部分,在麻醉期间,应给予充分镇痛药。患儿的麻醉科医师有责任制订具体的术后镇痛方案。术后疼痛治疗应在 PACU 就开始,证实镇痛方案安全有效才能让患儿离开恢复室。术前告知家长术中给予的镇痛药药效术后会较快消失,所以患儿需要进一步的镇痛治疗。疼痛在术后 24~72 小时最为严重,个别患儿可能持续数日或更长。术后早期可定时给药,后期可根据疼痛评估结果按需给药。术后宜多模式镇痛。不同患儿对镇痛药的敏感性不同,镇痛药应用应个体化。必须评估镇痛效果和可能的不良反应。使用阿片类药物的患儿,应定时监测呼吸频率,最好监测血氧饱和度。应积极预防和治疗术后恶心呕吐,而不是简单取消镇痛药的使用。不是成人使用的所有镇痛药都能用于小儿,须结合药物使用说明和相关文献决定用药。

（三）其他特殊人群的术后疼痛管理

1. **日间手术患者** 日间手术患者中,出院后中重度疼痛发生率约 25%~35%,患者可能存在恶心呕吐,影响口服镇痛药的使用。对于这一类患者,应减少使用传统阿片类药物,宜采用多模式镇痛,如无禁忌,可常规选用对乙酰氨基酚,联合小剂量缓释阿片类药物。出院后应用局部麻醉药持续输注或使用长效缓释局部麻醉药。

2. **老年患者** 老年患者生理储备能力下降,合并症多,术后急性疼痛可能会促发术后谵妄。老年患者对高强度伤害性刺激反应增强,疼痛耐受性下降,慢性疼痛发生率增高。需要注意的是,随年龄增长,老年患者对镇痛药的需求量下降,可选择 PCA 或 PCEA 进行术后镇痛。相比于静脉,硬膜外镇痛适合生理储备功能降低的老年人。对于老年患者,选用多模式镇痛时需谨慎。

3. **肥胖、阻塞性通气功能障碍患者** 对于肥胖、阻塞性通气功能障碍的患者,硬膜外镇痛可能降低肥胖患者的术后并发症。对于此类患者,使用 NSAID 和以局麻药为主的硬膜外镇痛更加合适,并需要避免使用呼吸抑制剂。对于此类患者的术后镇痛,尚缺乏高质量的循证医学建议。

七、术后急性疼痛治疗的常见问题与处理

术后急性疼痛治疗的各种方案在缓解患者术后疼痛的同时也会给患者带来潜在的不良反应。不良反应的发生可与患者的一般情况、用药种类和剂量、镇痛方法选择等因素相关。在镇痛策略的选择上应尽量避免不良反应的发生,而对于已发生的不良反应须给予充分的评估及处理。

1. **呼吸抑制** 呼吸抑制是麻醉常见的呼吸系统并发症,与术后不恰当的静脉内使用阿片类药物有关,是严重的术后并发症,可危及患者生命。阿片类药物会导致呼吸变慢,术后较大剂量持续给药、单次给药后疼痛明显减轻又未及时调整剂量、老年、慢性阻塞性肺疾病和合并使用镇静剂的患者,易发生呼吸抑制。呼吸频率 ≤ 8 次 /min、脉搏血氧饱和度（SpO_2）<90% 或出现浅呼吸,应视为呼吸抑制,立即给予治疗。

2. **术后恶心呕吐** 参阅第十三章。

3. **尿潴留** 尿潴留是引起患者术后不适的主要原因之一,因此应给予重视。通常由于全身麻醉或蛛网膜下隙麻醉后,排尿反射受抑制而发生。此外,手术切口疼痛也可引起膀胱和尿道括约肌反射性痉挛,从而引起尿潴留的发生。尿潴留评分标准:无尿潴留为 0 分;排尿轻度困难,排尿时间稍延长为 1 分;排尿明显困难,尿呈滴状为 2 分;尿液不能排出,需导尿为 3 分。

4. **瘙痒** 术后瘙痒的发生主要是由于围手术期阿片类药物的使用,尤其是椎管内使用阿片类药物的患者瘙痒发生率明显升高。据报道,产妇是瘙痒发生最敏感的群体,可能与雌激素竞争性结合阿片受体,且阿片类药物更容易向头端扩散有关。对于临床高危患者,应事先告知,并优化阿片

类药物选择。

5. 低血压　参阅第十三章。

第三节　分娩镇痛

一、分娩镇痛的概述

(一)分娩镇痛(labor analgesia)的意义

分娩的发生、发展及完成由胎盘-胎儿分泌的一系列激素决定。"胎盘-胎儿"是一个相对独立的系统,对外界环境的变化有一定抵御能力。研究证明,分娩镇痛没有影响"胎盘-胎儿"系统中各种激素的分泌。分娩镇痛可阻断伤害刺激的传入和交感神经的传出,可减少儿茶酚胺、β-内啡肽、促肾上腺皮质激素和皮质醇的释放,降低产妇的应激反应,减少产妇不必要的耗氧量和能量消耗,防止母婴代谢性酸中毒的发生,同时避免子宫胎盘的血流量减少,改善胎儿的氧合状态。

(二)分娩镇痛的特殊性

理想的分娩镇痛应具备以下条件:①对母婴影响小;易于给药,起效快,作用可靠,满足整个产程镇痛的需求。②避免运动神经阻滞,不影响子宫收缩和产妇运动。③产妇清醒,可参与分娩过程。④必要时可满足手术的需要。

二、分娩疼痛的机制及其影响

(一)分娩疼痛的原因

分娩过程中,由于子宫肌肉阵发性收缩,子宫下段和宫颈管扩张以及盆底和会阴受压可激惹其中的神经末梢产生神经冲动,沿内脏神经和腰骶丛神经传递至脊髓,再上传至大脑痛觉中枢,使产妇产生剧烈疼痛的感受,即分娩疼痛(或称"产痛")。此外,分娩疼痛亦与产妇的心理因素有关。疼痛的强度可因个体的痛阈而异,也与分娩次数有关。大多数初产妇自子宫收缩开始即出现疼痛,且随产程进展而加剧。经产妇则多数在第二产程开始后方见疼痛加剧。

(二)子宫和产道的神经支配

1. 子宫的神经支配　子宫受交感和副交感神经支配,支配子宫体运动的交感神经纤维来自脊髓 $T_{5\sim10}$ 节段,子宫体感觉由 $T_{11}\sim L_1$ 脊神经传导;子宫颈的运动和感觉主要由 $S_{2\sim4}$(骶神经丛)副交感神经(子宫阴道丛)传递。

2. 阴道的神经支配　阴道上部的感觉由 $S_{2\sim4}$ 发出的副交感神经传递,阴道下部则由 $S_{2\sim4}$ 脊神经传导。

3. 外阴及会阴部的神经支配　外阴及会阴部的疼痛刺激由骶神经丛发出的阴部神经($S_{1\sim4}$)传入中枢。

三、分娩疼痛的临床表现与评估

经阴道自然分娩分为三个阶段(产程),分娩疼痛主要出现于第一和第二产程,不同产程疼痛的神经传导不同。

(一)第一产程

自规律子宫收缩开始到宫口开全,期间子宫体、子宫颈和阴道等组织出现巨大变化,胎头下降促使子宫下段、宫颈管和宫口呈进行性展宽、缩短、变薄和扩大;子宫肌纤维伸长和撕裂;圆韧带受强烈牵拉而伸长。这些解剖结构的迅速变化构成强烈刺激信号,刺激冲动由盆腔内脏传入神经纤维及相伴随的交感神经传入 $T_{10\sim12}$ 和 L_1 脊髓节段,然后再经脊髓背侧束迅速上传至大脑,引起疼痛。疼痛部位主要在下腹部、腰部及骶部。第一产程疼痛的特点是:腰背部紧缩感和酸胀痛,疼痛范围弥散不定,周身不适。

(二) 第二产程

自宫颈口开全至胎儿娩出,此阶段除了子宫体的收缩及子宫下段的扩张外,胎儿先露部对盆腔组织的压迫以及会阴的扩张也是引起疼痛的原因。疼痛冲动经阴部神经传入 S_{2-4} 脊髓节段,并上传至大脑,构成典型的"躯体痛",其疼痛性质与第一产程完全不同,表现为刀割样尖锐剧烈的疼痛,疼痛部位明确,集中在阴道、直肠和会阴部。

(三) 第三产程

胎盘娩出,子宫体缩小,子宫内压力下降,痛觉显著减轻。

四、分娩镇痛的常用方法

(一) 非药物性分娩镇痛法

心理疗法是消除产妇紧张情绪和减轻子宫收缩疼痛的一种非药物疗法。通过减少大脑皮质对疼痛传入冲动(或信号)的感应,很大程度地消除产痛。心理疗法通过对产妇及其家属进行解剖、生理、妊娠与分娩等知识教育,训练产妇采取特殊呼吸技术,转移注意力,松弛肌肉,减少恐惧、紧张,使其在医护人员的鼓励(或暗示)和帮助下,顺利度过分娩期。心理疗法使产妇在第一产程中可不用或仅用很少量镇痛药物,在第一产程和第二产程中,可在局部镇痛技术下,达到减轻疼痛而完成分娩。其优越性在于:能积极调动产妇的主观能动性,主动参与分娩过程,保持良好产力,使产程缩短,避免不必要的难产或手术产,减少药物镇痛对胎儿和母体的影响,从而降低围产儿的发病率和死亡率。

1. 自然分娩法　1933 年由英国学者 Read 提出。主要是对产妇进行解剖与生理知识的教育,消除紧张和恐惧、训练肌肉放松,在分娩期加强特殊呼吸及体操训练,减轻疼痛。

2. 精神预防性分娩镇痛法　50 年代初苏联根据巴甫洛夫的条件反射学说,结合按摩方法实行无痛分娩,主要机制是增强大脑皮质的功能,使皮质和皮质下中枢之间产生良好的调节,分娩在无痛感下进行。我国亦曾广泛应用此法,并取得一定效果。精神预防性分娩应首先应从产前做好,成立孕妇学校,让孕妇及其丈夫参加听课。在孕期给予生动易理解的宣传教育,介绍妊娠和分娩的知识,让产妇了解分娩的机制,学会分娩时的助产动作,建立家庭式病房,由其丈夫及家属陪伴。

3. 陪伴分娩　导乐(Daula)陪伴分娩在 20 世纪 70 年代由美国医师 M. Klaus 首先倡导,其内容是由一个有经验的妇女帮助另一个妇女。"导乐"陪伴分娩,是由有过生育经验,有分娩基本知识,并富有爱心、有乐于助人品德的助产士或受过培训的妇女,在产前、产时及产后陪伴产妇,尤其在分娩过程中持续地给产妇生理上、心理上、感情上的支持。"导乐"陪伴分娩可消除产妇疑虑和恐惧情绪,增强自信心,从而提高痛阈,减轻产痛。这是目前心理疗法分娩镇痛的重要方法。

(二) 药物性分娩镇痛法

当产妇精神过度紧张,对分娩疼痛难以忍受,影响宫口扩张速度时或血压较高,需要镇静、降压时,可给予适当的镇静药、镇痛药或麻醉药,以缓解产妇紧张情绪,减轻分娩疼痛。但大多数镇静药、镇痛药和麻醉药都具有中枢抑制作用,而且或多或少能通过子宫胎盘屏障进入胎儿血循环,抑制新生儿呼吸、循环中枢。因此要严格掌握用药时机和用量,尤其强调个体化给药,以避免或减少副作用的发生。镇静药只用于分娩早期,估计 12~24 小时不会完成分娩时,可行催眠状镇静。

(1) 哌替啶:适用于第一产程,用量 50~100mg,肌内注射,10~20 分钟后出现镇痛作用,1~1.5 小时达高峰,2 小时后消退。静脉注射时每次用量为 25~50mg。有的产妇出现头晕、恶心、呕吐、烦躁不安等不良反应。连续用药不宜超过两次,最后一次应在估计分娩前 4 小时用药,以免发生新生儿呼吸抑制或窒息。约 50% 产妇可获镇痛效果。需指出的是,应用同等镇痛效果的哌替啶,其代谢产物在对母体产生相当强的镇痛作用的同时,可在新生儿体内蓄积,产生明显的中枢兴奋作用,引起抽搐。因此哌替啶应用于分娩镇痛时,应严格掌握用药时机、用量和给药方式。若由于应用不当出现新生儿呼吸抑制时,可用纳洛酮拮抗。

（2）芬太尼：用于分娩镇痛的常用剂量为 50~100μg 肌内注射或 25~50μg 静脉注射。静脉给药后 3~5 分钟达峰值效应，维持 30~60 分钟。剖宫产时，在取出胎儿之前的 15 分钟内以 1μg/kg 静脉注射，不会导致新生儿 Apgar 评分或神经行为评分以及脐带血气分析的异常。

（3）地西泮或咪达唑仑：静脉注射地西泮后数分钟母体和胎儿的血药浓度接近相等，当母体在分娩全程总剂量超过 30mg 时可产生明显的抑制作用。主要用于有先兆子痫或子痫以及精神紧张的孕妇，可与镇痛药合用以提高效果。参考用量为 0.2~0.3mg/kg，肌内注射或静脉注射，需重复用药时应间隔 4~6 小时。

（4）依托咪酯：适用于血流动力学不稳定的产妇，其代谢速度较硫喷妥钠快。临床用量的依托咪酯可暂时抑制产妇 11-β- 羟化酶，降低皮质醇的合成。这种影响也表现在新生儿身上，对非应激状态的新生儿这种抑制作用在产后 2 小时达顶峰后开始下降，而应激状态的新生儿产后皮质醇的水平更低，多同时伴有新生儿低血糖，这种对皮质醇的抑制作用 6 小时后消失。

（5）氧化亚氮（笑气）吸入：可用于第一产程和第二产程，尤其适用于第一产程，一般使用 50% 氧化亚氮和 50% 氧混合气体，当宫口开大至 3cm 后开始吸入。氧化亚氮钢筒上装有活瓣，随产妇呼吸而启闭，由产妇自行将面罩紧扣在口鼻部，在预计子宫收缩前 20~30 秒，经面罩深呼吸 3~5 次，当疼痛消失时去掉面罩待下次宫缩来临前再次吸入，如此反复直至进入第二产程。本法镇痛可靠、迅速；药物排除较快；对胎儿影响轻微；不影响子宫收缩和产程；对循环、呼吸无明显抑制；操作方便；产妇始终处于清醒状态，能主动配合完成分娩。但产妇对笑气的敏感性和耐受性个体差异较大，有些产妇镇痛效果不够理想。

（三）区域阻滞与分娩镇痛

1. 宫颈旁神经阻滞　适用于第一产程。在两侧阔韧带的基部有来自子宫神经丛和骨盆神经丛的丰富神经分布，经子宫两侧的阴道穹窿注射局麻药可阻滞子宫下段和阴道上段的神经，从而消除宫颈扩张时的疼痛。宫颈旁神经阻滞禁用于胎儿宫内窒息、妊娠高血压综合征、糖尿病以及过期妊娠等。

2. 阴部神经阻滞　阴部神经阻滞是经阴道分娩常用的镇痛与麻醉方法。适用于第二产程。该法是通过局麻药阻滞阴部神经，减轻分娩过程中由于产道和盆底扩张所致的疼痛，并使阴道、会阴松弛，从而缩短第二产程。阴部神经阻滞可经阴道或会阴途径实施。阴部神经阻滞时应选用毒性最低的局部麻醉药；每次注药之前须反复回抽无血方可注药，以免发生局麻药中毒反应。

（四）椎管内给药与分娩镇痛

椎管内给药是目前常用的分娩镇痛方法。其中公认硬膜外镇痛最为有效，镇痛效果理想，且副作用较小。仅在药物选择和剂量不当时出现诸如对宫缩的感觉消失、下腹部以下镇痛区域麻木、低血压、尿潴留、寒战、腹肌收缩无力以致影响宫缩等副作用。施行椎管内阻滞前，应开放静脉输液，准备好复苏和治疗并发症的仪器、设备和药物，包括氧气、通气道、咽喉镜、气管内导管、吸引装置、硫喷妥钠或地西泮、麻黄碱、纳洛酮等。在麻醉或阻滞前必须对产妇进行评价，对产妇和胎儿情况充分了解。监测仪器必须到位，阻滞前至少静脉滴注平衡盐溶液 500ml，以减少由于交感神经阻滞所引起的低血压的发生。

1. 硬膜外阻滞镇痛　产妇进入产程后接受硬膜外镇痛时，不影响产妇的活动能力，即所谓 "可行走的硬膜外镇痛"，是目前较为理想的分娩镇痛方法。关于产妇在产程中行走，临床报道其可能的优点包括：增强子宫收缩；降低子宫收缩频率；提高子宫活性；减轻产痛；缩短第一产程；降低胎心率异常的发生率；有助于提高新生儿的 Apgar 评分；减少加强宫缩措施（如静滴催产素）的运用；降低器械助产率；产妇满意，且有助于自主排尿。要达到仅有镇痛作用而没有麻醉或运动阻滞，需减少每小时局麻药的用量（毫克数）并适当增加麻醉性镇痛药。

（1）单次或分次硬膜外间隙给药镇痛：在第一产程末期，产妇宫口开大 3~4cm（经产妇）或 5~6cm（初产妇）时，行硬膜外穿刺置管后开始硬膜外注射局麻药。也可在第一产程活跃期、宫口开大 2cm 时进行穿刺和注药。单点穿刺者选择 L_{2-3} 或 L_{3-4} 椎间隙穿刺,向头侧置入硬膜外导管 3~4cm。常用局麻药为 0.125%~0.25% 布比卡因、0.75%~1.00% 利多卡因或 0.125%~0.250% 罗哌卡因。先经硬膜外导管注入试验剂量局麻药(一般可用 2% 利多卡因 1.5ml,含 1:20 万肾上腺素),观察 5 分钟,排除局麻药误入血管或蛛网膜下隙阻滞及其他不良反应。首次注射局麻药 6~8ml(<10ml),阻滞平面控制在 $T_{10}~L_1$;第二产程酌情再给药 10~12ml,阻滞平面控制在 $L_2~S_5$。目的是减轻产道疼痛,使会阴松弛,并保持腹肌张力,从而产妇能主动增加腹压。

(2)连续硬膜外镇痛(continuous infusion epidural analgesia,CIEA):研究及临床实践表明,采用低浓度局麻药连续硬膜外滴注的方法可获得持续而稳定的麻醉平面。该方法的实施要点为:先注入试验剂量局麻药(同上),排除局麻药误入血管或蛛网膜下隙;然后注入首次剂量:常用药为 0.125%~0.250% 布比卡因、1% 利多卡因、0.125%~0.250% 罗哌卡因、0.062 5%~0.125 0% 布比卡因加芬太尼 50μg 或舒芬太尼 10μg,用量 8~10ml;然后采用连续硬膜外滴注镇痛,常用药为 0.040%~0.125% 布比卡因加芬太尼 1~2μg/ml 或舒芬太尼 0.1~0.3μg/ml,也可单纯使用 0.125% 布比卡因,用量 8~15ml/h。

(3)硬膜外间隙阿片类药物加局麻药分娩镇痛:在硬膜外分娩阻滞镇痛时局麻药中加入阿片类药物的方法越来越普遍。这两类药物的作用部位不同,局麻药作用于神经轴突,而阿片类药物则作用于脊髓内的阿片受体,而且这两类药物可能有相互协同作用。局麻药中加入阿片类药物可降低局麻药的浓度并减少其用量,使运动神经阻滞减轻。阿片类药物中的芬太尼、舒芬太尼、吗啡、哌替啶、纳布啡等均可加入局麻药混合注射。按照不同的给药方法(如单次注射、连续输注、患者自控镇痛)和每个医师的临床经验,局麻药和阿片类药物的组合方式可以有许多变化,但一个共同的原则是镇痛必须有效并足以保证产妇和胎儿的安全。

2. 蛛网膜下隙阻滞镇痛

(1)鞍区阻滞:阻滞范围仅限于会阴部,故主要适用于第二产程镇痛。一般在第二产程,宫口完全开大之后进行。产妇取坐位穿刺,蛛网膜下隙注入小剂量局麻药,常用重比重布比卡因 5mg 或利多卡因 15~20mg。注射后保持坐位 5 分钟。

(2)低位蛛网膜下隙阻滞:阻滞范围在 T_{10} 以下,可消除子宫收缩痛。当宫口开大 4~5cm、疼痛发作在间隔 3 分钟、持续 35~50 秒时可应用本法。产妇取坐位或左侧卧位行腰穿,在宫缩减弱时注入重比重布比卡因 6~8mg 或利多卡因 30~50mg,注药后调整体位,控制阻滞平面上界在 T_{10-11} 平面。单纯使用局麻药蛛网膜下隙阻滞,由于存在作用时间有限、阻滞平面不易精确控制以及术后头痛等缺点,近来已很少应用。

(3)蛛网膜下隙阿片类药物镇痛:蛛网膜下隙注入吗啡 0.5~2mg,对第一产程可提供持续 6~8 小时的良好镇痛,对第二产程则往往无效。常在第一产程宫口开大 1~3cm 时,于蛛网膜下隙注入吗啡 0.25mg 加芬太尼 25μg 混合液,第二产程改用连续硬膜外导管,仅用 0.062 5%~0.125 0% 布比卡因即可获得良好镇痛效果。

(4)连续蛛网膜下隙给药镇痛:分次小剂量蛛网膜下隙注入阿片类镇痛药可获满意分娩镇痛,并可避免低血压和运动神经阻滞,减少全身副作用。同时加入肾上腺素对镇痛效果和副作用均无明显影响。

3. 蛛网膜下隙 - 硬膜外联合镇痛(combined spinal and epidural analgesia,CSEA) CSEA 技术用于分娩镇痛正逐渐得到普及,此方法最大限度地阻滞了子宫和阴道的感觉神经,而对运动神经的阻滞则较轻微,可弥补单纯硬膜外镇痛对骶神经阻滞不完善或蛛网膜下隙阻滞过深的缺陷,镇痛作用起效快、效果好,不影响宫口扩张、胎头下降速度及第一、第三产程时间,虽延长第二产程,但不增加剖宫产率及产后出血,对新生儿呼吸也无明显影响。该穿刺方法是在产妇宫口开至 2~3cm 时,取 L_{2-3} 或 L_{3-4} 间隙行硬膜外间隙穿刺,成功后将一长度长于硬膜外穿刺针的 25~29G 脊麻针经硬膜外穿刺针穿入蛛网膜下隙(或使用专用的腰麻 - 硬膜外联合阻滞套件进行穿刺),回抽有脑脊液流出时注入芬太尼 2.5μg 加布比卡因 2.5mg 共 2ml,退出脊麻针后,置入硬膜外导管。经 1~2 小时待脊麻镇痛效果有所消退,考虑硬膜外镇痛时,先经硬膜外导管注入试验剂量局麻药(一般可用 2% 利多卡因 1.5ml,含 1:20 万肾上腺素),以排除局麻药注入血管或蛛网膜下隙,然后自硬膜外导管微量泵持续滴注 0.062 5%~0.125 0% 布比卡因与芬太尼 1~2μg/ml 的混合液,滴速为 10ml/h,总容量不超过 40ml,也可用患者自控镇痛(PCA)方法给药。阻滞平面控制在 T_{10}~S_4 之间,以保持正常的子宫收缩力。

（五）分娩自控镇痛

1. 静脉自控镇痛（PCIA） PCIA 选用的阿片类药物有:哌替啶、吗啡、芬太尼、纳布啡等;在产妇进入第一产程剧烈疼痛时开始 PCIA,宫口开全时停止;PCA 给药一般选择 LP 模式(即负荷剂量 +PCA 量)或 CP 模式(即持续剂量 +PCA 量)。根据临床需要可适当调节剂量,PCIA 操作简单,起效快、效果可靠、适用药物较多,但其用药针对性差,对母婴有一定影响,较易产生嗜睡、新生儿呼吸抑制等不良反应。目前临床上较少应用。

2. 硬膜外自控镇痛（PCEA） PCEA 最大的优点是产妇处于主动地位,可根据自己的感受最大限度地调控用药量,是目前临床上应用最为广泛的分娩镇痛技术。方法是在产妇宫口开大 3cm 后行硬膜外穿刺置管,单管法可选 L_{2-3} 间隙。局麻药可选择 0.062 5%~0.125 0% 布比卡因、0.082 5%~0.200 0% 罗哌卡因或 1% 利多卡因;阿片类药物可选择芬太尼 2~10μg/ml、吗啡 0.05~0.10mg/ml 或舒芬太尼 1~2μg/ml。PCEA 选用 LCP 模式(即负荷剂量 + 持续剂量 +PCA 量)。硬膜外穿刺置管成功后,先注入试验剂量局麻药(同硬膜外阻滞镇痛),连接 PCA 泵,开始 PCEA。负荷剂量一般为 3~5ml,持续剂量为 6~12ml/h(根据配伍药物浓度来调整),PCA 量为 3~5ml,锁定时间 10~30 分钟,4 小时限量 40~50ml。研究表明,PCEA 是一种安全有效的分娩镇痛方法,对宫缩和子宫血流无影响,不使分娩过程延长、停滞或导致产后出血,不抑制胎儿的呼吸和循环,因此对产程、剖宫产率和新生儿 Apgar 评分均无明显影响。总之,PCEA 可以改善产妇的镇痛效果,提高舒适程度,并减少不良反应;缺点在于给药速度需要产妇理解和控制。

3. 蛛网膜下隙 - 硬膜外联合镇痛（CSEA）后 PCEA CSEA 后 PCEA 应用于分娩疼痛时,蛛网膜下隙给药能迅速达到镇痛作用,在产程早期镇痛效果确切,无运动阻滞,产妇可行走。CSEA 使用的局麻药量少,药物在母婴体内的血药浓度也更低,具备了脊麻和硬膜外麻醉的共同优点。操作时一般选择 L_{3-4} 或 L_{2-3} 间隙,在宫口开大 2~3cm 时运用"针套针"(25G/17W)方法进行穿刺置管;镇痛用药首选短效脂溶性镇痛药,如舒芬太尼 5~10μg 或芬太尼 10~25μg 加布比卡因 2.0~2.5mg 或罗哌卡因 2.5~3.0mg。PCA 模式以持续剂量 + 单次剂量更为合适,可有效降低产妇的应激反应和耗氧量,并能降低胎儿酸中毒的发生。CSEA 的安全程度与传统的硬膜外阻滞相同,但鞘内注射阿片类药物用于分娩镇痛可能出现一些并发症和不良反应,如瘙痒、恶心、呕吐、低血压、尿潴留、子宫高张性和胎儿心动过缓、产妇呼吸抑制、硬膜穿破后头痛、硬膜外导管误入蛛网膜下隙、硬膜外用药向蛛网膜下隙扩散等。

五、分娩镇痛的常见问题与处理

分娩镇痛的常见问题以椎管内镇痛的不良反应为主。椎管内镇痛是安全有效的术后镇痛方法,能减少阿片类药物使用量及其相关不良反应。然而,其潜在的不良反应需引起重视。

（一）椎管内镇痛对产程及胎儿的影响

局部分娩镇痛时,一旦出现任何不能改善的胎盘血流下降、胎儿心率改变,应当机立断,终止自然分娩,以确保母婴安全。

1. 对子宫收缩和产程的影响 由于用药种类、药物浓度以及用药时间的不同,椎管内分娩镇痛对宫缩的影响各不相同。一般降低局麻药浓度、用药时间不要过早,以及镇痛过程中辅以一定量的催产素,都可以减轻宫缩抑制作用。

2. 对胎盘血流的影响 低血压是局部镇痛包括硬膜外镇痛、蛛网膜下隙镇痛或联合镇痛公认的不良反应,也是影响胎盘血流的主要因素。但在局麻药浓度降低至一定水平(即常规浓度)时,对血流动力学的影响并不明显。但对胎盘血流的影响有时并不和血压相平行,甚至在低血压未出现的情况下,硬膜外镇痛便可影响子宫血流的重新分布。胎盘血供可以通过胎儿心率监测、脐静脉血气监测和 Apgar 评分间接反应。

3. 对胎心的影响　硬膜外分娩镇痛时,可以出现胎儿心率加快或减慢。引起胎儿心率改变的可能因素很多,芬太尼等麻醉性镇痛药对心率的抑制作用是一个因素,芬太尼引起子宫收缩过度活跃影响胎盘血循环又是另一个因素。

(二) 椎管内镇痛对产妇的潜在影响

1. 后背疼痛　后背疼痛常由于反复多次穿刺、患者长时间卧床或保持同一个体位所致,罕见但严重者可因相关神经损伤及功能障碍引起。临床上,应对患者后背疼痛的部位、疼痛性质、持续时间、伴有突发大小便功能改变等情况予以评估,排除紧急严重的并发症。

2. 运动、感觉障碍　运动、感觉神经阻滞通常见于过量给药,使用改良 Bromage 评分可对其进行评估。但是需要注意的是,对于操作并不顺利的患者,如果出现超过药物有效时间的长时间运动、感觉神经阻滞,需要排除硬膜外血肿的可能。

(申　乐)

思考题

1. 患者,49 岁,男性,诊断为胆管癌 2 个月,拟行腹腔镜胰十二指肠切除术,如何管理术后急性疼痛?请说明理由。

2. 对于过度紧张的年轻产妇,需要分娩镇痛以缓解产妇情绪紧张,减轻分娩疼痛时需要注意什么?

第二十五章

慢性疼痛诊疗学

要点:

1. 慢性疼痛一般指持续或反复发作超过 3 个月的疼痛。

2. 慢性疼痛的疼痛强度评估方法主要包括视觉模拟量表、语言分级评分法、数字分级评分法、修订版面部表情疼痛量表等。

3. 慢性疼痛的治疗原则包含原发病因治疗、药物治疗、微创介入治疗、康复治疗、心理治疗等,常需要多学科联合诊治。

4. 慢性术后疼痛或慢性创伤后疼痛的临床表现因手术部位或创伤不同而异。

5. 慢性神经病理性疼痛可分为慢性周围神经病理性疼痛和慢性中枢神经病理性疼痛,表现因部位或原因不同而异。宜对因治疗、多学科治疗以及镇痛治疗。

6. 慢性癌症相关性疼痛包括原发癌症本身或肿瘤转移所致的疼痛以及癌症治疗所致的疼痛。应用癌痛三阶梯镇痛方案是药物镇痛的最基本原则。

7. 慢性继发性肌肉骨骼疼痛主要由持续性炎症、肌肉骨骼局部结构改变、神经系统疾病引起生物力学功能的改变所致。除了对因治疗外,应用镇痛治疗。

第一节　慢性疼痛的概述

一、慢性疼痛的概念

慢性疼痛(chronic pain)是指疼痛持续超过相关疾病的一般病程或者超过损伤愈合所需要的一般时间,一般指持续或反复发作超过 3 个月的疼痛。慢性疼痛的发生发展涉及生物、心理和社会等多种因素。

二、慢性疼痛的评估

目前,疼痛已被列为除体温、脉搏、血压、呼吸以外的第五项生命体征。在疼痛治疗过程中,不仅需要了解患者有无疼痛,还要了解患者疼痛强度、疼痛性质、疼痛伴随症状以及患者心理、精神方面的变化,从而有利于正确地评估病情、合理地选择治疗方法,以及对治疗效果做出科学的判断。但是,疼痛是主观的感觉,由于缺乏有效的客观指标,迄今尚无一种客观的行之有效的疼痛评定方法。

(一) 慢性疼痛强度的评估

目前临床常用的疼痛强度评估方法主要包括视觉模拟评分法、语言分级评分法、数字分级评分法、修订版面部表情疼痛量表等。

1. 视觉模拟评分法(visual analogue scale,VAS)　参阅第二十三章。

2. 语言分级评分法(verbal rating scale,VRS)　参阅第二十三章。语言分级评分法有 4 级评分、5 级评分、6 级评分、12 级评分和 15 级评分等。各种 VRS 均是根据疼痛的程度,采用从无痛到最严重疼痛的词汇表述。其中以 4 级评分较为常用,用"无痛""轻度疼痛""中度疼痛"和"重度疼痛"来表述疼痛强度(表 25-1)。

表 25-1 VRS 的 4 级评分

疼痛程度	描述
无痛	无疼痛
轻度疼痛	有疼痛但可忍受,生活正常,睡眠无干扰
中度疼痛	疼痛明显,不能忍受,要求服用镇痛药,睡眠受干扰
重度疼痛	疼痛剧烈,不能忍受,需用镇痛药,睡眠受严重干扰,可伴自主神经紊乱或被动体位

3. 数字分级评分法(numerical rating scale,NRS) NRS 可理解为用数字来标识 VAS 尺。疼痛程度用 0~10 数字的刻度标示出不同程度的疼痛强度等级,"0"为无痛、"1~3"为轻度疼痛、"4~6"为中度疼痛、"7~10"以上为重度疼痛、"10"为最剧烈疼痛(图 25-1)。被测者根据个人疼痛感受在其中一个数做记号,该数字即为 NRS 评分。

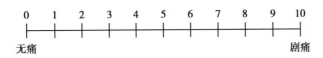

图 25-1 疼痛程度数字分级评分法

4. 修订版面部表情疼痛量表(face pain scale-revised) 这是由一组表达不同痛苦程度的面部表情画面组成。每种表情按其次序设定一个数量值,反映疼痛的强度。以面部不同表情来反映疼痛程度,主要适用于表达困难的患者,如儿童、老年人,以及存在语言或文化差异或其他交流障碍的患者(见图 23-3)。

除此之外,临床中具有更为专业的包含多因素评分方法的疼痛问卷表,能够比较准确地评价疼痛的强度与特点,包括麦吉尔疼痛问卷(McGill pain questionnaire,MPQ)、简明疼痛问卷表(brief pain questionnaire,BPQ)等。同时,在评估和鉴别神经病理性疼痛、伤害感受性疼痛或混合性疼痛时,临床中常应用 ID pain 患者自评诊断量表(针对慢性疼痛患者进行神经病理性疼痛的筛查),LANSS(Leeds assessment of neuropathic symptoms and signs)量表及 DN4(Douleur neuropathique 4 questions)量表(鉴别神经病理性疼痛与伤害性疼痛)等。

(二)慢性疼痛伴随症状的评估

慢性疼痛患者常伴有焦虑和抑郁情绪或症状,继而又加重疼痛。大量研究证实,慢性疼痛患者常合并的精神心理障碍是焦虑和抑郁,并与疼痛程度呈明显的正相关。鉴于人对疼痛的感受由生理、感觉、行为和认知等多因素构成,因此,就应从多方面对其进行认识和评估。这将有助于对那些合并严重心理障碍的疼痛患者进行有效治疗。常用的评估方法有:焦虑自评量表(self-rating anxiety scale,SAS)、汉密尔顿焦虑量表(Hamilton anxiety scale,HAMA)、抑郁自评量表(self-rating depression scale,sDS)和汉密尔顿抑郁量表(Hamilton depression scale,HAMD)等。

三、慢性疼痛的诊断

根据疼痛的定义,以及疼痛症状持续或反复发作的时长,即可判定慢性疼痛。但实际上慢性疼痛仅作为一种描述性诊断,仍需根据不同的病因、发生机制、主要累及的器官进行更加深入的诊断及治疗。根据国际疾病分类(ICD-11),慢性疼痛包含了如下几种:慢性原发性疼痛、慢性癌症相关性疼痛、慢性术后疼痛或慢性创伤后疼痛、慢性继发性肌肉骨骼疼痛、慢性继发性内脏痛、慢性神经病理性疼痛、慢性继发性头痛或口面部疼痛,以及其他明确的或未明确的慢性疼痛。

四、慢性疼痛的治疗

(一)慢性疼痛的治疗原则

慢性疼痛常累及多个脏器,病因机制复杂,临床中常需多学科协作进行联合诊治,启动多模式疼痛管理,其中包含原发病因治疗、药物治疗、微创介入治疗、康复治疗、心理治疗等。通常来讲,明确患者慢性疼痛的病因,从而解除或控制发病因素,将明显缩短病程、改善患者预后、降低镇痛药物需求量、提高患者的生活质量。由于慢性疼痛通常继发于多种疾病或损伤因素,本章重点阐述慢性疼痛的治疗原则及常用方法,而对原发疾病的诊治在此不做详细展开。

慢性疼痛的治疗原则主要包括:基于疼痛强度给予阶梯治疗、基于疼痛发生机制确定药物或微创治疗方案。其中,阶梯治疗原则是基于世界卫生组织提出的癌痛药物治疗"三阶梯"原则发展而来的。具体内容为:针对各类慢性疼痛的原因做出正确适宜的疼痛评估的基础上,根据患者的疼痛程度选择对应的镇痛药。即对于轻度疼痛患者主要选用非阿片类镇痛药,如非甾体抗炎药;中度疼痛选用弱阿片类药物;重度疼痛则选用强阿片类药物。每个阶梯均可基于疼痛发生机制加用辅助用药,如抗惊厥药、抗抑郁药、镇吐药、通便药等。

慢性疼痛根据发生机制可分为伤害性疼痛(炎性疼痛)、神经病理性疼痛、混合性疼痛。伤害性疼痛(炎性疼痛)可遵循"三阶梯"原则,按疼痛的程度选择镇痛药。神经病理性疼痛则优先应用一线药物,即抗惊厥药(加巴喷丁或普瑞巴林,三叉神经痛可选择卡马西平或奥卡西平)和抗抑郁药(阿米替林、度洛西汀或文拉法辛);而二线药物为曲马多或阿片类药物。非甾体抗炎药通常对神经病理性疼痛无效。混合性疼痛可遵循"三阶梯"治疗方案,并及时有效地选择抗惊厥或抗抑郁药物进行辅助治疗。

当应用药物治疗效果欠佳,或存在不可耐受的药物不良反应时,可针对疼痛发生机制及时给予微创治疗方案,其中包括神经阻滞、关节腔注射、神经脉冲射频或射频热凝、神经电刺激(包括外周电刺激、脊髓电刺激等)、椎管内或硬膜内置管等。

(二)慢性疼痛的常用治疗药物

1. 对乙酰氨基酚和非甾体抗炎药　对乙酰氨基酚是临床常用的中枢解热镇痛药,单独应用对轻、中度疼痛有效,与阿片类药物或曲马多或非甾体抗炎药联合应用,可发挥镇痛相加或协同效应。常用剂量为每 4~6 小时口服 10~15mg/kg,最大日剂量不超过 100mg/kg,日口服剂量超过 4 000mg 可引起严重肝损伤和急性肾小管坏死,联合给药时剂量不超过 2 000mg/d。

非甾体抗炎药(nonsteroidal anti-inflammatory drug,NSAID)主要用于缓解轻、中度疼痛,或作为辅助用药与阿片类药物联合,用于中、重度疼痛。临床常用的口服或注射用非甾体抗炎药详见表 25-2、表 25-3。

表 25-2　常用的口服非甾体抗炎药

药物名称	每次剂量 /mg	每日频次 /(次·d^{-1})	每日最大剂量 /mg
布洛芬	400~600	1~4	2 400
双氯芬酸	25~50	1~2	150
美洛昔康	7.5~15	1	15
塞来昔布	100~200	1~2	400
艾瑞昔布	100	1~2	200
依托考昔	30~120	1~2	120

表 25-3　常用的注射用非甾体抗炎药

药物名称	每次剂量 /mg	维持时间 /h	用法用量
氯诺昔康	8~16	3~6	i.v./i.v.gtt.，最大量 16mg/d
酮洛酸	10~60	4~6	i.m.，最大量 120mg/d
氟比洛芬酯	50~200	4~8	i.v./i.v.gtt.，最大量 100mg/d
帕瑞昔布	40~80	6~12	i.m./i.v.，80mg/d

i.v.，静脉注射；i.v.gtt.，静脉滴注；i.m.，肌内注射。

轻度非炎性疼痛时，首选对乙酰氨基酚镇痛，疗效不佳或合并炎性疼痛时再考虑使用 NSAID 治疗，长期服药应首选选择性 COX-2 抑制剂（如塞来昔布、帕瑞昔布、依托考昔等），但任何 NSAID 均不宜长期连续、大量服用，以避免毒性反应。NSAID 均有封顶效应，故不应超量给药，若镇痛效果不满足镇痛需求时，应考虑重新评估病情、联合应用镇痛辅助用药、按"三阶梯"原则给予镇痛药升级等。

2. **曲马多**　曲马多因与阿片受体有很弱的亲和力，最早被归为弱阿片类药物；目前发现其主要通过抑制中枢 5- 羟色胺和去甲肾上腺素的再摄取，提高了对脊髓疼痛传导的抑制而产生镇痛作用，其镇痛强度约为吗啡的 1/10，适用于缓解轻、中度慢性疼痛以及神经病理性疼痛。临床常用的曲马多缓释片规格为 50mg 及 100mg，间隔 12 小时口服给药，具有封顶效应，每日用量不应超过 400mg。

3. **吗啡**　吗啡可以通过多种途径给药，包括口服、肌内注射、静脉、鞘内给药等。由于慢性疼痛患者常需在家长时间疗养，因此为方便患者应用，在慢性疼痛诊疗中的吗啡通常选用口服剂型。对于难治性慢性疼痛患者，亦可选择应用鞘内持续输注装置行吗啡鞘内注射，约可降低吗啡需求量至静脉用量的百分之一。

4. **羟考酮**　羟考酮是从阿片类生物碱蒂巴因提取合成的半合成阿片类药物，等效镇痛作用强度为吗啡的 1.5~2.0 倍。在慢性疼痛诊疗中常用的羟考酮控释片初始计量一般为 5~10mg 口服，作用时间约维持 10~12 小时。

5. **芬太尼**　芬太尼是人工合成的阿片类药物，可产生中枢神经系统镇痛和镇静作用。在慢性疼痛诊疗中应用的芬太尼为透皮贴剂，根据释放速度有 25μg/h 和 50μg/h 等剂型，应用后 24 小时血药浓度可达峰，并可维持稳定约 72 小时。芬太尼透皮贴剂与口服吗啡的等效剂量换算关系为：25μg/h 的芬太尼透皮贴剂相当于每 24 小时口服吗啡 50~60mg。

6. **卡马西平**　卡马西平结构类似于三环类抗抑郁药，具有抗惊厥、抗癫痫、抗神经病理性疼痛等作用，其作用机制可能与其降低神经细胞膜对 Na^+ 和 Ca^{2+} 的通透性、降低神经元的兴奋性和延长不应期、增强 γ- 氨基丁酸神经元的突触传递功能有关。卡马西平是治疗三叉神经痛的首选一线药物，成人开始每次 100mg，每天 3 次；第 2 天后隔日增加 100~200mg，直至疼痛缓解，维持量 400~800mg/d，分次服用；最高剂量不超过 1 200mg/d。

7. **加巴喷丁**　加巴喷丁为 γ- 氨基丁酸的衍生物，是第二代抗惊厥药，是目前治疗多种神经病理性疼痛的一线药物。加巴喷丁可能的作用机制包括：对 N- 甲基 -D- 天冬氨酸受体的拮抗作用，对中枢神经系统钙离子通道的拮抗和对周围神经的抑制作用，对 γ- 氨基丁酸介导的传入通路的抑制（减少了兴奋性传入信号）引起对中枢神经系统的作用等。起始剂量为 100mg/ 次，每天 3 次，根据临床疗效及耐受程度逐渐增加，直至疼痛缓解。一般有效剂量为 900~1 800mg/d，最高用药量可达 3 600mg/d。

8. **普瑞巴林**　普瑞巴林为一种新型抗癫痫药，与加巴喷丁结构上相近，但比后者具有更好的生物利用度和线性药动学，广泛用于治疗各种周围神经病理性疼痛、中枢神经病理性疼痛、纤维肌痛综合征、不宁腿综合征、复杂性区域疼痛综合征等。普瑞巴林的起始剂量为 75mg/ 次，每天 2 次，根据临床疗效及患者耐受性，可在 1 周内增至 150mg/ 次，每天 2 次。

（三）慢性疼痛的微创治疗

1. **神经阻滞治疗**　神经阻滞疗法是应用神经阻滞的技术，达到解除疼痛、改善血液循环、治疗疾病的目的。神经阻滞疗法用于治疗慢性疼痛的作用机制包括:阻断疼痛的传导通路、阻断疼痛-交感神经兴奋-肌肉血管收缩-缺氧及代谢异常-疼痛的恶性循环等。常用的阻滞方法有三叉神经分支或半月神经节阻滞、颈胸腰神经根阻滞、颈神经丛阻滞、臂丛神经阻滞、肩胛上神经阻滞、坐骨神经阻滞、星状神经节阻滞、胸交感神经阻滞、腰交感神经阻滞、骶管阻滞等,目前一般在超声引导下实施。

2. 射频治疗　射频(radiofrequency,RF)治疗是治疗慢性疼痛的常规微创方法之一,分为标准射频热凝模式和脉冲射频模式两种。标准射频热凝模式常用于脊柱关节支神经根、交感神经、三叉神经半月节、蝶腭神经节、脊髓前侧柱及脊神经根毁损术等;脉冲射频模式由于不对神经产生永久性损伤,因此多用于需保留神经运动纤维功能时,如外周混合型神经痛等。

3. 神经电刺激　神经电刺激是一种非破坏性的可逆性的神经调节技术,是神经病理性疼痛治疗中一项重要的镇痛技术。目前临床应用于疼痛治疗的神经刺激主要有脊髓刺激(spinal cord stimulation,SCS)、周围神经刺激(peripheral nerve stimulation,PNS)、周围神经区域刺激(peripheral nerve field stimulation,PNFS)和运动皮质电刺激(motor cortex stimulation,MCS)等。目前认为神经电刺激可调节中枢敏化,但确切的镇痛机制尚不明确。

4. 鞘内药物输注系统　鞘内药物输注系统(intrathecal drug delivery system,IDDS)镇痛技术是一种通过向鞘内输注阿片类药物等来治疗中、重度难治性疼痛的特殊技术。既往IDDS技术主要用于慢性癌症相关性疼痛中,但近年来研究发现,IDDS技术对难治性神经病理性疼痛也有较好的镇痛或解痉效果。全植入式IDDS由植入式鞘内导管、植入式药物输注泵、医用程控仪和患者程控仪组成。IDDS输注的药物通常为不含防腐剂的吗啡注射液、齐考诺肽和巴氯芬。

第二节　慢性术后疼痛或慢性创伤后疼痛的诊疗

一、慢性术后疼痛或慢性创伤后疼痛的相关因素

慢性术后疼痛(chronic postsurgical pain,CPSP)或慢性创伤后疼痛(chronic post traumatic pain,CPTP)是指在组织损伤后发生、发展或加剧,并且在组织损伤愈合后持续存在(即手术或组织创伤后持续至少3个月)的疼痛。此类疼痛的部位具有严格限定,必须是直接位于手术或组织创伤区域,或损伤区域的相关神经的投射支配区域、位于受到创伤的深部躯体组织或内脏组织所对应或牵涉到的神经的相应皮区。慢性术后疼痛或慢性创伤后疼痛的区别是:术后疼痛的组织损伤是在接受诊疗过程中由可控性的切口和手术操作所引起的(如开胸手术),而创伤后疼痛的损伤则是由其他多种方式造成的不可控性的组织损伤(如烧伤)。慢性术后或创伤后疼痛的类型取决于手术或损伤的类型,但从病因机制上多归于神经病理性疼痛。

大部分患者在经历手术或创伤后都会逐渐恢复到正常状态,然而一部分患者却会罹患慢性术后或创伤后疼痛,严重影响正常工作生活甚至致残。手术或创伤对人体产生的伤害存在于两个方面,首先是手术或创伤对人体产生的持久性伤害,其次是伤口愈合过程中的炎症反应。上述两方面都能将伤害性信息传入疼痛的传递通路,发生敏化,包括外周敏化和中枢敏化。外周敏化会使伤害性刺激传入的阈值下降,而中枢敏化则会使脊髓神经元的兴奋性增加。敏化产生机制对急性术后或创伤性疼痛转化为慢性疼痛的过程极其重要。除此之外,慢性术后疼痛或慢性创伤后疼痛存在多种相关因素,包括手术或创伤发生前、发生时、发生后各个阶段。

(一)手术或创伤发生前即存在的相关因素

1. 年龄　年轻的患者更易出现慢性术后或创伤后疼痛。

2. 性别　女性较男性发生慢性术后或创伤后疼痛的概率更高。

3. 身体状态　肥胖、高血压、糖尿病、身体处于应激状态、已存在慢性疼痛疾病都是慢性术后疼痛或慢性创伤后疼痛的易发因素。

4. 心理因素 焦虑和抑郁患者术后或创伤后急性疼痛的发生率较高,也更容易转变为慢性疼痛。

5. 遗传因素 基因遗传因素可以直接影响患者的疼痛感知,也可以通过影响炎症免疫反应而影响患者的慢性术后或创伤后疼痛的发生。

(二)手术或创伤发生时的相关因素

此阶段的易发因素包括:手术或创伤的切口或伤口的大小、部位、受累组织的深度、创面的严重程度与污染情况、持续时间的长短等。

(三)手术或创伤发生后的易发因素

手术或创伤后的急性疼痛控制效果,与慢性术后疼痛或慢性创伤后疼痛密切相关。因此,推荐早期应用多模式镇痛方案,最大限度地减轻患者术后及创伤后疼痛。

二、慢性术后疼痛或慢性创伤后疼痛的临床表现和诊断

根据组织损伤的原因,可将慢性术后疼痛或慢性创伤后疼痛分为多种,并各自具有不同的临床表现,依据病史、症状以及查体与辅助检查等措施,可明确相应诊断。

(一)慢性术后疼痛

慢性术后疼痛是指手术后发生或术后疼痛强度增加的慢性疼痛,包括截肢后慢性疼痛、脊柱手术后慢性疼痛、开胸手术后慢性疼痛、乳房手术后慢性疼痛、疝切开修补术后慢性疼痛、子宫全切术后慢性疼痛、关节成形术后慢性疼痛等。

1. 截肢后慢性疼痛 截肢后慢性疼痛(chronic pain after amputation,CPAA)是指在手术切除肢体或部分肢体后发生的慢性疼痛,也可以是切除乳房、舌、牙齿、生殖器、眼睛,甚至直肠等内脏器官后发生的慢性疼痛。疼痛或位于残肢部位(慢性残肢痛),或投射至截肢部位(幻肢痛)。残肢痛发生于截肢部位,通常为神经病理性疼痛,在截肢手术前即有局部严重疼痛的患者中发病率更高。在截肢手术后产生幻肢痛的发病率约为 30%~85%。幻肢痛是指在缺失身体部位存在的伤害性感受现象:如疼痛、烧灼感、火烧感、蚁爬感等,且疼痛与上述感觉异常等症状常常为持续性,通常发生在缺失肢体的远端。

2. 脊柱手术后慢性疼痛 脊柱手术后慢性疼痛(chronic pain after spinal surgery,CPASS),是指疼痛位于脊柱部位的手术区域,或以神经根性疼痛的形式投射到一侧或双侧肢体。由于此类疼痛多发生于成人接受椎管狭窄或椎间盘突出症的脊柱手术之后,临床上对此类疼痛通常称为腰椎手术失败综合征(failed back surgery syndrome,FBSS)。据统计,在接受椎管狭窄和椎间盘突出症手术的患者中,术后出现中重度的慢性腰痛的比例达 10% 以上。

3. 开胸手术后慢性疼痛 开胸手术后慢性疼痛(chronic pain after thoracotomy,CPAT),是指在切开胸壁的手术后发生的慢性疼痛,在接受开胸手术患者中很常见,其发病率约为 50%,而疼痛评估达到中重度疼痛的发病率为 3%~18%。肋间神经损伤是重要的致病因素之一,疼痛位于胸壁,通常与手术区域和瘢痕密切相关。一般会因运动而加重,常具有神经病理性疼痛的性质,即自发性疼痛、感觉异常以及痛觉过敏。

4. 乳房手术后慢性疼痛 乳房手术后慢性疼痛(chronic pain after breast surgery,CPABS),是指发生在乳房手术后,前外侧胸壁的切口处,以及发生在同侧腋窝区域的慢性疼痛,因此亦称为乳房切除术后疼痛综合征。这种慢性疼痛发病率在 25%~60% 之间,病因机制通常是神经病理性疼痛,其原因包括肋间壁神经损伤,位于瘢痕部位的神经瘤疼痛,甚至幻乳痛。这种神经病理性疼痛通常伴随瘢痕区域或手臂区域皮肤的感觉异常。

5. 疝切开修补术后慢性疼痛 疝切开修补术后慢性疼痛(chronic pain after herniotomy,CPAH),是指在腹股沟疝或股疝手术(疝切开修补术)后发生的位于腹股沟区域,并可伴有放射到生殖区或股骨区域的慢性疼痛。多为皮肤或皮下神经纤维损伤以及穿过手术区域的神经损伤(即髂腹股沟、髂腹下和生殖股神经损伤)所致的神经病理性疼痛,发病率在 20%~30% 之间。通常,此类疼痛的发病率,

与接受疝切开修补术患者的年龄相关,3个月以下的幼儿常不会产生慢性疼痛,儿童以及未成年人的疼痛程度通常轻于成人。

6. 子宫全切术后慢性疼痛   子宫全切术后慢性疼痛(chronic pain after hysterectomy,CPAHR),是指经开腹、腹腔镜或阴式入路行手术切除子宫和附件后发生的慢性疼痛,总体发病率约为5%~32%。疼痛部位多为盆腔深部,其次为下腹部和股骨部位的腹部瘢痕区域。

7. 关节成形术后慢性疼痛   关节成形术后慢性疼痛(chronic pain after arthroplasty,CPAAP),是指膝关节或髋关节置换手术(关节成形术)后发生的慢性疼痛。全髋关节置换术后产生慢性疼痛的发病率约为27%~38%;而全膝关节置换修补术后产生慢性疼痛的发病率更高,可达44%~53%。由于关节负责承重以及肢体活动的特殊性,关节成形术后慢性疼痛的病因机制更加复杂。

（二）慢性创伤后疼痛

慢性创伤后疼痛是指在组织损伤(包括烧伤在内的任何创伤)后发生或因此所致强度增加的慢性疼痛,包括:烧伤后慢性疼痛、周围神经损伤后慢性疼痛、脊髓损伤后慢性疼痛、脑损伤后慢性疼痛、"挥鞭伤"后慢性疼痛、肌肉骨骼损伤后慢性疼痛等。在发病机制上,慢性创伤后疼痛多属于神经病理性疼痛。由于创伤因素的不可控性,常常造成严重的组织损伤,因此多发创伤的患者中,慢性创伤后疼痛的发病率可达46%~85%。

1. 烧伤后慢性疼痛   烧伤后可产生慢性疼痛,通常因为烧伤直接导致皮肤或皮下神经纤维损伤,因此常伴有感觉功能障碍(如感觉异常)或感觉缺失。

2. 周围神经损伤后慢性疼痛、脊髓损伤后慢性疼痛、脑损伤后慢性疼痛   周围神经损伤和中枢神经系统损伤(脑和脊髓损伤)后可产生慢性疼痛,属于周围或中枢神经病理性疼痛。

3. "挥鞭伤"后慢性疼痛   "挥鞭伤"相关疼痛(whiplash injury-associated pain,WIAP)是指在强制快速加速-减速运动导致的颈部损伤(挥鞭伤)后发生的慢性疼痛,常见于机动车追尾撞击、运动事故。

4. 肌肉骨骼损伤后慢性疼痛   肌肉骨骼损伤后慢性疼痛(chronic pain after musculoskeletal injury,CPAMSI)是指肌肉、骨骼或关节损伤(创伤后关节炎)后发生的慢性疼痛。创伤性肌肉骨骼损伤导致的慢性疼痛发病率较高,可达30%。

三、慢性术后疼痛或慢性创伤后疼痛的预防和治疗

慢性术后疼痛常由严重的术后急性疼痛发展而来,伴随着手术创伤后机体一系列复杂的病理过程。减少术后慢性疼痛的发生,需要积极调整患者的术前机体及心理状态、选择适宜的手术及麻醉方案、降低术中副损伤、避免术中知晓以及镇痛不足、有效控制术后急性疼痛、制订加速康复治疗方案等。而慢性创伤后疼痛的预防原则主要集中在针对创伤因素给予积极早期治疗、尽快修复创伤组织结构、镇痛治疗与心理干预相结合等。

慢性术后疼痛或慢性创伤后疼痛的治疗,推荐在合理的疼痛评估基础上,采用多学科多模式疼痛管理,尽可能地对致痛因素进行修复或纠正,应用镇痛药治疗、微创介入治疗(包括神经阻滞、神经射频、神经电刺激)、外科手术等序贯治疗方案,配合康复锻炼和心理干预治疗,以最大限度地改善患者疼痛病情、提高患者生活质量。

第三节   慢性神经病理性疼痛的诊疗

一、慢性神经病理性疼痛的分类

慢性神经病理性疼痛(chronic neuropathic pain,CNP)的患病率为6.9%~10.0%,是全球疾病负担的重要组成部分。多种累及周围或中枢神经系统的疾病都有可能诱发神经病理性疼痛,例如代谢性

疾病(如糖尿病性神经病变)、神经退行性病变、自身免疫性疾病、血管疾病(如动脉硬化闭塞症)、肿瘤、感染、中毒、创伤、遗传性疾病等。需要注意的是,由于某些特定的神经病理性疼痛(如三叉神经痛)具备典型的临床表现,在疼痛持续时间未满3个月时就可以做出明确诊断。

总体来讲,依据周围或中枢神经系统疾病可分为两个大类,即慢性周围神经病理性疼痛(chronic peripheral neuropathic pain,CPNP)和慢性中枢神经病理性疼痛(chronic central neuropathic pain,CCNP)。

(一) 慢性周围神经病理性疼痛

慢性周围神经病理性疼痛是指由于外周感觉神经系统损伤或疾病而导致的慢性疼痛。

1. 三叉神经痛　三叉神经痛(trigeminal neuralgia,TN)是指源于三叉神经的单分支或多分支的口面部神经病理性疼痛。通常由无害刺激诱发,具有反复性、突发突止的特点,疼痛持续时间较短(数秒至数分钟)。疼痛性质为电击样、射击样或针刺样。部分患者表现为持续性疼痛伴有间歇性加重。依据病因不同,三叉神经痛包含特发性三叉神经痛(无明确病因)、典型三叉神经痛(血管压迫三叉神经引起)和继发性三叉神经痛(桥小脑角部位的肿瘤、囊肿或多发性硬化症等)。

2. 周围神经损伤后的慢性神经病理性疼痛　周围神经损伤后的慢性神经病理性疼痛(chronic neuropathic pain after peripheral nerve injury,CNP-pni)是指周围神经损伤后产生的持续性或复发性疼痛。患者具有明确的周围神经系统创伤病史,疼痛发作与创伤发生之间存在明确的时间关联,以及疼痛部位符合创伤受累的周围神经的支配区域。周围神经损伤后的慢性神经病理性疼痛亦属于分类诊断,其中仍包含有多种的疼痛疾病,如开胸手术后的慢性肋间神经痛、刀割伤后引发的神经瘤所导致慢性神经病理性疼痛等。

3. 痛性多发神经病变　痛性多发神经病变(painful polyneuropathy,PP),是指由代谢性疾病、免疫性疾病、家族性或遗传性疾病、环境暴露或中毒以及神经毒性药物所致的多发神经病变引起的慢性疼痛。

4. 带状疱疹后神经痛　带状疱疹后神经痛(postherpetic neuralgia,PHN),是指从带状疱疹发生或被治愈后持续时间达3个月以上的疼痛。通常为带状疱疹的皮疹期急性疼痛的延续,少数在无痛间歇期后出现。疼痛部位以及感觉异常部位必须与带状疱疹累及的颅神经支配区域或外周皮区相匹配。既往临床中,在带状疱疹急性期的疼痛仅被认为是带状疱疹的症状和临床表现之一;而由于带状疱疹属于自限性疾病,通常皮疹水疱会在2~3周消退,但部分病例可出现长达3个月以上的神经痛,则被称为带状疱疹后遗神经痛,此时的疼痛已成为疾病的诊断名称。随着基础及临床研究的进展,带状疱疹急性期的疼痛以及带状疱疹后遗神经痛,已逐渐被统称为"带状疱疹后神经痛",有利于进行早期干预及治疗。

5. 慢性痛性神经根病变　慢性痛性神经根病变(chronic painful radiculopathy,CPR)是指由颈、胸、腰、骶神经根损伤或疾病导致的持续性或间歇性疼痛。最常见的致病因素是脊柱退行性病变,包括椎间盘、韧带等。其他致病因素为创伤、肿瘤、感染、出血、缺血、糖尿病、风湿性关节炎或医源性创伤等。

(二) 慢性中枢神经病理性疼痛

慢性中枢神经病理性疼痛是指由于中枢躯体感觉神经系统损伤或疾病所引起的慢性疼痛。

1. 脊髓损伤相关的慢性中枢神经病理性疼痛　脊髓损伤相关的慢性中枢神经病理性疼痛(chronic central neuropathic pain associated with spinal cord injury,CCNP-sci)是指由脊髓躯体感觉通路损伤或疾病引起的慢性疼痛。脊髓损伤包括外力或疾病过程引起的脊髓功能损害。

2. 脑损伤相关的慢性中枢神经病理性疼痛　脑损伤相关的慢性中枢神经病理性疼痛(chronic central neuropathic pain associated with brain injury,CCNP-bi)是指由躯体感觉皮质、与之相关的脑区连接或相关的神经通路损伤或病变引起的慢性疼痛。

3. 慢性卒中后中枢性疼痛　慢性卒中后中枢性疼痛(chronic central poststroke pain,CCPSP)是由大脑或脑干缺血或出血引起的,与因卒中导致的中枢神经系统受累区域对应的慢性疼痛。

4. 多发性硬化导致的慢性中枢神经病理性疼痛　多发性硬化导致的慢性中枢神经病理性疼痛（chronic central neuropathic pain caused by multiple sclerosis，CCNP-ms）是指多发性硬化病情累及并损伤中枢的躯体感觉皮质或其传导通路所导致的慢性疼痛。

二、慢性神经病理性疼痛的发生机制

慢性神经病理性疼痛的发病机制复杂，包括解剖结构改变和功能受损，常由多种机制引起，包括外周敏化、中枢敏化、下行抑制系统的失能、脊髓胶质细胞的活化、离子通道的改变等。可能涉及的病理变化包括：神经损伤、神经源性炎症、末梢神经兴奋性异常、交感神经系统异常和神经可塑性的变化。

（一）外周敏化与中枢敏化

外周敏化是指伤害性感受神经元对传入信号的敏感性增加。周围神经损伤后，受损的细胞和炎症细胞（如肥大细胞、淋巴细胞）会释放出化学物质，如去甲肾上腺素、缓激肽、组胺、前列腺素、钾离子、细胞因子、5-羟色胺以及神经肽等。这些细胞介质可使伤害感受器发生敏化，放大其传入的神经信号。中枢敏化是指脊髓及脊髓以上痛觉相关神经元的兴奋性异常升高或者突触传递增强，包括神经元的自发性放电活动增多、感受域扩大、对外界刺激阈值降低、对阈上刺激的反应增强等病理改变，从而放大疼痛信号的传递。其相应的临床表现有自发性疼痛（spontaneous pain）、痛觉过敏（hyperalgesia）、痛觉超敏（allodynia，亦称触诱发痛）等。中枢敏化是神经病理性疼痛的重要发病机制，慢性神经病理性疼痛的维持主要在于中枢敏化。

（二）离子通道的异常改变

多种离子通道的异常参与了神经病理性疼痛的发生，包括钙离子通道、钠离子通道、氯离子通道、钾离子通道等。目前对钙离子通道的研究表明，神经损伤后，脊髓后角（主要是突触前膜）钙离子通道上的 α2-δ 亚基高表达，钙离子通道异常开放，钙离子内流增加，导致兴奋性神经递质释放增加，神经元过度兴奋，从而产生痛觉过敏和痛觉超敏。

三、慢性神经病理性疼痛的临床表现和诊断

（一）慢性神经病理性疼痛的临床表现

1. 疼痛起源于神经系统　疼痛部位需对应为受损或病变的躯体感觉神经的支配区。

2. 疼痛具有神经病理性疼痛的典型表现　包括自发性疼痛、痛觉过敏、痛觉超敏、感觉异常。自发性疼痛是指任何外伤、损伤性刺激情况下出现的自行发作的疼痛。痛觉过敏是指对正常疼痛刺激产生了过度反应的现象（如针尖轻触皮肤而引发剧烈疼痛）。痛觉超敏则是对无痛刺激产生了过度反应的现象（如软毛刷扫划皮肤）。感觉异常是指患处存在的异常感觉，包括麻木感、蚁爬感、虫咬感、烧灼感等。

3. 非甾体抗炎药通常无明显疗效。

（二）慢性神经病理性疼痛的诊断

由于慢性神经病理性疼痛包含多种疾病，诊断主要依靠详细的病史（包括发病诱因、疼痛部位、性质、诱发与减轻的因素）、全面细致的体格检查，特别是感觉系统的检查以及必要的辅助检查，有时还要依据患者对于治疗的反应。即使各个疾病的诊断标准各不相同，但其共性标准如下。

1. 具备周围或中枢神经系统损伤或疾病的病史。

2. 疼痛部位具有神经解剖学的分布合理性，即患者异常的感觉症状或体征，必须与受累神经结构的支配区域相对应。

需要注意的是，分类诊断通常不作为患者疾病的最终诊断。虽然病程长于 3 个月的三叉神经痛属于典型的慢性周围神经病理性疼痛，但患者可被诊断为"三叉神经痛"，而非"慢性周围神经病理性疼痛"。因此，除"三叉神经痛"之外的其他慢性神经病理性疼痛的诊断中，都需要包含病因学阐述的

详细内容。

四、慢性神经病理性疼痛的预防和治疗

总体来讲,神经病理性疼痛的治疗原则为:①早期干预,积极对因治疗;②有效缓解疼痛及伴随症状,促进神经修复;③酌情配合康复、心理、物理等综合治疗;④恢复机体功能,降低复发率,提高生活质量。越来越多的研究表明,在神经病理性疼痛早期即给予充分的医学干预、尽可能将患者疼痛程度降至轻度疼痛,有利于避免转变成慢性神经病理性疼痛。另外,对于某些已知的易诱发神经系统损伤的疾病进行积极主动治疗并规律监测,则可明显降低并发症的发生概率,例如糖尿病患者如果长期血糖处于较高水平,则其出现糖尿病痛性周围神经病变的概率大幅上升。

针对慢性神经病理性疼痛,除病因治疗以及多学科联合治疗措施以外,疼痛专科治疗主要包括以下方面。

(一) 药物治疗

1. 一线治疗药物　包括钙通道调节剂(加巴喷丁和普瑞巴林),三环类抗抑郁药(阿米替林),5-羟色胺、去甲肾上腺素再摄取抑制药(文拉法辛和度洛西汀),局部外用利多卡因(利多卡因凝胶及贴剂),钠通道阻滞剂(卡马西平和奥卡西平,主要用于三叉神经痛)等。

2. 二线治疗药物　包括曲马多、阿片类药物(吗啡、羟考酮和芬太尼)等。

3. 其他辅助用药　草乌甲素、局部辣椒素等。

(二) 神经调控技术

神经调控技术主要包括神经电刺激技术与鞘内药物输注技术,是针对慢性神经病理性疼痛的推荐治疗技术。其中在神经调控技术中,针对慢性神经病理性疼痛和涉及神经病理性疼痛机制的其他慢性疼痛时,脊髓电刺激的应用最为广泛。脊髓电刺激主要应用于规范药物治疗无效或不能耐受药物副作用的脊柱手术疼痛综合征、复杂性区域疼痛综合征、粘连性蛛网膜炎、周围神经病理性疼痛、残肢痛,以及不能即刻手术的心绞痛等。

(三) 微创治疗

微创治疗的主要目的为去除感觉神经损伤的原因、增加神经血流、促进神经恢复。主要包括神经阻滞、射频治疗及神经毁损等技术。微创治疗原则是首先明确神经病理性疼痛感觉神经损伤的原因,针对性进行微创治疗。

第四节　慢性癌症相关性疼痛的诊疗

一、概述

疼痛是癌症患者最常见的症状之一,可贯穿癌症治疗全过程,并持续到癌症治疗结束之后,严重影响癌症患者的生活质量。初诊癌症患者疼痛发生率约为25%;晚期癌症患者的疼痛发生率约为60%~80%,其中1/3的患者为重度疼痛。癌症相关性疼痛不仅包括原发癌症本身或肿瘤转移导致的骨骼、内脏、神经受到侵犯而产生疼痛,也包括癌症治疗(手术、化疗和放疗)所致的组织或神经损伤引起的疼痛。

二、慢性癌症相关性疼痛的原因与类型

首先,慢性癌症相关性疼痛包含慢性癌性疼痛及慢性癌症治疗后疼痛两大方面。

(一) 慢性癌性疼痛

慢性癌性疼痛是指由原发癌症本身或肿瘤转移所致的疼痛,包括慢性内脏癌性疼痛、慢性骨性癌性疼痛、慢性神经病理性癌性疼痛。

1. **慢性内脏癌性疼痛**（chronic visceral cancer pain，CVCP）　是指原发肿瘤和肿瘤转移损伤了头颈部或胸腹盆腔内的内脏器官所引起的慢性疼痛。例如肝转移灶、胰腺肿瘤侵犯腹腔神经丛所致的疼痛、食管或肺肿瘤局部进展所致的胸骨后疼痛。慢性内脏性癌性疼痛通常定位不佳，可能出现牵涉痛（如肝转移可引起的肩峰疼痛）；疼痛的形成机制包括局部压迫、扩张、炎症和缺血等。疼痛可以是持续性的，也可以是间歇性的，特别是与器官扩张有关的疼痛。

2. **慢性骨性癌性疼痛**（chronic bone cancer pain，CBCP）　是指由原发肿瘤或转移性肿瘤破坏或损伤骨骼引起的慢性疼痛，是最常见的慢性癌性疼痛类型。由于原发性骨肿瘤比较罕见，所以其他部位肿瘤转移到骨骼所致的疼痛是最常见的慢性骨性癌性疼痛类型。例如结肠癌至股骨干的孤立性转移灶、乳腺癌或前列腺癌的多发骨转移灶、多发性骨髓瘤等。最常见的骨转移部位是椎骨、骨盆、长骨和肋骨。癌症骨转移可显著削弱骨骼的承受力，以至于不经意的移动、撞击或跌倒都可能导致病理性骨折。同时，由于骨骼强度的下降，身体活动常可引发疼痛急剧加重，而静息时疼痛可能较为轻微。常规镇痛方案在应对此类的疼痛时常效果欠佳，其主要因为：若镇痛药的持续背景剂量较高，虽然对暴发痛的控制相对较好，但由于患者在静息条件下的疼痛刺激较弱，此时患者极易处于镇痛药过量的状态，因而产生恶心呕吐、嗜睡谵妄甚至呼吸抑制等镇痛药不良反应的可能性将明显上升；若镇痛药的持续背景剂量较低，虽然静息条件下患者的镇痛药相关不良反应发生率较低，但对由翻身、起床等动作诱发的暴发痛的控制效果也随之降低。

3. **慢性神经病理性癌性疼痛**（chronic neuropathic cancer pain，CNCP）　是指由原发肿瘤和肿瘤转移破坏或损伤周围或中枢神经系统引起的慢性疼痛。慢性周围神经病理性癌性疼痛包括胸部原发或转移性肿瘤破坏臂丛神经，或腹盆腔肿瘤损伤腰骶神经丛等。脊髓压迫（癌症骨转移导致的椎体塌陷）可导致慢性中枢性神经病理性癌性疼痛。此类疼痛通常与受累的神经分布范围有关。由于非甾体抗炎药或阿片类药物对神经病理性疼痛的镇痛效果并不显著，因此正确识别慢性癌症相关性疼痛中是否涉及神经病理性疼痛的机制尤为重要，是应用相关辅助镇痛药的依据。

（二）慢性癌症治疗后疼痛

慢性癌症治疗后疼痛是指癌症治疗引起的疼痛，又分为以下几种。

1. **癌症药物治疗后的慢性疼痛**　癌症药物治疗后的慢性疼痛（chronic postcancer medicine pain，CPCMP）是指由任何抗癌药物引起的慢性疼痛，包括全身化疗、激素治疗和生物治疗等使用的药物引起的慢性疼痛。例如常用化疗药物包括紫杉类、铂类、生物碱类、沙利度胺等可引起周围神经病变，进而产生慢性疼痛，亦称为慢性痛性化疗后神经病变。可表现在手和足部，有时影响面部，还可从手脚延伸到手臂和小腿，病变区呈手套和袜套样分布。疼痛通常为刺痛或烧灼样，也可被描述为一种"放电样感觉"。其他包括用于治疗癌症骨转移的双膦酸盐，可能导致下颌骨坏死和疼痛；糖皮质激素导致股骨头坏死和疼痛等。

2. **慢性放射治疗后疼痛**　慢性放射治疗后疼痛（chronic postradiotherapy pain）是指对原发肿瘤或肿瘤转移进行放射治疗时，照射野内神经、骨骼或软组织的延迟性损害所致的慢性疼痛。慢性放射治疗后疼痛最常见的形式是辐射引起的慢性痛性神经病变，可能是由辐射引起的纤维化导致的神经压迫引起的，但也可能由微血管缺血后的神经和血管直接损伤引起。通常在放疗数年后发生，并通常是进行性且不可逆的。最常见的辐射引起的神经病变是臂丛神经病变，可能在乳腺癌或肺尖部癌的放射治疗之后发生。诊断时须先排除癌症复发引起的疼痛。

3. **慢性癌症术后疼痛**　慢性癌症术后疼痛（chronic postcancer surgery pain，CPCSP）可能涉及有创操作（如组织活检、引流管插入、手术切口）部位的肿瘤转移的情况。

三、慢性癌症相关性疼痛的评估

慢性癌症相关性疼痛的评估是合理、有效进行镇痛治疗的前提。慢性癌症相关性疼痛评估应当遵循"常规、量化、全面、动态"评估的原则。

（一）常规评估原则

常规评估是指医护人员主动询问癌症患者有无疼痛，常规评估疼痛病情，并进行相应的病历记录。同时应当鉴别疼痛爆发性发作的原因，例如仔细辨别是否出现需特殊处理的新发的病理性骨折、脑转移、感染以及肠梗阻等急症所致的疼痛。

（二）量化评估原则

量化评估是指使用疼痛程度评估量表等量化标准来评估患者疼痛主观感受程度，需要患者密切配合。量化评估疼痛时，应当重点评估最近 24 小时内患者最严重和最轻的疼痛程度，以及通常情况下的疼痛程度。可使用数字分级评分法（NRS）、面部表情疼痛评分量表（FRS）及语言分级评分法（VRS）三种方法。

（三）全面评估原则

全面评估是指对癌症患者疼痛病情及相关病情进行全面评估，包括疼痛病因及类型（躯体性、内脏性或神经病理性），疼痛发作情况（疼痛性质、加重或减轻的因素），镇痛治疗情况，重要器官功能情况，心理精神情况，家庭及社会支持情况，以及既往史（如精神病史、药物滥用史）等。

（四）动态评估原则

癌痛动态评估是指持续、动态评估癌痛患者的疼痛症状变化情况，包括评估疼痛程度、性质变化情况、爆发性疼痛发作情况、疼痛减轻及加重因素，以及止痛治疗的不良反应等。动态评估对于药物镇痛治疗剂量滴定尤为重要。在镇痛治疗期间，应当记录用药种类及剂量滴定、疼痛程度及病情变化。

四、慢性癌症相关性疼痛的治疗

对于癌症患者或癌症幸存者的慢性癌症相关性疼痛的性质和原因的正确识别，是实现最佳疼痛控制的必要举措。准确地诊断和分类可能让患者获得更多的益处。

1. 调整治疗方案，将药物镇痛、抗肿瘤治疗（如果已存在肿瘤治疗所致的慢性疼痛综合征，则需调整抗肿瘤治疗方案）、手术和非药物干预（如物理疗法或认知行为疗法）等相结合。

2. 通过对患者进行健康教育、提供资源、帮助其改进应对策略等方式来促进患者自主管理癌症及其疼痛的能力。

3. 在世界卫生组织倡导的癌痛三阶梯镇痛方案的基础之上，为需要镇痛的患者提供进一步的专家会诊和专科治疗，例如多模式镇痛、神经阻滞或椎管内镇痛药治疗等，有利于降低阿片类镇痛药需求量、减轻药物相关不良反应、改善患者生存质量。

4. 到目前为止，世界卫生组织推荐的癌痛三阶梯镇痛方案仍然是当下药物镇痛治疗中的最基本原则，但应用时需注意如下几点。

（1）首选口服给药：口服给药是最简单便捷、安全经济的给药途径。口服给药可以在医院、家庭、社区中进行。只有不适宜口服给药时，才依次考虑透皮、皮下、静脉、椎管内等给药途径。

（2）按阶梯给药：一般认为，轻度疼痛可选用第一阶梯药物；中度疼痛可选用第二阶梯药物；重度疼痛选用第三阶梯药物。按阶梯给药并非序贯给药，对于重度疼痛患者，如果没有用过镇痛药物，不必按照三阶梯依次给药。而是按照疼痛严重程度直接给予相应阶梯的药物。

（3）按时用药，而非按需给药：由于慢性癌症相关性疼痛与其他类别疼痛不同，典型的表现是长期的基础疼痛伴有发作性疼痛，基本不存在疼痛自行缓解或消失的情况，因此疼痛时服用药、不疼时不服用的"按需给药"的方式，并不适合慢性癌症相关性疼痛。而按时给予镇痛药有助于维持稳定、有效的血药浓度，不仅有利于持续改善患者生活质量，并且能最大限度地减少药物耐受的发生概率。

（4）个体化给药：与众多其他疾病不同的是，个体差异决定了不同慢性癌症相关性疼痛患者的阿片类药物需求量各不相同，即使是同种原发病的患者之间，亦无标准用药剂量。同时，还应鉴别是否有神经病理性疼痛的性质,考虑联合用药可能。因此应根据患者的个体情况确定镇痛药的种类和剂量,并随患者病情的变化情况,根据疼痛评估结果及时进行调整。

（5）注意具体细节:各种镇痛药都存在一定的药物毒副作用、不良反应和应用注意事项,比如阿片类药物常导致恶心、便秘,芬太尼透皮贴剂在患者发热的时候释放速度会增加等,因此在临床使用过程中,需充分注意观察以及积极防治干预。

第五节　慢性继发性肌肉骨骼疼痛的诊疗

一、概述

疼痛是肌肉骨骼疾病中最常见的症状,慢性肌肉骨骼疼痛也是临床最常见的慢性疼痛。首先此类疼痛包含两类,第一类是与肌肉、骨骼或关节的已知病理状况密切相关,如骨性关节炎、炎性关节炎和免疫性疾病,因为有明确的原发病,所以此类疼痛被称为慢性继发性肌肉骨骼疼痛（chronic secondary musculoskeletal pain,CSMP）;第二类是慢性疼痛与病因不明的特定部位病变相关,如背痛或关节周围疼痛,被称为慢性原发性肌肉骨骼疼痛（chronic primary musculoskeletal pain,CPMP）。

二、慢性继发性肌肉骨骼疼痛的发生机制

慢性继发性肌肉骨骼疼痛主要有三方面原因:持续性炎症、肌肉骨骼局部结构改变、神经系统疾病引起生物力学功能的改变。

（一）可引发慢性疼痛的持续性局部或全身性炎性疾病

通常包含感染相关疾病、晶体沉积代谢类疾病、自身免疫性疾病和自身炎症性疾病。

1. **感染性炎症引起的慢性继发性肌肉骨骼疼痛**（chronic secondary musculoskeletal pain from persistent inflammation due to infection,CSMP-pii）　这种类型的慢性继发性肌肉骨骼疼痛可由持续的细菌、病毒或真菌感染引起,并具有炎症的临床特征。所有类型的感染都可导致慢性肌肉骨骼疼痛,主要是病毒感染（如丙型肝炎和乙型肝炎病毒、人类免疫缺陷病毒、疱疹病毒、EB病毒、人类嗜T淋巴细胞病毒1型（HTLV1）、细小病毒和基孔肯亚病毒）;其次是伯氏疏螺旋体、莱姆病螺旋体、立克次体、布鲁氏杆菌、分枝杆菌等;真菌和寄生虫感染罕见。

2. **晶体沉积性持续性炎症引起的慢性继发性肌肉骨骼疼痛**（chronic secondary musculoskeletal pain from persistent inflammation due to crystal deposition,CSMP-picd）　这种类型的慢性继发性肌肉骨骼疼痛,系不同类型的晶体在关节和软组织内局部沉积所致,具有炎症的临床特征。疼痛的机制主要是伤害性感受,由晶体损伤细胞所形成的几种炎性物质所介导。导致慢性继发性肌肉骨骼疼痛的结晶体主要是焦磷酸钙、羟基磷灰石和尿酸（导致痛风的晶体）。

3. **自身免疫和自身炎症性疾病所致的持续性炎症引起的慢性继发性肌肉骨骼疼痛**（chronic secondary musculoskeletal pain from persistent inflammation due to autoimmune and autoinflammatory disorders,CSMP-piai）　这种类型的慢性继发性肌肉骨骼疼痛与（但不限于）自身免疫性疾病和自身炎症性疾病有关,如类风湿关节炎、强直性脊柱炎、银屑病关节炎、系统性红斑狼疮和干燥综合征等。

（二）结构改变相关的慢性继发性肌肉骨骼疼痛

结构改变相关的慢性继发性肌肉骨骼疼痛（chronic secondary musculoskeletal pain associated with structural change,CSMP-sc）是由关节、骨骼或肌腱的解剖结构改变所致,例如骨折后的持续性疼痛等。临床表现为肿胀、痛觉超敏和运动障碍等。临床体检和影像学检查能够明确这些结构变化。此类疼痛包括骨性关节炎相关的慢性继发性肌肉骨骼疼痛、脊椎退行性病变相关的慢性继发性肌肉骨骼疼

痛、肌肉骨骼损伤后的慢性疼痛。骨性关节炎的疼痛由其特征性滑膜关节、软骨和软骨下骨的结构改变引起的。脊椎退行性病变可累及椎体、终板、椎间盘、关节突关节和其他相关结构，表现为多种不同结构的损害，进而出现自发性或运动诱发性疼痛。

（三）神经系统疾病引起的慢性继发性肌肉骨骼疼痛

神经系统疾病引起的慢性继发性肌肉骨骼疼痛（chronic secondary musculoskeletal pain due to diseases of the nervous system，CSMP-dns）包括运动功能和感觉功能改变引起的疼痛，而非肌肉骨骼本身疾病，如帕金森病中的肌肉强直。此类神经系统疾病包括上、下运动神经元疾病、锥体外系疾病等。帕金森病最常见和最棘手的非运动症状即为疼痛，可以出现在帕金森病的任何阶段，是由生物力学功能改变引起的，属于伤害感受性疼痛。

三、慢性继发性肌肉骨骼疼痛的临床表现和诊断

慢性继发性肌肉骨骼疼痛患者的临床症状主要包含原发性疾病的症状以及继发性疼痛症状。最常见的疼痛部位依次是腰背部、膝、小腿、髋和其他关节。如上文介绍的相关原发性疾病有着各自不同的临床表现，本章不详细展开。

慢性继发性肌肉骨骼疼痛的诊断则一般应遵循以下原则：若原发病可能已经治愈或处于稳定期，但慢性疼痛仍然存在并成为患者就诊的主诉以及缓解疼痛为患者的主要就诊目的，则应以相应的慢性继发性肌肉骨骼疼痛作为主要诊断。若原发病仍然存在，且慢性疼痛的强度达到中重度疼痛，此时应同时给予原发疾病诊断和慢性继发性肌肉骨骼疼痛诊断。

四、慢性继发性肌肉骨骼疼痛的预防和治疗

（一）预防要点

慢性继发性肌肉骨骼疼痛的危险因素主要包括高龄、女性、社会经济状况低下、教育水平低、肥胖、吸烟史、外伤史、既往从事重体力劳动、抑郁或焦虑状态等。在肌肉骨骼疼痛疾病的管理中，最重要的是先根据其病因进行原发疾病的个体化治疗，其治疗需要多学科协作，多模式干预方法的疗效优于单一方法，避免原发病迁延不愈、急性疼痛向慢性疼痛转变，因此预防的意义大于治疗。

（二）慢性继发性肌肉骨骼疼痛的治疗原则

1. 临床上导致慢性继发性肌肉骨骼疼痛的疾病较多，在应用镇痛治疗的同时应积极治疗原发病。

2. 根据疼痛强度的评估结果，按阶梯选择相应的镇痛药级别。轻度疼痛需应用非甾体抗炎药；中度疼痛需应用弱阿片类药物；重度疼痛需应用强阿片类药物。

3. 根据疼痛机制的分析，区分伤害感受性疼痛和神经病理性疼痛，并酌情配伍相应药物。如疼痛机制中存在神经病理性疼痛原因，则可酌情应用抗惊厥药物、利多卡因贴剂等药物。

4. 要重视心理状态评估，酌情应用抗焦虑、抗抑郁药物等治疗。

5. 多模式综合治疗。药物保守治疗效果不佳时应及时应用疼痛科微创介入技术，包括冲击波疗法、神经阻滞、神经射频、脊髓电刺激等治疗。

第六节　其他常见慢性疼痛的诊疗

一、慢性原发性疼痛的诊疗

慢性原发性疼痛（chronic primary pain，CPP）是指疼痛持续或反复发作超过 3 个月，伴有显著的情绪情感异常或功能障碍，且排除其他慢性疼痛性疾病时，可诊断为慢性原发性疼痛。许多慢性疼痛

性疾病的病因学和病理生理学机制尚不清楚,但生物、心理和社会因素相互作用是其共同特征。目前,这些疾病的名称包括慢性弥漫性疼痛如纤维肌痛综合征、复杂性区域疼痛综合征Ⅰ型、颞下颌关节紊乱、肠易激综合征以及大多数背部和颈部疼痛等。

慢性原发性疼痛定义为一个或多个解剖区域的疼痛,同时具有以下特征。

1. 疼痛持续或反复发作超过 3 个月。

2. 疼痛伴有显著的情绪情感异常,如意志消沉、焦虑、愤怒、沮丧或情绪低落和/或功能障碍,包括日常生活和社会交往等受到影响。

3. 其他诊断无法解释现有疼痛症状。

具体来讲,慢性原发性疼痛包括:慢性弥漫性疼痛(如纤维肌痛综合征)、复杂性区域疼痛综合征、慢性原发性头痛或口面部疼痛[如慢性偏头痛、慢性紧张性头痛、三叉神经自主性疼痛(TACs)、慢性颞下颌关节紊乱、慢性灼口综合征、慢性原发性口面部疼痛]、慢性原发性内脏痛(如慢性原发性胸痛综合征、肠易激综合征、慢性原发性腹部疼痛综合征、慢性原发性膀胱疼痛综合征、慢性原发性盆腔疼痛综合征)、慢性原发性肌肉骨骼疼痛(如慢性原发性颈部疼痛、慢性原发性胸部疼痛、慢性原发性腰部疼痛、慢性原发性四肢疼痛)。

纤维肌痛综合征(fibromyalgia syndrome,FMS):纤维肌痛综合征是慢性弥漫性疼痛的一个亚型。纤维肌痛综合征定义为至少 4/5 身体部位或至少 3 或 4 个身体部位出现疼痛,且伴随睡眠障碍、认知功能障碍和躯体化症状。上述症状持续至少 3 个月,且排除其他诊断。纤维肌痛综合征通常需联合应用非甾体抗炎药、肌肉松弛药、抗抑郁药、抗惊厥药物等,同时配合理疗、心理治疗、康复治疗等。

复杂性区域疼痛综合征(complex regional pain syndrome,CRPS):复杂性区域疼痛综合征也属于慢性原发性疼痛,其特征为疼痛呈区域性分布,通常始于创伤后的肢体远端,并且疼痛程度或病程与创伤程度不成比例。疼痛是自发的,但同时具有典型的诱发痛。复杂性区域疼痛综合征的另一特征是受累区域的自主神经性和炎症性改变,这些症状可因个体和病程进展而有所差异。患者受累肢体可出现痛觉过敏、痛觉超敏、皮肤颜色和温度改变、出汗、水肿、毛发和指甲生长改变、皮肤营养不良、力量减弱、患肢震颤和肌张力障碍以及局灶性骨质疏松症等。在疾病晚期,一些患者可出现肌肉萎缩、关节和肌腱挛缩。复杂性区域疼痛综合征分为两种亚型:CRPS-Ⅰ型和CRPS-Ⅱ型。两种类型均可继发于创伤,但 CRPS-Ⅰ没有周围神经损伤,而 CRPS-Ⅱ需要有周围神经损伤的证据。除常规药物治疗方案以外,脊髓电刺激常可获得较好疗效。

二、慢性继发性内脏痛的诊疗

慢性继发性内脏痛(chronic secondary visceral pain,CSVP)是指继发于头颈部、胸部、腹部、盆腔等内脏器官的疾病或潜在疾病所产生的慢性疼痛,可因持续性的炎症、血管机制或机械因素所致,是一种常见的致残性疾病。典型的慢性继发性内脏痛为患有子宫内膜异位症的女性的继发性痛经和慢性盆腔疼痛。

引起慢性继发性内脏痛有三种主要机制:持续炎症、血管机制、机械因素。与此同时,依据上述三种机制,可将慢性继发性内脏痛分为如下三类。

1. 持续炎症引起的慢性内脏痛(chronic visceral pain from persistent inflammation,CVP-pi)　此类慢性继发性内脏痛是由内脏持续的炎症引起,可以是感染性、非感染性或自身免疫性。诊断炎性症状的检查应包括生物学检验(炎症指标、红细胞沉降率、C 反应蛋白);细菌感染指标包括中性粒细胞增多等;特异性免疫/自身免疫指标包括抗中性粒细胞细胞质抗体、抗双链 DNA 抗体等。除基于疼痛评估的镇痛治疗外,持续炎症引起的慢性内脏痛的特殊治疗包括药物治疗(抗病毒、抗真菌或抗寄生虫治疗)、免疫调节剂治疗(如糖皮质激素类和生物制剂)和手术(如子宫内膜异位症消融术）。

2. 血管机制引起的慢性内脏痛（chronic visceral pain from vascular mechanisms，CVP-vm）　此类慢性继发性内脏痛的病因是由于供给头颈部、胸部、腹部、盆腔脏器的动脉或静脉血管的改变，或是其他部位（如四肢）的血管功能障碍或病变所致。血管机制引起的慢性疼痛可能是由于动脉血管病变或系统性高凝状态、血管功能性变化或静脉血栓引起内脏器官供血不足导致。辅助检查可包括影像学检查，例如多普勒超声、CT 或 MRI。也可以考虑使用增强 CT 血管造影（CTA）、磁共振血管成像（MRA）或介入穿刺血管造影检查。具体治疗主要针对潜在病因或病理改变，根据特定的疾病和器官选择不同的治疗方式，包括针对明确高凝状态的药物治疗、血管舒张药和手术（如心血管成形或血管消融）。对症治疗包括镇痛药（如 NSAID）、阿片类药物，可在谨慎处理一些急性或慢性情况中使用，例如子宫内膜囊肿出血或炎症性疾病（如克罗恩病）等。

3. 机械因素引起的慢性内脏痛（chronic visceral pain from mechanical factors，CVP-mf）　此类慢性继发性内脏痛源于：①空腔脏器游走性梗阻（如结石）或狭窄，伴有梗阻上段扩张；②韧带和血管对内脏器官的牵拉；③内脏的外部压迫。检查可能包括相关血液化验、X 线、超声、CT 和 MRI 扫描。对症治疗包括解痉药、NSAID 以及阿片类药物。但消除导致慢性疼痛的机械原因，常需外科手术或介入手术治疗。

三、慢性继发性头痛或颌面痛的诊疗

慢性继发性头痛或口面部疼痛（chronic secondary headache or orofacial pain，CSH，CSOFP）指在 3 个月或更长时间内有一半以上的天数存在发作，每天疼痛至少持续 2 小时的头痛或口面部疼痛，并且与其他疾病（局灶性或系统性）、创伤（物理性、化学性、放射性）、感染或其他因素有明确的关系。这类疼痛包含以下内容。

1. 源于头颈部创伤的慢性头痛或口面部疼痛。

2. 源于头颈部血管性疾病的慢性头痛或口面部疼痛　可引起慢性头痛的颅内或颈部血管性疾病包括缺血性卒中、非创伤性颅内出血、未破裂的血管畸形、动脉炎、颈动脉或椎动脉疾病、其他急性颅内动脉疾病、遗传性血管病和垂体卒中。引起头痛或口面部疼痛的血管性疾病具有急性发作，通常有神经系统体征，并且迅速恢复的特点。对此类疾病的准确诊断无疑是至关重要的，针对潜在的血管性疾病采取适当的干预措施，可以预防灾难性后果的发生。

3. 源于颅内非血管性疾病的慢性头痛或口面部疼痛　与慢性头痛或口面部疼痛相关的颅内非血管性疾病包括脑脊液压力升高、脑脊液压力下降、非传染性炎症性颅内疾病、颅内肿瘤、鞘内注射、癫痫发作、Chiari 畸形Ⅰ型和其他颅内非血管性疾病。

4. 源于某种物质或物质戒断的慢性头痛　此类疼痛的潜在病因包括物质滥用（麦角胺、曲普坦类药物、单一镇痛药、复合镇痛药、阿片类药物和其他药物，与药物过度使用性头痛涉及的物质相同）或物质戒断（咖啡因、雌激素和其他长期使用的物质）。

5. 源于感染的慢性头痛或口面部疼痛　可引起慢性头痛或口面部疼痛的颅内感染包括细菌性脑膜炎或脑膜脑炎、病毒性脑膜炎或脑炎、颅内真菌或其他寄生虫感染和脑脓肿或硬膜下脓肿。头痛是颅内感染患者的首发症状和最常见症状，是活动性感染的表现，在感染根除的 3 个月内通常可完全缓解。

6. 源于内环境紊乱或相关非药物治疗的慢性头痛或口面部疼痛　包括低氧血症和 / 或高碳酸血症（由身处高海拔、高空飞行、潜水和睡眠呼吸暂停引起）、透析、动脉性高血压、甲状腺功能减退、禁食和心源性头痛。

7. 源于头颅、颈部、眼、耳、鼻、鼻窦、牙、口腔或其他面部或颈部构造疾病的慢性头痛或口面部疼痛。

8. 慢性牙痛、慢性神经病理性口面部疼痛、慢性继发性颞下颌关节紊乱引起的疼痛等。

慢性继发性头痛或颌面痛的治疗中,针对病因治疗尤为关键,尤其是涉及颅内血管或感染的情况下。值得注意的是,由于颅内解剖特点所致,阿片类药物针对头痛往往镇痛效果欠佳,且由于可能诱发颅内压升高而加重头痛甚至引发脑疝。

(赵　平)

思考题

一名车祸伤致胸椎骨折的患者,就诊时患者背痛、双下肢感觉运动障碍、二便失禁,行胸椎 CT 及 MRI 提示 T_8 椎体爆裂骨折、侵袭椎管、相应节段存在脊髓水肿。患者既往诊断为糖尿病,无其他既往病史。行急诊手术给予后路椎管减压、骨折复位、椎弓根螺钉内固定植骨融合术。患者术后背痛缓解、可在护理人员辅助下床上翻身,但双下肢感觉运动障碍及二便失禁未恢复。近 3 个月来,患者逐渐出现双侧 $T_{8~10}$ 支配区域的皮肤疼痛、不敢触碰、不能穿衣盖被,目前自行口服曲马多缓释片 100mg,每日 4 片,但疼痛控制效果欠佳,仍疼痛剧烈无法忍受。

问题:

1. 目前本患者的疼痛强度评估结果是什么?
2. 引发此患者出现损伤平面的皮肤痛觉过敏的原因可能有哪些?
3. 患者疼痛发病的机制可能包含哪些要素?
4. 患者后续的疼痛诊疗计划有哪些?

第二十六章

药物依赖与戒断

要点:

1. 药物依赖分为躯体依赖和精神依赖,前者主要表现为耐受性增加和戒断症状,后者主要表现为渴求和觅药行为。

2. 药物依赖的危害包括急性中毒、戒断综合征、内脏系统损伤、感染、精神和心理健康问题,还可能影响胎儿。

3. 依赖性药物须依据麻醉药品和精神药品的生产、使用、储存和运输的行政法规实行严格管控。

4. 药物依赖的临床表现包括精神障碍、渴求与强迫性觅药行为、人格改变和社会功能丧失。

5. 药物依赖治疗应包括脱毒、控制戒断症状、身心康复和复吸预防。

6. 阿片类药物使用障碍的围手术期管理要点在于实施有效的疼痛管理,避免药物戒断症状及预防复吸。

第一节 概 述

一、药物依赖相关的基本概念

(一) 药物依赖

药物依赖(drug dependence)是指药物与机体相互作用所造成的一种精神状态,有时也包括身体状态,表现为一种强迫性地要连续或定期使用该药的行为或其他反应,目的多为感受用药的精神效应或避免由于断药或减量所引起的不适。药物依赖又称为成瘾(addiction)或物质使用障碍(substance use disorders)。同一个人可以对一种或多种药物产生依赖。

药物依赖分为躯体依赖(physical dependence)和精神依赖(psychological dependence)两种。躯体依赖也称生理依赖,是指由于反复用药所造成的一种病理性适应状态,主要表现为耐受性(tolerance)增加和戒断症状。精神依赖也称心理依赖,是指药物可使人产生一种愉悦、欣快的感觉,驱使用药者为寻求这种感觉而反复用药,表现出所谓的渴求状态,即觅药行为。

交叉依赖(cross dependence)是指人体对一种药物产生躯体依赖时,停用该药所引发的戒断综合征可被另一性质相似的药物所抑制,原已形成的依赖状态仍可继续维持。交叉依赖是脱毒治疗的药理学和生理学基础。

(二) 药物耐受性

药物依赖者可对药物产生耐受性。药物耐受性(drug tolerance)是指药物使用者必须增大药物剂量才能达到所需效果,或使用原剂量无法达到使用者所追求的效果。产生药物依赖的过程中多数伴有耐受性的形成,但具有耐受性的药物不一定引起药物依赖。

(三) 强化效应

强化效应(reinforcement effect)是指药物或其他刺激引起个体强制性行为,又分为正性强化效应(positive reinforcement effect)和负性强化效应(negative reinforcement effect)。正性强化效应还被称为奖赏(reward)效应,是指由药物引起的欣快或舒适的感受,促使人或动物产生主动觅药行为,也是精神依赖产生的基础。负性强化效应又称厌恶(aversion)效应,是指由药物引起的精神不快或身体不适,促使人或动物为避免这种不适而采取被动觅药行为的强化效应,是生理依赖的基础,可促使药物滥用。

(四)药物滥用

药物滥用(drug abuse)指非医疗目的反复且大量地使用具有潜在依赖性(dependence potential)的药物,导致滥用者对该药物产生依赖。

(五)脱毒

脱毒(detoxification)是指逐渐清除体内依赖性药物或毒品的过程,旨在减轻主观厌恶或不适感,减轻可观察或可测量的戒断症状,并预防突然中止体内毒品后产生健康风险的治疗过程。脱毒包括生理脱毒和心理脱毒,是药物成瘾治疗过程中最重要、最基础的环节。

(六)复吸

复吸(relapse)是指经临床脱毒治疗或以其他方式或原因(如强制措施等)停止使用依赖性药物一段时间后,又重新滥用依赖性药物并形成依赖。

(七)毒品、麻醉药品、精神药品

毒品(narcotic drug)指基于非医疗、科研、教学目的,具有很强成瘾性并在社会上禁止使用的化学物质。在我国主要指阿片类药物、可卡因、大麻、兴奋剂类药物等。麻醉药品(narcotics)和精神药品(psychotropic substance)可产生依赖性,因此麻醉药品和精神药品在法学上被视为具有毒品性质。麻醉药品和精神药品统称为精神活性药物(psychoactive drug),是较为常见的依赖性药物,滥用方式包括口服、吸入及注射等途径。我国定期调整麻醉药品和精神药品目录,如2023年9月我国国家药监局、公安部、国家卫生健康委发布了《关于调整麻醉药品和精神药品目录的公告(2023年第120号)》。

麻醉药品是指对中枢神经有麻醉作用,连续使用、滥用或者不合理使用,易产生药物依赖的药品,简称为麻醉品。是否具有潜在依赖性是麻醉药品与麻醉药(包括全身麻醉药和局部麻醉药)的本质区别,麻醉药品具有依赖性潜力,而麻醉药不具备。

精神药品是指可直接兴奋或抑制中枢神经系统,并且连续使用能产生药物依赖的药品。一些有机溶剂虽具有兴奋神经中枢的作用,但不列入中枢兴奋药范围。需注意的是,精神药品与抗精神病药具有明显区别。

二、药物依赖的流行病学和危害

(一)药物依赖的流行病学

吸毒和药物依赖严重影响社会发展和公共卫生安全。据世界卫生组织统计,全世界约有2.05亿人使用非法药物,其中约2 500万人使用依赖性药物。在某些国家,若将与吸毒有关的犯罪活动包括在内,吸毒和药物依赖造成的经济损失占国内生产总值的2%。吸毒更是危害健康的重要因素,在全世界位居第20位,在发达国家范围内位居前10。仅在2019年,全球范围内因滥用依赖性药物所致的死亡人数超过18万,其中男性死亡人数约为女性的2倍,而滥用阿片类药物致死人数高达12.3万。药物滥用者罹患其他疾病(如艾滋病、肝炎、肺结核、药物过量致死和心血管疾病)的风险也会增高。例如,除非洲撒哈拉以南地区之外,全球艾滋病病毒感染病例有30%是药物滥用所致。注射吸毒成为艾滋病、肝炎的主要传播渠道,据估算,约有300万注射吸毒者艾滋病病毒检测阳性。

(二)药物依赖的危害

1. 急性中毒　急性中毒多见于短时间内大量使用依赖性药物,是药物滥用中最常见且最严重的危害。因药物的种类不同,急性中毒的临床表现迥异:阿片类药物可因呼吸抑制而致死;可卡因可产生中毒性精神病;大麻可引起急性抑郁症状或中毒性谵妄;巴比妥类镇静催眠药物可抑制呼吸循环功能和中枢神经系统;中枢性兴奋药如苯丙胺过量可引起偏执症;致幻剂可出现攻击性行为。

2. 戒断综合征 见本章第四节。

3. 内脏系统损伤 长期使用依赖性药物可对机体多各系统造成损伤。例如,反复注射可导致静脉塌陷、血管和心脏瓣膜细菌感染,损害循环系统;吸食大麻烟雾可引起慢性支气管炎,吸食可卡因可导致肺损伤,损害呼吸系统;可卡因可导致腹痛和肠道溃烂,阿片类药物可导致腹痛、胃酸反流和严重便秘、肝功能损害,损害消化系统功能;一些药物可能会直接或间接地诱发脱水、体温升高和肌肉分解,导致肾功能损伤、衰竭,损害泌尿系统。

4. 感染 长期药物滥用或不洁的静脉注射,可引起滥用者机体免疫功能低下,感染其他病毒与致病菌的风险大幅增加,肺部感染、细菌性心内膜炎、菌血症、蜂窝织炎、动脉炎、横贯性脊髓炎、病毒性肝炎、艾滋病等疾病常见。

5. 精神和心理健康问题 某些依赖性药物可导致中枢神经系统短期和长期变化,损害心理健康,可出现偏执、抑郁、焦虑、攻击性、幻觉以及其他精神障碍。与一般人群相比,药物成瘾者合并情绪问题与焦虑症的可能性约是普通人群的两倍。

6. 对胎儿的影响 研究表明,依赖性药物可导致胎儿流产、早产、新生儿低体重,甚至多种行为和认知问题。此外,如在孕期长期应用依赖性药物,则胎儿也可同步形成药物依赖,出生后脱离母体,可诱发新生儿戒断综合征。

三、依赖性药物的管理

我国对依赖性药物实行严格管控,相继出台了一系列有关麻醉药品和精神药品的生产、使用、储存和运输的行政法规。例如,依照我国《麻醉药品和精神药品管理条例》,对医疗机构使用和储存麻醉药品和精神药品做了以下要求。

医疗机构如需要使用麻醉药品和第一类精神药品,应当经所在地设区的市级人民政府卫生主管部门批准,取得麻醉药品、第一类精神药品购用印鉴卡。医疗机构凭印鉴卡向本省、自治区、直辖市行政区域内的定点批发企业购买麻醉药品和第一类精神药品。设区的市级人民政府卫生主管部门发给医疗机构印鉴卡时,应当将取得印鉴卡的医疗机构情况抄送所在地设区的市级药品监督管理部门,并报省、自治区、直辖市人民政府卫生主管部门备案。省、自治区、直辖市人民政府卫生主管部门应当将取得印鉴卡的医疗机构名单向本行政区域内的定点批发企业通报。医疗机构取得印鉴卡应当具备下列条件:有专职的麻醉药品和第一类精神药品管理人员;有获得麻醉药品和第一类精神药品处方资格的执业医师;有保证麻醉药品和第一类精神药品安全储存的设施和管理制度。

执业医师取得麻醉药品和第一类精神药品的处方资格后,方可在本医疗机构开具麻醉药品和第一类精神药品处方,但不得为自己开具该种处方。具有麻醉药品和第一类精神药品处方资格的执业医师,根据临床应用指导原则,对确需使用麻醉药品或者第一类精神药品的患者,应当满足其合理用药需求。在医疗机构就诊的癌痛患者和其他危重患者得不到麻醉药品或者第一类精神药品时,患者或者其亲属可以向执业医师提出申请。具有麻醉药品和第一类精神药品处方资格的执业医师认为要求合理的,应当及时为患者提供所需麻醉药品或者第一类精神药品。执业医师应当使用专用处方开具麻醉药品和精神药品,单张处方的最大用量应当符合国务院卫生主管部门的规定。对麻醉药品和第一类精神药品处方,处方的调配人、核对人应当仔细核对,签署姓名,并予以登记;对不符合规定的,处方的调配人、核对人应当拒绝发药。麻醉药品和精神药品专用处方的格式由国务院卫生主管部门规定。医疗机构应当对麻醉药品和精神药品处方进行专册登记,加强管理。麻醉药品处方至少保存3年,精神药品处方至少保存2年。医疗机构抢救患者急需麻醉药品和第一类精神药品而本医疗机构无法提供时,可以从其他医疗机构或者定点批发企业紧急借用;抢救工作结束后,应当及时将借用情况报所在地设区的市级药品监督管理部门和卫生主管部门备案。

麻醉药品和第一类精神药品的使用单位应当设立专库或者专柜储存麻醉药品和第一类精神药品。专库应当设有防盗设施并安装报警装置;专柜应当使用保险柜。专库和专柜应当实行双人双锁管理。

第二节　依赖性药物分类与临床药理作用机制

一、依赖性药物分类

(一)麻醉药品

1. 阿片类药物(opioid)　包括天然的、半合成及全合成的阿片受体激动药,如阿片、吗啡、二乙酰吗啡(海洛因)、哌替啶、美沙酮、芬太尼、二氢埃托啡等。

2. 可卡因类　包括可卡因(古柯碱)。

3. 大麻类　包括各种大麻制剂。

4. 其他　易成瘾的药品、药用原植物及其制剂。

(二)精神药品

1. 镇静催眠药和抗焦虑药　如巴比妥类、甲喹酮(安眠酮)、苯二氮䓬类等。

2. 中枢兴奋药　如苯丙胺类、哌甲酯(利他林)、咖啡因等。

3. 致幻剂(hallucinogens)　如麦角二乙胺、赛洛西宾、麦司卡林等。

(三)其他

烟草、乙醇(alcohol)、挥发性有机溶剂(volatile organic solvent)等依赖性药物。

除上述药物外,还有许多依赖性药物如氯胺酮、苏氨酸、丙泊酚、麻黄碱、曲马多等,近年来受到重视。

二、依赖性药物临床药理作用机制

(一)麻醉药品

阿片类药物是临床常用的强效镇痛药,其镇痛作用可通过直接抑制源自脊髓背角的痛觉上行传入通路和激活源自中脑的痛觉下行控制通路实现。内源性阿片肽和阿片受体(主要的三种亚型:μ、κ及δ)共同组成机体的镇痛系统;而痛觉传入神经末梢通过释放谷氨酸、P 物质等递质,将痛觉冲动传向中枢。内源性阿片肽由特定的神经元释放后,可激动脊髓感觉神经突触前、后膜上的阿片受体,通过百日咳毒素敏感的 G 蛋白偶联机制抑制腺苷酸环化酶促进 K^+ 外流、减少 Ca^{2+} 内流,使突触前膜递质释放减少、突触后膜超极化,最终减弱或阻滞痛觉信号的传递,产生镇痛作用。同时,内源性阿片肽还可通过增加中枢下行抑制系统对脊髓背角感觉神经元的抑制作用而产生镇痛作用。以吗啡为例,其通过激动脊髓胶质区、丘脑内侧、脑室及导水管周围灰质等部位的阿片受体(主要为 μ 受体),模拟内源性阿片肽对痛觉的调制功能而产生镇痛作用。阿片类药物缓解疼痛所引起的不愉快、焦虑等情绪和致欣快的药理作用则与其激活中脑边缘奖赏系统(mesolimbic reward system)和蓝斑核的阿片受体而影响多巴胺(dopamine,DA)能神经元功能有关。

可卡因通过与 DA 转运体紧密结合而阻断其再摄取 DA 的功能,这导致突触间 DA 浓度增加,进而激活突触后膜 DA 受体,参与奖赏效应与强化效应;可卡因还可阻断钠通道,干扰动作电位的传播,具有局麻作用。

四氢大麻酚(tetrahydrocannabinol,THC)是大麻的主要精神活性成分。THC 通过作用于 G 蛋白偶联受体——大麻素受体(包括 CB_1 受体和 CB_2 受体)而发挥药理作用。例如,THC 通过激动 CB_1 受体,抑制腺苷酸环化酶,进而改变情绪和认知。此外,THC 还可间接增加 DA 释放而产生精神作用。

（二）精神药品

巴比妥类药物通过激动 $GABA_A$ 受体,而产生镇静催眠和抗焦虑的药理作用。其可通过增强 GABA 介导的 Cl^- 内流、减弱谷氨酸介导的去极化、延长 Cl^- 通道开放时间而增加 Cl^- 内流,最终引起神经细胞的超极化。较高剂量的巴比妥类药物还可以抑制 Ca^{2+} 依赖性动作电位,抑制 Ca^{2+} 依赖性递质的释放,产生与 GABA 相似的作用,进而抑制中枢神经系统。

苯丙胺作为一种中枢兴奋药,临床用于治疗发作性睡眠病、麻醉及其他中枢抑制药中毒,以及抑郁症等。苯丙胺通过单胺转运体进入突触前末端,抑制泡状单胺转运体2,破坏泡状转运体功能所需的电化学梯度,进而增加细胞质中单胺类神经递质的数量。苯丙胺还可以通过抑制单胺氧化酶来抑制单胺神经递质的代谢。此外,苯丙胺可刺激细胞内痕量胺相关受体1(trace amine-associated receptor 1,TAAR1),诱导单胺转运体的内吞或转运体逆转,增加多巴胺(dopamine,DA)向突触间隙的释放,并抑制突触间隙 DA 再摄取。苯丙胺通过上述机制使突触间隙 DA 递质浓度增加,达到兴奋中枢神经系统的作用。

第三节　药物依赖产生的机制

药物依赖产生的中枢机制是近年来的研究热点。在药物依赖形成后,人类和动物的中枢神经系统会出现一系列神经递质受体、第二信号转导系统、转录以及核团功能联系等方面的改变。因此,有人认为药物依赖行为是一种慢性中枢神经系统疾病。

一、药物依赖相关的神经解剖学基础

研究证实多个不同脑区分别或者共同参与药物精神与躯体依赖的形成和发展。躯体依赖和精神依赖的产生脑区存在显著差别,而不同的躯体戒断症状亦可由不同神经核团介导。临床和基础研究发现,由起源于中脑腹侧被盖区(ventral tegmental area,VTA)投射到伏隔核(nucleus accumbens,NAc)、杏仁核、前额叶皮质(prefrontal cortex,PFC)等的中脑边缘和中脑边缘皮质通路,又称中脑边缘奖赏系统,是药物精神依赖性形成最主要的解剖基础;蓝斑核、中脑导水管周围灰质、内侧丘脑、杏仁核、黑质、苍白球、中缝大核、延髓旁巨细胞网状核、丘脑室旁核、脊髓等则均参与躯体依赖。

二、药物依赖相关的神经递质/受体机制

依赖性药物具有拟神经递质效应。如前所述,DA 是一种与奖赏效应密切相关的神经递质,在药物依赖形成中发挥重要作用。以 VTA 和 NAc 为例,VTA 脑区富集的 DA 神经元是中脑边缘奖赏系统中 DA 神经递质的最主要来源。目前多数依赖性药物均会增加 NAc 脑区 DA 水平。VTA 脑区内还存在着大量的 γ- 氨基丁酸(γ-aminobutyric acid,GABA)能中间神经元,与 DA 神经元有着突触联系。生理状态下,VTA 的 GABA 能中间神经元会对 DA 神经元产生紧张性抑制。NAc 不仅接受中脑 VTA DA 神经元的抑制性投射,而且还接受 PFC、海马、杏仁核等部位谷氨酸能神经元兴奋性神经末梢的传入。NAc 脑区绝大多数神经元胞体都含有 DA 受体,依照其 DA 受体不同可被分为 DA 1 型(D_1)受体阳性神经元和 DA 2 型(D_2)受体阳性神经元。依赖性药物大多通过直接或间接增加 NAc 脑区 DA 含量,作用于 DA 受体从而完成奖赏效应,其中主要作用于 D_2 受体。除 DA 神经递质外,参与药物依赖形成的神经递质还有:5- 羟色胺、谷氨酸、去甲肾上腺素、内源性阿片肽等。

众多受体如阿片受体、谷氨酸受体、大麻素受体等在药物依赖中也发挥着作用(表 26-1)。目前已有研究显示,μ 受体在阿片药物依赖中起到关键性作用。比如,μ 受体基因敲除的小鼠,给予吗啡后就不产生强化效应。离子通道型受体 N- 甲基 -D- 天冬氨酸(NMDA)受体与多种药物依赖的发生有

关,包括尼古丁、乙醇、苯二氮䓬类及大麻。例如,NMDA 受体拮抗剂可以抑制可卡因及苯丙胺相关的敏化反应,也可以阻断阿片类药物依赖的形成。此外,代谢性谷氨酸受体也被证明可能参与药物依赖。此外,大麻素受体 CB_1 不仅与大麻成瘾有关,与阿片类成瘾同样有关。例如,敲除 CB_1 受体可显著降低阿片类及大麻的奖赏效应。因此,开发 CB_1 受体拮抗剂可为大麻及阿片类药物依赖患者提供一个可能的治疗方案。

表 26-1　依赖性药物作用的拟神经递质效应和受体机制

药物	拟神经递质	作用的受体 / 离子通道
阿片类药物	内源性阿片肽	激动 μ、δ 和 κ 阿片受体
精神兴奋剂(可卡因、苯丙胺等)	多巴胺	可卡因阻断多巴胺转运体,使多巴胺重摄取减少;苯丙胺促进多巴胺释放,均间接兴奋多巴胺受体
乙醇	γ- 氨基丁酸,谷氨酸	增强 $GABA_A$ 受体功能; 抑制 NMDA 受体配体门控性离子通道
大麻	内源性大麻素	激活 CB_1 受体
致幻剂	5- 羟色胺	部分激活 $5\text{-}HT_{2A}$ 受体
尼古丁	乙酰胆碱	激活 ACh 受体
苯环利定	谷氨酸	拮抗 NMDA 受体配体门控性离子通道

注: GABA:gamma-aminobutyric acid,γ- 氨基丁酸;NMDA:N-methyl-D-aspartic acid,N- 甲基 -D- 天冬氨酸;CB:cannabinoid,大麻素;5-HT:5-hydroxytryptamine,5- 羟色胺;Ach:acetylcholine,乙酰胆碱。

三、药物依赖的细胞和分子机制

依赖性药物导致神经元敏化和适应性改变,是药物依赖形成和发展的主要机制,涉及神经递质、受体、胞内信号转导系统以及核内基因等多个水平。而 DA 受体相关的细胞与分子机制被认为是药物依赖产生的核心机制。DA 受体属于 G 蛋白偶联家族,被 DA 激动后,可激活腺苷酸环化酶(AC),增加 cAMP 水平;后者可进一步激活依赖 cAMP 的蛋白激酶 A(PKA)。PKA 一方面通过磷酸化细胞膜上的离子通道(如 Ca^{2+} 通道、K^+ 通道、Na^+ 通道等)和受体(如 NMDA 受体等)改变细胞膜的电生理特性,导致神经元敏化;另一方面,PKA 通过磷酸化转录因子(如 cAMP 反应元件结合蛋白,CREB),调控与药物依赖相关的靶基因的表达,从而介导神经元的适应性改变。

VTA DA 神经元兴奋性是调节中脑多巴胺奖赏系统功能的关键,受其内部和传入突触的共同调节。活体 VTA DA 神经元通常有两种自发放电模式:慢频率单一放电或高频率爆发式放电。爆发式比单一放电模式可在 VTA 投射核团释放更多的 DA,可更为有效地激活中脑多巴胺奖赏系统。研究发现,阿片类药物可增加 VTA DA 能神经元高频率爆发式放电,从而可能介导长期药物依赖的形成。

第四节　药物依赖的临床表现和诊断

一、药物依赖的临床表现

依赖性药物的长期应用可导致滥用者精神和躯体的严重损害,其临床表现包括精神及心理障碍、戒断症状、中毒和其他相关并发症等。

（一）精神及心理障碍

1. 精神障碍　吸毒所致的精神障碍是最主要和最严重的身心损害,表现为幻觉、思维障碍、人格低落,以及伤人或自杀等危险行为。精神障碍的临床表现类型既与患者所用药物的性质、剂量有关,也与其所处的社会、文化背景等有关。

2. 渴求与强迫性觅药行为　渴求是慢性药物滥用者精神依赖性的特征性表现。为了追求药物的精神效应和避免戒断症状的痛苦,滥用者因强迫性觅药行为,常不顾法律和道德,不择手段获取药物,是造成制毒贩毒、家庭破裂、暴力犯罪等社会问题的根源。

3. 人格改变和社会功能丧失　心理依赖是各种药物滥用的共同的特征,主要表现为具有强烈的觅药渴求,以期重复体验用药时的欣快感,从而形成难以矫正的成瘾行为,人格也逐渐随之改变,道德沦丧殆尽。成瘾可累及其社会功能,首先是家庭解体和随之产生的子女虐待或教养不良。随着失业和经济窘迫,逐步脱离社会正常生活,时常促使成瘾人群走向犯罪、败坏社会风气、影响着社会稳定与劳动生产。

(二) 戒断综合征

药物剂量和使用时长增加,戒断综合征出现的风险也会增加。戒断反应的临床表现包括流涕、流泪、打哈欠、恶心、呕吐、腹痛、腹泻、肌肉关节痛、出汗、冷热交替出现、血压上升、脉搏加快、失眠、抽搐等,严重者可出现吞噬异物等自残行为,甚至有致命危险。戒断综合征也是药物成瘾者复吸的重要原因。在临床上,不同种类的药物所致的戒断反应程度和表现不尽相同。

1. 阿片类药物　一般在停药6~8小时后,开始出现最初的症状(虚弱感及不安),18~24小时后出现明显症状,一周后主要躯体症状逐渐消除。失眠、焦虑、烦躁和不适感有时会迁延一段时期。临床表现主要有:精神状态及行为活动异常,如忧虑、不安、好争吵、开始时困倦,随后转为失眠;躯体症状,如呼吸困难、关节与肌肉疼痛、肌强直、肌无力、意向震颤斜视、脱水、体重减轻、发冷、体温升高;自主神经系统症状,如频频哈欠、大汗淋漓、汗毛竖立、瞳孔散大、流泪、流涕、流涎、食欲缺乏、恶心、呕吐、腹泻、胃肠绞痛、皮肤苍白、心动过速、血压增高、高血糖等。

2. 大麻　骤然停用可发生激动、不安、食欲下降、失眠、体温下降甚至寒战、发热、震颤一般持续4~5天后逐渐消失。

3. 精神兴奋剂　停药后可出现持久睡眠、精神萎靡、抑郁、全身疲乏无力、饮食过量等。苯丙胺类药物与可卡因类药物停药后的表现类似。

4. 镇静催眠药、抗焦虑药及乙醇　主要表现为不安、焦虑、快速眼动睡眠反跳性加强、失眠、震颤、深部反射亢进、恶心、呕吐、食欲缺乏、直立性低血压,可见阵发性异常脑电图(异常放电),严重者可出现高热、惊厥、谵妄、失眠、意识模糊、幻视及幻听等。突然停用大剂量巴比妥类药可出现痉挛抽搐,这种抽搐可能发展到癫痫持续状态,进而导致死亡。

5. 新生儿戒断综合征　在孕期,依赖性药物可通过胎盘使胎儿产生药物依赖,分娩后,由于药源去除,新生儿可发生一系列戒断症状,称为新生儿戒断综合征。可表现为:自主神经系统兴奋,如打哈欠、喷嚏、流涎、流泪、多汗、发热等;中枢神经兴奋,如激惹、烦躁不安、哭闹、吮吸行为过多且不协调、震颤、肌张力增高、膝反射亢进、拥抱反射增强、面肌和四肢抽搐;消化道症状,如呕吐、腹泻、喂养困难,部分患儿可表现为食欲增加;其他症状,如呻吟、气促、水电解质紊乱、体重不增等。

(三) 中毒反应

一次大量或长期慢性服用依赖性药物可引起中毒反应。不同的药物引起中毒反应的症状和体征也不同。

阿片类药物一次性过量使用可引起急性中毒反应,严重者如不及时治疗可导致死亡。其症状包括:呼吸抑制,一般表现为呼吸频率减慢,呼吸幅度减弱,舌根下坠,甚至阻塞呼吸;瞳孔缩小、针尖样瞳孔、对光反射减弱或消失;发绀、脉搏细弱、心率减慢、皮肤湿冷、血压下降、外周循环衰竭或休克;意识模糊;体温降低、肌肉抽搐或无力、下颌松弛,少尿或无尿。

大麻吸食过量可引起急性中毒反应,其表现包括:心率增快,直立性低血压,意识不清,同时伴发错觉、幻觉与思维障碍。眼结膜充血而出现的红眼症状是吸食大麻后的最典型体征。部分患者产生严重的焦虑感,重者达到恐惧程度和冲动行为,伴随有灾难或濒死感;有些患者产生偏执意念,对他人产生敌对意识,或感到被别人监视;有些患者还可产生一过性的抑郁状态,悲观厌世,有自杀意念。

可卡因中毒反应症状包括:心动过速、血压升高、瞳孔散大、肌肉抽搐、不眠及极端紧张;有的病例还可能出现幻觉、偏执、妄想及攻击行为。超量服用会产生震颤、抽搐以及谵妄,严重时可因心律失常、心血管衰竭而死亡。

苯丙胺类中毒反应症状包括:多语、头痛、错乱、高热、血压上升、盗汗、瞳孔放大、食欲丧失。大剂量使用可引起精神错乱,思想障碍,类似偏执型精神分裂症,表现为多疑、幻听、被害妄想等。

长期服用巴比妥类药物可引起慢性中毒反应,主要表现为:共济失调、步态不稳、吐字不清、动作笨拙、辨距不良、眼球震颤;理解迟钝、思维困难、记忆力差、判断错误;情绪不稳、易激惹、喜怒无常、固执己见、好与人发生冲突;起居无节、衣着邋遢、行为放荡、性欲亢进、道德观念差;中毒性精神病。

(四)神经系统损害

长期滥用药物对中枢和周围神经系统的直接毒性作用,可导致神经细胞或组织发生不可逆的病理性改变。另外,毒品中混杂的其他有害物质也可损害神经系统。如静脉注射粗制海洛因后可发生弱视、横断性脊髓病变、突发性下肢截瘫、躯体感觉异常及末梢神经炎。病理检查可见侵犯灰质及白质的急性坏死病灶,其范围可扩大至胸椎、颈椎区。

(五)其他继发变化

1. 感染　各类毒品都可削弱机体免疫功能,增加机会性感染,且抗生素难以治愈。肺炎、肺脓肿、细菌性心内膜炎、菌血症、蜂窝织炎、注射部位脓肿、肢体坏疽、破伤风、血栓性静脉炎、动脉炎、肺结核、横贯性脊髓炎等感染常见;此外,使用不洁注射器注射毒品可大幅增加病毒性肝炎和获得性免疫缺陷综合征的发生风险。

2. 对胎儿和新生儿的影响　药物可通过胎盘进入到胎体内,因此妇女在妊娠期间吸毒,胎儿可因中毒而发生畸形、发育障碍、流产、早产和死胎。在出生后可能发生戒断综合征。新生儿常有体重减轻、易于感染、器官畸形及身体和智力发育障碍等。

3. 其他　药物滥用者人格丧失、健康水平下降、寿命缩短,常因剂量掌握不准,造成中毒或死亡。麻醉药品和精神药物除对人体精神、神经系统的损害以外,对心、肺、肝、肾等重要生命器官都有程度不同的损害,最常见的是诱发心血管疾病,如心律失常、心力衰竭、心肌缺血、心肌梗死、房室传导阻滞和肺炎、肺水肿、脑出血等。在慢性中毒中,最常见的是肝、肾功能损害,甚至出现肝、肾衰竭;此外,挥发性有机物可抑制骨髓造血功能,导致再生障碍性贫血。

二、药物依赖的诊断

(一)病史采集

在与患者建立良好的沟通下,应注重了解以下信息:患者首次滥用药物的时间、年龄、原因和相关背景、感受和经过;患者现阶段滥用药物的方式、途径、剂量、频率、是否为复合用药及身体和精神状况等;药物滥用后是否经过戒治,如有,应问清什么时间、采用什么方法、使用什么药物、在什么地方、疗效如何、失败的原因、复吸间隔时间等;是否有并存症及其他既往病史等。

(二)诊断标准

《中国精神障碍分类与诊断标准》(第4版)对成瘾综合征及戒断综合征给出以下诊断标准。

1. 成瘾综合征　反复使用某种精神活性物质导致躯体或心理方面对某种物质的强烈渴求与耐受性。这种渴求导致的行为已极大地优先于其他重要活动。

(1)症状标准:反复使用某种精神活性物质,并至少有下列中的2项:有使用某种物质的强烈欲望;对使用物质的开始、结束,或剂量的自控能力下降;明知该物质有害,但仍应用,主观希望停用或减

NOTES

少使用,但总是失败;对该物质的耐受性增高;使用时体验到快感或必须用同一物质消除停止应用导致的戒断反应;减少或停用后出现戒断症状;使用该物质导致放弃其他活动或爱好。

（2）严重标准:社会功能受损。

（3）病程标准:在最近1年的某段时间内符合症状标准。

2. 戒断综合征　因停用或减少精神活性物质所致的综合征,由此引起精神症状、躯体症状,或社会功能受损。症状与病程与停用前所使用的物质种类和剂量有关。

（1）症状标准:因停用或减少所用物质,至少有下列中的3项精神症状:意识障碍;注意力不集中;内感性不适;幻觉或错觉;妄想;记忆减退;判断力减退;情绪改变,如坐立不安、焦虑、抑郁、易激惹、情感脆弱;精神运动性兴奋或抑制;不能忍受挫折或打击;睡眠障碍,如失眠;人格改变。

因停用或减少所用物质,至少有下列中的2项躯体症状或体征:寒战、体温升高;出汗、心率过速或过缓;手颤加重;流泪、流涕、打哈欠;瞳孔放大或缩小;全身疼痛;恶心、呕吐、厌食,或食欲增加;腹痛、腹泻;粗大震颤或抽搐。

（2）严重标准:症状及严重程度与所用物质和剂量有关,再次使用可缓解症状。

（3）病程标准:起病和病程均有时间限制。

（4）排除标准:排除单纯的后遗效应;其他精神障碍(如焦虑、抑郁障碍)也可引起与本综合征相似的症状,需注意排除。

（5）说明:应注意最近停用药物时,戒断症状也可由条件性刺激诱发,对这类病例只有在症状符合症状标准时才可做出诊断。

第五节　药物依赖的治疗

一、药物依赖的治疗原则

完整的药物依赖治疗应包括三个部分:脱毒或控制戒断症状;身心康复;复吸预防。

（一）脱毒治疗

脱毒治疗是阿片依赖全程治疗的第一阶段和首要环节。作为脱离毒品的第一步,通过科学合理的治疗,使阿片依赖所致的戒断症状降低到最低限度;由药物依赖造成的体内一系列病理生理改变及其引起的并发症得到有效治疗;通过心理治疗为后续康复巩固打下基础。临床上常用的治疗方法有依赖性药物替代递减疗法、中医疗法、综合戒毒法等。

（二）康复治疗

患者完成脱毒治疗后,应尽快进入身体和心理健康康复治疗阶段。在此阶段,一般以提供24小时照料的非医院化的社区治疗模式为主。最闻名的社区治疗模式是美国的治疗集体(therapeutic community,TC)模式。TC的计划为期6~12个月,其焦点在于患者个人和整个治疗群体的再结合,包括其他患者、工作职员和有积极治疗作用的社会关系,以程序化集体为治疗的重要内容,发展患者义务感、责任感和积极的社会生活。许多TC机构相当完备,可提供就业训练和其他支持服务,研究表明,在完成TC的康复治疗后,患者的阶段性成功率会明显增加。

（三）复吸预防和回归社会

引起患者复吸的因素一般分为两大类:自身因素和外界因素。自身因素包括患者的负性情感状态、较差的身体状况、较低的自控能力等。外界因素包括家庭压力、社会压力、孤独离群等。因此,应积极采用多途径的预防复吸措施,并根据个体情况差异,采取个性化的药物与康复治疗相结合的干预方案。

戒毒是一项由临床脱毒治疗、后续康复巩固、重返回归社会组成的系统工程,只有将这三者紧密结合起来,才能使更多的成瘾者真正脱离依赖状态,回归社会。此外,应在全社会范围内建立多层次的防范体系,使反毒、御毒运行机制更加规范化、制度化,逐渐形成全社会的良好御毒环境。

二、药物依赖患者的麻醉管理

(一)阿片类药物依赖患者的麻醉管理

对于阿片类药物使用障碍(opioid use disorder,OUD)患者的麻醉,由麻醉科医师联合精神病医师、心理学专家、理疗和康复等专家组成的多学科团队的合作至关重要。围手术期管理要点在于有效的疼痛管理、避免药物戒断症状,以及预防复吸。

麻醉前评估:详细了解患者药物依赖的成因、药物种类、服用时间和剂量、有无发生戒断症状及既往的治疗经过;评估因长期依赖性用药可能导致的皮肤感染、静脉开放或神经阻滞穿刺困难、性传播疾病、脏器功能损害及精神合并症,纠正营养不良。

在全身麻醉中,患者对镇痛和镇静药物的反应具有不确定性,可借助脑电双频指数等监测手段加强监测以适时调整用药剂量。若发生不明原因的心率增快、血压升高、分泌物增多等,应考虑戒断症状出现的可能。若患者术后苏醒延迟,不推荐使用拮抗药,而应转运至麻醉后监护治疗室或重症监护治疗病房继续苏醒。

OUD 患者的疼痛管理非常具有挑战性。个体化的镇痛方案根据患者的不同治疗状态而制订。

1. 围手术期疼痛与焦虑是重要的应激源,疼痛控制不佳也可能导致渴求和复吸,因此应以预防复吸为重点。区域神经阻滞、非阿片类药物和非药物镇痛的应用可有效减少阿片类药物的用量。当必须使用阿片类药物时,应以最低有效剂量治疗,并向患者和家属提供指导。

2. 接受美沙酮治疗的患者在住院期间应继续每日美沙酮剂量。为防止诱发戒断综合征,应避免使用部分激动型阿片类药物,如布托啡诺和丁丙诺啡。应根据手术和急性疼痛的严重程度考虑非药物干预和非阿片类药物治疗。对于中度和重度疼痛,可使用区域神经阻滞或阿片类药物自控镇痛,并做好术后监测。

3. 对于接受丁丙诺啡 - 纳洛酮(buprenorphine-naloxone,BUP-NX)组合治疗的患者,倾向于在围手术期继续使用 BUP-NX,采用多模式镇痛的方式,如短效阿片类药物、对乙酰氨基酚、非甾体抗炎药、加巴喷丁、氯胺酮和 α_2- 肾上腺素受体激动药。区域神经阻滞可以提供额外的术后镇痛,并可减少或替代阿片类药物治疗。

4. 使用纳曲酮口服制剂的患者,应在手术前停药至少 72 小时;使用注射缓释型纳曲酮制剂的患者,应在术前停药至少 4 周。对于此类患者,术前专业咨询与评估十分必要。应根据手术的不同,选择合适非阿片类药物或非药物方法进行镇痛治疗。

5. 对于未经治疗的 OUD 患者,围手术期(尤其是术后)极有可能出现戒断症状,更常见于急诊手术患者。主动撤药会使术后恢复复杂化,加重疼痛。对于预计术后中、重度疼痛的手术,美沙酮可用于治疗戒断症状和术后疼痛,非药物手段或辅助药物也可作为美沙酮治疗方案的补充。

(二)苯丙胺药物依赖患者的麻醉管理

苯丙胺类药物作为一类中枢神经系统兴奋剂,既是某些疾病的有效治疗药物,也是被滥用的常见药物之一。联合国国际麻醉品管制署预测,苯丙胺将成为 21 世纪流行最广泛的毒品。

滥用苯丙胺类药物可长期刺激中枢和外周的肾上腺素能神经末梢,耗尽中枢儿茶酚胺并降低机体对低血压的交感反应,导致顽固性低血压。因此,患者在术中有发生严重低血压的风险,术后则可能导致严重的直立性低血压,处理不当甚至可导致死亡,应予以重视。

在择期手术前,为防止戒断症状,不建议停用慢性治疗剂量的苯丙胺,因为数天至数周的停药也难以使儿茶酚胺恢复正常水平。在诱导前,应建立动脉血压监测,密切关注循环波动,应用脑电双频指数监测麻醉深度。诱导药物应缓慢滴定,避免使用导致循环大幅波动的药物。曾有病例报道使用依托咪酯和舒芬太尼在诱导期可维持稳定的血流动力学指标。及时纠正低血压或心动过缓,建议选用直接作用的血管活性药,麻黄碱有导致耐受、过度的高血压反应或心律失常的风险,因此不建议使用。

（李文献）

思考题

1. 药物依赖包括哪些类型? 药物依赖的危害是什么? 请简述。

2. 患者,男性,25 岁,国外旅居史 4 年,自述有芬太尼滥用史 2 年,因剧烈上腹痛 2 小时就诊,X 线检查示膈下游离气体,拟在全麻下行急诊开腹探查术。请简述该类患者的麻醉管理要点及术后镇痛注意事项。

第二十七章
麻醉治疗学概述

要点：

1. 麻醉治疗学是麻醉学的发展和延伸，它使麻醉的工作范围进一步扩展到手术室以外的门诊、病房，逐步形成了一门新兴的临床治疗学科。

2. 睡眠障碍是指睡眠模式的异常改变，可导致白天异常困倦、睡眠期呼吸异常或呼吸运动增加等；不仅影响健康和生活质量，严重者甚至会导致死亡。

3. 右美托咪定可减少睡眠碎片化并增加睡眠深度，改善睡眠质量，有希望成为治疗睡眠障碍的药物。

麻醉治疗学是近年来提出的一项新概念，是指通过运用麻醉药物、方法技术和理念来治疗慢性难治性疾病的一门新兴学科。

第一节　麻醉治疗学概念与未来发展

一、麻醉治疗学概念

（一）麻醉治疗的概念

急慢性疼痛曾是麻醉治疗的主要病种之一，其通过药物、神经阻滞、射频或损毁等技术手段对急慢性疼痛患者进行诊治，能够安全、舒适地改善患者的症状和生活质量。但随着临床麻醉治疗技术的发展和麻醉、镇静药物的更迭，越来越多的麻醉药物和技术手段逐渐应用于多种急慢性、非疼痛性、难治性疾病的治疗中，并取得了较好的疗效。与传统疼痛治疗不同，麻醉治疗急慢性、难治性、非疼痛性疾病强调通过麻醉药物、技术等手段对原发疾病进行治疗，以达到治愈疾病或稳定患者长期生理状态的目的。

（二）麻醉治疗学范畴

麻醉的原意是指用药物使机体的整体或一部分暂时失去知觉或痛觉以达到手术无痛的目的。随着麻醉技术、设备和麻醉药物的发展，麻醉学已远远超出单纯解决手术镇痛的范围，逐渐涉及患者操作性诊疗的镇静/麻醉，重要生理功能的监测，循环、代谢等主要系统功能稳定的维护，以及对手术麻醉期间发生的意外及严重并发症的治疗等范畴；同时麻醉科医师还对各种原因所致的疑难危重患者施行心肺复苏、重症监护治疗和疼痛及非疼痛疾病的治疗，进一步发挥麻醉在疾病救治中的作用。因此，麻醉治疗学是麻醉学的发展和延伸，它使麻醉的工作范围进一步扩展到手术室以外的门诊、病房，逐步形成了一门新兴的临床治疗学科。

（三）麻醉治疗学与麻醉学的关系

从麻醉学的发展史来看，麻醉与治疗两者密不可分，它们在应用目的和应用范围上虽存在不同，但却有着共同的基础：①麻醉的基础理论，如麻醉解剖生理学、麻醉药理学、病理生理学等基础学科；②麻醉的基本知识，如心血管、颅脑、内分泌、老年、妇产、小儿等专科麻醉的基本特点和麻醉处理原则,以及危重疑难病症的病情特点、诊断与鉴别诊断、治疗原则和预后的判断等临床知识;③麻醉的基本技术,如全身麻醉时的气道管理技术,椎管内麻醉的穿刺技术,疼痛管理的神经阻滞技术,有创无创的循环、呼吸功能监测技术,各类麻醉呼吸机、监护仪、电除颤器、可视化超声等仪器设备的使用等;④麻醉药物的机制,如局麻药、全麻药、肌肉松弛药、血管活性药等麻醉与辅助药物的药理机制和使用方法等。因此,以上基本理论、基本知识和基本技术用于手术麻醉或麻醉治疗时,不同的目的、适应证,其麻醉方法、用药选择、剂量用法等方面不尽相同,也正是基于以上共同的理论基础和患者个体化、疾病管理差异化的特点,麻醉治疗学在临床上才能科学合理地开展。

（四）可治疗的常见疾病分类

1. 急救复苏　包括:①各种原因所致呼吸、心跳停止的心肺脑复苏;②严重心律失常、休克、窒息、中毒、感染、创伤等严重病情时的急救治疗;③中枢神经、内分泌、代谢等严重功能衰竭、危象的救治等。

2. 疼痛治疗　包括:①各种急慢性疼痛,神经、肌肉、软组织、关节、脏器的疾病或创伤所产生的疼痛;②产科分娩疼痛;③晚期癌痛;④术后疼痛;⑤终末期患者的姑息治疗。

3. 非疼痛病症的治疗　包括:①神经病变,如面神经麻痹或痉挛;②血管病变,如血栓闭塞性脉管炎;③内分泌功能障碍,如更年期综合征;④各种原因引起的睡眠障碍;⑤精神类疾病,如难治性抑郁、创伤后应激障碍;⑥其他,如哮喘、顽固性呃逆、耳鸣耳聋、自身免疫相关性皮肤病、心律失常、吉兰 - 巴雷综合征等。

4. 重症监护治疗　包括:神经、循环、呼吸、肝肾功能严重紊乱的治疗,其中在不同的临床科室设有:①心脏监测治疗;②呼吸监测治疗;③小儿监测治疗;④外科或麻醉科监测治疗等。麻醉治疗方法在以上各种场合均可应用,但以外科监测治疗为重点,针对外科手术或麻醉后合并严重循环、呼吸、肝肾功能衰竭的患者,以及多器官功能衰竭的患者进行治疗。

5. 特殊疑难病例手术的围麻醉期治疗　包括:①术前合并有明显或严重的循环、内分泌和神经精神等系统的全身性疾病患者;②各种特殊疑难病症的手术麻醉患者;③手术麻醉前后发生严重心血管、呼吸、消化、神经、泌尿等系统并发症的患者。

6. 精神及其他药物依赖患者的戒断治疗。

7. 其他病症治疗。

二、麻醉治疗学的未来发展

随着现代医学向微创手术、加速术后康复、精准医学和舒适化诊疗方向的发展,发挥传统麻醉作用的麻醉科医师面临新的挑战和选择。从整体上而言,随着年手术量的不断攀升,我国麻醉水平无论是数量上还是质量上,已快速迈进并接近世界先进水平,已基本实现"术中安全麻醉"这一目标。未来麻醉科医师的培养和发展将朝着从幕后走到台前,成为能麻醉、会诊断、能治病的麻醉诊疗医师。

与传统治疗疾病的方法不同,麻醉治疗学更多的是着眼点于纠正自主神经功能平衡障碍和调节机体应激反应方面,通过恢复自主神经功能的平衡,改善机体的应激状态,从而达到治疗的目的。现已证实,交感 / 副交感神经功能失调参与 T 细胞活化过程,导致脾脏功能失调、免疫功能亢进,从而引起包括哮喘在内的多种自身免疫性疾病;此外,交感神经过度兴奋可加剧微循环障碍,致使包括儿茶酚胺、皮质醇在内的多种激素水平失调,从而导致一系列病理生理变化。而麻醉治疗技术和药物如星状神经节阻滞、硬膜外阻滞、丙泊酚、右美托咪定等,都能够有效降低交感神经兴奋性,因而对于交感神经过度兴奋导致的相关疾病均具有良好效果。此外,已有大量研究发现氯胺酮能够在短时间内明显降低抑郁患者的自杀风险,改善抑郁患者的生活质量;丙泊酚能通过改善慢性难治性失眠患者的交感神经功能亢进状态,快速而有效地增加患者的日均睡眠时间,改善患者长期失眠导致的晨起乏力、头痛等症状。目前,麻醉治疗已逐步应用于临床并取得了较好的疗效,麻醉治疗学的快速发展是可以预期的。值得注意的是,尽管麻醉治疗过程中的有创操作可能造成霍纳综合征、周围神经损伤、短暂性呼吸循环抑制等并发症,但伴随着相关治疗手段不断完善和可视化设备的推广普及,麻醉治疗学将会在急慢性疼痛、自身免疫性疾病、交感神经功能亢进等相关疾病的治疗方面取得新的进展。不难推测,麻醉治疗学的出现和发展,将使麻醉学科的工作范围得以进一步扩展,并将逐步形成一个新兴的临床治疗方向和职业,从而为医学的发展做出开创性的贡献。

第二节　睡眠障碍

一、睡眠定义和监测

(一)睡眠定义

睡眠(sleep)是机体对外界刺激的反应性降低和意识暂时中断,是一种从蠕虫到高等脊椎动物都会出现的周期性的自发和可逆的独特状态。对于无脊椎动物和鱼,睡眠是一种伴随觉醒阈值增高的静息状态;对于哺乳动物,睡眠需要依据脑电图(electroencephalogram,EEG)和肌电图(electromyogram,EMG)表现综合评判。人类花了约 1/3 的时间睡眠,其睡眠和所有高等脊椎动物一样,始终与觉醒交替出现。睡眠可分为快速眼动睡眠(rapid eye movement sleep,REM sleep)和非快速眼动睡眠(non-rapid eye movement sleep,NREM sleep)。

(二)睡眠监测

目前的睡眠监测主要分为主观监测和客观监测。主观监测主要以问卷调查为主,用于评估睡眠持续时间、睡眠质量,以及相关的病理生理影响。临床使用中,可根据睡眠疾病种类和人群特征选择相应量表。

1. 常用量表

(1)匹兹堡睡眠质量指数(Pittsburgh sleep quality index,PSQI)是目前应用比较广泛的睡眠质量量表,适用于评价近 1 个月的睡眠质量。可评价主观睡眠质量、睡眠潜伏时间、总睡眠时间、睡眠效率、睡眠紊乱、用药和日间功能情况。

(2)阿森斯失眠量表(Athens insomnia scale,AIS)是分别针对夜间睡眠情况和日间功能进行评估的自评量表。适用于评价近 1 个月的睡眠情况。

(3)失眠严重程度指数(insomnia severity index,ISI)较多用于失眠筛查、评估失眠的治疗反应。每个问题有五个选项,可用于评价 2 周内的睡眠情况。

(4)睡眠信念与态度量表(dysfunctional beliefs and attitudes about sleep,DBAS)主要用于评价睡眠相关的认知情况,是针对错误睡眠观念的自我评价。以视觉量表的形式对失眠造成影响的认识、对失眠的担忧、对睡眠的期待、对用药情况进行主观评价。

(5)Epworth 嗜睡评分(Epworth sleepiness scale,ESS)、斯坦福嗜睡量表(Stanford sleepiness scale,SSS)可用于评价白天嗜睡情况。

(6)柏林量表(Berlin questionnaire)可通过分析打鼾、白天过度嗜睡和高血压 / 肥胖情况,用于睡眠呼吸暂停的筛查。

(7)STOP 和 STOP-BANG 量表可评估打鼾、日间疲劳、呼吸暂停和高血压的情况(BANG 量表增加了 BMI、年龄、颈围和性别),以评价睡眠呼吸暂停及其术后并发症的风险。

(8)清晨型 - 夜晚型量表(morningness-eveningness questionnaire,MEQ)、慕尼黑时间型量表(Munich chronotype questionnaire,MCTQ)可用于评估受试者的昼夜节律类型。

(9)国际不宁腿评分(international restless legs scale,IRLS)用于评价过去 1 周内不宁腿综合征的严重程度。

（10）REM睡眠行为异常筛查量表（REM sleep behavior disorder screening questionnaire，RBDSQ）是筛查REM睡眠行为异常的自评量表。包括对梦境内容、梦境与行为的关系、致伤和神经系统疾病等的评估。

（11）梅奥睡眠量表（Mayo sleep questionnaire，MSQ）可用于筛查睡眠行为异常、周期性肢体运动障碍、不宁腿综合征等睡眠障碍，特别适用于有认知功能障碍的老年患者。

2. 常用的客观睡眠评估方法

（1）多导睡眠监测（polysomnography，PSG）：这是客观评价睡眠最常用的方法，可通过记录分析整夜睡眠中脑电、肌电、眼电、心电、呼吸、血氧、血压、脉搏等生理信号反映人体睡眠结构、呼吸状况、血氧饱和度、鼾声、体位和部分心脏功能指数以及神经内分泌功能，是睡眠相关疾病诊断的金标准。

（2）心肺耦合（cardiopulmonary coupling，CPC）睡眠分析技术：该技术可通过记录分析睡眠期间收集的心电信号推算呼吸信号，之后将心电、呼吸两种信号进行耦合分析，根据耦合频率的不同判断不同的睡眠状况。它可分析浅睡（不稳定睡眠、低频耦合）、熟睡（稳定睡眠、高频耦合）以及觉醒或REM期睡眠（极低频耦合），同时分析出睡眠呼吸暂停事件。该装置佩戴简便，可用作家庭式睡眠监测工具；数据分析快捷且自动化，数据更为客观。

（3）穿戴式智能设备等进行睡眠监测：这些设备主要依据体动监测，也可结合心率、呼吸等生理体征多参数计算，进行睡眠监测，具有一定的临床参考价值，但精准度仍然存在较大缺陷。

二、睡眠生理学

一般说来，睡眠起始于一段短的NREM 1期浅睡眠，进而逐渐加深，进入2期、3期睡眠，最终进入REM睡眠。正常的整晚睡眠会有6~7个REM和NREM睡眠的循环（图27-1），第1个NREM-REM睡眠循环维持70~100分钟，随后的睡眠循环延长至90~120分钟。

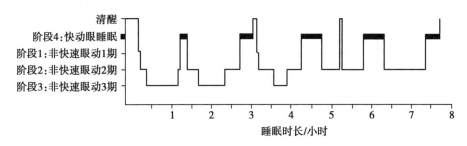

图 27-1　人类夜间睡眠周期示意图

NREM睡眠可根据逐渐加深的睡眠深度，划分为1、2、3期，总共占据了整体睡眠的75%~80%。EEG表现为高同步状态，且心血管、呼吸和体温等自主神经活动下降，可有少量肌肉活动；详细说来：①1期睡眠是睡眠循环中的转换态，占据了整体睡眠的2%~5%，很容易受外界噪声等干扰。EEG表现为低电压的混合频率波形，以节律性的α波（8~13Hz）为特征。除了新生儿和发作性睡病（narcolepsy）等病态睡眠，成年人的睡眠都起始于1期。②2期睡眠占据了睡眠时间的45%~55%，需要较强的刺激才能唤醒。EEG表现为相对低电压的混合频率，并有特征性的睡眠纺锤波和K-复合波出现。睡眠纺锤波和记忆巩固密切相关。③3期睡眠，也称为慢波睡眠（slow wave sleep，SWS），多出现于前1/3的睡眠周期中，持续时间很短，仅有几分钟，占整个睡眠的15%~20%。此时最不容易被唤醒，EEG表现为高电压的慢波，以δ波（0.1~4.0Hz）为特征。

REM睡眠仅占睡眠的20%~25%，与鲜活的梦境相关。特征性EEG表现为非同步的低电压、混合频率波，以θ波（4~8Hz）和慢α波（8~12Hz）为主，表现为锯齿状。伴有复杂的自主神经活动特征，存在特征性快速动眼和骨骼肌完全麻痹（atonia），这也是REM睡眠与觉醒区分的主要特征。睡眠起始循环,REM 睡眠持续仅 1~5 分钟,随后逐渐延长,至睡眠的后 1/3 达到最长。REM 睡眠对于记忆巩固也具有极其重要的作用。

在睡眠期间,全身各系统的生理状态都会存在特征性的改变,包括以下方面。

1. 心血管系统　睡眠期间存在心率和血压的变化,这是自主神经活动的重要特征。如 K- 复合波、觉醒和大的体动后都出现血压和心率的短暂升高。清晨伴随觉醒,心率和血压下降可能增加心肌梗死的风险。

2. 交感神经系统　随 NREM 睡眠的加深,交感神经活性逐渐降低,但在 K- 复合波后可一过性增加;REM 睡眠期的交感神经活性则比觉醒期更高。

3. 呼吸系统　REM 睡眠时,通气和呼吸流速增快,不稳定性增加,可能存在气道阻力增加。此外,睡眠期间咳嗽反射被抑制;常常存在 PaO_2 降低和 $PaCO_2$ 增高,提示低通气,可能与肌肉活动下降有关。

4. 中枢神经系统　NREM 睡眠期间脑血流下降,但在慢波睡眠期会存在与周期性慢波同步的脑血流波动,以助于清除脑内的代谢废物。REM 睡眠期,脑血流和代谢与清醒期类似,边缘系统和视觉相关脑区血流显著增加。

5. 泌尿系统　睡眠期间,肾功能改变和肾血流、肾小球滤过率、激素分泌和交感活性均有关系;钠离子、钾离子、氯离子、钙离子的分泌都显著减少,有助于浓缩尿液。

6. 内分泌系统　许多激素的分泌均受到睡眠调节。生长激素分泌主要发生在睡眠开始几个小时的慢波睡眠期,甲状腺激素则在后半夜分泌;褪黑素分泌受到光暗周期的影响,可被光线抑制,可能通过降低节律中枢 - 视交叉上核的活性促进睡眠。

睡眠 - 觉醒机制的研究一直是人类的重大科学问题。既往认为睡眠是睡眠压力累积最终导致的被动睡眠,现有越来越多的研究认为睡眠是个主动的生理过程。20 世纪中叶,上行网状激活系统的发现初步揭开了睡眠 - 觉醒的面纱。近年的研究逐步发现了调控 NREM 和 REM 睡眠的脑内核团与神经网络,且其中很多核团与体感运动和自主神经调节密切相关。睡眠 - 觉醒很可能是通过这些网络间的广泛联系与相互作用而产生的。

具体说来:调控 NREM 睡眠的神经环路,主要位于下丘脑、基底节、中脑导水管周围灰质以及髓区。20 世纪 30 年代,Von Economo 就发现下丘脑视前区(preoptic area,POA)是睡眠的重要中枢,随后系列研究证实 POA 是促进 NREM 睡眠的重要核团,组胺能的结节乳头核(tuberomammillary nucleus,TMN)与 POA 互相投射调控睡眠。此外,还有下丘脑的基底前脑(basal forebrain,BF)、下丘脑外侧区(lateral hypothalamus,LHA)、未定带(zona incerta,ZI)、背内侧下丘脑(dorsomedial hypothalamus,DMH);基底节的伏隔核(nucleus accumbens,NAc)、背侧纹状体(dorsal striatum,DS)、黑质下网状部分(substantia nigra reticulata,SNr)、腹侧被盖区(ventral tegmental area,VTA)、丘脑底核(subthalamic nucleus,STN);后脑的臂旁核(parabrachial nucleus,PBN)、孤束核(nucleus tractus solitarii,NTS)等核团均被证实参与 NREM 睡眠的调节。

REM 睡眠的机制研究起自 1962 年,Jouvet 首先指出 REM 睡眠起源于后脑的神经环路,随后的大量研究证实脑桥被盖区尤其是脑桥脚被盖区(peduncle tegmental area of pons,PPT)和背外侧被盖核(laterodorsal tegmental nucleus,LDT)与 REM 睡眠的产生密切相关。此外,外侧旁巨细胞核(lateral paragigantocellular nucleus,LPGi)和 SNr 不仅可以启动 REM 睡眠,还与 REM 睡眠的肌肉麻痹状态相关;POA 和 DMH 的神经元也可以通过特异性的投射调节 REM 睡眠。

此外,睡眠也受到了节律、年龄和性别的影响。随着年龄的增长,睡眠质量整体下降,如新生儿的睡眠时间最长,可达每天 16~18 小时,并起始于 REM 睡眠,而非 NREM 睡眠,一次睡眠仅有 1~2 个睡眠循环。到 12 个月时,婴儿睡眠缩短至 14~15 小时。3 岁到 5 岁,睡眠时间进一步减少 2 小时;青少年仅需 9~10 小时睡眠,且 2 期 NREM 睡眠逐渐增加;成年期后,随着年龄进程,逐渐出现早醒和睡眠稳定性的显著下降。

三、睡眠障碍的诊断与类型

睡眠障碍是指睡眠模式的异常改变,可导致白天异常困倦、睡眠期呼吸异常或呼吸运动增加等;不仅影响健康和生活质量,严重者甚至会导致死亡。根据 2014 年国际睡眠障碍分类第三版(international classification of sleep disorders edition 3,ICSD-3),睡眠疾病包括八大类疾病:①失眠;②睡眠相关呼吸障碍;③中枢性睡眠增多;④昼夜节律睡眠觉醒障碍;⑤异态睡眠;⑥睡眠相关运动障碍;⑦正常变异或者独立的症状类型睡眠障碍;⑧其他睡眠障碍等。这里重点描述包括失眠在内的几种常见、热点的睡眠障碍。

(一) 失眠

失眠(insomnia)是最常见的睡眠问题,中国有 45.5% 的人群在一个月内经历过不同程度的失眠。中国成人失眠诊断与治疗指南指出,失眠是指尽管有合适的睡眠机会和睡眠环境,依然对睡眠时间和 / 或质量感到不满足,并影响日间社会功能的一种主观体验。主要症状表现为入睡困难(入睡潜伏期超过 30 分钟)、睡眠维持障碍(整夜觉醒次数 ≥ 2 次)、早醒、睡眠质量下降和总睡眠时间减少(通常少于 6.5 小时),同时伴有日间功能障碍。失眠引起的日间功能障碍主要包括疲劳、情绪低落或易激惹、躯体不适、认知障碍等。根据病程,失眠分为:短期失眠(病程 <3 个月)和慢性失眠(病程 ≥ 3 个月)。

具体说来,慢性失眠的诊断需同时满足以下 4 项,且睡眠异常症状和相关的日间症状至少每周出现 3 次,相关症状持续至少 3 个月;短期失眠同样需满足下述标准,且病程不足 3 个月和 / 或相关症状出现的频率未达到每周 3 次。

1. 存在以下一种或者多种睡眠异常症状(患者自述,或者照料者观察到) 即:①入睡困难;②睡眠维持困难;③比期望的起床时间更早醒来;④在适当的时间不愿意上床睡觉。

2. 存在以下一种或者多种与失眠相关的日间症状(患者自述,或者照料者观察到) 即:①疲劳或全身不适感;②注意力不集中或记忆障碍;③社交、家庭、职业或学业等功能损害;④情绪易烦躁或易激动;⑤日间思睡;⑥行为问题(如多动、冲动或攻击性);⑦精力和体力下降;⑧易发生错误与事故;⑨过度关注睡眠问题或对睡眠质量不满意。

3. 睡眠异常症状和相关的日间症状不能单纯用没有合适的睡眠时间或不恰当的睡眠环境来解释。

4. 睡眠和觉醒困难不能被其他类型的睡眠障碍更好地解释。

评估过程中,可采用 PSG 监测,用于鉴别诊断和疗效评估。主观临床评估包括病史采集、睡眠日记、量表评估和客观评估等手段。在病史收集中应注意具体的睡眠情况、用药史、可能存在的药物依赖情况、其他躯体疾病史,以及妊娠、月经、哺乳和围绝经期等躯体状态;并进行体格检查和精神心理状态评估,获取睡眠状况的具体内容(可通过自评量表、症状筛查表、精神筛查测试、家庭睡眠记录等手段,记录失眠的表现形式、作息时间、与睡眠相关的症状以及失眠对日间功能的影响),通过家庭睡眠记录计算睡眠效率(实际睡眠时间 / 卧床时间)。此外也可应用睡眠相关量表,包括匹兹堡睡眠质量指数(PSQI)、失眠严重程度指数(insomnia severity index)、广泛性焦虑量表 -7(Generalized Anxiety Disorder-7)、生活质量问卷 -36(SF-36)等。

(二) 阻塞性睡眠呼吸暂停

阻塞性睡眠呼吸暂停(obstructive sleep apnea,OSA),又称阻塞性睡眠呼吸暂停低通气综合征(obstructive sleep apnea hypopnea syndrome,OSAHS),是指患者在睡眠过程中反复出现呼吸暂停和低通气。

成人 OSA 是一种全身性疾病,是高血压的独立危险因素,与冠心病、心力衰竭、心律失常、糖尿病密切相关,还是猝死、道路交通事故的重要原因。其发病率约为 3.62%。诊断标准包括 3 点,符合①②或仅符合③均可诊断:①出现以下任何 1 项及以上症状:白天嗜睡、醒后精力未恢复、疲劳或失眠;夜间因憋气、喘息或窒息而醒;习惯性打鼾、呼吸中断;高血压、冠心病、脑卒中、心力衰竭、心房颤动、2 型糖尿病、情绪障碍、认知障碍。② PSG 或便携式睡眠呼吸监测装置监测:呼吸暂停低通气指数(apnea hypopnea index,AHI)≥ 5 次 /h,以阻塞型事件为主。③无上述症状,PSG 监测:AHI ≥ 5 次 /h,以阻塞性事件为主。

儿童因腺样体肥大、扁桃体肥大、肥胖等,OSA 也很常见,发病率可高达 1.2%~5.7%。诊断标准包括临床症状体征和 PSG 诊断:①症状包括打鼾≥ 3 晚 / 周,存在睡眠憋气、呼吸暂停、注意力缺陷或多动、学习成绩下降等;小年龄儿童应注意张口呼吸、反复觉醒、情绪行为异常等。②体征包括腺样体肥大、扁桃体肥大、腺样面容及肥胖。③ PSG 诊断标准为阻塞性呼吸暂停低通气指数(obstructive apnea hypopnea index,OAHI)≥ 1 次 /h。

(三) 快速眼动睡眠期行为障碍

快速眼动睡眠行为障碍(rapid eye movement sleep behavior disorder,RBD)是以 REM 睡眠期肌肉失弛缓并出现与梦境相关的复杂运动为特征的发作疾病,表现为 REM 睡眠期间持续或间歇性肌张力增高、多梦及梦境演绎行为,从简单的肌肉抽动到复杂的讲话、唱歌、挥拳、跳跃、坠床等,发作时常有暴力行为,可造成自身及同床者伤害,并破坏睡眠。RBD 多见于 50 岁以上男性,但也可发生于青春期,男女比例为(2~5): 1。普通人群中,RBD 发生率为 0.4%~0.5%,在 70 岁以上老年人群为 7%~8%。目前越来越多的研究认为,RBD 可能预警包括帕金森病、多系统萎缩、路易体痴呆等神经系统变性疾病。

RBD 根据发病原因,可分为特发性 RBD(idiopathic RBD,iRBD)和继发性 RBD(secondary RBD,sRBD)。其中 iRBD 约占 60%,是神经系统变性疾病的危险因素;sRBD 可以为药源性 RBD(抗精神病药、三环类抗抑郁药、苯二氮䓬类镇静催眠药、单胺氧化酶抑制剂、乙醇、咖啡等)、症状性 RBD(因为脑干相应部位损伤诱发)、与神经系统变性疾病相关的 RBD(α 突触核蛋白异常沉积相关疾病引发:33%~46% 帕金森病患者,75% 路易体痴呆患者,100% 多系统萎缩患者合并 RBD)。

RBD 的诊断标准有 4 项,其中前两项是最主要的诊断标准,具体包括以下内容。

1. REM 睡眠期,PSG 监测出现了明确的骨骼肌失弛缓现象(REM-sleep without atonia,RWA),包括:①持续性肌张力增高,每 30 秒内下颏肌电 >50% 的幅度增高,比 NREM 期的最小肌电还高;②爆发性肌电活动,每 30 秒有 >50% 的爆发性肌电活动,时间 0.1~5.0 秒,幅度 >4 倍背景肌电活动。

2. 有明确的梦境行为演绎(dream enactment behavior,DEB),有临床发作史或 PSG 监测记录到明确发作。病史采集可使用 RBD 筛查问卷。

3. REM 睡眠期脑电无癫痫样放电。

4. 症状不能被其他病因解释,包括其他类型睡眠行为异常、神经 / 精神疾病、药物、内科躯体疾病或物质滥用等。

四、麻醉技术治疗睡眠障碍

目前大多数睡眠障碍缺乏有效的治疗手段,以发病率最高的失眠为例,其主要治疗方法包括药物治疗、物理治疗、替代治疗和认知行为治疗等。其中,很多镇静催眠药物,如巴比妥类、苯二氮䓬类药物都是治疗失眠的经典药物,但因为会导致困倦、嗜睡、认知功能受损等不良反应限制了其临床应用;目前,认知行为疗法是全世界睡眠领域唯一推荐的失眠治疗方法,但仅对 50% 的患者有效。

鉴于睡眠和麻醉都可诱导意识的消失,所以用麻醉药物治疗失眠等睡眠疾病似乎具有很大的可能性。早在 20 世纪 90 年代,受到了患者自控镇痛技术的启发,开始有研究者思考能否应用全麻药物自控睡眠治疗。但遗憾的是,大多数全麻药物诱导的意识消失与睡眠有较大区别,甚至会导致类似睡眠剥夺的效果,并且存在风险,所以难以应用于临床。随着对 α₂- 肾上腺素受体激动药——右美托咪定(dexmedetomidine,Dex)的深入研究,研究者发现 Dex 不仅可诱导出类生理睡眠的可唤醒状态,促进生理性 NREM2 期甚至 3 期睡眠,还不影响纺锤波的出现。还有大量研究证实,夜间 Dex 小剂量输注,可显著改善病重患者和术后患者的睡眠质量,减少睡眠碎片化并增加睡眠深度。因此,右美托咪定很可能成为麻醉药物治疗睡眠疾病的另一个重要方向。

目前,已有临床患者应用 Dex 的"患者自控睡眠(patient-controlled sleep,PCSL)",其是指当患者需要睡眠时,可以通过自控给药装置,调节 Dex 静脉输注而模拟生理入睡。一项小样本临床研究结果显示,该方法可显著改善患者的主观睡眠感受,并不产生药物依赖或药物耐受现象。

虽然麻醉技术用于治疗睡眠障碍尚且处于摸索阶段,但随着对麻醉和睡眠机制的不断深入解读,以及新的麻醉药物的出现,这一领域很可能具有巨大的治疗意义和社会价值,值得进一步的临床观察和机制探索。

第三节 姑息医学

一、姑息医学的定义

姑息医学(palliative medicine)是一门临床学科,通过早期识别、积极评估、控制疼痛和治疗其他痛苦症状,包括躯体、社会心理和宗教的困扰,以预防和缓解身心痛苦,从而改善面临威胁生命的疾病的患者及其亲属的生命质量。

需要强调的是,姑息治疗为患有严重疾病(指具有高死亡风险,对生活质量和日常功能产生负面影响,和/或在症状、治疗、护理者方面负担沉重的疾病压力)引起的疼痛和严重健康相关痛苦的患者提供医疗、心理、社会和精神等全方位的整体照护,包括但不仅限于临终关怀,不能狭隘地理解为"最后的手段"。姑息治疗与其他旨在延长寿命的治疗方法(如化疗或放疗)一起适用于疾病早期,应尽早纳入对受到生命威胁患者的照护。世界卫生组织(World Health Organization,WHO)2021 年更新了姑息医学的新共识,认为姑息医学还包括了那些为更好地理解和管理令人痛苦的临床并发症所需的调查。

具体而言,全球姑息医学专家的新共识认为,姑息医学是一项涉及多学科知识的科学,应包括下面几点内涵。

1. 姑息医学包括躯体问题的预防、早期识别、综合评估和管理,包括缓解疼痛和其他痛苦症状、心理忧伤、精神困扰和社会需求。姑息治疗的干预措施应尽量以循证医学为基础。

2. 通过促进有效沟通提供支持,帮助患者及其家人确定护理目标,帮助患者尽可能积极地、充分地生活,直到死亡。

3. 根据患者的需要,适用于整个疾病过程。

4. 需要时,可与疾病改良疗法一起实施。

5. 可能会对病程产生积极影响。

6. 姑息医学无意加速或推迟死亡,肯定生命,承认死亡是一个自然过程。

7. 在患者患病期间以及在其家属承受丧亲之痛期间,为家属和护理人员提供支持。

8. 认可和尊重患者及其家人的文化价值观和信仰。

9. 姑息医学适用于各级医疗机构。

10. 姑息治疗可由经过基本培训的专业人员提供,复杂病例需转诊给专业的姑息治疗多学科诊疗团队(multi-disciplinary treatment,MDT)。

姑息医学是医学领域为癌症晚期或非恶性疾病但生命有限的患者提供医学临床干预的一门

临床科学,由受过姑息医学专科训练的多功能医护团队实施,聚焦缓解患者痛苦。全世界大约 117 个国家和地区将姑息医学纳入临床二级专科教育,姑息医学在我国是一门新兴的临床科学,目前有部分医学校开设了姑息医学的选修课程,其尚未成为一门正式的医学专科,很多专业术语尚待统一。

有的时候,姑息医学又被称为缓和医学、缓和医疗或安宁疗护。安宁疗护(hospice care)定义为:一种特殊的卫生保健服务,由多学科、多方面的专业人员组成的临终关怀团队,为当前医疗条件下尚无治愈希望的临终患者及其家属提供全面的舒缓疗护,以使临终患者缓解极端的病痛,维护临终患者的尊严,得以舒适安宁地度过人生最后旅程。很显然,安宁疗护仅仅是姑息医学的一小部分。

二、姑息治疗的定义和分类

姑息医学的临床实践统称为姑息治疗(palliative care)。姑息治疗又称为姑息照护或姑息疗护。安宁疗护/临终关怀是对疾病终末期患者的姑息治疗,仅仅是姑息治疗的一部分。姑息治疗涉及一系列专业人员,旨在支持患者及其家人,所有专业人员具有同等重要的作用,包括医师、护士、支持人员、辅助医务人员、药师、理疗师和志愿者。

1990 年,WHO 定义姑息治疗为:对有无法治愈的严重疾病患者进行积极的、整体的关怀照顾,包括镇痛、控制其他症状和减轻精神心理、社会的创伤。现在,WHO 将姑息治疗定义为一种旨在优化生活质量、减轻患者痛苦的专业性医护形式。

据世界卫生组织估计,全球每年有超过 5 680 万人需要姑息治疗,其中 78% 的人生活在中低收入国家,遗憾的是,目前全世界只有约 14% 需要姑息治疗的人正在接受治疗。晚期肿瘤患者占了接受姑息治疗患者的大多数,但是晚期器官衰竭、进展性神经系统疾病、AIDS、遗传学代谢障碍疾病晚期等患者也需要从姑息治疗中获益。对于非传染性疾病患者而言,姑息治疗服务的获取仍然受限,只有 39% 的国家报告患者能够获得普遍供应的姑息治疗服务。随着人口日益老龄化以及非传染性疾病和某些传染性疾病负担日益加剧,全球姑息治疗需求将继续增长。

姑息治疗涉及广泛的慢性疾病。一方面,需要得到姑息治疗的大多数成年人常患有慢性合并症,如心血管疾病(38.5%)、癌症(34%)、慢性呼吸道疾病(10.3%)、艾滋病(5.7%)和糖尿病(4.6%)。另一方面,许多其他疾患可能也需要姑息治疗,包括肾功能衰竭、慢性肝病、多发性硬化症、帕金森病、类风湿关节炎、神经系统疾病、痴呆症、先天性异常和耐药性结核病。

以恶性肿瘤患者为例,姑息治疗贯穿全程,从患者及其家属得知肿瘤诊断即应开始纳入照护,并贯穿肿瘤治疗的始终,延续至患者去世之后亲友的居丧期。从时间上,根据患者肿瘤的分期和姑息治疗服务的内容,其大体可分为 4 个阶段:①患者及其家属得知肿瘤诊断,部分患者正接受抗肿瘤治疗,这时候的姑息治疗属于早期的支持治疗,包括镇痛、对抗肿瘤药物相关副作用的治疗、术后康复治疗、心理辅导和干预等。②中晚期肿瘤患者的姑息治疗,这时候许多患者已经不能再经受抗肿瘤治疗,患者的症状和并发症逐渐增多,疼痛、呼吸困难、厌食、恶病质、恶心及呕吐、便秘、恶性肠梗阻、疲劳、睡眠障碍、谵妄等成为患者的常见症状。缓解症状、改善生活质量是这个阶段的主要治疗手段。③安宁疗护/临终关怀。姑息治疗已成为这一节段的主要治疗,甚至是唯一的治疗手段。让患者舒适是主要目标。应避免一切有创治疗,主要通过药物缓解患者的症状。让患者有尊严、无痛苦地离世。④居丧关怀。对患者家人及其护理者的心理辅导,是居丧期姑息医学服务的重要内容。

从治疗目的方面来看,姑息治疗可分为传统舒缓医疗和人文心理关怀两大类。传统舒缓姑息医疗包括手术治疗、疼痛管理、放射治疗、化学药物治疗、生物治疗等等,这部分治疗占据了国内外姑息治疗的 70%~85%,旨在延长患者寿命;而心理、生活质量、伦理、照护者的照护、患者需求等方面的治疗,旨在优化生活质量,均归于人文心理姑息关怀。

三、以患者为中心的姑息治疗

姑息治疗可从诊断时开始,应与控制疾病、延长生命的治疗方法同时进行,并应尊重患者的自主权、信息获取和选择。当疾病控制、延长生命的治疗方法不再有效、不适宜或不渴望的时候,姑息治疗则成为治疗的主要焦点。

疼痛和呼吸困难是需要姑息治疗的患者最常见和最严重的两种症状。例如,80% 的艾滋病或癌症患者以及 67% 的心血管疾病或慢性阻塞性肺疾病患者在临终时会经历中度至重度疼痛。阿片类镇痛药对于镇痛必不可少,阿片类药物也能缓解其他常见的令人难受的身体症状,包括呼吸困难。早期控制疼痛和呼吸困难这类症状是一项道德义务,可以减轻痛苦和维护患者的尊严。

麻醉科医师具有镇痛镇静管理、气道管理以及重要生命功能监护与调控等方面的坚实知识背景和卓越技能,将在未来姑息治疗中扮演着不可或缺的重要作用。

第四节　麻醉技术在其他疑难病例中的治疗作用

一、吉兰 - 巴雷综合征

(一) 疾病概述

关于吉兰 - 巴雷综合征(Guillain-Barré syndrome)的最早描述可追溯到距今一百多年前的 1916 年。典型的吉兰 - 巴雷综合征是一种急性炎性脱髓鞘性多发神经病变,由周围神经自身免疫损伤引起,表现为渐进性加重的肌无力。可分为三种亚型:急性炎性脱髓鞘神经病变、急性运动轴索神经病变,以及较少见的急性运动和感觉轴索神经病变。其发生率为每年每 10 万人口 1~4 例,且发病率随年龄增长而增加。

吉兰 - 巴雷综合征的最初症状是肢体麻木、感觉异常、无力、疼痛或这些症状的组合。患者多于发病前 3 天至 6 周有上呼吸道感染症状或腹泻病史。该疾病的诊断需依据临床特征、腰椎穿刺和神经传导检查结果综合判断。对怀疑为吉兰 - 巴雷综合征的患者通常需腰椎穿刺行脑脊液检查,主要是为了排除感染性疾病(莱姆病)或恶性疾病(淋巴瘤)。尽管蛋白 - 细胞分离现象(即脑脊液中蛋白含量明显升高,而白细胞计数正常或仅轻度增加)被认为是吉兰 - 巴雷综合征的标志,但随着对该疾病研究的深入,人们发现仅有不超过 50% 的患者在发病的第一周出现了蛋白 - 细胞分离现象,而到发病的第三周这一比例则升到了 75%。因此病程早期脑脊液中未发现蛋白 - 细胞分离并不能排除吉兰 - 巴雷综合征的诊断。另外当脑脊液细胞计数 >50 个 /μl 时不能诊断吉兰 - 巴雷综合征,应考虑其他鉴别诊断,如软脑膜恶性肿瘤、淋巴瘤、巨细胞病毒神经根炎、HIV 多神经病变和脊髓灰质炎等。

(二) 相关麻醉药物及技术在该疾病治疗中的作用

即使在发达国家,仍有 5% 的吉兰 - 巴雷综合征患者死于可能与自主神经异常相关的败血症、肺栓塞或不明原因的心搏骤停等并发症,因此吉兰 - 巴雷综合征主张采用免疫和多学科的对症支持治疗。

目前证实静脉注射丙种球蛋白和血浆置换可使重度吉兰 - 巴雷综合征患者的症状改善并促进疾病恢复,但尚不清楚轻度疾病患者是否能从静脉注射丙种球蛋白或血浆置换治疗中获益,仅有一些证据表明,两次血浆置换可缩短轻度患者运动恢复的开始时间。然而,已经用免疫球蛋白治疗过的患者不应进行血浆置换,因为它会冲洗掉血液中仍然存在的免疫球蛋白。此外,已经接受血浆置换治疗的患者亦不应使用免疫球蛋白,因为这种治疗顺序并不比单纯血浆置换效果更好。

条件允许的情况下患者应在重症监护治疗病房接受治疗,以便进行持续的心脏和呼吸功能监测。

对明确病程较长的患者可考虑早期行气管插管或气管切开后机械通气。对于肌力轻度减弱且尚能独立行走的患者仅需严密监控病情发展同时行支持性治疗。

另外传入神经阻滞痛和抑郁症状也是治疗吉兰-巴雷综合征时需面临的难题。约2/3的吉兰-巴雷综合征患者可出现持续数月的躯干疼痛。疼痛作为发病前的表现可能会令人困惑，并导致延迟诊断。高达89%的吉兰-巴雷综合征患者有疼痛症状。尤其对已行气管插管而无法沟通的患者，医患认识到疼痛也是吉兰-巴雷综合征的临床表现就显得十分关键。在疾病的不同阶段，与其相关的疼痛症状被分为多种类型，包括感觉异常或障碍、背痛或神经根痛、脑膜炎、肌痛、关节痛及内脏痛。疼痛程度可能非常严重，治疗效果往往不如预期。有研究显示，在缓解吉兰-巴雷综合征引起的疼痛方面，阿片类药物、加巴喷丁和卡马西平均具有不同程度的镇痛作用，但是这些研究是基于小样本量得出的。有文献报道了吉兰-巴雷综合征患者经历严重头痛的病例，该患者在使用传统镇痛药后疼痛未缓解，并出现颅内压升高的情况，主管医师对其进行腰椎穿刺置管引流脑脊液后，疼痛明显减轻。颅内高压发生的机制可能与脑脊液中蛋白质含量高而导致蛛网膜绒毛对脑脊液的再吸收受损有关。不能活动、厌烦情绪或医护人员未积极地与这些认知功能完整的吉兰-巴雷综合征患者进行主动交流都会使患者病情恶化。

针灸和电针作为新的抗炎和免疫调节技术已在吉兰-巴雷综合征的辅助治疗中应用并取得了良好疗效，尤其对处于恢复期和存有后遗症的患者疗效显著。疼痛的可能起因是多方面的，吉兰-巴雷综合征急性期的疼痛可能由炎症引起。起源于中国古代的针灸涉及身体的所有系统，其生理效应不能用单一的机制来解释。而电针是一种改进的针灸技术，利用电刺激治疗疾病，其理论目前已被西方医学广泛接受。针刺刺激迷走神经最终会减少促炎细胞因子的分泌，抑制巨噬细胞的活化，这部分解释了它在治疗自身免疫和炎症性疾病方面的疗效。此外针刺可增强NK细胞活性，调节Th1/Th2平衡，影响神经免疫信号通路。目前免疫疗法结合针灸/电针已成为我国治疗吉兰-巴雷综合征的一种趋势。

二、难治性抑郁症

（一）疾病概述

抑郁症是一种全球范围内常见的精神障碍，具有高患病率、高复发率以及高自杀率的特点，严重危害人类健康。目前药物是最主要的抗抑郁治疗手段，然而传统的抗抑郁药物往往需要2至4周才能起效，在此过程中患者仍有很高的自杀、自伤风险。

难治性抑郁症指本次抑郁发作经过两种或两种以上作用机制不同的抗抑郁药足剂量、足疗程治疗仍疗效不佳，约占抑郁症患者的30%。

（二）麻醉技术在难治性抑郁治疗中的作用

目前临床麻醉技术常作为改良电休克疗法（modified electro-convulsive therapy，MECT）的重要组成部分：MECT是指在传统ECT的基础上，联合使用麻醉药和肌肉松弛药使患者意识丧失、达到无癫痫发作治疗抑郁症的目的。上述措施减少了传统ECT的骨折等不良反应，提高ECT治疗的安全性和患者可接受度。迄今为止，MECT仍是最有效的难治性抑郁症治疗方法之一。

ECT的安全性与全身麻醉下的小手术类似，平均每10 000例患者死亡1例（共80 000例治疗），死因主要是心脏相关不良事件。

具体治疗流程如下：治疗前，麻醉科医师、精神科医师以及ECT治疗师需要联合评估患者是否存在适应证、禁忌证并进行知情同意。对麻醉科医师而言，需要关注患者躯体状态，神经、心血管、呼吸系统疾病史，既往麻醉史等，也需要完成口腔和义齿的检查。麻醉科医师还需要与精神科医师共同评估潜在增加ECT不良反应的任何躯体状况，共同决策当前的治疗药物如影响麻醉深度、癫痫发作阈值的药物是否需要进行调整。

ECT 治疗应该在能够提供全身麻醉及深度监测、实现气道管理、可以监测 EEG/ECG 的且配备有完整的抢救措施的门诊 / 住院病房中进行,可以是专门的治疗室、手术室,也可以是移动式的 ECT 单元。在治疗中,麻醉科医师需要进行口腔保护以免惊厥发作时咬破唇舌,同时需要负责全程的气道管理。

治疗过程中需要使用的药物包括以下几种。

(1)抗胆碱药物:ECT 会导致迷走神经的兴奋,首先是在刺激即刻会有 10~15 秒的副交感神经兴奋导致心动过缓,甚至心脏停搏。另外在惊厥发作末期,也会有 1 分钟左右的交感神经兴奋,出现高血压、心动过速或者其他的心律失常。因此,使用抗胆碱药物如阿托品、格隆溴铵等是非常必要的,而且此类药物使用还可以减少呼吸道分泌物,有利于气道维持。

(2)氧合保障:在 ECT 诱导惊厥发作时,大脑氧耗量几乎增加 200%,而患者在 ECT 的时候无法自主呼吸,因此需要保证充分的氧合。目前的建议是从诱导前 1 分钟开始持续到恢复自主呼吸期间维持 15~20 次 /min 的呼吸频率,同时吸入 100% 的氧气。

(3)肌肉松弛药:肌松药主要用于改善气道、减轻肌肉骨骼损伤。目前主要用的药物是琥珀胆碱(0.5~1.5mg/kg),该药物起效迅速、持续时间较短,符合 MECT 的要求。在特殊情况下,也可以使用其余替代肌松药如顺苯磺酸阿曲库铵、罗库溴铵等。

(4)心脏保护药物:为了避免在 ECT 过程中出现血压的剧烈波动、各种心律失常,可预防性地使用短效 β 受体拮抗药如静脉注射拉贝洛尔。

(5)麻醉药物:麻醉药物的使用主要是诱导短暂的睡眠,以便进行后续的治疗。但是,麻醉药物所诱导的麻醉深度不能过于影响惊厥发作的阈值和持续时间。各类麻醉药物对癫痫发作持续时间影响依次是:依托咪酯 > 氯胺酮 > 美索比妥 > 七氟烷 > 硫喷妥钠 > 丙泊酚。不同的麻醉药物对癫痫发作阈值的影响依次是:依托咪酯 > 氯胺酮 > 美索比妥 > 硫喷妥钠 > 丙泊酚。所有的麻醉诱导药物都具有抗惊厥作用,其中巴比妥类、氯胺酮和丙泊酚都是难治性癫痫持续状态的治疗药物。因此,为了减少麻醉药物的抗惊厥作用,诱导时可将麻醉时间间隔延长,或者联合瑞芬太尼 / 阿芬太尼等阿片类药物减少麻醉诱导药物用量,以降低癫痫发作的阈值。另外,麻醉药物可能也会因其药理学特性对 MECT 治疗结果产生影响,虽然有临床试验比较了不同静脉麻醉(丙泊酚与氯胺酮)或者吸入麻醉药物(七氟烷)单独使用或者联合使用之间的疗效差异,但是结论并不一致。在 ECT 过程中,麻醉技术和药物非常重要,但是不同的药物选择需要根据病情和诱导的惊厥阈值来合理搭配。同时,也值得进一步探索更优化的药物方案来增加 ECT 的抗抑郁效果,减少潜在的不良反应。

(三)麻醉剂作为抑郁症治疗药物

在难治性抑郁症的药物治疗中,近二十年最受关注的当属氯胺酮。氯胺酮是一种强效 NMDA 受体拮抗剂,日常使用的氯胺酮是一种外消旋混合物,含有等量的(r)- 氯胺酮和(s)- 氯胺酮。氯胺酮进入体内后会迅速代谢为各种代谢产物,如去甲基氯胺酮(hydroxynorketamine,HNK)等。

21 世纪初,研究发现氯胺酮对 40%~60% 的难治性抑郁症、双相情感障碍抑郁发作患者有确切的疗效。后续研究发现,单次静脉滴注 0.5mg/kg 的氯胺酮维持 30~60 分钟,可在 2~4 小时内起效,24 小时作用达到高峰,这一效果甚至可以维持到 2 周左右。除了静脉滴注之外,其他的给药方式包括鼻腔给药、肌内注射、口服甚至舌下含服都被证实有很好的抗抑郁作用。但是,不同的给药途径可能产生的副作用有差别,如静脉给药常见静坐不能、分离体验,而鼻内给药常会有血压改变、分离等,口服的不良反应可能会较少,常见的为腹泻、静坐不能等。

艾司氯胺酮[(s)- 氯胺酮]与 NMDA 受体亲和力比(r)- 氯胺酮高出 4 倍,因此一般认为其镇痛和麻醉效果也比后者高出 4 倍。艾司氯胺酮通常被认为是氯胺酮治疗指数的 2 倍,这就意味着给予后者剂量的一半就能够发挥出等同的治疗效果,并且可以减少相关的不良反应。数个多中心的临床研究也证实,艾司氯胺酮静脉滴注、鼻喷在治疗难治性抑郁症、快速缓解自杀观念上都有很好的作用。基于上述研究,在 2013 年、2016 年美国食品药品监督管理局批准鼻喷艾司氯胺酮治疗难治性抑郁症、伴紧急自杀风险的重度抑郁症的突破性药物资格。在 2019 年,该剂型被批准与口服抗抑郁药物联合用于难治性抑郁症的治疗。

除了(s)-氯胺酮外,(r)-氯胺酮也同样存在确切的抗抑郁作用,但是目前尚未完成多中心的临床试验验证。另外,同样作为 NMDA 受体拮抗剂的笑气,已经被两例单中心临床试验证实具有确切的抗抑郁作用。其余潜在的具有抗抑郁作用的麻醉药物有丙泊酚、氙气,但是上述研究结论均基于小样本的临床试验。

绝大多数有关麻醉药物的抗抑郁机制的研究都是基于氯胺酮展开。作为 NMDA 受体拮抗剂,多项研究证实氯胺酮会改变抑郁相关脑区的 NMDA 受体功能和突触可塑性,增加神经元突触数目、改善突触功能,从而增加神经元之间的连接。研究者还发现,氯胺酮的关键代谢产物(2S,6S;2R,6R)-HNK,尤其是(2R,6R)-HNK 在氯胺酮的抗抑郁治疗中发挥了主导作用,这一作用主要通过激活另一种谷氨酸受体 AMPA 发挥。随后的研究深入探讨了氯胺酮改善突触数目和功能的具体机制,发现氯胺酮通过增加突触间隙谷氨酸盐含量,移除 NMDA 受体上的 Mg^{2+},利于氯胺酮进入、结合并阻断该通道。这种阻断作用选择性地位于 γ-氨基丁酸神经元上,最终导致谷氨酸转运的迅速增加。一些研究也从信号通路调节机制的角度解释了氯胺酮抗抑郁作用机制,发现与甲基化结合蛋白 2(MeCP2)磷酸化、脑源性神经营养因子(BNDF)及其受体-原肌球蛋白受体激酶 B(tropomyosin receptor kinase B,Trk B)通路等对突触新生、神经炎症等的调节作用密切相关。除此以外,氯胺酮还通过不同的离子通道如低电压敏感的 T 型钙离子通道、超极化激活环核苷酸门控通道 1(HCN1)调节外侧缰核、海马区域的电活动来发挥抗抑郁作用。

总之,氯胺酮等麻醉药物治疗难治性抑郁疗效确切,而且起效迅速。但是,此类麻醉药物存在一系列不良反应以及滥用等风险,限制了其临床推广。因此,如何通过规范使用,或者优化剂型、剂量来尽可能减少潜在不良反应,是麻醉药物用于难治性抑郁症乃至抑郁症常规治疗的先决条件。

三、哮喘持续状态

支气管哮喘(bronchial asthma)简称哮喘,是一种以慢性气道炎症和气道高反应性为特征的异质性疾病。哮喘是世界上最常见的慢性疾病之一,全球约有 3 亿,我国约有 3 000 万哮喘患者。中国哮喘患病和发病危险因素的流行病学调查结果显示,我国 14 岁及以上青少年和成人哮喘患病率为 1.24%,其中重度哮喘占 5.99%。

（一）哮喘持续状态的定义

哮喘持续状态(status asthmaticus)是指哮喘发作时,经初始的标准治疗后,临床症状不缓解,出现进行性呼吸困难的严重哮喘发作。病情可能在数小时到数天内快速进展。它描述的是一种状态,而并非哮喘的分期或者严重程度分级。

（二）哮喘持续状态的常用治疗方法

当患者处于哮喘持续状态时,应及时使用短效 β_2 受体激动剂(short-acting bete2-agonist,SABA)吸入治疗,常用药物如沙丁胺醇(salbutamol)和特布他林(terbutaline)等。经 SABA 治疗效果不佳的患者可采用 SABA 联合短效抗胆碱药物(short-acting muscarinic antagonist,SAMA)雾化吸入治疗。严重者还可以联合静脉滴注茶碱类药物。严重患者应尽早使用全身激素治疗。对有低氧血症(氧饱和度 <90%)和呼吸困难的患者可给予控制性氧疗,使患者的氧饱和度维持在 93%~95%。

急性重度和危重哮喘患者经过上述药物治疗,若临床症状和肺功能无改善甚至继续恶化,应及时给予机械通气治疗,其指征主要包括:意识改变、呼吸肌疲劳、$PaCO_2 \geqslant 45mmHg$ 等。对部分患者可使用经鼻高流量氧疗、经鼻(面)罩无创机械通气治疗,若无改善则尽早行气管插管机械通气。

（三）哮喘持续状态的麻醉治疗

哮喘持续状态易进展为急危重症,而麻醉科医师承担着院内急救工作,也会经手治疗该类患者。

结合自身学科特点,麻醉科医师治疗哮喘持续状态有着潜在优势。如麻醉科医师擅长的机械通气技术,原本就是治疗哮喘持续状态的重要手段,一些麻醉药物如氯胺酮等对支气管平滑肌有舒张作用。所以从麻醉学的角度出发,麻醉科医师对哮喘持续状态的治疗做出了许多有益的探索。

1. 麻醉相关技术治疗哮喘持续状态 严重哮喘持续状态导致呼吸衰竭时,往往需要气管插管行机械通气治疗。机械通气的目的主要是为了确保充分的气体交换,改善难以纠正的低氧。在建立人工气道时使用全麻诱导技术可提高患者的安全性和舒适度,以及与呼吸机的同步性,同时减少氧气消耗和二氧化碳产生。国内也有在麻醉诱导下机械通气成功救治哮喘持续状态的报道。在机械通气的过程中,联合使用相关治疗药物和方法,达到治疗目的。

胸段硬膜外阻滞技术也可用于哮喘持续状态的治疗。传统观点认为硬膜外麻醉时交感神经阻滞导致支气管收缩,治疗哮喘存在极大的风险,但是一些病例报告却显示了胸段硬膜外阻滞可以快速终止哮喘持续状态。即使是重度哮喘患者,胸段硬膜外麻醉虽然会导致肺功能有所下降,但是支气管反应性没有增加。其机制尚不明确,一方面可能是阻断躯体和自主神经的传入冲动,解除支气管痉挛,起到治疗哮喘的作用,另一方面,可能是硬膜外的局麻药吸收入血后的全身效应所致。治疗中应使用低浓度局麻药,以减少对肺功能的影响。

2. 麻醉药物治疗哮喘持续状态 氯胺酮(ketamine)近年来已被越来越多地用在治疗哮喘持续状态中。许多实验研究发现,氯胺酮通过作用于介导支气管痉挛的各种受体和炎症级联反应,改变呼吸力学,使气道松弛。氯胺酮的免疫调节机制主要有:可阻断 N- 甲基 -D- 天冬氨酸(NMDA)受体诱导的支气管收缩;已证实一氧化氮水平升高可介导支气管痉挛,氯胺酮通过下调诱导型一氧化氮合酶活性来降低一氧化氮水平;炎症介质的释放是急性哮喘炎症变化和气道高反应性的中心成分,氯胺酮可通过降低线粒体膜电位,抑制巨噬细胞功能、氧化能力和炎症细胞因子的产生;可以逆转组胺引起的支气管收缩,并增强肾上腺素引起的支气管扩张。氯胺酮对儿茶酚胺的影响可能是通过阻止去甲肾上腺素重新摄取到突触前交感神经元,增加突触儿茶酚胺水平。这些内源性儿茶酚胺作用于 β₂ 受体,导致支气管扩张。氯胺酮对平滑肌的影响可能是通过抑制 L 型钙通道来减少平滑肌中的钙内流,从而减少细胞内钙离子,使气道平滑肌松弛。这些假说的机制共同表明,氯胺酮可以减轻哮喘炎症变化,并减少气道高反应性的许多中心成分,可作为哮喘持续状态的一种适当的治疗干预措施。在已有的临床案例中,绝大多数都表现出治疗的有效性,明显降低气道阻力,并获得良好的镇静作用。多用于气管插管时的麻醉诱导,也可用于整个哮喘持续状态。

挥发性吸入麻醉药包括氟烷、异氟烷、七氟烷和地氟烷都曾用于哮喘持续状态的治疗。可能的机制包括 β- 肾上腺素受体刺激、支气管平滑肌直接松弛、抑制支气管活性介质的释放、拮抗组胺和 / 或醋甲胆碱的作用、或抑制迷走神经介导的反射。也有研究表明,有效的吸入性麻醉剂可能通过涉及一氧化氮或前列腺素家族成员的上皮依赖性机制导致支气管扩张。吸入麻醉剂可有效终止哮喘持续状态,改善肺顺应性,降低气道阻力,可提供极好的镇静作用,有助于通气。该治疗需配备麻醉机和挥发罐,必须由熟练掌握该技术的麻醉科医师来实施。

其他麻醉药物如丙泊酚、依托咪酯、右美托咪定、利多卡因等也有用于哮喘持续状态的个案报道,但高质量研究较少。

总之,哮喘持续状态的麻醉治疗是综合的治疗手段,应结合患者的具体情况实施个体化的麻醉治疗方案,与此同时,针对哮喘的常规治疗方案不应停止。麻醉科医师在哮喘持续状态治疗道路上不断探索,越来越多的证据证明麻醉治疗的有效性,将会让更多的患者受益。

四、血栓闭塞性脉管炎

血栓闭塞性脉管炎(thromboangitis obliterans,TAO)又称 Buerger 病,是指炎性、节段性和反复发作的慢性非动脉粥样硬化性闭塞性血管疾病。多侵袭四肢中、小动静脉,以下肢多见,好发于男性青壮年。

（一）病因和病理

确切病因尚未明确，相关因素可归纳为两方面：①外在因素：主要与吸烟、寒冷与潮湿的生活环境、慢性损伤和感染有关；②内在因素：自身免疫功能紊乱，性激素和前列腺素失调以及遗传因素。

本病的病理过程特征为：①通常始于动脉，然后累及静脉，由远端向近端进展，呈节段性分布，两段罹患血管之间血管比较正常。②活动期：为受累动静脉管壁全层非化脓性炎症，有内皮细胞和成纤维细胞增生以及淋巴细胞浸润，中性粒细胞浸润较少，偶见巨细胞；管腔被血栓堵塞。③后期：炎症消退，血栓机化，新生毛细血管形成，动脉周围广泛纤维组织形成，常包绕静脉和神经。④虽有侧支循环逐渐建立，但不足以代偿，因而神经、肌肉和骨骼等均可出现缺血性改变。

（二）临床表现

本病起病隐匿，进展缓慢，多次发作后症状逐渐明显和加重。临床表现为：①患肢怕冷，皮肤温度降低，苍白或发绀；②患肢感觉异常及疼痛，早期起因于血管壁炎症刺激末梢神经，后因动脉阻塞造成缺血性疼痛，即间歇性跛行或静息痛；③长期慢性缺血导致组织营养障碍改变，严重缺血者，患肢末端出现缺血性溃疡或坏疽；④患肢的远侧动脉搏动减弱或消失；⑤发病前或发病过程中出现复发性游走性浅静脉炎。

（三）检查

1. 一般检查　四肢和颈部动脉触诊及听诊。记录间歇性跛行时间与距离，对比测定双侧肢体对应部位皮温差异，肢体抬高试验（Burger 试验）。

2. 特殊检查

（1）超声多普勒：应用多普勒听诊器，根据动脉音的强弱判断血流强弱。超声多普勒血流仪记录动脉血流波形，正常呈三相波，波峰低平或呈直线状，表示动脉血流减少或已闭塞；对比同一肢体不同节段或双侧肢体同一平面的动脉压，如差异超过 20~30mmHg，提示压力降低，存在动脉阻塞性改变。计算踝 / 肱指数（ABI，踝部动脉压与同侧肱动脉压比值），ABI 正常值为 0.9~1.3，若 ABI<0.9 则提示动脉缺血，若 ABI<0.4 提示严重缺血。此检查还可显示管壁厚度、狭窄程度、有无附壁血栓及测定流速。

（2）X 线检查与动脉造影：X 线检查可见病变段动脉有不规则钙化影，而动脉造影、DSA、MRA 与 CTA 动脉造影可明确患肢动脉阻塞的部位、程度、范围及侧支循环建立情况。患肢中、小动脉多节段狭窄或闭塞是本病的典型 X 线征象。最常累及小腿的 3 支主干动脉（胫前、胫后及腓动脉），或其中 1~2 支，后期可以波及腘动脉和股动脉，动脉滋养血管显影，形如细弹簧状，沿闭塞动脉延伸，是重要的侧支动脉，也是本病的特殊征象。

（四）诊断与鉴别诊断

1. 临床诊断　诊断要点：①大多数患者为青壮年男性，多数有吸烟嗜好；②患肢有不同程度的缺血性症状；③有游走性浅静脉炎病史；④患肢足背动脉或胫后动脉搏动减弱或消失；⑤一般无高血压、高脂血症、糖尿病等易致动脉硬化的因素。

血栓闭塞性脉管炎的病情严重程度，可按 Fontaine 法分为四期。

Ⅰ期：患肢无明显临床症状，或仅有麻木、发凉自觉症状。检查发现患肢皮肤温度较低，色泽较苍白，足背和 / 或胫后动脉搏动减弱；踝 / 肱指数 <0.9，且患肢已有局限性动脉狭窄病变。

Ⅱ期：以间歇性跛行为主要症状。患肢皮温降低、苍白更明显，可伴有皮肤干燥、脱屑、趾 / 指甲变形、小腿肌萎缩。足背和 / 或胫后动脉搏动消失，下肢动脉狭窄的程度与范围较Ⅰ期严重，肢体依靠侧支代偿而保持存活。

Ⅲ期：以静息痛为主要症状。疼痛剧烈且持续，夜间更甚，迫使患者辗转或屈膝护足而坐，或借助肢体下垂以求减轻疼痛。除Ⅱ期所有症状加重外，还有趾（指）腹色泽暗红，可伴有肢体远侧水肿，动

NOTES

脉狭窄广泛,侧支循环已不能代偿静息时的血供,组织濒临坏死。

Ⅳ期:症状继续加重,患肢除静息痛外,出现趾(指)端发黑、干瘪、坏疽或缺血性溃疡。如果继发感染,干性坏疽转为湿性坏疽,出现发热、烦躁等全身毒血症状。病变动脉完全闭塞,踝/肱指数 <0.4,侧支循环所提供的血流已不能维持组织存活。

2. 鉴别诊断 本病尚应与下列动脉疾病作鉴别:①与动脉硬化性闭塞症鉴别诊断要点见表27-1;②多发性大动脉炎:多见于青年女性,主要累及主动脉及其分支起始部位,活动期常见红细胞沉降率增高及免疫检测异常;③糖尿病足:以糖尿病及其多脏器血管并发症同时存在为特点,除了因糖尿病动脉硬化引起肢体缺血临床表现外,由感觉神经病变引起肢体疼痛、冷热及振动感觉异常或丧失,运动神经病变引起足部肌无力、萎缩及足畸形,交感神经病变引起足部皮肤潮红、皮温升高与灼热痛,感染后引起糖尿病足溃疡或坏疽,多见于趾腹、足跟及足的负重部位,溃疡常向深部组织(肌腱、骨骼)潜行发展。另外需排除非血管疾病如腰椎管狭窄、椎间盘脱出、坐骨神经痛、多发性神经炎及下肢骨关节疾病等引起的下肢疼痛或跛行。

表 27-1 动脉硬化性闭塞症与血栓闭塞性脉管炎的鉴别

鉴别点	动脉硬化性闭塞症	血栓闭塞性脉管炎
发病年龄	多见于 >45 岁	青壮年多见
血栓性浅静脉炎	无	常见
高血压、冠心病、高脂血症、糖尿病	常见	常无
受累血管	大、中动脉	中、小动静脉
其他部位动脉病变	常见	无
受累动脉钙化	可见	无
动脉造影	广泛性不规则狭窄和节段性闭塞,硬化动脉扩张、扭曲	节段性闭塞,病变近、远侧血管壁光滑

(五) 预防和治疗

处理原则为综合治疗,防止病变进展,改善和促进患肢血液循环。

1. 一般疗法 隔绝烟草暴露(主动吸烟、二手烟、烟草替代物)是 TAO 治疗前提。患肢运动练习(buerger 运动)有助于促进患肢侧支循环建立,增加患肢血供。防止受冷、受潮和外伤,但不应使用热疗,以免组织需氧量增加而加重症状。

2. 非手术治疗 药物治疗是 TAO 治疗的基础:①血管扩张药主要作用是缓解动脉痉挛,扩张患肢血管。②抗凝剂及抗血小板聚集药,抗血小板聚集药可预防血小板聚集,从而减少血栓的形成。③镇痛药治疗 TAO 引起的静息痛,依临床情况使用非甾体抗炎药或麻醉性镇痛药。另外硬膜外自控镇痛技术或坐骨神经阻滞镇痛技术可解除疼痛,使周围血管舒张,血流增加,肢体温度升高,促进病变好转。④抗生素主要应用于有局部和/或全身感染,已经发生肢体末端溃疡甚至坏疽的患者。⑤根据中医辨证论治原则予以治疗,也有明确的疗效。

3. 手术治疗 目的是重建动脉血流通道,增加肢体血供,改善缺血引起的后果。

(1)介入治疗:近年来已成为临床治疗 TAO 常用方法之一。介入治疗优点是创伤小、作用直接、靶向性强、可重复性强、诊疗一体化等。介入治疗可进行腔内导管溶栓、斑块旋切、局部球囊扩张,以及针对血管狭窄放置支架。

(2)旁路转流术:在闭塞动脉的近侧和远侧仍有通畅的动脉时,可施行旁路转流术。例如仅腘动脉阻塞,可作股 - 胫动脉旁路转流术;小腿主干动脉阻塞,而远侧尚有开放的管腔时,可选择股/腘 - 远端胫(腓)动脉旁路转流术。

NOTES

（3）其他：血栓闭塞性脉管炎主要累及中、小动脉，不能施行上述手术时，尚可选用腰交感神经节切除术、大网膜移植术、动静脉转流术或骨髓干细胞移植术，对部分患者有一定疗效。有肢体远端缺血性溃疡或坏疽时，应积极处理创面，选用有效抗生素治疗。组织已发生不可逆坏死时，应考虑不同平面的截肢术。

（董海龙）

思考题

1. 请简述传统麻醉学与麻醉治疗学的关系。
2. 请简述麻醉技术治疗睡眠障碍的方法。
3. 请简述麻醉治疗难治性抑郁的可能药理机制。

推荐阅读

［1］邓小明,姚尚龙,于布为,等.现代麻醉学［M］.5 版.北京:人民卫生出版社,2020.

［2］GROPPER M A.米勒麻醉学［M］.邓小明,黄宇光,李文志,译.9 版.北京:北京大学医学出版社,2021.

［3］BUTTERWORTH J F,MACKEY D C,WASNICK J D.摩根临床麻醉学［M］.王天龙,刘进,熊利泽,译.6 版.北京:北京大学医学出版社,2020.

［4］黄宇光,邓小明.中国麻醉学指南与专家共识（2020 版）［M］.北京:人民卫生出版社,2022.

［5］刘进,熊利泽.麻醉学［M］.2 版.北京:人民卫生出版社,2022.

［6］刘进,邓小明.吸入麻醉临床实践［M］.北京:人民卫生出版社,2015.

［7］李文志,姚尚龙.麻醉学［M］.4 版.北京:人民卫生出版社,2018.

［8］FLEISHER L A,ROSENBAUM S H.麻醉并发症［M］.卞金俊,薄禄龙,译.3 版.北京:北京大学医学出版社,2021.

［9］MEYER N J,GATTINONI L,CALFEE C S. Acute respiratory distress syndrome［J］.Lancet,2021,398（10300）:622-637.

［10］RAJA S N,CARR D B,COHEN M,et al.The revised international association for the study of pain definition of pain: concepts,challenges,and compromises［J］.Pain,2020,161（9）:1976-1982.

中英文名词对照索引